慢性鼻窦炎
Chronic Rhinosinusitis

主　编　张　罗　Claus Bachert

主　译　赖银妍　史剑波

人民卫生出版社

·北　京·

图书在版编目（CIP）数据

慢性鼻窦炎 / 张罗，（比）克劳斯·巴赫特
（Claus Bachert）主编；赖银妍，史剑波主译. -- 北京：
人民卫生出版社，2025. 6. -- ISBN 978-7-117-38186-4

Ⅰ. R765. 4

中国国家版本馆 CIP 数据核字第 202564TN18 号

人卫智网	www.ipmph.com	医学教育、学术、考试、健康，购书智慧智能综合服务平台
人卫官网	www.pmph.com	人卫官方资讯发布平台

慢性鼻窦炎

Manxing Bidouyan

主　　译：	赖银妍　史剑波
出版发行：	人民卫生出版社（中继线 010-59780011）
地　　址：	北京市朝阳区潘家园南里 19 号
邮　　编：	100021
E - mail：	pmph @ pmph.com
购书热线：	010-59787592　010-59787584　010-65264830
印　　刷：	北京盛通印刷股份有限公司
经　　销：	新华书店
开　　本：	787×1092　1/16　印张：25
字　　数：	608 千字
版　　次：	2025 年 6 月第 1 版
印　　次：	2025 年 8 月第 1 次印刷
标准书号：	ISBN 978-7-117-38186-4
定　　价：	268.00 元

打击盗版举报电话：**010-59787491**　E-mail：**WQ @ pmph.com**
质量问题联系电话：**010-59787234**　E-mail：**zhiliang @ pmph.com**
数字融合服务电话：**4001118166**　E-mail：**zengzhi @ pmph.com**

译者名单

主　译　赖银妍　史剑波

副主译　杨钦泰　孙悦奇　陈枫虹　洪海裕

译　者（按姓氏笔画排序）

马赟	王洁	王心悦	王康华	方鹏达	石照辉
史剑波	白瑜蓉	刘洋	刘文冬	刘海燕	江丽洁
江壹锋	许兆丰	孙悦奇	杨钦泰	肖振浩	吴硕
吴庆武	邱惠军	张赫	张雅娜	陈芳	陈枫虹
陈贤珍	陈宝怡	陈俊海	陈腾宇	陈靖媛	郑瑞
洪海裕	郭圆媛	黄雪琨	曹煜凤	梁桂贤	韩灵
曾雪岚	赖银妍	简非同	廖振鹏		

作者名单

Goran Abdurrahman, PhD　Institute of Immunology, University Medicine Greifswald, Greifswald, Germany

Cezmi A. Akdis, PhD　Swiss Institute of Allergy and Asthma Research (SIAF), University Zurich, Davos, Switzerland

Christine Kühne Center for Allergy Research and Education, Davos, Switzerland

Mübeccel Akdis, MD, PhD　Swiss Institute of Allergy and Asthma Research (SIAF), University of Zurich, Davos, Switzerland

Isam Alobid, MD, PhD　Rhinology Unit & Smell Clinic, Department of Otorhinolaryngology, Hospital Clínic, Universitat de Barcelona, Barcelona, Catalonia, Spain

Clinical & Experimental Respiratory Immunoallergy, Institut d'Investigacions, Biomèdiques August Pi i Sunyer (IDIBAPS), Barcelona, Catalonia, Spain

CIBER of Respiratory Diseases (CIBERES), Barcelona, Catalonia, Spain

Claus Bachert, MD, PhD　Upper Airways Research Laboratory and Department of Oto-Rhino-Laryngology, Ghent University, Ghent, Belgium

Division of ENT Diseases, CLINTEC, Karolinska Institute, University of Stockholm, Stockholm, Sweden

First Affiliated Hospital, Sun Yat-sen University, International Upper Airway Research Centre, Guangzhou, China

David Bedoya, MD　Rhinology Unit and Smell Clinic, Department of Otorhinolaryngology, Hospital Clínic, Universitat de Barcelona, Barcelona, Catalonia, Spain

Clinical & Experimental Respiratory Immunoallergy, IDIBAPS, Barcelona, Catalonia, Spain

Sinonasal Inflammatory and Olfactory Research Group (INGENIO), IRCE, IDIBAPS, Barcelona, Catalonia, Spain

Manuel Bernal-Sprekelsen, MD, PhD   Hospital Clinic, University of Barcelona, Barcelona, Spain

Barbara Bröker, PhD   Department of Immunology, University Medicine Greifswald, Greifswald, Germany

Yujie Cao（曹玉洁）**, MD, PhD**   Department of Otolaryngology, Head and Neck Surgery, Affiliated Eye and ENT Hospital, Fudan University, Shanghai, China

José Antonio Castillo, MD   Clinical & Experimental Respiratory Immunoallergy, IDIBAPS, Barcelona, Catalonia, Spain

Respiratory Department, Hospital Universitario Quirón Dexeus, Barcelona, Catalonia, Spain

Rhinitis Group, SEPAR, Barcelona, Catalonia, Spain

Fenghong Chen（陈枫虹）**, MD**   Department of Otorhinolaryngology, the second Affiliated Hospital of Guangzhou Medical University, Guangzhou, Guangdong, China

Lei Cheng（程雷）**, MD, PhD**   Department of Otorhinolaryngology and Clinical Allergy Center, The First Affiliated Hospital, Nanjing Medical University, Nanjing, China

International Centre for Allergy Research, Nanjing Medical University, Nanjing, China

Yi Dong（董怿）**, MD**   Department of Otolaryngology, Head and Neck Surgery, Beijing Tongren Hospital, Capital Medical University, Beijing, China

Kun Du（杜崑）**, MD**   Department of Otolaryngology, Eye & ENT Hospital, Fudan University, Shanghai, 200031, China

Elien Gevaert, PhD   Upper Airways Research Laboratory and Department of Oto-Rhino-Laryngology, Ghent University, Ghent, Belgium

Sachin K. Gujar, MBBS   The Russel H. Morgan Department of Radiology, The Johns Hopkins Medical Institutions, Baltimore, MD, USA

Department of Otorhinolaryngology, Head and Neck Surgery, The Johns Hopkins Medical Institutions, Baltimore, MD, USA

Ashleigh Halderman, MD   Southwestern Medical Center, Department of Otolaryngology, Head and Neck Surgery, University of Texas, Dallas, TX, USA

Yanran Huang（黄嫣然）**, MD**   Department of Otolaryngology, Head and Neck Surgery, Beijing Tongren Hospital, Capital Medical University, Beijing, China

Kevin Hur, MD Department of Otolaryngology, Head and Neck Surgery, Feinberg School of Medicine, Northwestern University, Chicago, IL, USA

Jian Jiao（矫健）**, PhD** Department of Otolaryngology, Head and Neck Surgery, Beijing Tongren Hospital, Capital Medical University, Beijing, China

Beijing Key Laboratory of Nasal Disease, Beijing Institute of Otolaryngology, Beijing, China

Atsushi Kato, PhD Division of Allergy and Immunology, Department of Medicine, Northwestern University Feinberg School of Medicine, Chicago, IL, USA

Department of Otolaryngology, Northwestern University Feinberg School of Medicine, Chicago, IL, USA

Robert C. Kern, MD Department of Otolaryngology, Head and Neck Surgery, Feinberg School of Medicine, Northwestern University, Chicago, IL, USA

Xiaoping Lai, MD Department of Otorhinolaryngology, The Third Affiliated Hospital of Sun Yat-sen University, Guangzhou, China

Feng Lan（蓝凤）**, PhD** Beijing Key Laboratory of Nasal Disease, Beijing Institute of Otolaryngology, Beijing, China

Cristóbal Langdon, MD Rhinology Unit and Smell Clinic, Department of Otorhinolaryngology, Hospital Clínic, Universitat de Barcelona, Barcelona, Catalonia, Spain

Clinical & Experimental Respiratory Immunoallergy, IDIBAPS, Barcelona, Catalonia, Spain

Sinonasal Inflammatory and Olfactory Research Group (INGENIO), IRCE, IDIBAPS, Barcelona, Catalonia, Spain

Centre for Biomedical Research on Respiratory Diseases (CIBERES), Madrid, Spain

Eduardo Lehrer, MD Rhinology Unit & Smell Clinic, Department of Otorhinolaryngology, Hospital Clínic, Universitat de Barcelona, Barcelona, Catalonia, Spain

Clinical & Experimental Respiratory Immunoallergy, Institut d'Investigacions, Biomèdiques August Pi i Sunyer (IDIBAPS), Barcelona, Catalonia, Spain

Huabin Li（李华斌）**, MD, PhD** Department of Otolaryngology, Head and Neck Surgery, Affiliated Eye and ENT Hospital, Fudan University, Shanghai, China

Jingyun Li（李景云）**, MD, PhD** Department of Otolaryngology, Head and Neck Surgery, Beijing Tongren Hospital, Capital Medical University, Beijing, China

Beijing Key Laboratory of Nasal Diseases，Beijing Institute of Otolaryngology，Beijing，China

Zheng Liu（刘争）**, MD, PhD**　Department of Otolaryngology，Head and Neck Surgery，Zhongnan Hospital，Wuhan University，Wuhan，China

Mauricio López-Chacón, MD　Rhinology Unit & Smell Clinic，Department of Otorhinolaryngology，Hospital Clínic，Universitat de Barcelona，Barcelona，Catalonia，Spain

Clinical & Experimental Respiratory Immunoallergy，Institut d'Investigacions，Biomèdiques August Pi i Sunyer（IDIBAPS），Barcelona，Catalonia，Spain

Hongfei Lou（娄鸿飞）**, MD, PhD**　Department of Otolaryngology，Eye & ENT Hospital，Fudan University，Shanghai，200031，China

Jingying Ma（马晶影）**, MD**　Department of Otolaryngology，Head and Neck Surgery，Beijing Tongren Hospital，Capital Medical University，Beijing，China

Siyuan Ma（马思远）**, MD**　Department of Otolaryngology，Head and Neck Surgery，Beijing Tongren Hospital，Capital Medical University，Beijing，China

Beijing Key Laboratory of Nasal Diseases，Beijing Institute of Otolaryngology，Beijing，China

Mahboobeh Mahdavinia, MD, PhD　Division of Allergy-Immunology，Internal Medicine Department，Rush University Medical Center，Chicago，IL，USA

Concepció Marin, MD, PhD　INGENIO，Immunoal.lèrgia Respiratòria Clínica i Experimental（IRCE），Institut d'Investigacions Biomèdiques August Pi i Sunyer（IDIBAPS），Barcelona，Catalonia，Spain

CIBER de Enfermedades Respiratorias（CIBERES），Barcelona，Catalonia，Spain

Unitat de Rinologia i Clinica de l'Olfacte，Servei d'Otorinolaringologia，Hospital Clínic Barcelona，Universitat de Barcelona，Barcelona，Catalonia，Spain

Franklin Mariño-Sánchez, MD, PhD　Unidad de Rinología y Cirugía de Base de Cráneo，Servicio de Otorrinolaringología. Hospital Universitario Ramón y Cajal，Madrid，Spain

Bradley F. Marple, MD　University of Texas，Southwestern Medical Center，Department of Otolaryngology，Head and Neck Surgery，Dallas，TX，USA

Yifan Meng（孟一帆）**, MD, PhD**　Department of Otolaryngology，Head and Neck Surgery，Beijing Tongren Hospital，Capital Medical University，Beijing，China

Joaquim Mullol, MD, PhD   Rhinology Unit & Smell Clinic, Department of Otorhinolaryngology, Hospital Clínic, Universitat de Barcelona, Barcelona, Catalonia, Spain

Clinical & Experimental Respiratory Immunoallergy, Institut d'Investigacions, Biomèdiques August Pi i Sunyer (IDIBAPS), Barcelona, Catalonia, Spain

CIBER of Respiratory Diseases (CIBERES), Barcelona, Catalonia, Spain

Yingshi Piao（朴颖实）**, MD, PhD**   Department of Pathology, Beijing Tongren Hospital, Capital Medical University, Beijing, China

Changyu Qiu, MSc   International Centre for Allergy Research, Nanjing Medical University, Nanjing, China

Matthew W. Ryan, MD   Department of Otolaryngology, The University of Texas Southwestern Medical Center, Dallas, TX, USA

Robert P. Schleimer, PhD   Division of Allergy and Immunology, Department of Medicine, Northwestern University Feinberg School of Medicine, Chicago, IL, USA

Department of Otolaryngology, Northwestern University Feinberg School of Medicine, Chicago, IL, USA

Jichao Sha（沙骥超）**, MD, PhD**   Department of Otolaryngology, Head and Neck Surgery, China-Japan Union Hospital of Jilin University, Changchun, China

Jianbo Shi（史剑波）**, MD, PhD**   Otorhinolaryngology Hospital, The First Affiliated Hospital, Sun Yat-sen University, Guangzhou, China

Lili Shi（史莉莉）**, MD, PhD**   Department of Otolaryngology, Head and Neck Surgery, Tongji Hospital, Tongji Medical College, Huazhong University of Science and Technology, Wuhan, China

Michael Soyka, MD, PhD   Department of Otorhinolaryngology, Head and Neck Surgery, University Hospital Zurich, Zurich, Switzerland

Zeynep Celebi Sözener, MD   Swiss Institute of Allergy and Asthma Research (SIAF), University of Zurich, Davos, Wolfgang, Switzerland

Department of Chest Disease, Division of Allergy and Clinical Immunology, Ankara University School of Medicine, Ankara, Turkey

Ying Sun（孙英）**, MD, PhD**   Department of Immunology, School of Basic Medical Sciences, Capital Medical University, Beijing, China

Yueqi Sun（孙悦奇）**, MD, PhD**   Department of Otolaryngology, The Seventh Affiliated Hospital, Sun Yat-sen University, Shenzhen, China

Otorhinolaryngology Hospital，The First Affiliated Hospital，Sun Yat-sen University，Guangzhou，China

Meritxell Valls-Mateus，MD，PhD　Servei d'Otorinolaringologia，Hospital Universitari Son Espases，Palma de Mallorca，Illes Balears，Spain

Chengshuo Wang（王成硕）**，MD，PhD**　Department of Otolaryngology，Head and Neck Surgery，Beijing Tongren Hospital，Capital Medical University，Beijing，China

Beijing Key Laboratory of Nasal Diseases，Beijing Institute of Otolaryngology，Beijing，China

Department of Allergy，Beijing Tongren Hospital，Capital Medical University，Beijing，China

Dehui Wang（王德辉）**，MD，PhD**　Department of Otolaryngology，Head and Neck Surgery，Affiliated Eye and ENT Hospital，Fudan University，Shanghai，China

Wei Wang（王炜）**，MD，PhD**　Department of Immunology，School of Basic Medical Sciences，Capital Medical University，Beijing，China

Xiangdong Wang（王向东）**，MD，PhD**　Department of Otorhinolaryngology，Head and Neck Surgery，Beijing Tongren Hospital，Capital Medical University，Beijing，China

Beijing Key Laboratory of Nasal Diseases，Beijing Institute of Otorhinolaryngology，Beijing，China

Siobhan Ward，MD　Swiss Institute of Allergy and Asthma Research（SIAF），University of Zurich，Davos，Wolfgang，Switzerland

Cristine Kühne-Center for Allergy Research and Education，Davos，Wolfgang，Switzerland

Weiping Wen（文卫平）**，MD，PhD**　Otorhinolaryngology Department，The First Affiliated Hospital of Sun Yat-sen University，Guangzhou，China

Dawei Wu（武大伟）**，MD，PhD**　Department of Otorhinolaryngology，Head and Neck Surgery，Beijing Anzhen Hospital，Capital Medical University，Beijing，China

Jinmei Xue（薛金梅）**，MD，PhD**　Department of Otolaryngology，Head and Neck Surgery，The Second Hospital，Shanxi Medical University，Taiyuan，China

Pingchang Yang（杨平常）**，MD，PhD**　Research Center of Allergy and Immunology，Shenzhen University School of Medicine，Shenzhen，China

Qintai Yang（杨钦泰）**, MD, PhD** Department of Otorhinolaryngology，Head and Neck Surgery，The Third Affiliated Hospital，Sun Yat-sen University，Guangzhou，China

Longgang Yu（于龙刚）**, MD** Department of Otolaryngology，Head and Neck Surgery，The Affiliated Hospital of Qingdao University，Qingdao，China

Tian Yuan（原田）**, MD, PhD** Department of Otorhinolaryngology，Head and Neck Surgery，The Third Affiliated Hospital，Sun Yat-sen University，Guangzhou，China

Thibaut van Zele, MD, PhD Upper Airways Research Laboratory and Department of Oto-Rhino-Laryngology，Ghent University，Ghent，Belgium

Gehua Zhang（张革化）**, MD, PhD** Department of Otorhinolaryngology，The Third Affiliated Hospital of Sun Yat-sen University，Guangzhou，China

Luo Zhang（张罗）**, MD, PhD** Department of Otorhinolaryngology，Head and Neck Surgery，Beijing Tongren Hospital，Capital Medical University，Beijing，China

Beijing Key Laboratory of Nasal Diseases，Beijing Institute of Otorhinolaryngology，Beijing，China

Department of Allergy，Beijing Tongren Hospital，Capital Medical University，Beijing，China

Nan Zhang（张楠）**, MD, PhD** Upper Airways Research Laboratory，Ghent University，Ghent，Belgium

Yuan Zhang（张媛）**, MD, PhD** Department of Otolaryngology，Head and Neck Surgery，Beijing Tongren Hospital，Capital Medical University，Beijing，China

Beijing Key Laboratory of Nasal Diseases，Beijing Institute of Otolaryngology，Beijing，China

Department of Allergy，Beijing Tongren Hospital，Capital Medical University，Beijing，China

Changqing Zhao（赵长青）**, MD, PhD** Department of Otolaryngology，Head and Neck Surgery，The Second Hospital，Shanxi Medical University，Taiyuan，China

Ming Zheng（郑铭）**, MD, PhD** Department of Otorhinolaryngology，Head and Neck Surgery，Beijing Tongren Hospital，Capital Medical University，Beijing，China

Rui Zheng（郑瑞）**, MD, PhD**　Department of Otorhinolaryngology，Head and Neck Surgery，The Third Affiliated Hospital，Sun Yat-sen University，Guang-zhou，China

Bing Zhou（周兵）**, MD**　Department of Otolaryngology，Head and Neck Surgery，Beijing Tongren Hospital，Capital Medical University，Beijing，China

Dongdong Zhu（朱冬冬）**, MD, PhD**　Department of Otolaryngology，Head and Neck Surgery，China-Japan Union Hospital of Jilin University，Changchun，China

Luping Zhu（朱鲁平）**, MD, PhD**　Department of Otorhinolaryngology，The Second Affiliated Hospital，Nanjing Medical University，Nanjing，China

Simion James Zinreich, MD　The Russel H. Morgan Department of Radiology，The Johns Hopkins Medical Institutions，Baltimore，MD，USA

Department of Otorhinolaryngology，Head and Neck Surgery，The Johns Hopkins Medical Institutions，Baltimore，MD，USA

前　言

　　慢性鼻窦炎（CRS）是一种导致患者出现相关症状并影响其生活质量的常见疾病。自 20 世纪 80 年代以来，我们一直将 CRS 理解为一个有关物理通气及鼻窦黏液纤毛清洁系统障碍的问题。而 Messerklinger、Stammberger 以及 Wigand 和 Hosemann 等据此提出了外科手术治疗方法，并被众多学者和指南所接受。虽然这种方法在很大程度上是正确的，但无法充分反映鼻窦疾病的多样性，尤其当时未意识到免疫学的作用远远超出了预期。如今已经明确，Messerklinger 手术技术在严重的 2 型鼻息肉中作用甚微，人们需要更好地了解该疾病的免疫学机制。我们要认识到内分型的重要性，才能够应对 CRS 疾病的多样性，并针对不同的内分型选择适当的管理和治疗方案。我们对 CRS 的病理生理学的理解已经从一个物理问题发展成为一个黏膜免疫问题。如今，随着针对 2 型鼻窦炎的生物制剂的出现，以及针对严重反复发作性鼻息肉的特定外科方法的出现，既往对 CRS 的分型方法已经过时。新的方法是目前针对严重鼻息肉患者进行定制设计的，尤其是对那些迄今为止在疾病诊断、疾病理解乃至治疗方面几乎没有或极少获益的患者。这种情况将在很短的时间内会发生变革，正如我们在严重哮喘中所看到的那样，这将为以前因缺乏理解而未经治疗的患者带来巨大的好处，同时也提供了治疗方法。如今，我们已经看到了生物制剂治疗的优势，尤其在正确进行内分型的情况下，对于严重的气道疾病患者，比如哮喘，这些药物是救命的，可以使患者过上没有限制的正常生活，并且使社会重新获得一个积极的成员。现在是时候为 CRS 也调整这些原则了，不仅因这种疾病常常伴有哮喘等合并症，通常其本身也极大地限制了患者的活动和生活质量。内分型的调整应该对这一困境产生很大的影响。针对这些状况相应的外科手术技术也需要做出进一步发展，尤其需要根据患者的表型，特别是内分型的不同需求来进行调整。在任何情况下，耳鼻喉科医生都需要学习免疫学，了解疾病内分型，掌握诊断和治疗的先进方法，从而应对更广泛的疾病范畴。生物制剂目前是符合这一发展的，它可以根据不同内分型进行选择并为目前处于治疗欠佳、甚至毫无希望

的患者提供迄今为止未曾有过的治疗可能性。对于这些极度难治性的
患者来说，新的发展将可能带来期待已久的缓解。编写这本新书旨在
明确这个"黏膜概念"，以此为努力治愈严重 CRS 患者并为其提供最优
治疗方案的同行提供指引。

Claus Bachert
于比利时根特市
张 罗
于中国北京市

目 录

简 介　第1章

Claus Bachert, 张罗

随着人们对免疫细胞及其功能、信号交流,以及对它们最后在由特异性适应性免疫 T 细胞和相应固有淋巴样细胞(ILC)协调的不同免疫反应中的作用的认识不断加深,研究者在鼻腔鼻窦黏膜当中发现了一个各司其职、错综复杂的新天地。首先,这些免疫反应对于维持气道黏膜健康非常重要,能够与外部上皮黏膜形成一道生物屏障,并且微生物群可加强该屏障作用,成千上万的细菌成群生长形成平衡,防止病原体在黏膜表面定殖。其次,上皮屏障也相当于一个提醒警报系统,由能够感知攻击和损伤的细胞组成,将信号向下报告至敏感的 ILC、树突状细胞及其细胞因子网络。基于这些敏感细胞,黏膜对警报的反应是不同的,可能产生充分的或不充分的警报反应,从而发挥抑制或促进病理反应。病毒可能产生这样一种急性刺激,在正常情况下,病毒很大概率在几天内被有效清除。然而反复的病毒感染,再可能加上吸烟、污染和药物的影响,使黏膜进一步受损,可能导致黏膜免疫反应的持续变化,从而引起慢性病理性炎症变化。

慢性炎症随之转变为黏膜重塑,这是一种我们称为慢性鼻窦炎(CRS)伴鼻息肉或不伴鼻息肉的慢性疾病;息肉是黏膜重塑的明确标志,由持续免疫反应驱动的交联纤维沉积与水肿形成。另一方面,在不伴鼻息肉的 CRS 中可以观察到典型的胶原沉积,它使黏膜变得更加肥厚坚韧。黏膜重塑之下常常是炎症,可被分为若干种免疫反应,现在我们将其简称为"1 型"至"3 型"炎症反应。免疫炎症反应可以借助细胞或细胞因子作为标志物进行理解(表 1.1)。

表 1.1　1 型至 3 型免疫反应的炎症特征

	辅助性 T 细胞固有淋巴细胞	典型细胞因子	典型参与细胞
1 型	Th1、ILC1	IFN-γ、TNF	中性粒细胞、NK 细胞
2 型	Th2、ILC2	IL-4、-5、-10、-13	产生 IgE 的 B 细胞、嗜酸性粒细胞
3 型	Th17、ILC3	IL-17、-22	中性粒细胞

尽管炎症特征与每个患者特定的重塑模式并不严格相关,并且在一个患者的黏膜内可同时发现几种炎症特征,但有一些通用规则可帮助我们评估黏膜重塑模式的炎症特征。典型的 CRS 不伴鼻息肉(CRSsNP)与 1 型或 3 型免疫反应相关,伴有显著的中性粒细胞浸润、胶原沉积,而在欧洲中部 CRS 伴有鼻息肉(CRSwNP)NP 的 CRS 患者中,超过 80% 表现为 2 型免疫反应,伴有组织嗜酸性粒细胞增多与 IgE 升高。然而,2 型 CRSwNP 也经常有中性粒细胞浸润性炎症;这种状态在不严重的 CRSwNP 由 3 型细胞因子介导,但在严重息肉病

1

则由独立于 3 型细胞因子的嗜酸性粒细胞产物介导，包括 Charcot-Leyden 结晶（CLC）。

这一新认知是如何帮助我们优化 CRS 患者的治疗方案的呢？事实上，我们认识到炎症如何转化为临床特征，例如合并哮喘，这与鼻窦黏膜 2 型免疫反应明显相关。此外，疾病的自然病程和复发可能性也由免疫反应决定，即使经过适当的外科手术，2 型免疫反应也更可能导致疾病复发。2 型通常也称为第 2 内型，确定炎症分型即对内型进行分型。因此，我们都需要成为知识渊博、技术娴熟的外科医生；不能低估这些技能的重要性，我们每个人都需要很多年才能掌握这些手术技能！但当我们不了解潜在的炎症时，我们仍然会失败。

这种新观念近来被转化为新的治疗方法，称为"生物制剂"或"人源化单克隆抗体"。针对 2 型细胞因子的生物制剂（如上所述，这类细胞因子及其产物共同介导最严重的炎症反应和相关临床表现）发展迅猛，并将在短时间内改变我们对严重 CRSwNP 疾病的治疗方式。手术范围或更好地完全去除所有鼻窦的病变窦腔黏膜（但保留鼻腔黏膜与鼻甲）、"重启"手术概念，可能为传统内镜手术失败的 2 型免疫反应患者提供控制疾病的解决方案。我们预测，单克隆抗体将用于药物疗法和外科手术未能控制疾病的患者，并将上升至与外科手术同等推荐水平甚至成为术前的首选治疗方式。最近，黏膜成分及其炎症的重要性显然成为一个具有临床意义的新观念，即黏膜观念。

（廖振鹏　洪海裕 译）

王向东，郑铭，张罗

要点

- 慢性鼻窦炎（CRS）是全球高发的呼吸系统疾病，对患病个人与社会有很大的影响。
- CRS 患病率的差异通常归因于临床实践和流行病学调查使用了不同的诊断标准。
- CRS 的危险因素一直是讨论和争论的焦点，但仍尚不明确。

2.1　简介

作为重要的异质性疾病，慢性鼻窦炎（CRS）是一种在呼吸系统非常常见的鼻窦炎症性疾病，可以被分为两种明显的表型亚型：慢性鼻窦炎不伴鼻息肉（CRSsNP）与慢性鼻窦炎伴鼻息肉（CRSwNP）。根据欧洲与美国临床实践指南诊断标准，CRSsNP 占 CRS 病例的 66% 以上，而 CRSwNP 则仅占 CRS 病例的 33% 以下 [1,2]。目前，CRS 对患者与社会都造成了巨大的健康和经济负担，并对个人生活质量产生负面影响。它已成为第二常见的疾病与影响美国企业的"十大"健康问题之一 [3,4]，因 CRS 来就诊的门诊患者每年有超过 1 800 万的成人，0～20 岁的患者有 560 万 [5,6]。因此，美国每年约有 4.5% 的医保支出用于 CRS 患者 [7]。在德国，医学统计研究所报告称，2002 年 CRS 被诊断 260 万次，220 万 CRS 患者咨询医生寻求医疗救助 [8]。最近，亚太呼吸系统疾病负担（APBORD）进行的一项研究调查了六个亚洲国家连续寻求呼吸道疾病治疗的成年患者。该研究表明在 13 902 名患有不同气道问题的患者中，有 9% 的患者诊断出鼻窦炎。根据第 10 版国际疾病分类（ICD-10）的诊断标准，CRS 诊断率从泰国的 2.4% 到新加坡的 10.7% 不等 [9]。考虑到全球人口分布广泛，可靠和充分的流行病学研究对于准确评估 CRS 的患病率和危险因素是极其必要的。这些研究的结果可用于制定公共卫生政策，并提供满足 CRS 患者需求的医疗资源。

2.2　全球 CRS 患病率差异

世界各地报告的 CRS 患病率存在巨大的国际与区域间差异。这些差异的潜在原因包括答案由不同调查人群提供（例如，一般人群与行政数据库中列出的居民）、使用了不同的调查方法（例如，邮寄问卷与面对面访谈），以及用于诊断 CRS 的标准不同。由于缺乏可适用于不同情况的广泛认可的 CRS 诊断标准，欧洲过敏及临床免疫学会（EAACI）与欧洲鼻科学会（ERS）于 2007 年发起并批准通过了欧洲鼻窦炎和鼻息肉意见书（EPOS）[1]。EPOS 文件包含了关于 CRS 流行病学定义的共识意见。新定义具有高度的诊断敏感性和特异性，基

3

于自我报告的主要症状，并考虑了主观症状与经鼻内镜检查或鼻窦计算机断层扫描（CT）证实的炎症客观证据的结合。

目前，基于 EPOS 文件诊断标准的 CRS 患病率评估已被广泛接受，并且越来越多地被运用于研究当中。2008 年，全球过敏与哮喘欧洲网络（GA²LEN）开始进行泛欧洲合作调查，使用邮件问卷收集信息。问卷对象为 12 个欧洲国家 19 个中心的 57 128 例 15～75 岁的对象[10]。结果显示欧洲 CRS 总患病率为 10.9%，从芬兰赫尔辛基（Helsinki）的 6.9% 到葡萄牙科英布拉（Coimbra）的 27.1% 不等。这表明 CRS 在温暖地区比在寒冷地区更普遍。在美国也观察到类似的地理差异，其中美国南部 CRS 患病率最高（17.2%），美国东北部患病率最低（12.9%）。然而，在该调查中，CRS 的发生率是基于自我报告的医生诊断，这与 EPOS 中概述的流行病学标准完全不同[11]。来自英国的一项单中心调查显示，在英格兰法恩伯勒（Farnborough）使用分层随机化方法选出的 2 000 名居民中，CRS 的患病率为 24.9%。选择法恩伯勒（Farnborough）进行调查，是因为其人口年龄范围、种族分布和出生地分布近似反映全国平均水平[12]。同样，最近有报道称，阿姆斯特丹（Amsterdam）普通人群中 CRS 患病率为 12.8%。该估计基于 EPOS 对 CRS 的定义，以及根据各种临床标准（取决于影像学评分系统的临界点）计算的 3.0% 或 6.4% 的患病率[13]。在南美，根据对超过 2 000 例个体的面谈提供的信息，巴西圣保罗（Sao Paulo）CRS 患病率为 5.51%[14]。另一方面，Hirsch 在美国首次发现，宾夕法尼亚州（Pennsylvania）大于 18 岁的受访者中根据 EPOS 标准有 11.9% 可被诊断为 CRS[15]。与此同时，来自亚洲国家的数据也越来越多。一项研究显示，通过随机抽样方法在伊朗 Bushehr 选取 5 201 名志愿者，其 CRS 总体患病率为 28.4%[16]。在中国内地，7 个城市的成人 CRS 平均总体患病率为 8%（4.8%～9.7%），在 18 个城市的患病率为 2.1%（0.5%～8.5%）。这些数据来自两项独立的多中心研究。第一项研究纳入了 10 636 名参加面谈的受试者，第二项研究纳入了 36 577 名通过电话访谈的受试者[17,18]。由于韩国国民健康和营养检查调查，现在韩国有足够的流行病学资料。Kim[19] 报告韩国一般人群 CRS 患病率为 10.78%。该研究基于 2009 年随机抽样的 7 394 名代表韩国普通人群的个体获取的信息，并根据 EPOS 标准诊断的 CRS[19]。KNHANES[20] 收集的最新数据显示，普通成年人 CRS 患病率为 5.88%，但 5 590 名老年人（6.55%，≥65 岁）的 CRS 患病率显著高于 19 939 名年轻个体（5.69%，19～64 岁）。然而，基于症状的 CRS 诊断可能无法用于预测 CRS 在真实世界的准确患病率，尽管其存在高估患病率的内在缺陷，EPOS 进行的大规模流行病学调查仍广泛推荐使用该指标。在人口研究中很难获得内镜和放射影像学证据，因为它们成本高，而且需要技能娴熟的专业技术人员。2009 年，Kim[19] 报告称，通过内镜检查和使用 CRS 临床定义确定的 CRS 患病率为 1.2%。在另一项研究中，大约 200 名耳鼻喉科医生对 28 912 名不低于 20 岁的个体进行鼻内镜检查。结果显示，根据 EPOS 中 CRS 的临床定义，CRS 总体患病率为 8.4%（CRSwNP 为 2.6%，CRSsNP 为 5.8%）[21]。

2.3 CRS 危险因素

全面了解 CRS 的各种危险因素（社会、环境、职业等）可以进行预防性干预，并有助于减少疾病发生或恶化。然而，由于从不同研究中获得的结果不明确或相互矛盾，CRS 的风险因素已经争论了数十年。

在所有潜在危险因素中,烟草被认为是 CRS 疾病发展中最关键的因素。GA²LEN 研究显示与不吸烟者相比,主动吸烟者 CRS 患病比值比更高,并且呈剂量依赖性。此外,目前烟龄 50 年的吸烟者报告 CRS 的患病可能性要高出近 50%[10]。Lee[22] 发现,吸烟史每增加 1 年,CRS 患病率就会增加 1.5%。此外,被动吸烟被发现是 CRS 的独立危险因素,并导致其鼻窦症状[17,23]。美国和加拿大的结果表明,社会经济地位较低的人 CRS 患病率较高[24,25]。与之相反,英国最近的一项病例对照研究报道,CRS 患者与对照组的社会经济地位无显著差异[26]。Smith 进行的一项横断面问卷研究[27]的结果表明,来自美国低收入家庭的儿童罹患 CRS 的频率低于对照组儿童。Kilty[25] 指出,低教育水平与 CRS 症状负担加重有关,Kim[25] 认为较低的教育水平与较高的 CRS 患病率有关[23]。具体来说,多变量回归分析发现,教育水平低是 CRSwNP 的危险因素,但不是 CRSsNP 的危险因素[21]。然而,Shi[17] 观察到 CRS 与个人教育程度之间呈倒 U 形关系。文盲、小学文化水平或中学教育水平的个体 CRS 患病率低于拥有大学文凭的个体。与白领工人相比,蓝领工人更容易罹患 CRS,这可能是由于暴露在气体、烟雾、灰尘或烟尘中的人数增加[28]。另一项研究表明,体力劳动者 CRS 患病率通常较高,尤其是机器操作员、装配工和初级工[29]。除了城市大气污染(一氧化碳、二氧化硫和颗粒物),室内环境差(例如,夏季使用空调、家中潮湿、饲养宠物)也是与 CRS 直接相关[30]。有意思的是,有几项研究显示肥胖也是 CRS 的重要危险因素[31,32]。

2.4 未来的日常实践转化

针对 CRS 的广泛而准确的流行病学调查可用于帮助制定和促进公共卫生政策,以满足医疗保健系统未满足的需求。未来,涉及多个地区和国家的全面、多中心、协作、大规模流行病学研究将通过采用相同的 CRS 诊断标准与相同的调查方法,提供更加可靠和具有可比性的数据。尽管一些研究报告了东亚和北美 CRS 患病率的趋势,但由于社会和环境背景不同,结果是相互矛盾的[33,34]。因此,需要进行更多的纵向研究,揭示 CRS 在不同地区患病率的实际趋势。

不得不承认,自我报告的 CRS 症状标准可能会显著高估 CRS 的实际患病率,因为它无法区分鼻腔与鼻窦的不同疾病。然而,通过鼻窦 CT 扫描或内镜检查对炎症进行的客观评估很难纳入基于人群的流行病学调查,因为这些检查成本高且操作复杂。因此,任何对 CRS 诊断定义的重构都应使用简便易行的方法获取易于检测的参数。特别是基于主观症状的 CRS 诊断标准仍需优化,以提高其敏感性和特异性,以提高与基于客观指标的 CRS 诊断的结果一致性。近期报道称某些症状可能是 CRS 的强预测因素[35]。

如今,不得不承认互联网与人们的日常生活的联系越来越紧密。因此,互联网搜索可能反映了真实世界中包括 CRS 在内的各种慢性疾病的疾病负担。通过分析互联网用户的搜索行为和医疗需求来研究相关搜索词,将开启流行病学监测和识别 CRS 临床特征的新时代。此外,基于谷歌等广泛使用的互联网搜索引擎的大数据研究可以作为潜在 CRS 患者的预测因子,发现 CRS 的时空分布特征,有助于更深入、更全面地了解 CRS。

(廖振鹏　洪海裕　译)

参考文献

1. Fokkens W, Lund V, Mullol J. EP3OS 2007: European position paper on rhinosinusitis and nasal polyps 2007. A summary for otorhinolaryngologists. Rhinology. 2007;45(2):97–101.
2. Meltzer EO, Hamilos DL, Hadley JA, Lanza DC, Marple BF, Nicklas RA, et al. Rhinosinusitis: establishing definitions for clinical research and patient care. J Allergy Clin Immunol. 2004;114(6 Suppl):155–212. https://doi.org/10.1016/j.jaci.2004.09.029.
3. Collins JG. Prevalence of selected chronic conditions: United States, 1990–1992. Vital and health statistics Series 10, Data from the National Health Survey. 1997(194):1–89.
4. Goetzel RZ, Hawkins K, Ozminkowski RJ, Wang S. The health and productivity cost burden of the "top 10" physical and mental health conditions affecting six large U.S. employers in 1999. J Occup Environ Med. 2003;45(1):5–14. https://doi.org/10.1097/00043764-200301000-00007.
5. Benninger MS, Ferguson BJ, Hadley JA, Hamilos DL, Jacobs M, Kennedy DW, et al. Adult chronic rhinosinusitis: definitions, diagnosis, epidemiology, and pathophysiology. Otolaryngol Head Neck Surg. 2003;129(3 Suppl):S1–32. https://doi.org/10.1016/s0194-5998(03)01397-4.
6. Gilani S, Shin JJ. The burden and visit prevalence of pediatric chronic rhinosinusitis. Otolaryngol Head Neck Surg. 2017;157(6):1048–52. https://doi.org/10.1177/0194599817721177.
7. DeConde AS, Smith TL. Classification of chronic rhinosinusitis-working toward personalized diagnosis. Otolaryngol Clin N Am. 2017;50(1):1–12. https://doi.org/10.1016/j.otc.2016.08.003.
8. Stuck BA, Bachert C, Federspil P, Hosemann W, Klimek L, Mösges R, et al. Rhinosinusitis guidelines – unabridged version: S2 guidelines from the German society of otorhinolaryngology, head and neck surgery. HNO. 2012;60(2):141–62. https://doi.org/10.1007/s00106-011-2396-7.
9. Wang Y, Cho SH, Lin HC, Ghoshal AG, Bin Abdul Muttalif AR, Thanaviratananich S, et al. Practice patterns for chronic respiratory diseases in the Asia-Pacific region: a cross-sectional observational study. Int Arch Allergy Immunol. 2018;177(1):69–79. https://doi.org/10.1159/000489015.
10. Hastan D, Fokkens WJ, Bachert C, Newson RB, Bislimovska J, Bockelbrink A, et al. Chronic rhinosinusitis in Europe – an underestimated disease. A GA²LEN study. Allergy. 2011;66(9):1216–23. https://doi.org/10.1111/j.1398-9995.2011.02646.x.
11. Pleis JR, Lethbridge-Cejku M. Summary health statistics for U.S. adults: National Health Interview Survey, 2006. Vital and health statistics Series 10, Data from the National Health Survey. 2007(235):1–153.
12. Sami AS, Scadding GK, Howarth P. A UK community-based survey on the prevalence of rhino- sinusitis. Clin Otolaryngol. 2018;43(1):76–89. https://doi.org/10.1111/coa.12902.
13. Dietz de Loos D, Lourijsen ES, Wildeman MAM, Freling NJM, Wolvers MDJ, Reitsma S, et al. Prevalence of chronic rhinosinusitis in the general population based on sinus radiology and symptomatology. J Allergy Clin Immunol. 2019;143(3):1207–14. https://doi.org/10.1016/j.jaci.2018.12.986.
14. Pilan RR, Pinna FR, Bezerra TF, Mori RL, Padua FG, Bento RF, et al. Prevalence of chronic rhinosinusitis in Sao Paulo. Rhinology. 2012;50(2):129–38. https://doi.org/10.4193/Rhino11.256.
15. Hirsch AG, Stewart WF, Sundaresan AS, Young AJ, Kennedy TL, Scott Greene J, et al. Nasal and sinus symptoms and chronic rhinosinusitis in a population-based sample. Allergy. 2017;72(2):274–81. https://doi.org/10.1111/all.13042.
16. Ostovar A, Fokkens WJ, Vahdat K, Raeisi A, Mallahzadeh A, Farrokhi S. Epidemiology of chronic rhinosinusitis in Bushehr, southwestern region of Iran: a GA2LEN study. Rhinology. 2019;57(1):43–8. https://doi.org/10.4193/Rhin18.061.
17. Shi JB, Fu QL, Zhang H, Cheng L, Wang YJ, Zhu DD, et al. Epidemiology of chronic rhinosinusitis: results from a cross-sectional survey in seven Chinese cities. Allergy. 2015;70(5):533–9. https://doi.org/10.1111/all.12577.
18. Wang XD, Zheng M, Lou HF, Wang CS, Zhang Y, Bo MY, et al. An increased prevalence of self-reported allergic rhinitis in major Chinese cities from 2005 to 2011. Allergy. 2016;71(8):1170–80. https://doi.org/10.1111/all.12874.
19. Kim JH, Cho C, Lee EJ, Suh YS, Choi BI, Kim KS. Prevalence and risk factors of chronic rhinosinusitis in South Korea according to diagnostic criteria. Rhinology. 2016;54(4):329–35. https://doi.org/10.4193/Rhin15.157.
20. Hwang CS, Lee HS, Kim SN, Kim JH, Park DJ, Kim KS. Prevalence and risk factors of chronic rhinosinusitis in the elderly population of Korea. Am J Rhinol Allergy. 2019;33(3):240–6. https://doi.org/10.1177/1945892418813822.
21. Ahn JC, Kim JW, Lee CH, Rhee CS. Prevalence and risk factors of chronic rhinosinusitus, allergic rhinitis, and nasal septal deviation: results of the Korean National Health and Nutrition Survey 2008–2012. JAMA Otolaryngol Head Neck Surg. 2016;142(2):162–7. https://doi.org/10.1001/jamaoto.2015.3142.
22. Lee WH, Hong SN, Kim HJ, Ahn S, Rhee CS, Lee CH, et al. Effects of cigarette smoking on rhinologic diseases: Korean National Health and Nutrition Examination Survey 2008–2011. Int Forum Allergy Rhinol. 2015;5(10):937–43. https://doi.org/10.1002/alr.21553.
23. Kim YS, Kim NH, Seong SY, Kim KR, Lee GB, Kim

KS. Prevalence and risk factors of chronic rhinosinusitis in Korea. Am J Rhinol Allergy. 2011;25(3):117–21. https://doi.org/10.2500/ajra.2011.25.3630.

24. Chen Y, Dales R, Lin M. The epidemiology of chronic rhinosinusitis in Canadians. Laryngoscope. 2003;113(7):1199–205. https://doi.org/10.1097/00005537-200307000-00016.

25. Kilty SJ, McDonald JT, Johnson S, Al-Mutairi D. Socioeconomic status: a disease modifier of chronic rhinosinusitis? Rhinology. 2011;49(5):533–7. https://doi.org/10.4193/Rhino10.298.

26. Philpott C, Erskine S, Hopkins C, Coombes E, Kara N, Sunkareneni V, et al. A case-control study of medical, psychological and socio-economic factors influencing the severity of chronic rhinosinusitis. Rhinology. 2016;54(2):134–40. https://doi.org/10.4193/Rhin15.272.

27. Smith DF, Ishman SL, Tunkel DE, Boss EF. Chronic rhinosinusitis in children: race and socioeconomic status. Otolaryngol Head Neck Surg. 2013;149(4):639–44. https://doi.org/10.1177/0194599813498206.

28. Thilsing T, Rasmussen J, Lange B, Kjeldsen AD, Al-Kalemji A, Baelum J. Chronic rhinosinusitis and occupational risk factors among 20- to 75-year-old Danes-A GA(2) LEN-based study. Am J Ind Med. 2012;55(11):1037–43. https://doi.org/10.1002/ajim.22074.

29. Koh DH, Kim HR, Han SS. The relationship between chronic rhinosinusitis and occupation: the 1998, 2001, and 2005 Korea National health and nutrition examination survey (KNHANES). Am J Ind Med. 2009;52(3):179–84. https://doi.org/10.1002/ajim.20665.

30. Gao WX, Ou CQ, Fang SB, Sun YQ, Zhang H, Cheng L, et al. Occupational and environmental risk factors for chronic rhinosinusitis in China: a multicentre cross-sectional study. Respir Res. 2016;17(1):54. https://doi.org/10.1186/s12931-016-0366-z.

31. Chung SD, Chen PY, Lin HC, Hung SH. Comorbidity profile of chronic rhinosinusitis: a population-based study. Laryngoscope. 2014;124(7):1536–41. https://doi.org/10.1002/lary.24581.

32. Bhattacharyya N. Associations between obesity and inflammatory sinonasal disorders. Laryngoscope. 2013;123(8):1840–4. https://doi.org/10.1002/lary.24019.

33. Beule A. Epidemiology of chronic rhinosinusitis, selected risk factors, comorbidities, and economic burden. GMS current topics in otorhinolaryngology, head and neck surgery. 2015;14:Doc11. https://doi.org/10.3205/cto000126.

34. Xu Y, Quan H, Faris P, Garies S, Liu M, Bird C, et al. Prevalence and incidence of diagnosed chronic rhinosinusitis in Alberta, Canada. JAMA Otolaryngol Head Neck Surg. 2016;142(11):1063–9. https://doi.org/10.1001/jamaoto.2016.2227.

35. Park DY, Lee EJ, Kim JH, Kim YS, Jung CM, Kim KS. Correlation between symptoms and objective findings may improve the symptom-based diagnosis of chronic rhinosinusitis for primary care and epidemiological studies. BMJ Open. 2015;5(12):e009541. https://doi.org/10.1136/bmjopen-2015-009541.

第3章 生活质量与心理负担

Eduardo Lehrer，Mauricio López-Chacón，Isam Alobid，Joaquim Mullol

要点

- 慢性鼻窦炎与心绞痛、慢性心力衰竭、哮喘或背痛等慢性疾病相比，以非常负面的方式损害日常功能与生活质量。
- 对慢性鼻窦炎患者进行全面评估必须包含生活质量评估。
- 患者报告的结局指标显示，对生活质量的不利影响在充分治疗后会恢复。

3.1 简介

生活质量（QoL）的概念力图涵盖人们所感受到的健康情况。从健康相关的角度来看，它可以被概括为受试者对其生活状况的看法，它考虑到所处的文化背景和价值体系，以及与其期望、目标、标准和利益的关系。

评估慢性鼻窦炎（CRS）伴鼻息肉（CRSwNP）或不伴鼻息肉（CRSsNP）的生活质量要关注患者视角下的健康状态。在过去数十年里，耳鼻喉科医生一直认为这是一个非常有价值的结局指标。健康相关生活质量（HRQoL）一词涵盖了可能影响健康的方方面面，例如身体、社会、情感、心理、性、认知或经济特征。如今，众所周知 CRS 是如何对 HRQoL 产生非常负面的影响，以及治疗方案如何扭转这种情况的。

患者自我报告结局指标（PRO）包括患者自填方式（即自填问卷、视觉量表、分级系统）或在特定情况下由受委托人提供，以反映疾病的严重程度和治疗效果。

经典的 PRO 可以分为 2 种主要类型：一种用于确定一般健康状态，称为通用 PRO，另一种用于评估特定的疾病或治疗，称作特定 PRO。通用 PRO 可分析在其他疾病中 CRS 的负担，以便随后为委托决策提供信息，而特定问卷则提供了不同疾病范畴的详细信息[1]。

CRS 负担在很大程度上取决于选定的人群，这反映在选定的令人烦恼或严重的症状上（图 3.1）。疾病的严重程度可能受性别或文化信仰的影响。最近的研究显示女性比男性更倾向于表述严重症状，由此在她们的 HRQoL 反映出更多的影响[1,2]。合并疾病如抑郁或其他社会特征可增强对 HRQoL 的负面影响。

鼻漏   **和/或**   **鼻塞**

± 嗅觉减退/嗅觉丧失
± 面部疼痛/压迫感

> 12周

内镜征象

和/或

CT鼻窦改变

慢性鼻窦炎

鼻息肉

生活质量损害

药物治疗   手术治疗

生活质量改善

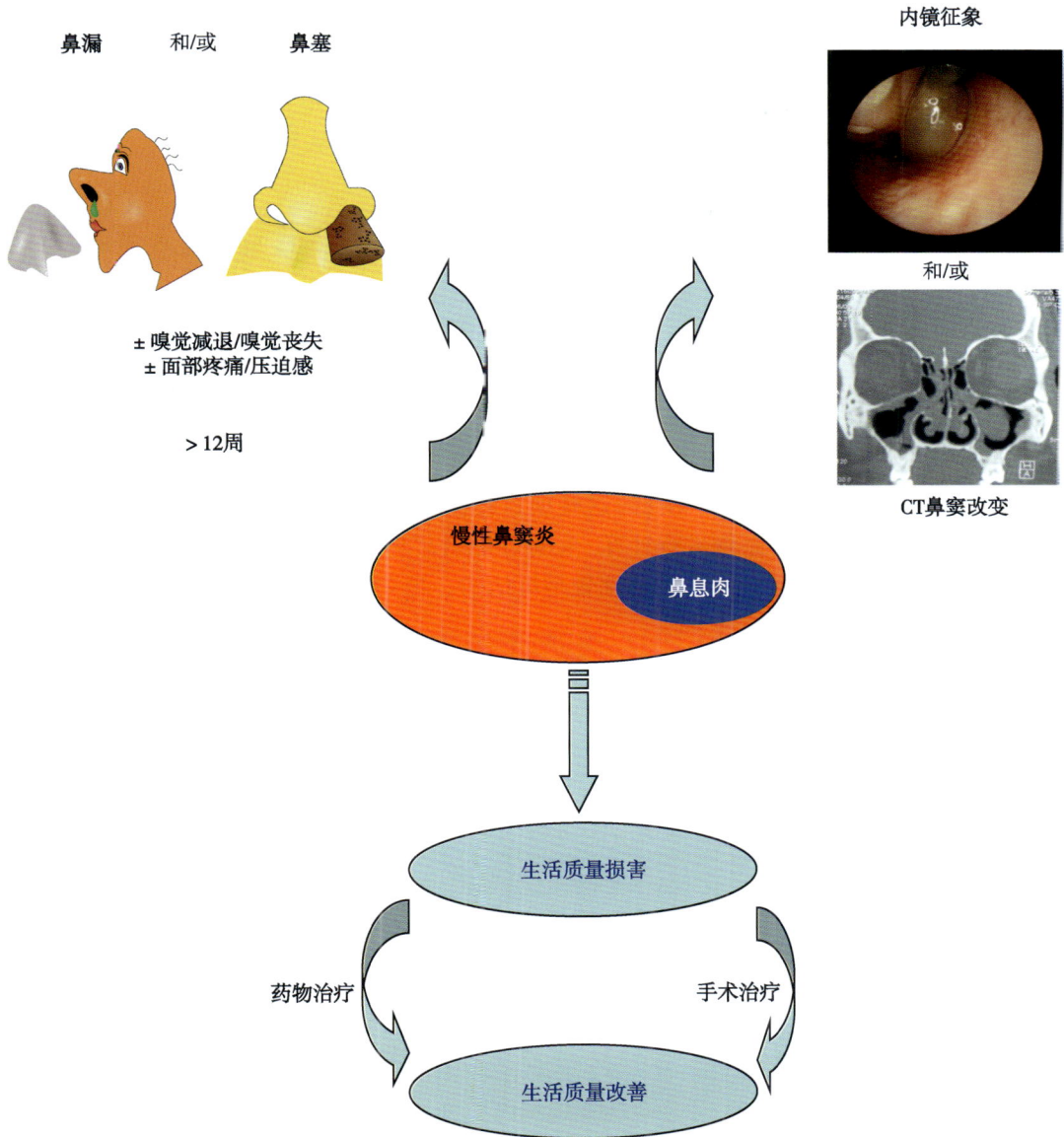

图 3.1   慢性鼻窦炎诊疗方案（摘自 EPOS2020 提供）。包括鼻息肉在内的慢性鼻窦炎对患者生活质量产生负面影响，而药物治疗（包括生物制剂）和 / 或手术治疗可抵消这种负面影响

3.2   心理测量特质

需要在任何 QoL PRO 体现的最重要的心理测试特征是效度、信度和反应性。此外，当 PRO 以源语言以外的其他语言发放时，应进行前后翻译以确认原始含义，并重新验证结果，确保心理测量特质相同。

3.2.1 效度

效度反映了证据支持测试分数解释的水平。当两个理论上相关的测验概念的水平是经验相关的，则是收敛效度，当理论上不相关的测验不相关时，则是判别效度[3]。

3.2.2 信度

有 2 种方法用于确认 PRO 的信度。

3.2.2.1 重测

重测方法是通过在两个时间点的特定治疗后使用相同的 PRO 来执行的。测量之间的周期至关重要，因为它将决定构造之间的关联程度。

3.2.2.2 内部一致性

内部一致性指一次测量几个项目，这些项目被建议用于测量相同的一般特征以生成相似的值。使用 Cronbach'α 系数进行计算，范围为 0～1。当系数≥0.7，说明 PRO 用于组级比较是可信的；当系数≥0.9，则用于个体比较是可信的。当一组项目用于测量多个特征时，分层 ω 系数更适合使用[4]。

3.2.3 反应性

反应性是检验工具以准确的方式注意到有意义的变化的能力。内部反应性表示测量方法在一段时间内适应的能力。内部反应性通常在治疗前后进行研究。另一方面，外部反应性反映了根据其他健康状况指标调整的测量值存在的差异大小[5]。

3.3 CRS 患者报告结局指标（PRO）

3.3.1 通用问卷

36 项简表健康调查问卷（SF-36），12 项简表健康调查（SF-12），EuroQol-5D（EQ-5D），McGill 疼痛问卷（MPQ）都是 CRS 中最常用和已公开发布的通用问卷（表 3.1）。它们中的大多数主要设计用于在访谈、日常临床实践或临床研究中填写。只有在儿科人群中，问卷通常由委托人填写。精神或身体状态、疼痛、自我护理、活动度或焦虑等概念由这些 PRO 界定。这些 PRO 中大多数已经经过多语种验证。根据所选问卷，一般人群和 CRS 患者都有规范值。

当运用普通 PRO 时，相比健康人群，CRS 显示出明显变化。根据过去 10 年发表的文献，在所有范畴应用通用 PRO 存在显著差异（表 3.2）。CRS 已被证明对社会功能有很大的影响，类似于其他非常有限的疾病，如心绞痛、慢性心力衰竭、哮喘或背痛[15]。

表 3.1 CRS 最常使用的患者报告结局指标（摘自 Lehrer et al, 2013[6]）

类别	问卷	概念数	条目	分数范围	填写时间 /min
通用	SF-36	8	36	0～100	<20
	SF-12	8	12	0～100	<10
	EQ-5D	5	15	0～100	<10
	MPQ	20	78	0～78	<20
	GBI	3	18	−100～100	<10
	CHQ-PF50	14	50	0～100	<20
特定	RSOM-31	7	31	0～155	<20
	SNOT-22	-	22	0～110	<5
	SNOT-20	-	20	0～100	<5
	SNOT-16		16	0～48	<5
	RhinoQoL	3	17	0～100	<10
	SN-5	-	5	5～35	<5
	SOQ	5	26	0～130	<10
	RQLQ	7	28	0～168	<15
	CSS	2	6	0～100	<5

CRS，慢性鼻窦炎；SF-36，36 项简表健康调查问卷；SF-12，12 项简表健康调查问卷；EQ-5D，EuroQoL-5D；MPQ，McGill 疼痛问卷；GBI，Glasgow 受益量表；CHQ-PF50，儿童健康问卷；RSOM，鼻窦炎结局测试量表；SNOT-16/20/22，16/20/22 项鼻窦鼻腔结局测试量表；RhinoQoL，鼻窦炎生活质量量表；SN-5，5 项鼻窦鼻腔量表；SOQ，鼻窦炎结局问卷；RQLQ，鼻结膜炎生活质量量表；CSS，慢性鼻窦炎问卷。

表 3.2 使用通用问卷评估 HRQoL 的 CRS 代表性研究

调查	纳入患者 (n)	分析对象	使用的通用 PRO	QoL 评估	证据等级
Alobid 等 [7]	78	CRSwNP vs. CRSsNP	SF-36	CRS 损害 QoL，治疗后 QoL 改善	1b
Guilemany 等 [8]	80	CRSwNP 伴支气管扩张	SF-36	CRSwNP 损害 QoL	2b
Dudvarski 等 [9]	88	CRS 伴或不伴哮喘	SF-36	CRS 伴哮喘与单纯 CRS 治疗反应相似	2a
Gervaert 等 [10]	24	CRSwNP 伴哮喘	SF-36	CRSwNP 治疗后改善	1b
Ek 等 [11]	605	健康人、单纯 CRS 与 CRS 伴哮喘	EQ-5D	CRS 伴或不伴哮喘损害 QoL	2b
Campbell 等 [12]	350	CRS 伴或不伴哮喘	EQ-5D	CRS 伴或不伴哮喘损害 QoL	2b
Hoehle 等 [13]	203	CRS	EQ-5D	CRS 损害 QoL	2b
Khan 等 [14]	445	CRSwNP	SF-36	CRSwNP 损害 QoL	2a

HRQoL，健康相关生活质量；CRS，慢性鼻窦炎，伴（CRSwNP）或不伴（CRSsNP）鼻息肉；PRO，患者报告结局指标；QoL，生活质量；CSF-36，36 项简表健康调查；EQ-5D，EuroQoL-5D。

3.3.2　特定问卷

特定问卷被认为可以检测特定情况或疾病下 QoL 变化方面的精准细节。它们旨在衡量健康状态与治疗效果。若干特定 PRO 可用于评估 CRS（表 3.1）。必须根据需要分析的特定结果进行工具选择。目前，22 项鼻窦鼻腔结局测试量表成为迄今为止 CRS 最常使用的 QoL 量表。其他广泛使用的 PRO 有鼻结膜炎生活质量量表或慢性鼻窦炎调查评分。

特定问卷可以清晰地描述 CRS 症状。鼻塞、流涕加上面部疼痛和嗅觉改变被认为是 CRS 的主要表现；这些症状对 HRQoL 有负面影响。无论是药物还是手术治疗，CRS 均可显著改善 HRQoL。

3.3.2.1　SNOT-22：严重程度测量

SNOT-22 量表于 2009 年得到验证，是 SNOT-20 和 RSOM 的改良版本，包含 22 个与一般症状、鼻部、鼻窦相关的条目[16]。修订包括增加一个关于嗅觉和味觉丧失的问题和另一个关于鼻塞的问题；此外，它还进行了修改，使量表更加易于使用。它还要求患者确定五个最重要的条目。大量已发表的试验提供了 SNOT-22 检测的数据，在所有文献中，得分越高表示 QoL 问题越大[16,17]。

Hopkins 等表明，SNOT-22 能够区分健康对照与 CRS 患者。SNOT-22 能够识别 CRS 患者特定亚群的差异，例如有修正手术史的 CRS 患者、症状少于 1 年、哮喘或阿司匹林不耐受患者或吸烟者[16]。

尽管 SNOT-22 能够量化 CRS 患者的 QoL，但例如计算机断层扫描（CT）和鼻内息肉评分等 CRS 客观指标与 SNOT-22 总分之间仅观察到微弱的相关性。尽管如此，在"鼻部症状"部分的推动下，术前／术后 SNOT-22 总分仍存在显著相关性[18]。最近的一项 meta 分析提示，患者特异性因素可能会影响治疗后 SNOT-22 的改变程度[19]。这些因素包括年龄和性别。

就是否需要将不同范畴的条目进行分组以更好地解释测试结果，一些作者进行了争论。Feng 等在 177 名有 CRS 病史的非欧洲患者中评估了该工具，并建议根据主模块分析将 SNOT-22 条目分为四个范畴，分别是"鼻部症状""耳部症状""睡眠症状"和"情感症状"。他们认为这一修订可能使该测试成为欧洲 CRS 患者的参考样本[20]。

最新研究引发了讨论，即 CRS 患者可能存在文化差异，即当尝试将条目分组成各个范畴时，应当考虑 CRS 患者可能存在文化偏倚[21]。

3.3.2.2　SNOT-22：药物治疗反应的测量

最小临床意义变化值（MCID）、最小症状变化或可检测到对患者具有临床重要性的特定干预后的 QoL，已被定义为整体 SNOT-22 结果评分降低 8.9 分[16]。因此，接受治疗后评分降低少于 9 分的患者不太可能感受到实际获益。

Lidder 等研究开始使用药物治疗（MT）的成年 CRS 患者的治疗反应，这些患者在基线和治疗后三个月使用 SNOT-22 和症状 VAS 进行评估。作者观察到，两种测量 PRO 都显示出治疗反应，尽管并非每个条目的反应都相同。特别是，反应性指标显示 SNOT-22 主要条目的反应性最高[22]。因此，无反应性的条目和其他通用 QoL 相关的条目的表现可能会降低 SNOT-22 的整体反应性，而在内镜下鼻窦手术（ESS）等具有更好疗效的治疗则发现有价值的变化。最新文献显示 SNOT-22 MCID 在检测 CRS 患者个体重要 CRS 症状改变时显示出特异性较强,而敏感度不够[23]。作者发现,SNOT-22 中 MCID 差异小于 1(sub-MCID)的受试者报告了鼻部症状有所改善,但 CRS 鼻外症状没有改善,他们的 VAS 评分也显示 CRS 表现改善。然而,为什么一些 SNOT-22 结果 MCID 差异小于 1 的受试者会报告如此显著的改善,这仍不明确。

关于难治性 CRS 患者,Dejaco 等比较了接受过 4 种标准化治疗至少 1 个疗程最大限度的药物治疗的患者与接受不间断鼻内类固醇冲洗(cNSI)、反复 MMT、鼻喷皮质类固醇激素或 ESS 的患者的结局指标[24]。作者确认了标准干预措施可改善顽固性 CRS 患者的 SNOT-22 结果。该试验观察到 CRSwNP 与 CRSsNP 患者 SNOT-22 评分改善,但在 CRSsNP 患者中测量的改善效果不甚明显。在随访的第 1 年,接受 ESS 的患者症状比接受药物治疗的更少。与仅接受 cNSI 治疗的患者相比,顽固性 CRS 患者没有从附加 MMT 疗程中获益。

3.3.2.3 SNOT-22:手术治疗反应的测量

一些研究报道,CT 扫描或鼻内镜检查观察到的鼻窦炎症程度与可能出现的症状程度未能发现相关性[15]。因此,许多研究评估了 SNOT-22 作为确定哪些患者可能适合手术治疗以及评估其术后反应的工具[18]。

多年来,随着 PRO 逐渐用于日常实践,SNOT-22 的适用性有所增加。然而,由于已发表文献方法学设计存在异质性,确定手术与药物治疗的差异比较困难。

SNOT-22 的优点是将鼻窦相关主诉特有的条目与其他一般健康主题相结合,可在术前与术后单独或合并评估[16]。在一项多中心队列试验中,研究者将 382 名先前药物治疗失败的 CRS 患者分为 5 个年龄组,评估 SNCT-22 总分与生产力损失情况。判别分析确认了与药物治疗相比,有 3 个年龄段的患者手术后 SNOT-22 结果有所改善。这些差异在手术后 18 个月仍持续存在。另外 2 个年龄组在手术或药物治疗后结局相似[18]。

一些研究表明,术前 SNOT-22 评分超过 40 的受试者达到 MCID 的可能性超过 75%,ESS 后平均改善 QoL 40%[19]。在最近的一项 meta 分析中,作者研究了 40 篇个体队列研究($n=5\ 547$ 例患者),发现所有报道中 SNCT-22 的平均变化为 24.4 分(95%CI:22.0~26.8)[18]。术前平均 SNOT-22 结果较高且哮喘发生率较高的报道,与术后 SNOT-22 的较大变化相关,而平均随访时间较长的报道则变化较小。作者观察到,变化程度差异很大,可能由基线 SNOT-22 结果、哮喘发生和随访时间等几个特征引起[19]。

3.3.2.4 SNOT-22:生物制剂治疗反应的测量

单克隆抗体是否为首次 ESS 的合适替代治疗手段现在仍存在争议[25]。随着越来越多生物制剂的研究开展,生物制剂逐渐被考虑作为治疗手段。就此而言,HRQoL 评估发挥了重要作用。

直至现在,有一项报道显示奥马珠单抗(omalizumab)在降低 CRSwNP 与哮喘患者的 SNOT-22 评分方面效果与 ESS 相同[10]。在一项评估度匹鲁单抗(dupilumab)治疗哮喘疗效的研究,受试参与者在基线与治疗后 12 周时完成 SNOT-22 问卷[26]。结果显示度匹鲁单抗在改善包括嗅觉在内的部分 SNOT-22 鼻部症状条目有优势。这些信息有助于探究度匹鲁单抗对严重 CRSwNP 的影响,随后分别在一项Ⅱ期与一项Ⅲ期国际多中心试验中对其进行全面评估[27,28]。这些试验客观地测量鼻息肉的变化及其症状。通过 VAS 和 SNOT-22 检测,度匹鲁单抗对症状改善显著优于安慰剂。试验显示其显著改善嗅觉、鼻塞、晨起流涕或夜间觉醒。

随后，在另外一项随机双盲、安慰剂对照试验，作者通过主客观方法，展现了选定人群对 ESS 的需求持续降低 [29]。经 9 周美泊利珠单抗（mepolizumab）治疗，难治性鼻息肉病患者症状显著改善，且疗效持续至治疗结束后 25 周。

3.4　未来的日常实践转化

PRO 已经被广泛应用于评价 CRS 对 QoL 的负担。这些结局指标在日常临床实践与临床试验都很有用。通用与特定问卷表明 CRS 对 HRQoL 产生负面影响，而适当的治疗通过改善 QoL 以逆转该情况（图 3.1）。

过去 10 年最常使用的检测 CRS 患者 QoL 改变的通用型问卷是 SF-36 与 EQ-5d。而特定问卷方面，SNOT-22 表现突出，它包含重要的 CRS 症状，例如鼻塞和嗅觉、味觉症状。

当前的移动技术使得患者通过教育和自我管理增加自主权成为可能。这项技术在评估 CRS 等慢性疾病方面非常有用。EUFOREA 最近开发推广一种仪器来监测该类患者的 CRS 症状。数字支持平台为患者提供病情和潜在治疗方法相关的可靠医疗资料。使用该平台还可以生成真实数据，有助于支持临床试验、患者归类并增加对 CRS 相关社会经济负担的理解 [30]。所有这些工具都可帮助医生提供治疗信息或向平台推荐患者，可节省时间。此外，它可帮助识别可能需要额外药物、手术或生物治疗的 CRS 患者。

（陈贤珍　洪海裕 译）

参考文献

1. Remenschneider AK, Scangas G, Meier JC, Gray ST, Holbrook EH, Gliklich RE, et al. EQ-5D-derived health utility values in patients undergoing surgery for chronic rhinosinusitis. Laryngoscope. 2015;125(5):1056–61. https://doi.org/10.1002/lary.25054.
2. Fu QL, Ma JX, Ou CQ, Guo C, Shen SQ, Xu G, et al. Influence of self-reported chronic rhinosinusitis on health-related quality of life: a population-based survey. PLoS One. 2015;10(5):e0126881. https://doi.org/10.1371/journal.pone.0126881.
3. Aaronson N, Alonso J, Burnam A, Lohr KN, Patrick DL, Perrin E, et al. Assessing health status and quality-of-life instruments: attributes and review criteria. Qual Life Res Int J Qual Life Asp Treat Care Rehab. 2002;11(3):193–205. https://doi.org/10.1023/a:1015291021312.
4. Zinbarg RE, Revelle W, Yovel I, Li W. Cronbach's α, Revelle's β, and Mcdonald's ωH: their relations with each other and two alternative conceptualizations of reliability. Psychometrika. 2005;70(1):123–33. https://doi.org/10.1007/s11336-003-0974-7.
5. Husted JA, Cook RJ, Farewell VT, Gladman DD. Methods for assessing responsiveness: a critical review and recommendations. J Clin Epidemiol. 2000;53(5):459–68. https://doi.org/10.1016/s0895-4356(99)00206-1.
6. Lehrer E, Mariño-Sánchez F, Alobid I, Mullol J. Quality of life measures in patients on rhinosinusitis trials. Clin Investig (Lond). 2013;3(3):251–63. https://doi.org/10.4155/CLI.13.5.
7. Alobid I, Benítez P, Bernal-Sprekelsen M, Roca J, Alonso J, Picado C, et al. Nasal polyposis and its impact on quality of life: comparison between the effects of medical and surgical treatments. Allergy. 2005;60(4):452–8. https://doi.org/10.1111/j.1398-9995.2005.00725.x.
8. Guilemany JM, Angrill J, Alobid I, Centellas S, Prades E, Roca J, et al. United airways: the impact of chronic rhinosinusitis and nasal polyps in bronchiectasic patient's quality of life. Allergy. 2009;64(10):1524–9. https://doi.org/10.1111/j.1398-9995.2009.02011.x.
9. Dudvarski Z, Djukic V, Janosevic L, Tomanovic N, Soldatovic I. Influence of asthma on quality of life and clinical characteristics of patients with nasal polyposis. Eur Arch Otorhinolaryngol. 2013;270(4):1379–83. https://doi.org/10.1007/s00405-012-2242-x.
10. Gevaert P, Calus L, Van Zele T, Blomme K, De Ruyck N, Bauters W, et al. Omalizumab is effective in allergic and nonallergic patients with nasal polyps and asthma. J Allergy Clin Immunol. 2013;131(1):110–6.e1. https://doi.org/10.1016/j.jaci.2012.07.047.
11. Ek A, Middelveld RJ, Bertilsson H, Bjerg A, Ekerljung L, Malinovschi A, et al. Chronic rhinosinusitis in asthma is a negative predictor of qual-

ity of life: results from the Swedish GA(2)LEN survey. Allergy. 2013;68(10):1314–21. https://doi.org/10.1111/all.12222.

12. Campbell AP, Phillips KM, Hoehle LP, Gaudin RA, Caradonna DS, Gray ST, et al. Association between asthma and chronic rhinosinusitis severity in the context of asthma control. Otolaryngol Head Neck Surg. 2018;158(2):386–90. https://doi.org/10.1177/0194599817728920.

13. Hoehle LP, Phillips KM, Speth MM, Caradonna DS, Gray ST, Sedaghat AR. Responsiveness and minimal clinically important difference for the EQ-5D in chronic rhinosinusitis. Rhinology. 2019;57(2):110–6. https://doi.org/10.4193/Rhin18.122.

14. Khan A, Huynh TMT, Vandeplas G. Joish VN, Mannent LP, Tomassen P, et al. The GALEN rhinosinusitis cohort: chronic rhinosinusitis with nasal polyps affects health-related quality of life. Rhinology. 2019;57(5):343–51. https://doi.org/10.4193/Rhin19.158.

15. Fokkens WJ, Lund VJ, Mullol J, Bachert C, Alobid I, Baroody F, et al. European Position Paper on Rhinosinusitis and Nasal Polyps 2012. Rhinology Supplement. 2012;23:3 p preceding table of contents, 1–298.

16. Hopkins C, Gillett S, Slack R, Lund VJ, Browne JP. Psychometric validity of the 22-item sinonasal outcome test. Clin Otolaryngol. 2009;34(5):447–54. https://doi.org/10.1111/j.1749-4486.2009.01995.x.

17. Soler ZM, Hyer JM, Ramakrishnan V, Smith TL, Mace J, Rudmik L, et al. Identification of chronic rhinosinusitis phenotypes using cluster analysis. Int Forum Allergy Rhinol. 2015;5(5):399–407. https://doi.org/10.1002/alr.21496.

18. Soler ZM, Jones R, Le P, Rudmik L, Mattos JL, Nguyen SA, et al. Sino-Nasal outcome test-22 outcomes after sinus surgery: a systematic review and meta-analysis. Laryngoscope. 2018;128(3):581–92. https://doi.org/10.1002/lary.27008.

19. Soler ZM, Hyer JM, Rudmik L, Ramakrishnan V, Smith TL, Schlosser RJ. Cluster analysis and prediction of treatment outcomes for chronic rhinosinusitis. J Allergy Clin Immunol. 2016;137(4):1054–62. https://doi.org/10.1016/j.jaci.2015.11.019.

20. Feng AL, Wesely NC, Hoehle LP, Phillips KM, Yamasaki A, Campbell AP, et al. A validated model for the 22-item Sino-Nasal Outcome Test subdomain structure in chronic rhinosinusitis. Int Forum Allergy Rhinol. 2017;7(12):1140–8. https://doi.org/10.1002/alr.22025.

21. Dejaco D, Riedl D, Huber A, Moschen R, Giotakis AI, Bektic-Tadic L, et al. The SNOT-22 factorial structure in European patients with chronic rhinosinusitis: new clinical insights. Eur Arch Otorhinolaryngol.

2019;276(5):1355–65. https://doi.org/10.1007/s00405-019-05320-z.

22. Lidder AK, Detwiller KY, Price CP, Kern RC, Conley DB, Shintani-Smith S, et al. Evaluating metrics of responsiveness using patient-reported outcome measures in chronic rhinosinusitis. Int Forum Allergy Rhinol. 2017;7(2):128–34. https://doi.org/10.1002/alr.21866.

23. Phillips KM, Hoehle LP, Caradonna DS, Gray ST, Sedaghat AR. Determinants of noticeable symptom improvement despite sub-MCID change in SNOT-22 score after treatment for chronic rhinosinusitis. Int Forum Allergy Rhinol. 2019;9(5):508–13. https://doi.org/10.1002/alr.22269.

24. Dejaco D, Riedl D, Giotakis A, Bektic-Tadic L, Kahler P, Riechelmann H. Treatment outcomes in chronic rhinosinusitis refractory to maximal medical therapy: a prospective observational study under real-world conditions. Ear Nose Throat J 2019:145561319849421. https://doi.org/10.1177/0145561319849421.

25. Fokkens WJ, Lund V, Bachert C, Mullol J, Bjermer L, Bousquet J, et al. EUFOREA consensus on biologics for CRSwNP with or without asthma. Allergy. 2019;74(12):2312–9. https://doi.org/10.1111/all.13875.

26. Wenzel SE, Wang L, Pirozzi G. Dupilumab in persistent asthma. N Engl J Med. 2013;369(13):1276. https://doi.org/10.1056/NEJMc1309809.

27. Bachert C, Mannent L, Naclerio RM, Mullol J, Ferguson BJ, Gevaert P, et al. Effect of subcutaneous dupilumab on nasal polyp burden in patients with chronic sinusitis and nasal polyposis: a randomized clinical trial. JAMA. 2016;315(5):469–79. https://doi.org/10.1001/jama.2015.19330.

28. Bachert C, Han JK, Desrosiers M, Hellings PW, Amin N, Lee SE, et al. Efficacy and safety of dupilumab in patients with severe chronic rhinosinusitis with nasal polyps (LIBERTY NP SINUS-24 and LIBERTY NP SINUS-52): results from two multicentre, randomised, double-blind, placebo-controlled, parallel-group phase 3 trials. Lancet (London, England). 2019;394(10209):1638–50. https://doi.org/10.1016/s0140-6736(19)31881-1.

29. Bachert C, Sousa AR, Lund VJ, Scadding GK, Gevaert P, Nasser S, et al. Reduced need for surgery in severe nasal polyposis with mepolizumab: randomized trial. J Allergy Clin Immunol. 2017;140(4):1024–31.e14. https://doi.org/10.1016/j.jaci.2017.05.044

30. Seys SF, Bousquet J, Bachert C, Fokkens WJ, Agache I, Bernal-Sprekelsen M, et al. mySinusitisCoach: patient empowerment in chronic rhinosinusitis using mobile technology. Rhinology. 2018;56(3):209–15. https://doi.org/10.4193/Rhin17.253.

第4章　遗传学与表观遗传学

李景云, 张罗, 张媛

要点

● CRS 具有复杂的遗传结构,遗传率为 13%～53%。

● CRS 患者的候选基因关联研究调查了与免疫、炎症和气道重塑相关分子有关的 *CRS* 基因。

● 全基因组关联研究表明,CRS 与过敏和免疫系统疾病具有相同的遗传易感位点和性状。

● 一些表观遗传标记(DNA 甲基化、组蛋白修饰与非编码 RNA)在 CRS 中具有重要作用和治疗潜力。

4.1　CRS 的遗传可能性

早期对双胞胎的 CRS 的遗传性研究结果提示不一致,说明遗传与环境因素均参与 CRS 的发病机制。CRS 的遗传结构很复杂,其遗传率在 13%～53% 之间 [1-3];遗传率最高的三个因素为阿司匹林不耐受、鼻息肉病和哮喘 [2]。囊性纤维化跨膜传导调节因子(*CFTR*)基因 [4] 与动力轴重链 5(*DNAH5*)基因 [5] 的突变分别在囊性纤维化(CF)与原发性纤毛运动障碍(PCD)被鉴定出来,与 CRS 表现出相似的特征,从而为遗传因素在 CRS 病因的作用提供了进一步的证据。

4.2　CRS 遗传学

2002 年人类全基因组测序,使得开展大规模基于人群的关联研究成为可能,以阐明与一些常见疾病(包括上呼吸道和下呼吸道疾病)相关的易感基因或位点。

4.2.1　CRS 候选基因关联分析

候选基因或通路分析方法侧重于已被证明与特定疾病发病机制相关的特定基因中的单核苷酸多态性(SNP),通常用于鉴定与 CRS 有关的遗传成分。大多数 CRS 易感基因已被证明与免疫、炎症和气道重塑相关分子有关。表 4.1 总结了在不同种族的 CRS 患者中被证实阐明的候选基因。由于抗原提呈功能重要,HLA 位点是 CRS 早期候选基因关联研究中最热门的位点 [6-14]。HLA-DR 和 HLA-DQ 的数个等位基因已被证明与不同种族群体的 CRS 有关。与 CRSwNP 相关的 *IL1A*(rs17561)[15-17] 和 *TNFA*(rs1800629)[16,22,23] 基因中的两个功能性 SNP 已在不同欧洲血统的人群复现。有趣的是,有研究提出苦味受体(T2Rs)的变异与包括 CRS 在内的上呼吸道疾病有关 [58]。特别是位于 *TASR38* 基因中的 3 个常见 SNP

（Pro49Ala，Ala262Val，Val296Ile）已被证明可影响 T2R 的活性。这些 SNP 分离后形成 2 种更常见的单倍型，一种是由脯氨酸，丙氨酸和缬氨酸（PAV）组成的功能性等位基因，另一种是由丙氨酸，缬氨酸和异亮氨酸（AVI）组成的非功能性等位基因。最近的遗传学研究表明，PAV/PAV 基因型不仅与 CRS 相关，还与 CRS 相关因素有关，包括合并症、细菌感染、手术干预与结局[51-55]。最近一项研究表明，GLCCI1（rs37973）中的一个 SNP 与个体对糖皮质激素敏感性的 CRS 术后恢复有关（Liu et al, 2018b）。然而，由于队列的样本量相对较小，导致研究结果的权重不足，且队列之间存在遗传异质性，候选基因关联研究存在结果不一致和缺乏可重复性的问题。

表 4.1　CRS 候选基因关联研究

基因	多态性	人群	疾病表型	参考文献
HLA	HLA-A1B8	欧洲人	CRSwNP，哮喘，ASA	[6]
	HLA-A74	欧洲人	CRSwNP	[7]
	HLA-DR7-DQA1*0201，HLA-DQB1*0202，HLA-DR5	欧洲人	CRSwNP，哮喘，阿司匹林不耐受	[8]
	HLA-DQB*03	美国人	变应性真菌性鼻窦炎，肥厚性鼻窦疾病	[9]
	HLA-DRB1*03，HLA-DRB1*04，HLA-DRB1*08	墨西哥人	CRSwNP	[10]
	HLA-DQA*0201	墨西哥人	CRSwNP	[11]
	HLA-DR16，HLA-DQ8，HLA-DQ9	中国人	CRSwNP	[12]
	HLA-B*07, -B*57，HLA-Cw*12, -Cw*04，HLA-A*24，HLA-DRB*04	土耳其人	CRSwNP，哮喘，阿司匹林不耐受三联征	[13]
	HLA-DRA（rs9268644, rs3129878）	韩国人	哮喘伴 CRSwNP	[14]
IL1A	rs17561	芬兰白种人	哮喘伴 CRSwNP	[15]
	rs17561	土耳其人	CRSwNP	[16]
	rs17561，rs2856838，rs2048874	加拿大人	CRSwNP	[17]
IL1RN	5 个可变数目串联重复	中国人	CRS	[18]
IL1B	rs16944	土耳其人	CRSwNP	[16]
	rs16944	波兰人	CRSwNP	[19]
IL1RL1	rs10204137，rs10208293，rs13431828，rs2160203，rs4988957	加拿大人	CRS	[20]
IRAK4	rs1461567，rs4251513，rs4251559	加拿大人	CRS 血清总 IgE	[21]
TNFA	rs361525，rs1800629	土耳其人	CRSwNP	[16]
	rs1800629	美国人	CRSwNP	[22]
	rs1800629	欧洲人	CRSwNP	[23]

续表

基因	多态性	人群	疾病表型	参考文献
TGFB	rs11466315	韩国人	AIA, CRS	[24]
	rs1800469	白种人	CRS	[25]
TNFAIP3	rs3757173，rs5029938	加拿大人	CRS	[26]
IL4	C-590T	韩国人	CRS	[27]
IL10	Rs1800896	韩国人	AIA 与 CRSwNP	[28]
IL22RA1	rs4292900，rs4648936，rs16829225	加拿大人	严重 CRS	[29]
	rs11579657	白种人	CRS	[25]
IL33	rs3939286	比利时人	CRSwNP	[30]
TSLP	rs252706，rs764917	中国人	CRSwNP	[31]
CD8A	rs3810831	加拿大人	CRS 与严重程度因子	[32]
TAPBP	rs2282851	加拿大人	CRS	[32]
EBI3	rs428253	中国人	CRS	[33]
FOXP3	rs2232365，rs3761548	中国人	CRS	[33]
ADRB2	Arg16Gly	欧洲人	CRSwNP	[34]
MET	rs38850	加拿大人	CRS	[35]
	C-14G	波兰人	CRSwNP	[36]
COX2	G-765C	波兰人	CRSwNP	[36]
ALOX5	rs3780894	加拿大人	CRS	[37]
ALOX5AP	rs17612127	加拿大人	CRS	[37]
	rs17238773	白种人	CRS	[25]
CYSTLR1	rs321090	加拿大人	CRS	[37]
SERPINA1	rs1243168，rs4900229	加拿大人	无药物治疗反应的 CRS	[38]
TP73	rs3765731	加拿大人	CRS	[39]
TLR2	rs3804099，rs3804100	韩国人	CRS	[40]
NOS1	rs1483757，rs9658281	加拿大人	严重 CRS	[41]
	rs1483757	白种人	CRS	[25]
iNOS	C-277T	土耳其人	嗜酸性与非嗜酸性 CRSwNP	[42]
CAT	A-21T	土耳其人	嗜酸性与非嗜酸性 CRSwNP	[42]
MMP9	rs3918242	土耳其人	CRSwNP 伴阿司匹林诱导性哮喘	[43]
	rs3918242，rs2274756	中国人	CRSwNP	[44]
MMP1	-1607insG	波兰人	CRSwNP	[45]

续表

基因	多态性	人群	疾病表型	参考文献
CACNG6	rs192808	韩国人	AIA，CRSwNP	[46]
EMID2	rs6945102-rs4729697-rs221-rs1043533 单倍型	韩国人	CRSwNP 伴哮喘	[47]
DCBLD2	rs828618	韩国人	CRSwNP 伴哮喘	[48]
	rs828618	白种人	CRS	[25]
LF	140A/G	波兰人	CRSwNP	[49]
OSF-2	-33C/G	波兰人	CRSwNP	[49]
FCERIA	rs2427827	印度人	CRSwNP 血清总 IgE	[50]
TAS2R38	Pro49Ala-Ala262Val-Val296Ile 单倍型（PAV/AVI）	美国人	需手术干预的 CRS	[51]
	PAV/AVI	美国人	需行鼻窦手术的 CRS	[52]
	rs10246939	加拿大人	难治性 CRS，CRSwNP	[53]
	PAV/AVI	美国人	CRSsNP 手术结局指标	[54]
	PAV/AVI	意大利人	革兰氏阴性菌感染伴 CRSwNP	[55]
TAS2R13	rs1015443，rs12226919	加拿大人	难治性 CRS	[53]
CDHR3	rs6967330	非拉丁裔白人	CRS	[56]
GLCCI1	rs37973	中国人	CRS 糖皮质激素治疗敏感性	[57]

CRS，慢性鼻窦炎；CRSwNP，慢性鼻窦炎伴鼻息肉；AIA，阿司匹林不耐受性哮喘。

4.2.2　CRS 全基因组关联分析

全基因组关联分析（GWAS）不依赖基于任何特定基因的假设，而是筛选全基因组以发现易感性位点与疾病之间的任何关联。迄今为止，总共进行了 4 项 CRS 表型遗传易感性的 GWAS 研究。

首项 GWAS 研究使用 DNA 池技术，从 210 例 CRS 患者和 189 例白种人对照的 445 个基因中鉴定出 600 个重要的 SNP（P<0.05）[59]。前 10 个 CRS 相关基因与基底膜和细胞外基质（LAMA2 和 LAMB1）、线粒体功能（PARS2）和脂多糖降解（AOAH）水平的相互作用有关。Zhang 及其同事[60]表明，这些 CRS 相关基因中有 17 个在汉族人群中是重复的。此外，AOAH 基因 rs4504543 多态性与 CRS 显著相关。然而，另一项重复研究报道，白种人 PARS2 中的 rs2873551 与 CRS 显著相关[25]。

另一项 GWAS 使用相同的 DNA 池技术，纳入 408 例 CRS 白种人患者与 190 例白种人对照受试者，报道了 23 个 SNP（P<0.05）与 CRS 患者金黄色葡萄球菌定植相关[61]。这些 SNP 位于或邻近过去报道与内吞内化和细菌识别有关的 21 个基因。

近期一项基于家族的 GWAS 已经确定了 5 个 CRSwNP 易感基因位点，包括 HLA-DRA、HLCS、BICD2、VSIR 和 SLC5A1；其中只有 HLA-DRA 在此前的候选基因关联研究中报道过[62]。

最近，在两个大型欧洲队列中对 NP 与 CRS 的 GWAS 进行大规模荟萃分析，一项来自冰岛的基因解码（deCODE genetics）团队，纳入 1 175 例患者与 309 305 例对照比较，另一项是来自英国生物库（UK Biobank），纳入 3 191 例患者与 405 376 例对照比较 [63]。共发现 27 种变异与 NP 易感性相关，其中 17 种变异与嗜酸性粒细胞数量相关，7 种与 CRS 相关，13 种与哮喘相关。值得注意的是，ALOX15 中的低频（0.025）错义变异 p.Thr560Met（rs34210653）可降低 68% 的 NP 风险和 36% 的 CRS 风险。ALOX15 编码 15- 脂氧合酶（15-LO），参与炎症和免疫过程，并在 NP 组织中升高 [64]。p.Thr560Met 变异影响活性位点的氢键网络，导致酶的近零变体 [65]。然而，在 ExAC 数据库中显示亚洲和非洲人群中的 p.Thr560Met 变体频率极低（南亚，0.009 7；东亚，0；非洲，0.003 6）。ALOX15 中的 NP 关联信号可能导致种群之间的连锁不平衡（LD）差异。因此，有必要在其他人群的后续重复和精细定位研究中获取 LD 差异信息。

4.3 CRS 表观遗传学

"表观遗传学"一词表示在没有改变 DNA 实际序列的情况下，可"开启"或"关闭"基因功能的 DNA 外部修饰。表观遗传修饰与转录机制的其他组成部分配合发挥作用，使基因表达的时间和空间水平规则化，而不改变 DNA 序列。虽然一些表观遗传标记像遗传变异一样可遗传，但有些则更具动态性，并且会随着环境因素而变化。表观遗传修饰的 3 种主要形式是 DNA 甲基化、组蛋白修饰和非编码 RNA。

4.3.1 CRS 的 DNA 甲基化

DNA 甲基化是表观遗传修饰研究最多与最关键的形式之一，甲基在 DNA 分子胞嘧啶（C）残基的第 5 个碳基共价结合，主要是在 CG 二核苷酸（CpG）。一般来说，CpG 位点的高甲基化导致转录沉默，反之，低甲基化导致转录激活。

两项研究使用最常见的阵列平台 Illumina 450k 芯片检测 CRS 中甲基化标志物的全基因组改变。Cheong 等 [66] 对 5 名阿司匹林不耐受哮喘患者（AIA）和 4 名阿司匹林耐受哮喘患者（ATA）的 NP 组织和外周血细胞的全基因组 DNA 甲基化进行了研究，发现 337 个基因甲基化改变是 AIA 患者 NP 的重要特征。通路富集分析进一步表明，低甲基化基因参与免疫反应、细胞因子和炎症相关通路，而高甲基化基因在外胚层发育、创伤愈合和氧化还原酶活性通路中富集。Zheng 及其同事的另一项研究 [67] 确定了 198 个基因，与对照组的下鼻甲黏膜相比，这些基因在 NP 组织的启动子中具有重大甲基化改变。作者评估了前 4 个基因，发现 NP 组 COL18A1 基因启动子的 DNA 甲基化显著增多。最近的一项研究采用甲基 CpG 结合域测序技术，发现与对照组相比，NP 组织中有 40 个基因发生甲基化改变，前 4 个基因是角蛋白 19（KRT19）、核受体亚家族 2 组 F 成员 2（NR2F2）、一种去整合素样与血小板反应蛋白型金属蛋白酶 1 基序 1（ADAMTS1）和锌指蛋白 222（ZNF222）[68]。

焦磷酸测序通常用于检测候选 DNA 片段中少量 CpG 位点的甲基化。利用这项技术，Kidoguchi 及其同事 [69] 使用亚硫酸氢盐焦磷酸测序研究了 NP 当中组织型纤溶酶原激活物（PLAT）近端启动子中 3 个不同 CpG 位点（距转录起始位点 -618、-121 和 -105bp）的甲基化水平，发现 PLAT 启动子高甲基化可能参与 NP 进展。最近，Li 及其同事 [70] 比较了来自中国的两项独立开展的横断面队列研究的 CRSsNP、CRSwNP 患者与对照受试者鼻上皮细胞（NEC）*IL8* 基因近端启动子甲基化情况（共 187 例 CRSwNP、89 例 CRSsNP 与 57 例对照）。作者发现，与 CRSsNP 患者和对照受试者相比，CRSwNP 患者 NEC 转录起始位点的 CpG 位点 -116、-106 和 -31 bp 的 DNA 甲基化显著降低[70]。此外，离体和体外实验表明，*IL8* 基因甲基化水平与组织 IL-8、ECP（嗜酸性粒细胞）和 MPO（中性粒细胞）浓度呈负相关；经 IL-1β 与 TNF-α 刺激，原代 NEC 中 IL8 表达升高，同时 CpG3 位点（-31）的甲基化降低。此外，CpG3 位点甲基化改变会影响八聚体结合转录因子 -1（Oct-1）与核因子 -κB（NF-κB）的结合。

4.3.2　CRS 组蛋白修饰

组蛋白修饰包括组蛋白末端特定氨基酸残基的甲基化、乙酰化、磷酸化、泛素化和其他修饰。组蛋白修饰通过调节 DNA 与转录机制、染色体空间构象的可及性调控基因表达。例如，H3 组蛋白（H3K4me1 或 H3K4me3）中赖氨酸 4 的单甲基化或三甲基化，与转录激活显著相关，而 H3 组蛋白（H3K27me3）中赖氨酸 27 的三甲基化主要与转录沉默有关。

组蛋白末端甲基化修饰是由组蛋白甲基转移酶与去甲基化酶控制的动态可逆的过程。Liu 及其同事[71]发现，与对照组相比，NP 患者的 H3K4me3 总体水平增加。此外，IL-13 被证明可上调 NEC 中 H3K4me3 与甲基转移酶基因（*MLL1*、*MLL2*、*MLL3*、*MLL4*、*MLL5*）的水平以及下调去甲基酶 JARID1B 表达。在 CRSwNP 中也观察到可使 H3K4me3 与 H3K36me2 去甲基化的赖氨酸特异性去甲基化酶 2b（KDM2B）显著降低，并参与经 poly（I：C）处理后的 NEC 炎症反应。

同样，组蛋白乙酰转移酶对组蛋白尾端的乙酰化与活性基因转录有关，而组蛋白去乙酰化酶的去乙酰化与基因转录抑制有关。实际上，此前的一项研究表明，与正常的下鼻甲组织相比，NP 组织中组蛋白去乙酰化酶 2（HDAC2）的转录和蛋白表达水平均显著升高[72]。另一项研究表明，前列腺素 E 受体 2（PTGER2）的 H3 组蛋白（H3K27ac）赖氨酸 27 的乙酰化水平是可变的，并且与 NP 伴阿司匹林加重呼吸系统疾病（AERD）患者鼻成纤维细胞中 PTGER2 mRNA 表达显著相关[73]。

4.3.3　CRS 非编码 RNA

不编码蛋白质的 RNA 被称为非编码 RNA。公认有 2 类非编码 RNA，即长链 RNA 与短 RNA，大多数对染色质结构和转录调控有影响。

MicroRNA（miRNA）是短非编码 RNA（长度为 18～22 个核苷酸）中最为广泛研究的成员之一。它们可以通过结合目标 mRNA 的 3′ 非翻译区（3′UTR），影响转录后基因表达，从而导致 mRNA 降解或抑制蛋白质翻译。一些 miRNA 在 CRS 中具有重要作用和治疗潜力，其中 miR-125b 是 CRS 发病机制探究中最常研究的差异表达 miRNA[74-77]。Zhang 及其同事[74]首先使用 miRNA 微阵列鉴定 CRS 不同表型中的 miRNA 表达谱，发现与对照受试者相比，嗜酸性 CRSwNP 有 31 种差异表达的 miRNA，CRSsNP 中有 4 种差异表达的 miRNA。其中，发现 miR-125b 是唯一在嗜酸性粒细胞 CRSwNP 中过表达的 miRNA，它通过抑制 NEC 中的 EIF4E 结合蛋白 1 表达促进 I 型干扰素表达，由此可能参与固有抗病毒免疫与嗜酸性粒细胞炎症。另一项研究表明，不同表型的 CRS 在外周成熟树突状细胞（DC）中具有不同的 miRNA 表达谱，提示 miRNA 可能通过调节树突状细胞介导 CRS 的核心发病机制，因此也可能成为 CRS 的潜在治疗靶点[75]。最近一项研究表明，CRSwNP 组织中差异表达的 miRNA 在黏蛋白型 O- 聚糖生物合成与转化生长因子 -β（TGF-β）通路显著富集，这与 CRS 的病因学有关[77]。CRS 中涉及 miRNA 介导的免疫炎症反应的机制也已初步探讨[78,79]。

　　同样，长链非编码 RNA（lncRNA）是一类长度超过 200 个核苷酸的非编码 RNA，也作为转录和转录后调控的关键环节受到关注。Wang 及其同事[80]开展了二代 RNA 测序与综合生物信息学研究分析嗜酸性与非嗜酸性 CRSwNP 的 mRNA 与 lncRNA 表达谱，结果显示嗜酸性与非嗜酸性 CRSwNP 具有不同的转录组谱。此外，lncRNA XLOC_010280 在嗜酸性 CRSwNP 特异性表达，且通过影响 CCL18 表达调节嗜酸性粒细胞浸润性炎症。

4.4　未来的日常实践转化

　　CRS 是一种复杂的疾病，尽管遗传和表观遗传标志物的鉴定为认识 CRS 遗传机制提供了一些见解，但已鉴定的标志物作用很小，只能解释很少一部分的生物学功能。此外，人群异质性的影响以及 CRS 炎症内 / 表型的差异非常重要，需要考虑在内，以便将来更好地理解与设计遗传和表观遗传学研究。巨大的挑战是如何将遗传和表观遗传生物标志物应用于临床。在这方面，最近的一项研究开发了人类遗传学和药物发现的推荐指数（Pi）[81]，为如何利用遗传数据促进遗传发现的临床可转化性提供了有用工具。因此，未来的研究应系统地集成组学数据（基因组学、表观遗传组学、转录组学、蛋白质组学、代谢组学与微生物组）、不同炎症模式和祖先种群的表型以及环境因素，并开发"大数据"处理工具来解决 CRS 的临床复杂问题。

（陈贤珍　洪海裕 译）

参考文献

1. Alexiou A, Sourtzi P, Dimakopoulou K, Manolis E, Velonakis E. Nasal polyps: heredity, allergies, and environmental and occupational exposure. J Otolaryngol Head Neck Surg. 2011;40(1):58–63.
2. Cohen NA, Widelitz JS, Chiu AG, Palmer JN, Kennedy DW. Familial aggregation of sinonasal polyps correlates with severity of disease. Otolaryngol Head Neck Surg. 2006;134(4):601–4. https://doi.org/10.1016/j.otohns.2005.11.042.
3. Rugina M, Serrano E, Klossek JM, Crampette L, Stoll D, Bebear JP, et al. Epidemiological and clinical aspects of nasal polyposis in France; the ORLI group experience. Rhinology. 2002;40(2):75–9.
4. Wang X, Moylan B, Leopold DA, Kim J, Rubenstein RC, Togias A, et al. Mutation in the gene responsible for cystic fibrosis and predisposition to chronic rhinosinusitis in the general population. JAMA. 2000;284(14):1814–9. https://doi.org/10.1001/jama.284.14.1814.
5. Qiu Q, Peng Y, Zhu Z, Chen Z, Zhang C, Ong HH, et al. Absence or mislocalization of DNAH5 is a characteristic marker for motile ciliary abnormality in nasal polyps. Laryngoscope. 2018;128(3):E97–E104. https://doi.org/10.1002/lary.26983.
6. Moloney JR, Oliver RT. HLA antigens, nasal polyps and asthma. Clin Otolaryngol Allied Sci. 1980;5(3):183–9.
7. Luxenberger W, Posch U, Berghold A, Hofmann T, Lang-Loidolt D. HLA patterns in patients with nasal polyposis. Eur Arch Otorhinolaryngol. 2000;257(3):137–9.
8. Molnar-Gabor E, Endreffy E, Rozsasi A. HLA-DRB1, -DQA1, and -DQB1 genotypes in patients with nasal polyposis. Laryngoscope. 2000;110(3 Pt 1):422–5. https://doi.org/10.1097/00005537-200003000-00017.
9. Schubert MS, Hutcheson PS, Graff RJ, Santiago L, Slavin RG. HLA-DQB1 *03 in allergic fungal sinusitis and other chronic hypertrophic rhinosinusitis disorders. J Allergy Clin Immunol. 2004;114(6):1376–83. https://doi.org/10.1016/j.jaci.2004.08.029.
10. Ramirez-Anguiano J, Yamamoto-Furusho JK, Barquera R, Beltran O, Granados J. Association of HLA-DR3 and HLA-DR4 with sinonasal polyposis in Mexican Mestizos. Otolaryngol Head Neck

Surg. 2006;135(1):90–3. https://doi.org/10.1016/j.otohns.2006.01.009.

11. Fajardo-Dolci G, Solorio-Abreu J, Romero-Alvarez JC, Zavaleta-Villa B, Cerezo-Camacho O, Jimenez-Lucio R, et al. DQA1 and DQB1 association and nasal polyposis. Otolaryngol Head Neck Surg. 2006;135(2):243–7. https://doi.org/10.1016/. otohns.2006.03.034.

12. Zhai L, Sun Y, Tang L, Liu H. Polymorphism between loci for human leukocyte antigens DR and DQ in patients with nasal polyps. Ann Otol Rhinol Laryngol. 2007;116(1):66–8. https://doi.org/10.1177/000348940711600111.

13. Keles B, Cora T, Acar H, Arbag H, Inan Z, Ozturk K, et al. Evaluation of HLA-A, -B, -Cw, and -DRB1 alleles frequency in Turkish patients with nasal polyposis. Otolaryngol Head Neck Surg. 2008;139(4):580–5. https://doi.org/10.1016/j.otohns.2008.07.002.

14. Kim JH, Park BL, Cheong HS, Pasaje CF, Bae JS, Park JS, et al. HLA-DRA polymorphisms associated with risk of nasal polyposis in asthmatic patients. Am J Rhinol Allergy. 2012;26(1):12–7. https://doi.org/10.2500/ajra.2012.26.3692.

15. Karjalainen J, Joki-Erkkila VP, Hulkkonen J, Pessi T, Nieminen MM, Aromaa A, et al. The IL1A genotype is associated with nasal polyposis in asthmatic adults. Allergy. 2003;58(5):393–6.

16. Erbek SS, Yurtcu E, Erbek S, Atac FB, Sahin FI, Cakmak O. Proinflammatory cytokine single nucleotide polymorphisms in nasal polyposis. Arch Otolaryngol Head Neck Surg. 2007;133(7):705–9. https://doi.org/10.1001/archotol.133.7.705.

17. Mfuna Endam L, Cormier C, Bosse Y, Filali-Mouhim A, Desrosiers M. Association of IL1A, IL1B, and TNF gene polymorphisms with chronic rhinosinusitis with and without nasal polyposis: a replication study. Arch Otolaryngol Head Neck Surg. 2010;136(2):187–92. https://doi.org/10.1001/archoto.2009.219.

18. Cheng YK, Lin CD, Chang WC, Hwang GY, Tsai SW, Wan L, et al. Increased prevalence of interleukin-1 receptor antagonist gene polymorphism in patients with chronic rhinosinusitis. Arch Otolaryngol Head Neck Surg. 2006;132(3):285–90. https://doi.org/10.1001/archotol.132.3.285.

19. Mrowicka M, Zielinska-Blizniewska H, Milonski J, Majsterek I, Olszewski J. Association of IL1beta and IL4 gene polymorphisms with nasal polyps in a Polish population. Mol Biol Rep. 2014;41(7):4653–8. https://doi.org/10.1007/s11033-014-3336-x.

20. Castano R, Bosse Y, Endam LM, Desrosiers M. Evidence of association of interleukin-1 receptor-like 1 gene polymorphisms with chronic rhinosinusitis. Am J Rhinol Allergy. 2009;23(4):377–84. https://doi.org/10.2500/ajra.2009.23.3303.

21. Tewfik MA, Bosse Y, Lemire M, Hudson TJ, Vallee-Smejda S, Al-Shemari H, et al. Polymorphisms in interleukin-1 receptor-associated kinase 4 are associated with total serum IgE. Allergy. 2009;64(5):746–53. https://doi.org/10.1111/j.1398-9995.2008.01889.x.

22. Bernstein JM, Anon JB, Rontal M, Conroy J, Wang C, Sucheston L. Genetic polymorphisms in chronic hyperplastic sinusitis with nasal polyposis. Laryngoscope. 2009;119(7):1258–64. https://doi.org/10.1002/lary.20239.

23. Batikhan H, Gokcan MK, Beder E, Akar N, Ozturk A, Gerceker M. Association of the tumor necrosis factor-alpha −308 G/A polymorphism with nasal polyposis. Eur Arch Otorhinolaryngol. 2010;267(6):903–8. https://doi.org/10.1007/s00405-009-1167-5.

24. Kim SH, Park HS, Holloway JW, Shin HD, Park CS. Association between a TGFbeta1 promoter polymorphism and rhinosinusitis in aspirin-intolerant asthmatic patients. Respir Med 2007;101(3):490–5. https://doi.org/10.1016/j.rmed.2006.07.002.

25. Henmyr V, Vandeplas G, Hallden C, Sall T, Olze H, Bachert C, et al. Replication study of genetic variants associated with chronic rhinosinusitis and nasal polyposis. J Allergy Clin Immunol. 2014;133(1):273–5. https://doi.org/10.1016/j.jaci.2013.08.011.

26. Cormier C, Bosse Y, Mfuna L, Hudson TJ, Desrosiers M. Polymorphisms in the tumour necrosis factor alpha-induced protein 3 (TNFAIP3) gene are associated with chronic rhinosinusitis. J Otolaryngol Head Neck Surg. 2009;38(1):133–41.

27. Yea SS, Yang YI, Park SK, Jang WH, Lee SS, Seog DH, et al. Interleukin-4 C-590T polymorphism is associated with protection against nasal polyps in a Korean population. Am J Rhinol. 2006;20(5):550–3.

28. Kim SH, Yang EM, Lee HN, Cho BY, Ye YM, Park HS. Combined effect of IL-10 and TGF-beta1 promoter polymorphisms as a risk factor for aspirin-intolerant asthma and rhinosinusitis. Allergy. 2009;64(8):1221–5. https://doi.org/10.1111/j.1398-9995.2009.01989.x.

29. Endam LM, Bosse Y, Filali-Mouhim A, Cormier C, Boisvert P, Boulet LP, et al. Polymorphisms in the interleukin-22 receptor alpha-1 gene are associated with severe chronic rhinosinusitis. Otolaryngol Head Neck Surg. 2009;140(5):741–7. https://doi.org/10.1016/j.otohns.2008.12.058.

30. Buysschaert ID, Grulois V, Eloy P, Jorissen M, Rombaux P, Bertrand B, et al. Genetic evidence for a role of IL33 in nasal polyposis. Allergy. 2010;65(5):616–22. https://doi.org/10.1111/j.1398-9995.2009.02227.x.

31. Zhang Y, Wang X, Zhang W, Han D, Zhang L, Bachert C. Polymorphisms in thymic stromal lymphopoietin gene demonstrate a gender and nasal polyposis-dependent association with chronic rhinosinusitis. Hum Immunol. 2013;74(2):241–8. https://doi.org/10.1016/j.humimm.2012.11.004.

32. Alromaih S, Mfuna-Endam L, Bosse Y, Filali-Mouhim A, Desrosiers M. CD8A gene polymorphisms predict severity factors in chronic rhinosinusitis. Int Forum Allergy Rhinol. 2013;3(8):605–11. https://doi.org/10.1002/alr.21174.

33. Zhang Y, Wang C, Zhao Y, Zhang L. Some polymorphisms in Epstein-Barr virus-induced gene 3 modify the risk for chronic rhinosinusitis. Am J Rhinol Allergy. 2013;27(2):91–7. https://doi.org/10.2500/ajra.2013.27.3851.

34. Bussu F, Tiziano FD, Giorgio A, Pinto AM, De Corso

E, Angelozzi C, et al. Arg16gly polymorphism of the beta2-adrenoceptor gene (ADRBeta2) as a susceptibility factor for nasal polyposis. Am J Rhinol. 2007;21(3):378–82.

35. Castano R, Bosse Y, Endam LM, Filali-Mouhim A, Desrosiers M. c-MET pathway involvement in chronic rhinosinusitis: a genetic association analysis. Otolaryngol Head Neck Surg. 2010;142(5):665–71 e1–2. https://doi.org/10.1016/j.otohns.2010.01.004.

36. Sitarek P, Zielinska-Blizniewska H, Dziki L, Milonski J, Przybylowska K, Mucha B, et al. Association of the -14C/G MET and the -765G/C COX-2 gene polymorphisms with the risk of chronic rhinosinusitis with nasal polyps in a Polish population. DNA Cell Biol. 2012;31(7):1258–66. https://doi.org/10.1089/dna.2011.1453.

37. Al-Shemari H, Bosse Y, Hudson TJ, Cabaluna M, Duval M, Lemire M, et al. Influence of leukotriene gene polymorphisms on chronic rhinosinusitis. BMC Med Genet. 2008;9:21. https://doi.org/10.1186/1471-2350-9-21.

38. Kilty SJ, Bosse Y, Cormier C, Endam LM, Desrosiers MY. Polymorphisms in the SERPINA1 (Alpha-1-Antitrypsin) gene are associated with severe chronic rhinosinusitis unresponsive to medical therapy. Am J Rhinol Allergy. 2010;24(1):e4–9. https://doi.org/10.2500/ajra.2010.24.3429.

39. Tournas A, Mfuna L, Bosse Y, Filali-Mouhim A, Grenier JP, Desrosiers M. A pooling-based genome-wide association study implicates the p73 gene in chronic rhinosinusitis. J Otolaryngol Head Neck Surg. 2010;39(2):188–95.

40. Park CS, Cho JH, Park YJ. Toll-like receptor 2 gene polymorphisms in a Korean population: association with chronic rhinosinusitis. Otolaryngol Head Neck Surg. 2011;144(1):96–100. https://doi.org/10.1177/0194599810390881.

41. Zhang Y, Endam LM, Filali-Mouhim A, Bosse Y, Castano R, Desrosiers M. Polymorphisms in the nitric oxide synthase 1 gene are associated with severe chronic rhinosinusitis. Am J Rhinol Allergy. 2011;25(2):e49–54. https://doi.org/10.2500/ajra.2011.25.3588.

42. Akyigit A, Keles E, Etem EO, Ozercan I, Akyol H, Sakallioglu O, et al. Genetic polymorphism of antioxidant enzymes in eosinophilic and non-eosinophilic nasal polyposis. Eur Arch Otorhinolaryngol. 2017;274(1):267–73. https://doi.org/10.1007/s00405-016-4259-z.

43. Erbek SS, Yurtcu E, Erbek S, Sahin FI. Matrix metalloproteinase-9 promoter gene polymorphism (-1562C>T) in nasal polyposis. Am J Rhinol Allergy. 2009;23(6):568–70. https://doi.org/10.2500/ajra.2009.23.3371.

44. Wang LF, Chien CY, Tai CF, Kuo WR, Hsi E, Juo SH. Matrix metalloproteinase-9 gene polymorphisms in nasal polyposis. BMC Med Genet. 2010;11:85. https://doi.org/10.1186/1471-2350-11-85.

45. Molga P, Fendler W, Borowiec M, Pietruszewska W. Impact of −1607 1G/2G MMP1 gene polymorphism on the morbidity and clinical course of chronic rhinosinusitis with nasal polyps. Otolaryngol Pol. 2016;70(1):24–33. https://doi.org/10.5604/00306657.1193692.

46. Lee JS, Kim JH, Bae JS, Kim JY, Park TJ, Pasaje CF, et al. Association of CACNG6 polymorphisms with aspirin-intolerance asthmatics in a Korean population. BMC Med Genet. 2010;11:138. https://doi.org/10.1186/1471-2350-11-138.

47. Pasaje CF, Bae JS, Park BL, Cheong HS, Kim JH, Jang AS, et al. Possible role of EMID2 on nasal polyps pathogenesis in Korean asthma patients. BMC Med Genet. 2012;13:2. https://doi.org/10.1186/1471-2350-13-2.

48. Pasaje CF, Bae JS, Park BL, Cheong HS, Kim JH, Jang AS, et al. DCBLD2 gene variations correlate with nasal polyposis in Korean asthma patients. Lung. 2012;190(2):199–207. https://doi.org/10.1007/s00408-011-9354-8.

49. Zielinska-Blizniewska H, Sitarek P, Milonski J, Dziki L, Przybylowska K, Olszewski J, et al. Association of the -33C/G OSF-2 and the 140A/G LF gene polymorphisms with the risk of chronic rhinosinusitis with nasal polyps in a Polish population. Mol Biol Rep. 2012;39(5):5449–57. https://doi.org/10.1007/s11033-011-1345-6.

50. Dar SA, Rai G, Ansari MA, Akhter N, Gupta N, Sharma S, et al. FcεR1α gene polymorphism shows association with high IgE and anti-FcεR1α in chronic rhinosinusitis with nasal polyposis. J Cell Biochem. 2018;119(5):4142–9. https://doi.org/10.1002/jcb.26619.

51. Adappa ND, Howland TJ, Palmer JN, Kennedy DW, Doghramji L, Lysenko A, et al. Genetics of the taste receptor T2R38 correlates with chronic rhinosinusitis necessitating surgical intervention. Int Forum Allergy Rhinol. 2013;3(3):184–7. https://doi.org/10.1002/alr.21140.

52. Adappa ND, Zhang Z, Palmer JN, Kennedy DW, Doghramji L, Lysenko A, et al. The bitter taste receptor T2R38 is an independent risk factor for chronic rhinosinusitis requiring sinus surgery. Int Forum Allergy Rhinol. 2014;4(1):3–7. https://doi.org/10.1002/alr.21253.

53. Mfuna Endam L, Filali-Mouhim A, Boisvert P, Boulet LP, Bosse Y, Desrosiers M. Genetic variations in taste receptors are associated with chronic rhinosinusitis: a replication study. Int Forum Allergy Rhinol. 2014;4(3):200–6. https://doi.org/10.1002/alr.21275.

54. Adappa ND, Farquhar D, Palmer JN, Kennedy DW, Doghramji L, Morris SA, et al. TAS2R38 genotype predicts surgical outcome in nonpolypoid chronic rhinosinusitis. Int Forum Allergy Rhinol. 2016;6(1):25–33. https://doi.org/10.1002/alr.21666.

55. Cantone E, Negri R, Roscetto E, Grassia R, Catania MR, Capasso P, et al. In vivo biofilm formation, gram-negative infections and TAS2R38 polymorphisms in CRSw NP patients. Laryngoscope. 2018;128(10):E339–E45. https://doi.org/10.1002/lary.27175.

56. Chang EH, Willis AL, McCrary HC, Noutsios

GT, Le CH, Chiu AG, et al. Association between the CDHR3 rs6967330 risk allele and chronic rhinosinusitis. J Allergy Clin Immunol. 2017;139(6):1990–2 e2. https://doi.org/10.1016/j.jaci.2016.10.027.

57. Liu S, Che N, Fan K, Xu F, Qin M, Zhang R, et al. Impact of genetic variants of GLCCI1 on operational therapy in Chinese chronic rhinosinusitis patients. Int Forum Allergy Rhinol. 2018;8(11):1356–62. https://doi.org/10.1002/alr.22220.

58. Lee RJ, Xiong G, Kofonow JM, Chen B, Lysenko A, Jiang P, et al. T2R38 taste receptor polymorphisms underlie susceptibility to upper respiratory infection. J Clin Invest. 2012;122(11):4145–59. https://doi.org/10.1172/JCI64240.

59. Bosse Y, Bacot F, Montpetit A, Rung J, Qu HQ, Engert JC, et al. Identification of susceptibility genes for complex diseases using pooling-based genome-wide association scans. Hum Genet. 2009;125(3):305–18. https://doi.org/10.1007/s00439-009-0626-9.

60. Zhang Y, Endam LM, Filali-Mouhim A, Zhao L, Desrosiers M, Han D, et al. Polymorphisms in RYBP and AOAH genes are associated with chronic rhinosinusitis in a Chinese population: a replication study. PLoS One. 2012;7(6):e39247. https://doi.org/10.1371/journal.pone.0039247.

61. Cormier C, Mfuna Endam L, Filali-Mouhim A, Boisvert P, Boulet LP, Boulay ME, et al. A pooling-based genome wide association study identifies genetic variants associated with *Staphylococcus aureus* colonization in chronic rhinosinusitis patients. Int Forum Allergy Rhinol. 2014;4(3):207–15. https://doi.org/10.1002/alr.21276.

62. Bohman A, Juodakis J, Oscarsson M, Bacelis J, Bende M, Torinsson NA. A family-based genome-wide association study of chronic rhinosinusitis with nasal polyps implicates several genes in the disease pathogenesis. PLoS One. 2017;12(12):e0185244. https://doi.org/10.1371/journal.pone.0185244.

63. Kristjansson RP, Benonisdottir S, Davidsson OB, Oddsson A, Tragante V, Sigurdsson JK, et al. A loss-of-function variant in ALOX15 protects against nasal polyps and chronic rhinosinusitis. Nat Genet. 2019;51(2):267–76. https://doi.org/10.1038/s41588-018-0314-6.

64. Dineen-Griffin S, Garcia-Cardenas V, Rogers K, Williams K, Benrimoj SI. Evaluation of a collaborative protocolized approach by community pharmacists and general medical practitioners for an australian minor ailments scheme: protocol for a cluster randomized controlled trial. JMIR Res Protoc. 2019;8(8):e13973. https://doi.org/10.2196/13973.

65. Schurmann K, Anton M, Ivanov I, Richter C, Kuhn H, Walther M. Molecular basis for the reduced catalytic activity of the naturally occurring T560M mutant of human 12/15-lipoxygenase that has been implicated in coronary artery disease. J Biol Chem. 2011;286(27):23920–7. https://doi.org/10.1074/jbc.M110.211821.

66. Cheong HS, Park SM, Kim MO, Park JS, Lee JY, Byun JY, et al. Genome-wide methylation profile of nasal polyps: relation to aspirin hypersensitivity in asthmatics. Allergy. 2011;66(5):637–44. https://doi.org/10.1111/j.1398-9995.2010.02514.x.

67. Zheng YB, Zhao Y, Yue LY, Lin P, Liu YF, Xian JM, et al. Pilot study of DNA methylation in the pathogenesis of chronic rhinosinusitis with nasal polyps. Rhinology. 2015;53(4):345–52. https://doi.org/10.4193/Rhin14.086.

68. Kim JY, Kim DK, Yu MS, Cha MJ, Yu SL, Kang J. Role of epigenetics in the pathogenesis of chronic rhinosinusitis with nasal polyps. Mol Med Rep. 2018;17(1):1219–27. https://doi.org/10.3892/mmr.2017.8001.

69. Kidoguchi M, Noguchi E, Nakamura T, Ninomiya T, Morii W, Yoshida K, et al. DNA methylation of proximal PLAT promoter in chronic rhinosinusitis with nasal polyps. Am J Rhinol Allergy. 2018;32(5):374–9. https://doi.org/10.1177/1945892418782236.

70. Li J, Jiao J, Wang M, Gao Y, Li Y, Wang Y, et al. Hypomethylation of the IL8 promoter in nasal epithelial cells of patients with chronic rhinosinusitis with nasal polyps. J Allergy Clin Immunol. 2019;144(4):993–1003 e12. https://doi.org/10.1016/j.jaci.2019.06.042.

71. Liu CC, Sun C, Zheng X, Zhao MQ, Kong F, Xu FL, et al. Regulation of KDM2B and Brg1 on inflammatory response of nasal mucosa in CRSwNP. Inflammation. 2019;42(4):1389–400. https://doi.org/10.1007/s10753-019-01000-6.

72. Cho JS, Moon YM, Park IH, Um JY, Moon JH, Park SJ, et al. Epigenetic regulation of myofibroblast differentiation and extracellular matrix production in nasal polyp-derived fibroblasts. Clin Exp Allergy. 2012;42(6):872–82. https://doi.org/10.1111/j.1365-2222.2011.03931.x.

73. Cahill KN, Raby BA, Zhou X, Guo F, Thibault D, Baccarelli A, et al. Impaired E Prostanoid2 expression and resistance to Prostaglandin E2 in nasal polyp fibroblasts from subjects with aspirin-exacerbated respiratory disease. Am J Respir Cell Mol Biol. 2016;54(1):34–40. https://doi.org/10.1165/rcmb.2014-0486OC.

74. Zhang XH, Zhang YN, Li HB, Hu CY, Wang N, Cao PP, et al. Overexpression of miR-125b, a novel regulator of innate immunity, in eosinophilic chronic rhinosinusitis with nasal polyps. Am J Respir Crit Care Med. 2012;185(2):140–51. https://doi.org/10.1164/rccm.201103-0456OC.

75. Ma ZX, Tan X, Shen Y, Ke X, Yang YC, He XB, et al. MicroRNA expression profile of mature dendritic cell in chronic rhinosinusitis. Inflamm Res. 2015;64(11):885–93. https://doi.org/10.1007/s00011-015-0870-5.

76. Xia G, Bao L, Gao W, Liu S, Ji K, Li J. Differentially expressed miRNA in inflammatory mucosa of chronic rhinosinusitis. J Nanosci Nanotechnol. 2015;15(3):2132–9. https://doi.org/10.1166/jnn.2015.9161.

77. Xuan L, Luan G, Wang Y, Lan F, Zhang X, Hao Y,

et al. MicroRNAs regulating mucin type O-glycan biosynthesis and transforming growth factor beta signaling pathways in nasal mucosa of patients with chronic rhinosinusitis with nasal polyps in Northern China. Int Forum Allergy Rhinol. 2019;9(1):106–13. https://doi.org/10.1002/alr.22230.

78. Ma Z, Shen Y, Zeng Q, Liu J, Yang L, Fu R, et al. MiR-150-5p regulates EGR2 to promote the development of chronic rhinosinusitis via the DC-Th axis. Int Immunopharmacol. 2018;54:188–97. https://doi.org/10.1016/j.intimp.2017.11.011.

79. Liu CC, Xia M, Zhang YJ, Jin P, Zhao L, Zhang J, et al. Micro124-mediated AHR expression regulates the inflammatory response of chronic rhinosi-

nusitis (CRS) with nasal polyps. Biochem Biophys Res Commun. 2018;500(2):145–51. https://doi.org/10.1016/j.bbrc.2018.03.204.

80. Wang W, Gao Z, Wang H, Li T, He W, Lv W, et al. Transcriptome analysis reveals distinct gene expression profiles in eosinophilic and noneosinophilic chronic rhinosinusitis with nasal polyps. Sci Rep. 2016;6:26604. https://doi.org/10.1038/srep26604.

81. Fang H, Consortium U-D, De Wolf H, Knezevic B, Burnham KL, Osgood J, et al. A genetics-led approach defines the drug target landscape of 30 immune-related traits. Nat Genet. 2019;51(7):1082–91. https://doi.org/10.1038/s41588-019-0456-1.

免疫系统在呼吸道疾病的参与作用　第5章

王炜,孙英

要点

- 先天性免疫与适应性免疫均在呼吸道疾病中发挥重要作用。
- 先天性免疫与适应性免疫均可能独立参与呼吸道疾病的发病机制。
- 免疫的各个方面如交响乐般相互作用并影响着其他方面。
- 呼吸道疾病是先天性免疫、适应性免疫与许多其他因素相互作用的最终结局。

　　与身体的任何部位一样,气道与肺部的免疫系统由两部分组成,即先天性免疫与适应性免疫。前者存在于对免疫系统没有挑战的情况下,包括物理上皮屏障(如咳嗽反射、黏液纤毛清除、包括表面活性物质、补体系统、抗菌肽等的体液因子),而后者由参与触发和维持特异性免疫反应的各种细胞启动,包括上皮细胞、巨噬细胞、单核细胞、浆细胞样和淋巴样树突状细胞、粒细胞、自然杀伤(NK)细胞、自然杀伤T(NKT)细胞、固有淋巴样细胞(ILC)和肥大细胞[1]。适应性免疫细胞主要包括T淋巴细胞、B淋巴细胞和浆细胞亚群[2]。

　　在呼吸道,呼吸上皮细胞是抵御环境损害的第一道防线,特别是吸入性病原体、有害刺激物与过敏原。但它们不仅是阻碍潜在有害物质进入的物理屏障,还在调节体液平衡、吸入颗粒的代谢与清除以及分泌炎症、其他免疫细胞募集激活的介质调节固有和适应性免疫反应方面发挥关键作用[3]。如果上皮屏障不足以抵御潜在有害的环境侵入物,则可能会激活固有免疫机制,如直接募集粒细胞,特别是中性粒细胞与单核细胞,直接对吸入的刺激物本身或活化和/或受损的上皮细胞产生细胞因子与趋化因子进行应答(见下文)。如果应答仍不充分,适应性免疫反应可能会发挥作用,主要由特异性T细胞亚群激活与浆细胞产生的特定性抗体介导。多形核白细胞(PMN,中性粒细胞)是固有免疫的重要效应细胞,理论上可经体循环快速聚集至急性炎症部位。正常情况下,它们到达组织准备摄取和清除侵入微生物,然后通过程序性细胞死亡的方式悄悄离开。PMN来源的信号调节局部炎症并刺激适应性免疫反应,从而为PMN在宿主防御中发挥更广泛的作用[1]。一旦血液单核细胞被募集到局部组织中,它们就会分化成气道或肺泡巨噬细胞并加入常驻细胞群。通常,常驻肺泡巨噬细胞还调节肺泡炎症和适应性免疫激活。固有免疫系统已经进化到可以保护气道和肺免受环境微生物和其他吸入物质以及宿主来源的不利因素(如多余的炎症)的影响。从这个角度来看,肺部的固有免疫保护不是个别细胞特异性反应的结果,而是代表了常驻和募集肺细胞类型之间的协调反应和集体合作。这些协调反应维持了气道与肺泡的稳态、产生对无害吸入物的耐受性以及对有害病原微生物的应答能力。此外,固有免疫机制会迅速发挥作用,处理损伤并恢复肺功能。

　　从鼻到肺泡,呼吸道上皮、常驻巨噬细胞、募集的 PMN 与单核细胞已经进化出多样化、复杂且部分重叠的机制来区分有害与无害的吸入物质。这种上皮细胞与固有免疫细胞之间的串扰可维持上下气道和肺实质的抗炎和免疫抑制环境。相比之下,适应性免疫系统在正常体内平衡中的作用比较慢但更特异,在异常情况下更是如此。这种固有与适应性免疫的平衡对于维持生理稳态与保护宿主免受疾病侵害至关重要。然而除此之外,现认为固有免疫与适应性免疫的平衡紊乱是许多疾病的基础,包括上呼吸道慢性疾病(如鼻炎、慢性鼻窦炎)与下呼吸道慢性疾病(如哮喘、支气管炎、慢性阻塞性肺病、肺纤维化)。例如,人们普遍认为慢性鼻窦炎(CRS)是一种由应对外部刺激的免疫反应紊乱引起的疾病,尽管这是否至少部分是源于上呼吸道对刺激的稳态反应的可遗传缺陷仍有待阐明。因此,CRS 患者气道上皮固有免疫功能受损可能导致无法抵御微生物,局部侵袭性和组织刺激导致其他固有和适应性免疫细胞的进一步募集,引起慢性炎症[4]。研究发现,CRSwNP(CRS 伴鼻息肉)患者的特征是鼻上皮细胞异常,包括紧密连接破坏或窦状缺损,可能由外部刺激和/或炎症介质引起,最终导致上皮功能障碍[5]。

　　此外,上皮细胞中的环境细胞损伤和/或信号通路(例如由 Toll 样受体介导的信号通路)的激活可能导致产生上皮源性警报素,如胸腺基质淋巴细胞生成素(TSLP)、白细胞介素 25(IL-25)与 IL-33,它们介导固有免疫和适应性免疫之间的关键联系[6,7]。在 CRSwNP 患者的鼻病变组织中发现 IL-25、IL-33 和 TSLP 的局部表达升高[8-10],这可能参与 Th0 淋巴细胞局部激活、Th2 细胞以及 2 型固有淋巴样细胞(ILC2)的激活,这是 Th2 细胞因子(如 IL-4、IL-5 与 IL-13)局部产生的主要原因[11-13]。这种情况与观察到的 CRSwNP 中 ILC2 的数量和活性增加以及树突状细胞和 Th2 型 T 细胞的激活结果相一致[6]。此外,已经表明,IL-33 通过诱导 Th1/Th17 细胞因子的产生,在 CRSwNP 发病机制中额外募集中性粒细胞发挥作用[14]。

　　ILC2 是一种固有淋巴样细胞,它不仅可以抵御寄生虫,还可以通过产生 2 型细胞因子导致多种炎症性气道疾病,其中一些细胞因子可诱导嗜酸性粒细胞的产生、成熟和活化[15,16]。此外,这些细胞因子还可能激活其他表达 T 细胞黏附分子、趋化因子和分化因子的靶细胞[15,17]。除了 ILC2 和粒细胞外,树突状细胞(DC)和巨噬细胞的各种亚群与 CRS 的各种表型、内型的发病机制有关[18,19]。数据表明,这些 DC 亚型可能在功能上有所不同。例如,从嗜酸性 CRSwNP 分离的 DC 主要启动 Th2 细胞,而非嗜酸性 CRSwNP 的 DC 主要诱导 Th1/Th17 细胞分化[18]。在某些情况下,ILC2 和 Th2 细胞分泌的 IL-13 可激活 CD11b + DC 并驱动其迁移到局部淋巴结,进而驱动幼稚 CD4$^+$ T 细胞分化为效应 Th2 细胞。因此,M2 巨噬细胞是 CRSwNP 患者中的主要巨噬细胞。这些 M2 巨噬细胞可以产生趋化因子 CCL18,有助于 DC 和 Th2 细胞的进一步趋化作用。相反,M1 巨噬细胞是 CRS 不伴鼻息肉患者的主要表型[20]。普遍认为,CRSwNP 中的嗜酸性粒细胞是相关 2 型炎症和组织损伤中的重要效应细胞[21],而局部嗜碱性粒细胞和肥大细胞的数量通常与 CRSwNP 中的局部嗜酸性粒细胞增多相关[22]。

　　不单是固有免疫细胞,包括 T 细胞和 B 细胞在内的适应性免疫细胞也参与了 CRS 的发病机制。例如,辅助性 T 细胞的亚型,通过其相关细胞因子的表达,可能与 CRS 的不同表型和内型相关。具体而言,已经表明 Th1 细胞在 CRS 不伴鼻息肉患者(CRSsNP)的鼻组织中占主导地位,而 Th2 细胞主要存在于 CRSwNP 患者的组织中,并且在没有息肉的情况下较少见[20,23,24]。来自欧洲的 CRSwNP 患者通常具有嗜酸性粒细胞浸润和 Th2 型炎症为主要特征的局部炎症，然而，也会导致中生粒细胞浸润性炎症[24,25]。相比之下，亚洲患者，尤其是中国人，往往表现出各种炎症细胞混合浸润的模式，包括中性粒细胞、Th1 型和 / 或 Th17 细胞因子[26]，部分 CRSwNP 患者存在中性粒细胞和嗜酸性粒细胞浸润 2 种类型共存的情况[27,28]。尽管已表明调节性 T 细胞（Treg）在下调很多免疫介导疾病发挥重要作用，但其在 CRSwNP 组织中的作用仍然存在争议[2,29]。

　　研究者也注意到，来自 CRSwNP 受试者的鼻息肉中 B 细胞、浆细胞和淋巴滤泡数量升高，这可能与局部组织中 DC 和其他类型细胞的 B 细胞激活因子（BAFF）表达上调有关。在某些情况下，局部 B 细胞可能在经历体细胞超突变和 / 或类别转换重组后被激活并进一步分化为记忆 B 细胞或合成免疫球蛋白 IgM、IgG、IgA 和 IgE 的浆细胞[2,30]。值得注意的是，使用抗 IgE 抗体可提供部分临床益处，至少在部分 CRSwNP 疾病患者中是这样的[17,31]。其他类别的抗体可能通过中和或激活经典的补体激活途径而导致局部炎症和针对感染因子的应答[32]，这也可能导致组织损伤。值得注意的是，在息肉组织中也检测到了自身抗体，包括抗核抗体、抗 dsDNA 抗体、抗中性粒细胞胞浆抗体等[2,33]，尽管它们在 CRS 发病机制中发挥的作用仍有待探索。与哮喘、鼻炎和 CRS 相关的潜在机制如图 5.1 所示。

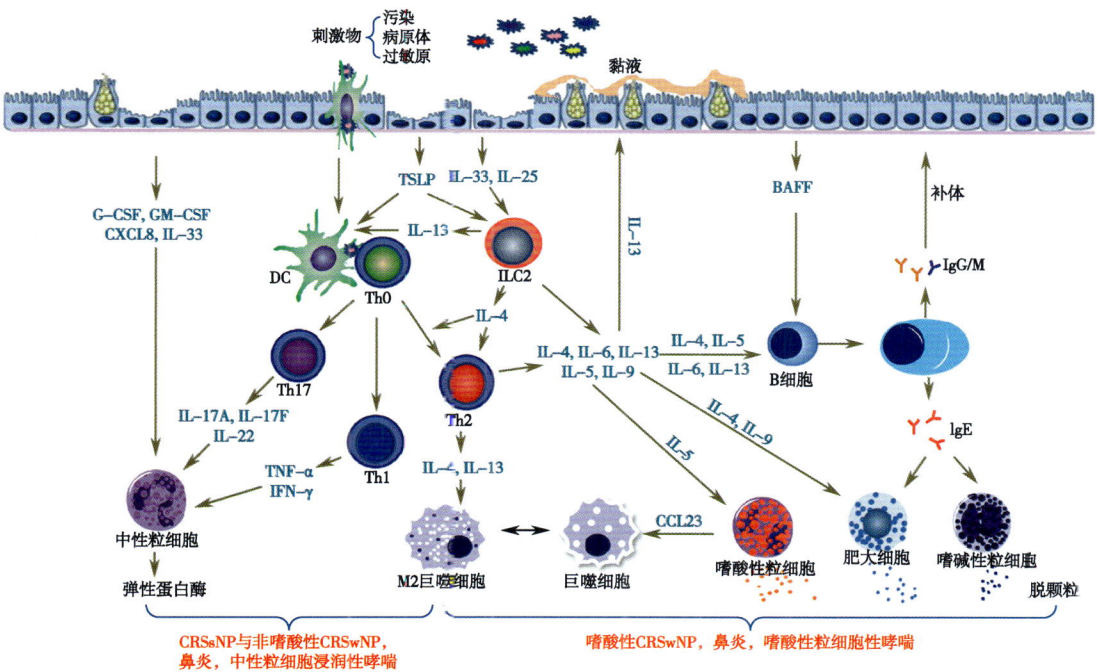

图 5.1　气道疾病病理机制中潜在免疫细胞与介质。TSLP，胸腺基质淋巴细胞生成素；BAFF，B 细胞激活因子；CCL23，CC 趋化因子 23，也称为巨噬细胞炎症蛋白 3

5.1　结论

　　越来越多的证据表明，固有免疫和适应性免疫过程的相互作用对气道疾病的发病起着重要作用，一些特异性靶向 IgE、IL-5、IL-4 和 IL-13 的生物制剂治疗效果进一步佐证了这点。然而，CRS 是一组异质性疾病，而许多因素均与疾病的发生有关，包括外界危险因素、宿主因素、表观遗传修饰和鼻部微环境等。在众多因素的影响下，免疫细胞及其亚群可能是可变的，并转化实现不同的生物学功能，这可能参与临床表型和内型的形成。因此，可以肯定的是，进一步阐明固有和适应性免疫在气道黏膜疾病中的确切作用，以及新分子生物标志物和靶点的鉴定，将启发临床诊疗管理。

（陈腾宇　洪海裕 译）

参考文献

1. Riches DWH, Martin TR. Overview of innate lung immunity and inflammation. Methods Mol Biol. 2018;1809:17–30. https://doi.org/10.1007/978-1-4939-8570-8_2.
2. Tan BK, Min JY, Hulse KE. Acquired immunity in chronic rhinosinusitis. Curr Allergy Asthma Rep. 2017;17(7):49. https://doi.org/10.1007/s11882-017-0715-0.
3. Heffler E, Malvezzi L, Boita M, Brussino L, De Virgilio A, Ferrando M, et al. Immunological mechanisms underlying chronic rhinosinusitis with nasal polyps. Expert Rev Clin Immunol. 2018;14(9):731–7. https://doi.org/10.1080/1744666x.2018.1512407.
4. Hariri BM, Cohen NA. New insights into upper airway innate immunity. Am J Rhinol Allergy. 2016;30(5):319–23. https://doi.org/10.2500/ajra.2016.30.4360.
5. Soyka MB, Wawrzyniak P, Eiwegger T, Holzmann D, Treis A, Wanke K, et al. Defective epithelial barrier in chronic rhinosinusitis: the regulation of tight junctions by IFN-γ and IL-4. J Allergy Clin Immunol. 2012;130(5):1087–96.e10. https://doi.org/10.1016/j.jaci.2012.05.052.
6. Kim DW, Cho SH. Emerging endotypes of chronic rhinosinusitis and its application to precision medicine. Allergy Asthma Immunol Res. 2017;9(4):299–306. https://doi.org/10.4168/aair.2017.9.4.299.
7. Wang W, Li Y, Lv Z, Chen Y, Li Y, Huang K, et al. Bronchial allergen challenge of patients with atopic asthma triggers an alarmin (IL-33, TSLP, and IL-25) response in the airways epithelium and submucosa. J Immunol (Baltimore, Md: 1950). 2018;201(8):2221–31. https://doi.org/10.4049/jimmunol.1800709.
8. Lam EP, Kariyawasam HH, Rana BM, Durham SR, McKenzie AN, Powell N, et al. IL-25/IL-33-responsive TH2 cells characterize nasal polyps with a default TH17 signature in nasal mucosa. J Allergy Clin Immunol. 2016;137(5):1514–24. https://doi.org/10.1016/j.jaci.2015.10.019.
9. Dogan M, Sahin M, Yenisey C. Increased TSLP, IL-33, IL-25, IL-19, IL 21 and amphiregulin (AREG) levels in chronic rhinosinusitis with nasal polyp. Eur Arch Otorhinolaryngol. 2019;276(6):1685–91. https://doi.org/10.1007/s00405-019-05379-8.
10. Nagata Y, Maruoka S, Gon Y, Mizumura K, Kishi H, Nomura Y, et al. Expression of IL-25, IL-33, and thymic stromal lymphopoietin in nasal polyp gland duct epithelium in patients with chronic rhinosinusitis. Am J Rhinol Allergy. 2019;33(4):378–87. https://doi.org/10.1177/1945892419835333.
11. Patel NN, Kohanski MA, Maina IW, Workman AD, Herbert DR, Cohen NA. Sentinels at the wall: epithelial-derived cytokines serve as triggers of upper airway type 2 inflammation. Int Forum Allergy Rhinol. 2019;9(1):93–9. https://doi.org/10.1002/alr.22206.
12. Symowski C, Voehringer D. Interaction between innate lymphoid cells and cells of the innate and adaptive immune system. Front Immunol. 2017;8:1422.
13. Nagarkar DR, Poposki JA, Tan BK, Comeau MR, Peters AT, Hulse KE, et al. Thymic stromal lymphopoietin activity is increased in nasal polyps of patients with chronic rhinosinusitis. J Allergy Clin Immunol. 2013;132(3):593–600.e12. https://doi.org/10.1016/j.jaci.2013.04.005.
14. Kim DK, Jin HR, Eun KM, Mo JH, Cho SH, Oh S, et al. The role of interleukin-33 in chronic rhinosinusitis. Thorax. 2017;72(7):635–45. https://doi.org/10.1136/thoraxjnl-2016-208772.
15. Poposki JA, Klingler AI, Tan BK, Soroosh P, Banie H, Lewis G, et al. Group 2 innate lymphoid cells are elevated and activated in chronic rhinosinusitis with nasal polyps. Immun Inflamm Dis. 2017;5(3):233–43. https://doi.org/10.1002/iid3.161.
16. Gevaert P, Calus L, Van Zele T, Blomme K, De Ruyck N, Bauters W, et al. Omalizumab is effective in allergic and nonallergic patients with nasal polyps and asthma. J Allergy Clin Immunol. 2013;131(1):110–6.e1. https://doi.org/10.1016/j.jaci.2012.07.047.
17. Gurram RK, Zhu J. Orchestration between ILC2s and Th2 cells in shaping type 2 immune responses. Cell Mol Immunol. 2019;16(3):225–35. https://doi.org/10.1038/s41423-019-0210-8.
18. Shi LL, Song J, Xiong P, Cao PP, Liao B, Ma J, et al. Disease-specific T-helper cell polarizing function of lesional dendritic cells in different types of chronic rhinosinusitis with nasal polyps. Am J Respir Crit Care Med. 2014;190(6):628–38. https://doi.org/10.1164/rccm.201402-0234OC.
19. Poposki JA, Peterson S, Welch K, Schleimer RP, Hulse KE, Peters AT, et al. Elevated presence of myeloid dendritic cells in nasal polyps of patients with chronic rhinosinusitis. Clin Exp Allergy. 2015;45(2):384–93.

https://doi.org/10.1111/cea.12471.

20. Scheckenbach K, Wagenmann M. Cytokine patterns and endotypes in acute and chronic rhinosinusitis. Curr Allergy Asthma Rep. 2016;16(1):3. https://doi.org/10.1007/s11882-015-0583-4.

21. Hulse KE, Stevens WW, Tan BK, Schleimer RP. Pathogenesis of nasal polyposis. Clin Exp Allergy. 2015;45(2):328–46. https://doi.org/10.1111/cea.12472.

22. Mahdavinia M, Carter RG, Ocampo CJ, Stevens W, Kato A, Tan BK, et al. Basophils are elevated in nasal polyps of patients with chronic rhinosinusitis without aspirin sensitivity. J Allergy Clin Immunol. 2014;133(6):1759–63. https://doi.org/10.1016/j.jaci.2013.12.1092.

23. Derycke L, Eyerich S, Van Crombruggen K, Pérez-Novo C, Holtappels G, Deruyck N, et al. Mixed T helper cell signatures in chronic rhinosinusitis with and without polyps. PLoS One. 2014;9(6):e97581. https://doi.org/10.1371/journal.pone.0097581.

24. Delemarre T, Holtappels G, De Ruyck N, Zhang N, Nauwynck H, Bachert C, et al. Type 2 inflammation in chronic rhinosinusitis without nasal polyps: another relevant endotype. J Allergy Clin Immunol. 2020;146(2):337–43.e6. https://doi.org/10.1016/j.jaci.2020.04.040.

25. Delemarre T, Holtappels G, De Ruyck N, Zhang N, Nauwynck H, Bachert C, et al. A substantial neutrophilic inflammation as regular part of severe type 2 chronic rhinosinusitis with nasal polyps. J Allergy Clin Immunol. 2020;146(2):337–343.e6. https://doi.org/10.1016/j.jaci.2020.08.036.

26. Van Zele T, Claeys S, Gevaert P, Van Maele G, Holtappels G, Van Cauwenberge P, et al. Differentiation of chronic sinus diseases by measurement of inflammatory mediators. Allergy. 2006;61(11):1280–9. https://doi.org/10.1111/j.1398-9995.2006.01225.x.

27. Wang X, Zhang N, Bo M, Holtappels G, Zheng M, Lou H, et al. Diversity of T(H) cytokine profiles in patients with chronic rhinosinusitis: a multicenter study in Europe, Asia, and Oceania. J Allergy Clin Immunol. 2016;138(5):1344–53. https://doi.org/10.1016/j.jaci.2016.05.041.

28. Cao PP, Wang ZC, Schleimer RP, Liu Z. Pathophysiologic mechanisms of chronic rhinosinusitis and their roles in emerging disease endotypes. Ann Allergy Asthma Immunol. 2019;122(1):33–40. https://doi.org/10.1016/j.anai.2018.10.014.

29. Hulse KE. Immune mechanisms of chronic rhinosinusitis. Curr Allergy Asthma Rep. 2016;16(1):1. https://doi.org/10.1007/s11882-015-0579-0.

30. Hulse KE, Norton JE, Suh L, Zhong Q, Mahdavinia M, Simon P, et al. Chronic rhinosinusitis with nasal polyps is characterized by B-cell inflammation and EBV-induced protein 2 expression. J Allergy Clin Immunol 2013;131(4):1075–1083, 83.e1–7. doi:https://doi.org/10.1016/j.jaci.2013.01.043

31. Gurrola J II, Borish L. Chronic rhinosinusitis: endotypes, biomarkers, and treatment response. J Allergy Clin Immunol. 2017;140(6):1499–508. https://doi.org/10.1016/j.jaci.2017.10.006.

32. Van Roey GA, Vanison CC, Wu J, Huang JH, Suh LA, Carter RG, et al. Classical complement pathway activation in the nasal tissue of patients with chronic rhinosinusitis. J Allergy Clin Immunol. 2017;140(1):89–100.e2. https://doi.org/10.1016/j.jaci.2016.11.015.

33. Tan BK, Li QZ, Suh L, Kato A, Conley DB, Chandra RK, et al. Evidence for intranasal antinuclear autoantibodies in patients with chronic rhinosinusitis with nasal polyps. J Allergy Clin Immunol. 2011;128(6):1198–206.e1. https://doi.org/10.1016/j.jaci.2011.08.037.

第6章 T 细胞和Ⅱ型固有淋巴细胞

Atsushi Kato, Robert P. Schleimer

要点

- Ⅱ型炎症是慢性鼻窦炎最常见的炎症内型。
- 靶向Ⅱ型细胞因子及其相应受体(包括 IL-4 受体、IL-5 和 IL-5 受体)以及 IgE 的生物制剂正在逐渐用于治疗过敏性疾病和Ⅱ型炎症性疾病。
- Ⅱ型细胞因子(IL-4、IL-5 和 IL-13)和主要的Ⅱ型细胞因子产生的细胞主要包括 Th2 细胞和 ILC2。

6.1 引言

慢性鼻窦炎(CRS)是一种异质性疾病,其特征是鼻窦和鼻腔局部炎症持续至少 12 周[1-3]。CRS 经常可分为两种主要的表型:慢性鼻窦炎伴鼻息肉(CRSwNP)和慢性鼻窦炎不伴鼻息肉(CRSsNP)。众所周知,CRS 中的炎症反应由 $CD4^+$ T 辅助细胞相关细胞因子所控制,其中包括 Th1 细胞因子(IFN-γ)、Th2 细胞因子(IL-4、IL-5 和 IL-13)和 Th17 细胞因子(IL-17A 和 IL-22)。最近有研究表明,辅助型 T 细胞因子不仅可以由 T 细胞产生,也可以由固有淋巴细胞(ILC)产生。不同于 T 细胞,其 ILC 缺乏相应的抗原受体,但在通过抗原非依赖性刺激(包括细胞因子和脂质介质)激活后产生高水平的 T 辅助细胞因子。ILC 根据其功能和细胞因子产生的情况被分为三种主要亚型:Ⅰ型固有淋巴细胞(ILC1)、Ⅱ型固有淋巴细胞(ILC2)和Ⅲ型固有淋巴细胞(ILC3)[4,5]。ILC1s 的特征是产生 Th1 型细胞因子(IFN-γ)。ILC2 可产生 Th2 细胞因子(IL-4、IL-5 和 IL-13)。ILC3s 的特征是产生 Th17 细胞因子(IL-17A 和 IL-22)。目前,ILC 被认为是一种先天性相对应于辅助型 T 细胞因子包括 ILC1s、ILC2 和 ILC3s 也就是分别类似于 Th1 细胞、Th2 细胞和 Th17 细胞。由于辅助性 T 细胞和 ILC 释放相同的细胞因子,许多研究团队现在称 IFN-γ 为Ⅰ型细胞因子,称 IL-4、IL-5 和 IL-13 为Ⅱ型细胞因子,称 IL-17A 和 IL-22 为Ⅲ型(或 17 型)细胞因子(图 6.1a)。同样,由这些细胞因子所引起的炎症反应可分别被称为Ⅰ型、Ⅱ型和Ⅲ型(或 17 型)炎症反应[4,5,8]。我们将在本章中使用上述术语。

6.2 CRS 的炎症内型

众所周知,CRSwNP 在西方国家中以明显增多的嗜酸性粒细胞为特征的Ⅱ型炎症反应[1-3]。近期,最近,包括我们自己在内的两个研究小组在 CRS 中进行了更大规模的内型研

究 [6,7,9,10]。尽管两个研究小组之间没有一致的方案来定义炎症内型，但这些研究证实了现有的理论。表明 70%～90% 的 CRSwNP 患者在美国（芝加哥）、欧洲（比荷卢经济联盟）和奥希阿纳（阿德莱德）表现为 II 型炎症（图 6.1b）[6,7]。与西方国家相比，早期的研究表明，CRSwNP 中伴有嗜酸性粒细胞增多的 II 型炎症在东亚地区（包括中国、韩国和日本）不太常见 [3,11-13]。在这些国家，CRS 因而常常被分为两种表型：嗜酸性粒细胞型慢性鼻窦炎（ECRS）和非嗜酸性粒细胞型慢性鼻窦炎（nECRS）。然而，最近的研究表明，在过去的 20 年里，东亚的 ECRS 患病率呈急剧上升趋势 [3,14,15]。事实上，Wang 等在他们最近关于内型的研究中发现，目前，中国（北京）的 CRSwNP 患者中最常见的内型是 II 型炎症，尽管中国 II 型内型的比例低于美国和欧洲（图 6.1b）[7]。有趣的是，单一的 2 型炎症内型在中国 CRSwNP 患者中并不常见，实际上许多中国患者可能是混合内型（例如 II 型与 I 型和 / 或 III 型）（图 6.1c）[7]。与 CRSwNP 相反，尽管 75%～90% 的 CRS 患者是 CRSsNP 这种表型，但 CRSsNP 的炎症机制尚未得到

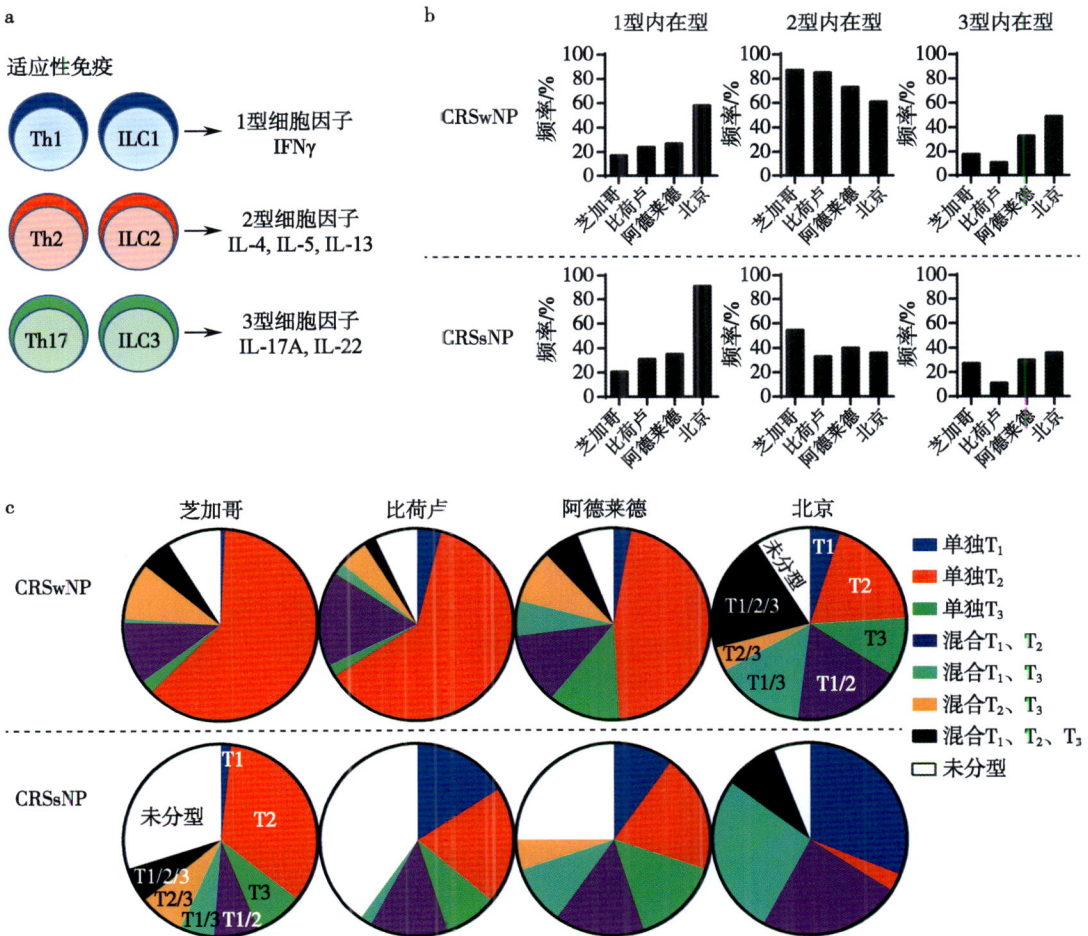

图 6.1　CRS 的炎症内型。根据 1 型、2 型和 3 型细胞因子的产生，其辅助型 T 细胞和固有淋巴细胞的定义见（a）。CRSsNP 的患者中［芝加哥（$n=121$）、比荷卢（$n=45$）、阿德莱德（$n=20$）、北京（$n=33$）］和 CRSwNP 的患者中［芝加哥（$n=134$）、比荷卢（$n=45$）、阿德莱德（$n=33$）、北京（$n=95$）］鼻窦组织样本中出现 T1、T2 或 T3 炎症反应的频率见（b）。（c）中的饼状图显示了芝加哥、比荷卢和北京的单一或混合内型的总体频率。其中（b）和（c）中的所有结果均来自 Stevens 等 [6] 和 Wang 等发表的研究 [7]

充分研究[1,2]。虽然最初的研究表明 CRSsNP 是以 I 型炎症反应为特征[16-18]，但最近的关于内型的研究表明，CRSsNP 的炎症比 CRSwNP 具有更大的异质性，只有中国患者在 CRSsNP 中主要表现为 I 型炎症反应（图 6.1b）[6,7,9,10]。令人惊讶的是，II 型炎症在 CRSsNP 患者中也很常见，并且在全球范围内发现 30%～55% 的患者可表现出这种炎症（图 6.1b）[6,7]。这表明 II 型炎症是所有 CRS 中最常见的炎症类型，对 CRS 患者的影响范围比以前认为的要大，特别是在美国和欧洲。因此，我们需进一步关注 II 型细胞因子以及产生它们的细胞（包括 Th2 细胞和 ILC2）。

6.3　II 型细胞因子在鼻息肉中诱导的炎症反应

　　II 型细胞因子（包括 IL-4、IL-5 和 IL-13）在 II 型炎症和过敏性疾病中起关键作用。在 CRS 和 NP 的病例中，较为认可的是 IL-5 和 IL-13 在 NP 患者中高表达，在 IL-4 中呈现低表达。因此在过去的研究中关于 IL-4 的报道仍有争议[3,16,19]。IL-5 是调控嗜酸性粒细胞发育、激活和存活的关键细胞因子，因此其成为主要诱导 NP 中的嗜酸性粒细胞的因子。事实上，最近关于 IL-5（美泊利珠单抗和瑞利珠单抗）和 IL-5 受体[贝那利珠单抗（benralizumab）]的生物制剂的临床试验显示，CRSwNP 患者外周血和鼻窦组织嗜酸性粒细胞会被明显减少[20-23]。IL-4 和 IL-13 是调控 B 细胞和浆细胞中的 IgE 的应答、上皮细胞黏液生成和重塑以及 M2 巨噬细胞活化的关键因子[3]。IL-4 和 IL-13 也通过诱导上皮细胞、成纤维细胞和内皮细胞中的嗜酸性粒细胞活化趋化因子（CCL11、CCL24 和 CCL26）等参与嗜酸性粒细胞的募集[3]。纤维蛋白沉积也是 NP 的一个关键特征，至少部分由 II 型细胞因子 IL-4 和 IL-13 所调控[24]。我们的研究小组发现，IL-4 和 IL-13 减少了上皮细胞组织纤溶酶原激活剂（一种促进纤维蛋白降解的酶）的产生[24]。IL-4 和 IL-13 还诱导巨噬细胞中因子ⅩⅢ-A 的表达，该酶可诱导纤维蛋白交联和沉积[25]。重要的是，NP 中组织纤溶酶原激活物减少，而因子ⅩⅢ-A 增加[24,25]。这些研究表明，IL-4 和 IL-13 可能在 NP 中具有比 IL-5 更广泛的炎症作用，其中 IL-5 主要调节嗜酸性粒细胞。重要的是，一种针对 IL-4Ra 的单克隆抗体（度匹鲁单抗），可进一步阻断 IL-4 和 Il-13 介导的信号，可减少鼻息肉大小、鼻窦病变和症状严重程度，该药物最近已被 FDA 批准用于治疗 CRSwNP 的患者中[26,27]。这些临床研究证实了包括 IL-4、IL-5 和 IL-13 在内的 II 型细胞因子在 CRSwNP 中的起着重要作用。

6.4　Th2 细胞

　　II 型细胞因子可由抗原特异性和抗原非依赖性刺激所诱导；其中抗原特异性 II 型炎症反应主要由 Th2 细胞控制。Th2 细胞通过 T 细胞受体（TCR）介导的信号、共刺激和细胞因子信号的激活从原始的 CD4+ T 细胞中分化出来，目前已知 GATA3 通路是控制 Th2 细胞分化和 2 型细胞因子产生的关键转录因子[28-30]。Th2 细胞可以通过流式细胞术通过几种方式进行鉴定：在 CD4+ T 细胞群中，在蛋白质转运抑制剂存在的刺激下，细胞表面表达前列腺素 D2 受体 CRTH2（也称为 DP2），在 CD4+ T 细胞群中存在蛋白质转运抑制剂刺激后，细胞内 GATA3 染色或细胞内 2 型细胞因子进行染色。在 CRS 的病例中，Van Zele 等和 Van Bruaene 等的早期研究显示 NP 组织中 CD3、GATA3 和 IL-5 的表达升高，表明 Th2 细胞在

NP 中表达也升高 [16,17]。在此研究基础上，Derycke 等和 Lam 等分别在比利时和英国通过流式细胞术发现 NP 中 Th2 细胞的表达升高 [31,32]。Shi 等也发现在中国嗜酸性 NP 中 Th2 细胞升高，但在非嗜酸性 NP 中没有升高 [33]。这些结果表明，在世界各地 CRSwNP 患者为Ⅱ型炎症反应，其 Th2 细胞表达升高。

最近的研究表明，Th2 细胞具有其功能特异性 [28-30]。几个研究小组发现，Th2 亚群产生Ⅱ型细胞因子，并参与过敏性疾病的发病机制。他们将这些群体命名为致病性 Th2 细胞（Tpath2）、致病性效应 Th2 细胞（peTh2）和促过敏性 Th2 细胞（Th2A）[34-36]。重要的是，所有研究小组都表明，这些 Th2 亚群具有高水平的固有细胞因子受体，包括 IL-25 受体（IL-17RB）、IL-33 受体（ST2；IL-1RL1）和胸腺基质淋巴样上皮细胞因子受体（TSLPR；CRLF2），至少在 mRNA 水平上与传统 Th2 细胞相比，具有高水平表达。此外，两个研究小组证明，CD161 的高表面表达是致病性 Th2 细胞的标志物 [35,36]。这些结果表明，Tpath2、peTh2 和 Th2A 可能是相同或非常相似的 Th2 亚群，因此在本章中我们将所有这些亚群一起称为致病性 Th2 细胞。我们现在可以通过流式细胞术将致病性 Th2 细胞鉴定为 CD161 高表达的 CD4$^+$ CRTH2 + T 细胞。

已知致病性 Th2 细胞的数量在过敏性和Ⅱ型炎症性疾病中明显增高，包括过敏性哮喘、特应性皮炎和嗜酸性胃肠病 [28,35,36]。在 CRS 的病例中，Endo 等首次发现了在 ECRS 中致病性 Th2 细胞聚集的证据；与日本非嗜酸性粒细胞增多 CRS 患者相比，ECRS 患者的记忆 CD4$^+$ T 细胞中 IL-4、IL-13、IL-1RL1 和 GATA3 的 mRNA 表达明显增高 [37]。随后，英国的 Lam 等发现，与正常鼻黏膜相比，NP 中 IL-17RB + IL-1RL1 + Th2 细胞升高，IL-17RB + IL-1RL1 + Th2 细胞产生高水平的Ⅱ型细胞因子。这些研究表明，在患有第 2 型炎症的慢性鼻窦炎伴鼻息肉（CRSwNP）患者中，致病性 Th2 细胞明显增多，并且对该疾病中高水平的Ⅱ型细胞因子产生具有重大的贡献。

在体内，Th2 细胞主要通过三种刺激途径被激活，包括抗原、超抗原和固有细胞因子。抗原介导的激活被认为是 Th2 细胞在鼻息肉中扩增、激活和产生Ⅱ型细胞因子的关键途径。事实上，鼻息肉中升高的致病性 Th2 细胞被认为是特异性过敏原 Th2 细胞 [35,36]，并且在美国和欧洲，40%～65% 的 CRSwNP 患者对至少一种常见过敏原具有变态反应 [6,7]，尽管尚未确定与 CRS 直接相关的具体过敏原。第二个途径是超抗原介导的激活。某些细菌释放的肠毒素可以与 T 细胞受体的特定 Vβ 区域与Ⅱ类 MHC 的 α 链之间结合，从而激活 T 细胞。由于这种肠毒素介导的 T 细胞激活不需要抗原特异性，它们被称为超抗原。重要的是，CRSwNP 的特点是金黄色葡萄球菌定植率高，鼻窦炎中经常检测到包括 SEA、SEB 和 TSST-1 在内的葡萄球菌超抗原，并且已知鼻窦炎中的金黄色葡萄球菌肠毒素特异性 IgE 升高 [7,38-40]。这表明超抗原可能在 CRSwNP 中传统和致病性 Th2 介导的Ⅱ型炎症中发挥重要作用。最后一个通路是细胞因子介导的信号传导。与传统的 Th2 细胞不同，致病性 Th2 细胞具有对固有上皮细胞产生的细胞因子 TSLP、IL-25 和 IL-33 的受体，并在这些细胞因子的刺激下释放第 2 型细胞因子 [35-37]。Lam 等发现，鼻息肉源性 IL-17RB + IL-1RL1 + 致病性 Th2 细胞对 IL-25 和 IL-33 作出反应，然后表达 IL-5 和 IL-13[32]。这表明固有细胞因子，特别是 IL-25 和 IL-33，在致病性 Th2 细胞介导的 CRSwNP 第 2 型炎症中可能发挥重要作用。然而，由于没有一致的证据表明 IL-25 或 IL-33 在 CRSwNP 中升高 [41]，因此需要进一步进行深入的研究来明确 IL-25 和 IL-33 在 CRSwNP 中对 Th2 介导的炎症的重要性。

6.5 ILC2

　　非依赖抗原的Ⅱ型炎症主要由 ILC2 控制,尽管致病性 Th2 细胞也可以参与其中(见上文)。所有的 ILC 都是由 ILC 前体(ILCP)发育而来,ILCP 是由共同淋巴样的祖细胞(CLP)分化而来的[42,43]。CLP 也能分化为淋巴细胞,其中包括 T 细胞和 B 细胞。ILC2 进一步由 ILCP 所分化,其主要通过转录因子 GATA3 和 RORα 的表达来实现[42,43]。人的 ILC2 可以通过流式细胞术分化为 CD45$^+$ 淋巴样细胞,细胞系阴性细胞因子(CD1a、CD3、CD4、CD16、CD19、CD34、CD94、CD303、FcRI)和 CD127$^+$CD161$^+$CRTH2$^+$[4,5]。重要的是,人类的 ILC2 是被最早在鼻息肉组织中发现的[44],许多研究小组已经证实了 ILC2 在 NP 组织中的积累[5,45-48]。我们的研究小组最近描述了 CRS 组织中所有主要 ILC 亚群的存在,并发现 ILC2 是 NP 中主要的 ILC,与对照组的鼻窦黏膜相比,NP 中 ILC2 的水平升高了 100 倍[48]。Tojima 等研究发现,在日本,ILC2 在嗜酸性 NP 中升高,而在非嗜酸性 NP 中没有升高[47]。这些研究表明,在Ⅱ型炎症的 CRSwNP 患者中,不仅致病性 Th2 细胞升高,ILC2 也同样升高。然而Ⅱ型内型的 CRSsNP 患者具有相同的Ⅱ型细胞因子,但我们最初的研究是基于小样本量的特异性,无法检测到 CRSsNP 中 ILC2 的升高的趋势[48]。未来的研究需要进一步验证 ILC2 和致病性 Th2 细胞是否在 CRSsNP 患者的Ⅱ型内型中表达升高。

　　除了 ILC2 在 NP 中积累外,本课题组还发现 ILC2 在 NP 的人体内中被激活并释放Ⅱ型细胞因子[48]。然而,由于 ILC2 可以通过多种途径激活,因此在 NP 体内中激活 ILC2 的因素仍未完全了解。上皮来源的固有细胞因子 IL-25、IL-33 和 TSLP 最初被确定为 ILC2 的关键Ⅱ型细胞因子诱导剂,IL-25(IL-17RA 和 IL-17RB)、IL-33(IL-1RL1 和 IL-1RAP)和 TSLP(IL-7Ra 和 CRLF2)的受体在人的 ILC2 上呈高表达。特别是当这些上皮细胞因子相互结合时,它们能有效地诱导 ILC2 中Ⅱ型细胞因子的产生。除了上皮源性细胞因子外,促炎细胞因子的受体包括 IL-1β 和 IL-18,TNF 超家族成员(TNFSF)包括 TNF[也称为 TNFα,(TNFSF2)],NF-κB 配体受体激活因子[RANK-L(TNFSF11)],TNF 样细胞因子 1A[TL1A(TNFSF15)]和糖皮质激素诱导的 TNF 相关配体[GITR-L(TNFSF18)]在人 ILC2 上表达,这些细胞因子能够诱导 ILC2 产生Ⅱ型细胞因子[5,49-52]。尽管人的 ILC2 也有其他细胞因子的受体,包括 IL-2、IL-7 和 IL-9,这些细胞因子参与 ILC2 的增殖和存活,它们不直接诱导Ⅱ型细胞因子的产生[5]。除细胞因子外,已知脂质介质[白三烯 C4(LTC4)、LTD4、LTE4 和前列腺素 D2(PGD2)]、诱导型 T 细胞共刺激配体(ICOS-L)、补体 C3a 和神经肽[包括神经质素 U(NMU)、血管活性肠肽(VIP)和降钙素生成肽(CGRP)]均可激活 ILC2[5,53-59]。这些研究表明,C3a、NMU 和 VIP 直接促进Ⅱ型细胞因子的产生,而 ICOS-L 和 CGRP 可能在 ILC2 介导的Ⅱ型炎症中起共刺激作用。迄今为止,C3a 和神经肽在人 ILC2 中的作用尚未被研究,未来仍需要进行更多的人体实验。

　　在上皮细胞因子(IL-25、IL-33 和 TSLP)的情况下,只有 TSLP 在 NP 中显示显著升高[41]。然而,单独的 TSLP 不会在人 ILC2 中诱导Ⅱ型细胞因子,但在其他 ILC2 激活剂存在时,TSLP 可作为Ⅱ型细胞因子的有效增强剂[60]。我们小组最近筛选了 NP 中其他潜在的 ILC2 激活剂,发现 NP 中 RANK-L 显著升高,RANK-L 增强了 NP 来源的 ILC2 中 IL-5 和 IL-13 的产生[52]。我们还发现 TSLP 显著和协同增强了人类 ILC2 中 RANK-L 介导的 2 型细胞因子

的产生 [52]。除了 RANK-L 和 TSLP 外，一些研究小组还发现 NP 中脂质介质（包括 LTC4 和 PDG2）升高，特别是在患有阿司匹林加重呼吸系统疾病（AERD）的患者中，（该疾病具有三大特点：CRSwNP、哮喘和对 COX1 抑制剂的敏感性）[61,62]。这些研究表明，TSLP、RANK-L 和脂质介质可能在 CRSwNP 中 ILC2 介导的Ⅱ型炎症反应中发挥重要作用。

虽然我们发现在美国人中 NP 中检测到 IL-33 但未表达呈升高趋势，但一些研究小组发现 NP 中 IL-33 升高 [41]。此外，IL-33 已知与其他升高因子协同作用于 NP，包括 TSLP 和脂质介质 [53,60]。这意味着即使 IL-33 不升高，IL-33 与 TSLP 和 / 或脂质介质也可能在 CRSwNP 的Ⅱ型炎症中发挥作用 [5]。在 IL-25 的表达下，许多亚洲人群在 NP 中显示 IL-25 表达升高，尽管我们在美国芝加哥的队列中几乎无法在整个 NP 组织中检测到 IL-25 [41]。这表明 ILC2 介导的Ⅱ型炎症的机制在亚洲和西方国家可能不同，IL-25 可能参与亚洲人的 NP 表达。最近，Kohanski 等发现 IL-25 在上皮细胞的一小部分被称为孤立化学感觉细胞中表达，这些细胞在美国的 NP 中表达增加 [63]。这可能表明即使在西方国家，IL-25 也在 NP 组织的特定上皮区域中对 ILC2 的激活起作用。进一步的研究需要检查 IL-25 和 IL-33 在 CRSwNP 中的直接作用。

6.6　鼻息肉中 ILC2-Th2 的相互作用

我们的研究显示，从鼻息肉组织中分离出的 Th2 细胞和 ILC2 细胞在离体培养中无须额外刺激即可释放 IL-5 和 IL-13 [48,49,52,60]。这表明 Th2 细胞和 ILC2 细胞在慢性鼻窦炎伴鼻息肉中被激活，并且两种细胞类型均参与Ⅱ型细胞因子的产生。最近的研究表明，T 细胞能够通过 ICOS/ICOS-L、程序性细胞死亡蛋白 1（PD-1）/PD-1 配体 1、OX40/OX40 配体和 RANK/RANK-L 的结合直接与 ILC2 细胞相互作用 [52,55,64,65]。这些研究提出了 Th2 细胞和 ILC2 细胞在鼻息肉中可能也存在相互作用，进一步增强了 Th2 细胞和 / 或 ILC2 细胞介导的Ⅱ型炎症。事实上，我们最近的研究显示，将 ILC2 细胞与 Th2 细胞共培养明显增强了 IL-5 和 IL-13 的产生（分别增加了 5 倍和 4.2 倍），与单独培养的总和相比较 [52]。重要的是，一种针对 RANK-L 的中和抗体几乎完全消除了 ILC2 细胞 -Th2 细胞共培养中Ⅱ型细胞因子产生的增强效应，表明主要通过 RANK-L/RANK 介导的途径实现。我们进一步发现，在鼻息肉中 Th2 细胞表达 RANK-L，RANK 在鼻息肉的 Th2 细胞和 ILC2 细胞上表达，并且 RANK-L 在 ILC2 细胞中诱导 IL-13 的效果明显优于在 Th2 细胞中的效果 [52]。这些结果表明，ILC2 细胞和 Th2 细胞的直接相互作用增强了Ⅱ型细胞因子的反应，而这种增强活性主要由 RANK-L 依赖的 ILC2 细胞被 Th2 细胞激活控制。关于 ICOS、PD-1 和 OX40 介导的途径在鼻息肉中 Th2 细胞和 ILC2 细胞相互作用中的直接作用还需要进一步研究。

6.7　结论以及未来的日常实践的转化应用

越来越多的证据表明，在慢性鼻窦炎伴鼻息肉（CRSwNP）患者的Ⅱ型内源性类型中，致病性 Th2 细胞、ILC2 细胞及其激活因子高度积聚；而 Th2 细胞和 ILC2 细胞通过产生包括 IL-5 和 IL-13 在内的Ⅱ型细胞因子，显著促进Ⅱ型炎症的发生。尽管目前几乎没有专门针对 Th2 细胞和 ILC2 细胞的治疗方法，但已经开发出针对这些细胞类型的下游分子的单克隆抗体，包括Ⅱ型细胞因子及其受体，如 IL-5、IL-5Rα 和 IL-4Rα，并且抗 IL-4Ra［度匹鲁单抗（dupilumab）］已经获得批准用于治疗 CRSwNP[20,23,26,27,66,67]。虽然这些药物对于治疗 CRSwNP 患者将会很有用，但它们仅针对具有Ⅱ型炎症的患者。显然，制定一种简单的鉴定方案来确定 CRS 中的Ⅱ型内源性将对未来更精确、个体化的医疗策略的设计有所帮助，这些策略能够有效预防或治疗 CRS 患者的疾病。尽管现在已经明确Ⅱ型炎症在慢性鼻窦炎伴鼻息肉（CRSwNP）患者中也很常见，但在慢性鼻窦炎伴鼻息肉（CRSwNP）患者中具有Ⅱ型内源性的炎症细胞和激活因子的机制和组成仍然不太清楚。这个领域需要未来更加积极的研究探索。

（陈腾宇　洪海裕 译）

参考文献

1. Fokkens WJ, Lund VJ, Mullol J, Bachert C, Alobid I, Baroody F, et al. European position paper on rhinosinusitis and nasal polyps 2012. Rhinol Suppl. 2012;23:3 p preceding table of contents, 1–298.
2. Orlandi RR, Kingdom TT, Hwang PH, Smith TL, Alt JA, Baroody FM, et al. International consensus statement on allergy and rhinology: rhinosinusitis. Int Forum Allergy Rhinol. 2016;6(Suppl 1):S22–209. https://doi.org/10.1002/alr.21695.
3. Kato A. Immunopathology of chronic rhinosinusitis. Allergol Int. 2015;64(2):121–30. https://doi.org/10.1016/j.alit.2014.12.006.
4. Vivier E, Artis D, Colonna M, Diefenbach A, Di Santo JP, Eberl G, et al. Innate lymphoid cells: 10 years on. Cell. 2018;174(5):1054–66. https://doi.org/10.1016/j.cell.2018.07.017.
5. Kato A. Group 2 innate lymphoid cells in airway diseases. Chest. 2019;156(1):141–9. https://doi.org/10.1016/j.chest.2019.04.101.
6. Stevens WW, Peters AT, Tan BK, Klingler AI, Poposki JA, Hulse KE, et al. Associations between inflammatory endotypes and clinical presentations in chronic rhinosinusitis. J Allergy Clin Immunol Pract. 2019;7(8):2812–20.e3. https://doi.org/10.1016/j.jaip.2019.05.009.
7. Wang X, Zhang N, Bo M, Holtappels G, Zheng M, Lou H, et al. Diversity of T(H) cytokine profiles in patients with chronic rhinosinusitis: a multicenter study in Europe, Asia, and Oceania. J Allergy Clin Immunol. 2016;138(5):1344–53. https://doi.org/10.1016/j.jaci.2016.05.041.
8. Annunziato F, Romagnani C, Romagnani S. The 3 major types of innate and adaptive cell-mediated effector immunity. J Allergy Clin Immunol. 2015;135(3):626–35. https://doi.org/10.1016/j.jaci.2014.11.001.
9. Tomassen P, Vandeplas G, Van Zele T, Cardell LO, Arebro J, Olze H, et al. Inflammatory endotypes of chronic rhinosinusitis based on cluster analysis of biomarkers. J Allergy Clin Immunol. 2016;137(5):1449–56.e4. https://doi.org/10.1016/j.jaci.2015.12.1324.
10. Tan BK, Klingler AI, Poposki JA, Stevens WW, Peters AT, Suh LA, et al. Heterogeneous inflammatory patterns in chronic rhinosinusitis without nasal polyps in Chicago, Illinois. J Allergy Clin Immunol. 2017;139(2):699–703.e7. https://doi.org/10.1016/j.jaci.2016.06.063.
11. Zhang N, Van Zele T, Perez-Novo C, Van Bruaene N, Holtappels G, DeRuyck N, et al. Different types of T-effector cells orchestrate mucosal inflammation in chronic sinus disease. J Allergy Clin Immunol. 2008;122(5):961–8. https://doi.org/10.1016/j.jaci.2008.07.008.
12. Kim JW, Hong SL, Kim YK, Lee CH, Min YG, Rhee CS. Histological and immunological features of non-eosinophilic nasal polyps. Otolaryngol Head Neck Surg. 2007;137(6):925–30. https://doi.org/10.1016/j.otohns.2007.07.036.
13. Tokunaga T, Sakashita M, Haruna T, Asaka D, Takeno S, Ikeda H, et al. Novel scoring system and algorithm for classifying chronic rhinosinusitis: the JESREC Study. Allergy. 2015;70(8):995–1003. https://doi.org/10.1111/all.12644.
14. Kim SJ, Lee KH, Kim SW, Cho JS, Park YK, Shin SY. Changes in histological features of nasal polyps in a Korean population over a 17-year period. Otolaryngol Head Neck Surg. 2013;149(3):431–7. https://doi.org/10.1177/0194599813495363.
15. Katotomichelakis M, Tantilipikorn P, Holtappels G, De Ruyck N, Feng L, Van Zele T, et al. Inflammatory patterns in upper airway disease in the same geographical area may change over time. Am J Rhinol Allergy. 2013;27(5):354–60. https://doi.org/10.2500/ajra.2013.27.3922.
16. Van Zele T, Claeys S, Gevaert P, Van Maele G, Holtappels G, Van Cauwenberge P, et al. Differentiation of chronic sinus diseases by measurement of inflammatory mediators. Allergy. 2006;61(11):1280–9. https://doi.org/10.1111/j.1398-9995.2006.01225.x.
17. Van Bruaene N, Pérez-Novo CA, Basinski TM, Van Zele T, Holtappels G, De Ruyck N, et al. T-cell regulation in chronic paranasal sinus disease. J Allergy Clin Immunol. 2008;121(6):1435–41, 41.e1–3. https://doi.

org/10.1016/j.jaci.2008.02.018.

18. Cao PP, Li HB, Wang BF, Wang SB, You XJ, Cui YH, et al. Distinct immunopathologic characteristics of various types of chronic rhinosinusitis in adult Chinese. J Allergy Clin Immunol. 2009;124(3):478–84, 84.e1–2. https://doi.org/10.1016/j.jaci.2009.05.017.

19. Stevens WW, Ocampo CJ, Berdnikovs S, Sakashita M, Mahdavinia M, Suh L, et al. Cytokines in chronic rhinosinusitis. Role in eosinophilia and aspirin-exacerbated respiratory disease. Am J Respir Crit Care Med. 2015;192(6):682–94. https://doi.org/10.1164/rccm.201412-2278OC.

20. Bachert C, Sousa AR, Lund VJ, Scadding GK, Gevaert P, Nasser S, et al. Reduced need for surgery in severe nasal polyposis with mepolizumab: randomized trial. J Allergy Clin Immunol. 2017;140(4):1024–31.e14. https://doi.org/10.1016/j.jaci.2017.05.044.

21. Stevens WW, Staudacher AG, Peters AT, Suh LA, Carter RG, Fischer SR, et al. Effects of reslizumab on nasal polyp inflammation in aspirin exacerbated respiratory disease. J Allergy Clin Immunol. 2018;141(2) https://doi.org/10.1016/j.jaci.2017.12.963.

22. Tsurumaki H, Matsuyama T, Ezawa K, Koga Y, Yatomi M, Aoki-Saito H, et al. Rapid effect of benralizumab for hypereosinophilia in a case of severe asthma with eosinophilic chronic rhinosinusitis. Medicina (Kaunas, Lithuania). 2019;55(7):336. https://doi.org/10.3390/medicina55070336.

23. Kartush AG, Schumacher JK, Shah R, Patadia MO. Biologic agents for the treatment of chronic rhinosinusitis with nasal polyps. Am J Rhinol Allergy. 2019;33(2):203–11. https://doi.org/10.1177/1945892418814768.

24. Takabayashi T, Kato A, Peters AT, Hulse KE, Suh LA, Carter R, et al. Excessive fibrin deposition in nasal polyps caused by fibrinolytic impairment through reduction of tissue plasminogen activator expression. Am J Respir Crit Care Med. 2013;187(1):49–57. https://doi.org/10.1164/rccm.201207-1292OC.

25. Takabayashi T, Kato A, Peters AT, Hulse KE, Suh LA, Carter R, et al. Increased expression of factor XIII-A in patients with chronic rhinosinusitis with nasal polyps. J Allergy Clin Immunol. 2013;132(3):584–92.e4. https://doi.org/10.1016/j.jaci.2013.02.003.

26. Bachert C, Han JK, Desrosiers M, Hellings PW, Amin N, Lee SE, et al. Efficacy and safety of dupilumab in patients with severe chronic rhinosinusitis with nasal polyps (LIBERTY NP SINUS-24 and LIBERTY NP SINUS-52): results from two multicentre, randomised, double-blind, placebo-controlled, parallel-group phase 3 trials. Lancet (London, England). 2019;394(10209):1638–50. https://doi.org/10.1016/s0140-6736(19)31881-1.

27. Laidlaw TM, Mullol J, Fan C, Zhang D, Amin N, Khan A, et al. Dupilumab improves nasal polyp burden and asthma control in patients with CRSwNP and AERD. J Allergy Clin Immunol Pract. 2019;7(7):2462–5.e1. https://doi.org/10.1016/j.jaip.2019.03.044.

28. Nakayama T, Hirahara K, Onodera A, Endo Y, Hosokawa H, Shinoda K, et al. Th2 cells in health and disease. Annu Rev Immunol. 2017;35:53–84. https://doi.org/10.1146/annurev-immunol-051116-052350.

29. Zhu J. T helper 2 (Th2) cell differentiation, type 2 innate lymphoid cell (ILC2) development and regulation of interleukin-4 (IL-4) and IL-13 production. Cytokine. 2015;75(1):14–24. https://doi.org/10.1016/j.cyto.2015.05.010.

30. Walker JA, McKenzie ANJ. T(H)2 cell development and function. Nat Rev Immunol. 2018;18(2):121–33. https://doi.org/10.1038/nri.2017.118.

31. Derycke L, Eyerich S, Van Crombruggen K, Pérez-Novo C, Holtappels G, Deruyck N, et al. Mixed T helper cell signatures in chronic rhinosinusitis with and without polyps. PLoS One. 2014;9(6):e97581. https://doi.org/10.1371/journal.pone.0097581.

32. Lam EP, Kariyawasam HH, Rana BM, Durham SR, McKenzie AN, Powell N, et al. IL-25/IL-33-responsive TH2 cells characterize nasal polyps with a default TH17 signature in nasal mucosa. J Allergy Clin Immunol. 2016;137(5):1514–24. https://doi.org/10.1016/j.jaci.2015.10.019.

33. Shi LL, Song J, Xiong P, Cao PP, Liao B, Ma J, et al. Disease-specific T-helper cell polarizing function of lesional dendritic cells in different types of chronic rhinosinusitis with nasal polyps. Am J Respir Crit Care Med. 2014;190(6):628–38. https://doi.org/10.1164/rccm.201402-0234OC.

34. Endo Y, Iwamura C, Kuwahara M, Suzuki A, Sugaya K, Tumes DJ, et al. Eomesodermin controls interleukin-5 production in memory T helper 2 cells through inhibition of activity of the transcription factor GATA3. Immunity. 2011;35(5):733–45. https://doi.org/10.1016/j.immuni.2011.08.017.

35. Mitson-Salazar A, Yin Y, Wansley DL, Young M, Bolan H, Arceo S, et al. Hematopoietic prostaglandin D synthase defines a proeosinophilic pathogenic effector human T(H)2 cell subpopulation with enhanced function. J Allergy Clin Immunol. 2016;137(3):907–18.e9. https://doi.org/10.1016/j.jaci.2015.08.007.

36. Wambre E, Bajzik V, DeLong JH, O'Brien K, Nguyen QA, Speake C, et al. A phenotypically and functionally distinct human T(H)2 cell subpopulation is associated with allergic disorders. Sci Transl Med. 2017;9(401):eaam9171. https://doi.org/10.1126/scitranslmed.aam9171.

37. Endo Y, Hirahara K, Iinuma T, Shinoda K, Tumes DJ, Asou HK, et al. The interleukin-33-p38 kinase axis confers memory T helper 2 cell pathogenicity in the airway. Immunity. 2015;42(2):294–308. https://doi.org/10.1016/j.immuni.2015.01.016.

38. Gevaert P, Holtappels G, Johansson SG, Cuvelier C, Cauwenberge P, Bachert C. Organization of secondary lymphoid tissue and local IgE formation to Staphylococcus aureus enterotoxins in nasal polyp tissue. Allergy. 2005;60(1):71–9. https://doi.org/10.1111/j.1398-9995.2004.00621.x.

39. Seiberling KA, Conley DB, Tripathi A, Grammer LC, Shuh L, Haines GK III, et al. Superantigens and chronic rhinosinusitis: detection of staphylo-

coccal exotoxins in nasal polyps. Laryngoscope. 2005;115(9):1580–5. https://doi.org/10.1097/01. mlg.0000168111.11802.9c.

40. Ou J, Wang J, Xu Y, Tao ZZ, Kong YG, Chen SM, et al. Staphylococcus aureus superantigens are associated with chronic rhinosinusitis with nasal polyps: a meta-analysis. Eur Arch Otorhinolaryngol. 2014;271(10):2729–36. https://doi.org/10.1007/s00405-014-2955-0.

41. Ogasawara N, Klingler AI, Tan BK, Poposki JA, Hulse KE, Stevens WW, et al. Epithelial activators of type 2 inflammation: elevation of thymic stromal lymphopoietin, but not IL-25 or IL-33, in chronic rhinosinusitis with nasal polyps in Chicago, Illinois. Allergy. 2018;73(11):2251–4. https://doi.org/10.1111/all.13552.

42. Lim AI, Li Y, Lopez-Lastra S, Stadhouders R, Paul F, Casrouge A, et al. Systemic human ILC precursors provide a substrate for tissue ILC differentiation. Cell. 2017;168(6):1086–100.e10. https://doi.org/10.1016/j.cell.2017.02.021.

43. Scoville SD, Freud AG, Caligiuri MA. Cellular pathways in the development of human and murine innate lymphoid cells. Curr Opin Immunol. 2019;56:100–6. https://doi.org/10.1016/j.coi.2018.11.003.

44. Mjösberg JM, Trifari S, Crellin NK, Peters CP, van Drunen CM, Piet B, et al. Human IL-25- and IL-33-responsive type 2 innate lymphoid cells are defined by expression of CRTH2 and CD161. Nat Immunol. 2011;12(11):1055–62. https://doi.org/10.1038/ni.2104.

45. Shaw JL, Fakhri S, Citardi MJ, Porter PC, Corry DB, Kheradmand F, et al. IL-33-responsive innate lymphoid cells are an important source of IL-13 in chronic rhinosinusitis with nasal polyps. Am J Respir Crit Care Med. 2013;188(4):432–9. https://doi.org/10.1164/rccm.201212-2227OC.

46. Walford HH, Lund SJ, Baum RE, White AA, Bergeron CM, Husseman J, et al. Increased ILC2s in the eosinophilic nasal polyp endotype are associated with corticosteroid responsiveness. Clin Immunol (Orlando, Fla). 2014;155(1):126–35. https://doi.org/10.1016/j.clim.2014.09.007.

47. Tojima I, Kouzaki H, Shimizu S, Ogawa T, Arikata M, Kita H, et al. Group 2 innate lymphoid cells are increased in nasal polyps in patients with eosinophilic chronic rhinosinusitis. Clin Immunol (Orlando, Fla). 2016;170:1–8. https://doi.org/10.1016/j.clim.2016.07.010.

48. Poposki JA, Klingler AI, Tan BK, Soroosh P, Banie H, Lewis G, et al. Group 2 innate lymphoid cells are elevated and activated in chronic rhinosinusitis with nasal polyps. Immun Inflamm Dis. 2017;5(3):233–43. https://doi.org/10.1002/iid3.161.

49. Ogasawara N, Poposki JA, Klingler AI, Tan BK, Hulse KE, Stevens WW, et al. TNF induces production of type 2 cytokines in human group 2 innate lymphoid cells. J Allergy Clin Immunol. 2020;145(1):437–40.e8. https://doi.org/10.1016/j.jaci.2019.09.001.

50. Yu X, Pappu R, Ramirez-Carrozzi V, Ota N, Caplazi P, Zhang J, et al. TNF superfamily member TL1A elicits type 2 innate lymphoid cells at mucosal barriers. Mucosal Immunol. 2014;7(3):730–40. https://doi.org/10.1038/mi.2013.92.

51. Galle-Treger L, Sankaranarayanan I, Hurrell BP, Howard E, Lo R, Maazi H, et al. Costimulation of type-2 innate lymphoid cells by GITR promotes effector function and ameliorates type 2 diabetes. Nat Commun. 2019;10(1):713. https://doi.org/10.1038/s41467-019-08449-x.

52. Ogasawara N, Poposki JA, Klingler AI, Tan BK, Hulse KE, Stevens WW, et al. Role of RANK-L as a potential inducer of ILC2-mediated type 2 inflammation in chronic rhinosinusitis with nasal polyps. Mucosal Immunol. 2020;13(1):86–95. https://doi.org/10.1038/s41385-019-0215-8.

53. Salimi M, Stöger L, Liu W, Go S, Pavord I, Klenerman P, et al. Cysteinyl leukotriene E(4) activates human group 2 innate lymphoid cells and enhances the effect of prostaglandin D(2) and epithelial cytokines. J Allergy Clin Immunol. 2017;140(4):1090–100.e11. https://doi.org/10.1016/j.jaci.2016.12.958.

54. Xue L, Salimi M, Panse I, Mjösberg JM, McKenzie AN, Spits H, et al. Prostaglandin D2 activates group 2 innate lymphoid cells through chemoattractant receptor-homologous molecule expressed on TH2 cells. J Allergy Clin Immunol. 2014;133(4):1184–94. https://doi.org/10.1016/j.jaci.2013.10.056.

55. Maazi H, Patel N, Sankaranarayanan I, Suzuki Y, Rigas D, Soroosh P, et al. ICOS:ICOS-ligand interaction is required for type 2 innate lymphoid cell function, homeostasis, and induction of airway hyperreactivity. Immunity. 2015;42(3):538–51. https://doi.org/10.1016/j.immuni.2015.02.007.

56. Gour N, Smole U, Yong HM, Lewkowich IP, Yao N, Singh A, et al. C3a is required for ILC2 function in allergic airway inflammation. Mucosal Immunol. 2018;11(6):1653–62. https://doi.org/10.1038/s41385-018-0064-x.

57. Cardoso V, Chesné J, Ribeiro H, García-Cassani B, Carvalho T, Bouchery T, et al. Neuronal regulation of type 2 innate lymphoid cells via neuromedin U. Nature. 2017;549(7671):277–81. https://doi.org/10.1038/nature23469.

58. Nussbaum JC, Van Dyken SJ, von Moltke J, Cheng LE, Mohapatra A, Molofsky AB, et al. Type 2 innate lymphoid cells control eosinophil homeostasis. Nature. 2013;502(7470):245–8. https://doi.org/10.1038/nature12526.

59. Sui P, Wiesner DL, Xu J, Zhang Y, Lee J, Van Dyken S, et al. Pulmonary neuroendocrine cells amplify allergic asthma responses. Science (New York, NY). 2018;360(6393):eaan8546. https://doi.org/10.1126/science.aan8546.

60. Ogasawara N, Poposki JA, Klingler AI, Tan BK, Weibman AR, Hulse KE, et al. IL-10, TGF-β, and glucocorticoid prevent the production of type 2 cytokines in human group 2 innate lymphoid cells. J Allergy Clin Immunol. 2018;141(3):1147–51.e8. https://doi.org/10.1016/j.jaci.2017.09.025.

61. Eastman JJ, Cavagnero KJ, Deconde AS, Kim AS,

Karta MR, Broide DH, et al. Group 2 innate lymphoid cells are recruited to the nasal mucosa in patients with aspirin-exacerbated respiratory disease. J Allergy Clin Immunol. 2017;140(1):101–8.e3. https://doi.org/10.1016/j.jaci.2016.11.023.

62. Cahill KN, Bensko JC, Boyce JA, Laidlaw TM. Prostaglandin D2: a dominant mediator of aspirin-exacerbated respiratory disease. J Allergy Clin Immunol. 2015;135(1):245–52. https://doi.org/10.1016/j.jaci.2014.07.031.

63. Kohanski MA, Workman AD, Patel NN, Hung LY, Shtraks JP, Chen B, et al. Solitary chemosensory cells are a primary epithelial source of IL-25 in patients with chronic rhinosinusitis with nasal polyps. J Allergy Clin Immunol. 2018;142(2):460–9.e7. https://doi.org/10.1016/j.jaci.2018.03.019.

64. Schwartz C, Khan AR, Floudas A, Saunders SP, Hams E, Rodewald HR, et al. ILC2s regulate adaptive Th2 cell functions via PD-L1 checkpoint control. J Exp Med. 2017;214(9):2507–21. https://doi.org/10.1084/jem.20170051.

65. Halim TYF, Rana BMJ, Walker JA, Kerscher B, Knolle MD, Jolin HE, et al. Tissue-restricted adaptive type 2 immunity is orchestrated by expression of the costimulatory molecule OX40L on group 2 innate lymphoid cells. Immunity. 2018;48(6):1195–207.e6. https://doi.org/10.1016/j.immuni.2018.05.003.

66. Weinstein SF, Katial RK, Bardin P, Korn S, McDonald M, Garin M, et al. Effects of reslizumab on asthma outcomes in a subgroup of eosinophilic asthma patients with self-reported chronic rhinosinusitis with nasal polyps. J Allergy Clin Immunol Pract. 2019;7(2):589–96.e3. https://doi.org/10.1016/j.jaip.2018.08.021.

67. Bleecker ER, Wechsler ME, FitzGerald JM, Menzies-Gow A, Wu Y, Hirsch I, et al. Baseline patient factors impact on the clinical efficacy of benralizumab for severe asthma. Eur Respir J. 2018;52(4):1800936. https://doi.org/10.1183/13993003.00936-2018.

第7章　B 细胞和浆细胞

Siobhan Ward, Zeynep Celebi Sözener, Mübeccel Akdis

要点

- CRSwNP 组织中 B 细胞、浆细胞和抗体数量增加。
- 鼻息肉组织中趋化因子和细胞因子的水平升高,特别是 BAFF、IL-6、CXCL12、CXCL13,这些水平可能在 B 细胞募集到鼻息肉组织中及其激活、分化和存活中发挥作用。
- B 细胞可能通过滤泡外机制被激活,在鼻息肉组织和鼻息肉组织的浆母细胞中发现 EBI2 的表达增加。
- 有证据表明,鼻息肉组织中存在三级淋巴结构,这些结构的形成增加与以前的手术率增加有关,这表明三级淋巴结构与顽固性疾病有关。
- B 细胞可能在鼻息肉组织中局部被激活并进行分类转换。
- 在鼻息肉组织中发现了自身反应性抗体,特别是 IgG 和 IgG 双核抗原。

7.1　引言

　　B 淋巴细胞,通常被称为 B 细胞,是一种白细胞,构成了体液适应性免疫反应的一个组成部分。它们负责产生抗原特异性免疫球蛋白(Ig),称为抗体,是针对侵入性病原体。除了产生抗体外,它们还执行重要的免疫功能,包括产生免疫记忆、抗原呈递和调节细胞因子[1]。

　　最近的研究结果表明,B 细胞、浆细胞和抗体可能在慢性鼻窦炎(CRS)中起关键作用。为了更好地理解 B 细胞、浆细胞和抗体参与 CRS 的作用机制,我们必须首先简要概述 B 细胞的产生和 B 细胞的活化。

7.2　B 细胞

7.2.1　B 细胞的产生

　　B 细胞来源于骨髓中的淋巴祖细胞(CLP)[1]。B 细胞的细胞表面有 Ig 受体。在 B 细胞发育过程中,Ig 受体经历了广泛的重组,最终产生了一个完整的、有功能的 B 细胞受体[1]。为了防止自身反应性,未成熟的 B 细胞遇到能够与 B 细胞受体结合的自身抗原而被消除。未成熟的 B 细胞迁移到脾脏,在那里通过过渡 B 细胞 T1 和 T2 阶段分化,形成成熟滤泡(FO)或边缘区(MZ)B 细胞[1]。

　　MZ B 细胞是多反应性的,能够进行 T- 依赖性和独立性的激活。它们主要位于脾脏的边缘窦内。这种位置允许它们快速启动针对血液传播的病原体的免疫反应,特别是荚膜细菌 [2]。在人类中,MZ B 细胞也可能在血液中发现,并能够通过次级淋巴器官再循环 [2,3]。然而,与 FO B 细胞相比,发育成 MZ B 细胞的 B 细胞数量相对较少 [3,4]。

FO B 细胞参与 T 细胞依赖性的抗体反应。当 FO B 细胞被激活时,它们有可能分化为短寿命的浆细胞,也有可能进入生发中心反应,均由长寿命的浆细胞和记忆 B 细胞所产生 [1] (图 7.1)。这个过程将被概述如下。

7.2.2　B 细胞的激活－抗原的反应

成熟的 FO B 细胞在次级淋巴器官之间循环以寻找抗原。次级淋巴器官,如脾脏、淋巴结、扁桃体、腺样体和派尔集合淋巴结是抗原定位的地方,在那里它可以遇到成熟的 B 细胞并启动适应性免疫反应。相比之下,初级淋巴器官是未成熟淋巴细胞发育的地方,包括胸腺和骨髓。

当遇到与 B 细胞抗体受体结合的抗原时,B 细胞被激活。活化的 B 细胞的发展可能性依赖于许多因素,包括是否存在 T 细胞的帮助。B 细胞可分化为浆母细胞、浆细胞或记忆 B 细胞 [1]。最初的反应导致抗原特异性 B 细胞的激活,局部扩增和短寿命浆细胞的产生。这种反应被称为滤泡外免疫反应,因为它发生在 B 细胞滤泡外。短寿命的浆细胞对抗原产生了快速的初始反应。

随后,活化的 B 细胞迁移到 B 细胞滤泡中,形成一个生发中心。生发中心是一种特殊的结构,其中 B 细胞经过增殖、亲和力成熟和类转换,并分化为长寿的浆细胞或记忆 B 细胞 [1] (图 7.1)。记忆 B 细胞能够在静止状态下存活很长时间。当再次暴露于抗原时,这些记忆 B 细胞能够对抗原产生快速和增强的反应 [1]。浆细胞是终末分化的抗体分泌细胞。

亲和力成熟是指选择产生抗体的 B 细胞进行存活和增殖的过程,这些抗体与亲和力增强的抗原结合,导致 B 细胞反应以高亲和力抗体为主(图 7.1)。类转换是指 B 细胞改变其免疫球蛋白同型,允许产生具有不同效应功能的不同抗体的过程。总共有五种不同的同型抗体:IgA、IgD、IgE、IgG 和 IgM [1]。只有 IgA(A1 和 A2)和 IgG(G1、G2、G3 和 G4)有亚类。它们既可以作为细胞表面受体(IgD 和 IgM 作为 B 细胞受体)存在,也可以作为血清或鼻腔分泌物中的分泌抗体存在。不同的同型抗体不会改变特异性抗原识别,而是影响抗体与抗原结合后触发的生物反应的性质。

7.2.3　B 细胞和浆细胞在 CRS 中的作用

在 CRS 的炎症浸润中发现 B 细胞和浆细胞水平升高 [5]。在此之后,最近的研究已经开始评估这种 B 细胞的作用机制,并发现 B 细胞可能在 CRS 疾病的发病机制中发挥关键作用。虽然进一步的研究旨在更好地理解可能导致 CRS 疾病的 B 细胞相关机制仍在进行中,但本章将试图提供最新的知识。

根据内镜检查结果,CRS 通常分为两种类型,即伴有鼻息肉的 CRS(CRSwNP)和无鼻息肉的 CRS(CRSsNP)[6]。同样,我们也可以观察这两组 B 细胞在疾病发病机制中的不同作用。CRSwNP 患者影像学表现更严重,术后复发的风险增加 [7]。虽然对 CRSwNP 和 CRSsNP 的广泛研究正在进行中,但必须指出的是,CRSwNP 构成了目前在 CRS 中与 B 细胞相关的大多数新发现和发展。因此,本章将主要关注 B 细胞及其在 CRSwNP 中的作用。

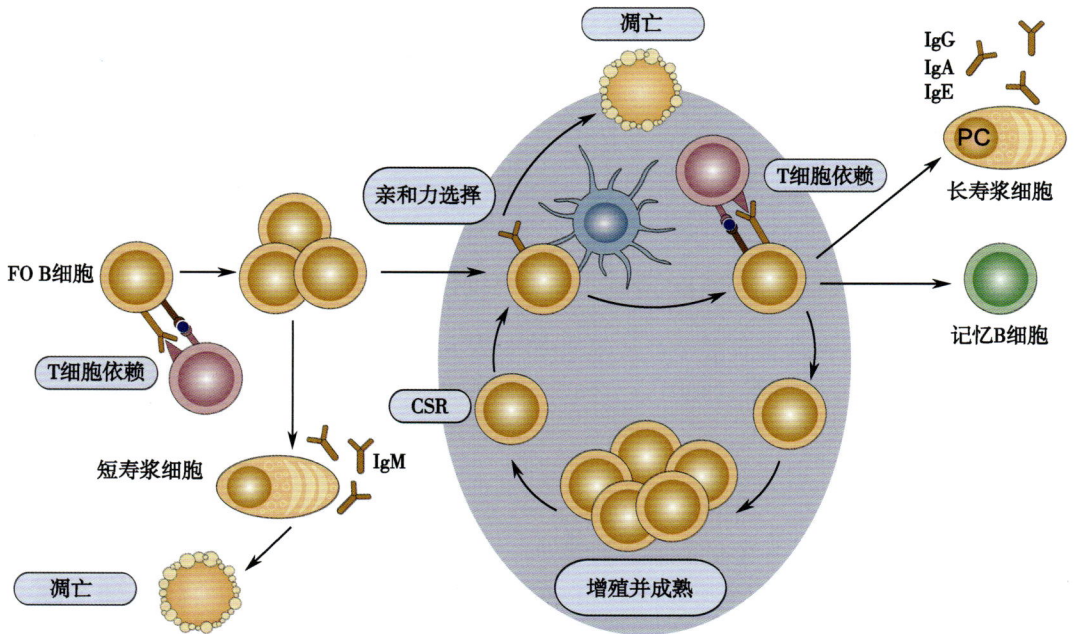

图 7.1　B 细胞对抗原的反应

7.3　CRSsNP

不伴鼻息肉的慢性鼻窦炎（CRSsNP）的特点是免疫反应缺乏，导致复发和慢性感染。B 细胞反应不足或缺乏可导致鼻腔感染增加，导致慢性或复发性急性感染，并可能导致 CRSsNP。

已发现与 CRSsNP 相关的免疫缺陷有：

1. 选择性 IgA 缺乏症。
2. 特异性抗体缺陷。
3. 常见变异免疫缺陷（CVID）。

CVID 是最常见的症状性抗体缺乏症，通常包括三种主要免疫球蛋白中的至少两种的减少：IgG、IgA 和 / 或 IgM[8]。上呼吸道和下呼吸道的复发性感染在 CVID 中很常见，虽然症状通常在确诊前很多年出现，但 CVID 往往直到的生命后期才被诊断出来[8]。在筛查免疫缺陷患者的队列研究中，约 5%～6% 的 CRS 患者被发现患有 CVID[9,10]。此外，与 CRSwNP 患者相比，CRSsNP 患者更有可能出现 CVID 和特异性抗体缺乏症[9]。因此，对于治疗鼻窦炎患者的医护人员来说，意识到免疫缺陷，并在遇到对治疗没有反应的患者时考虑到免疫缺陷是至关重要的[9,11]。

7.4　CRSwNP

总的来说，有研究表明 B 细胞、浆细胞和抗体在 CRSwNP 组织中局部表达明显升高，我们认为 B 细胞可能在 CRSwNP 的病理生理过程中起关键作用。下面我们将概述目前在

CRSwNP 中与 B 细胞相关的关键发现和理论。然而,还需要进行更多的研究来进一步充分验证 B 细胞参与 CRSwNP 发病的机制。

7.4.1 CRSwNP 中 B 细胞数量升高

B 细胞、浆细胞和抗体在息肉组织中 CRSwNP 患者均高度升高。这首先是通过免疫组织学中发现的,显示在 CRSwNP 组织中 B 细胞标记物 CD19 和浆细胞标记物 CD138 的表达升高[5]。随后,通过流式细胞技术证实了 CRSwNP 组织中存在 B 细胞和浆细胞,结果显示,与对照组相比,CRSwNP 组织中的 B 细胞和浆细胞水平升高[12]。此外,研究表明,B 细胞是高度激活的,可能改变同型,并在鼻息肉内局部分泌大量抗体,局部抗体的产生被认为是鼻息肉发展机制的病理生理学的重要组成部分[13]。在息肉组织中存在的 B 细胞亚群中,B 调节细胞和成熟 B 细胞显著降低,而记忆 B 细胞显著升高,记忆 B 细胞显著升高,是 CRSwNP 组织中的主要亚群[14]。关于存在的抗体,在鼻息肉组织中发现了除 IgG3 外的所有同型抗体[15,16]。这些 B 细胞的特异性和致病潜在能力最近已被研究。据报道,发生在 CRSwNP 中的 B 细胞激活与在生发中心观察到的经典激活机制高度不同,如上所述,这可能对 CRSwNP 中发现的激活 B 细胞亚群水平的总体增加十分重要[17,18]。

7.4.2 激活机制

目前,人们对鼻息肉组织中 B 细胞被激活的观点有所不同。虽然有大量的证据和支持 CRSwNP 中 B 细胞的激活与已知发生在淋巴结和脾脏的滤泡外反应相似,但对比研究有证据支持三级淋巴结构的形成。此外,趋化因子和细胞因子已被证明发挥了作用。总而言之,很可能是多种机制共同促进了 CRSwNP 中 B 细胞的激活。

CRSwNP 中存在三级淋巴样结构

在鼻息肉组织中形成三级淋巴结构的证据,表明 B 细胞的激活可能发生在这种结构中[19,20]。三级淋巴结构是在慢性炎症部位的非淋巴样组织中发育的异位淋巴样器官[21]。此外,研究还发现,三级淋巴样结构数量的增加与更多的既往手术相关,这表明它们的形成可能与顽固性疾病有关[19]。

在 CRSwNP 中通过滤泡外机制的激活

相反,研究表明 B 细胞的局部激活可能发生在鼻息肉组织中,数据表明 B 细胞激活途径与生发中心的激活途径非常不同,如上文所述[18]。提示鼻息肉的局部 B 细胞反应可能与已知发生在淋巴结和脾脏的滤泡外反应相似。EB 病毒诱导的蛋白 G 偶联受体 2(EBI2)是一种趋化受体,在引导 B 细胞从生发中心前往次级淋巴器官的滤泡外区域,促进 B 细胞分化为滤泡外浆母细胞方面发挥着关键作用[22]。因此,EBI2 是滤泡外血浆母细胞的标记物,这是在生发中心外被激活的 B 细胞。已发现 EBI2 在鼻息肉组织提取物中表达明显升高[22]。此外,鼻息肉中的血浆母细胞中 EBI2 的表达频率更高[18]。因此,由于 EBI2 表达的增加,似乎鼻息肉中的一些 B 细胞可能通过滤泡外机制被激活[18,23,24]。此外,已知 Ⅱ 型固有淋巴样细胞(ILC2)在鼻息肉组织中升高。ILC2 可以直接诱导 B 细胞上 EBI2 的表达,提示它们可能在气道慢性炎症过程中发生的这些滤泡外 B 细胞反应中发挥作用[18]。

鼻息肉组织中趋化因子和细胞因子的表达增加

来自 CRSwNP 患者的鼻息肉组织显示出各种炎症介质的升高,这些炎症介质在 B 细胞的激活、存活和募集中发挥作用。研究表明，B 细胞吸引趋化因子 CXCL12 和 CXCL13 在鼻息肉中的表达升高，趋化因子是细胞迁移和细胞招募到炎症组织的有效诱导物 [23-25]。此外，与 CRSsNP 患者和对照组相比，TNF 家族的 B 细胞活化因子（BAFF）是一种在 B 细胞活化、分化、次级淋巴组织存活和类转换重组中起重要作用的细胞因子，已被证明在鼻息肉组织中高度升高 [26]。此外，CRSwNP 患者中 BAFF 表达的增加与 B 细胞、浆细胞水平的升高和 IgA 产量的增加相关 [27]。BAFF 被认为主要由活化的上皮细胞和树突状细胞产生，但已被证明是由鼻息肉组织中的嗜酸性粒细胞产生的 [26]。在哮喘和慢性阻塞性肺疾病（COPD）中，BAFF 水平升高也有报道，这进一步表明其在气道炎症性疾病的发病机制中可能发挥重要作用 [28,29]。此外，APRIL 是一种由嗜酸性粒细胞产生的增殖诱导配体，在骨髓中长寿浆细胞的存活中起着重要作用，并已被发现在 CRSwNP 组织中升高 [30]。IL-6 是参与 B 细胞存活和激活的关键细胞因子，在鼻息肉组织中再次升高 [31]。进一步的 IL-6 在中也已知可诱导 B 细胞增殖，B 细胞分化为浆细胞，并具有诱导类开关重组的能力。这一信息表明，趋化因子 CXCL12 和 CXCL13 水平的增加可能有助于初始招募 B 系细胞到鼻息肉组织，而细胞因子 BAFF，APRIL 和 IL-6 可能参与鼻息肉组织 B 系细胞的增殖、激活和生存，并可能导致鼻息肉组织中浆细胞和抗体的增加。

7.5　抗体和同族型转换

7.5.1　类型转换

几乎所有同型的抗体在鼻息肉组织中都有升高，但在 CRSsNP 患者的鼻窦组织中没有升高。此外，局部抗体的产生可能在 CRSwNP 的发病机制中发挥重要作用 [22]。有证据表明，一些分泌抗体的 B 细胞可能被直接激活，在鼻息肉内进行分类转换。已知在鼻息肉组织中，2 型细胞因子 IL-5 和 IL-13 的表达增加 [32]。已知 IL-13 能够直接作用于 B 细胞并促进类型转换，特别是 IgE[33]。在鼻息肉组织中已经发现了 IgE 水平的升高和 IgE 的 ε- 种系基因转录本的发现 [34]。这表明鼻息肉内可发生 IgE 类转换和 B 细胞分化为分泌 IgE 的浆细胞，IL-13 可能在这些事件中发挥作用 [34]。

7.5.2　自身反应抗体

在 CRS 中发现的抗体的总体特异性目前尚不清楚。然而，有证据发现，大多数鼻息肉组织显示出多克隆抗体反应 [35]。多克隆抗体是指来自不同 B 细胞系的抗体，而不是来自同一 B 细胞系的单克隆抗体。在多克隆抗体反应中，已发现其自身反应性抗体水平升高。自身反应性抗体是一种能够识别和攻击自身抗原的抗体。发现的自身反应性抗体包括对核抗原的 IgA 和 IgG，包括双链 DNA（dsDNA）和基底膜成分，在鼻息肉组织中发现抗 BP180 IgG 自身抗体水平增加 [35-37]。BP180 是一种跨膜糖蛋白，可维持层状上皮细胞与基底膜的黏附，这种自身抗体的发现可能在鼻息肉中上皮屏障功能的丧失中发挥作用 [36]。与 CRSsNP 患者的对照组鼻组织和炎症组织相比，这些自身抗体在鼻息肉组织中的局部表达水平有所增加 [35]。此外，在因 CRSwNP 复发而接受翻修手术的患者获得的鼻息肉组织中，经常发现的抗 dsDNA IgG 水平高于初次手术中获得的息肉组织，提示抗 dsDNA IgG 水平的升高与复发性疾病相关 [35]。由于 CRS 患者缺乏自身免疫的全身表现，这种自身反应性抗体的局部增加不太可能与全身自身免疫反应相关。以上信息表明，鼻息肉的微环境可能促进了自我反应性 B 细胞克隆的扩张。

近年来，已发现 CRS 患者鼻分泌物中存在局部抗细胞因子自身抗体。有趣的是，在 CRS-患者中发现了针对 IL-1β、IL-2、IL-5 和 IL-8 的 IgA 自身抗体，包括 CRSsNP 和 CRSsNP，然而，抗 IL-5 和抗 IL-17a 自身抗体仅在 CRSwNP 患者中检测出来[38]。

7.5.3 金黄色葡萄球菌的 IgE

已知金黄色葡萄球菌及其超级抗原与过敏性疾病患者上、下呼吸道的强烈炎症过程有关。这些超级抗原，特别是金黄色葡萄球菌肠毒素已被发现与 CRSwNP 密切相关，有证据表明，在鼻息肉中发现的一些 IgE 是针对金黄色葡萄球菌产生的肠毒素[15,39,40] 具有特异性。此外，据报道，金黄色葡萄球菌的鼻息肉定植增加，同时局部免疫反应包括形成 IgE 和嗜酸性炎症的局部免疫反应[20,41]。有趣的是，这在 CRSsNP 中很少发现[41]。关于金黄色葡萄球菌及其蛋白对 CRS 的影响，我们将在下面的章节中更详细地讨论。

7.6 结论

综上所述，有新的证据表明 B 细胞和浆细胞在 CRS 的发病机制中起着关键作用。B 细胞反应不足或缺乏可能导致感染风险增加，导致慢性鼻窦炎的发生发展，通常与 CRSsNP 相关。与此相反，CRSwNP 与息肉组织中 B 细胞、浆细胞和抗体数量的增加有关。此外，在 CRSwNP 组织中，除了已知在 B 细胞募集和浆细胞分化中起作用的高水平的细胞因子如 IL-6 和趋化因子如 CXCL12 和 CXCL13 外，还发现了高水平的 BAFF，这是 B 细胞增殖和类别转换的强效刺激因子。有人提出，这些发现，加上生发中心样结构的发现，可能导致鼻息肉组织中大量的 B 细胞和浆细胞大量存在，从而导致该部位的慢性炎症。对 CRSwNP 和 CRSsNP 中 B 细胞机制的进一步了解正在进行中，并将为了解不同形式的 CRS 的发病机制提供更大的见解。从临床角度来看，更好地理解 B 细胞导致 CRS 的机制，为改善疾病的诊断和治疗提供了一条途径。

B 细胞术语表

浆母细胞(plasmablasts) 浆细胞的前体。浆母细胞具有分裂能力和迁移潜力。

浆细胞(plasma cells) B 细胞谱系的终末分化的抗原体分泌细胞。

记忆 B 细胞(memory B cells) 具有抗原经验并表达高亲和力抗体的 B 细胞。在再次暴露于抗原时，它们能够迅速分化为浆细胞，对抗原产生快速反应。

亲和力成熟(affinity maturation) 由于 B 细胞根据其对抗原的亲和力增加而被选择的体细胞突变过程。

种类转换重组(class switch recombination，CSR) B 细胞改变其免疫球蛋白同种型以产生具有不同效应功能的抗体的过程。

三级淋巴结构(tertiary lymphoid structures) 在慢性炎症部位的非淋巴组织中发育的异位淋巴器官。

（陈宝怡　洪海裕 译）

参考文献

1. Abbas AK. In: Lichtman AH, Pillai S, editors. Cellular and molecular immunology. 8th ed. Philadelphia, PA: Elsevier Saunders; 2015.
2. Weill J-C, Weller S, Reynaud C-A. Human marginal zone b cells. Annu Rev Immunol. 2009;27(1):267–85. https://doi.org/10.1146/annurev.immunol.021908.132607.
3. Shiv P, Annaiah C. The follicular versus marginal zone B lymphocyte cell fate decision. Nat Rev Immunol. 2009;9(11):767. https://doi.org/10.1038/nri2656.
4. Kato AHK, Tan BK, Schleimer RP. B-lymphocyte lineage cells and the respiratory system. J Allergy Clin Immunol. 2013;131:933–57.
5. Stoop AE, van Der Heijden HA, Biewenga J, van Der Baan S. Lymphocytes and nonlymphoid cells in human nasal polyps. J Allergy Clin Immunol. 1991;87(2):470. https://doi.org/10.1016/0091-6749(91)90004-8.
6. Orlandi RR, Kingdom TT, Hwang PH, Smith TL, Alt JA, Baroody FM, et al. International consensus statement on allergy and rhinology: rhinosinusitis. Int Forum Allergy Rhinol. 2016;6(Suppl 1):S22–209. https://doi.org/10.1002/alr.21695.
7. Tokunaga T, Sakashita M, Haruna T, Asaka D, Takeno S, Ikeda H, et al. Novel scoring system and algorithm for classifying chronic rhinosinusitis: the JESREC Study. Allergy. 2015;70(8):995–1003. https://doi.org/10.1111/all.12644.
8. Akdis CA, Hellings PW, Agache I. Global atlas of allergic rhinitis and chronic rhinosinusitis. In: Akdis CA, Hellings PW, Agache I, editors. Zurich: European Academy of Allergy and Clinical Immunology; 2015.
9. Bonilla FA, Barlan I, Chapel H, Costa-Carvalho BT, Cunningham-Rundles C, de La Morena MT, et al. International consensus document (ICON): common variable immunodeficiency disorders. J Allergy Clin Immunol Pract. 2016;4(1):38. https://doi.org/10.1016/j.jaip.2015.07.025.
10. Benjamin MR, Stevens WW, Li N, et al. Clinical characteristics of patients with chronic rhinosinusitis without nasal polyps in an academic setting. J Allergy Clin Immunol Pract. 2019;7(3):1010–16. https://doi.org/10.1016/j.jaip.2018.10.014.
11. Kashani S, Carr T, Grammer L, Schleimer R, Hulse K, Kato A, et al. Clinical characteristics of adults with chronic rhinosinusitis and specific antibody deficiency. J Allergy Clin Immunol Pract. 2015;3(2):236–42. https://doi.org/10.1016/j.jaip.2014.09.022.
12. Van Zele T, Claeys S, Gevaert P, Van Maele G, Holtappels G, Van Cauwenberge P, et al. Differentiation of chronic sinus diseases by measurement of inflammatory mediators. Allergy. 2006;61(11):1280–9. https://doi.org/10.1111/j.1398-9995.2006.01225.x.
13. Ho J, Bailey M, Zaunders J, Mrad N, Sacks R, Sewell W, et al. Cellular comparison of sinus mucosa vs polyp tissue from a single sinus cavity in chronic rhinosinusitis. Int Forum Allergy Rhinol. 2015;5(1):14–27. https://doi.org/10.1002/alr.21417.
14. Ickrath P, Kleinsasser N, Ding X, Ginzkey C, Beyersdorf N, Kerkau T, et al. Impact and modulations of peripheral and edaphic B cell subpopulations in chronic rhinosinusitis with nasal polyposis. Clin Exp Otorhinolaryngol. 2018;11(2):133–40. https://doi.org/10.21053/ceo.2017.01389
15. Bachert C, Gevaert P, Holtappels G, Johansson SG, van Cauwenberge P. Total and specific IgE in nasal polyps is related to local eosinophilic inflammation. J Allergy Clin Immunol. 2001;107(4):607. https://doi.org/10.1067/mai.2001.112374.
16. Van Zele T, Gevaert P, Holtappels G, Van Cauwenberge P, Bachert C. Local immunoglobulin production in nasal polyposis is modulated by superantigens. Clin Exp Allergy. 2007;37(12):1840–7. https://doi.org/10.1111/j.1365-2222.2007.02838.x.
17. Tan BK, Min JY, Hulse KE. Acquired immunity in chronic rhinosinusitis. Curr Allergy Asthma Rep. 2017;17(7):49. https://doi.org/10.1007/s11882-017-0715-0.
18. Feldman S, Kasjanski R, Poposki J, Hernandez D, Chen JN, Norton JE, et al. Chronic airway inflammation provides a unique environment for B cell activation and antibody production. Clin Exp Allergy. 2017;47(4):457–66. https://doi.org/10.1111/cea.12878.
19. Lau A, Lester S, Moraitis S, Ou J, Psaltis AJ, McColl S, et al. Tertiary lymphoid organs in recalcitrant chronic rhinosinusitis. J Allergy Clin Immunol. 2017;139(4):1371. https://doi.org/10.1016/j.jaci.2016.08.052.
20. Gevaert P, Holtappels G, Johansson SG, Cuvelier C, Cauwenberge P, Bachert C. Organization of secondary lymphoid tissue and local IgE formation to Staphylococcus aureus enterotoxins in nasal polyp tissue. Allergy. 2005;60(1):71–9. https://doi.org/10.1111/j.1398-9995.2004.00621.x.
21. Sautès-Fridman C, Petitprez F, Calderaro J. Tertiary lymphoid structures in the era of cancer immunotherapy. Nat Rev Cancer. 2019;19(6):307–25. https://doi.org/10.1038/s41568-019-0144-6.
22. Hulse KE, Norton JE, Suh L, Zhong Q, Mahdavinia M, Simon P, et al. Chronic rhinosinusitis with nasal polyps is characterized by B-cell inflammation and EBV-induced protein 2 expression. J Allergy Clin Immunol 2013;131(4):1075–1083, 83.e1–7. doi:https://doi.org/10.1016/j.jaci.2013.01.043
23. Tan BK, Peters AT, Schleimer RP, Hulse KE. Pathogenic and protective roles of B cells and antibodies in patients with chronic rhinosinusitis. J Allergy Clin Immunol. 2018;141(5):1553. https://doi.org/10.1016/j.jaci.2018.03.002.
24. Hulse KE. Immune mechanisms of chronic rhino-

sinusitis. Curr Allergy Asthma Rep. 2016;16(1):1. https://doi.org/10.1007/s11882-015-0579-0.

25. Min J-Y, Hulse KE, Tan BK. B-cells and antibody-mediated pathogenesis in chronic rhinosinusitis with nasal polyps. In: Rhinosinusitis with nasal polyposis, vol. 79. Basel: Karger; 2016. p. 48–57.

26. Kato APA, Suh L, Carter R, Harris KE, Chandra R, et al. Evidence of a role for B cell-activating factor of the TNF family in the pathogenesis of chronic rhinosinusitis with nasal polyps. J Allergy Clin Immunol. 2008;121:1385–92.

27. Yoon YH, Jin J, Kwon KR, Kim SH, Rha KS, Kim YM. The role of B cell Activating Factor (BAFF) expression on pathogenesis of nasal polyp in chronic rhinosinusitis with nasal polyposis. Rhinology. 2014;52(4):390–6. https://doi.org/10.4193/Rhin13.154.

28. Kato A, Xiao H, Chustz RT, Liu MC, Schleimer RP. Local release of B cell-activating factor of the TNF family after segmental allergen challenge of allergic subjects. J Allergy Clin Immunol. 2009;123(2):369. https://doi.org/10.1016/j.jaci.2008.11.022.

29. Polverino F, Baraldo S, Bazzan E, Agostini S, Turato G, Lunardi F, et al. A novel insight into adaptive immunity in chronic obstructive pulmonary disease: B cell activating factor belonging to the tumor necrosis factor family. Am J Respir Crit Care Med. 2010;182(8):1011. https://doi.org/10.1164/rccm.200911-1700OC.

30. Chu VT, Berek C. The establishment of the plasma cell survival niche in the bone marrow. Immunol Rev. 2013;251(1):177–88.

31. Peters AT, Kato A, Zhang N, Conley DB, Suh L, Tancowny B, et al. Evidence for altered activity of the IL-6 pathway in chronic rhinosinusitis with nasal polyps. J Allergy Clin Immunol. 2010;125(2):397–403.e10.

32. Stevens WW, Ocampo CJ, Berdnikovs S, Sakashita M, Mahdavinia M, Suh L, et al. Cytokines in chronic rhinosinusitis. Role in eosinophilia and aspirin-exacerbated respiratory disease. Am J Respir Crit Care Med. 2015;192(6):682–94. https://doi.org/10.1164/rccm.201412-2278OC.

33. Cocks BG, de Waal Malefyt R, Galizzi JP, de Vries JE, Aversa G. IL-13 induces proliferation and differentiation of human B cells activated by the CD40 ligand. Int Immunol. 1993;5:657–63.

34. Gevaert P, Nouri-Aria KT, Wu H, Harper CE, Takhar P, Fear DJ, et al. Local receptor revision and class switching to IgE in chronic rhinosinusitis with nasal polyps. Allergy. 2013;68(1):55–63. https://doi.org/10.1111/all.12054.

35. Tan BKLQ, Suh L, Kato A, Conley DB, Chandra RK, et al. Evidence for intranasal antinuclear autoantibodies in patients with chronic rhinosinusitis with nasal polyps. J Allergy Clin Immunol. 2011;128:1198–206.

36. Jeffe JS, Seshadri S, Hamill KJ, Huang JH, Carter R, Suh L, et al. A role for anti-BP180 autoantibodies in chronic rhinosinusitis. Laryngoscope. 2013;123(9):2104–11. https://doi.org/10.1002/lary.24016.

37. De Schryver E, Calus L, Bonte H, Natalie DR, Gould H, Donovan E, et al. The quest for autoreactive antibodies in nasal polyps. J Allergy Clin Immunol. 2016;138(3):893–5.e5. https://doi.org/10.1016/j.jaci.2016.03.040.

38. Tsybikov NN, Egorova EV, Kuznik BI, Fefelova EV, Magen E. Anticytokine autoantibodies in chronic rhinosinusitis. Allergy Asthma Proc. 2015;36(6):473–80.

39. Bachert CZN, Holtappels G, De Lobel L, van Cauwenberge P, Liu S, Lin P, Bousquet J, Van Steen K. Presence of IL-5 protein and IgE antibodies to staphylococcal enterotoxins in nasal polyps is associated with comorbid asthma. J Allergy Clin Immunol. 2010;126(5):962–8.

40. Chen JBJL, Davies AM, Wu YB, Rimmer J, Lund VJ, et al. Antibodies and superantibodies in patients with chronic rhinosinusitis with nasal polyps. J Allergy Clin Immunol. 2017;139:1195–204.

41. Van Zele T, Gevaert P, Watelet J-B, Claeys G, Holtappels G, Claeys C, et al. Staphylococcus aureus colonization and IgE antibody formation to enterotoxins is increased in nasal polyposis. J Allergy Clin Immunol. 2004;114(4):981. https://doi.org/10.1016/j.jaci.2004.07.013.

第8章　嗜酸性粒细胞

Elien Gevaert

要点

- 嗜酸性粒细胞增多是复发率较高的严重型慢性鼻 - 鼻窦炎（CRS）的一个指标。
- 白种人鼻息肉大多与嗜酸性粒细胞增多有关，而嗜酸性粒细胞性鼻息肉在亚洲人群的发病率也正在逐渐增加。
- 嗜酸性粒细胞使用不同的机制来攻击和杀死 CRS 中的细菌，同时也具有免疫调节功能。
- 糖皮质激素和新型生物制剂以非常有效的方式直接靶向于嗜酸性粒细胞。

8.1　嗜酸性粒细胞性 CRS 的临床表现及诊断

嗜酸性粒细胞性 CRS（chronic rhinosinusitis，CRS）是 CRS 的一种亚型，有嗅觉丧失、分泌脓性黏液、继发性细菌感染、长期鼻塞和治疗反应差等典型特征 [1,2]。在临床上，CRS 分为伴有鼻息肉的 CRS（CRS with nasal polyps，CRSwNP）和不伴有鼻息肉的 CRS（CRS without nasal polyps，CRSsNP）。在高加索人群中，少数 CRSsNP 患者具有组织嗜酸性粒细胞增多，但大多数 CRSwNP 患者（约 80%）具有组织嗜酸性粒细胞增多。这显著高于亚洲人群中 CRSwNP 患者组织嗜酸性粒细胞增多的百分比（20%～60%）。然而，在过去 20 年中，CRS 患者中 Th2 型特征性疾病的比例急剧增加，这意味着在亚洲国家中正在发生"嗜酸性粒细胞转移"。需要进行更多的研究去确定不同的环境和 / 或生活方式等因素在"嗜酸性粒细胞移位"中的作用 [3,4]。

虽然中国患者的嗜酸性粒细胞增多程度总体上比高加索患者低，但两个人群中 CRS 较高的复发率和合并哮喘均与嗜酸性粒细胞增多相关。其他研究将嗜酸性粒细胞增多症与更多的鼻窦疾病和更高的术后并发症评分联系起来 [5,6]。此外，发现组织嗜酸性粒细胞计数与 CRSwNP 的嗅觉功能丧失直接相关，而与疾病严重程度无关 [7]。一般而言，嗜酸性粒细胞的出现对于疾病的进展是麻烦的，多项研究表明它是疾病复发的风险因素，阻碍了患者的一般和疾病特异性生活质量的改善 [5-9]。这些特征意味着嗜酸性粒细胞是疾病的生物标志物或导致疾病的关键因素。

一些研究已经报道，血嗜酸性粒细胞增多与 CRSwNP 患者的息肉中的浸润和鼻窦 CT 结果的严重程度相关 [6,8-11]。这些研究表明，血液中嗜酸性粒细胞计数或血液中嗜酸性粒细胞特异性标志物（如 ECP 浓度）的测定可以是嗜酸性粒细胞 CRSwNP 的诊断标志物。然而，重要的是要认识到，这种方法也指示正在进行的 Th2 型驱动的疾病，例如哮喘和过敏，因此这种方法可能不能准确地识别嗜酸性粒细胞 CRS。这与组织嗜酸性粒细胞增多症的识别形成鲜明对比，后者可以通过组织病理学（图 8.1）或组织中嗜酸性阳离子蛋白（eosinophilic cationic protein，ECP）或主要碱性蛋白（major basic protein，MBP）等嗜酸性蛋白的定量来诊断。然而，缺乏明确的指南和临界值来区分嗜酸性粒细胞和非嗜酸性粒细胞 CRSwNP。为了 CRS 的诊断和精准治疗，未来需要明确有效的大陆 / 国家特异性的嗜酸性粒细胞相关生物标志物[12]。

有几种环境刺激被指出在 CRS 的病理生理学和嗜酸性粒细胞的募集中发挥作用。嗜酸性粒细胞已被认为是对大型多细胞寄生虫（如蠕虫）感染的反应的中心特征。紧接着，暗示真菌或至少真菌过敏原在嗜酸性粒细胞 CRS 病理学基础上的突出作用的"真菌假说"被提出。一些研究组观察到鼻内嗜酸性粒细胞和嗜酸性粒细胞降解产物 / 黏液处有真菌存在[13,14]。支持这一假设的进一步证

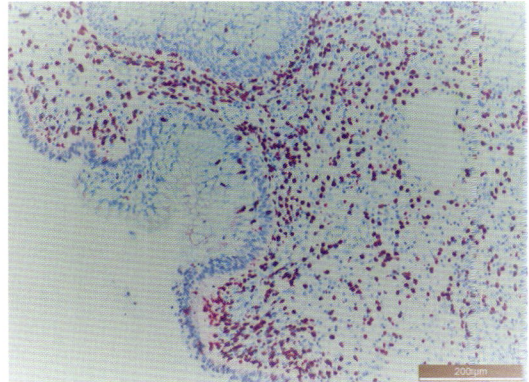

图 8.1 鼻息肉组织的免疫组化染色 MBP（粉红色）和 DNA（紫色）

据由以下实验提供：显示来自患者的鼻黏液或组织可触发嗜酸性粒细胞迁移，CRS 患者的血液单核细胞对真菌抗原产生应答，体外的 IL-5 和 IL-13 产生增加，以及观察到链格孢属真菌能够通过激活蛋白酶活化受体（protease activated receptors，PAR）诱导嗜酸性粒细胞脱颗粒[15-17]。然而，其他研究者则报告 CRS 中不存在对真菌抗原的高应答性，并且局部抗真菌治疗在临床试验环境中未能显示任何疗效[18-21]。尽管真菌假说在某些特定患者中可能是有效的，但它是否是嗜酸性粒细胞 CRS 病理学的基础仍存在争议和质疑。

另一个假说指向金黄色葡萄球菌及其产生的毒素。在 CRSwNP 患者鼻黏膜中的定殖的金黄色葡萄球菌比在健康对照中显著得多，其报告的频率高达 90% 的患者。葡萄球菌超抗原可直接驱动 Th2 型炎症反应，最终引起嗜酸性粒细胞炎症[22-24]。此外，还发现鼻黏膜上皮暴露于金黄色葡萄球菌可诱导嗜酸性粒细胞的迁移，且金黄色葡萄球菌可以激活嗜酸性粒细胞中的特异性防御机制，如下所述[25]。葡萄球菌超抗原也可以作为过敏原，这通过在鼻息肉组织中发现针对金黄色葡萄球菌亢原的特异性 IgE 抗体得以证实[26,27]。细菌感染在嗜酸性粒细胞 CRS 患者中是突出的，而且免疫屏障中的（先天性 / 暂时性）缺陷（可能由嗜酸性粒细胞引起）等其他因素可能进一步促进病理生理学，因为它们可能使患者更容易感染。

8.2　CRS 中嗜酸性粒细胞的发育、趋化作用和活化

1879 年，Paul Ehrlich 首次将嗜酸性粒细胞描述为"对曙红和其他酸性染料具有亲和力的颗粒细胞"。嗜酸性粒细胞样细胞存在于所有脊椎动物中，因此在进化上高度保守。由于这个原因，嗜酸性粒细胞肯定不仅是麻烦制造者，而且可能起到关键作用，并且可能在重要过程中存在尚未确定的作用。它们起源于骨髓中的 CD34＋造血干细胞，并从常见的骨髓祖细胞发育为嗜酸性粒细胞谱系定向祖细胞。后者专门产生嗜酸性粒细胞，IL-3、IL-5 和粒细胞巨噬细胞集落刺激因子（granulocyte macrophage colony stimulating factor，GM-CSF）在调

节嗜酸性粒细胞发育、分化和成熟中特别重要[28-30]。然而,关键因素似乎是 IL-5,它被证实对于嗜酸性粒细胞增多症的发展是必要且充分的[31]。其他细胞因子包括 IL-3 和 GM-CSF 在该过程中与 IL-5 具有协同作用[32-34]。在人类中,IL-5 受体表达是嗜酸性粒细胞和嗜碱性粒细胞所特有的,这使得 IL-5 能够特异地作用于这些细胞以促进其成熟、活化和存活[35-36]。嗜酸性粒细胞一旦进入血液后,也由 IL-5 介导作用,它们的半衰期很短,从 8 小时到 18 小时不等[35]。

在血液中循环后,嗜酸性粒细胞迁移到鼻黏膜中,这是由细胞黏附和趋化作用协同介导的过程。2 型炎症背景下,嗜酸性粒细胞与内皮的黏附由息肉组织中的血管细胞黏附分子(vascular cell adhesion molecule-1,VCAM-1)和 P- 选择素(P-selectin)介导[37,38]。2 型细胞因子 IL-4 和 IL-13 似乎对诱导这些蛋白质至关重要[39]。CRS 中其他黏附分子(如 L-selectin、MadCAM 1 和 I-CAM)在嗜酸性粒细胞特异性募集中的作用也相当含蓄[40,41]。嗜酸性粒细胞向组织中的趋化作用主要由 C-C 趋化因子受体 3(CCR 3)的配体介导。一项研究证明了该受体的重要性,该研究表明息肉组织液对嗜酸性粒细胞表现出强烈的趋化活性,阻断 CCR3 可显著抑制该活性[42]。虽然鉴定了该受体的许多内源性配体,但嗜酸性粒细胞趋化因子 1~3、趋化因子 CCL5(RANTES)和单核细胞 -β 趋化蛋白 1~4(趋化因子 CCL2,MCP 1~4)对于介导嗜酸性粒细胞的趋化作用引起学者们的关注。在鼻息肉中,发现嗜酸细胞活化趋化因子 1~2、MCP-1、MCP-4 和 RANTES 水平显著增加[42-46]。在介导嗜酸性粒细胞趋化中的关键作用归因于上皮细胞,因为它是上述趋化因子的主要来源。息肉中常见的嗜酸性粒细胞的上皮下定位进一步说明了上皮在趋化中的作用[25,47]。金黄色葡萄球菌的定殖和嗜酸性粒细胞的积累之间的关联被提出。金黄色葡萄球菌及其超抗原 SEB(staphylococcus enterotoxin B)可通过诱导嗜酸性粒细胞趋化因子 1~3 的表达来诱导嗜酸性粒细胞迁移。此外,SEB 还可以诱导上皮细胞中的 RANTES 和 MCP-1 的产生[42,48]。然而,在鼻息肉中,似乎是嗜酸性粒细胞活化趋化因子(而不是 RANTES)与 IL-5 协同发挥嗜酸性粒细胞的化学吸引和活化的关键作用[49]。

其他因子如补体因子 C5a 和 C3a、血小板活化因子(platelet activating factor,PAF)、类花生酸如 CysLT、SCF(stem cell factor)和 IL 33 可能有助于鼻息肉中嗜酸性粒细胞的趋化作用、活化和存活[43,50]。此外,对于它们在嗜酸性粒细胞发育中的作用,IL-5 和 GM-CSF 还在嗜酸性粒细胞活化、成熟、增殖和组织存活性中起关键作用。因此,在组织中迁移的嗜酸性粒细胞的寿命延长(2~5 天)[51]。金黄色葡萄球菌也有助于延长其存活时间,因为 SEB 处理的上皮细胞的上清液显示出增加体外嗜酸性粒细胞的存活[44]。慢性鼻窦炎中 NK 细胞介导的嗜酸性粒细胞凋亡受损可能是导致嗜酸性粒细胞存活增加的另一个因素,这可能归因于前列腺素 D2 产生失调[52]。

假设最初嗜酸性粒细胞的募集是对细胞死亡的局部爆发而释放的一个或多个炎症小分子介质(例如 damage-associated molecular patterns,DAMP)的反应。组织免疫微环境随后决定由嗜酸性粒细胞效应功能介导的下游免疫后果。最终,这将加剧 Th2 型极化微环境局部免疫反应、抑制 Th1 型 /Th17 型极化微环境特异性免疫应答或几乎不调节局部免疫应答(免疫中性微环境)。因此,嗜酸性粒细胞募集后存在的免疫微环境将是指导特异性嗜酸性粒细胞活性优势的关键,并将决定嗜酸性粒细胞的最终功能作用。从这个角度来看,嗜酸性粒细胞释放的介质、作用和后果高度依赖于免疫微环境[53]。此外,先天性嗜酸性粒细胞异质性和组织驻留的存在以及免疫调节性嗜酸性粒细胞已被提出，但需要在人类中进行更多的研究。到目前为止，尚不清楚这与 CRS 的相关性有多大[54]。

8.3　CRS 中嗜酸性粒细胞的功能

8.3.1　效应器功能

　　一项关于早期息肉的研究表明，在早期息肉的上表面存在上皮下嗜酸性粒细胞，这表明嗜酸性粒细胞在鼻息肉的发展中起着关键作用。息肉的形成与纤维连接蛋白、白蛋白（指向血管渗漏）和细胞外基质蛋白的沉积有关，这一过程被发现与组织中 IL-5 和嗜酸性粒细胞趋化因子 2 的水平相关。这项研究指出，在早期的息肉形成中，嗜酸性粒细胞可能起着关键作用[51]。除了在息肉发育中可能的关键作用外，嗜酸性粒细胞也被认为在慢性和固定的息肉中发挥多种作用。如前一部分所述，嗜酸性粒细胞在息肉中迅速积累，它们被激活后，合成和释放脂质介质、酶和蛋白质，这些介质可以发挥各种各样的作用。嗜酸性粒细胞的特征是双叶核和胞浆中颗粒的储存（图 8.2）。这些颗粒储存和分泌阳离子蛋白、一系列细胞因子和趋化因子。嗜酸性颗粒不仅仅是预制蛋白质的储存库。已经证实释放不同的细胞因子是对特定刺激的反应。嗜酸性粒细胞可以通过经典分泌途径的从头合成来分泌介质，也可以通过胞吐（或"脱颗粒"）、碎块脱颗粒或细胞溶解来分泌预先形成的颗粒。在鼻息肉中，发现 30.7% 的嗜酸性粒细胞呈钝化状态，27.5% 的嗜酸性粒细胞发生细胞溶解，41.7% 的嗜酸性粒细胞发生碎片状脱颗粒[55,56]。

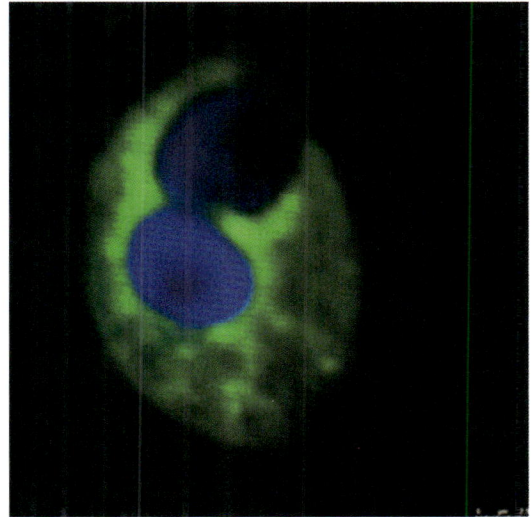

图 8.2　CRSwNP 中的嗜酸性粒细胞
MBP（绿色）和 DAPI（蓝色）免疫荧光染色显示典型的双叶细胞核和颗粒状胞质结构

　　目前报道最多的嗜酸性粒细胞在息肉中的作用是：脱颗粒和释放高度碱性和细胞毒性颗粒蛋白 [如 ECP、MBP 和嗜酸性粒细胞源性神经毒素（eosinophil-derived neurotoxin，EDN）]，这些蛋白在脱颗粒或细胞溶解过程中被释放。虽然它们在固有免疫防御和病原体清除中发挥着重要作用，但过度释放会对宿主造成极大的伤害。研究发现 MBP 在黏液和 CRSwNP 组织中沉积，其与上皮损伤相关[51,57]。主要碱性蛋白是有毒的，当浓度低于 $10\mu g/ml$ 时，可引起上皮细胞侵蚀。由于 MBP 在黏液中的浓度仅仅超过了这个浓度，这表明上皮损伤可能是由黏液引起的，而不是由组织引起[51]。ECP 是一种细胞毒性核糖核酸酶，常被用作嗜酸性粒细胞活性的标志和监测疾病进展。有趣的是，ECP 依赖于其核糖核酸酶 R（ribonuclease R，RNAse）活性发挥神经毒性和抗病毒作用，而其抗菌和抗蠕虫作用则与此活性无关。另一种 RNA 酶和强效神经毒素是 EDN。该蛋白可通过激活树突状细胞促进过敏反应，可能在过敏性疾病中发挥重要作用[58]。一项研究表明，EDN 增强慢性鼻窦炎气道重构，并与疾病严重程度相关[59]。然而，只有少数研究表明 EDN 和 CRSwNP 之间有明确的关联。除了众所周知的抗菌特性外，这些嗜酸性蛋白还具有其他功能。例如，嗜酸性颗粒蛋白 ECP 和 EDN 已被证明在体外抑制 T 细胞增殖[60]。研究表明，MBP 的毒性受结晶作用调控，可刺激嗜碱性粒细胞释放组胺和白三烯 C4 并激活肥大细胞[61]。这些机制是否以及如何在 CRS 的病理生理学中发挥重要作用尚不清楚。

嗜酸性粒细胞也是脂质介质的重要来源。鼻息肉组织来源的嗜酸性粒细胞具有一种特殊的表型，其脂肪酸代谢异常[62]。此外，CRS 中二十烷类代谢增加，且与 ECP 和 IL5 相关[63]。在 CRS 中，嗜酸性粒细胞是 5 脱氧酯酶（5-lipoxygenase，5-LO）和 LTC4 合酶（leukotriene A4 methyl ester）的重要来源。尤其是在对阿司匹林有超敏反应的患者中，嗜酸性粒细胞可能在 5-LO 途径被激活的情况下发挥作用[64]。

8.3.2 细胞外陷阱的形成和 Charcot-Leyden 晶体沉积

除脱颗粒外，嗜酸性粒细胞通过形成所谓的嗜酸性细胞外陷阱（eosinophil extracellular trap，EET）发挥抗菌防御作用。这些细胞外陷阱既可以由活的嗜酸性粒细胞产生，也可以由经历与细胞死亡相关的细胞外陷阱形成（eosinophil ETosis，EETosis）的嗜酸性粒细胞产生[65,66]。虽然 EET 的形成和 EETosis 是通过不同的途径调控的，但它们都依赖于还原型辅酶 II（NADPH）活性和活性氧 ROS 的产生。在体外，EET 的形成是由一系列刺激引起的，如黏附分子、IL-5 和干扰素 γ（IFN-γ）、补体因子 5a（C5a）、脂多糖 LPS、胸腺基质淋巴细胞生成素（TSLP）和嗜酸细胞活化趋化因子（eotaxin）[65,67]。虽然 EET 形成的确切途径尚不清楚，但很明显，EET 可以结合并杀死金黄色葡萄球菌、表皮葡萄球菌和大肠杆菌等细菌。在体外，嗜酸性粒细胞与金黄色葡萄球菌共培养后，无须额外刺激立即产生 EET，而表皮葡萄球菌诱发 EET 的形成需要 TSLP 启动[27,67]。是否需要另一种额外刺激（如 IL5，C5a，TSLP）才能导致 EET 的形成，取决于细菌的类型[15,59]。白种人 CRSwNP 患者 IL-5、eotaxin、IL-33 和 TSLP 水平升高，以及金黄色葡萄球菌持续定植。有趣的是，这些都是 EET 形成的可能诱因。

一项白种人 CRSwNP 患者的研究表明嗜酸性粒细胞被特异性招募到上皮损伤部位并形成 EET，以保护宿主免受金黄色葡萄球菌和可能的其他微生物的感染[25]。另一项研究报告，嗜酸性 CRS 患者分泌物中的 EET 有助于分泌物黏度的增加[68]。中国 Th2 型内型（IL5＋息肉）CRSwNP 患者表现出类似上皮下嗜酸性粒细胞聚集和 EET 形成的模式。此外，EET 与金黄色葡萄球菌的存在呈正相关，而与铜绿假单胞菌的存在无相关性，泛真菌或大肠杆菌定植表明金黄色葡萄球菌的重要作用。这些结果表明，同样的机制在 Th2 占优势的 CRSwNP 患者中发挥作用。研究发现在亚洲患者中，无论息肉状态如何，EET 均与疾病严重程度相关[64]。

在 CRS 患者中，EET 除了在抗菌防御中发挥作用外，还可以促进高黏稠嗜酸性黏液的产生，并损害患者的清除功能。此外，EET 可能含有完整的颗粒。这些颗粒可引起长期的炎症，但也有免疫调节作用[69]。最近发现，EETosis 的过程与 Charcot-Leyden 晶体（CLC）的形成有关[70,71]。CLC 由半乳糖凝集素 10 组成，这是人类嗜酸性粒细胞的一种主要的自动结晶颗粒蛋白。在 CRSwNP 患者的黏膜和黏液中大量发现 CLC，在过敏性鼻窦炎患者顽固的富含嗜酸性粒细胞的黏液中也经常发现 CLC[72]。在体内，内源性蛋白质的结晶通常与触发炎症反应的病理条件有关。有研究表明，在鼻息肉组织中，作为 EETosis 的结果，CLC 可引起促炎反应、继发性中性粒细胞炎症和 NETosis[73]。因此，嗜酸性粒细胞可能通过各种方式（如完整的颗粒或 CLC）在死后对先天免疫、局部免疫反应、无菌性炎症和组织损伤产生影响。图 8.3 中描述了最重要的机制和效应器功能的概述。

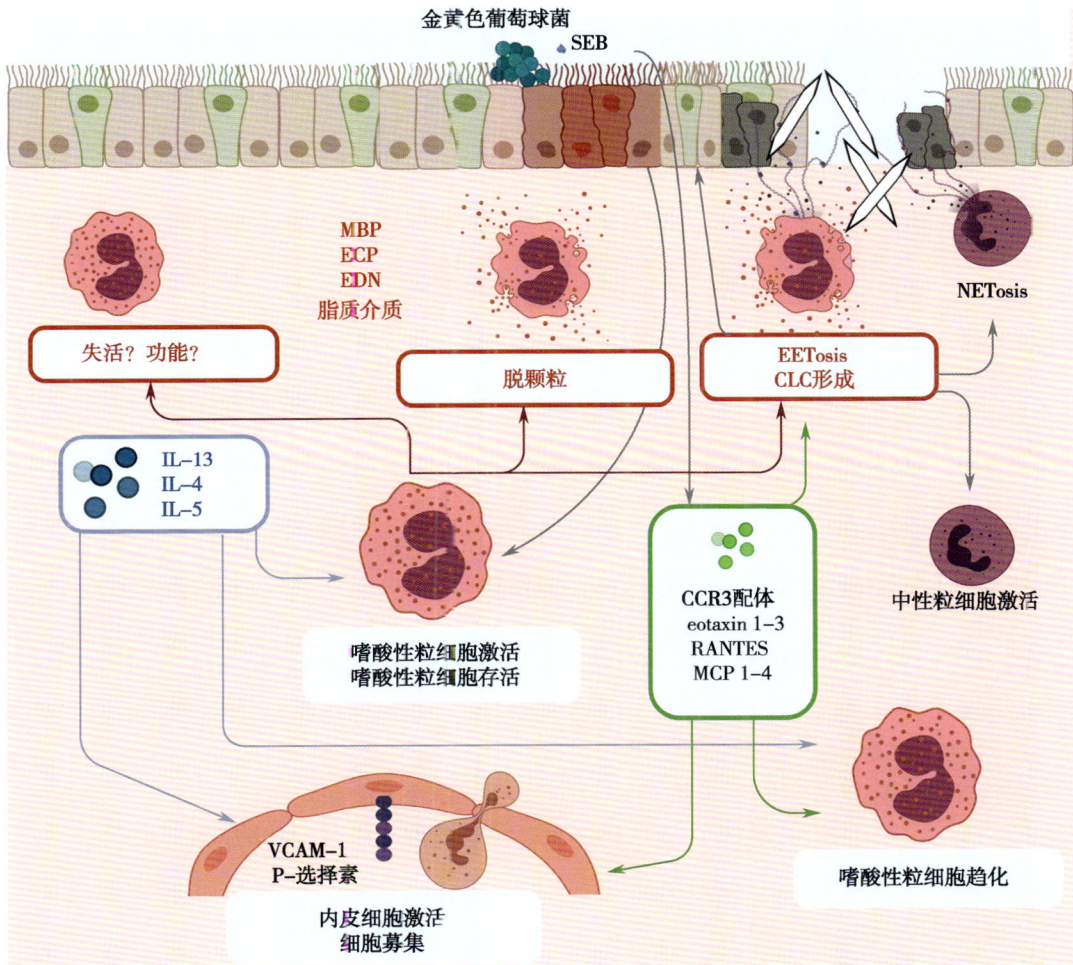

图 8.3 CRS 中嗜酸性粒细胞趋化、活化和效应器功能

8.3.3 嗜酸性粒细胞的其他作用

　　除颗粒蛋白外，嗜酸性粒细胞还产生大量促炎细胞因子和趋化因子。这些介质可具有促炎作用［如肿瘤坏死因子（tumor necrosis factor，TNF-α）］、抗炎作用（如 IL-10）、组织重塑作用（如转化生长因子 transforming growth factor，TGF-β）或免疫调节作用（如 IL-4）。此外，它们可能损伤上皮细胞，刺激上皮 - 间充质转化，激活或抑制感觉神经，调节干细胞和浆细胞的活动，改变气道的机械反应[67,68]。嗜酸性吲哚胺 2,3 双加氧酶（IFNγ 诱导酶）可作用于色氨酸（kynurenines，KYN）的产生，据报道 KYN 主要可诱导 1 型细胞凋亡和抑制其增殖，

并引起 Th2 型偏倚[74]。嗜酸性粒细胞也可以通过自分泌 IL-5、eotaxin 和 GM-CSF 来维持自身的生存和招募。此外，在过敏性上呼吸道疾病中，嗜酸性粒细胞被发现作为抗原呈递细胞，表达 MHCII 和共刺激分子，并运输到区域淋巴结[75]。然而，目前还不清楚这些影响在 CRS 患者中的相关程度。如前所述，嗜酸性粒细胞和其释放的介质的确切作用可能依赖于微环境和 CRS 内型的特定背景。

8.4　治疗注意事项

大部分 CRSwNP 患者的发病机制中都涉及嗜酸性粒细胞。对于这些患者，诱导其凋亡和有效的清除是解决炎症的关键。多西环素治疗可显著降低 CRSwNP 患者的息肉大小和鼻分泌物 ECP 水平[76]。与中性粒细胞相反，嗜酸性粒细胞也是糖皮质激素的一个重要靶点。糖皮质激素可以通过多种方式降低嗜酸性粒细胞增多。例如，它们通过抑制 VCAM1、eotaxin、eotaxin-2 和 MCP-4 的表达来干扰其募集[42]。此外，糖皮质激素可干扰嗜酸性粒细胞黏附、趋化、活化和诱导凋亡[77]。

尽管类固醇对嗜酸性粒细胞有多重作用，但目前美国 FDA 批准的鼻内类固醇治疗并没有为许多患者提供显著的缓解作用。对于这些患者，单克隆抗体带来了令人兴奋的新治疗方案的希望。在 CRSwNP 中，IL-5 是一个关键的细胞因子，可能是该细胞因子在嗜酸性粒细胞激活中的自分泌作用，并与嗜酸性阳离子蛋白（ECP）密切相关。体外注射抗 IL-5 单克隆中和抗体，而不是抗 IL-3 或抗 GM-CSF 抗体，可导致息肉组织中嗜酸性粒细胞的凋亡和组织嗜酸性粒细胞减少[49]证实了 IL-5 的关键作用。靶向 IL-5 信号的单克隆抗体包括瑞利珠单抗和美泊利珠单抗（均抗 IL-5），以及贝那利珠单抗（抗 IL-5Rα），它们在鼻息肉病（nasal polyps，NP）病理生理学中直接靶向 IL-5。研究显示，抗 IL-5 或 IL4/IL13Rα 的抗体可减少嗜酸性粒细胞并收缩息肉，该结果支持嗜酸性粒细胞在发病机制中的作用[75,76]。这些药物也可恢复嗅觉功能，支持嗜酸性粒细胞介导嗅觉丧失的假说。最近，FDA 批准了度匹鲁单抗用于治疗 CRSwNP。阻断 IL4 和 IL13 同时影响广泛的 Th2 型效应细胞，并影响嗜酸性粒细胞的招募、趋化和上游的激活。这些影响可能是它们取得巨大成功的原因。

8.5　展望未来

嗜酸性粒细胞增多是白种人 CRSwNP 患者的一个关键因素，但到目前为止，还不完全清楚他们是否是疾病的主要原因，或更确切地说是否是疾病的标志。虽然很多报道指出，这些细胞在发病机制中发挥关键作用，但仅靶向作用嗜酸性粒细胞似乎不如靶向关键的 Th2 型调节细胞因子有效。考虑到它们在死后的作用，以及它们可能的抗炎和免疫调节作用，靶向嗜酸性粒细胞可能并不总是有益的。微环境可能是嗜酸性粒细胞效应功能的关键，通过对患者进行内源性分型获得更多的见解，这对于确定是否和如何靶向嗜酸性粒细胞以及为患者分配正确的治疗至关重要。

（陈宝怡　洪海裕 译）

参考文献

1. Ferguson BJ. Categorization of eosinophilic chronic rhinosinusitis. Curr Opin Otolaryngol Head Neck Surg. 2004;12(3):237–42.
2. Ishinaga H, Shah SA, Sakaida H, Takeuchi K. The role of transforming growth factor-alpha on mucin overproduction in eosinophilic chronic rhinosinusitis. Pharmacology. 2011;88(5–6):302–8. https://doi.org/10.1159/000333794.
3. Wang X, Zhang N, Bo M, Holtappels G, Zheng M, Lou H, et al. Diversity of TH cytokine profiles in patients with chronic rhinosinusitis: a multicenter study in Europe, Asia, and Oceania. J Allergy Clin Immunol. 2016;138(5):1344–53. https://doi.org/10.1016/j.jaci.2016.05.041.
4. Zhang Y, Gevaert E, Lou H, Wang X, Zhang L, Bachert C, et al. Chronic rhinosinusitis in Asia. J Allergy Clin Immunol. 2017;140(5):1230–9. https://doi.org/10.1016/j.jaci.2017.09.009.
5. Kountakis SE, Arango P, Bradley D, Wade ZK, Borish L. Molecular and cellular staging for the severity of chronic rhinosinusitis. Laryngoscope. 2004;114(11):1895–905. https://doi.org/10.1097/01.mlg.0000147917.43615.c0.
6. Szucs E, Ravandi S, Goossens A, Beel M, Clement PA. Eosinophilia in the ethmoid mucosa and its relationship to the severity of inflammation in chronic rhinosinusitis. Am J Rhinol. 2002;16(3):131–4.
7. Hauser LJ, Chandra RK, Li P, Turner JH. Role of tissue eosinophils in chronic rhinosinusitis-associated olfactory loss. Int Forum Allergy Rhinol. 2017;7(10):957–62. https://doi.org/10.1002/alr.21994.
8. Ishitoya J, Sakuma Y, Tsukuda M. Eosinophilic chronic rhinosinusitis in Japan. Allergol Int. 2010;59(3):239–45. https://doi.org/10.2332/allergolint.10-RAI-0231.
9. Sakuma Y, Ishitoya J, Komatsu M, Shiono O, Hirama M, Yamashita Y, et al. New clinical diagnostic criteria for eosinophilic chronic rhinosinusitis. Auris Nasus Larynx. 2011;38(5):583–8. https://doi.org/10.1016/j.anl.2011.01.007.
10. Ponikau JU, Sherris DA, Kephart GM, Kern EB, Congdon DJ, Adolphson CR, et al. Striking deposition of toxic eosinophil major basic protein in mucus: implications for chronic rhinosinusitis. J Allergy Clin Immunol. 2005;116(2):362–9. https://doi.org/10.1016/j.jaci.2005.03.049.
11. Takeda K, Takeno S, Hirakawa K, Ishino T. Expression and distribution of glucocorticoid receptor isoforms in eosinophilic chronic rhinosinusitis. Auris Nasus Larynx. 2010;37(6):700–7. https://doi.org/10.1016/j.anl.2010.03.005.
12. Lou H, Zhang N, Bachert C, Zhang L. Highlights of eosinophilic chronic rhinosinusitis with nasal polyps in definition, prognosis, and advancement. Int Forum Allergy Rhinol. 2018;8(11):1218–25. https://doi.org/10.1002/alr.22214.
13. Braun H, Buzina W, Freudenschuss K, Beham A, Stammberger H. 'Eosinophilic fungal rhinosinusitis': a common disorder in Europe? Laryngoscope. 2003;113(2):264–9. https://doi.org/10.1097/00005537-200302000-00013.
14. Ponikau JU, Sherris DA, Kern EB, Homburger HA, Frigas E, Gaffey TA, et al. The diagnosis and incidence of allergic fungal sinusitis. Mayo Clin Proc. 1999;74(9):877–84. https://doi.org/10.4065/74.9.877.
15. Inoue Y, Matsuwaki Y, Shin SH, Ponikau JU, Kita H. Nonpathogenic, environmental fungi induce activation and degranulation of human eosinophils. J Immunol (Baltimore, Md: 1950). 2005;175(8):5439–47. https://doi.org/10.4049/jimmunol.175.8.5439.
16. Shin SH, Ponikau JU, Sherris DA, Congdon D, Frigas E, Homburger HA, et al. Chronic rhinosinusitis: an enhanced immune response to ubiquitous airborne fungi. J Allergy Clin Immunol. 2004;114(6):1369–75. https://doi.org/10.1016/j.jaci.2004.08.012.
17. Wei JL, Kita H, Sherris DA, Kern EB, Weaver A, Ponikau JU. The chemotactic behavior of eosinophils in patients with chronic rhinosinusitis. Laryngoscope. 2003;113(2):303–6. https://doi.org/10.1097/00005537-200302000-00019.
18. Douglas R, Bruhn M, Tan LW, Ooi E, Psaltis A, Wormald PJ. Response of peripheral blood lymphocytes to fungal extracts and staphylococcal superantigen B in chronic rhinosinusitis. Laryngoscope. 2007;117(3):411–4. https://doi.org/10.1097/MLG.0b013e31802c0707.
19. Ebbens FA, Scadding GK, Badia L, Hellings PW, Jorissen M, Mullol J, et al. Amphotericin B nasal lavages: not a solution for patients with chronic rhinosinusitis. J Allergy Clin Immunol. 2006;118(5):1149–56. https://doi.org/10.1016/j.jaci.2006.07.058.
20. Isaacs S, Fakhri S, Luong A, Citardi MJ. A meta-analysis of topical amphotericin B for the treatment of chronic rhinosinusitis. Int Forum Allergy Rhinol. 2011;1(4):250–4. https://doi.org/10.1002/alr.20056.
21. Orlandi RR, Marple BF, Georgelas A, Durtschi D, Barr L. Immunologic response to fungus is not universally associated with rhinosinusitis. Otolaryngol Head Neck Surg. 2009;141(6):750–6.e1–2. https://doi.org/10.1016/j.otohns.2009.09.016.
22. Bachert C, Gevaert P, van Cauwenberge P. Staphylococcus aureus superantigens and airway disease. Curr Allergy Asthma Rep. 2002;2(3):252–8.
23. Bachert C, van Zele T, Gevaert P, De Schrijver L, Van Cauwenberge P. Superantigens and nasal polyps. Curr Allergy Asthma Rep. 2003;3(6):523–31.
24. Bernstein JM, Ballow M, Schlievert PM, Rich G, Allen C, Dryja D. A superantigen hypothesis for the pathogenesis of chronic hyperplastic sinusitis with massive nasal polyposis. Am J Rhinol.

2003;17(6):321–6.

25. Gevaert E, Zhang N, Krysko O, Lan F, Holtappels G, De Ruyck N, et al. Extracellular eosinophilic traps in association with Staphylococcus aureus at the site of epithelial barrier defects in patients with severe airway inflammation. J Allergy Clin Immunol. 2017;139(6):1849–60 e6. https://doi.org/10.1016/j.jaci.2017.01.019.

26. Van Zele T, Gevaert P, Watelet J-B, Claeys G, Holtappels G, Claeys C, et al. Staphylococcus aureus colonization and IgE antibody formation to entero-toxins is increased in nasal polyposis. J Allergy Clin Immunol. 2004;114(4):981. https://doi.org/10.1016/j.jaci.2004.07.013.

27. Perez-Novo CA, Kowalski ML, Kuna P, Ptasinska A, Holtappels G, van Cauwenberge P, et al. Aspirin sen-sitivity and IgE antibodies to Staphylococcus aureus enterotoxins in nasal polyposis: studies on the relation-ship. Int Arch Allergy Immunol. 2004;133(3):255–60. https://doi.org/10.1159/000076832.

28. Mori Y, Iwasaki H, Kohno K, Yoshimoto G, Kikushige Y, Okeda A, et al. Identification of the human eosinophil lineage-committed pro-genitor: revision of phenotypic definition of the human common myeloid progenitor. J Exp Med. 2009;206(1):183–93. https://doi.org/10.1084/jem.20081756.

29. Iwasaki H, Mizuno S, Mayfield R, Shigematsu H, Arinobu Y, Seed B, et al. Identification of eosinophil lineage-committed progenitors in the murine bone marrow. J Exp Med. 2005;201(12):1891–7. https://doi.org/10.1084/jem.20050548.

30. Lopez AF, Begley CG, Williamson DJ, Warren DJ, Vadas MA, Sanderson CJ. Murine eosinophil dif-ferentiation factor. An eosinophil-specific colony-stimulating factor with activity for human cells. J Exp Med. 1986;163(5):1085–99. https://doi.org/10.1084/jem.163.5.1085.

31. Sanderson CJ. Eosinophil differentiation factor (inter-leukin-5). Immunol Ser. 1990;49:231–56.

32. Clutterbuck E, Shields JG, Gordon J, Smith SH, Boyd A, Callard RE, et al. Recombinant human interleu-kin 5 is an eosinophil differentiation factor but has no activity in standard human B cell growth factor assays. Eur J Immunol. 1987;17(12):1743–50. https://doi.org/10.1002/eji.1830171210.

33. Clutterbuck EJ, Hirst EM, Sanderson CJ. Human interleukin-5 (IL-5) regulates the production of eosinophils in human bone marrow cultures: com-parison and interaction with IL-1, IL-3, IL-6, and GMCSF. Blood. 1989;73(6):1504–12.

34. Clutterbuck EJ, Sanderson CJ. Regulation of human eosinophil precursor production by cytokines: a comparison of recombinant human interleukin-1 (rhIL-1), rhIL-3, rhIL-5, rhIL-6, and rh granulocyte-macrophage colony-stimulating factor. Blood. 1990;75(9):1774–9.

35. Hirai K, Yamaguchi M, Misaki Y, Takaishi T, Ohta K, Morita Y, et al. Enhancement of human baso-phil histamine release by interleukin 5. J Exp Med. 1990;172(5):1525–8. https://doi.org/10.1084/

jem.172.5.1525.

36. Resnick MB, Weller PF. Mechanisms of eosino-phil recruitment. Am J Respir Cell Mol Biol. 1993;8(4):349–55. https://doi.org/10.1165/ajrcmb/8.4.349.

37. Symon FA, Walsh GM, Watson SR, Wardlaw AJ. Eosinophil adhesion to nasal polyp endothelium is P-selectin-dependent. J Exp Med. 1994;180(1):371–6. https://doi.org/10.1084/jem.180.1.371.

38. Jahnsen FL, Haraldsen G, Aanesen JP, Haye R, Brandtzaeg P. Eosinophil infiltration is related to increased expression of vascular cell adhesion molecule-1 in nasal polyps. Am J Respir Cell Mol Biol. 1995;12(6):624–32. https://doi.org/10.1165/ajrcmb.12.6.7539273.

39. Bachert C, Gevaert P, Holtappels G, van Cauwenberge P. Mediators in nasal polyposis. Curr Allergy Asthma Rep. 2002;2(6):481–7.

40. Ebbens FA, Toppila-Salmi SK, Renkonen JA, Renkonen RL, Mullol J, van Drunen CM, et al. Endothelial L-selectin ligand expression in nasal polyps. Allergy. 2010;65(1):95–102. https://doi.org/10.1111/j.1398-9995.2009.01986.x.

41. Demoly P, Sahla M, Campbell AM, Bousquet J, Crampette L. ICAM-1 expression in upper respira-tory mucosa is differentially related to eosinophil and neutrophil inflammation according to the allergic sta-tus. Clin Exp Allergy. 1998;28(6):731–8. https://doi.org/10.1046/j.1365-2222.1998.00308.x.

42. Jahnsen FL, Haye R, Gran E, Brandtzaeg P, Johansen FE. Glucocorticosteroids inhibit mRNA expression for eotaxin, eotaxin-2, and monocyte-chemotactic protein-4 in human airway inflammation with eosino-philia. J Immunol. 1999;163(3):1545–51.

43. Stevens WW, Ocampo CJ, Berdnikovs S, Sakashita M, Mahdavinia M, Suh L, et al. Cytokines in chronic rhinosinusitis. Role in eosinophilia and aspirin-exacerbated respiratory disease. Am J Respir Crit Care Med. 2015;192(6):682–94. https://doi.org/10.1164/rccm.201412-2278OC.

44. Huvenne W, Callebaut I, Reekmans K, Hens G, Bobic S, Jorissen M, et al. Staphylococcus aureus enterotoxin B augments granulocyte migration and survival via airway epithelial cell activa-tion. Allergy. 2010;65(8):1013–20. https://doi.org/10.1111/j.1398-9995.2009.02313.x.

45. Beck LA, Stellato C, Beall LD, Schall TJ, Leopold D, Bickel CA, et al. Detection of the chemokine RANTES and endothelial adhesion molecules in nasal polyps. J Allergy Clin Immunol. 1996;98(4):766–80. https://doi.org/10.1016/s0091-6749(96)70126-4.

46. Davidsson A, Danielsen A, Viale G, Olofsson J, Dell'Orto P, Pellegrini C, et al. Positive identifi-cation in situ of mRNA expression of IL-6, and IL-12, and the chemotactic cytokine RANTES in patients with chronic sinusitis and polypoid dis-ease. Clinical relevance and relation to allergy. Acta Otolaryngol. 1996;116(4):604–10. https://doi.org/10.3109/00016489609137897.

47. Meyer JE, Bartels J, Gorogh T, Sticherling M, Rudack C, Ross DA, et al. The role of RANTES in nasal pol-

yposis. Am J Rhinol. 2005;19(1):15–20.

48. Gu Z, Jin M, Cao Z. Role of eotaxin-3 in chronic rhinosinusitis with nasal polyps. Otolaryngol Head Neck Surg. 2011;145(2):324–6. https://doi.org/10.1177/0194599811403077.

49. European position paper on rhinosinusitis and nasal polyps. Rhinol Suppl. 2005;18:1–87.

50. Van Roey GA, Vanison CC, Wu J, Huang JH, Suh LA, Carter RG, et al. Classical complement pathway activation in the nasal tissue of patients with chronic rhinosinusitis. J Allergy Clin Immunol. 2017;140(1):89–100.e2. https://doi.org/10.1016/j.jaci.2016.11.015.

51. Simon HU, Yousefi S, Schranz C, Schapowal A, Bachert C, Blaser K. Direct demonstration of delayed eosinophil apoptosis as a mechanism causing tissue eosinophilia. J Immunol (Baltimore, Md: 1950). 1997;158(8):3902–8.

52. Kim JH, Choi GE, Lee BJ, Kwon SW, Lee SH, Kim HS, et al. Natural killer cells regulate eosinophilic inflammation in chronic rhinosinusitis. Sci Rep. 2016;6:27615. https://doi.org/10.1038/srep27615.

53. Lee JJ, Jacobsen EA, McGarry MP, Schleimer RP, Lee NA. Eosinophils in health and disease: the LIAR hypothesis. Clin Exp Allergy. 2010;40(4):563–75. https://doi.org/10.1111/j.1365-2222.2010.03484.x.

54. Mesnil C, Raulier S, Paulissen G, Xiao X, Birrell MA, Pirottin D, et al. Lung-resident eosinophils represent a distinct regulatory eosinophil subset. J Clin Invest. 2016;126(9):3279–95. https://doi.org/10.1172/JCI85664.

55. Armengot M, Garin L, Carda C. Eosinophil degranulation patterns in nasal polyposis: an ultrastructural study. Am J Rhinol Allergy. 2009;23(5):466–70. https://doi.org/10.2500/ajra.2009.23.3357.

56. Erjefalt JS, Greiff L, Andersson M, Adelroth E, Jeffery PK, Persson CG. Degranulation patterns of eosinophil granulocytes as determinants of eosinophil driven disease. Thorax. 2001;56(5):341–4. https://doi.org/10.1136/thorax.56.5.341.

57. Frigas E, Motojima S, Gleich GJ. The eosinophilic injury to the mucosa of the airways in the pathogenesis of bronchial asthma. Eur Respir J Suppl. 1991;13:123s–35s.

58. Kita H. Eosinophils: multifaceted biological properties and roles in health and disease. Immunol Rev. 2011;242(1):161–77. https://doi.org/10.1111/j.1600-065X.2011.01026.x.

59. Tsuda T, Maeda Y, Nishide M, Koyama S, Hayama Y, Nojima S, et al. Eosinophil-derived neurotoxin enhances airway remodeling in eosinophilic chronic rhinosinusitis and correlates with disease severity. Int Immunol. 2019;31(1):33–40. https://doi.org/10.1093/intimm/dxy061.

60. Peterson CG, Skoog V, Venge P. Human eosinophil cationic proteins (ECP and EPX) and their suppressive effects on lymphocyte proliferation. Immunobiology. 1986;171(1–2):1–13. https://doi.org/10.1016/s0171-2985(86)80013-4.

61. Soragni A, Yousefi S, Stoeckle C, Soriaga AB, Sawaya MR, Kozlowski E, et al. Toxicity of eosinophil MBP is repressed by intracellular crystallization and promoted by extracellular aggregation. Mol Cell. 2015;57(6):1011–21. https://doi.org/10.1016/j.molcel.2015.01.026.

62. Miyata J, Fukunaga K, Kawashima Y, Watanabe T, Saitoh A, Hirosaki T, et al. Dysregulated fatty acid metabolism in nasal polyp-derived eosinophils from patients with chronic rhinosinusitis. Allergy. 2019;74(6):1113–24. https://doi.org/10.1111/all.13726.

63. Pérez-Novo CA, Claeys C, Van Cauwenberge P, Bachert C. Expression of eicosanoid receptors subtypes and eosinophilic inflammation: implication on chronic rhinosinusitis. Respir Res. 2006;7(1):75. https://doi.org/10.1186/1465-9921-7-75.

64. Hwang CS, Park SC, Cho HJ, Park DJ, Yoon JH, Kim CH. Eosinophil extracellular trap formation is closely associated with disease severity in chronic rhinosinusitis regardless of nasal polyp status. Sci Rep. 2019;9(1):8061. https://doi.org/10.1038/s41598-019-44627-z.

65. Dworski R, Simon HU, Hoskins A, Yousefi S. Eosinophil and neutrophil extracellular DNA traps in human allergic asthmatic airways. J Allergy Clin Immunol. 2011;127(5):1260–6. https://doi.org/10.1016/j.jaci.2010.12.1103.

66. Yousefi S, Gold JA, Andina N, Lee JJ, Kelly AM, Kozlowski E, et al. Catapult-like release of mitochondrial DNA by eosinophils contributes to antibacterial defense. Nat Med. 2008;14(9):949–53. https://doi.org/10.1038/nm.1855.

67. Morshed M, Yousefi S, Stöckle C, Simon HU, Simon D. Thymic stromal lymphopoietin stimulates the formation of eosinophil extracellular traps. Allergy. 2012;67(9):1127–37. https://doi.org/10.1111/j.1398-9995.2012.02868.x.

68. Ueki S, Melo RC, Ghiran I, Spencer LA, Dvorak AM, Weller PF. Eosinophil extracellular DNA trap cell death mediates lytic release of free secretion-competent eosinophil granules in humans. Blood. 2013;121(11):2074–83. https://doi.org/10.1182/blood-2012-05-432088.

69. Ueki S, Tokunaga T, Fujieda S, Honda K, Hirokawa M, Spencer LA, et al. Eosinophil ETosis and DNA traps: a new look at eosinophilic inflammation. Curr Allergy Asthma Rep. 2016;16(8):54. https://doi.org/10.1007/s11882-016-0634-5.

70. Persson EK, Verstraete K, Heyndrickx I, Gevaert E, Aegerter H, Percier JM, et al. Protein crystallization promotes type 2 immunity and is reversible by antibody treatment. Science. 2019;364(6442):eaaw4295. https://doi.org/10.1126/science.aaw4295.

71. Ueki S, Tokunaga T, Melo RCN, Saito H, Honda K, Fukuchi M, et al. Charcot-Leyden crystal formation is closely associated with eosinophil extracellular trap cell death. Blood. 2018;132(20):2183–7. https://doi.org/10.1182/blood-2018-04-842260.

72. Katzenstein AL, Sale SR, Greenberger PA. Allergic Aspergillus sinusitis: a newly recognized form of sinusitis. J Allergy Clin Immunol. 1983;72(1):89–93.

73. Gevaert E, Delemarre T, De Volder J, Zhang N,

Holtappels G, De Ruyck N, et al. Charcot-Leyden crystals promote neutrophilic inflammation in patients with nasal polyposis. J Allergy Clin Immunol. 2019; https://doi.org/10.1016/j.jaci.2019.08.027.

74. Terness P, Bauer TM, Rose L, Dufter C, Watzlik A, Simon H, et al. Inhibition of allogeneic T cell proliferation by indoleamine 2,3-dioxygenase-expressing dendritic cells: mediation of suppression by tryptophan metabolites. J Exp Med. 2002;196(4):447–57. https://doi.org/10.1084/jem.20020052.

75. Akuthota P, Wang H, Weller PF. Eosinophils as antigen-presenting cells in allergic upper airway disease. Curr Opin Allergy Clin Immunol. 2010;10(1):14–9. https://doi.org/10.1097/ACI.0b013e328334f693.

76. Van Zele T, Gevaert P, Holtappels G, Beule A, Wormald PJ, Mayr S, et al. Oral steroids and doxycycline: two different approaches to treat nasal polyps. J Allergy Clin Immunol. 2010;125(5):1069–76.e4. https://doi.org/10.1016/j.jaci.2010.02.020.

77. Schleimer RP, Bochner BS. The effects of glucocorticoids on human eosinophils. J Allergy Clin Immunol. 1994;94(6 Pt 2):1202–13. https://doi.org/10.1016/0091-6749(94)90333-6.

中性粒细胞   第 **9** 章

Elien Gevaert

要点

- 中性粒细胞增多通常与 CRSsNP、亚洲 CRSwNP 或囊性纤维化(CF)鼻息肉相关。
- CRS 中的中性粒细胞增多可能与包括 2 型炎症在内的不同炎症模式有关。
- 多种介质可介导中性粒细胞募集。
- 中性粒细胞不仅仅是炎症的旁观者,它还使用多种介质来调节炎症。
- 皮质类固醇和大环内酯或多西环素可使中性粒细胞浸润减少,表明这可能是更好的治疗方法。
- 针对中性粒细胞激活和浸润的新药物的开发,可能为中性粒细胞炎症相关的类固醇耐药性 CRS 患者提供更有效的解决方案。
- 更好地理解 CRS 中的中性粒细胞生物学,结合对 CRS 患者的内源性分型,将使更个性化的治疗成为可能。

9.1　CRS 中中性粒细胞的临床表现

中性粒细胞被认为是 Th1 型或 Th17 型炎症的典型特征,因此与 CRSsNP、亚洲 CRSwNP 和囊性纤维化息肉(cystic fibrosis, CF)患者有关。CRSwNP 患者在大多数白种人中表现为主要的 Th2 型炎症和嗜酸性粒细胞增多,而亚洲患者的息肉与 Th1/Th17 型炎症和中性粒细胞相关,这是十多年前所报道的 [1]。亚洲人群中 CRSwNP 患者表现为 Th2 型炎症是显著升高 [2]。目前 20%~60% 的亚洲 CRSwNP 患者有显著的 Th2 型炎症反应,提示向 Th2 型炎症转移 [2,3]。长期以来,CRS 的中性粒细胞和嗜酸性粒细胞炎症表现为黑白两面,几乎意味着相互排斥。此外,Th2 型炎症的主要焦点是嗜酸性粒细胞,毫无疑问,这类型是最严重的 CRS 患者群体,这也在某种程度上分散了学者们对中性粒细胞的关注。有趣的是,过去十年的几项研究表明,相当一部分 CRSwNP 患者存在混合炎症。一项中国 CRSwNP 患者的研究显示,76.5% 的 CRSwNP 患者具有嗜酸性粒细胞表型,46.0% 的 CRSwNP 患者具有中性粒细胞表型,35.8% 的 CRSwNP 患者具有混合表型 [4]。

其他在中国人群的研究也发现,与对照组相比,CRSwNP 患者中的中性粒细胞浸润更明显。而且,非嗜酸性 CRSwNP 患者的中性粒细胞浸润比嗜酸性 CRwNP 患者的中性粒细胞浸润更明显 [5-8]。类似地,在白种人群 CRSwNP 患者的几项研究中也报道了中性粒细胞的显著浸润 [3,9-11]。最近一项炎症内型分析表明,在高 Th2 内型中,包括最严重和最难治疗的 CRSwNP 患者,中性粒细胞标记蛋白的存在显著增加 [11]。虽然有报道称 CRSsNP 中中性粒细胞的数量高于 CRSwNP，但也有研究发现 CRSwNP 中中性粒细胞的数量与 CRSsNP 相当或有所升高 [7,12-14]。这些矛盾的结果很可能是由于存在不同的 CRS 内型，其中一些有明显的中性粒细胞炎症与嗜酸性粒细胞炎症共存 [11]。CRS 中的中性粒细胞可以通过中性粒细胞特异性蛋白 [如弹性酶或髓过氧化物酶（myeloperoxidase，MPO）] 的测量，或通过对组织中这些蛋白的免疫组化来诊断（图 9.1）。

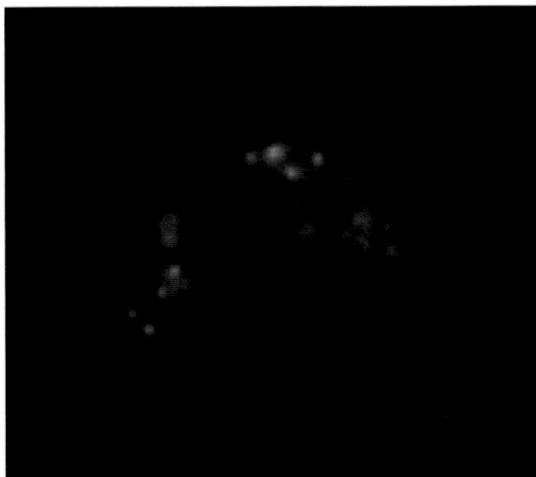

图 9.1　CRSwNP 中的中性粒细胞
弹性蛋白酶免疫组化染色（粉红色）和 DNA 免疫组化染色（紫色）

在严重型哮喘中，与 Th2 型（占主导地位）和 Th2/Th17 型（占低地位）亚组相比，Th2/Th17 型（占优势）亚组的哮喘患者与糖皮质激素抵抗更相关，且气道阻塞和反应性更大。这些报道指出 IL-17 是产生强烈中性粒细胞浸润，并加剧 Th2 型细胞介导的嗜酸性粒细胞气道炎症和高反应性的主要驱动力 [15-17]。在鼻息肉中，中性粒细胞增多与口服皮质激素治疗反应降低有关。此外，重度或中度中性粒细胞炎症标志物与 IL-8 水平升高和难治性 CRS 的高比例相关 [18]。然而，与严重型哮喘不同，IL-17 的重要作用和混合型 Th2/Th17 的存在不能被证实为 CRSwNP 中嗜酸性粒细胞 / 中性粒细胞混合的驱动力。

9.2　CRS 中中性粒细胞的招募和激活

中性粒细胞是骨髓中发育的终末分化细胞。在几个关键转录因子的控制下，中性粒细胞由一种常见的髓系祖细胞发育而来。转录因子 CCAAT 增强子结合蛋白 α（C/EBP-α）和转录因子 PU.1 诱导祖细胞向单核细胞和巨噬细胞分化，乙酰化 C/EBP-ε、生长因子非依赖性蛋白 -1（growth factor independent 1，GFI-1）和缺乏 GATA-1 表达则产生中性粒细胞 [19]。中性粒细胞受体、CXCR-4 和 CXCR-2 及其 CXCL-12 和 CXCL-2 调节中性粒细胞从骨髓的释放 [20]。

中性粒细胞是抵御微生物入侵的第一道细胞防线，能够快速穿过血内皮细胞屏障发挥其效应功能。中性粒细胞在数分钟内对趋化因子和细胞因子等可溶性因子作出反应，随后被招募到感染部位。中性粒细胞招募级联的第一步是中性粒细胞通过各种黏附分子与内皮

细胞相互作用 [21]。已知细胞黏附分子 P- 选择素、VCAM 和 ICAM-1 在中性粒细胞的跨内皮迁移中发挥作用 [22]。研究发现 ICAM-1 在 CRSwNP 和 CRSsNP 中均表达增加 [12,23-25]。有趣的是,在体外缺氧条件下,鼻上皮细胞也显示出 ICAM-1 和 P- 选择素的上调 [26]。这可能导致中性粒细胞的迁移和黏附增加。另一项研究证实,白种人 CRSwNP 患者上皮细胞中 ICAM-1 表达上调,提示在鼻息肉中存在中性粒细胞 - 上皮细胞相互作用的机制 [27]。

多种趋化因子和细胞因子可进一步介导中性粒细胞的浸润。中性粒细胞上 CXCR 的表达,尤其是 CXCR-1 和 CXCR-2,在这一过程中很重要。CXCL,如 CXCL-1、CXCL-2、CXCL-5 和 CXCL-8,可以通过与受体的接触来介导中性粒细胞的迁移 [28-30]。浸润性免疫细胞(如中性粒细胞和肥大细胞)和结构细胞(如上皮细胞和成纤维细胞)都参与生成 CXCL-1、CXCL-2 和 CXCL-8 以招募中性粒细胞 [18,31]。在中国,两项独立的聚类分析发现了一个与高 CXCL8 相关的中性粒细胞 CRS 群体,指出该细胞因子在中性粒细胞招募中发挥关键作用 [5,32]。其他报道显示,与对照组相比,中国和白种人群的 CRSsNP 和 CRSwNP 患者中的 CXCL-8 确实表达上调。研究发现在对炎症刺激、细菌和柴油尾气颗粒反应中,鼻上皮细胞是 CXCL-8 的主要来源,CXCL-8 似乎是介导中性粒细胞招募的关键化合物 [33-35]。除这些趋化因子和细胞因子外,脂质介质也可直接诱导中性粒细胞趋化。在氧化应激反应中,CRSwNP 患者的鼻上皮细胞分泌白三烯 LTB4。LTB4 被中性粒细胞上表达的 LTB4 受体感知并诱导迁移 [36]。另一项研究发现,另一种脂质介质血栓素 A2 在 CRSsNP 患者的鼻黏膜来源的成纤维细胞中调节 CXCL-1 和 CXCL-8 趋化因子的表达 [29]。

一旦中性粒细胞被招募到组织中,就可以为进一步的活动做好准备。用初级激动剂启动中性粒细胞可以增强或调节对次级刺激的反应,并为进一步的中性粒细胞黏附、吞噬、产生超氧化物、脱颗粒和存活奠定基础。IL-1α、IL-1β、IL-6、IL-8、粒细胞集落刺激因子(G-CSF)、GM-CSF、补体成分 C3a 和 C5a、IFN-γ 等刺激均可启动或进一步激活组织中的中性粒细胞 [37]。一旦进入组织,中性粒细胞可能通过 CXCL-1、CXCL-2 和 CXCL-8 等因子的产生来维持其自身的招募、启动和激活,从而创建一个正反馈环 [5]。据报道,这些因子在嗜中性 CRS 或另一种亚型中上调。由于每个因素和各种因素的组合都会对中性粒细胞的活性产生不同的影响,因此中性粒细胞的特异性活性可能高度依赖于微环境。因此,如果不彻底分清患者的内型,就不可能了解其具体机制。

如 9.1 节所述,IL-17 作为中性粒细胞的驱动力,其在不同的 CRS 内型中的核心作用并不总是明确的。大多数中国鼻息肉患者和囊性纤维化鼻息肉患者,被认为是一种 Th17 偏倚型疾病,IL-17 可能是中性粒细胞增多的基础 [1,38]。IL-17A 引起 IL-6 和 CXCL-8 等趋化因子的释放,从而招募中性粒细胞 [33]。IL-17A 和 IL-17F 均可引起 G-CSF、CXCL-1、CXCL-2 的上调 [39]。有趣的是,一项研究表明 IL-17A 对成人鼻息肉患者的中性粒细胞存活有直接影响,但对 CF 患者的鼻息肉无直接影响 [38]。正如 9.1 节中所述,在高 Th2 型炎症环境中 IL-17 和组织中性粒细胞浸润增加之间的联系不太清楚。Tomassen 等报道的一项对内源性分型患者的聚类分析显示,严重 CRSwNP 和合并哮喘的亚型以高 Th2 型细胞因子为特征,但也以高水平的中性粒细胞相关细胞因子或蛋白(如 IL-6、CXCL-8 和 MPO)为特征,但不包括 IL-17 [11]。这表明中性粒细胞在这些亚型中的浸润增加与 IL-17 的作用无关。最近出现了对这种现象的一种可能的解释。在亚洲和白种人群中的严重嗜酸性 CRSwNP 患者,嗜酸性粒细胞均发生 EETosis 并伴有 Charcot-Leyden 晶体沉积 [40,41]。最近的研究表明,CLC 不仅仅是嗜酸性粒细胞的标记物，而且还促进气道疾病的发生。在小鼠模型中，CLC 可以刺激先天性免疫和适应性免疫，并作为 2 型佐剂，促进哮喘的关键特征[40]。在体外实验中还发现它们能激活人巨噬细胞内的炎性小体[42]。研究表明在白种 CRSwNP 患者中，暴露于 CLC 可引起促炎性细胞因子释放，导致中性粒细胞性炎症[43]。

中性粒细胞作为一线防御细胞，在细菌感染时迅速招募，这是 CRS 的一个常见现象。它们的趋化和活化可被甲酰化的趋化肽和 N- 甲酰基肽受体的特异性配体（N-Formyl-Met-Leu-Phe, fMLF）等病原体衍生多肽直接诱导[20]。一项研究表明，无论哪种临床亚型（CRSwNP 或 CRSsNP），与无细菌生物被膜的 CRS 患者相比，有细菌生物被膜的 CRS 患者中性粒细胞招募更为显著[44]。已知 CRSwNP 与较高的上呼吸道金黄色葡萄球菌定植率和生物膜形成有关，而生物膜形成与更严重的疾病表型相关[45,46]。金黄色葡萄球菌肠毒素 B 处理的上皮细胞上清对中性粒细胞有体外趋化作用，但对中性粒细胞的存活无影响[47]。有趣的是，金黄色葡萄球菌是一种具有大量调节中性粒细胞趋化、黏附和激活的分子的细菌，这些分子在中性粒细胞在对抗金黄色葡萄球菌感染中发挥主要作用[37]。

另一个可能导致 CRS 中性粒细胞增多的因素是缺氧。由窦性闭塞和窦性通气不良引起的局部缺氧，也可导致中性粒细胞性炎症，并伴有 TGF-β2 过度生成和纤维化[42,43]。在低氧条件下，鼻组织来源的成纤维细胞可产生趋化因子如 CXCL-8 和 CCL-11，这可以进一步促进中性粒细胞和嗜酸性粒细胞的招募[42,43]。在体外缺氧条件下，鼻上皮细胞的 CXCL-8、CCL-2、CCL-4、CXCL-12、ICAM-1 和 P- 选择素的表达增加，进一步证实了缺氧的重要性。此外，缺氧诱导因子 1α（hypoxia-inducible factor 1-alpha, HIF-1α）在 CRSsNP 中表达上调，并与中性粒细胞数量呈正相关[7,44]。但缺氧是否是 CRSwNP 或 CRSsNP（或两者都是）的主要成分尚存在争议的，需要进一步研究。

9.3　CRS 中中性粒细胞的功能

循环中的白细胞约 60% 为中性粒细胞，它们是人类白细胞中最丰富的。在血液循环中，它们处于静止状态，呈圆形。成熟中性粒细胞的特征是细胞核分节，胞浆中有多个颗粒（图 9.2）。中性粒细胞包含三种类型的颗粒。主要颗粒由 MPO、组织蛋白酶 G（cathepsin G）、

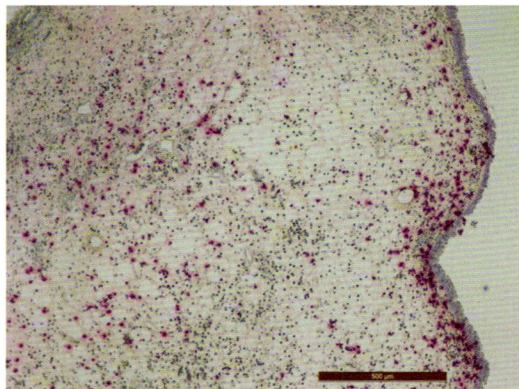

图 9.2　鼻息肉组织中的成熟中性粒细胞
弹性蛋白酶（绿色）和 DNA（红色）免疫荧光染色

弹性酶、蛋白酶 3 和多种防御素组成。二级颗粒含有乳铁蛋白等抗菌肽，三级颗粒含有明胶酶蛋白，如基质金属蛋白酶 9（matrix metalloproteinase-9，MMP9）（图 9.3）[20]。

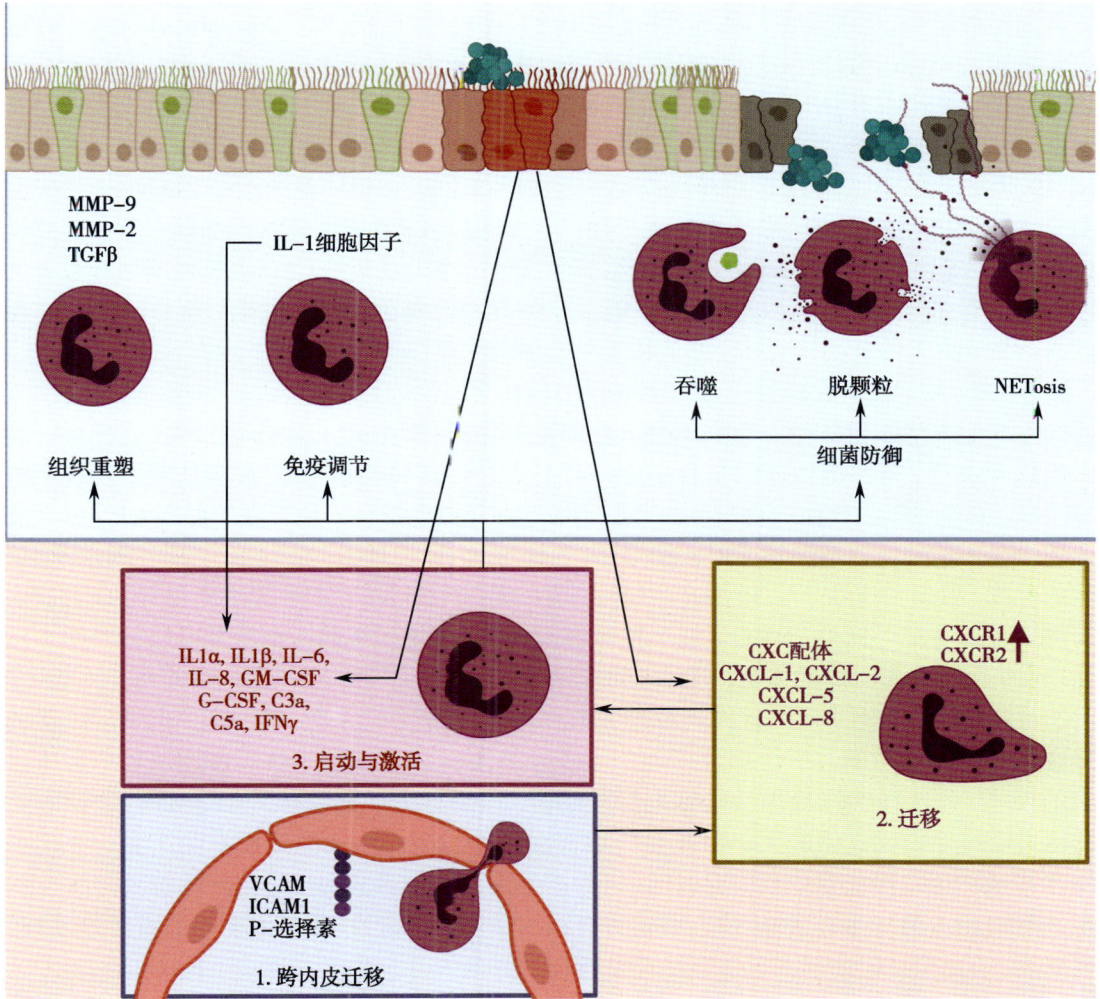

图 9.3 概述
该图介绍了中性粒细胞的激活、招募和迁移等功能

9.4 细菌防御

中性粒细胞是一种特化的免疫细胞，作为第一道防线，保护宿主免受外来入侵。中性粒细胞可以通过吞噬、脱颗粒或形成中性粒细胞胞外陷阱（neutrophil extracellular traps，NET）来保护宿主免受细菌的侵害。中性粒细胞是固有的吞噬细胞，它们表达 Fcγ 受体，c 型凝集素和补体受体以识别环境中经过调理的入侵者。一旦被识别，经过调理的入侵者就会被结合并吞噬。ROS 的产生以及吞噬小体与原发和继发性颗粒的融合协同杀死吞噬小体中的入侵者[20]。最近的研究发现，CRwNP 中 CD16[high] CD62L[dim] 中性粒细胞亚群有吞噬功能和诱

导 ROS,提示这些过程也发生在息肉中 [27]。中性粒细胞也能通过胞外作用或脱颗粒在细胞外环境中释放颗粒蛋白或介质 [5]。释放的介质具有抗菌活性和很高的细胞毒性。

清除入侵者的另一种机制是中性粒细胞形成胞外诱捕网(NET)。这些 NET 可以通过不同的过程形成,但通常由与颗粒蛋白[如中性粒细胞弹性蛋白酶(neutrophil elastase,NE)、组织蛋白酶 G 和金属蛋白酶]相关的基质蛋白酶 9(matrix metalloproteinase-9,MMP-9)组成 [48]。在嗜酸性 CRSwNP 患者和中国人群息肉的分泌物中发现 NET。一项研究报道在亚洲 CRSwNP 患者中未发现 NET,而其他研究在嗜酸性 CRSwNP 患者的鼻分泌物中发现了 NET[47-49]。在组织中,NET 位于鼻息肉的亚上皮层,LL-37 被证明在亚洲 CRSwNP 患者中引起中性粒细胞胞外陷阱的形成中发挥作用 [49]。最近,人们发现,像其他晶体一样,CLC 在体外诱发 NETosis[43]。CRSwNP 患者的组织和鼻分泌物中过量的 CLC 沉积可能引起患者的 NETosis[43]。此外,已证明多种微生物,包括细菌、病毒、真菌和寄生虫均可诱导 NET。有趣的是,NET 的形成途径和结果高度依赖于单个微生物和额外的刺激 [48]。

在 CRS 中,NET 在病理生理学上的作用仍知之甚少。然而,很明显的是,NET 在宿主体内平衡中发挥双重作用。它们通过杀死细菌来保护宿主免受传染病的侵袭;它们也可能引起病理改变,与广泛报道的自身免疫和自身炎症性疾病相似 [48]。在鼻息肉中发现了抗 dsDNA、染色质和组蛋白的自身抗体 [50]。然而,自身免疫复合物是否真的促进 CRS 的病理生理学仍不清楚。在嗜酸性 CRSwNP 患者的分泌物中,发现 NET(除 EET 外)增加了分泌物的黏度,阻碍其清除 [51]。根据这些观察结果,我们发现 NET 产量的增加与 CF 患者的疾病严重程度有关。此外,NET 可能对巨噬细胞有促炎作用,或刺激细胞外基质的重塑。然而,是否这真的是 CRS 的情况,仍有待调查 [48]。

决定选择吞噬作用、网状作用或脱颗粒作用的因素尚不清楚,很可能是由不同因素的复杂相互作用调节的。一个因素可能是入侵者的大小,据报道,中性粒细胞可以感知微生物的大小,并选择性释放中性粒细胞胞外陷阱,以响应大的病原体 [21]。要进一步探究在 CRS 中,微生物或晶体的大小以及能否被吞噬是否与 NETosis 的形成有关。另一个促进 NET 形成的因素可能是延长生存时间,因为据报道,CF 患者的中性粒细胞具有一种与 NET 生成增加相关的促生存表型 [47]。不同的机制在不同的内源性 CRS 患者中的重要性不同。很明显,中性粒细胞远远不止是旁观者细胞。

9.5   免疫调节和组织重塑

最近的研究表明,中性粒细胞是一种更复杂的免疫细胞,能够精确地调节其离子通量释放的颗粒酶,并可以释放免疫调节细胞因子和趋化因子,与免疫系统的各种成分相互作用 [20]。中性粒细胞弹性蛋白酶活性在 CRSsNP 和 CRSwNP 患者组织中均增加,暗示弹性蛋白酶在宿主防御或免疫调节中发挥作用 [5]。有趣的是,一旦进入细胞外环境,中性粒细胞蛋白酶(包括弹性蛋白酶、组织蛋白酶 G 和蛋白酶 3)对微生物的杀灭作用较弱,但能够以一种非常有效的方式调控 6 种 IL-1 家族细胞因子(IL-1α、IL-1β、IL-33、IL-36α、IL-36β 和 IL-36γ)的加工和活性 [52]。IL-1 和 IL33 是重要的炎症启动因子,可间接控制嗜酸性鼻息肉中 Th2 型细胞因子的产生 [53]。在 CRS 中,IL36γ 促进组织中性粒细胞分泌 CXCL-1、CXCL-2、CXCL-8 和 IL-17A,加强正反馈回路和自身招募 [5]。此外,中性粒细胞弹性蛋白酶可诱导黏液分泌和杯状细胞化生 [53,54]。

CRSsNP、非嗜酸粒细胞性 CRSwNP 和嗜酸粒细胞性 CRSwNP 表现出不同的组织重塑特征。中性粒细胞来源的 MMP-9 和 MMP-2 在嗜酸性和非嗜酸性 CRSwNP 中均升高，表明中性粒细胞在组织重塑中的作用 [5,7]。在 CRSsNP 和非嗜酸性 CRSwNP 组织中，发现中性粒细胞通过 TGF-β2 的产生促进组织重塑，并作用于组织肌纤维母细胞和诱导纤维连接蛋白的表达 [7]。

越来越多的证据表明，中性粒细胞之间具有表型异质性或至少具有多功能性。基于成熟阶段，激活状态，形成 NET 的潜力或基于吞噬能力的中性粒细胞亚群已经被描述。此外，组织驻留的促炎中性粒细胞（N1）和抗炎中性粒细胞（N2）的存在也被提出 [54]。在 CRS 中，中性粒细胞的异质性越来越引起人们的兴趣，但研究活化的中性粒细胞的困难阻碍了其进展。伴鼻息肉的慢性鼻窦炎患者存在 CD16^{high} CD62L^{dim} 中性粒细胞亚群，该表型为激活表型 [27]。同样在 CRSwNP 中，发现中性粒细胞是癌抑素 M（oncostatin M）的主要来源。这些细胞中大多数还表达诱导 N2 表型的精氨酸酶 1（arginase 1/ARG1）[9]。癌抑素 M 除在中性粒细胞极化中的作用外，还能破坏上皮屏障，这意味着中性粒细胞可能在损害屏障功能中发挥作用 [9]。IL-33 治疗中性粒细胞导致中性粒细胞极化，并选择性产生 IL-4、IL-5、IL-9、IL-13 等 Th2 型细胞因子 [52,55]。尽管不同 CRS 内型之间的中性粒细胞异质性是一个有吸引力的研究点，但人类需要进行更多的研究，以就标记物识别达成共识，并确定观察到的异质性是由微环境或组织特异性介导的激活差异引起的，是极化或成熟状态，或者它是否是一个本质上不同的亚群。无论如何，异质性中性粒细胞的存在增加了理解这些细胞在不同疾病内型背景下的复杂性。

9.6 治疗意义

长期以来，中性粒细胞被认为是炎症的旁观者。近年来，这一观点开始转变，研究开始越来越关注中性粒细胞在某些 CRS 亚型中可能作为效应细胞的作用，因为中性粒细胞的出现肯定会影响 CRS 患者的治疗效果。

中性粒细胞的出现，可能对特定的 CRS 内型造成麻烦。特别是在严重的 Th2 型 CRSwNP 患者中，鼻息肉中性粒细胞增多降低了患者对口服皮质类固醇治疗的反应。报告显示，患者的症状在皮质类固醇治疗后得到改善。此外，嗜酸性粒细胞的数量和它们的介质（IL-4 和 IL-5）的水平下降，但中性粒细胞的数量和它们的介质（如 IL-8）的水平保持不变。尽管症状有所改善，与中性粒细胞阳性患者相比，中性粒细胞阴性患者双侧息肉大小评分、鼻塞评分和鼻症状总评分均显著降低 [4]。此外，使用局部类固醇似乎不影响 CRSwNP 中 CD16、CD62L、CD11b 或 ICAM-1 表达所介导的中性粒细胞激活状态 [27]。此外，地塞米松治疗对中国 CRSwNP 患者中 LL-37 诱导的 NET 形成无影响 [49]。甚至有报道称皮质类固醇可以防止中性粒细胞凋亡并促进中性粒细胞炎症 [56,57]。一般来说，严重的中性粒细胞炎症与一般指南推荐的糖皮质激素和内镜手术中心治疗的困难有关，特别是在嗜酸性 CRSwNP 患者中，在中国的中性粒细胞 CRSwNP 患者中也是如此 [4,18]。

大环内酯类药物治疗 CRS 的疗效存在矛盾的结果。它们能够减少细菌负荷和可能的生物被膜的形成，例如可以减少中性粒细胞的招募以应对细菌感染。此外，它们还可诱导中性粒细胞凋亡。克拉霉素长期治疗可降低中国 CRSsNP 患者的 CXCL8 和 MPO 水平,提示它可能干扰中性粒细胞的募集[58]。另一种抗生素多西环素可以削弱中性粒细胞的迁移,诱导其凋亡,并调节中性粒细胞的氧化破裂[58,59]。然而,这是否真的是 CRS 患者的情况仍有待研究。

其他干预中性粒细胞招募和激活的策略正在开发中。正在临床试验评估使用 CXCR1、CXCR2 拮抗剂和 IL-17A、IL-16γ、GM-CSF、LTB4 抑制剂对多种炎症病理的影响[60]。双 CXCR-1/CXCR-2 拮抗剂可有效降低轻度特应性哮喘受试者的中性粒细胞水平[61]。抗 IL-17A 生物制剂已获 FDA 批准用于治疗银屑病[62]。已研制出抗 GM-CSF 的单克隆抗体和抗 GM-CSFRα 的单克隆抗体。一项针对 GM-CSF 的 II 期试验在使用长效支气管扩张剂或糖皮质激素控制不良的哮喘患者中进行。这些是否有助于 CRS 的治疗仍有待进一步研究[9]。

一个特殊的病例可能是高 Th2 型 CRSwNP 患者。在这些严重的 CRSwNP 患者中,我们在 CRSwNP 黏膜和黏液中发现大量 CLC 驱动的中性粒细胞,这可能导致持续的严重气道疾病,并可能使炎症对糖皮质激素(glucocorticosteroids, GCS)和生物制剂无反应[43]。一项在小鼠上的研究发现可以通过抗体治疗促使 CLC 的溶解来防止这种 CLC 诱发效应[40]。虽然这是一个有趣的方法,但需要更多的研究在 CRSwNP 患者中验证这一发现[43]。此外,目前尚不清楚中性粒细胞是否与度匹鲁单抗等靶向 Th2 型特异性介质的生物药物治疗有关,以及它们如何影响中性粒细胞[63]。综上所述,在未来靶向中性粒细胞将通过多种方法实现,但关键是了解不同内型中的关键介质。未来需要这些知识来为病人分配正确的治疗方法。

9.7　展望未来

CRS 患者中性粒细胞的识别可能会成为决定 CRS 患者治疗方式的关键参数之一。需要更多的研究来加强对中性粒细胞异质性和微环境作用的认识。由于中性粒细胞在 Th17 型环境中的结果可能与在 Th2 型环境中出现显著不同,对异质性的研究将会不断发展,确定中性粒细胞异质性的生物标志物以及对每个患者进行内分型将是确定中性粒细胞炎症显著浸润型患者的治疗策略的关键。

(曹煜凤　洪海裕 译)

参考文献

1. Zhang N, Holtappels G, Claeys C, Huang G, van Cauwenberge P, Bachert C. Pattern of inflammation and impact of Staphylococcus aureus enterotoxins in nasal polyps from southern China. Am J Rhinol. 2006;20(4):445–50.
2. Zhang Y, Gevaert E, Lou H, Wang X, Zhang L, Bachert C, et al. Chronic rhinosinusitis in Asia. J Allergy Clin Immunol. 2017;140(5):1230–9. https://doi.org/10.1016/j.jaci.2017.09.009.
3. Wang X, Zhang N, Bo M, Holtappels G, Zheng M, Lou H, et al. Diversity of TH cytokine profiles in patients with chronic rhinosinusitis: a multicenter study in Europe, Asia, and Oceania. J Allergy Clin Immunol. 2016;138(5):1344–53. https://doi.org/10.1016/j.jaci.2016.05.041.
4. Wen W, Liu W, Zhang L, Bai J, Fan Y, Xia W, et al. Increased neutrophilia in nasal polyps reduces the response to oral corticosteroid therapy. J Allergy Clin Immunol. 2012;129(6):1522–8.e5. https://doi.org/10.1016/j.jaci.2012.01.079.
5. Wang H, Li ZY, Jiang WX, Liao B, Zhai GT, Wang N, et al. The activation and function of IL-36gamma in neutrophilic inflammation in chronic rhinosinusitis. J Allergy Clin Immunol. 2018;141(5):1646–58. https://doi.org/10.1016/j.jaci.2017.12.972.
6. Cao PP, Wang ZC, Schleimer RP, Liu Z. Pathophysiologic mechanisms of chronic rhinosinusitis and their roles in emerging disease endotypes.

Ann Allergy Asthma Immunol. 2019a;122(1):33–40. https://doi.org/10.1016/j.anai.2018.10.014.

7. Shi LL, Xiong P, Zhang L, Cao PP, Liao B, Lu X, et al. Features of airway remodeling in different types of Chinese chronic rhinosinusitis are associated with inflammation patterns. Allergy. 2013;68(1):101–9. https://doi.org/10.1111/all.12064.

8. Ma J, Shi LL, Deng YK, Wang H, Cao PP, Long XB, et al. CD8(+) T cells with distinct cytokine-producing features and low cytotoxic activity in eosinophilic and non-eosinophilic chronic rhinosinusitis with nasal polyps. Clin Exp Allergy. 2016;46(9):1162–75. https://doi.org/10.1111/cea.12758.

9. Pothoven KL, Norton JE, Suh LA, Carter RG, Harris KE, Biyasheva A, et al. Neutrophils are a major source of the epithelial barrier disrupting cytokine oncostatin M in patients with mucosal airways disease. J Allergy Clin Immunol. 2017;139(6):1966–78.e9. https://doi.org/10.1016/j.jaci.2016.10.039.

10. Bachert C, Zhang N, Holtappels G, De Lobel L, van Cauwenberge P, Liu S, et al. Presence of IL-5 protein and IgE antibodies to staphylococcal enterotoxins in nasal polyps is associated with comorbid asthma. J Allergy Clin Immunol. 2010;126(5):962–8, 8.e1–6. https://doi.org/10.1016/j.jaci.2010.07.007.

11. Tomassen P, Vandeplas G, Van Zele T, Cardell LO, Arebro J, Olze H, et al. Inflammatory endotypes of chronic rhinosinusitis based on cluster analysis of biomarkers. J Allergy Clin Immunol. 2016;137(5):1449–56.e4. https://doi.org/10.1016/j.jaci 2015.12.1324.

12. Polzehl D, Moeller P, Riechelmann H, Perner S. Distinct features of chronic rhinosinusitis with and without nasal polyps. Allergy. 2006;61(11):1275–9. https://doi.org/10.1111/j.1398-9995.2006.01132.x.

13. Soler ZM, Sauer D, Mace J, Smith TL. Impact of mucosal eosinophilia and nasal polyposis on quality-of-life outcomes after sinus surgery. Otolaryngol Head Neck Surg. 2010;142(1):64–71. https://doi.org/10.1016/j.otohns.2009.10.005.

14. Tokunaga T, Sakashita M, Haruna T, Asaka D, Takeno S, Ikeda H, et al. Novel scoring system and algorithm for classifying chronic rhinosinusitis: the JESREC Study. Allergy. 2015;70(8):995–1003. https://doi.org/10.1111/all.12644.

15. Irvin C, Zafar I, Good J, Rollins D, Christianson C, Gorska MM, et al. Increased frequency of dual-positive TH2/TH17 cells in bronchoalveolar lavage fluid characterizes a population of patients with severe asthma. J Allergy Clin Immunol. 2014;134(5):1175–86.e7. https://doi.org/10.1016/j.jaci.2014.05.038.

16. Wakashin H, Hirose K, Maezawa Y, Kagami S, Suto A, Watanabe N, et al. IL-23 and Th17 cells enhance Th2-cell-mediated eosinophilic airway inflammation in mice. Am J Respir Crit Care Med. 2008;178(10):1023–32. https://doi.org/10.1164/rccm.200801-086OC.

17. Wilson RH, Whitehead GS, Nakano H, Free ME, Kolls JK, Cook DN. Allergic sensitization through the airway primes Th17-dependent neutrophilia and airway hyperresponsiveness. Am J Respir Crit Care Med. 2009;180(8):720–30. https://doi.org/10.1164/rccm.200904-0573OC.

18. Liao B, Liu JX, Li ZY, Zhen Z, Cao PP, Yao Y, et al. Multidimensional endotypes of chronic rhinosinusitis and their association with treatment outcomes. Allergy. 2018;73(7):1459–69. https://doi.org/10.1111/all.13411.

19. Lawrence SM, Corriden R, Nizet V. The ontogeny of a neutrophil: mechanisms of granulopoiesis and homeostasis. Microbiol Mol Biol Rev. 2018;82(1):e00057-17. https://doi.org/10.1128/mmbr.00057-17.

20. Sheshachalam A, Srivastava N, Mitchell T, Lacy P, Eitzen G. Granule protein processing and regulated secretion in neutrophils. Front Immunol. 2014;5:448. https://doi.org/10.3389/fimmu.2014.00448.

21. Filippi MD. Neutrophil transendothelial migration: updates and new perspectives. Blood. 2019;133(20):2149–58. https://doi.org/10.1182/blood-2018-12-844605.

22. Kolaczkowska E, Kubes P. Neutrophil recruitment and function in health and inflammation. Nat Rev Immunol. 2013;13(3):159–75. https://doi.org/10.1038/nri3399.

23. Elmorsy S, El-Naggar MM, Abdel aal SM, Abouelela MA. Sinus aspirates in chronic rhinosinusitis: fungal colonization of paranasal sinuses, evaluation of ICAM-1 and IL-8 and studying of immunological effect of long-term macrolide therapy. Rhinology. 2010;48(3):312–7. https://doi.org/10.4193/Rhin09.140.

24. Cao PP, Li HB, Wang BF, Wang SB, You XJ, Cui YH, et al. Distinct immunopathologic characteristics of various types of chronic rhinosinusitis in adult Chinese. J Allergy Clin Immunol. 2009;124(3):478–84, 84.e1–2. https://doi.org/10.1016/j.jaci.2009.05.017.

25. Demoly P, Sahla M, Campbell AM, Bousquet J, Crampette L. ICAM-1 expression in upper respiratory mucosa is differentially related to eosinophil and neutrophil inflammation according to the allergic status. Clin Exp Allergy. 1998;28(6):731–8. https://doi.org/10.1046/j.1365-2222.1998.00308.x.

26. Steinke JW, Woodard CR, Borish L. Role of hypoxia in inflammatory upper airway disease. Curr Opin Allergy Clin Immunol. 2008;8(1):16–20. https://doi.org/10.1097/ACI.0b013e3282f3f488.

27. Arebro J, Drakskog C, Winqvist O, Bachert C, Kumlien Georen S, Cardell LO. Subsetting reveals CD16(high) CD62L(dim) neutrophils in chronic rhinosinusitis with nasal polyps. Allergy. 2019; https://doi.org/10.1111/all.13919.

28. Coffelt SB, Wellenstein MD, de Visser KE. Neutrophils in cancer: neutral no more. Nat Rev Cancer. 2016;16(7):431–46. https://doi.org/10.1038/nrc.2016.52.

29. de Oliveira S, Rosowski EE, Huttenlocher A. Neutrophil migration in infection and wound repair: going forward in reverse. Nat Rev Immunol. 2016;16(6):378–91. https://doi.org/10.1038/nri.2016.49.

30. Tsai Y-J, Hao S-P, Chen C-L, Wu W-B. Thromboxane A2 regulates CXCL1 and CXCL8 chemokine expression in the nasal mucosa-derived fibro-

blasts of chronic rhinosinusitis patients. PLoS One. 2016;11(6):e0158438-e. https://doi.org/10.1371/journal.pone.0158438.

31. Wei B, Liu F, Zhang J, Liu Y, Du J, Liu S, et al. Multivariate analysis of inflammatory endotypes in recurrent nasal polyposis in a Chinese population. Rhinology. 2018;56(3):216–26. https://doi.org/10.4193/Rhin17.240.

32. Van Zele T, Claeys S, Gevaert P, Van Maele G, Holtappels G, Van Cauwenberge P, et al. Differentiation of chronic sinus diseases by measurement of inflammatory mediators. Allergy. 2006;61(11):1280–9. https://doi.org/10.1111/j.1398-9995.2006.01225.x.

33. Shiozawa A, Miwa M, Ono N, Homma H, Hirotsu M, Ikeda K. Comparative analysis of cytokine release from epithelial cell cultures of the upper airway. Rhinology. 2015;53(2):135–41. https://doi.org/10.4193/Rhin14.078.

34. Shimizu S, Kouzaki H, Kato T, Tojima I, Shimizu T. HMGB1-TLR4 signaling contributes to the secretion of interleukin 6 and interleukin 8 by nasal epithelial cells. Am J Rhinol Allergy. 2016;30(3):167–72. https://doi.org/10.2500/ajra.2016.30.4300.

35. Rammal A, Tewfik M, Rousseau S. Differences in RANTES and IL-6 levels among chronic rhinosinusitis patients with predominant gram-negative and gram-positive infection. J Otolaryngol Head Neck Surg. 2017;46(1):7. https://doi.org/10.1186/s40463-016-0183-x.

36. Jeanson L, Kelly M, Coste A, Guerrera IC, Fritsch J, Nguyen-Khoa T, et al. Oxidative stress induces unfolding protein response and inflammation in nasal polyposis. Allergy. 2012;67(3):403–12. https://doi.org/10.1111/j.1398-9995.2011.02769.x.

37. Guerra FE, Borgogna TR, Patel DM, Sward EW, Voyich JM. Epic immune battles of history: neutrophils vs. Staphylococcus aureus. Front Cell Infect Microbiol. 2017;7:286. https://doi.org/10.3389/fcimb.2017.00286.

38. Derycke L, Zhang N, Holtappels G, Dutre T, Bachert C. IL-17A as a regulator of neutrophil survival in nasal polyp disease of patients with and without cystic fibrosis. J Cyst Fibros. 2012;11(3):193–200. https://doi.org/10.1016/j.jcf.2011.11.007.

39. Fossiez F, Djossou O, Chomarat P, Flores-Romo L, Ait-Yahia S, Maat C, et al. T cell interleukin-17 induces stromal cells to produce proinflammatory and hematopoietic cytokines. J Exp Med. 1996;183(6):2593–603. https://doi.org/10.1084/jem.183.6.2593.

40. Persson EK, Verstraete K, Heyndrickx I, Gevaert E, Aegerter H, Percier JM, et al. Protein crystallization promotes type 2 immunity and is reversible by antibody treatment. Science. 2019;364(6442):eaaw4295. https://doi.org/10.1126/science.aaw4295.

41. Ueki S, Tokunaga T, Melo RCN, Saito H, Honda K, Fukuchi M, et al. Charcot-Leyden crystal formation is closely associated with eosinophil extracellular trap cell death. Blood. 2018;132(20):2183–7. https://doi.org/10.1182/blood-2018-04-842260.

42. Rodriguez-Alcazar JF, Ataide MA, Engels G, Schmitt-Mabmunyo C, Garbi N, Kastenmuller W, et al. Charcot-Leyden crystals activate the NLRP3 inflammasome and cause IL-1beta inflammation in human macrophages. J Immunol. 2019;202(2):550–8. https://doi.org/10.4049/jimmunol.1800107.

43. Gevaert E, Delemarre T, De Volder J, Zhang N, Holtappels G, De Ruyck N, et al. Charcot-Leyden crystals promote neutrophilic inflammation in patients with nasal polyposis. J Allergy Clin Immunol. 2019; https://doi.org/10.1016/j.jaci.2019.08.027.

44. Wang X, Du J, Zhao C. Bacterial biofilms are associated with inflammatory cells infiltration and the innate immunity in chronic rhinosinusitis with or without nasal polyps. Inflammation. 2014;37(3):871–9. https://doi.org/10.1007/s10753-013-9807-8.

45. Van Zele T, Gevaert P, Watelet J-B, Claeys G, Holtappels G, Claeys C, et al. Staphylococcus aureus colonization and IgE antibody formation to enterotoxins is increased in nasal polyposis. J Allergy Clin Immunol. 2004;114(4):981. https://doi.org/10.1016/j.jaci.2004.07.013.

46. Suh JD, Ramakrishnan V, Palmer JN. Biofilms. Otolaryngol Clin N Am. 2010;43(3):521–30, viii. https://doi.org/10.1016/j.otc.2010.02.010.

47. Huvenne W, Callebaut I, Reekmans K, Hens G, Bobic S, Jorissen M, et al. Staphylococcus aureus enterotoxin B augments granulocyte migration and survival via airway epithelial cell activation. Allergy. 2010;65(8):1013–20. https://doi.org/10.1111/j.1398-9995.2009.02313.x.

48. Delgado-Rizo V, Martínez-Guzmán MA, Iñiguez-Gutierrez L, García-Orozco A, Alvarado-Navarro A, Fafutis-Morris M. Neutrophil extracellular traps and its implications in inflammation: an overview. Front Immunol. 2017;8:81. https://doi.org/10.3389/fimmu.2017.00081.

49. Cao Y, Chen F, Sun Y, Hong H, Wen Y, Lai Y, et al. LL-37 promotes neutrophil extracellular trap formation in chronic rhinosinusitis with nasal polyps. Clin Exp Allergy. 2019b;49(7):990–9. https://doi.org/10.1111/cea.13408.

50. Tan BK, Li QZ, Suh L, Kato A, Conley DB, Chandra RK, et al. Evidence for intranasal antinuclear autoantibodies in patients with chronic rhinosinusitis with nasal polyps. J Allergy Clin Immunol. 2011;128(6):1198–206.e1. https://doi.org/10.1016/j.jaci.2011.08.037.

51. Ueki S, Melo RC, Ghiran I, Spencer LA, Dvorak AM, Weller PF. Eosinophil extracellular DNA trap cell death mediates lytic release of free secretion-competent eosinophil granules in humans. Blood. 2013;121(11):2074–83. https://doi.org/10.1182/blood-2012-05-432088.

52. Clancy DM, Sullivan GP, Moran HBT, Henry CM, Reeves EP, McElvaney NG, et al. Extracellular neutrophil proteases are efficient regulators of IL-1, IL-33, and IL-36 cytokine activity but poor effectors of microbial killing. Cell Rep. 2018;22(11):2937–50. https://doi.org/10.1016/j.celrep.2018.02.062.

53. Kato A. Immunopathology of chronic rhinosinus-

itis. Allergol Int. 2015;64(2):121–30. https://doi.
org/10.1016/j.alit.2014.12.006.

54. Silvestre-Roig C, Hidalgo A, Soehnlein O. Neutrophil heterogeneity: implications for homeostasis and pathogenesis. Blood. 2016;127(18):2173–81. https://doi.org/10.1182/blood-2016-01-688887.

55. Sun B, Zhu L, Tao Y, Sun HX, Li Y, Wang P, et al. Characterization and allergic role of IL-33-induced neutrophil polarization. Cell Mol Immunol. 2018;15(8):782–93. https://doi.org/10.1038/cmi.2017.163.

56. Cox G. Glucocorticoid treatment inhibits apoptosis in human neutrophils. Separation of survival and activation outcomes. J Immunol. 1995;154(9):4719–25.

57. Liles WC, Dale DC, Klebanoff SJ. Glucocorticoids inhibit apoptosis of human neutrophils. Blood. 1995;86(8):3181–8.

58. Moon A, Gil S, Gill SE, Chen P, Mature-Bello G. Doxycycline impairs neutrophil migration to the airspaces of the lung in mice exposed to intratracheal lipopolysaccharide. J Inflamm (Lond). 2012;9(1):31. https://doi.org/10.1186/1476-9255-9-31.

59. Takeshita S, Ono Y, Kozuma K, Suzuki M, Kawamura Y, Yokoyama N, et al. Modulation of oxidative burst of neutrophils by doxycycline in patients with acute myocardial infarction. J Antimicrob Chemother. 2002;49(2):411–3. https://doi.org/10.1093/jac/49.2.411.

60. Wang H, Pan L, Liu Z. Neutrophils as a protagonist and target in chronic rhinosinusitis. Clin Exp Otorhinolaryngol. 2019;12(4):337–47. https://doi.org/10.21053/ceo.2019.00654

61. Todd CM, Salter BM, Murphy DM, Watson RM, Howie KJ, Milot J, et al. The effects of a CXCR1/CXCR2 antagonist on neutrophil migration in mild atopic asthmatic subjects. Pulm Pharmacol Ther. 2016;41:34–9. https://doi.org/10.1016/j.pupt.2016.09.005.

62. Natsis NE, Gottlieb AB. Bimekizumab for the treatment of psoriatic disease. Expert Opin Biol Ther. 2018;18(12):1193–7. https://doi.org/10.1080/14712598.2018.1538351.

63. Bachert C, Han JK, Desrosiers M, Hellings PW, Amin N, Lee SE, et al. Efficacy and safety of dupilumab in patients with severe chronic rhinosinusitis with nasal polyps (LIBERTY NP SINUS-24 and LIBERTY NP SINUS-52): results from two multicentre, randomised, double-blind, placebo-controlled, parallel-group phase 3 trials. Lancet (London, England). 2019;394(10209):1638–50. https://doi.org/10.1016/s0140-6736(19)31881-1.

第 **10** 章 重塑特征

史莉莉，刘争

要点

- 不同类型的慢性鼻窦炎（CRS）表现出不同的重塑模式。纤维化是 CRSsNP 的主要组织病理学特征，而水肿是 CRSwNP 的特征性组织重塑，尤其是嗜酸性粒细胞型 CRSwNP。
- 上皮间质转化（EMT）/ 转化生长因子（TGF）、基质金属蛋白酶（MMP）/ 金属蛋白酶组织抑制剂（TIMP）失衡、凝血系统参与不同类型 CRS 的组织重塑。
- 组织重塑与 CRS 的炎症模式相关。

10.1　引言

　　重塑是导致组织结构发生短暂或永久变化的动态过程，包括细胞外基质的产生或降解和上皮的变化。对于慢性鼻窦炎（chronic rhinosinusitis，CRS），这个过程可包括以下一个或多个事件：纤毛的损失，上皮完整性的缺失，杯状细胞增生，基底膜（basement membrane，BM）增厚，胶原纤维和纤维蛋白过度沉积以及水肿。[1-3]CRS 的组织重塑受多种因子调控。目前已报道多种细胞因子、生长因子、蛋白酶和凝血因子参与 CRS 的组织重塑。[4]

10.2　不同类型 CRS 的组织重塑特征

　　根据欧洲鼻窦炎和鼻息肉意见书（European Position Paper on Rhinosinusitis and Nasal Polyps，EPOS），CRS 在临床上可分为慢性鼻窦炎伴鼻息肉（CRS with nasal polyps，CRSwNP）和慢性鼻窦炎不伴鼻息肉（CRS without nasal polyps，CRSsNP）[5]。尽管没有特定的细胞类型或蛋白表达可以完全解释 CRSwNP 和 CRSsNP 中不同的组织学变化，这两种 CRS 亚型在重塑模式上存在显著差异。根据 Hellquist 的分类，CRS 可分为纤维化型、水肿型、腺型和非典型型四种类型的组织重构[6]。虽然这些类型的组织重塑可以在 CRS 中同时发生，但不同亚型 CRS 可能以一种类型组织重塑为主。CRSsNP 表现出明显的纤维化，胶原纤维增厚（纤维化型），而 CRSwNP 通常表现为组织水肿伴白蛋白沉积和假性囊肿形成（水肿型）。[4,7]

　　作为一种高度异质性的疾病，CRS 比这种临床分类更具异质性。在白种人中，CRSsNP 表现为 1 型反应，而 CRSwNP 以嗜酸性炎症为主，偏向 2 型反应。然而，在东亚，相当数量的 CRSwNP 患者未表现出嗜酸性炎症[8,9]，非嗜酸性 CRSwNP 的特征是 1 型 /17 型细胞因子环境和更明显的中性粒细胞炎症[8,9]。与 CRSsNP 的病变黏膜组织相比，嗜酸性和非嗜酸性 CRSwNP 均表现出明显的固有层水肿形成。然而，非嗜酸性 CRSwNP 比嗜酸性 CRSwNP

水肿更少,纤维化更严重[10]。此外,CRSsNP 和 CRSwNP 均表现出上皮内杯状细胞增生,但 CRSsNP 还表现出高密度的上皮下增生腺体[11]。黏膜下腺体增生在 CRSsNP 中很常见,但在 CRSwNP 中很少见,尤其是嗜酸性 CRSwNP。非典型型以大的多形性组织细胞为特征,但这在 CRS 中很少发现。

10.3　CRS 组织重塑的机制

人们对 CRS 中这种组织重塑的潜在机制进行了大量的研究。到目前为止,上皮间质化(epithelial-mesenchymal transition,EMT)/ 转化生长因子(transforming growth factor,TGF)、基质金属蛋白酶(matrix metalloproteinase,MMP)/ 金属蛋白酶组织抑制剂(tissue inhibitor of metalloproteinase,TIMP)失衡以及凝血系统均与 CRS 不同类型的组织重构有关。TGF-β1 可诱导 EMT,使上皮细胞转化为间质成纤维细胞,并产生细胞外基质(extra-cellular matrix,ECM)[12]。

然而,组织重塑是一个动态的过程,不仅涉及 ECM 的沉积和产生,还包括了 ECM 的降解。蛋白酶的平衡蛋白酶抑制剂[3],如 MMP 和 TIMP,在 ECM 的降解中起到关键作用。研究表明,TGF-β 和 MMP 分别是 CRS 中参与组织重塑的促纤维化细胞因子和 ECM- 降解蛋白酶[10,13]。凝血级联的上调和纤维蛋白溶解的下调可能导致鼻黏膜纤维蛋白沉积增强,使鼻黏膜固有膜保持水分,促进水肿形成[14,15]。在此过程中,CRSwNP 中一种调节纤维蛋白降解的重要因子组织纤溶酶原激活物(tissue plasminogen activator,t-PA)会下降。2 型和 1 型细胞因子均可诱导 t-PA 下调。因此,t-PA 下调可能是不同表型 CRSwNP 水肿形成的共同机制,例如嗜酸性和非嗜酸性 CRSwNP[15]。

纤维化是 CRSsNP 的主要组织病理学特征。CRSsNP 表现出病变鼻黏膜纤维化增加,TGF-β1 或 TGF-β2 水平升高。此外,在 CRSsNP 中发现了 TGF-β 受体 I、TGF-β 受体 II 和信号传感器 Smad3 的上调,这反映了 TGF-β 信号通路激活[16]。

相反,与 CRSsNP 患者患病鼻黏膜和正常鼻组织相比,CRSwNP 患者中 TGF-β1 蛋白浓度降低,TGF-βR II 表达下调,pSmad 2 阳性细胞数量减少,表明 CRSwNP 中 TGF-β 信号激活水平低,组织纤维化不足[13]。

这些发现与在 CRSsNP 和 CRSwNP 中观察到的相反重塑模型相一致,包括 CRSwNP 中胶原蛋白的缺乏,以及 CRSsNP 的 ECM 中胶原纤维增厚产生的过多胶原蛋白。然而,TGF-β1 在 CRS 中的表达存在争议[17]。Cao 等发现 TGF-β1 mRNA 在中国患者的所有 CRS 类型都下调,包括 CRSsNP、嗜酸性和非嗜酸性 CRSwNP[11]。而 Li 和 Van Bruaen 等发现在中国人和白种人中,TGF-β1 蛋白水平在 CRSsNP 中显著升高,而在 CRSwNP 中显著降低[3,13]。造成这些差异的因素目前还不清楚。然而,众所周知,TGF-β1 的调控主要发生在转录后水平[16]。TGF-β1 主要通过浸润炎性细胞和纤毛细胞在 CRSsNP 和 CRSwNP 的上皮中表达[18]。产生 TGF-β1 的主要炎症细胞是粒细胞[18]。

TGF-β1 是诱导 EMT 的一个重要的细胞因子,能引起来源于上皮细胞的间质成纤维细胞局部聚集[12,19]。EMT 是上皮细胞获得间充质特性、失去细胞间相互作用和顶基极性的细胞过程,最终导致局部成纤维细胞池形成[20]。EMT 的特征包括上皮标志物表达减少(如 E- 钙黏蛋白、β- 连环蛋白和细胞角蛋白的)和间质标志物表达增加[如 α- 平滑肌肌动蛋白（α-smooth muscle actin，α-SMA）、波形蛋白和纤维连接蛋白的]。TGF-β/Smad 是 EMT 中被激活的主要信号通路，但 TGF-β 也可以通过非 Smad 信号通路促进 EMT，包括丝裂原活化蛋白激酶（mitogen activated protein kinase，MAPK）通路、Rho-like GTPase 信号通路、磷酸 - 肌醇 3- 激酶 /Akt 通路等 [21]。虽然鼻息肉的特征是极度水肿的黏膜，但一些研究也发现 EMT 参与 CRSwNP 的组织重塑。有报道称，在 CRSwNP 中，EMT 是由 TGF-β1 诱导的 MAPK 和 Snail/Slug 信号通路引发的 [22]。TGF-β1 也可以通过 microRNA-21 和激活 CRSwNP 中的组蛋白去乙酰化酶 2（histone deacetylase 2，HDAC2）和 HDAC4 诱导 EMT[23,24]。此外，在 CRSwNP 中，缺氧被认为是缺氧诱导因子（hypoxia-inducible factor，HIF)-1α 启动 EMT 的关键因素 [25]。除缺氧外，IFN-γ 还能通过 p38 和细胞外信号调节激酶（extra-cellular signal-regulated kinase，ERK）途径诱导鼻上皮细胞 EMT，这与 CRSwNP 中的 HIF-1α 和 Smad 信号通路不同 [26]。然而，一般来说，EMT 与 ECM 的产生和纤维化有关。因此，EMT 在鼻息肉中的作用需要进一步研究，其中水肿是主要的组织重塑类型，TGF-β 通路激活水平低。另一方面，尽管 CRSsNP 以组织纤维化为特征，但在 CRSsNP 中，EMT 对组织重塑的作用尚不清楚。

除 TGF-β1 外，TGF-β2 已被报道为严重哮喘中主要表达的亚型，并与局部纤维化相关 [27]。Van Bruaene 发现，与对照组相比，白种人 CRSsNP 和 CRSwNP 患者组中 TGF-β2 蛋白水平明显升高 [17]。而 Shi LL 等发现中国 CRSsNP 患者组中 TGF-β2 蛋白水平较 CRSwNP 患者组及对照组显著上调 [10]。值得注意的是，TGF-β2 水平与 CRS 中肌成纤维细胞的数量和纤维连接蛋白的表达呈正相关，这一点强调了 TGF-β2 在 CRS 局部纤维化形成中有潜在重要性 [28]。重要的是，人们已经发现中性粒细胞是 CRS 中 TGF-β2 的主要来源 [10]。

研究报道其他细胞因子也参与了 CRS 的纤维化。血小板衍生生长因子（platelet-derived growth factor，PDGF）可以促进组织纤维化，被认为是鼻窦炎发病过程中重要的细胞因子 [29]。PDGF 可由 CRSwNP 伴哮喘患者的腺体细胞、血管内皮细胞、炎症细胞和上皮细胞产生，作用于上皮细胞和成纤维细胞，其可能在息肉形成过程中发挥作用 [29]。此外，骨膜蛋白是一种 2 型炎症上皮细胞分泌的组织重塑分子，其与 CRS 基底膜增厚、组织嗜酸性粒细胞增多和纤维化有关 [28]。

水肿是 CRSwNP 的特征性组织重塑，尤其是嗜酸性粒细胞型。MMP 和 TIMP 的失衡是 CRSwNP 中水肿形成的关键 [3,30,31]。TIMP-1 和 -4 的表达降低导致 MMP-1,2,7,9 的抑制解除，进而 CRSwNP 中 ECM 降解和水肿形成 [3,10,32]。值得注意的是，已经发现 MMP 的表达受损伤相关分子模式分子（damage-associated molecular pattern molecules，DAMP）的调节 [33]。众所周知，慢性炎症不仅可以由入侵微生物上表达的外源性病原体相关分子模式分子触发和维持，还可以于病理性应激下由宿主细胞释放的内源性 DAMP 触发和维持 [33]。已有研究表明，DAMP 参与 CRSwNP 的组织重塑过程 [33,34]。冷诱导 rna 结合蛋白（cold-inducible RNA-binding protein，CIRP）是一种新发现的 DAMP。Shi 等发现 CIRP 在鼻上皮细胞和鼻窦组织 CD68+ 巨噬细胞中表达。鼻腔上皮细胞和巨噬细胞 CIRP 的产生和释放上调，进而诱导上皮细胞和巨噬细胞产生 MMP（MMP2、MMP7、MMP9 和 MMP12）和 VEGF-A，可能促进嗜酸性和非嗜酸性 CRSwNP 水肿的形成 [33]。

最近，有报道称凝血级联的失调在 CRSwNP 中起重要作用，这与纤维蛋白过度沉积和水肿形成有关 [35]。血管外纤维蛋白可被纤溶酶降解为纤维蛋白降解产物（fibrin degradation products，FDP），从而防止纤维蛋白过量沉积[36]。纤溶酶是由 t-PA 裂解纤溶酶原产生的[37]。气道上皮细胞中 t-PA 分泌下调可能导致 CRSwNP 中纤维蛋白过度沉积和水肿形成[38]。当1型和 2 型细胞因子存在时，t-PA 水平降低，这会促进纤维蛋白沉积失调，从而促进鼻息肉中水分储存和水肿形成[15,39]。虽然 IL-17A 在 mRNA 和蛋白水平可上调 t-PA 的产生，但即使 IL-17A 存在，IFN-γ 和 IL-13 联合也能显著降低 t-PA 水平[15]。在 CRSwNP 中，2 型炎症可导致 M2 巨噬细胞募集，随后大量产生 FⅩⅢ-A，FⅩⅢ-A 通过纤维蛋白直接交联，诱导纤维蛋白过量沉积，并通过 α2- 纤溶蛋白抑制剂（α2-plasmin inhibitor，α2PI）与纤维蛋白交联，阻断纤溶酶的作用[38]。此外，补体系统在 CRSwNP 中的作用也有所研究[39]。与对照组相比，CRSwNP 患者鼻分泌物中 C3a 和 C5a 水平显著升高[39]。C3a 和 C5a 均可增加血管通透性，导致血浆渗出和白蛋白积聚。

10.4　CRS 组织重构与炎症模式的相关性

不同类型的 CRS 表现出不同的重构模式。研究证明组织重塑与中国 CRS 患者的炎症模式相关。研究表明，嗜酸性粒细胞和中性粒细胞炎症分别与 CRS 水肿和纤维化的严重程度呈正相关。嗜酸性阳离子蛋白（eosinophil cationic protein，ECP）水平与水肿呈正相关，与促纤维化因子的表达呈负相关。嗜酸性粒细胞源性神经毒素（eosinophil-derived neurotoxin，EDN）是一种嗜酸性粒细胞颗粒状蛋白，可诱导鼻上皮产生 MMP-9[40]。因此，嗜酸性炎症可能导致嗜酸性 CRSwNP 显著水肿[10]。如前所述，TGF-β2 主要来源于中性粒细胞，与对照和嗜酸性 CRSwNP 相比，TGF-β2 在 CRSsNP 和非嗜酸性 CRSwNP 中表达上调[10]。TGF-β2 阳性细胞数量与肌成纤维细胞数量、纤维连接蛋白表达水平呈正相关。在 CRS 中，上皮脱落和 BM 厚度与浸润性嗜酸性粒细胞和 IL-17A 阳性细胞的数量密切相关[41,42]。CD8+ 细胞毒性 T 淋巴细胞（cytotoxic T cell，Tc）是 CRSwNP 患者息肉组织中主要产生 IL-17A 的细胞[43]。IL-17A 通过激活 NF-κB 信号通路，促进人原代鼻上皮细胞中 MMP-9 的表达，揭示了 IL-17A 和 Tc 在 CRSwNP 组织重塑中的关键作用[43]。此外，Vγ1 + γδT 细胞可诱导嗜酸性炎症，从而促进水肿的形成[44]。在白人患者中，CRSwNP 中 IL-5 水平与 TIMP-1 水平相关，而 ECP、MMP-9、MMP-2、TGF-β1 和胰蛋白酶之间存在多重相关性[45]。

另一方面，组织重塑可能促进炎症进展。胰蛋白酶、MMP-2、MMP-9、TGF-β1 水平存在显著相关性。MMP-2、MMP-9 和 TGF-β1 促进嗜酸性粒细胞和肥大细胞向鼻息肉的迁移[46]。凝血酶被认为是一种组织重塑的调节剂，具有促进炎症反应的能力，通过提高气道上皮细胞中炎症细胞因子的产生，包括 IL-6、IL-8、前列腺素 E2（prostaglandin E2，PGE2）、趋化因子配体 2（chemokine ligand 2，CCL2）、PDGF 和黏蛋白 MUC5AC，进而影响气道通透性和嗜酸性粒细胞迁移[35]。

哮喘气道重塑可能发生在机体早期，可能基于特定的遗传背景或表观遗传现象[4]，与过去认知的重塑依赖于炎症前期发展不同。Van Bruaene 等通过对"早期"CRSsNP 的研究发现，在明显炎症出现之前，鼻窦黏膜的 TGF-β1 和胶原蛋白的产生可上调[47]，表明重塑可能与先前的炎症无关。Meng J 等研究发现，CRSwNP 患者中鼻甲早期息肉样组织上皮丢失更为明显，并伴随 M2 型巨噬细胞增多和纤维连接蛋白明显高表达。重构似乎与炎症同时发生，而不是在其之后发生[2]。

10.5   结论

总之，嗜酸性炎症、2 型炎症、血管通透性增加以及纤维蛋白沉积可能是嗜酸性 CRSwNP 显著水肿的原因，而嗜中性炎症伴 TGF-β2 的过量产生可能与 CRSsNP 和非嗜酸性 CRSwNP 的纤维化密切相关。

（曹煜凤　洪海裕 译）

参考文献

1. Thiele A, Holzhausen HJ, Riederer A, Knipping S. Mucosal remodeling in chronic rhinosinusitis without nasal polyposis - an ultrastructural evaluation. Laryngorhinootologie. 2010;89(6):352–7. https://doi.org/10.1055/s-0030-1249022.
2. Meng J, Zhou P, Liu Y, Liu F, Yi X, Liu S, et al. The development of nasal polyp disease involves early nasal mucosal inflammation and remodelling. PLoS One. 2013;8(12):e82373. https://doi.org/10.1371/journal.pone.0082373.
3. Li X, Meng J, Qiao X, Liu Y, Liu F, Zhang N, et al. Expression of TGF, matrix metalloproteinases, and tissue inhibitors in Chinese chronic rhinosinusitis. J Allergy Clin Immunol. 2010;125(5):1061–8. https://doi.org/10.1016/j.jaci.2010.02.023.
4. Bousquet J, Jacot W, Vignola AM, Bachert C, Van Cauwenberge P. Allergic rhinitis: a disease remodeling the upper airways? J Allergy Clin Immunol. 2004;113(1):43–9. https://doi.org/10.1016/j.jaci.2003.09.047.
5. Fokkens WJ, Lund VJ, Mullol J, Bachert C, Alobid I, Baroody F, et al. European position paper on rhinosinusitis and nasal polyps 2012. Rhinol Suppl. 2012;23:3 p preceding table of contents, 1–298.
6. Watelet JB, Dogne JM, Mullier F. Remodeling and repair in rhinosinusitis. Curr Allergy Asthma Rep. 2015;15(6):34. https://doi.org/10.1007/s11882-015-0531-3.
7. Hellquist HB. Nasal polyps update. Histopathology. Allergy Asthma Proc. 1996;17(5):237–42.
8. Van Crombruggen K, Zhang N, Gevaert P, Tomassen P, Bachert C. Pathogenesis of chronic rhinosinusitis: inflammation. J Allergy Clin Immunol. 2011;128(4):728–32. https://doi.org/10.1016/j.jaci.2011.07.049.
9. Wang X, Zhang N, Bo M, Holtappels G, Zheng M, Lou H, et al. Diversity of T(H) cytokine profiles in patients with chronic rhinosinusitis: a multicenter study in Europe, Asia, and Oceania. J Allergy Clin Immunol. 2016;138(5):1344–53. https://doi.org/10.1016/j.jaci.2016.05.041.
10. Shi LL, Xiong P, Zhang L, Cao PP, Liao B, Lu X, et al. Features of airway remodeling in different types of Chinese chronic rhinosinusitis are associated with inflammation patterns. Allergy. 2013;68(1):101–9. https://doi.org/10.1111/all.12064.
11. Cao PP, Li HB, Wang BF, Wang SB, You XJ, Cui YH, et al. Distinct immunopathologic characteristics of various types of chronic rhinosinusitis in adult Chinese. J Allergy Clin Immunol. 2009;124(3):478–84, 84.e1–2. https://doi.org/10.1016/j.jaci.2009.05.017.
12. Hackett TL, Warner SM, Stefanowicz D, Shaheen F, Pechkovsky DV, Murray LA, et al. Induction of epithelial-mesenchymal transition in primary airway epithelial cells from patients with asthma by transforming growth factor-beta1. Am J Respir Crit Care Med. 2009;180(2):122–33. https://doi.org/10.1164/rccm.200811-1730OC.
13. Van Bruaene N, Derycke L, Perez-Novo CA, Gevaert P, Holtappels G, De Ruyck N, et al. TGF-beta signaling and collagen deposition in chronic rhinosinusitis. J Allergy Clin Immunol. 2009;124(2):253–9, 9.e1–2. https://doi.org/10.1016/j.jaci.2009.04.013.
14. Takabayashi T, Schleimer RP. Formation of nasal polyps: the roles of innate type 2 inflammation and deposition of fibrin. J Allergy Clin Immunol. 2020;145(3):740–50. https://doi.org/10.1016/j.jaci.2020.01.027.
15. Chen CL, Yao Y, Pan L, Hu ST, Ma J, Wang ZC, et al. Common fibrin deposition and tissue plasminogen activator downregulation in nasal polyps with distinct inflammatory endotypes. J Allergy Clin Immunol. 2020; https://doi.org/10.1016/j.jaci.2020.02.010.
16. Li YC, An YS, Wang T, Zang HR. Analysis of transforming growth factor β signaling in chronic rhinosinusitis. Chin Med J. 2013;126(17):3340–3.
17. Watelet JB, Claeys C, Perez-Novo C, Gevaert P, Van Cauwenberge P, Bachert C. Transforming growth factor beta1 in nasal remodeling: differences between chronic rhinosinusitis and nasal polyposis. Am J Rhinol. 2004;18(5):267–72.
18. Liu Z, Lu X, Wang H, Gao Q, Cui Y. The up-regulated expression of tenascin C in human nasal polyp tissues is related to eosinophil-derived transforming growth factor beta1. Am J Rhinol. 2006;20(6):629–33. https://doi.org/10.2500/ajr.2006.20.2918.
19. Iwano M, Plieth D, Danoff TM, Xue C, Okada H, Neilson EG. Evidence that fibroblasts derive from epithelium during tissue fibrosis. J Clin Invest. 2002;110(3):341–50. https://doi.org/10.1172/

jci15518.

20. Thiery JP, Sleeman JP. Complex networks orchestrate epithelial-mesenchymal transitions. Nat Rev Mol Cell Biol. 2006;7(2):131–42. https://doi.org/10 1038/nrm1835.

21. Zhang YE. Non-Smad pathways in TGF-beta signaling. Cell Res. 2009;19(1):128–39. https://doi.org/10.1038/cr.2008.328.

22. Yang HW, Lee SA, Shin JM, Park IH Lee HM. Glucocorticoids ameliorate TGF-β1-mediated epithelial-to-mesenchymal transition of airway epithelium through MAPK and Snail/Slug signaling pathways. Sci Rep. 2017;7(1):3486. https://doi.org/10.1038/s41598-017-02358-z.

23. Li X. Li C, Zhu G, Yuan W, Xiao ZA. TGF-β1 induces epithelial-mesenchymal transition of chronic sinusitis with nasal polyps through microRNA-21. Int Arch Allergy Immunol. 2019;179(4):304–19. https://doi.org/10.1159/000497829.

24. Park IH, Kang JH, Shin JM, Lee HM. Trichostatin a inhibits epithelial mesenchymal transition induced by TGF-β1 in airway epithelium. PLoS One. 2016;11(8):e0162058. https://doi.org/10.1371/journal.pone.0162058.

25. Shin HW, Cho K, Kim DW, Han DH, Khalmuratova R, Kim SW, et al. Hypoxia-inducible factor 1 mediates nasal polypogenesis by inducing epithelial-to-mesenchymal transition. Am J Respir Crit Care Med. 2012;185(9):944–54. https://doi.org/10.1164/rccm.201109-1706OC.

26. Lee M, Kim DW, Khalmuratova R, Shin SH, Kim YM, Han DH, et al. The IFN-γ-p38, ERK kinase axis exacerbates neutrophilic chronic rhinosinusitis by inducing the epithelial-to-mesenchymal transition. Mucosal Immunol. 2019;12(3):601–11. https://doi.org/10.1038/s41385-019-0149-1.

27. Balzar S, Chu HW, Silkoff P, Cundall M, Trudeau JB, Strand M, et al. Increased TGF-beta2 in severe asthma with eosinophilia. J Allergy Clin Immunol. 2005;115(1):110–7. https://doi.org/10.1016/j.jaci.2004.09.034.

28. Ebenezer JA, Christensen JM, Oliver BG, Oliver RA, Tjin G, Ho J, et al. Periostin as a marker of mucosal remodelling in chronic rhinosinusitis. Rhinology. 2017;55(3):234–41. https://doi.org/10.4193/Rhin16.215.

29. Kouzaki H, Seno S, Fukui J, Owaki S, Shimizu T. Role of platelet-derived growth factor in airway remodeling in rhinosinusitis. Am J Rhinol Allergy. 2009;23(3):273–80. https://doi.org/10.2500/ajra.2009.23.3310.

30. Bhandari A, Takeuchi K, Suzuki S, Harada T, Hayashi S, Imanaka-Yoshida K, et al. Increased expression of matrix metalloproteinase-2 in nasal polyps. Acta Otolaryngol. 2004;124(10):1165–70. https://doi.org/10.1080/00016480410017152.

31. Kahveci OK, Derekoy FS, Yilmaz M, Serteser M, Altuntas A. The role of MMP-9 and TIMP-1 in nasal polyp formation. Swiss Med Wkly. 2008;138(45–46):684–8.

32. Malinsky RR, Valera FC, Cavallari FE, Küpper DS, Milaneze C, Silva JS, et al. Matrix metalloproteinases and their impact on sinusal extension in chronic rhinosinusitis with nasal polyps. Eur Arch Otorhinolaryngol. 2013;270(4):1345–8. https://doi.org/10.1007/s00405-012-2219-9.

33. Shi LL, Ma J, Deng YK, Chen CL, Wang H, Cao PP, et al. Cold-inducible RNA-binding protein contributes to tissue remodeling in chronic rhinosinusitis with nasal polyps. Allergy. 2020; https://doi.org/10 1111/all.14287.

34. Van Crombruggen K, Jacob F, Zhang N, Bachert C. Damage-associated molecular patterns and their receptors in upper airway pathologies. Cell Mol Life Sci. 2013;70(22):4307–21. https://doi.org/10 1007/s00018-013-1356-7.

35. Kim DY, Cho SH, Takabayashi T, Schleimer RP. Chronic rhinosinusitis and the coagulation system. Allergy, Asthma Immunol Res. 2015;7(5):421–30. https://doi.org/10.4168/aair.2015.7.5.421.

36. Idell S. Coagulation, fibrinolysis, and fibrin deposition in acute lung injury. Crit Care Med. 2003;31(4 Suppl):S213–20. https://doi.org/10.1097/01.Ccm.0000057846.21303.Ab.

37. Del Rosso M, Fibbi G, Pucci M, Margheri F, Serrati S. The plasminogen activation system in inflammation. Front Biosci. 2008;13:4667–86. https://doi.org/10.2741/3032.

38. Takabayashi T, Kato A, Peters AT, Hulse KE, Suh LA, Carter R, et al. Increased expression of factor XIII-A in patients with chronic rhinosinusitis with nasal polyps. J Allergy Clin Immunol. 2013;132(3):584–92.e4. https://doi.org/10.1016/j.jaci.2013.02.003.

39. Van Zele T, Coppieters F, Gevaert P, Holtappels G, Van Cauwenberge P, Bachert C. Local complement activation in nasal polyposis. Laryngoscope. 2009;119(9):1753–8. https://doi.org/10.1002/lary.20484.

40. Tsuda T, Maeda Y, Nishide M, Koyama S, Hayama Y, Nojima S, et al. Eosinophil-derived neurotoxin enhances airway remodeling in eosinophilic chronic rhinosinusitis and correlates with disease severity. Int Immunol. 2019;31(1):33–40. https://doi.org/10.1093/intimm/dxy061.

41. Saitoh T, Kusunoki T, Yao T, Kawano K, Kojima Y, Miyahara K, et al. Relationship between epithelial damage or basement membrane thickness and eosinophilic infiltration in nasal polyps with chronic rhinosinusitis. Rhinology. 2009;47(3):275–9. https://doi.org/10.4193/Rhin08.109.

42. Saitoh T, Kusunoki T, Yao T, Kawano K, Kojima Y, Miyahara K, et al. Role of interleukin-17A in the eosinophil accumulation and mucosal remodeling in chronic rhinosinusitis with nasal polyps associated with asthma. Int Arch Allergy Immunol. 2010;151(1):8–16. https://doi.org/10.1159/000232566.

43. Chen X, Chang L, Li X, Huang J, Yang L, Lai X, et al. Tc17/IL-17A up-regulated the expression of MMP-9 via NF-κB pathway in nasal epithelial cells of patients with chronic rhinosinusitis. Front Immunol. 2018;9:2121. https://doi.org/10.3389/

fimmu.2018.02121.

44. Yang LY, Li X, Li WT, Huang JC, Wang ZY, Huang ZZ, et al. $V\gamma1^+ \gamma\delta T$ cells are correlated with increasing expression of eosinophil cationic protein and metalloproteinase-7 in chronic rhinosinusitis with nasal polyps inducing the formation of edema. Allergy, Asthma Immunol Res. 2017;9(2):142–51. https://doi.org/10.4168/aair.2017.9.2.142.

45. Chen YS, Langhammer T, Westhofen M, Lorenzen J. Relationship between matrix metalloproteinases MMP-2, MMP-9, tissue inhibitor of matrix metalloproteinases-1 and IL-5, IL-8 in nasal polyps. Allergy. 2007;62(1):66–72. https://doi.org/10.1111/j.1398-9995.2006.01255.x.

46. Lee YM, Kim SS, Kim HA, Suh YJ, Lee SK, Nahm DH, et al. Eosinophil inflammation of nasal polyp tissue: relationships with matrix metalloproteinases, tissue inhibitor of metalloproteinase-1, and transforming growth factor-beta1. J Korean Med Sci. 2003;18(1):97–102. https://doi.org/10.3346/jkms.2003.18.1.97.

47. Van Bruaene N, C PN, Van Crombruggen K, De Ruyck N, Holtappels G, Van Cauwenberge P, et al. Inflammation and remodelling patterns in early stage chronic rhinosinusitis. Clin Exp Allergy. 2012;42(6):883–90. https://doi.org/10.1111/j.1365-2222.2011.03898.x.

鼻纤毛黏液清除　第11章

矫健,张罗

要点

● 纤毛黏液清除是呼吸道关键的第一道防线。

● 黏液和纤毛是黏液纤毛清除装置的两个主要组成部分。

● 几种方法和技术已被用于评估纤毛黏液清除和纤毛功能。

● CRS 中常见的鼻黏膜纤毛清除障碍在疾病进展中起重要作用。

● 常见的微生物病原体、环境毒素和炎症细胞因子在 CRS 的纤毛黏膜功能障碍中发挥重要作用。

11.1　引言

鼻腔经常暴露于环境刺激物中,如颗粒物、过敏原、微生物和毒素[1]。黏液纤毛清除是呼吸道的关键一线防御,清除吸入的上呼吸道病原体和碎片。这种防御机制依赖于适当的黏液产生和协调的纤毛活动。协调而定向的纤毛摆动使覆盖在上面的充满碎片的黏液运输到口咽部被吞下或咳出。据报道,慢性鼻窦炎(CRS)患者黏膜纤毛清除受损,这可能导致气道慢性暴露于炎症或环境刺激,从而导致该疾病的发生和进展。在这方面,虽然有报道称常见的微生物病原体、过敏原和呼吸道黏膜刺激物会中断正常的黏膜纤毛功能[1-4];CRS 患者中存在的炎症因子也可能在黏膜纤毛清除受损中发挥作用[5,6]。已经有不同方法和技术可用于评估纤毛黏液清除和纤毛功能。

11.2　黏液清除的成分

鼻窦上皮提供了身体和外部环境之间的界面,并作为抵御强化颗粒物、过敏原、微生物和毒素的第一道防线。鼻腔上皮大部分为假层状柱状纤毛上皮,由纤毛柱状上皮细胞(75%)、杯状细胞(20%)和少量祖基底细胞(六到5%)组成[7]。纤毛细胞排列着多个运动纤毛,这些纤毛由独特的结构蛋白和运动蛋白组成,它们驱动纤毛定向摆动,这对纤毛黏液清除至关重要[8]。杯状细胞通过产生黏液来促进黏液纤毛的清除,黏液中含有黏液蛋白,其是产生黏液和黏液弹性的主要成分。基底细胞位于基底膜上,在损伤后的自然更新和修复过程中充当其他细胞类型的祖细胞。

黏液和纤毛是黏液纤毛清除装置的两个主要组成部分。覆盖鼻上皮的黏液通过纤毛摆动将吸入的颗粒和病原体包裹住并运送出气道。黏液或纤毛的功能障碍都会损害纤毛黏液清除，并有助于多种气道疾病的发病机制，如原发性纤毛运动障碍（primary ciliary dyskinesia，PCD）、囊性纤维化（cystic fibrosis，CF）、慢性阻塞性肺疾病（chronic obstructive pulmonary disease，COPD）、哮喘和慢性鼻窦炎（chronic rhinosinusitis，CRS）。

气道表面覆盖有两层黏液层，由黏液凝胶层和黏度较低的纤毛周围层（periciliary layer，PCL）组成。上面的黏液层是一种凝胶，具有柔软、弹性固体和黏性流体的特性，由 97% 的水和 3% 的固体（黏蛋白、非黏蛋白、盐类、脂质和细胞碎片）组成[6]。黏液的黏性取决于一种叫黏蛋白的高分子量糖蛋白，它是凝胶层的主要蛋白质成分。迄今为止，已鉴定出 21 种人类 MUC 基因，其中有 13 种在气道中发现[9]。在这 13 种黏蛋白中，有 7 种黏蛋白在气道蛋白表达中占主导地位：MUC1、MUC4、MUC16、MUC20、MUC5AC、MUC5B 和 MUC7[9]。MUC5AC 和 MUC5B 是气道内主要的成胶黏蛋白。在正常人体气道中，MUC5AC 主要由近端气道的杯状细胞产生，而 MUC5B 则由整个气道中的分泌细胞和黏膜下腺产生。MUC5AC 和 MUC5B 的表达在气道疾病和炎症患者不同，例如 MUC5AC 的上调与哮喘、CF、COPD 的发病有关，吸烟者气道中 MUC5B 升高[6,9]。

气道黏蛋白的表达受转录、转录后和表观遗传水平的调控。已证明不同的刺激原可以增加气道中黏蛋白的生成[5,6,9]，如呼吸道病毒、细菌肠毒素、过敏原、空气污染物、烟草烟雾和细胞因子（如 IL-4、IL-9、IL-13、IL-17、IL-23、IL-25）。黏蛋白的表达也可以通过转录后水平和表观遗传机制进行调节，包括 DNA 甲基化和组蛋白修饰，以及通过与反式因子 CCCTC 结合因子（CCCTC-binding factor，CTCF）相互作用调控远端抑制子[9]。

纤毛周围溶胶层位于黏液凝胶层下方并包围纤毛，使它们协同摆动以便推动黏液排出气道。溶胶层的高度约为 7μm，相当于延长纤毛的高度，维持这样的溶胶层厚度的对纤毛黏液的清除至关重要。此外，纤毛周溶胶层保护纤毛不受覆盖在上凝胶层的压缩，并充当一个水分储存库来控制水分的分布[10]。

每个气道纤毛上皮细胞约有 50～200 根纤毛，长度为 5～7μm，直径为 0.2～0.3μm[7]。纤毛由高度保守的 9+2 轴突组成，由基底延伸而出，上覆有一层膜，是细胞质膜的连续部分。

活动纤毛轴突由 9 根在外的双联微管围绕着中间 2 根单微管组成，并被一个内鞘包围。每个外双联微管包括一个含 13 个微管蛋白亚基的完整小管（a 小管）和一个含 11 个微管蛋白亚基的部分小管（B 小管）。这些双联体通过一个大蛋白质复合物连接在一起，即连接蛋白 - 动力蛋白调控复合物（nexin-dynein regulatory complex，N-DRC）。两个中心微管通过成对的桥连接到彼此，并通过径向辐条连接到外部双联微管。此外，A 小管附着在动力蛋白内臂（inner dynein arm，IDA）和动力蛋白外臂（outer dynein arm，ODA）上，它们是由一个或多个动力蛋白重链（DHC）蛋白、动力蛋白中间链蛋白和动力蛋白轻链蛋白组成的多亚基蛋白复合物[11]。对于纤毛运动，DHC 被 ATP 激活，导致双联微管相对滑动。N-DRC 和径向辐条 - 中心对相互作用的存在产生受控弯曲，在同一平面内产生具有有效摆动和恢复摆动的纤毛跳动[11]。

在生理上，气道纤毛以一种异位波的协调方式摆动，以清除鼻窦和气道中含有病原体和碎片的黏液。基础纤毛搏动频率（ciliary beat frequency，CBF）范围为 10～20Hz，产生的纤毛黏液清除速度约为 5.5mm/min。纤毛摆动的协调是通过在亚微米和器官尺度上发生的多个事件来实现的[12]。对不同类型多毛细胞的研究表明，一个细胞的基体是向同一方向排列的，这对于单个多纤毛细胞内纤毛的协调跳动是必要的[12]。

基底体的分布和方向取决于它们与细胞骨架元件的相互作用。在这方面，基体与细胞膜对接和连接基体以确保正确间距需要肌动蛋白网络，而基体排列和定向需要连接基体的微管[12]。为了建立一个协调的纤毛摆动模式，需要在组织水平上对纤毛摆动进行调控。这通过平面细胞极性驱动的多个步骤得以实现[12]。

嘌呤能、肾上腺素能、胆碱能和腺苷受体激动剂以及各种机械、化学和激素刺激可增加纤毛摆动[6,13]。细胞内第二信使包括环磷酸腺苷（cyclic adenosine monophosphate，cAMP）、环磷酸鸟苷（cyclic guanosine monophosphate，cGMP）和钙在 CBF 调节中发挥重要作用[14]。CBF 还会受到温度和 pH 变化的影响[15]。

11.3 纤毛黏液清除的评估

糖精试验是评估鼻纤毛黏液清除率最简单、最为广泛应用的试验。该试验在患者黏膜皮肤连接处后 1cm 处的下鼻甲上放置 5mg 糖精颗粒，并要求患者安静地坐着，头向前倾斜。从放置颗粒到第一次感受到甜味所使用的时间被称为糖精清除时间。正常的糖精清除时间在 7～15min 之间，当时间大于 20min 视为患者的鼻黏膜纤毛清除异常。如果患者在 30min 后仍不能感知甜味，则将另一个糖精块放在舌头上以确认品尝糖精的能力。

另一种更为客观、侵入性最小的测量体内黏毛运输速率方法需要吸入放射性标记物使其沉积在气道表面。短半衰期同位素锝 -99 用于标记吸入的标记物，并使用伽马照相机在 1～24h 内记录放射性活动。这种技术已用于不同的动物模型和人体[11]。另一种测量体内黏膜纤毛清除率的方法是记录单一不透射线的光盘的运动[15]。然而，这些运用放射性标记物的方法耗费人力且昂贵，因此不适合常规使用。一些研究者在小鼠模型中记录荧光颗粒沿气管或鼻咽部的运动来测量黏膜纤毛运输，而另一些研究者则使用离体气管或支气管制剂来研究黏膜纤毛运输[11]。虽然这些研究提供了有价值的信息，但这些操作更具侵入性且不易操作。

随着高分化人体气道上皮 - 气液平面培养的发展，目前建立了一种体外测定纤毛黏膜清除率的方法。通过将荧光珠添加到这些培养物的顶端表面，可以通过跟踪荧光珠的看起来像漩涡或飓风运动来评估黏液纤毛运输[16]。然而，这种方法是有限的，因为黏膜 - 纤毛运输的速度和黏液层的高度，以及运输区域的位置和大小在这些培养体系中是可变的。为了避免这些限制，研究人员开发了一种改良的黏膜纤毛运输装置（modified mucociliary transport device，MCTD），使人气道上皮细胞分化成用连续的圆形轨道运输黏液的黏膜纤毛上皮。该装置允许在可控体外系统中去测量和处理黏膜纤毛运输的所有特征[17]。

11.4 纤毛结构和功能的测定

纤毛的评价包括静态结构评价和动态功能评价。这包括鼻上皮取样和评估纤毛结构、CBF 和纤毛摆动模式（ciliary beat pattern，CBP）。可通过鼻刷、拭子和刮除获得鼻纤毛上皮；其中，鼻刷法是最有效的纤毛上皮取样方法，且适用于纤毛结构和功能的评估。鼻刷技术通常包括用细胞学刷刷下鼻甲，以获得鼻黏膜的样本[18]。

纤毛上皮的结构和纤毛的超微结构通常用透射电镜来观察。可以通过分析纤毛细胞、黏液细胞和死细胞的数量来评估纤毛上皮，也可以通过分析受损的上皮，包括纤毛丢失、细胞突出、细胞质出血和线粒体损伤。纤毛结构的评估还包括复合纤毛、中央和外周微管缺陷、内外动力臂缺陷的发生率。单个纤毛在细胞内的排列可以通过测量纤毛的方向来评估[19,20]。

CBF 可以通过视频耦合光电倍增管和光电二极管技术来测量。这些技术捕获来自摆动纤毛的光强波动，并将其转换为电压变化，将其传输到示波器并通过特殊软件进行分析以计算 CBF[21]。然而，这些技术由于其缓慢的采样率（大约每秒 30 帧）而受到限制。数字成像技术的发展使得通过多次分析进行高速成像（高达每秒 400 帧）以测量 CBF 成为可能。此外，通过使用数字高速视频显微镜（digital high-speed video microscopy, DHSV），研究人员可以实时可视化纤毛波形并评估完整的纤毛功能，包括 CBF 和 CBP[18]。运用该技术时，推荐测量一组纤毛至少完成 5 个纤毛摆动周期所需的时间来手动确定 CBF。除了人工评估外，CBF 也可以使用计算机算法来计算，该算法开发基于记录的视频图像像素光强可随时间变化。计算机辅助计算 CBF 可以是半自动的，也可以是全自动的。半自动化编程要求操作员在软件计算 CBF 之前选择捕获图像中的特定感兴趣区域（regions of interest, ROI），而全自动全场分析（whole field analysis, WFA）无须选择 ROI 即可自动分析整个捕获图像。虽然计算机辅助 CBF 分析节省了时间，并确保了一定程度的可重复性，但该技术也有一些局限性；特别是人工选择 ROI 可能会在半自动方法中引入选择偏差，而在一些自动化程序中设置的 CBF 范围会遗漏范围之外的纤毛摆动[18,22]。

11.5   慢性鼻窦炎的纤毛黏液清除

CRS 中经常有黏膜纤毛清除功能受损的报道，其受损程度与 CRS 的严重程度相关[4,23,24]。多项研究报道，与对照组相比，CRS 鼻黏膜的纤毛减少、纤毛丢失增加、纤毛结构异常或纤毛不运动[25-27]。Li 等[28] 研究发现，与健康对照组相比，CRS 患者纤毛细胞的平均纤毛数量增加，纤毛结构出现异常，CBF 下降。这些作者进一步指出三个重要的纤毛表达相关基因（CP110、Foxj1、TAp73）的表达在 CRS 中升高且与纤毛长度相关，表明纤毛损伤和纤毛表达异常上调均导致 CRS 中纤毛结构和功能受损。通过全转录组测序，Peng 和同事[29] 发现，CRSwNP 涉及包括纤毛功能障碍在内的宿主防御缺陷。然而，关于 CRS 中 CBF 的变化，有着矛盾的发现；一些研究表明基础摆动频率降低，而一些研究表明 CRS 患者和对照组之间的基线 CBF 没有改变[4,28,30]。此外，在一部分 CRS 患者中也报道了纤毛对环境刺激反应迟钝。例如，Chen 及其同事[23] 报道，与对照组相比，CRS 患者的纤毛对外源性三磷酸腺苷的适应性显著降低。

黏液分泌增多是 CRS 的另一个共同特征[31]。据报道，CRS 组织中 MUC1、2、4、5AC、5B、7 和 8 等黏蛋白的表达增加[32]。MUC5AC 和 MUC5B 是最重要的分泌黏蛋白，在 CRSwNP 和 CRSsNP 患者中均表达上调[33]。Zhang 及其同事[34] 将 CRSwNP 样本分为 IL-5（+）CRSwNP 和 IL-5（−）CRSwNP 两种内型，发现与 IL-5（−）CRSwNP 样本和对照组相比，IL-5（+）CRSwNP 样本中 MUC5AC 和 MUC5B 的表达均显著增加。Seshadri 等[35] 研究表明鼻息肉 MUC5AC 的升高与潘蛋白的表达增加相关，这可能导致炎症、黏液生成增加和黏膜 - 纤毛清除率降低。事实上，在 CRS 患者的鼻窦黏膜中，包括杯状细胞和黏膜下腺在内的黏液分泌因子的数量也有所增加[36]。

CRS 黏膜纤毛清除障碍可直接发生在暴露于环境或微生物毒素和 / 或继发于暴露炎症刺激。在这方面，有几种常见跟 CRS 相关的呼吸道细菌能产生损害纤毛功能的特定毒素：包括铜绿假单胞菌、流感嗜血杆菌和肺炎链球菌。同样，呼吸道黏膜的病毒、过敏原和刺激物可以通过破坏纤毛功能来中断正常的黏膜 - 纤毛清除[4,37]，据报道，CRS 患者中存在的炎症介质，如 TNF-α、IFN-γ、IL-6、IL-8 和 IL-13，在调节纤毛功能或纤毛发生中发挥重要作用[25,30,38,39]。

鼻黏膜黏液产生增加也被证明是由不同的刺激引起的。据报道，鼻病毒、流感病毒、真菌和铜绿假单胞菌等呼吸道病原体可增加 MUC1、2、4、5AC、5B 和 8 等不同的黏蛋白[32]。多种炎症细胞因子如 IL-4、IL-9、IL-13、IL-17、IL-19、IL-33、TNF-α、IFN-γ 和 IL-1β 也被证实参与鼻腔上皮细胞黏液蛋白或杯状细胞增生的上调，从而导致 CRS 的黏液纤毛功能障碍[5,6,32]。此外，借助 CRS 鼻窦上皮 HIF-1α 介导机制，鼻窦缺氧状态与 MUC5AC 过量产生有关[40]。

目前已证实吸烟和被动吸烟与 CRS 的纤毛黏膜功能障碍有关[41]。香烟烟雾对鼻窦上皮细胞的刺激会导致纤毛运动的改变，CBF 结果相互矛盾，呈现出没有变化、增加或减少[41]。据报道吸烟者鼻窦黏膜出现杯状细胞增生的组织学改变[41]。对暴露于被动吸烟的儿童人群，可观察到鼻黏膜的超微结构变化，包括片状纤毛丧失、全身性纤毛丧失和杯状细胞增生，这表明被动吸烟可能对纤毛活性和纤毛黏膜功能有负面影响[42]。

11.6   总结

纤毛黏液清除是呼吸道的主要防御机制。鼻黏膜纤毛清除率的损害在 CRS 中已被普遍报道，并在疾病进展中起重要作用。纤毛和黏液是纤毛黏液清除的主要成分，任何一种成分的功能障碍都会导致纤毛黏液功能的损害。纤毛黏膜清除障碍可能导致微生物定植和鼻腔炎症，从而导致 CRS。因此，改善纤毛黏液清除功能对于治疗 CRS 仍然是个有吸引力的策略。

（廖振鹏　洪海裕 译）

参考文献

1. Schleimer RP, Lane AP, Kim J. Innate and acquired immunity and epithelial cell function in chronic rhinosinusitis. Clin Allergy Immunol. 2007;20:51–78.

2. Stevens WW, Lee RJ, Schleimer RP, Cohen NA. Chronic rhinosinusitis pathogenesis. J Allergy Clin Immunol. 2015;136(6):1442–53. https://doi.org/10.1016/j.jaci.2015.10.009.

3. Navarrette CR, Sisson JH, Nance E, Allen-Gipson D, Hanes J, Wyatt TA. Particulate matter in cigarette smoke increases ciliary axoneme beating through mechanical stimulation. J Aerosol Med Pulm Drug Deliv. 2012;25(3):159–68. https://doi.org/10.1089/jamp.2011.0890.

4. London NR Jr, Lane AP. Innate immunity and chronic rhinosinusitis: What we have learned from animal models. Laryngoscope Investig Otolaryngol. 2016;1(3):49–56. https://doi.org/10.1002/lio2.21.

5. Zhang N, Van Crombruggen K, Gevaert E, Bachert C. Barrier function of the nasal mucosa in health and type-2 biased airway diseases. Allergy. 2016;71(3):295–307. https://doi.org/10.1111/all.12809.

6. Fahy JV, Dickey BF. Airway mucus function and dysfunction. N Engl J Med. 2010;363(23):2233–47. https://doi.org/10.1056/NEJMra0910061.

7. Antunes MB, Gudis DA, Cohen NA. Epithelium, cilia,

and mucus: their importance in chronic rhinosinusitis. Immunol Allergy Clin N Am. 2009;29(4):631–43. https://doi.org/10.1016/j.iac.2009.07.004.

8. Whitsett JA. Airway epithelial differentiation and mucociliary clearance. Ann Am Thorac Soc. 2018;15(Suppl 3):S143–s8. https://doi.org/10.1513/AnnalsATS.201802-128AW.

9. Ma J, Rubin BK, Voynow JA. Mucins, mucus, and goblet cells. Chest. 2018;154(1):169–76. https://doi.org/10.1016/j.chest.2017.11.008.

10. Bonser LR, Erle DJ. Airway mucus and asthma: the role of MUC5AC and MUC5B. J Clin Med. 2017;6(12):112. https://doi.org/10.3390/jcm6120112.

11. Bustamante-Marin XM, Ostrowski LE. Cilia and mucociliary clearance. Cold Spring Harbor Perspect Biol. 2017;9(4):a028241. https://doi.org/10.1101/cshperspect.a028241.

12. Boutin C, Kodjabachian L. Biology of multiciliated cells. Curr Opin Genet Dev. 2019;56:1–7. https://doi.org/10.1016/j.gde.2019.04.006.

13. Gudis DA, Cohen NA. Cilia dysfunction. Otolaryngol Clin N Am. 2010;43(3):461–72, vii. https://doi.org/10.1016/j.otc.2010.02.007.

14. Salathe M. Regulation of mammalian ciliary beating. Annu Rev Physiol. 2007;69:401–22. https://doi.org/10.1146/annurev.physiol.69.040705.141253.

15. Hoegger MJ, Awadalla M, Namati E, Itani OA, Fischer AJ, Tucker AJ, et al. Assessing mucociliary transport of single particles in vivo shows variable speed and preference for the ventral trachea in newborn pigs. Proc Natl Acad Sci U S A. 2014;111(6):2355–60. https://doi.org/10.1073/pnas.1323633111.

16. Matsui H, Randell SH, Peretti SW, Davis CW, Boucher RC. Coordinated clearance of periciliary liquid and mucus from airway surfaces. J Clin Invest. 1998;102(6):1125–31. https://doi.org/10.1172/jci2687.

17. Sears PR, Yin WN, Ostrowski LE. Continuous mucociliary transport by primary human airway epithelial cells in vitro. Am J Physiol Lung Cell Mol Physiol. 2015;309(2):L99–108. https://doi.org/10.1152/ajplung.00024.2015.

18. Kempeneers C, Seaton C, Garcia Espinosa B, Chilvers MA. Ciliary functional analysis: beating a path towards standardization. Pediatr Pulmonol. 2019;54(10):1627–38. https://doi.org/10.1002/ppul.24439.

19. Chilvers MA, Rutman A, O'Callaghan C. Functional analysis of cilia and ciliated epithelial ultrastructure in healthy children and young adults. Thorax. 2003;58(4):333–8. https://doi.org/10.1136/thorax.58.4.333.

20. Rayner CF, Rutman A, Dewar A, Greenstone MA, Cole PJ, Wilson R. Ciliary disorientation alone as a cause of primary ciliary dyskinesia syndrome. Am J Respir Crit Care Med. 1996;153(3):1123–9. https://doi.org/10.1164/ajrccm.153.3.8630555.

21. Antunes MB, Cohen NA. Mucociliary clearance--a critical upper airway host defense mechanism and methods of assessment. Curr Opin Allergy Clin Immunol. 2007;7(1):5–10. https://doi.org/10.1097/ACI.0b013e3280114eef.

22. Raidt J, Wallmeier J, Hjeij R, Onnebrink JG, Pennekamp P, Loges NT, et al. Ciliary beat pattern and frequency in genetic variants of primary ciliary dyskinesia. Eur Respir J. 2014;44(6):1579–88. https://doi.org/10.1183/09031936.00052014.

23. Chen B, Shaari J, Claire SE, Palmer JN, Chiu AG, Kennedy DW, et al. Altered sinonasal ciliary dynamics in chronic rhinosinusitis. Am J Rhinol. 2006;20(3):325–9. https://doi.org/10.2500/ajr.2006.20.2870.

24. Orlandi RR, Kingdom TT, Hwang PH, Smith TL, Alt JA, Baroody FM, et al. International consensus statement on allergy and rhinology: rhinosinusitis. Int Forum Allergy Rhinol. 2016;6(Suppl 1):S22–209. https://doi.org/10.1002/alr.21695.

25. Schleimer RP. Immunopathogenesis of chronic rhinosinusitis and nasal polyposis. Annu Rev Pathol. 2017;12:331–57. https://doi.org/10.1146/annurev-pathol-052016-100401.

26. Lai Y, Chen B, Shi J, Palmer JN, Kennedy DW, Cohen NA. Inflammation-mediated upregulation of centrosomal protein 110, a negative modulator of ciliogenesis, in patients with chronic rhinosinusitis. J Allergy Clin Immunol. 2011;128(6):1207–15.e1. https://doi.org/10.1016/j.jaci.2011.09.001.

27. Demarco RC, Tamashiro E, Rossato M, Ferreira MD, Valera FC, Anselmo-Lima WT. Ciliary ultrastructure in patients with chronic rhinosinusitis and primary ciliary dyskinesia. Eur Archiv Otorhinolaryngol. 2013;270(7):2065–70. https://doi.org/10.1007/s00405-012-2342-7.

28. Li YY, Li CW, Chao SS, Yu FG, Yu XM, Liu J, et al. Impairment of cilia architecture and ciliogenesis in hyperplastic nasal epithelium from nasal polyps. J Allergy Clin Immunol. 2014;134(6):1282–92. https://doi.org/10.1016/j.jaci.2014.07.038.

29. Peng Y, Zi XX, Tian TF, Lee B, Lum J, Tang SA, et al. Whole-transcriptome sequencing reveals heightened inflammation and defective host defence responses in chronic rhinosinusitis with nasal polyps. Eur Respir J. 2019;54(5):1900732. https://doi.org/10.1183/13993003.00732-2019.

30. Jiao J, Duan S, Meng N, Li Y, Fan E, Zhang L. Role of IFN-γ, IL-13, and IL-17 on mucociliary differentiation of nasal epithelial cells in chronic rhinosinusitis with nasal polyps. Clin Exp Allergy. 2016;46(3):449–60. https://doi.org/10.1111/cea.12644.

31. Burgel PR, Escudier E, Coste A, Dao-Pick T, Ueki IF, Takeyama K, et al. Relation of epidermal growth factor receptor expression to goblet cell hyperplasia in nasal polyps. J Allergy Clin Immunol. 2000;106(4):705–12. https://doi.org/10.1067/mai.2000.109823.

32. Kato K, Song BH, Howe CL, Chang EH. A comprehensive systematic review of the association between airway mucins and chronic rhinosinusitis. Am J Rhinol Allergy. 2019;33(4):433–48. https://doi.org/10.1177/1945892419837042.

33. Luo Q, Zhang J, Wang H, Chen F, Luo X, Miao B, et al. Expression and regulation of transcription factor FoxA2 in chronic rhinosinusitis with and

without nasal polyps. Allergy, Asthma Immunol Res. 2015;7(5):458–66. https://doi.org/10.4168/aair.2015.7.5.458.

34. Zhang Y, Derycke L, Holtappels G, Wang XD, Zhang L, Bachert C, et al. Th2 cytokines orchestrate the secretion of MUC5AC and MUC5B in IL-5-positive chronic rhinosinusitis with nasal polyps. Allergy. 2019;74(1):131–40. https://doi.org/10.1111/all.13489.

35. Seshadri S, Lu X, Purkey MR, Homma T, Choi AW, Carter R, et al. Increased expression of the epithelial anion transporter pendrin/SLC26A4 in nasal polyps of patients with chronic rhinosinusitis. J Allergy Clin Immunol. 2015;136(6):1548–58.e7. https://doi.org/10.1016/j.jaci.2015.05.024.

36. Luo Q, Zhang Z, Liu D, Feng K, Jin X, Zhang J. Human neutrophil elastase induces MUC5AC overexpression in chronic rhinosinusitis through tumour necrosis factor-α converting enzyme. Acta Otolaryngol. 2016;136(6):641–8. https://doi.org/10.3109/00016489.2016.1144145.

37. Ahmadzada S, Ende JA, Alvarado R, Christensen JM, Kim JH, Rimmer J, et al. Responses of well-differentiated human sinonasal epithelial cells to allergen exposure and environmental pollution in chronic rhinosinusitis. Am J Rhinol Allergy. 2019;33(6):624–33. https://doi.org/10.1177/1945892419853105.

38. Gudis D, Zhao KQ, Cohen NA. Acquired cilia dysfunction in chronic rhinosinusitis. Am J Rhinol Allergy. 2012;26(1):1–6. https://doi.org/10.2500/ajra.2012.26.3716.

39. Ma Y, Sun Y, Jiang L, Zuo K, Chen H, Guo J, et al. WDPCP regulates the ciliogenesis of human sinonasal epithelial cells in chronic rhinosinusitis. Cytoskeleton (Hoboken, NJ). 2017;74(2):82–90. https://doi.org/10.1002/cm.21351.

40. Cho HJ, Kim CH. Oxygen matters: hypoxia as a pathogenic mechanism in rhinosinusitis. BMB Rep. 2018;51(2):59–64. https://doi.org/10.5483/bmbrep.2018.51.2.014.

41. Christensen DN, Franks ZG, McCrary HC, Saleh AA, Chang EH. A systematic review of the association between cigarette smoke exposure and chronic rhinosinusitis. Otolaryngol Head Neck Surg. 2018;158(5):801–16. https://doi.org/10.1177/0194599818757697.

42. Elwany S, Ibrahim AA, Mandour Z, Talaat I. Effect of passive smoking on the ultrastructure of the nasal mucosa in children. Laryngoscope. 2012;122(5):965–9. https://doi.org/10.1002/lary.23246.

第 12 章 鼻窦上皮

Michael Soyka, Cezmi A. Akdis

要点

- 上皮的不同层次对屏障功能的作用。
- 上皮由上皮上黏液层，上皮纤毛，上皮细胞及细胞间连接组成。
- 在慢性鼻窦炎中上皮屏障可出现不同方面的损伤。
- 上皮屏障功能障碍或许可以解释 CRS 病理生理的不同方面。

12.1 介绍

慢性鼻窦炎是一种累及鼻窦黏膜和黏膜下的疾病。外鼻和鼻腔鼻窦黏膜是最先，也最容易暴露于空气污染中的部位。慢性鼻窦炎是一种病理生理机制尚不完全清楚的疾病，影响着大量的人群，其中 1/10 的患者还患有非甾体抗炎药加重性呼吸道疾病（NSAID）[1-4]。每天有超过 1 万升空气通过鼻腔。因此，鼻腔黏膜面临着干燥，病毒和细菌的攻击，环境污染物和包括过敏原在内的其他分子的危害。虽然鼻腔被假复层柱状上皮完全覆盖，但是研究主要集中在上皮下区域和免疫过程，而不是上皮本身。只有在囊性纤维化（CF）和原发性纤毛运动障碍中，上皮功能障碍（由分泌物黏稠或黏液纤毛清除障碍引起）才被认为与其病理生理直接相关。本章不描述这些众所周知的遗传病理。

上皮屏障是与外界接触的第一个部位，也是第一道防线。完整且有效的屏障是器官运行和整体稳态的先决条件，不仅对于清除外来颗粒至关重要，保持湿度，把组织中的水和蛋白质局限在组织间隙内也很重要。而这些和组织固有细胞密切相关，比如：肥大细胞、巨噬细胞、固有 T 细胞和黏膜相关 T 细胞（MAIT）。此外，上皮细胞本身可以通过抗原提呈、释放各种细胞因子和其他细胞间介质与非固有免疫细胞相互作用。

在 CRS 亚型中发现有不同的炎症模式，称为炎症内型。不同的炎症类型的差异可以根据屏障功能障碍的基本病理生理及其对炎症细胞的影响来解释[5,6]。比如，CF 中的黏液停滞和纤毛运动障碍导致的淤积引起偏向 TH1/TH17 的炎症模式发生，而 2 型炎症过程更容易在西方国家的"特发性"息肉中发现。

12.2 不同上皮屏障层及其功能

黏膜屏障由不同部分组成，上皮层起着主要的作用。我们需要明确不同层次在上皮屏障功能中的作用。虽然将各个层次视为独立的结构是错误的，因为它们密切相关，但是，对防御和内稳态的作用只有在分开观察时才能得到最好的理解。

已经确定的有 4 层上皮屏障（图 12.1）。第一层是上皮上屏障，主要由分泌蛋白（包括黏蛋白、其他多肽和水）形成。第二层是上皮纤毛。第三层屏障是细胞间连接，最后一层是由上皮细胞本身作为免疫器官形成的。健康多样的微生物群和保持微生物群健康的因素，如益生元、维生素和纤维素，也被认为是黏膜屏障的一部分。在接下来的部分中，我们将分别关注每个层次，然后尝试展示它们之间的联系。

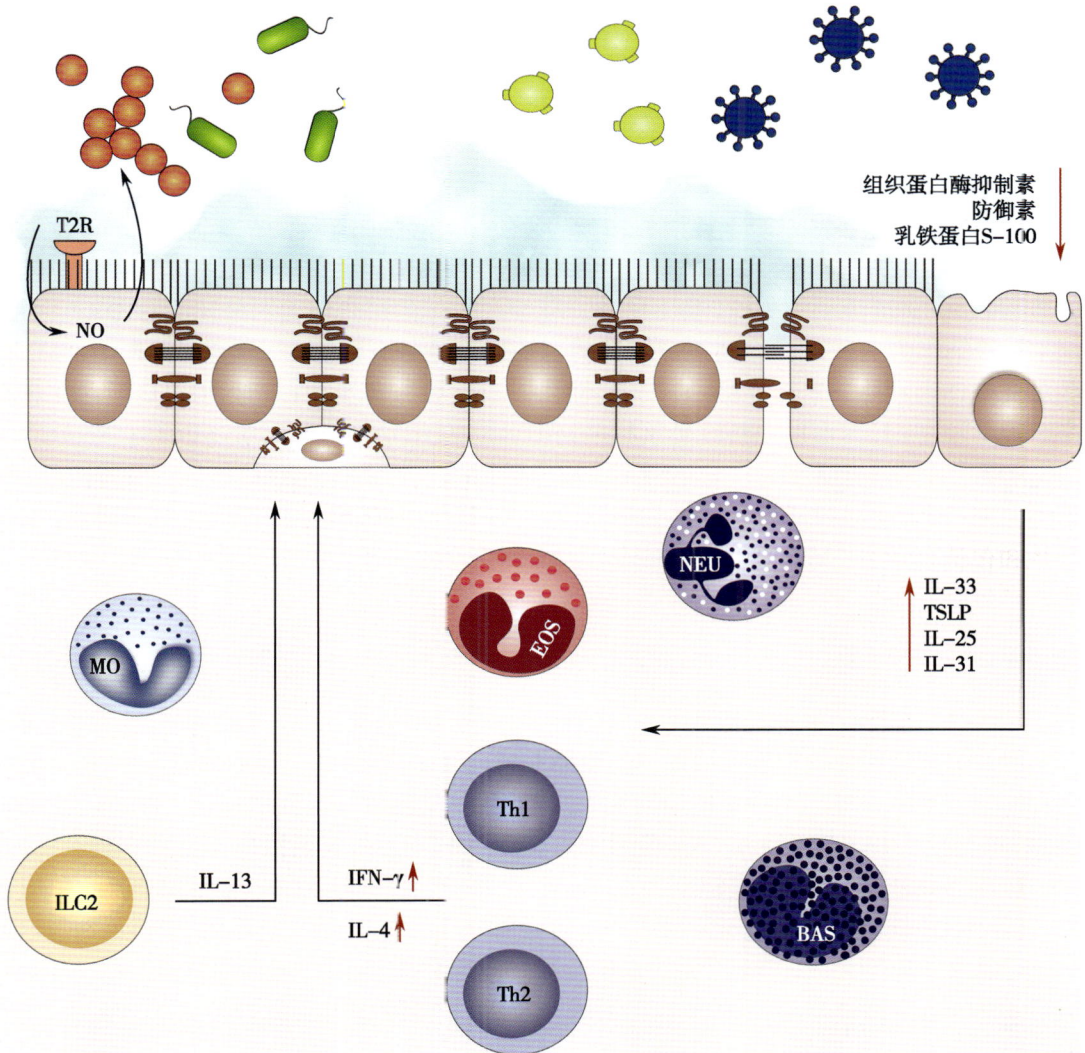

图 12.1 鼻腔鼻窦上皮处于污染物、过敏原、病毒和细菌引起的持续刺激下，完整的屏障是维持内稳态的先决条件。不同的细胞因子可能直接或间接影响这一屏障。上皮来源的警报素如 IL-33 可能会增加 Th2 炎症，导致促炎细胞因子的释放，增加上皮的渗漏。BAS，嗜碱性粒细胞；EOS，嗜酸性粒细胞；IFN，干扰素；ILC，先天淋巴样细胞；IL，白细胞介素；MO，巨噬细胞；NEU，中性粒细胞；NO，氮氧化物；T2R，苦味受体 2 型；Th，辅助 T 细胞；TSLP，胸腺基质淋巴生成素

12.2.1　上皮上屏障

第一次与环境的接触是由细胞上方的黏性层完成的。黏性层由抗菌蛋白和肽组成,比如抗菌肽、防御素、溶菌酶和乳铁蛋白等[7,8]。此外,S-100 蛋白家族通过激活 toll 样受体参与上皮屏障[9]。上述蛋白质是由上皮细胞分泌的,是机体在外源性刺激后正常和充分的反应促使这些蛋白的表达增加。然而,参与构成上皮屏障中的一些蛋白在 CRS 中似乎被下调:乳铁蛋白和牛皮癣蛋白以及钙保护蛋白(来自 S-100 家族)表达较少[10]。这可能导致上皮固有免疫失衡,不能建立功能完整的上皮上屏障。因此,患者容易被细菌或真菌定植,反过来可能导致适应性免疫系统的激活和细胞因子的分泌,从而导致 CRS 炎症的恶性循环[11,12]。T2R 样味觉受体在鼻腔鼻窦上皮细胞纤毛中被发现,此受体对细菌的生理反应包括细菌群体感应分子的激活,从而刺激一氧化氮的产生,增加纤毛摆动频率并提高直接杀死细菌的能力[13]。这是上皮屏障不同部分之间的交流及其相互作用的一个很好的例子。苦味受体的功能障碍可能影响 CRS 的病理生理。

鼻微生物群对鼻腔鼻窦上皮既有积极的影响,也有消极的影响。本节将不侧重于不同的影响,但强调细菌和上皮屏障的相互作用。近来发现微生物衍生的丁酸盐(一种短链脂肪酸)可以促进屏障的完整性,如下所述。化学和天然的组蛋白去乙酰化酶(HDAC)抑制剂 - 丁酸钠作为一种天然抑制剂已被证明对变应性鼻炎有治疗作用,通过阻断 HDAC 活性可促进体内和体外紧密连接(TJ)完整性[14]。在变应性鼻炎中,一般 HDAC 活性在鼻上皮细胞中较高,且与上皮完整性呈负相关。用合成的 HDAC 抑制剂 JNJ-26481585 处理鼻上皮细胞,通过促进紧密连接表达恢复上皮完整性。为了证明 HDAC 在体内的作用,在预防模型中,用 JNJ-26481585 治疗屋尘螨致敏小鼠,这些小鼠没有发生过敏性气道炎症,也没有支气管高反应性[15]。相似的,相同的 HDAC 抑制剂已经被证明可以治疗哮喘性上皮屏障缺陷[16]。

12.2.2　上皮纤毛

黏液纤毛清除作用对维持鼻的正常功能至关重要。当鼻毛没有阻止颗粒进入鼻孔时,在生理情况下这些异物将通过协调的黏膜纤毛运动运输到咽,然后被咳出或吞咽[17]。虽然上皮上黏液屏障直接影响纤毛的运动能力,但也可能受到其他因素的影响。在遗传性疾病中,如原发性纤毛运动障碍和 CF 对上皮纤毛造成可逆和不可逆的损伤,这些纤毛的直接或间接损伤会引起慢性感染和炎症。此外,机械、化学、激素和 pH 相关的功能障碍是众所周知的,就像体温依赖于心率的变化一样[18-20]。包括铜绿假单胞菌、肺炎链球菌、金黄色葡萄球菌和流感嗜血杆菌在内的细菌对纤毛摆动的频率有直接影响[21],其毒素和生物膜的形成可能会减弱纤毛的运动和协调,甚至破坏纤毛细胞,破坏生理清除作用[22]。TNF-α、IL-13、IL-6 等细胞因子在 CRS 的发病过程中发挥了相关作用[20,23,24]。如果手术中黏膜与骨面完全剥离,纤毛细胞的再生可能需要几个月的时间,上皮才能完全恢复功能,这是引入功能性内镜鼻窦手术的原因之一。同时,细胞因子也可对纤毛活动产生负面影响。这些影响都会导致黏膜炎症,促进细菌的生长,并导致慢性炎症的恶性循环[20,25]。这些细胞因子可能导致生物膜的形成,从而导致 CRS,特别是顽固性 CRS 的发生[26]。

12.2.3 连接蛋白和上皮细胞的紧密连接

在正常的鼻腔鼻窦黏膜中发现了不同的细胞间连接。紧密的上皮形成一个机械屏障，将顶端与基底外侧分开。紧密连接（Tight Junction，TJ）是上皮细胞间连接中形成桥粒、间隙连接和黏附连接功能复合体的一部分（图 12.2）[27]。TJ 是极化上皮中最顶端的细胞间成分，也是决定细胞层完整性的屏障功能的主要因素。这些蛋白具有多种作用方式，包括屏障功能、栅栏功能和对转录的影响 [28-30]，其调节信号传导、细胞分化、增殖，并控制分子的细胞旁转运。屏障功能意味着将两个经典的部分分离开来，而栅栏功能则是通过避免膜组分的运动来维持细胞的极化。TJ 包括跨膜分子、支架蛋白和信号蛋白。它们由闭合蛋白（occludin）、闭合蛋白家族、角蛋白（augulines）、三胞蛋白（tricellulins）和连接黏附分子组成。邻近的 TJ 形成同源 / 异源二聚体，使细胞之间紧密连接。在靠近细胞质侧，通过接合蛋白如 zonula occludens（ZO1～3）与细胞骨架结合 [31]。细胞连接防止细菌和其他病原体的侵入，同时避免不必要的液体流失。近来，在支气管哮喘患者的下气道黏膜活检中发现 TJ 模式紊乱和上皮屏障渗漏增加。完整的屏障是正常上皮的先决条件，缺陷的上皮可以促进病原体的摄取，如金黄色葡萄球菌，一和内毒素分泌细菌，在 CRSwNP 的发展中具有潜在的核心作用。上呼吸道和下呼吸道疾病被认为具有共同病理生理通路，CRSwNP 与非特应性支气管哮喘有直接关系。到目前为止，不同的研究均发现哮喘中 TJ 的缺陷。

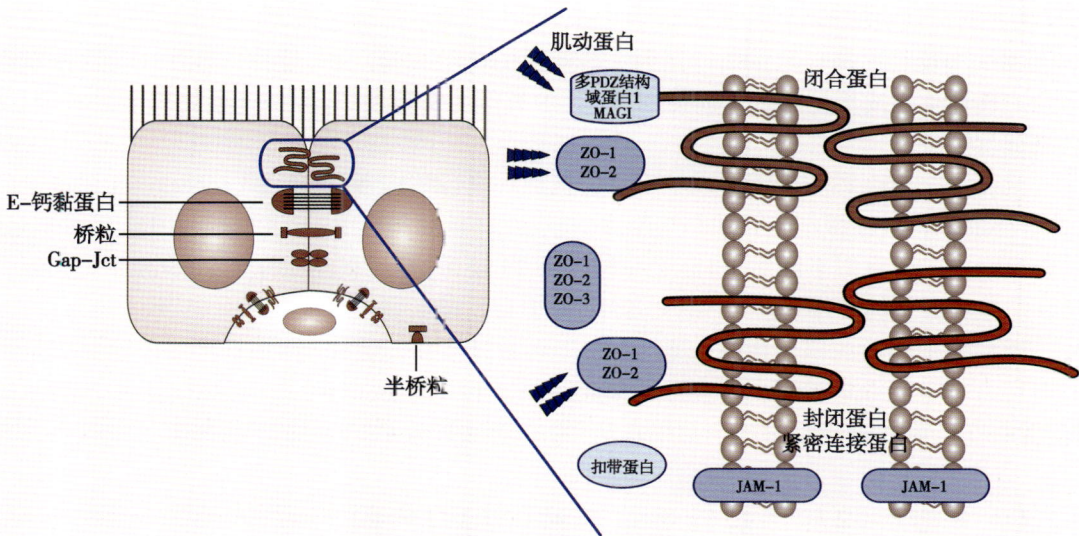

图 12.2 上皮屏障由不同的成分组成，包括桥粒、半桥粒、黏附连接和紧密连接（TJ）。TJ 蛋白如闭合蛋白、封闭蛋白和紧密连接蛋白通过接合蛋白如闭锁小带（ZO）、MUPP（多 PDZ 结构域蛋白）和 MAGI（具有倒置结构域结构的膜相关鸟苷激酶）结合到细胞骨架上。Gap-jct，细胞间隙连接；JAM，连接附着分子；MAGI，具有倒置结构域结构的膜相关鸟苷激酶；ZO，闭锁小带

90 年代末，Bernstein 等首次对鼻上皮细胞进行了功能分析，以研究上皮层的紧密性 [32]。研究发现，在 CRS 上皮和对照上皮之间，跨膜电阻抗（transepithelial resistance，TER，是上皮完整性的一个指标，与 TJ 的状况密切相关）没有差异，在 CRSwNP 和 CRSsNP 之间也没有

差异 [33]。TJ 相关蛋白 ZO-1 被发现在 CRSwNP 中,特别是在去分化上皮中有所下调 [34]。有趣的是,当患者预先接受皮质类固醇治疗时,在 CRSwNP/CRSsNP 活检中,与对照组相比,TJ 的表达没有差异。在急性鼻窦炎病例中,鼻病毒能够直接破坏 TJ[35]。连接黏附分子参与腺病毒与细胞膜的附着,RSV 甚至能够下调闭合蛋白的表达 [36,37]。花粉在体外可直接破坏TJ,但在 CRS 中对 TJ 的影响尚未研究。花粉肽酶可导致机械屏障的变弱 [38]。

我们的研究表明,在 CRS 活检中,occludin、claudin-4 和 ZO-1 蛋白的 mRNA 和蛋白水平均下调 [39]。occludin mRNA 的表达与 CRS 中嗜酸性粒细胞阳离子蛋白(ECP)mRNA呈负相关,ECP 是嗜酸性粒细胞炎症的标志。体外实验表明,CRSwNP 的跨组织电阻抗(TTR)降低。体外结果还显示,CRSwNP 患者的气液界面(ALI)培养上皮细胞的跨膜电阻抗(TER 或 TEER)较低。细胞旁通量可以通过评估 FITC 标记的 4 000kDa 分子量葡聚糖在屏障上的扩散来测量。在气液界面培养中,TER 与 FITC- 葡聚糖渗透性相关性较强。不同细胞因子如 IL-4(典型的 Th 2 细胞因子)、IFN-γ(典型的 Th1 细胞因子)、IL-17(Th17 细胞因子)和 IL-35(Treg 细胞因子)对 TER 的影响也进行了测试。虽然 IL-17 对上皮完整性没有任何影响,但通过 IL-4 和 IFN-γ 的刺激,使细胞层的完整性降低。在变应性鼻炎中也有类似的结果 [15,40,41]。如上所述,组蛋白去乙酰化酶(HDAC)已被确定为过敏性炎症和紧密连接功能障碍的关键驱动因素。HDAC 活性与变应性鼻炎上皮完整性呈负相关。HDAC 抑制剂 JNJ-26481585 在 HDM 致敏小鼠体内实验显示,过敏反应减轻,紧密连接功能恢复 [15]。

未发表的体外实验数据显示,即使在没有炎症细胞的情况下,ALI 培养的 CRS 上皮细胞,用普通皮质类固醇处理,也会增加 TER,和促进上皮屏障的恢复。因此,类固醇直接影响上皮细胞及其连接。氮卓斯汀作为一种常见的抗组胺药,没有发挥这些作用。这些发现与变应性鼻炎上皮细胞培养的研究一致,其中类似的实验表明,氟替卡松处理细胞时,TER会增加 [41]。

就在 TJ 下方,黏附功能形成了下一层机械屏障。结构蛋白(如 E-cadherin)和锚定蛋白(如 catenins)再次连接细胞骨架和细胞膜的肌动蛋白丝。与 CRS 中 TJ 缺陷相反,E-cadherin在鼻息肉中的强度似乎增加,可能是一种克服 TJ 缺乏的反调节机制。Cadherin 相关家族成员 3 是鼻病毒 C 的受体,是一个错义变体,似乎与儿童哮喘和急性发作有关 [42]。

桥粒是中间丝的锚定蛋白,因此也连接细胞骨架和细胞膜,特别是稳定细胞免受拉力和剪切力 [43]。桥粒芯糖蛋白 2 和 3(desmoglein 2 和 desmoglein 3)在 CRSwNP 中的表达较低,这在 Th1 和 Th2 炎症过程中都很常见 [44],这再次导致 CRS 屏障功能障碍。

12.3   上皮细胞与适应性免疫系统的相互作用

正如本书中其他章节所讨论的,免疫系统在 CRS 中高度活跃。不同的炎症内型可以表现为相似的表型。如上所述,在 CRS 和其他类似的慢性疾病中,上皮屏障受到炎症细胞及其细胞因子的积极影响。另一方面,上皮本身在炎症过程中产生不同的变化。

12.3.1   上皮细胞因子

胸腺基质淋巴生成素(TSLP)和 IL-25 都是上皮细胞因子,是 Th2 型嗜酸性粒细胞炎症的强诱导剂,并可能在过敏原和病毒等刺激下释放。这两种组织细胞因子在 CRS 患者中均上调[45-47]。IL-33 在上皮细胞死亡时释放[48]。作为警报素，还能诱发 2 型炎症。此外，这些细胞因子能够与树突状细胞结合。树突状细胞本身可通过 IL-6 和 IL-4 促进 Th2 细胞的发育，能够激活固有淋巴细胞（ILC），其中 II 型 ILC（ILC2）促进 Th2 炎症[49]。ILC 可能在 CRS 的 II 型炎症过程中起重要作用。在 NERD 中，当 COX1 抑制剂刺激时，鼻黏膜刮检发现 ILC2 增加，而外周 ILC2 由于向组织中迁移而减少[49]。虽然 ILC2 促进炎症发展，但维 A 酸能够将其转化为表达 CTLA-4 并分泌 IL-10 的调节性 ILC 细胞。这些细胞也出现在 CRSwNP 组织中，而在健康个体的鼻腔中很少发现，因此最有可能是一种逆向调节作用（counter-regulatory effect）[50]。此外，在哮喘患者中观察到 ILC2 与上皮屏障相互作用，通过 IL-13 介导紧密连接破坏[51]。

IL-32 在 CRS 患者的纯上皮细胞培养中，特别是在 IFN-γ、TNF-α 刺激或 Th1 细胞存在时表达。IL-32 在 CRS 中，尤其是在息肉中升高[52]。虽然其在 CRS 中的功能作用尚不清楚，但已被证明可以促进包括特应性反炎在内的不同疾病的炎症。在 CRS 患者中，尤其是在息肉病患者中，锌元素明显减少，其可通过干扰 ZO-1 对屏障功能产生负面影响[53]。

上皮细胞，特别是基底细胞，被认为是干细胞的一部分，可能在 CRS 发病中起作用。鼻息肉患者上皮祖细胞的生长和增殖减少。间充质祖细胞在鼻息肉中具有免疫调节作用，可能有助于控制炎症[54]。

抗病毒介质如干扰素（IFN）也是屏障的一部分，由人鼻上皮细胞直接产生。人鼻病毒诱导的细胞因子释放可能在 CRS 中受损，表明患者的病毒清除功能不足[55]。另一方面，在 CRS 小鼠模型中，IFN-β 可能通过 CCL11 的产生促进嗜酸性粒细胞炎症[56]。

12.3.2　上皮屏障层间的联系

慢性鼻窦炎具有伴鼻息肉和不伴鼻息肉两种表型，是一种病理生理机制未明的复杂疾病。上皮屏障缺陷的概念并不新鲜，但最近才描述其起源的不同方面。总的来说，现有的不同知识可以综合形成一个理论：功能不足的上皮上屏障导致潜在致病性蛋白质、细胞和病毒定植，而受损的纤毛将导致黏膜对入侵物的清除的停滞和延迟。在有缺陷的上皮屏障中，金黄色葡萄球菌等病原体可能更容易穿透并通过超抗原释放使炎症持续；不同研究也表明，这可能会增加息肉中的 II 型炎症，导致 CRS 炎症的恶性循环（图 12.1）。

12.3.3　理论知识在日常实践中的转化

屏障功能障碍是 CRS 病理生理的一部分，但目前尚不清楚是慢性炎症性疾病炎症的原因还是结果。恢复 CRS 的上皮屏障功能应该是治疗这类疾病的中心目标之一。这直接转化为日常临床实践：包括生物制剂在内的新疗法已被证明在 CRS 治疗中发挥了相关作用。针对 IL-5 或其受体的单克隆抗体以及 IL-4/13 的抗体可使上皮恢复到较低的炎症状态，间接提高屏障功能。益生菌也可能在恢复上皮完整性方面发挥关键作用。短链脂肪酸和局部类固醇有可能是直接"治愈"受损屏障的物质。这可能会中断病原体入侵、体液流失和炎症持续的恶性循环。

（郭圆媛　陈枫虹　译）

参考文献

1. Kowalski ML, Agache I, Bavbek S, Bakirtas A, Blanca M, Bochenek G, et al. Diagnosis and management of NSAID-Exacerbated Respiratory Disease (N-ERD)-a EAACI position paper. Allergy. 2019;74(1):28–39. https://doi.org/10.1111/all.13599.

2. Samitas K, Carter A, Kariyawasam HH, Xanthou G. Upper and lower airway remodelling mechanisms in asthma, allergic rhinitis and chronic rhinosinusitis: the one airway concept revisited. Allergy. 2018;73(5):993–1002. https://doi.org/10.1111/all.13373.

3. Breiteneder H, Diamant Z, Eiwegger T, Fokkens WJ, Traidl-Hoffmann C, Nadeau K, et al. Future research trends in understanding the mechanisms underlying allergic diseases for improved patient care. Allergy. 2019; https://doi.org/10.1111/all.13851.

4. Fokkens WJ, Lund V, Bachert C, Mullol J, Bjermer L, Bousquet J, et al. EUFOREA consensus on biologics for CRSwNP with or without asthma. Allergy. 2019; https://doi.org/10.1111/all.13875.

5. Akdis CA, Bachert C, Cingi C, Dykewicz MS, Hellings PW, Naclerio RM, et al. Endotypes and phenotypes of chronic rhinosinusitis: a PRACTALL document of the European Academy of Allergy and Clinical Immunology and the American Academy of Allergy, Asthma & Immunology. J Allergy Clin Immunol. 2013;131(6):1479–90. https://doi.org/10.1016/j.jaci.2013.02.036.

6. Bachert C, Akdis CA. Phenotypes and emerging endotypes of chronic rhinosinusitis. J Allergy Clin Immunol Pract. 2016;4(4):621–8. https://doi.org/10.1016/j.jaip.2016.05.004.

7. Travis SM, Conway BA, Zabner J, Smith JJ, Anderson NN, Singh PK, et al. Activity of abundant antimicrobials of the human airway. Am J Respir Cell Mol Biol. 1999;20(5):872–9. https://doi.org/10.1165/ajrcmb.20.5.3572.

8. Bals R. Epithelial antimicrobial peptides in host defense against infection. Respir Res. 2000;1(3):141–50. https://doi.org/10.1186/rr25.

9. Donato R, Cannon BR, Sorci G, Riuzzi F, Hsu K, Weber DJ, et al. Functions of S100 proteins. Curr Mol Med. 2013;13(1):24–57.

10. Tieu DD, Peters AT, Carter RG, Suh L, Conley DB, Chandra R, et al. Evidence for diminished levels of epithelial psoriasin and calprotectin in chronic rhinosinusitis. J Allergy Clin Immunol. 2010;125(3):667–75. https://doi.org/10.1016/j.jaci.2009.11.045.

11. Seshadri S, Lin DC, Rosati M, Carter RG, Norton JE, Suh L, et al. Reduced expression of antimicrobial PLUNC proteins in nasal polyp tissues of patients with chronic rhinosinusitis. Allergy. 2012;67(7):920–8. https://doi.org/10.1111/j.1398-9995.2012.02848.x.

12. Lam K, Schleimer R, Kern RC. The etiology and pathogenesis of chronic rhinosinusitis: a review of current hypotheses. Curr Allergy Asthma Rep. 2015;15(7):41. https://doi.org/10.1007/s11882-015-0540-2.

13. Lee RJ, Cohen NA. Role of the bitter taste receptor T2R38 in upper respiratory infection and chronic rhinosinusitis. Curr Opin Allergy Clin Immunol. 2015;15(1):14–20. https://doi.org/10.1097/ACI.0000000000000120.

14. Wang J, Wen L, Wang Y, Chen F. Therapeutic effect of histone deacetylase inhibitor, sodium butyrate, on allergic rhinitis in vivo. DNA Cell Biol. 2016;35(4):203–8. https://doi.org/10.1089/dna.2015.3037.

15. Steelant B, Wawrzyniak P, Martens K, Jonckheere AC, Pugin B, Schrijvers R, et al. Blocking histone deacetylase activity as a novel target for epithelial barrier defects in patients with allergic rhinitis. J Allergy Clin Immunol. 2019; https://doi.org/10.1016/j.jaci.2019.04.027.

16. Wawrzyniak P, Wawrzyniak M, Wanke K, Sokolowska M, Bendelja K, Ruckert B, et al. Regulation of bronchial epithelial barrier integrity by type 2 cytokines and histone deacetylases in asthmatic patients. J Allergy Clin Immunol. 2017;139(1):93–103. https://doi.org/10.1016/j.jaci.2016.03.050.

17. Houtmeyers E, Gosselink R, Gayan-Ramirez G, Decramer M. Regulation of mucociliary clearance in health and disease. Eur Respir J. 1999;13(5):1177–88.

18. Sutto Z, Conner GE, Salathe M. Regulation of human airway ciliary beat frequency by intracellular pH. J Physiol. 2004;560(Pt 2):519–32. https://doi.org/10.1113/jphysiol.2004.068171.

19. Winters SL, Davis CW, Boucher RC. Mechanosensitivity of mouse tracheal ciliary beat frequency: roles for Ca2+, purinergic signaling, tonicity, and viscosity. Am J Physiol Lung Cell Mol Physiol. 2007;292(3):L614–24. https://doi.org/10.1152/ajplung.00288.2005.

20. Gudis D, Zhao KQ, Cohen NA. Acquired cilia dysfunction in chronic rhinosinusitis. Am J Rhinol Allergy. 2012;26(1):1–6. https://doi.org/10.2500/ajra.2012.26.3716.

21. Ferguson JL, McCaffrey TV, Kern EB, Martin WJ II. The effects of sinus bacteria on human ciliated nasal epithelium in vitro. Otolaryngol Head Neck Surg. 1988;98(4):299–304. https://doi.org/10.1177/019459988809800405.

22. Palmer J. Bacterial biofilms in chronic rhinosinusitis. Ann Otol Rhinol Laryngol Suppl. 2006;196:35–9.

23. Laoukili J, Perret E, Willems T, Minty A, Parthoens E, Houcine O, et al. IL-13 alters mucociliary differentiation and ciliary beating of human respiratory epithelial cells. J Clin Invest. 2001;108(12):1817–24. https://doi.org/10.1172/JCI13557.

24. Papathanasiou A, Djahanbakhch O, Saridogan E, Lyons RA. The effect of interleukin-6 on ciliary beat frequency in the human fallopian tube. Fertil

Steril. 2008;90(2):391–4. https://doi.org/10.1016/j.fertnstert.2007.07.1379.

25. Al-Rawi MM, Edelstein DR, Erlandson RA. Changes in nasal epithelium in patients with severe chronic sinusitis: a clinicopathologic and electron microscopic study. Laryngoscope. 1998;108(12):1816–23.

26. Tajudeen BA, Schwartz JS, Palmer JN. Understanding biofilms in chronic sinusitis. Curr Allergy Asthma Rep. 2016;16(2):10. https://doi.org/10.1007/s11882-015-0591-4.

27. Denker BM, Nigam SK. Molecular structure and assembly of the tight junction. Am J Phys. 1998;274(1 Pt 2):F1–9.

28. Chiba H, Osanai M, Murata M, Kojima T, Sawada N. Transmembrane proteins of tight junctions. Biochim Biophys Acta. 2008;1778(3):588–600. https://doi.org/10.1016/j.bbamem.2007.08.017.

29. Tsukita S, Furuse M, Itoh M. Multifunctional strands in tight junctions. Nat Rev Mol Cell Biol. 2001;2(4):285–93. https://doi.org/10.1038/35067088.

30. Kohler K, Zahraoui A. Tight junction: a co-ordinator of cell signalling and membrane trafficking. Biol Cell. 2005;97(8):659–65. https://doi.org/10.1042/BC20040147.

31. Hartsock A, Nelson WJ. Adherens and tight junctions: structure, function and connections to the actin cytoskeleton. Biochim Biophys Acta. 2008;1778(3):660–9. https://doi.org/10.1016/j.bbamem.2007.07.012.

32. Bernstein JM, Gorfien J, Noble B, Yankaskas JR. Nasal polyposis: immunohistochemistry and bioelectrical findings (a hypothesis for the development of nasal polyps). J Allergy Clin Immunol. 1997;99(2):165–75.

33. Dejima K, Randell SH, Stutts MJ, Senior BA, Boucher RC. Potential role of abnormal ion transport in the pathogenesis of chronic sinusitis. Arch Otolaryngol Head Neck Surg. 2006;132(12):1352–62. https://doi.org/10.1001/archotol.132.12.1352.

34. Jang YJ, Kim HG, Koo TW, Chung PS. Localization of ZO-1 and E-cadherin in the nasal polyp epithelium. Eur Arch Otorhinolaryngol. 2002;259(9):465–9. https://doi.org/10.1007/s00405-002-0500-z.

35. Sajjan U, Wang Q, Zhao Y, Gruenert DC, Hershenson MB. Rhinovirus disrupts the barrier function of polarized airway epithelial cells. Am J Respir Crit Care Med. 2008;178(12):1271–81. https://doi.org/10.1164/rccm.200801-136OC.

36. Guttman JA, Finlay BB. Tight junctions as targets of infectious agents. Biochim Biophys Acta. 2009;1788(4):832–41. https://doi.org/10.1016/j.bbamem.2008.10.028.

37. Kast JI, McFarlane AJ, Globinska A, Sokolowska M, Wawrzyniak P, Sanak M, et al. Respiratory syncytial virus infection influences tight junction integrity. Clin Exp Immunol. 2017;190(3) 351–9. https://doi.org/10.1111/cei.13042.

38. Runswick S, Mitchell T, Davies P, Robinson C, Garrod DR. Pollen proteolytic enzymes degrade tight junctions. Respirology. 2007;12(6):834–42. https://doi.org/RES1175 [pii]. https://doi.org/10.1111/j.1440-1843.2007.01175.x.

39. Soyka MB, Wawrzyniak P, Eiwegger T, Holzmann D, Treis A, Wanke K, et al. Defective epithelial barrier in chronic rhinosinusitis: the regulation of tight junctions by IFN-gamma and IL-4. J Allergy Clin Immunol. 2012;130(5):1087–96. e10. https://doi.org/10.1016/j.jaci.2012.05.052.

40. Steelant B, Seys SF, Van Gerven L, Van Woensel M, Farre R, Wawrzyniak P, et al. Histamine and T helper cytokine-driven epithelial barrier dysfunction in allergic rhinitis. J Allergy Clin Immunol. 2018;141(3):951–63. e8. https://doi.org/10.1016/j.jaci.2017.08.039.

41. Steelant B, Farre R, Wawrzyniak P, Belmans J, Dekimpe E, Vanheel H, et al. Impaired barrier function in patients with house dust mite-induced allergic rhinitis is accompanied by decreased occludin and zonula occludens-1 expression. J Allergy Clin Immunol. 2016;137(4):1043–53 e1–5. https://doi.org/10.1016/j.jaci.2015.10.050.

42. Bonnelykke K, Coleman AT, Evans MD, Thorsen J, Waage J, Vissing NH, et al. Cadherin-related family member 3 genetics and rhinovirus c respiratory illnesses. Am J Respir Crit Care Med. 2018;197(5):589–94. https://doi.org/10.1164/rccm.201705-1021OC.

43. Huber O. Structure and function of desmosomal proteins and their role in development and disease. Cell Mol Life Sci. 2003;60(9):1872–90. https://doi.org/10.1007/s00018-003-3050-7.

44. Zuckerman JD, Lee WY, DeIgaudio JM, Moore CE, Nava P, Nusrat A, et al. Pathophysiology of nasal polyposis: the role of desmosomal junctions. Am J Rhinol. 2008;22(6):589–97. https://doi.org/10.2500/ajr.2008.22.3235.

45. Liu T, Li TL, Zhao F, Xie C, Liu AM, Chen X, et al. Role of thymic stromal lymphopoietin in the pathogenesis of nasal polyposis. Am J Med Sci. 2011;341(1):40–7. https://doi.org/10.1097/MAJ.0b013e3181f20489.

46. Boita M, Bucca C, Riva G, Heffler E, Rolla G. Release of type 2 cytokines by epithelial cells of nasal polyps. J Immunol Res. 2016;2016:2643297. https://doi.org/10.1155/2016/2643297.

47. Lam M, Hull L, Imrie A, Snidvongs K, Chin D, Pratt E, et al. Interleukin-25 and interleukin-33 as mediators of eosinophilic inflammation in chronic rhinosinusitis. Am J Rhinol Allergy. 2015;29(3):175–81. https://doi.org/10.2500/ajra.2015.29.4176.

48. Soyka MB, Holzmann D, Basinski TM, Wawrzyniak M, Bannert C, Burgler S, et al. The induction of IL-33 in the sinus epithelium and its influence on T-helper cell responses. PLoS One. 2015;10(5):e0123163. https://doi.org/10.1371/journal.pone.0123163.

49. Kortekaas Krohn I, Shikhagaie MM, Golebski K, Bernink JH, Breynaert C, Creyns B, et al. Emerging roles of innate lymphoid cells in inflammatory diseases: clinical implications. Allergy. 2018;73(4):837–50. https://doi.org/10.1111/all.13340.

50. Morita H, Kubo T, Ruckert B, Ravindran A, Soyka MB, Rinaldi AO, et al. Induction of human regulatory innate lymphoid cells from group 2 innate lymphoid cells by retinoic acid. J Allergy Clin Immunol.

2019;143(6):2190–201. e9. https://doi.org/10.1016/j.jaci.2018.12.1018.

51. Sugita K, Steer CA, Martinez-Gonzalez I, Altunbulakli C, Morita H, Castro-Giner F, et al. Type 2 innate lymphoid cells disrupt bronchial epithelial barrier integrity by targeting tight junctions through IL-13 in asthmatic patients. J Allergy Clin Immunol. 2018;141(1):300–10 e11. https://doi.org/10.1016/j.jaci.2017.02.038.

52. Soyka MB, Treis A, Eiwegger T, Menz G, Zhang S, Holzmann D, et al. Regulation and expression of IL-32 in chronic rhinosinusitis. Allergy. 2012;67(6):790–8. https://doi.org/10.1111/j.1398-9995.2012.02820.x.

53. Murphy J, Ramezanpour M, Roscioli E, Psaltis AJ, Wormald PJ, Vreugde S. Mucosal zinc deficiency in chronic rhinosinusitis with nasal polyposis contributes to barrier disruption and decreases ZO-1. Allergy.

2018;73(10):2095–7. https://doi.org/10.1111/all.13532.

54. Klimek L, Koennecke M, Mullol J, Hellings PW, Wang DY, Fokkens W, et al. A possible role of stem cells in nasal polyposis. Allergy. 2017;72(12):1868–73. https://doi.org/10.1111/all.13221.

55. Kim JH, Kim YS, Cho GS, Kim NH, Gong CH, Lee BJ, et al. Human Rhinovirus-induced Proinflammatory Cytokine and Interferon-beta Responses in Nasal Epithelial Cells From Chronic Rhinosinusitis Patients. Allergy Asthma Immunol Res. 2015;7(5):489–96. https://doi.org/10.4168/aair.2015.7.5.489.

56. Jang YJ, Lim JY, Kim S, Lee Y, Kweon MN, Kim JH. Enhanced interferon-beta response contributes to eosinophilic chronic rhinosinusitis. Front Immunol. 2018;9:2330. https://doi.org/10.3389/fimmu.2018.02330.

微生物学　第13章

Mahboobeh Mahdavinia, Robert P. Schleimer

要点

- 人类呼吸道是大量微生物的家园,这些微生物遍布整个呼吸系统;从肺部的小气道到鼻腔。
- 健康和患病的鼻窦都有细菌、真菌和病毒定植。这些微生物的不平衡(即生态失调)有可能引起鼻窦炎,在易感宿主中可导致慢性鼻窦炎(CRS)。
- 所谓"守门微生物"的存在及多样性的增加是通过限制炎症和控制感染来保持呼吸道的健康。
- 研究 CRS 患者鼻腔微生物群的组成非常重要,因为具有潜在的治疗意义。

13.1　介绍

微生物存在于人的整个呼吸道[1]。共生微生物是占呼吸道微生物群绝大多数的有益微生物,这些微生物及其代谢产物对维持黏膜的稳定和健康至关重要。在分子信号水平上,鼻腔中微生物和免疫系统之间的维持着一种至关重要的平衡,当这种平衡被破坏时,可导致致病物种的增加,并最终导致炎症过程的发生和发展[2]。

现在知道慢性鼻窦炎(CRS)是一种炎症性疾病,通常不是由感染引起。事实上,CRS 具有复杂的病理生理机制,与多种因素有关,包括环境暴露、宿主生理和宿主微生组。多项研究表明,CRS 中共生微生物和病原体都发生了变化[2-6]。与 CRS 相关的微生物包括细菌[2,6]、真菌[7,8]和病毒[9],所有这些微生物都可以通过改变鼻腔微生物群整体组成和/或激活免疫系统的方式相互作用[9,10]。鼻腔微生物群的失衡(即生态失调)与气道的各种过敏性和炎症性疾病相关,如过敏性鼻炎(AR)[11-13]和哮喘[14]。失调也会引发鼻窦炎症,在易感宿主中,会导致 CRS[15]。

目前还未完全了解微生物群落的变化是炎症性疾病的原因还是结果。婴儿时期肠道微生物群落对日后过敏性疾病发展的影响表明,微生物群落失衡可能触发免疫反应的启动[16-18]。另一方面,免疫反应失调,特别是在黏膜上皮炎症导致免疫屏障功能失调的情况下[19],可能为病原微生物的生长提供适宜的环境,从而进一步失调。

13.2　慢性鼻窦炎的细菌微生物群

鼻腔中最常见的细菌是厚壁菌门、放线菌门、变形菌门、拟杆菌门和梭杆菌门。总之,在健康受试者和 CRS 患者中,这些细菌加起来占鼻腔菌群门级分配序列的 95%～99%[2-4,6,11,15]。

在属水平上，健康患者鼻腔中最丰富的细菌是葡萄球菌、丙酸杆菌、棒状杆菌和链球菌[2-4,6,11,15]。CRS 患者的微生物组成变化很大，反映了多个分类水平上的生态失调，大多数报道的变化发生在属水平 (表 13.1 总结了支持这一结论的研究结果)。

现在知道，更大的生物多样性和"把关细菌"或"关键细菌"的丰度是健康呼吸道的关键。这些细菌有助于限制炎症和控制感染[1]。在这些细菌代表性不足的环境下，可能导致更多潜在致病性物种的扩张，如葡萄球菌或肺炎链球菌。棒状杆菌是鼻腔中重要的"关键"菌属之一[3,5,28,29]。棒状杆菌是健康儿童[29]和健康成人[3,5]上呼吸道的主要细菌属之一。这些微生物可能在鼻腔内，以防止致病菌进入。例如，一种常见的棒状杆菌，*C. accolens*，可以通过释放抗菌脂肪酸来改变其局部栖息地以抑制病原体的生长[28]。该组的另一常见成员假白喉杆菌对金黄色葡萄球菌 (*S. aureus*) 具有很强的非接触性抗菌活性[30]，在气道疾病中起关键作用[31]。棒状杆菌物种在 CRS 背景下的代表性明显不足也许并不奇怪[3,5]，CRS 患者中金黄色葡萄球菌的相对丰度 (RA)，特别是伴鼻息肉患者 (CRSwNP) 高于对照组[6,8,20,24,32]。

在 CRS 相关炎症中，决定致病性的可能不仅是致病性细菌的数量。由于金黄色葡萄球菌和 CRS 之间的联系，人们可能会认为患有 CRS 的哮喘患者有更多的金黄色葡萄球菌。然而，一项研究[6]发现，与非哮喘患者相比，伴哮喘的 CRSwNP 患者中金黄色葡萄球菌的总体数量并不是更多，而是葡萄球菌肠毒素特异性 IgE (SE-IgE) 的丰度。这一结果表明，至少在一定程度上，金黄色葡萄球菌菌株的毒力可能是导致 CRS 相关炎症和疾病的原因[31,33]。与此观点一致的是，一项微生物相互作用的研究表明，棒状杆菌物种通过增加与人类鼻腔定植相关的基因的转录而减少毒力基因的转录来影响金黄色葡萄球菌[34]，从而有效地将金黄色葡萄球菌的种群从毒力转向更共生的状态[34]。某些物种内部的相互作用也可能有助于加强这种转变。例如，某些非致病性金黄色葡萄球菌菌株可能会干扰致病性菌株的建立。这类似于流行葡萄球菌对皮肤病原体定植的保护作用[35]。因此，特定金黄色葡萄球菌菌株的 RA 可以有效地控制宿主鼻腔微生物群的致病性。

其他潜在的"把关细菌"有痤疮丙酸杆菌[6,15,24]和嗜胃杆菌属[3]，在 CRS 环境下会减少。使用 PICRUSt 分析预测微生物群的功能途径表明，与对照组相比，CRS 患者的脂多糖 (LPS) 生物合成蛋白和细菌对上皮细胞途径的侵袭明显更高[3]。然而，在该研究中，用此分析无法确定能否用单个产生 LPS 的细菌来解释结果。这表明在不同的 CRS 患者中可能存在不同组的 LPS 生成物增加，这种能力使这些不同的细菌能够克服 CRS 中的群落。

13.3   病毒组

存在于鼻腔中的病毒群落，即病毒体，也可能在 CRS 病理中发挥作用。健康成人携带大量病毒，包括 DNA 病毒、单链 RNA 病毒和噬菌体[36]。一些研究检测了 CRS 中病毒的丰度[37-40]。虽然病毒在 CRS 中的确切作用尚不清楚，但大多数 CRS 患者在发生 CRS 之前或在 CRS 症状加重一段时间之前会出现最初的病毒性上呼吸道感染。事实上，最近一项针对大量患者的研究表明，与健康对照组相比，CRSsNP 患者中常见的呼吸道病毒更常见[37]。然而，尽管 CRS 患者的病毒组中似乎含有相对丰富的鼻病毒和冠状病毒[37-40]，但 CRSwNP 患者的总体病毒总数并不比对照组大。本研究还发现，CRSwNP 患者鼻腔内病毒的存在与 CRS 疾病的影像学和内镜严重程度之间显著相关[40]。

表 13.1　慢性鼻窦炎鼻腔微生物研究结果

作者，年	样本量	取样方法	分析方法	微生物多样性	门水平上的差异	属水平上的差异	物种水平差异
细菌微生物组研究							
Stephenson 等, 2010[20]	18个CRS 9个对照	前筛黏膜活检	细菌标签编码FLX扩增子焦磷酸测序（bTEFAP）	-	-	丙酸杆菌在83% CRS和67%对照组中发现（无统计数据）Diaphorobacter spp 和嗜胨菌属仅在CRS中报告（分别为78%和72%）	在50%的CRS中发现金黄色葡萄球菌，而对照组为100%（无统计数据）
Stressuuuu 等, 2011[21]	采自43个CRS个样本 无对照	黏膜沾液	16S-rDNA测序及末端限制性片段长度多态性（T-RFLP）	无对照	-	最丰富的：假单胞菌、柠檬酸杆菌、嗜血杆菌、丙酸杆菌、葡萄球菌和链球菌	-
Abreu 等, 2012[22]	7个CRS 7个对照	内镜引导下上颌窦内涂刷	16S rRNA系统发育微阵列方法	CRS降低	-	减少：乳酸杆菌目	增加：硬脂结核棒状杆菌；减少：酒井乳杆菌、交替嗜油杆菌、蒙氏肠球菌和戊糖小球菌
Feazel 等, 2012[23]	15个CRS（2个伴息肉和13个不伴息肉）；5例对照	中鼻道拭子	16-rDNA焦磷酸测序及与Silva version 104 的比较	多样性无显著差异，呈低均匀性趋势	-	-	增加：金黄色葡萄球菌有增加的趋势
Aurora 等, 2013[8]	30个CRS 12个对照	中鼻道冲洗	16S rRNA测序并提交NCBI；在QIIME（微生物生态学的定量洞察）中使用脚本进行分析	CRS多样性增加：对照组为2 333，CRS为3 780	在门水平上无差异	-	增加：苯氏棒状杆菌、冠状杆菌S22、DT3～61假单胞单胞菌、金黄色葡萄球菌铜绿假单胞菌 减少：变环菌属假单胞肠杆菌属

续表

作者，年	样本量	取样方法	分析方法	微生物多样性	门水平上的差异	属水平上的差异	物种水平差异
Boase 等, 2013[24]	38个CRS和6个对照	筛窦黏膜组织	Ibis T5000分析PCR与电喷雾电离质谱联用	增加多样性的趋势；对照组中每例患者平均分离菌2株，CRSsNP为2.5株，CRSwNP为3.2株	-	-	增加：金黄色葡萄球菌的数量和频率增加 不太常见的：痤疮丙酸杆菌
Choi 等, 2014[25]	8个CRS（5伴鼻息肉和3个不伴鼻息肉），3个对照	鼻腔冲洗（NAL）液	16S-rDNA高通量焦磷酸测序，然后使用ExTaxon数据库进行鉴定	CRS多样性降低	增加：变形菌门 减少：拟杆菌门由25.42%降至7.37%	增加：葡萄球菌、棒状杆菌和丙酸杆菌 减少：普雷沃菌、链球菌和细孔菌 和CRSsNP相比，假单胞菌在CRSwNP中增加	增加：表皮葡萄球菌，蒙特利假单胞菌 减少：与CRSsNP相比，CRSwNP中产黑素普雷沃菌、金黄色葡萄球菌增加
Ramakrishnan 等, 2015[4]	56个CRS和26个对照	手术中筛区拭子	16-rRNA	没有关于CRS和对照组之间差异的报道，多样性与CRS的最佳结果未相关	无差异	减少：丙酸杆菌和嗜胃杆菌属水平	CRS对照组之间没有报告
Lal 等, 2017[11]	46个CRS，8个控制，11个过敏性鼻炎	中鼻道，下鼻道拭子	16S rRNA	与CRSwNP和对照组相比，CRSsNP的多样性降低（在中鼻道样本中）	-	增加：（仅在CRSsNP中）：与对照相比链球菌（仅在CRSsNP中）：与对照相比嗜血杆菌、梭杆菌（仅在CRSwNP中）：与CRSsNP相比异源球菌	-

续表

作者，年	样本量	取样方法	分析方法	微生物多样性	门水平上的差异	属水平上的差异	物种水平差异
Mahdavinia 等，2018[3]	111 个 CRS 和 21 个对照	中鼻道拭子	16S rRNA	无差异	减少：放线菌	减少：棒状杆菌，嗜胃杆菌属水平	-
Chalermwatanachai 等，2018[6]	无哮喘的 CRSwNP 患者 21 个（CRSwNP-A），合并哮喘的 CRSwNP 患者 20 个（CRSwNP+A），对照组 17 个	鼻拭子	16S rRNA	细菌多样性（Shannon H 指数）和均匀度（Pielou 均匀度指数）显著降低	在健康对照中，变形菌门丰度高 CRSwNP 丰度高于对照组，放线菌门和拟杆菌门丰度的 CRSwNP 丰高于对照组	增加：CRSwNP 中嗜血杆菌中的丰度更高 减少：CRSwNP 丰度高，健康对照以拟杆菌属为主	增加：CRSwNP 患者中流感嗜血杆菌显著富集，CRSwNP-A 组中金黄色葡萄球菌丰富 减少：健康组痤疮丙酸杆菌

真菌微生物组研究

作者，年	样本量	取样方法	分析方法	微生物多样性	门水平上的差异	属水平上的差异	物种水平差异
Aurora 等，2013[8]	30 个 CRS 12 个对照	中鼻道冲洗	18S rRNA 深度测序	CRS 多样性增加	增加：子囊菌群 减少：担子菌群	-	增加：新型隐球菌、酵母菌、达瓦菌属塔塔亚娜属 减少：马拉色菌 - 未培养的链球菌
Boase 等，2013[24]	38 个 CRS 和 6 个对照	筛窦黏膜组织	Ibis T5000 分析 PCR 与电喷雾电离质谱联用	仅在 3 个 CRSwNP 中检测到真菌，而在对照组或 CRSsNP 中均未检测到真菌	-	-	阳性样本仅 3 个；2 个 CRSwNP 有烟曲霉，1 个 CRSwNP 有青霉菌
Cleland 等，2014[7]	23 个 CRS 和 11 个对照	中鼻道或前筛拭子	18S rDNA 标签编码 FLX 扩增子焦磷酸测序	无差异	-	增加：Scutellospora 33 属在 CRS 中与对照组有不同的丰度	-
Zhao 等，2018[26]	63 个鼻窦炎和 27 个对照	中鼻道拭子	内部转录间隔区（ITS）	无差异	-	增加：曲霉仅在培养阳性 CRSwNP 病例中增加	-
Gerber 等，2016[27]	15 个 CRSwNP，3 个真菌球，3 个 AFRS 和 7 个对照	筛窦或上颌窦刷取样本		无差异	-	曲霉仅见于 AFRS 和真菌球的患者	-

在总丰度和 / 或类型不平衡的病毒存在于鼻腔时,可能加重 CRS 的病理改变。例如,人类鼻病毒感染可对鼻上皮产生多种不同的影响。其可以通过破坏紧密连接蛋白来破坏内层黏膜[41,42],从而引发上皮细胞的细菌侵袭和感染[42]。还可以通过显著增加潜在有害细菌(如金黄色葡萄球菌)对呼吸道黏膜的黏附性来诱导继发性细菌入侵[43]。最后,一些人鼻病毒毒株可以上调人鼻上皮细胞内的表面分子,如纤维连接蛋白、血小板活化因子受体和癌胚抗原相关细胞黏附分子[43]。这些数据支持病毒 - 细菌相互作用可能促进 CRS 发展的观点,因为病毒可以通过破坏气道上皮屏障功能促进细菌结合和易位。这一原理在流感感染方面得到了特别充分的证实,在流感病毒发挥作用后,死亡往往是由于细菌的重复感染造成的。

13.4　真菌组

人类呼吸道的真菌菌群(mycobiome)尚未研究透彻。一些基于分子的研究分析了鼻腔真菌组,结果显示在健康和 CRS 受试者中都存在真菌微生物[7,8,26]。非 CRS 个体鼻腔中最常检测到的真菌是马拉色菌属[7,27,44]。曲霉菌在鼻窦中也大量存在,是 CRS 患者中最常见的真菌[26]。与细菌种群一样,真菌种群可能会失去平衡(即真菌生态失调),对宿主健康产生潜在的有害影响。然而,最近的一项研究使用真菌特有的内部转录间隔区(ITS)来追踪真菌群落内的平衡,发现真菌生态失调仅发生在 CRS 患者的一个子集中[26]。同样的研究表明,很大比例的健康和 CRS 病例没有真菌 DNA 的证据[26]。有趣的是,另一项专注于分析 CRS 真菌微生物群的研究发现,曲霉仅存在于已知 CRS 真菌亚型的 CRS 患者中,包括真菌球和变应性真菌性鼻窦炎(AFRS)[27]。烟曲霉(*Aspergillus fumigatus*)是参与 AFRS 发展的主要真菌,是 CRS 的一个特定亚型,占所有需要手术的患者的 6%～9%[45]。AFRS 的特征是慢性嗜酸性淋巴细胞炎症和鼻息肉。与过敏性支气管肺曲霉病(ABPA)类似,AFRS 患者对真菌的反应使血清 IgE 水平升高[45]。

毫不奇怪,鼻腔中的细菌和真菌有时会相互作用。细菌的共定殖可以影响真菌的形态、存活和生长[46]。例如,金黄色葡萄球菌在混合生物膜生长过程中可以穿透真菌白念珠菌(*C. albicans*)的菌丝[46-48]。在小鼠舌上皮的离体实验中,金黄色葡萄球菌只有在培养物中存在侵袭性白念珠菌菌丝时才能穿透上皮组织[47]。

13.5　免疫系统和微生物之间的相互作用

固有免疫系统负责建立第一道防线,并建立一道屏障来保护呼吸道。为此,鼻窦上皮细胞和黏膜细胞产生大量的抗菌分子,上皮细胞还具有多种模式识别受体,如 toll 样受体(TLR)和苦味受体[49],它们识别潜在的有害微生物和 / 或微生物产物。在某些情况下,激活先天防御机制实际上可能导致一些与 CRS 相关的炎症症状。例如,在炎症粒细胞如嗜碱性粒细胞和嗜酸性粒细胞上发现了某些模式识别受体,这些粒细胞常见于 CRS 患者的鼻窦炎症组织[50]。活化的粒细胞募集参与辅助 T 细胞 2 型(Th2)反应的其他炎症细胞,从而驱动炎症。Th2 炎症反过来可以下调固有免疫的多种要素,如抗菌和抗炎物质的产生,包括人 β- 防御素 2(hBD-2)、抗白细胞蛋白酶、免疫球蛋白 J 链和表面活性剂蛋白 A(SP-A)[19,49,51]。这可能导致固有免疫反应减弱,进而使个体暴露于微生物及其致病产物的风险中。

如上所述，一些微生物和真菌产物与免疫系统相互作用的例子对 CRS 有特殊的影响。金黄色葡萄球菌可以作为超级抗原，促进 CRS 中的 Th2 炎症[52]。Th2 炎症的增加包括 IL-13、IL-4 和 IL-5 细胞因子的产生，这些细胞因子招募并激活多种炎症细胞，如嗜酸性粒细胞、嗜碱性粒细胞、肥大细胞和选择性活化的巨噬细胞[49]。如上所述，这些细胞通过它们的模式识别受体识别和响应多种微生物产物，并产生炎症的前馈循环。另一关于促炎微生物产物的例子是细菌和真菌蛋白酶，可以通过激活蛋白酶活化受体 2（PAR-2）诱导上皮细胞产生胸腺基质淋巴生成素（TSLP）[10]，TSLP 随后可以激活树突状细胞，促进 Th2 反应，激活先天淋巴 2 型细胞（ILC-2），这是在 CRS 中发现的强效炎症细胞[53]。值得一提的是，上面讨论的许多发现都是通过研究免疫系统与微生物的相互作用而得出的。

对于真菌群系，有一些模式识别受体，如 C 型凝集素，可以识别真菌细胞壁上的真菌多糖 β-1,3 葡聚糖基序。缺乏这些受体可能会出现病理改变，因为与野生型小鼠相比，缺乏 dectin-1（一种 c 型凝集素）的小鼠容易发生更严重的上皮炎症[54]。其他 c 型凝集素，即 Clec4e 和 Clecsf9，是专门识别马拉色菌属的真菌[55]。当这些受体感知马拉色菌时，它们发出巨噬细胞激活的信号，从而发生促炎反应[55]。有趣的是，这些受体也与 Th2 炎症有关[56]。因此，与细菌一样，我们看到共生真菌和黏膜免疫系统之间的相互作用对于维持宿主和微生物的平衡很重要，而这种不平衡有可能导致慢性炎症。

13.6　结论

鼻腔微生物群落及其对 CRS 病理影响的研究结果不一致且具有高度可变性，因此难以得出可行的结论。结果的差异可能是由收集或分析方法的差异引起的，也可能反映了尚未认识到的潜在复杂性。尽管存在这些挑战，我们对微生物在 CRS 病理中作用的理解已经从对单一致病生物的局限的关注发展到考虑居住在鼻腔中的整个微生物组的更全面的观点。我们现在也认识到微生物、微生物产物、环境和宿主免疫系统之间的相互作用都可能导致生态失调、慢性炎症，并最终导致疾病的发展。虽然细菌在过去一直是研究的重点，但我们现在也必须考虑真菌和病毒种群在 CRS 病理中的作用。CRS 患者的鼻腔微生物组与健康患者相比有所不同，但仍然存在的一个关键挑战是这些观察到的变化是慢性炎症或疾病的原因还是结果。因此，鼻腔微生物群与 CRS 之间的关系必须保持在该领域研究的前沿。这些研究的结果将继续指导未来在 CRS 中寻找新的治疗或预防方式的努力方向。

13.7　微生物平衡对临床实践的影响

微生物群的组成、分布和总体丰度通过影响病原微生物的生长和功能以及炎症微生物产物的产生来影响黏膜健康。这表明任何基于使用广谱抗菌药物的治疗方法都有可能因引发不平衡而造成伤害。迫切需要了解宿主 - 微生物群关系的机制细节，以便更好地为抗菌治疗的使用提供信息和 / 或开发利用这种关系来加强先天防御和减少炎症的新治疗方法。这与严重炎症结果的 CRS 治疗有关，并且可能与治疗 CRS 相关哮喘患者特别相关，其中鼻腔微生物群失调可能是其严重特应性内型的基础。

（郭圆媛　陈枫虹 译）

参考文献

1. Man WH, de Steenhuijsen Piters WA, Bogaert D. The microbiota of the respiratory tract: gatekeeper to respiratory health. Nat Rev Microbiol. 2017;15(5):259–70. https://doi.org/10.1038/nrmicro.2017.14.

2. Mahdavinia M, Keshavarzian A, Tobin MC, Landay AL, Schleimer RP. A comprehensive review of the nasal microbiome in chronic rhinosinusitis (CRS). Clin Exp Allergy. 2016;46(1):21–41. https://doi.org/10.1111/cea.12666.

3. Mahdavinia M, Engen PA, LoSavio PS, Naqib A, Khan RJ, Tobin MC, et al. The nasal microbiome in patients with chronic rhinosinusitis: analyzing the effects of atopy and bacterial functional pathways in 111 patients. J Allergy Clin Immunol. 2018;142(1):287–90 e4. https://doi.org/10.1016/j.jaci.2018.01.033.

4. Ramakrishnan VR, Hauser LJ, Feazel LM, Ir D, Robertson CE, Frank DN. Sinus microbiota varies among chronic rhinosinusitis phenotypes and predicts surgical outcome. J Allergy Clin Immunol. 2015;136(2):334–42.e1. https://doi.org/10.1016/j.jaci.2015.02.008.

5. Hoggard M, Biswas K, Zoing M, Wagner Mackenzie B, Taylor MW, Douglas RG. Evidence of microbiota dysbiosis in chronic rhinosinusitis. Int Forum Allergy Rhinol. 2017;7(3):230–9. https://doi.org/10.1002/alr.21871.

6. Chalermwatanachai T, Vilchez-Vargas R, Holtappels G, Lacoere T, Jauregui R, Kerckhof FM, et al. Chronic rhinosinusitis with nasal polyps is characterized by dysbacteriosis of the nasal microbiota. Sci Rep. 2018;8(1):7926. https://doi.org/10.1038/s41598-018-26327-2.

7. Cleland EJ, Bassioni A, Boase S, Dowd S, Vreugde S, Wormald PJ. The fungal microbiome in chronic rhinosinusitis: richness, diversity, postoperative changes and patient outcomes. Int Forum Allergy Rhinol. 2014;4(4):259–65. https://doi.org/10.1002/alr.21297.

8. Aurora R, Chatterjee D, Hentzleman J, Prasad G, Sindwani R, Sanford T. Contrasting the microbiomes from healthy volunteers and patients with chronic rhinosinusitis. JAMA Otolaryngol Head Neck Surg. 2013;139(12):1328–38. https://doi.org/10.1001/jamaoto.2013.5465.

9. van den Bergh MR, Biesbroek G, Rossen JW, de Steenhuijsen Piters WA, Bosch AA, van Gils EJ, et al. Associations between pathogens in the upper respiratory tract of young children: interplay between viruses and bacteria. PLoS One. 2012;7(10):e47711. https://doi.org/10.1371/journal.pone.0047711.

10. Kouzaki H, O'Grady SM, Lawrence CB, Kita H. Proteases induce production of thymic stromal lymphopoietin by airway epithelial cells through protease-activated receptor-2. J Immunol. 2009;183(2):1427–34. https://doi.org/10.4049/jimmunol.0900904.

11. Lal D, Keim P, Delisle J, Barker B, Rank MA, Chia N, et al. Mapping and comparing bacterial microbiota in the sinonasal cavity of healthy, allergic rhinitis, and chronic rhinosinusitis subjects. Int Forum Allergy Rhinol. 2017;7(6):561–9. https://doi.org/10.1002/alr.21934.

12. Choi CH, Poroyko V, Watanabe S, Jiang D, Lane J, de Tineo M, et al. Seasonal allergic rhinitis affects sinonasal microbiota. Am J Rhinol Allergy. 2014;28(4):281–6. https://doi.org/10.2500/ajra.2014.28.4050.

13. Wise SK, Lin SY, Toskala E, Orlandi RR, Akdis CA, Alt JA, et al. International consensus statement on allergy and rhinology: allergic rhinitis. Int Forum Allergy Rhinol. 2018;8(2):108–352. https://doi.org/10.1002/alr.22073.

14. Fazlollahi M, Lee TD, Andrade J, Oguntuyo K, Chun Y, Grishina G, et al. The nasal microbiome in asthma. J Allergy Clin Immunol. 2018;142(3):834–843.e2. https://doi.org/10.1016/j.jaci.2018.02.020.

15. Wagner Mackenzie B, Waite DW, Hoggard M, Douglas RG, Taylor MW, Biswas K. Bacterial community collapse: a meta-analysis of the sinonasal microbiota in chronic rhinosinusitis. Environ Microbiol. 2017;19(1):381–92. https://doi.org/10.1111/1462-2920.13632.

16. Teo SM, Mok D, Pham K, Kusel M, Serralha M, Troy N, et al. The infant nasopharyngeal microbiome impacts severity of lower respiratory infection and risk of asthma development. Cell Host Microbe. 2015;17(5):704–15. https://doi.org/10.1016/j.chom.2015.03.008.

17. Cardenas PA, Cooper PJ, Cox MJ, Chico M, Arias C, Moffatt MF, et al. Upper airways microbiota in antibiotic-naive wheezing and healthy infants from the tropics of rural Ecuador. PLoS One. 2012;7(10):e46803. https://doi.org/10.1371/journal.pone.0046803.

18. Bisgaard H, Hermansen MN, Buchvald F, Loland L, Halkjaer LB, Bonnelykke K, et al. Childhood asthma after bacterial colonization of the airway in neonates. N Engl J Med. 2007;357(15):1487–95. https://doi.org/10.1056/NEJMoa052632.

19. Tomazic PV, Birner-Gruenberger R, Leitner A, Obrist B, Spoerk S, Lang-Loidolt D. Nasal mucus proteomic changes reflect altered immune responses and epithelial permeability in patients with allergic rhinitis. J Allergy Clin Immunol. 2014;133(3):741–50. https://doi.org/10.1016/j.jaci.2013.09.040.

20. Stephenson MF, Mfuna L, Dowd SE, Wolcott RD, Barbeau J, Poisson M, et al. Molecular characterization of the polymicrobial flora in chronic rhinosinusitis. J Otolaryngol Head Neck Surg. 2010;39(2):182–7.

21. Stressmann FA, Rogers GB, Chan SW, Howarth PH, Harries PG, Bruce KD, et al. Characterization of bacterial community diversity in chronic rhinosinus-

itis infections using novel culture-independent techniques. Am J Rhinol Allergy. 2011;25(4):e133–40. https://doi.org/10.2500/ajra.2011.25.3628.

22. Abreu NA, Nagalingam NA, Song Y, Roediger FC, Pletcher SD, Goldberg AN, et al. Sinus microbiome diversity depletion and Corynebacterium tuberculostearicum enrichment mediates rhinosinusitis. Sci Transl Med. 2012;4(151):151ra24. https://doi.org/10.1126/scitranslmed.3003783.

23. Feazel LM, Robertson CE, Ramakrishnan VR. Frank DN. Microbiome complexity and Staphylococcus aureus in chronic rhinosinusitis. Laryngoscope. 2012;122(2):467–72. https://doi.org/10.1002/lary.22398.

24. Boase S, Foreman A, Cleland E, Tan L, Melton-Kreft R, Pant H, et al. The microbiome of chronic rhinosinusitis: culture, molecular diagnostics and biofilm detection. BMC Infect Dis. 2013;13:210. https://doi.org/10.1186/1471-2334-13-210.

25. Choi EB, Hong SW, Kim DK, Jeon SG, Kim KR, Cho SH, et al. Decreased diversity of nasal microbiota and their secreted extracellular vesicles in patients with chronic rhinosinusitis based on a metagenomic analysis. Allergy. 2014;69(4):517–26. https://doi.org/10.1111/all.12374.

26. Zhao YC, Bassiouni A, Tanjararak K, Vreugde S, Wormald PJ, Psaltis AJ. Role of fungi in chronic rhinosinusitis through ITS sequencing. Laryngoscope. 2018;128(1):16–22. https://doi.org/10.1002/lary.26702.

27. Gelber JT, Cope EK, Goldberg AN, Pletcher SD. Evaluation of malassezia and common fungal pathogens in subtypes of chronic rhinosinusitis. Int Forum Allergy Rhinol. 2016;6(9):950–5. https://doi.org/10.1002/alr.21777.

28. Bomar L, Brugger SD, Yost BH, Davies SS, Lemon KP. Corynebacterium accolens releases antipneumococcal free fatty acids from human nostril and skin surface triacylglycerols. MBio. 2016;7(1):e01725–15. https://doi.org/10.1128/mBio.01725-15.

29. Biesbroek G, Tsivtsivadze E, Sanders EA, Montijn R, Veenhoven RH, Keijser BJ, et al. Early respiratory microbiota composition determines bacterial succession patterns and respiratory health in children. Am J Respir Crit Care Med. 2014;190(11):1283–92. https://doi.org/10.1164/rccm.201407-1240OC.

30. Hardy BL, Dickey SW, Plaut RD, Riggins DP, Stibitz S, Otto M, et al. Corynebacterium pseudodiphtheriticum exploits Staphylococcus aureus virulence components in a novel polymicrobial defense strategy. MBio. 2019;10(1):e02491–18. https://doi.org/10.1128/mBio.02491-18.

31. Bachert C, van Steen K, Zhang N, Holtappels G, Cattaert T, Maus B, et al. Specific IgE against Staphylococcus aureus enterotoxins: an independent risk factor for asthma. J Allergy Clin Immunol. 2012;130(2):376–81 e8. https://doi.org/10.1016/j.jaci.2012.05.012.

32. Bachert C, Zhang N, van Zele T, Gevaert P, Patou J, van Cauwenberge P. Staphylococcus aureus enterotoxins as immune stimulants in chronic rhinosinusitis.

Clin Allergy Immunol. 2007;20:163–75.

33. Bachert C, Zhang N. Chronic rhinosinusitis and asthma: novel understanding of the role of IgE 'above atopy'. J Intern Med. 2012;272(2):133–43. https://doi.org/10.1111/j.1365-2796.2012.02559.x.

34. Ramsey MM, Freire MO, Gabrilska RA, Rumbaugh KP, Lemon KP. Staphylococcus aureus shifts toward commensalism in response to corynebacterium species. Front Microbiol. 2016;7:1230. https://doi.org/10.3389/fmicb.2016.01230.

35. Lai Y, Cogen AL, Radek KA, Park HJ, Macleod DT, Leichtle A, et al. Activation of TLR2 by a small molecule produced by Staphylococcus epidermidis increases antimicrobial defense against bacterial skin infections. J Invest Dermatol. 2010;130(9):2211–21. https://doi.org/10.1038/jid.2010.123.

36. Wylie KM, Mihindukulasuriya KA, Zhou Y, Sodergren E, Storch GA, Weinstock GM. Metagenomic analysis of double-stranded DNA viruses in healthy adults. BMC Biol. 2014;12:71. https://doi.org/10.1186/s12915-014-0071-7.

37. Rowan NR, Lee S, Sahu N, Kanaan A, Cox S, Phillips CD, et al. The role of viruses in the clinical presentation of chronic rhinosinusitis. Am J Rhinol Allergy 2015;29(6):e197–200. https://doi.org/10.2500/ajra.2015.29.4242.

38. Cho GS, Moon BJ, Lee BJ, Gong CH, Kim NH, Kim YS, et al. High rates of detection of respiratory viruses in the nasal washes and mucosae of patients with chronic rhinosinusitis. J Clin Microbiol. 2013;51(3):979–84. https://doi.org/10.1128/JCM.02806-12.

39. Wood AJ, Antoszewska H, Fraser J, Douglas RG. Is chronic rhinosinusitis caused by persistent respiratory virus infection? Int Forum Allergy Rhinol. 2012;1(2):95–100. https://doi.org/10.1002/alr.20030.

40. Goggin RK, Bennett CA, Bialasiewicz S, Vediappan RS, Vreugde S, Wormald PJ, et al. The presence of virus significantly associates with chronic rhinosinusitis disease severity. Allergy. 2019;74(8):1569–72. https://doi.org/10.1111/all.13772.

41. Sajjan U, Wang Q, Zhao Y, Gruenert DC, Hershenson MB. Rhinovirus disrupts the barrier function of polarized airway epithelial cells. Am J Respir Crit Care Med. 2008;178(12):1271–81. https://doi.org/10.1164/rccm.200801-136OC.

42. Kim KA, Jung JH, Kang IG, Choi YS, Kim ST. ROS is involved in disruption of tight junctions of human nasal epithelial cells induced by HRV16. Laryngoscope. 2018;128(12):E393–401. https://doi.org/10.1002/lary.27510.

43. Wang JH, Kwon HJ, Jang YJ. Rhinovirus enhances various bacterial adhesions to nasal epithelial cells simultaneously. Laryngoscope. 2009;119(7) 1406–11. https://doi.org/10.1002/lary.20498.

44. Jung WH, Croll D, Cho JH, Kim YR, Lee YW. Analysis of the nasal vestibule mycobiome in patients with allergic rhinitis. Mycoses. 2015;58(3):167–72. https://doi.org/10.1111/myc.12296.

45. Ryan MW, Clark CM. Allergic fungal rhinosinusitis and the unified airway: the role of antifungal therapy

in AFRS. Curr Allergy Asthma Rep. 2015;15(12):75. https://doi.org/10.1007/s11882-015-0573-6.

46. Zhang I, Pletcher SD, Goldberg AN, Barker BM, Cope EK. Fungal microbiota in chronic airway inflammatory disease and emerging relationships with the host immune response. Front Microbiol. 2017;8:2477. https://doi.org/10.3389/fmicb.2017.02477.

47. Peters BM, Ovchinnikova ES, Krom BP, Schlecht LM, Zhou H, Hoyer LL, et al. Staphylococcus aureus adherence to Candida albicans hyphae is mediated by the hyphal adhesin Als3p. Microbiology. 2012;158(Pt 12):2975–86. https://doi.org/10.1099/mic.0.062109-0.

48. Peters BM, Jabra-Rizk MA, Scheper MA, Leid JG, Costerton JW, Shirtliff ME. Microbial interactions and differential protein expression in Staphylococcus aureus -Candida albicans dual-species biofilms. FEMS Immunol Med Microbiol. 2010;59(3):493–503. https://doi.org/10.1111/j.1574-695X.2010.00710.x.

49. Hulse KE, Stevens WW, Tan BK, Schleimer RP. Pathogenesis of nasal polyposis. Clin Exp Allergy. 2015;45(2):328–46. https://doi.org/10.1111/cea.12472.

50. Mahdavinia M, Carter RG, Ocampo CJ, Stevens W, Kato A, Tan BK, et al. Basophils are elevated in nasal polyps of patients with chronic rhinosinusitis without aspirin sensitivity. J Allergy Clin Immunol. 2014;133(6):1759–63. https://doi.org/10.1016/j.jaci.2013.12.1092.

51. Tesse R, Pandey RC, Kabesch M. Genetic variations in toll-like receptor pathway genes influence asthma and atopy. Allergy. 2011;66(3):307–16. https://doi.org/10.1111/j.1398-9995.2010.02489.x.

52. Van Zele T, Gevaert P, Watelet J-B, Claeys G, Holtappels G, Claeys C, et al. Staphylococcus aureus colonization and IgE antibody formation to enterotoxins is increased in nasal polyposis. J Allergy Clin Immunol. 2004;114(4):981. https://doi.org/10.1016/j.jaci.2004.07.013.

53. Poposki JA, Klingler AI, Tan BK, Soroosh P, Banie H, Lewis G, et al. Group 2 innate lymphoid cells are elevated and activated in chronic rhinosinusitis with nasal polyps. Immun Inflamm Dis. 2017;5(3):233–43. https://doi.org/10.1002/iid3.161.

54. Iliev ID, Funari VA, Taylor KD, Nguyen Q, Reyes CN, Strom SP, et al. Interactions between commensal fungi and the C-type lectin receptor Dectin-1 influence colitis. Science. 2012;336(6086):1314–7. https://doi.org/10.1126/science.1221789.

55. Yamasaki S, Matsumoto M, Takeuchi O, Matsuzawa T, Ishikawa E, Sakuma M, et al. C-type lectin Mincle is an activating receptor for pathogenic fungus, Malassezia. Proc Natl Acad Sci U S A. 2009;106(6):1897–902. https://doi.org/10.1073/pnas.0805177106.

56. Geijtenbeek TB, Gringhuis SI. C-type lectin receptors in the control of T helper cell differentiation. Nat Rev Immunol. 2016;16(7):433–48. https://doi.org/10.1038/nri.2016.55.

金黄色葡萄球菌及其蛋白　第14章

Gcran Abdurrahman , Barbara M. Bröker

要点

● 金黄色葡萄球菌是一种机会性病原体,可引起广泛的感染。

● 这种细菌可以与人类建立长期的关系,并在 20% 的普通人群中无症状地定植,而在慢性鼻窦炎(CRS)等过敏性疾病患者中,这一比例可能显著增高。

● 金黄色葡萄球菌的定植被认为是感染和过敏反应发展的危险因素。

● 金黄色葡萄球菌通过释放许多不同的毒力因子,即超级抗原和葡萄球菌丝氨酸蛋白酶样蛋白,促进 2 型(过敏性)免疫反应。

● 驱动过敏反应是金黄色葡萄球菌采用的一种免疫逃逸机制,增加了细菌的生存机会,因为过敏性炎症在杀死病原体方面不如 1 型免疫反应活跃。

金黄色葡萄球菌是一种革兰氏阳生细菌,可以在恶劣的环境条件下在自然界中存在,并作为共生菌和病原体与人类相互作用。是造成大量医院和社区获得性感染的原因。该细菌常在腋窝、胸腹、腹股沟和会阴的皮肤以及咽和肠黏膜上发现 [1,2],但人类的主要定植部位是鼻前庭(前鼻孔) [3,4]。关于金黄色葡萄球菌的定殖,人类可分为三类:非携带者、间歇性携带者和持久性携带者 [2]。大约 20% 的人群持续感染金黄色葡萄球菌 [5]。鼻腔定植取决于宿主和微生物因素,将在下面描述。个体间的不同定植率与个体的免疫状态、基因多态性以及金黄色葡萄球菌与其他微生物的竞争有关 [2]。对于气道疾病患者,如哮喘或慢性鼻窦炎伴鼻息肉(CRSwNP),金黄色葡萄球菌的定植率明显高于健康成人 [6]。人们早就认识到,鼻腔携带金黄色葡萄球菌是感染的主要危险因素,而感染主要由定殖菌株引起 [7]。

在本章中,我们将讨论金黄色葡萄球菌对 CRS 的影响,重点关注其在过敏性炎症发展中的作用。首先,我们将阐述金黄色葡萄球菌如何在宿主体内定植,以及必须克服哪些障碍才能做到这一点。稍后,我们将阐明金黄色葡萄球菌具有致敏特性的成分,并说明这些成分如何参与驱动过敏反应,从而导致 CRS 症状。最后,我们将论证金黄色葡萄球菌可能受益于刺激过敏性炎症。

14.1　金黄色葡萄球菌与宿主的相互作用

金黄色葡萄球菌具有多种毒力因子,由于遗传变异,这些毒力因子在不同的临床菌株中表达不均匀。金黄色葡萄球菌在物种内的保守程度决定了基因分为核心基因组、核心可变基因组和可变基因组 [8]。大约 75% 的细菌基因组属于核心基因组,在不同的分离株之间高度保守，编码与中枢代谢和其他管家功能相关的基因。核心可变基因组约占病原体基因组的 10%，包括毒力基因表达调控因子，如辅助基因调控因子（*agr*）和表面蛋白 [9]。总基因组的 15%，即可变基因组，编码在可移动的遗传元件上，如质粒、噬菌体、致病岛和转座子 [10,11]。许多细菌的毒力因子都被编码在这样的遗传元素上。例如，噬菌体有助于金黄色葡萄球菌的毒力，通过携带一些辅助毒力基因，编码例如 Panton-Valentine leukocidin（PVL）、葡萄激酶、肠毒素和剥脱毒素 A[12,13]。过量的毒力因子对金黄色葡萄球菌成为共生细菌和病原体至关重要。例如，细菌表达一系列细胞壁锚定（CWA）蛋白，其中最主要的一类是识别黏附基质分子的微生物表面组分家族（MSCRAMM），这些表面蛋白通过两个相邻的 IgG 样折叠的亚结构域存在来定义，这些亚结构域介导其与宿主细胞上的配体的结合。MSCRAMM 的例子包括但不限于：聚集因子 A（ClfA）、聚集因子 B（ClfB）、纤维连接蛋白结合蛋白 A（FnBPA）、纤维连接蛋白结合蛋白 B（FnBPB）、丝氨酸 - 天冬氨酸重复蛋白 C-E（Sdr C-E）和胶原黏附素（Cna）[14]。这些 MSCRAMM 具有许多功能，包括黏附和侵袭宿主细胞和组织，逃避免疫反应和形成生物膜 [15]。此外，该细菌还分泌许多成孔的 β- 桶毒素（beta-barrel toxins），其中最突出的是 α- 毒素。这种毒素最初被命名为 α- 溶血素，因为具有引起红细胞溶解的能力。然而，基于其广泛的毒力功能，α- 毒素是皮肤和软组织坏死损伤以及坏死性肺炎的重要原因，这往往是致命的 [16]。

金黄色葡萄球菌可通过阻断补体激活、吞噬细胞趋化、吞噬摄取和氧化杀伤等因子干扰宿主免疫系统 [17-19]。相反，细菌可以利用宿主防御机制，如中性粒细胞胞外陷阱（NET）或纤维蛋白形成，以促进自身的复制和生存。金黄色葡萄球菌还以操纵适应性免疫反应而闻名，例如破坏 B 细胞和 T 细胞的增殖反应，从而阻止这些细胞产生保护性免疫反应 [20]。

14.2　定植

金黄色葡萄球菌与人类宿主进化出复杂的关系，其定植是一个多因素的过程，但尚未完全明确。持续定植需要细菌通过各种细胞表面成分和毒力因子的释放与上皮建立稳定的相互作用。此外，为了使细菌在鼻腔生存，它必须与鼻腔中的微生物群竞争，避免或误导免疫系统的识别和消除。因此，定植过程是众多宿主和细菌因素复杂相互作用的结果，最终形成了一种紧密的、有时是长期持续的关系 [21]。一项研究表明，持续性金黄色葡萄球菌携带者在被去定殖及用混合的金黄色葡萄球菌培养基人工重新定植后，最终会重新获得自己的菌株 [22]。鼻腔微生物群落的组成并不完全由宿主遗传决定，因此容易受到环境条件的影响 [23]。此外，某些细菌种类会干扰金黄色葡萄球菌在鼻腔中的定植。例如，一些表皮葡萄球菌菌株分泌丝氨酸蛋白酶（Esp），抑制金黄色葡萄球菌生物膜的形成和鼻腔定植。健康受试者的流行病学资料显示，鼻腔中存在分泌表皮葡萄球菌与不存在金黄色葡萄球菌相关 [24]。此外，枯草芽孢杆菌 [25] 和路邓葡萄球菌 [26] 已被证明可以消除金黄色葡萄球菌的定植。

人类的前鼻孔是由皮肤构成的，金黄色葡萄球菌通常定植在这里。其最上层是角质化的鳞状上皮，含有兜甲蛋白、细胞角蛋白 10、天青蛋白和聚丝蛋白等蛋白质 [27]。细菌通过表面因子包括 ClfB[21,28] 和铁调节的表面决定因子 A（IsdA）[28] 有效地附着在这些蛋白质上。其他金黄色葡萄球菌表面蛋白，如表面蛋白 G（SasG）、表面蛋白 X（SasX）[2] 以及 SdrC 和 SdrD[29] 也可能作为宿主蛋白在上皮细胞上的配体。此外，葡萄球菌细胞壁磷壁酸（WTA），一种非蛋白黏附素,对定植过程至关重要[30]。该细菌可通过 WTA 与后鼻腔纤毛上皮结合[31]。一旦定植,金黄色葡萄球菌在鼻腔内呈指数增长,以避免被上皮细胞脱落和黏液释放消除[15]。此外,金黄色葡萄球菌可以在不同类型的细胞内存活,包括上皮细胞、内皮细胞、炎症细胞和肥大细胞[2]。细菌侵入这些细胞,适应细胞内环境,发挥其毒性作用,同时躲避免疫识别[15]和抗生素杀伤[2,32]。细胞内持久性可能解释了 CRS 患者感染复发和去菌落失败的原因[33]。在 CSRwNP 患者的上气道黏膜中,利用高分辨率质谱技术鉴定了金黄色葡萄球菌释放的 600 多种蛋白;其中包括葡萄球菌肠毒素(SE)和丝氨酸蛋白酶样蛋白(Spl)[34],这将在本章进一步讨论。

成功的定植需要金黄色葡萄球菌克服宿主免疫系统的作用。因此,细菌进化出了广泛的逃避免疫系统的机制,如躲避、抑制和误导宿主的免疫系统[35]。例如,金黄色葡萄球菌释放抑制吞噬作用的蛋白 A。吞噬作用的调理需要 IgG 抗体与细菌细胞表面抗原结合,然后激活补体,并通过 IgG-Fc 受体和补体受体去增强吞噬细胞的识别。金黄色葡萄球菌产生的蛋白 A 与 IgG 的 Fc 部分结合,使抗体以错误的方向与细菌细胞结合,从而防止抗体和补体增强的吞噬作用[20,36]。此外,ClfA 已被证明通过招募宿主补体调节因子介导补体蛋白 C3b 抑制[37]。此外,葡萄激酶是一种由金黄色葡萄球菌产生的外蛋白,被证明可以抵抗 α- 防御素的抗菌活性,α- 防御素是由中性粒细胞分泌的,用于破坏细菌细胞壁的完整性(图 14.1)[34]。

越来越多的证据表明,金黄色葡萄球菌的定植与过敏性炎症的发展有关。细菌可以释放一些具有过敏特性的成分[38-41]。在辅助性 T2(Th2)细胞中,这些蛋白会诱导白细胞介素 4(IL-4)和白细胞介素 13(IL-13)的释放,这两种蛋白可以促进免疫球蛋白类转化为 IgE 和 IgE 的形成。我们提出,驱动过敏免疫反应是金黄色葡萄球菌利用的一种免疫逃避机制,以增加其在宿主内的生存机会,因为过敏免疫谱(2 型)在杀死细菌方面不如由 IFN-γ 和 IL-17(1 型)主导的更典型的抗菌免疫反应有效。由于越来越多的证据表明金黄色葡萄球菌参与过敏性疾病,人们对过敏组的兴趣越来越大,即金黄色葡萄球菌的所有 IgE 结合蛋白[6,42]。到目前为止,已证实具有致敏性的金黄色葡萄球菌蛋白包括超抗原家族的一些成员(肠毒素 A-E 和中毒性休克综合征毒素 -1)和 Spl。

14.3 超抗原

超抗原(SAg)是一类具有很强免疫调节作用的强效毒素。SAg 是 T 细胞的有丝分裂原,可引起大部分 T 细胞群的异常激活,这通常受到严格的调控。毒素将抗原呈递细胞上的主要组织相容性复合体 II 与 T 细胞受体交联,独立于其抗原特异性。因此,它们绕过了正常抗原的加工和呈递,激活了很大一部分 T 细胞。大量的 T 细胞同时激活导致大量细胞因子的释放,即一场细胞因子风暴。葡萄球菌 SAg 家族由至少 26 种不同的毒素组成,蛋白大小在 19kDa 至 27kD 之间[43]。它包括葡萄球菌肠毒素(SE)、葡萄球菌肠毒素样分子(SEl)和中毒性休克综合征毒素 -1(TSST-1)。两种 SAg,SElX 和假定的 SElW[43] 普遍存在,大约 80% 的临床金黄色葡萄球菌分离物含有额外的 SAg 基因[44],这些基因被编码在可移动的遗传元件上[43]。

经过 30 多年的研究,金黄色葡萄球菌从超抗原中获得的优势仍在讨论。超抗原被认为是一种免疫"烟幕"[34]。金黄色葡萄球菌通过刺激大量细胞因子的释放,使 T 细胞难以特异

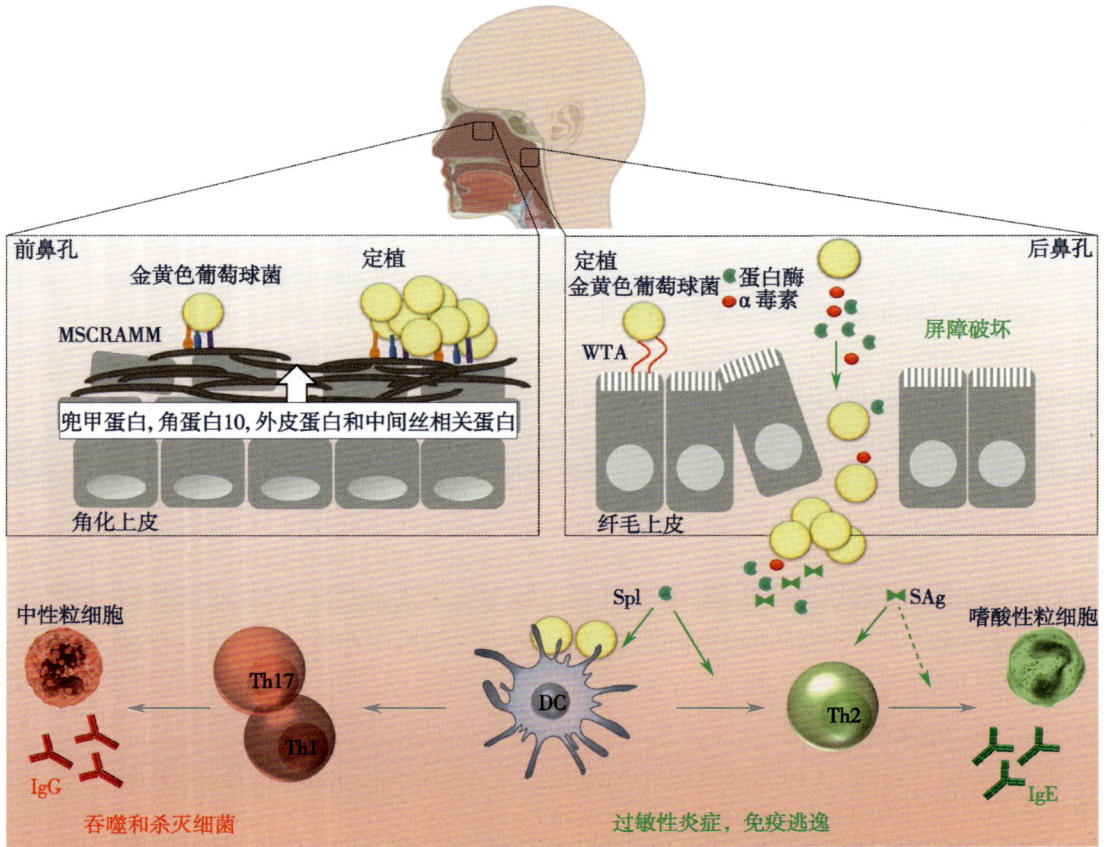

图 14.1 金黄色葡萄球菌的定植、入侵和诱导适应性免疫反应。金黄色葡萄球菌利用 MSCRAMM 与前鼻孔角化上皮中丰富的兜甲蛋白、细胞角蛋白 10、天花素和聚丝蛋白结合（左图）。然而，在后鼻孔（右图），细菌通过其 WTA 与纤毛细胞结合。蛋白酶和 α- 毒素可破坏上皮屏障，促进金黄色葡萄球菌及其成分进入。此外，分泌的过敏原，即 Spl 和 SAg 会引发过敏性炎症，并引发 IgE 偏向的特异性抗体反应。由于这种协同作用，金黄色葡萄球菌能够将宿主的免疫反应从有效清除细菌所需的 Th1/Th17 谱转移到对这种微生物危害较小的 2 型炎症。DC，树突状细胞；MSCRAMM，识别黏附基质分子的微生物表面组分；Sag，超抗原；Spl，葡萄球菌丝氨酸蛋白酶样蛋白；Th，辅助 T 细胞；WTA，磷壁酸

性激活，从而隐藏自身以躲避特异性免疫识别 [36,45,46]。此外，暴露于细胞因子风暴的 T 细胞变得无活力，其中许多最终死亡 [45,46]。另一种观点认为，SAg 在宿主定植过程中帮助金黄色葡萄球菌。针对 SAg 的抗体已在持久性携带者中发现 [47,48]。此外，在携带者的鼻腔中也检测到 SAg 转录物 [47]，这表明 SAg 在定殖过程中表达。在小鼠感染模型中，seb 的缺失增加了细菌负担。作者提出 SAg 通过促进炎症反应，使细菌数量保持在致病密度以下，从而起到检查点的作用，以此促进无症状携带，同时防止被免疫系统完全消除 [43]。

然而，已知 SAg 会引起许多不同的疾病，从自限性食物中毒到多器官功能障碍。首先，SE 是强效的胃肠道毒素，会导致呕吐和腹泻。由 SAg 引发的一种罕见但众所周知的疾病是中毒性休克综合征（TSS），是由非特异性激活的 T 细胞释放的促炎细胞因子风暴引起的。TSS 是一种危及生命的疾病，表现为突然发热、低血压和可能发展为多器官功能衰竭 [49]。

此外，SAg 与肺炎、心内膜炎和自身免疫性疾病有关[43,50]。SAg 是危险的毒力因子，是有趣的疫苗靶点。分别使用 *TSST-1* 和 *SEB* 基因修饰的无活性 SAg 类毒素的疫苗接种方案已在 I 期临床试验中取得成功，证明了安全性和免疫原性[51,52]。与本文特别相关的是，越来越多的证据表明金黄色葡萄球菌与 CRS，特别是 CRSwNP 的严重程度、加重和复发有关。已有研究表明，鼻窦手术患者局部组织中金黄色葡萄球菌的存在与 CRS 的复发有关[53]。SAg 的致敏性是显而易见的，因为它们在易感个体中诱导特异性 IgE 的形成。在包括 CRS 在内的不同变态反应性疾病患者血清中均检测到 SAg 特异性 IgE（SE-IgE）。

在 CRS 中，这些毒素可能具有多种病理生理功能：①超抗原：刺激局部 T 细胞，而不依赖于其抗原特异性和功能；②"超过敏原"：刺激 Th2 细胞而不依赖其抗原特异性；③超抗原：通过募集 T 细胞帮助刺激局部 B 细胞，独立于免疫细胞的抗原特异性和功能；④"超过敏原"刺激 IgE 阳性 B 细胞，通过募集 Th2 细胞的帮助，独立于免疫细胞的抗原特异性；⑤抗原：SAg 是葡萄球菌的优势抗原，仅在 B 细胞和抗体应答中显示；⑥过敏原：SAg 引起特异性 IgE 反应（SE-IgE）。频繁观察到的抗 SAg IgG 和 IgE 反应（v, vi），表明存在大量 SAg 特异性 T 细胞，包括 Th2 细胞。然而，这些 T 细胞尚未被证实。

许多 CRSwNP 患者表现出高浓度的多克隆 IgE，其在鼻息肉组织中的局部浓度可能明显高于循环系统。鼻腔分泌物中多克隆 IgE 的增加与金黄色葡萄球菌的 SAg 有关。这些可能会多克隆地激活 Th2 细胞，诱导 B 细胞中的 Ig 类转换，导致多克隆 IgE 的释放[39]。与金黄色葡萄球菌较高的定植率一致，慢性气道疾病患者血清 SE-IgE 的形成也比健康个体增加。研究表明，CRSwNP 中的 SE-IgE 水平与疾病严重程度和哮喘共发病相关，显示其在慢性炎症性气道疾病中的重要辅助因子作用[40,54]。在另一项对欧洲 19 个不同中心 2 900 多人进行筛查的研究中，发现 SE-IgE 与哮喘严重程度显著相关。研究表明，59.6% 的重症哮喘患者有 SE-IgE，而健康对照组中 SE-IgE 阳性的仅为 13%[55]。目前，有一种商用试剂盒可用于测定 5 种不同的 SE（SE A-E）和 TSST-1 的 IgE，是否有针对其他 21 种 SAg 的 IgE，目前还无法回答。在 CRS 患者鼻息肉中检测到的针对 SAg 的特异性 IgE 抗体是功能性的。它们通过 Fcε 受体与肥大细胞和嗜碱性细胞表面结合，并在其抗原（即金黄色葡萄球菌的 SAg）的连接下触发脱颗粒[56-58]，从而促进 CRS 的过敏性炎症。

14.4　金黄色葡萄球菌蛋白酶

蛋白酶是通过切割肽键来分解多肽或蛋白质的酶。在生命系统中，蛋白酶是一大类功能蛋白，在不同的生物体中有数千种被描述[59]。由于它们在细菌适应性和毒力中的重要性，有可能通过细菌蛋白酶来实现治疗和诊断目的。此外，研究细菌蛋白酶及其底物可以揭示在感染过程中抑制其破坏作用的方法[60]。在细菌中，蛋白酶参与增殖和毒力，并能以多种方式为微生物服务。首先，蛋白酶将蛋白质水解成短链氨基酸，这些氨基酸可以被细菌用作能量供应和生物合成。其次，蛋白酶帮助细菌穿透宿主屏障，侵入宿主组织，甚至进入细胞内的生态位，可以躲避免疫系统的检测。此外，这些酶可能对宿主广泛的免疫功能有直接影响，包括抑制免疫细胞活化、预防调节吞噬、阻断经典补体途径和替代补体途径。此外，蛋白酶可以降解上皮细胞之间的紧密连接，为细菌进入结缔组织铺平道路，从而引发强烈的固有免疫反应。最后，最近的报告显示，其中一些蛋白酶能够使免疫反应偏离

2 型，促进过敏性炎症。一些蛋白酶可以激活在人气道上皮中广泛表达的蛋白酶活化受体（PAR）。PAR 的激活与过敏性免疫反应的启动有关[61]。

迄今为止，在金黄色葡萄球菌中已知 10 种主要的细胞外蛋白酶，包括丝氨酸蛋白酶 V8、6 种丝氨酸蛋白酶样蛋白 Spl（A-F）、金属蛋白酶金溶素和两种半胱氨酸蛋白酶葡萄球菌蛋白酶 A 和 B[62]。以前，人们认为这些蛋白酶仅对营养获取很重要，但最近的研究结果表明，它们还与宿主免疫系统相互作用，以有利于细菌生存的方式削弱或误导免疫反应[63]。

研究表明，V8 和葡萄球菌蛋白酶可以破坏气道上皮的紧密连接，调节细胞因子的产生[64]，激活气道上皮细胞里活化 B 细胞的核因子 κ 轻链增强子（NF-κB）[65]。这些发现提示 V8 和葡萄球菌蛋白酶参与了 CRS 的病理生理。上皮屏障破坏进一步易致敏。

丝氨酸蛋白酶样蛋白（Spl）含有 6 种蛋白，Spl A-F 编码在单个操纵子上，可被大多数金黄色葡萄球菌临床分离株释放。最近发现 Spl 可引发致敏原，刺激小鼠过敏性气道炎症[66]。有趣的是，体外暴露于 Spl 的人 T 细胞释放出典型的 Th2 细胞因子，包括：IL-4、IL-5 和 IL-13。同时，IFN-γ 和 IL-17 的产生非常低。这在其他金黄色葡萄球菌抗原的情况下往往是相反的，这些抗原通常刺激 Th1/Th17 谱，增加 IFN-γ 和 IL-17 的产生。金黄色葡萄球菌定植患者的鼻息肉组织中含有可检测到的与 SplA、SplB 和 SplD/F 结合的 IgG。此外，哮喘患者血清中检测到的针对不同 Spl 的特异性 IgE 浓度高于对照组[66]。

在小鼠模型中，反复气道内应用 SplD 可诱导过敏性哮喘的典型特征，如 SplD 特异性 IgE 的形成、局部引流淋巴结中 Th2 细胞因子的产生以及气道嗜酸性粒细胞的浸润[67]。这种过敏性炎症依赖于 IL-33，因为给予可溶性 IL-33 受体作为诱饵症状可显著减轻。IL-33 是一种激活 2 型先天淋巴样细胞（ILC2）的警报蛋白，该细胞反过来分泌 IL-4。ILC2 释放的 IL-4 非特异性作用于 B 细胞，导致抗体类别转换和多克隆 IgE 形成[42]。在 CRS 合并哮喘患者的鼻息肉中，ILC2 的数量明显增加[68]。小鼠暴露于 SplD 后释放的 IL-33 可加重过敏性哮喘的特征，甚至破坏对其他抗原 / 过敏原的免疫耐受[62]。值得注意的是，已在鼻息肉组织中检测到 Spl[69]，证实它们存在于局部组织中，并可能在 CRS 中引发 2 型免疫反应。

这些结果表明，金黄色葡萄球菌 Spl 作为一种新的过敏原，在小鼠中诱导特异性 Th2/IgE 反应。他们提出了金黄色葡萄球菌 Spl 可以引起人类过敏的假设。进一步了解金黄色葡萄球菌分泌因子诱导 Th2 偏向性免疫反应的相互作用和机制，将有助于找到预防或减轻金黄色葡萄球菌在 CRS 中的致病潜力的方法。

14.5　δ- 毒素

金黄色葡萄球菌的其他成分被认为可以导致过敏性气道炎症。例如，金黄色葡萄球菌 δ- 毒素已被证明在缺乏抗原的情况下直接激活肥大细胞[1]。在体外，人类肥大细胞被触发产生胰蛋白酶，胰蛋白酶是肥大细胞颗粒中最丰富的蛋白酶，也是肥大细胞活化的生物标志物。细菌毒素属于溶血素家族，由四种完全不同的毒素组成，分别是 α-、β-、γ- 和 δ- 毒素。Δ- 毒素在接触宿主细胞膜时降解，导致孔形成和随后的细胞裂解。此外，δ- 毒素帮助金黄色葡萄球菌逃避吞噬体进入宿主细胞质，支持细菌在鼻息肉组织中的持久存活。agr 是金黄色葡萄球菌中一种控制多种毒力因子表达的全局调控系统，它与 δ- 毒素之间有着密切的联系。激活 agr 系统可诱导 RNA Ⅲ，这是金黄色葡萄球菌 agr 群体感应系统的主要细胞内效应物之一。RNAⅢ的第二个功能是编码 δ- 毒素[70]，产 Δ- 毒素的金黄色葡萄球菌菌株在特应性皮肤病患者中比在健康对照组中更丰富，产 δ- 毒素的金黄色葡萄球菌在小鼠体内定植可诱导 IgE 和 IL-4 的产生[1]，在宿主体内形成致敏微环境。因此，金黄色葡萄球菌从 δ- 毒素中获得了双重好处：通过逃避免疫系统，同时促进过敏性炎症。

14.6　金黄色葡萄球菌为什么会导致过敏？

总之，许多研究小组获得的结果一致认为，金黄色葡萄球菌通过其分泌的蛋白质，包括但不限于 SAg、Spl 和 δ- 毒素，促进了 2 型免疫反应的发展。2 型免疫反应的偏离和宿主过敏反应的发展可能有利于金黄色葡萄球菌在定植和感染期，因为这种免疫反应模块抵消了 Th1/Th17 谱，而 Th1/Th17 谱在中性粒细胞募集和病原体清除方面是有效的。因此，免疫系统的 2 型调节可能是葡萄球菌的一种免疫逃避机制[6]。金黄色葡萄球菌在过敏患者中的高定植率支持这一观点，特别是在 CRSwNP 中，其定植率明显高于健康个体。作为一种"副作用"，针对需要 Th1/Th17 细胞清除的病原体的 2 型免疫应答增加了危及生命的感染风险[7,72]。

14.7　转化为未来的日常实践

基于临床关联、细胞培养实验和动物模型，证明金黄色葡萄球菌及其组分参与 CRSwNP 的证据非常有说服力。然而，为了证明因果关系，需要进行激发试验，例如皮肤点刺试验。在此诊断程序中应用假定的过敏原（SAg 和 Spl）的先决条件是消除其潜在的毒性。难治性 CRS 的诊断应包括金黄色葡萄球菌特异性 IgE 的测定。

为了消除金黄色葡萄球菌作为 CRS 的驱动因素，可以应用经过验证的非定殖方法。然而，永久性去定植是很难实现的，特别是在 CRS 中高度炎症和肿胀的鼻腔组织。先前使用抗过敏方案治疗过敏性炎症，如抗 IgE 单克隆抗体，可能促进细菌去定植。考虑到日益严重的抗生素耐药性问题，有希望的替代抗金黄色葡萄球菌的策略可以是噬菌体或使用无害微生物的细菌干扰。

为了预防危险病原体金黄色葡萄球菌的感染或提供临床保护，迫切需要有效的疫苗，金黄色葡萄球菌研究界正在积极寻求有效疫苗的开发。作为"副作用"，抗金黄色葡萄球菌疫苗也可以降低对金黄色葡萄球菌产生过敏反应的风险。最后，使用解毒金黄色葡萄球菌过敏原的过敏原特异性免疫疗法（AIT）可能是缓解 CRSwNP 的未来策略。

（郭圆媛　陈枫虹　译）

参考文献

1. Nakamura Y, Oscherwitz J, Cease KB, Chan SM, Muñoz-Planillo R, Hasegawa M, et al. Staphylococcus δ-toxin induces allergic skin disease by activating mast cells. Nature. 2013;503(7476):397–401.
2. Sakr A, Brégeon F, Mège J-L, Rolain J-M, B in O. Staphylococcus aureus nasal colonization: an update on mechanisms, epidemiology, risk factors, and sub-

sequent infections. Front Microbiol. 2018;9:2419.
3. Sollid JUE, Furberg AS, Hanssen AM, Johannessen M. Staphylococcus aureus: determinants of human carriage. Infect Genet Evol. 2014;21:531–41.
4. de Benito S, Alou L, Becerro-de-Bengoa-Vallejo R, Losa-Iglesias ME, Gómez-Lus ML, Collado L, et al. Prevalence of Staphylococcus spp. nasal coloniza-

tion among doctors of podiatric medicine and asso-
ciated risk factors in Spain. Antimicrob Resist Infect
Control. 2018;7:24.

5. van Belkum A, Verkaik NJ, de Vogel CP, Boelens
HA, Verveer J, Nouwen JL, et al. Reclassification of
Staphylococcus aureus nasal carriage types. J Infect
Dis. 2009;199(12):1820–6.

6. Nordengrün M, Michalik S, Völker U, Bröker BM,
Gómez-Gascón L. The quest for bacterial allergens.
Int J Med Microbiol. 2018;308(6):738–50.

7. von Eiff C, Becker K, Machka K, Stammer H, Peters
G. Nasal carriage as a source of *Staphylococcus
aureus* bacteremia. Study Group. N Engl J Med.
2001;344(1):11–6.

8. Lindsay JA, Holden MTG. Understanding the rise
of the superbug: investigation of the evolution and
genomic variation of *Staphylococcus aureus*. Funct
Integr Genomics. 2006;6(3):186–201.

9. Lindsay JA, Moore CE, Day NP, Peacock SJ, Witney
AA, Stabler RA, et al. Microarrays reveal that each of
the ten dominant lineages of *Staphylococcus aureus*
has a unique combination of surface-associated and
regulatory genes. J Bacteriol. 2006;188(2):669–76.

10. Kuroda M, Ohta T, Uchiyama I, Baba T, Yuzawa H,
Kobayashi I, et al. Whole genome sequencing of
meticillin-resistant *Staphylococcus aureus*. Lancet.
2001;357(9264):1225–40.

11. Lindsay JA, Holden MTG. *Staphylococcus aureus*:
superbug, super genome? Trends Microbiol.
2004;12(8):378–85.

12. Holtfreter S, Grumann D, Balau V, Barwich A,
Kolata J, Goehler A, et al. Molecular epidemiology
of *Staphylococcus aureus* in the general population
in northeast Germany: results of the study of health
in Pomerania (SHIP-TREND-0). J Clin Microbiol.
2016;54(11):2774–85.

13. Goerke C, Pantucek R, Holtfreter S, Schulte B, Zink
M, Grumann D, et al. Diversity of prophages in
dominant *Staphylococcus aureus* clonal lineages. J
Bacteriol. 2009;191(11):3462–8.

14. Foster TJ. The MSCRAMM family of cell-wall-
anchored surface proteins of gram-positive cocci.
Trends Microbiol. 2019.

15. Foster TJ, Geoghegan JA, Ganesh VK, Höök
M. Adhesion, invasion and evasion: the many func-
tions of the surface proteins of *Staphylococcus
aureus*. Nat Rev Microbiol. 2014;12(1):49–62.

16. Berube B, Wardenburg J. *Staphylococcus aureus*
α-toxin: nearly a century of intrigue. Toxins.
2013;5(6):1140–66.

17. Spaan AN, Surewaard BGJ, Nijland R, van Strijp
JAG. Neutrophils versus *Staphylococcus aureus*:
a biological tug of war. Annu Rev Microbiol.
2013;67:629–50.

18. de Jong NWM, van Kessel KPM, van Strijp
JAG. Immune evasion by *Staphylococcus aureus*.
Microbiol Spectr. 2019;7(2)

19. van Kessel KPM, Bestebroer J, van Strijp
JAG. Neutrophil-mediated phagocytosis of
Staphylococcus aureus. Front Immunol. 2014;5:467.

20. Thammavongsa V, Kim HK, Missiakas D, Schneewind

O. Staphylococcal manipulation of host immune
responses. Nat Rev Microbiol. 2015;13(9):529–43.

21. Mulcahy ME, Geoghegan JA, Monk IR, O'Keeffe
KM, Walsh EJ, Foster TJ, et al. Nasal colonisa-
tion by *Staphylococcus aureus* depends upon
clumping factor B binding to the squamous epi-
thelial cell envelope protein loricrin. PLoS Pathog.
2012;8(12):e1003092.

22. Nouwen J, Boelens H, van Belkum A, Verbrugh
H. Human factor in *Staphylococcus aureus* nasal car-
riage. Infect Immun. 2004;72(11):6685–8.

23. Liu CM, Price LB, Hungate BA, Abraham AG, Larsen
LA, Christensen K, et al. *Staphylococcus aureus*
and the ecology of the nasal microbiome. Sci Adv.
2015;1(5):e1400216.

24. Iwase T, Uehara Y, Shinji H, Tajima A, Seo H, Takada
K, et al. *Staphylococcus epidermidis* Esp inhibits
Staphylococcus aureus biofilm formation and nasal
colonization. Nature. 2010;465(7296):346–9.

25. Piewngam P, Zheng Y, Nguyen TH, Dickey SW, Joo
H-S, Villaruz AE, et al. Pathogen elimination by pro-
biotic *Bacillus* via signalling interference. Nature.
2018;562(7728):532–7.

26. Zipperer A, Konnerth MC, Laux C, Berscheid A,
Janek D, Weidenmaier C, et al. Human commensals
producing a novel antibiotic impair pathogen coloni-
zation. Nature. 2016;535(7613):511–6.

27. Eckhart L, Lippens S, Tschachler E, Declercq W. Cell
death by cornification. Biochim Biophys Acta.
2013;1833(12):3471–80.

28. Clarke SR, Andre G, Walsh EJ, Dufrêne YF, Foster
TJ, Foster SJ. Iron-regulated surface determinant pro-
tein A mediates adhesion of *Staphylococcus aureus* to
human corneocyte envelope proteins. Infect Immun.
2009;77(6):2408–16.

29. Corrigan RM, Miajlovic H, Foster TJ. Surface pro-
teins that promote adherence of *Staphylococcus
aureus* to human desquamated nasal epithelial cells.
BMC Microbiol. 2009;9:22.

30. Weidenmaier C, Kokai-Kun JF, Kristian SA,
Chanturiya T, Kalbacher H, Gross M, et al. Role of
teichoic acids in *Staphylococcus aureus* nasal colo-
nization, a major risk factor in nosocomial infections.
Nat Med. 2004;10(3):243–5.

31. Krismer B, Weidenmaier C, Zipperer A, Peschel
A. The commensal lifestyle of *Staphylococcus aureus*
and its interactions with the nasal microbiota. Nat Rev
Microbiol. 2017;15(11):675–87.

32. Tuchscherr L, Kreis CA, Hoerr V, Flint L, Hachmeister
M, Geraci J, et al. *Staphylococcus aureus* develops
increased resistance to antibiotics by forming dynamic
small colony variants during chronic osteomyelitis. J
Antimicrob Chemother. 2016;71(2):438–48.

33. Ou J, Bassiouni A, Drilling A, Psaltis AJ, Vreugde
S, Wormald PJ. The persistence of intracellular
Staphylococcus aureus in the sinuses: a longitudinal
study. Rhinology. 2017;55(4):305–11.

34. Schmidt F, Meyer T, Sundaramoorthy N, Michalik
S, Surmann K, Depke M, et al. Characterization of
human and *Staphylococcus aureus* proteins in respi-
ratory mucosa by in vivo- and immunoproteomics. J

Proteome. 2017;155:31–9.

35. Jin T, Bokarewa M, Foster T, Mitchell J, Higgins J, Tarkowski A. *Staphylococcus aureus* resists human defensins by production of staphylokinase, a novel bacterial evasion mechanism. J Immunol. 2004;172(2):1169–76.

36. Bröker BM, Holtfreter S, Bekeredjian-Ding I. Immune control of *Staphylococcus aureus* - regulation and counter-regulation of the adaptive immune response. Int J Med Microbiol. 2014;304(2):204–14.

37. Hair PS, Ward MD, Semmes OJ, Foster TJ, Cunnion KM. *Staphylococcus aureus* clumping factor A binds to complement regulator factor I and increases factor I cleavage of C3b. J Infect Dis. 2008;198(1):125–33.

38. Kim Y-C, Won H-K, Lee JW, Sohn K-H, Kim M-H, Kim T-B, et al. *Staphylococcus aureus* nasal colonization and asthma in adults: systematic review and meta-analysis. J Allergy Clin Immunol Pract. 2019;7(2):606–615.e9.

39. Bachert C, Gevaert P, Holtappels G, Johansson SG, van Cauwenberge P. Total and specific IgE in nasal polyps is related to local eosinophilic inflammation. J Allergy Clin Immunol. 2001;107(4):607. https //doi.org/10.1067/mai.2001.112374.

40. Bachert C, Gevaert P, Howarth P, Holtappels G, van Cauwenberge P, Johansson SGO. IgE to *Staphylococcus aureus* enterotoxins in serum is related to severity of asthma. J Allergy Clin Immunol. 2003;111(5):1131–2.

41. Bachert C, van Steen K, Zhang N, Holtappels G, Cattaert T, Maus B, et al. Specific IgE against *Staphylococcus aureus* enterotoxins: an independent risk factor for asthma. J Allergy Clin Immunol. 2012;130(2):376–81 e8. https://doi.org/10.1016/j.jaci.2012.05.012.

42. Teufelberger AR, Bröker BM, Krysko DV, Bachert C, Krysko O. *Staphylococcus aureus* orchestrates type 2 airway diseases. Trends Mol Med. 2019;25(8):696–707.

43. Tuffs SW, Haeryfar SMM, McCormick JK. Manipulation of innate and adaptive immunity by Staphylococcal superantigens. Pathogens. 2018;7(2).

44. Holtfreter S, Grumann D, Schmudde M, Nguyen HTT, Eichler P, Strommenger B, et al. Clonal distribution of superantigen genes in clinical *Staphylococcus aureus* isolates. J Clin Microbiol. 2007;45(8):2669–80.

45. Watson ARO, Janik DK, Lee WT. Superantigen-induced CD4 memory T cell anergy. I. Staphylococcal enterotoxin B induces Fyn-mediated negative signaling. Cell Immunol. 2012;276(1–2):16–25.

46. Janik DK, Lee WT. Staphylococcal enterotoxin B (SEB) induces memory CD4 T cell anergy in vivo and impairs recall immunity to unrelated antigens. J Clin Cell Immunol. 2015;6(4):1–8.

47. Burian M, Grumann D, Holtfreter S, Wolz C, Goerke C, Bröker BM. Expression of staphylococcal superantigens during nasal colonization is not sufficient to induce a systemic neutralizing antibody response in humans. Eur J Clin Microbiol Infect Dis. 2012;31(3):251–6.

48. Verkaik NJ, de Vogel CP, Boelens HA, Grumann D, Hoogenboezem T, Vink C, et al. Anti-staphylococcal humoral immune response in persistent nasal carriers and noncarriers of *Staphylococcus aureus*. J Infect Dis. 2009;199(5):625–32.

49. Lappin E, Ferguson AJ. Gram-positive toxic shock syndromes. Lancet Infect Dis. 2009;9(5):281–90.

50. Proft T, Fraser JD. Bacterial superantigens. Clin Exp Immunol. 2003;133(3):299–306.

51. Schwameis M, Roppenser B, Firbas C, Gruener CS, Model N, Stich N, et al. Safety, tolerability, and immunogenicity of a recombinant toxic shock syndrome toxin (rTSST)-1 variant vaccine: a randomised, double-blind, adjuvant-controlled, dose escalation first-in-man trial. Lancet Infect Dis. 2016;16(9):1036–44.

52. Chen WH, Pasetti MF, Adhikari RP, Baughman H, Douglas R, El-Khorazaty J, et al. Safety and immunogenicity of a parenterally administered, structure-based rationally modified recombinant staphylococcal enterotoxin B protein vaccine, STEBVax. Clin Vaccine Immunol. 2016;23(12):918–25.

53. Maniakas A, Asmar M-H, Renteria Flores AE, Nayan S, Alromaih S, Mfuna Endam L, et al. *Staphylococcus aureus* on sinus culture is associated with recurrence of chronic rhinosinusitis after endoscopic sinus surgery. Front Cell Infect Microbiol. 2018;8:150.

54. Bachert C, Claeys SEM, Tomassen P, van Zele T, Zhang N. Rhinosinusitis and asthma: a link for asthma severity. Curr Allergy Asthma Rep. 2010;10(3):194–201.

55. Tomassen P, Jarvis D, Newson R, van Ree R, Forsberg B, Howarth P, et al. *Staphylococcus aureus* enterotoxin-specific IgE is associated with asthma in the general population: a GA(2)LEN study. Allergy. 2013;68(10):1289–97.

56. Shamji MH, Thomsen I, Layhadi JA, Kappen J, Holtappels G, Sahiner U, et al. Broad IgG repertoire in patients with chronic rhinosinusitis with nasal polyps regulates proinflammatory IgE responses. J Allergy Clin Immunol. 2019;143(6):2086–2094.e2.

57. Ono HK, Nishizawa M, Yamamoto Y, Hu D-L, Nakane A, Shinagawa K, et al. Submucosal mast cells in the gastrointestinal tract are a target of staphylococcal enterotoxin type A. FEMS Immunol Med Microbiol. 2012;64(3):392–402.

58. Ono HK, Hirose S, Narita K, Sugiyama M, Asano K, Hu D-L, et al. Histamine release from intestinal mast cells induced by staphylococcal enterotoxin A (SEA) evokes vomiting reflex in common marmoset. PLoS Pathog. 2019;15(5):e1007803.

59. Bond JS. Proteases: history, discovery, and roles in health and disease. J Biol Chem. 2019;294(5):1643–51.

60. Kaman WE, Hays JP, Endtz HP, Bikker FJ. Bacterial proteases: targets for diagnostics and therapy. Eur J Clin Microbiol Infect Dis. 2014;33(7):1081–7.

61. Wu D, Wei Y, Bleier BS. Emerging role of proteases in the pathogenesis of chronic rhinosinusitis with nasal polyps. Front Cell Infect Microbiol. 2017;7:538.

62. Krysko O, Teufelberger A, van Nevel S, Krysko DV, Bachert C. Protease/antiprotease network in allergy:

the role of *Staphylococcus aureus* protease-like proteins. Allergy. 2019.

63. Pietrocola G, Nobile G, Rindi S, Speziale P. *Staphylococcus aureus* manipulates innate immunity through own and host-expressed proteases. Front Cell Infect Microbiol. 2017;7:166.

64. Murphy J, Ramezanpour M, Stach N, Dubin G, Psaltis AJ, Wormald P-J, et al. *Staphylococcus aureus* V8 protease disrupts the integrity of the airway epithelial barrier and impairs IL-6 production in vitro. Laryngoscope. 2018;128(1):E8–E15.

65. Rudack C, Sachse F, Albert N, Becker K, von Eiff C. Immunomodulation of nasal epithelial cells by *Staphylococcus aureus*-derived serine proteases. J Immunol. 2009;183(11):7592–601.

66. Stentzel S, Teufelberger A, Nordengrün M, Kolata J, Schmidt F, van Crombruggen K, et al. Staphylococcal serine protease-like proteins are pacemakers of allergic airway reactions to *Staphylococcus aureus*. J Allergy Clin Immunol. 2017;139(2):492–500.e8.

67. Teufelberger AR, Nordengrün M, Braun H, Maes T, de Grove K, Holtappels G, et al. The IL-33/ST2 axis is crucial in type 2 airway responses induced by *Staphylococcus aureus* –derived serine protease–like protein D. J Allergy Clin Immunol. 2018;141(2):549–559.e7.

68. van Crombruggen K, Taveirne S, Holtappels G, Leclercq G, Bachert C. Innate lymphoid cells in the upper airways: importance of CD117 and IL-1RI expression. Eur Respir J. 2018;52(6):1800742.

69. Bachert C, Holtappels G, Merabishvili M, Meyer T, Murr A, Zhang N, et al. *Staphylococcus aureus* controls interleukin-5 release in upper airway inflammation. J Proteome. 2018;180:53–60.

70. Tan L, Li SR, Jiang B, Hu XM, Li S. Therapeutic targeting of the *Staphylococcus aureus* accessory gene regulator (agr) system. Front Microbiol. 2018;9:55.

71. Joshi A, Pancari G, Cope L, Bowman EP, Cua D, Proctor RA, et al. Immunization with *Staphylococcus aureus* iron regulated surface determinant B (IsdB) confers protection via Th17/IL17 pathway in a murine sepsis model. Hum Vaccin Immunother. 2012;8(3):336–46.

72. Milner JD, Brenchley JM, Laurence A, Freeman AF, Hill BJ, Elias KM, et al. Impaired T(H)17 cell differentiation in subjects with autosomal dominant hyper-IgE syndrome. Nature. 2008;452(7188):773–6.

病 毒 第15章

蓝凤, 张罗

要点

慢性鼻窦炎（CRS）中，病毒的检出亚较高。病毒通过增强细菌黏附和使局部炎症恶化，在 CRS 患者的持续性炎症中发挥重要作用，这可能是急性病毒感染期间 CRS 症状的持续时间更长的原因。

15.1 引言

鼻咽是人类身体内一个桓当大的微生物组储存库，在上呼吸道中可以检测到多种病毒。与对照组受试者相比，在 CRS 患者的鼻腔灌洗液和黏膜中观察到呼吸道病毒的发生率更高 [1]。尽管病毒的活性影响 CRS 的发病机制，但是由于目前相关研究较少且研究的结果并不统一，病毒在 CRS 中作用仍不清楚。

15.1.1 流行病学

人鼻病毒（HRV）、呼吸道合胞病毒（RSV）、流感病毒（IFV）和冠状病毒（CorV）被认为是 CRS 患者中常见的能检出的病毒（表 15.1）[4]。特别是，CRS 患者（26.1%）的灌洗液和鼻甲上皮细胞刮片中 HRV 的检出率均亮于对照受试者 [1,5]。最近来自中国的一项研究采用聚合酶链反应（PCR）技术检测病毒 DNA 和 RNA，证明 HRV 可全年检测到，并在 7 月至 9 月之间达到峰值 [6]。然而，在 3 月至 7 月的夏季，CRS 组和对照组的灌洗液样本中检测不到

表 15.1 气道中病毒的流行率

受试者特征	样本来源	鉴别技术	常见病毒	参考文献
慢性鼻窦炎患者	鼻腔灌洗 / 刮片 上皮细胞	RT-PCR	鼻病毒（26.1/31.4%） 副流感病毒（23.4/21.6%） IFV（13.5/12.6%） RSV（10.8%）	[1]
慢性鼻窦炎患者	鼻甲上皮细胞	RT-PCR	小核糖核酸病毒（21%）	[2]
慢性鼻窦炎患者	鼻窦黏膜	RT-PCR	鼻病毒（26.1%） RSV（11.8%）	[3]

RSV, 人呼吸道合胞病毒; IFV, 流感病毒; RT-PCR, 逆转录聚合酶链反应。

HRV 可能导致假阴性结果 [7]。同样，RSV 也可在 CRS 患者（11%～12%）的鼻灌洗液和上皮细胞刮片中发现，频率显著高于对照受试者 [1,8]。RSV 可导致婴儿和老年人发生严重疾病，尤其是在冬季。RSV 的假阴性结果也可能发生，尤其是在夏季。

基于培养的方法被认为是分离病毒的可靠方法，也被用于确定病毒的存在。尽管使用传统的 2D 细胞培养技术也存在例外的情况，不可能在任何细胞类型中都能成功繁殖气道中毒力更强的 HRV-C 物种 [9]。但是最近开发的 3D 细胞培养模拟了体内微环境的生理复杂性，使其有可能在体外繁殖 HRV-C[10]。基于对病毒的了解，PCR 可以使用特异性引物寻找出从鼻黏膜中选择的 DNA 和 RNA 病毒 [11]。一种新的基于新一代测序（NGS）的方法也可以在没有获知病毒基因组序列的情况下有效地发现 CRS 中的潜在致病性病毒，从而使该技术比 PCR 更方便地检测病毒 [12]。目前可以在包括鼻咽分泌物、鼻拭子、鼻灌洗、鼻组织或下鼻甲上皮细胞刮片等几种类型的组织中可检测到呼吸道病毒 [2]。虽然鼻咽分泌物被认为是检测 IFV 灵敏度最高的样本，但与鼻咽分泌物相比，鼻拭子和口咽拭子样本的侵入性较低 [13]。因此，从不同部位采样、样本类型和鼻腔采样时间可能导致 CRS 患者的病毒检出率发生变化 [3]。除了采样差异的影响外，患者的 CRS 亚型也可能是一个重要因素；尤其是慢性鼻窦炎伴鼻息肉（CRSwNP）主要表现为 Th2 相关炎症，而慢性鼻窦炎不伴鼻息肉（CRSsNP）通常表现为 Th1 相关炎症。因此，由于炎症模式和疾病严重程度不同，根据 CRsNP 和 CRSwNP 中炎症的内在特征分别进行病毒流行率的分析。事实上，迄今为止，病毒在 CRS 中作用的大多数研究受限于未区分 CRSwNP 或 CRSsNP 亚组，因此无法将特定病毒的检测归因于特定亚组上。

15.2　机制

病毒可能通过两个方面影响 CRS 的发病机制：①损害上皮屏障完整性；②增强细菌附着在鼻上皮细胞上，间接诱导炎症反应（图 15.1）。据报道，HRV 或 RSV 感染可降低健康人鼻上皮细胞（NEC）中的紧密连接和黏附连接蛋白［如闭锁小带 -1（ZO-1）、封闭蛋白、连接蛋白 -1 和 E- 钙黏蛋白］的表达，并上调促炎细胞因子（如 TNF-α 和 IL-8）[14-16]。上皮屏障是抵抗病毒感染的第一道防线，破坏了上皮屏障的完整性，为病毒侵入固有层奠定了基础。RSV 感染还通过上调病毒糖蛋白和细菌受体［包括 ICAM-1、癌胚抗原相关细胞黏附分子 1（CEACAM 1）］和血小板活化因子受体（PAFr）的表达，增强流感嗜血杆菌和肺炎链球菌对呼吸道上皮细胞的黏附 [17]。然而，其他病毒均不具有与 RSV 相似的作用，不同的呼吸道细胞类型对病毒感染的反应也不相似。

虽然 IFV 感染无病毒感染史的健康人的 NEC 可诱导针对病毒感染的 I 型免疫应答强烈活化 [18]，但在 CRS 患者中 NEC 的 IFN 蛋白只显示出轻度受损 [19]。在干扰素（IFN）-γ 和 IL-17 释放显著减少的情况下，已证明 CRSwNP 黏膜比健康下鼻甲黏膜更容易受到单纯疱疹病毒 1 型（HSV1）的侵袭；CRSwNP 患者在急性感染后将经历较长期的鼻部症状 [20]。上皮细胞来源的细胞因子 IL-33 和胸腺基质淋巴细胞生成素（TSLP）可启动 Th2 细胞或 2 型固有淋巴细胞释放 2 型细胞因子。虽然 HRV 感染的哮喘患者表现出 IL-33 水平的升高 [21]，且哮喘患者中 TSLP 水平升高已被证明与疾病严重程度呈正相关 [22]；但是，迄今为止，仍无证据表明病毒是通过上皮细胞产生的细胞因子直接触发 CRSwNP 中的 2 型免疫应答。我们

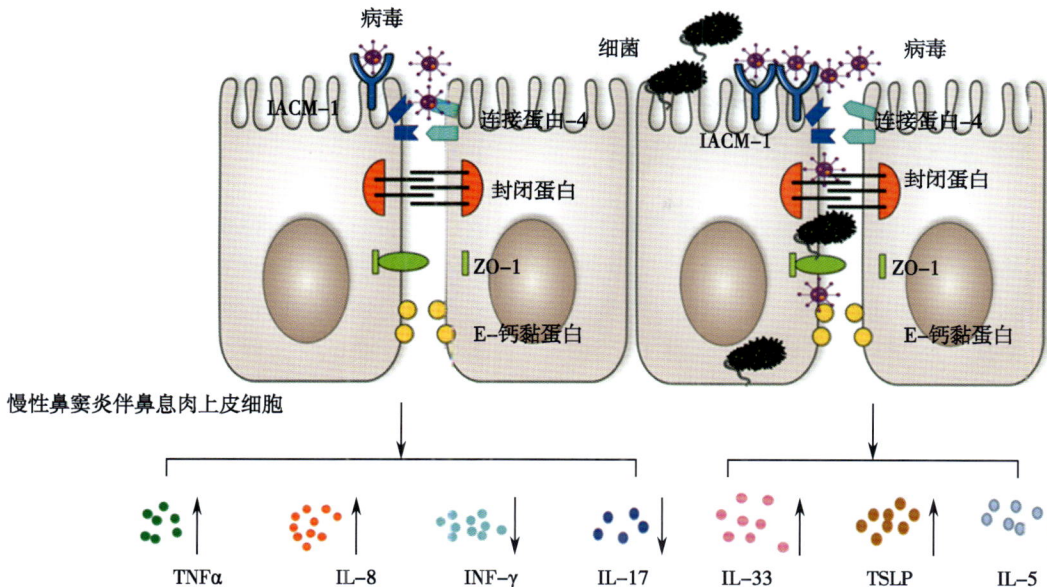

图 15.1 病毒和细菌之间的相互作用诱导慢性鼻窦炎伴鼻息肉（CRSwNP）中的持续性炎症。由于紧密连接蛋白（如连接蛋白 -4、E- 钙黏蛋白和闭锁小带 -1（ZO-1）的表达减少，CRSwNP 上皮层的完整性受损。病毒感染进一步降低紧密连接蛋白的表达，导致上皮屏障破坏。同时，病毒诱导的上皮细胞上 ICAM-1 的表达导致细菌的黏附和侵袭增强；尤其是金黄色葡萄球菌（S. aureus）；其通过上皮细胞衍生的细胞因子如 IL-33 和胸腺基质淋巴细胞生成素（TSLP）在 CRSwNP 黏膜中产生 2 型炎症反应。病毒感染时 CRSwNP 中 TNF-α、IL-5、IL-8 等促炎性细胞因子的释放也可能增加，IFN-γ、IL-17 等细胞因子减少。ICAM-1，细胞间黏附分子 -1；IFN-γ，干扰素 γ；IL，白细胞介素；TNF，肿瘤坏死因子

最近证实，HSV1 感染促进了金黄色葡萄球菌（S. aureus）在 CRSwNP 患者鼻黏膜和鼻息肉组织中的黏附和侵袭，并且固有层中的金黄色葡萄球菌通过诱导 CRSwNP 组织中的 IL-33 和 TSLP 进一步引起 Th2 免疫反应 [23,24]。此外，细菌超抗原葡萄球菌肠毒素 A（SEA）和 SEB 可促进 CRS 气道上皮细胞中的 HRV 复制 [25]。总的来说，这些发现表明 CRS 中病毒和细菌之间的相互作用可能加重 CRS 的慢性炎症反应。

15.3 抗病毒治疗

如上所述，病毒感染影响 CRS 患者的发病机制和症状，因此，感染病毒的 CRSwNP 患者，在治疗上通常旨在抗病毒，同时缓解 CRSwNP 的症状。盐水冲洗和局部糖皮质激素可以缓解鼻腔充血并减轻鼻腔黏膜水肿，因此可以改善 CRSwNP 患者的症状 [26]。目前一致认为基于特异性抗 HRV 分的核酸酶（DNAzyme）技术可能有助于预防哮喘加重 [27]，这也可能通过减少 2 型变态反应性免疫应答，对 CRSwNP 患者的"病毒沉默"有效。尽管 IFN-γ 可作为病毒感染的一线治疗，但考虑到有效剂量和副作用，IFN-γ 在 CRSwNP 患者的临床使用中非常有限 [28]。值得注意的是，共生菌产生 IFN-λ1 可以防止流感病毒感染 [29]，IFN-λ1 通过影响健康鼻黏膜中巨噬细胞的吞噬作用和内吞作用有利于金黄色葡萄球菌的清除 [30]。所以，在 CRSwNP 患者中使用 IFN-λ1 抑制病毒和细菌合并感染可能是减少 CRSwNP 感染后炎症

的一种有前景的干预策略。目前，由于病毒血清型数量众多，无法获得用于治疗 CRS 中病毒感染的许可疫苗，因此临床效果可能有限。

15.4 转化为未来的日常实践

由于其不同的炎症模式，根据拥有不同炎症内在特征的 CRS 不同亚组的病毒的流行率研究是有必要。CRS 中病毒流行率的变异性可能归因于用于病毒检测的标本类型和标本采集时间。病毒可能中断上皮屏障的完整性，从而进一步增强细菌的侵袭，加剧持续性上呼吸道炎症。尽管对病毒诱导下气道 Th2 免疫应答反应的直接贡献已有部分了解，但 CRS 中病毒介导的 2 型免疫反应的潜在机制有待进一步研究。使用基于 DNAzyme 技术或 IFN-λ1 的特异性抗病毒分子可能是未来 CRS 患者比较有前景的抗病毒治疗措施。

（曾雪岚　陈枫虹　译）

参考文献

1. Cho GS, Moon BJ, Lee BJ, Gong CH, Kim NH, Kim YS, et al. High rates of detection of respiratory viruses in the nasal washes and mucosae of patients with chronic rhinosinusitis. J Clin Microbiol. 2013;51(3):979–84. https://doi.org/10.1128/JCM.02806-12.
2. Lan F, Zhang N, Gevaert E, Zhang L, Bachert C. Viruses and bacteria in Th2-biased allergic airway disease. Allergy. 2016;71(10):1381–92. https://doi.org/10.1111/all.12934.
3. Wood AJ, Antoszewska H, Fraser J, Douglas RG. Is chronic rhinosinusitis caused by persistent respiratory virus infection? Int Forum Allergy Rhinol. 2011;1(2):95–100. https://doi.org/10.1002/alr.20030.
4. Chonmaitree T, Revai K, Grady JJ, Clos A, Patel JA, Nair S, et al. Viral upper respiratory tract infection and otitis media complication in young children. Clin Infect Dis. 2008;46(6):815–23. https://doi.org/10.1086/528685.
5. Lee SB, Yi JS, Lee BJ, Gong CH, Kim NH, Joo CH, et al. Human rhinovirus serotypes in the nasal washes and mucosa of patients with chronic rhinosinusitis. Int Forum Allergy Rhinol. 2015;5(3):197–203. https://doi.org/10.1002/alr.21472.
6. Sun H, Sun Q, Jiang W, Chen Z, Huang L, Wang M, et al. Prevalence of rhinovirus in wheezing children: a comparison with respiratory syncytial virus wheezing. Br J Infect Dis. 2016;20(2):179–83. https://doi.org/10.1016/j.bjid.2015.12.005.
7. Jang YJ, Kwon HJ, Park HW, Lee BJ. Detection of rhinovirus in turbinate epithelial cells of chronic sinusitis. Am J Rhinol. 2006;20(6):634–6. https://doi.org/10.2500/ajr.2006.20.2899.
8. Abshirini H, Makvandi M, Seyyed Ashrafi M, Hamidifard M, Saki N. Prevalence of rhinovirus and respiratory syncytial virus among patients with chronic rhinosinusitis. Jundishapur J Microbiol. 2015;8(3):e20068. https://doi.org/10.5812/jjm.20068.
9. Arden KE, Mackay IM. Newly identified human rhinoviruses: molecular methods heat up the cold viruses. Rev Med Virol. 2010;20(3):156–76. https://doi.org/10.1002/rmv.644.
10. Chen YX, Xie GC, Pan D, Du YR, Pang LL, Song JD, et al. Three-dimensional culture of human airway epithelium in matrigel for evaluation of human rhinovirus C and bocavirus infections. Biomed Environ Sci. 2018;31(2):136–45. https://doi.org/10.3967/bes2018.016.
11. Teo SM, Mok D, Pham K, Kusel M, Serralha M, Troy N, et al. The infant nasopharyngeal microbiome impacts severity of lower respiratory infection and risk of asthma development. Cell Host Microbe. 2015;17(5):704–15. https://doi.org/10.1016/j.chom.2015.03.008.
12. Kustin T, Ling G, Sharabi S, Ram D, Friedman N, Zuckerman N, et al. A method to identify respiratory virus infections in clinical samples using next-generation sequencing. Sci Rep. 2019;9(1):2606. https://doi.org/10.1038/s41598-018-37483-w.
13. Spencer S, Thompson MG, Flannery B, Fry A. Comparison of respiratory specimen collection methods for detection of influenza virus infection by reverse transcription-PCR: a literature review. J Clin Microbiol. 2019;57(9):e00027–19. https://doi.org/10.1128/jcm.00027-19.
14. Yeo NK, Jang YJ. Rhinovirus infection-induced alteration of tight junction and adherens junction components in human nasal epithelial cells. Laryngoscope. 2010;120(2):346–52. https://doi.org/10.1002/lary.20764.
15. Sajjan U, Wang Q, Zhao Y, Gruenert DC, Hershenson MB. Rhinovirus disrupts the barrier function of polarized airway epithelial cells. Am J Respir Crit Care Med. 2008;178(12):1271–81. https://doi.org/10.1164/rccm.200801-136OC.
16. Smallcombe CC, Linfield DT, Harford TJ, Bokun

V, Ivanov AI, Piedimonte G, et al. Disruption of the airway epithelial barrier in a murine model of respiratory syncytial virus infection. Am J Physiol Lung Cell Mol Physiol. 2019;316(2):L358–l68. https://doi.org/10.1152/ajplung.00345.2018.

17. Avadhanula V, Rodriguez CA, Devincenzo JP, Wang Y, Webby RJ, Ulett GC, et al. Respiratory viruses augment the adhesion of bacterial pathogens to respiratory epithelium in a viral species- and cell type-dependent manner. J Virol. 2006;80(4):1629–36. https://doi.org/10.1128/jvi.80.4.1629-1636.2006.

18. Tan KS, Andiappan AK, Lee B, Yan Y, Liu J, Tang SA, et al. RNA sequencing of H3N2 influenza virus-infected human nasal epithelial cells from multiple subjects reveals molecular pathways associated with tissue injury and complications. Cells. 2019;8(9):986. https://doi.org/10.3390/cells8090986.

19. Kim JH, Kim YS, Cho GS, Kim NH, Gong CH, Lee BJ, et al. Human rhinovirus-induced proinflammatory cytokine and interferon-β responses in nasal epithelial cells from chronic rhinosinusitis patients. Allergy, Asthma Immunol Res. 2015;7(5):489–96. https://doi.org/10.4168/aair.2015.7.5.489.

20. Lan F, Wang XD, Nauwynck HJ, Holtappels G, Zhang L, Johnston SL, et al. Th2 biased upper airway inflammation is associated with an impaired response to viral infection with Herpes simplex virus 1. Rhinology. 2016;54(2):141–9. https://doi.org/10.4193/Rhin15.213.

21. Jackson DJ, Makrinioti H, Rana BM, Shamji BW, Trujillo-Torralbo MB, Footitt J, et al. IL-33-dependent type 2 inflammation during rhinovirus-induced asthma exacerbations in vivo. Am J Respir Crit Care Med. 2014;190(12):1373–82. https://doi.org/10.1164/rccm.201406-1039OC.

22. Shikotra A, Choy DF, Ohri CM, Doran E, Butler C, Hargadon B, et al. Increased expression of immunoreactive thymic stromal lymphopoietin in patients with severe asthma. J Allergy Clin Immunol. 2012;129(1):104–11.e1–9. https://doi.org/10.1016/j.jaci.2011.08.031.

23. Wang X, Zhang N, Glorieux S, Holtappels G, Vaneechoutte M, Krysko O, et al. Herpes simplex virus type 1 infection facilitates invasion of Staphylococcus aureus into the nasal mucosa and nasal polyp tissue. PLoS One. 2012;7(6):e39875. https://doi.org/10.1371/journal.pone.0039875.

24. Lan F, Zhang N, Holtappels G, De Ruyck N, Krysko O, Van Crombruggen K, et al. Staphylococcus aureus induces a mucosal type 2 immune response via epithelial cell-derived cytokines. Am J Respir Crit Care Med. 2018;198(4):452–63. https://doi.org/10.1164/rccm.201710-2112OC.

25. Wang JH, Kwon HJ, Lee BJ, Jang YJ. Staphylococcal enterotoxins A and B enhance rhinovirus replication in A549 cells. Am J Rhinol. 2007;21(6):670–4. https://doi.org/10.2500/ajr.2007.21.3101.

26. Li C, Shi L, Yan Y, Gordon BR, Gordon WM, Wang DY. Gene expression signatures: a new approach to understanding the pathophysiology of chronic rhinosinusitis. Curr Allergy Asthma Rep. 2013;13(2):209–17. https://doi.org/10.1007/s11882-012-0328-6.

27. Potaczek DP, Unger SD, Zhang N, Taka S, Michel S, Akdağ N, et al. Development and characterization of DNAzyme candidates demonstrating significant efficiency against human rhinoviruses. J Allergy Clin Immunol. 2019;143(4):1403–15. https://doi.org/10.1016/j.jaci.2018.07.026.

28. Basharat U, Aiche MM, Kim MM, Sohal M, Chang EH. Are rhinoviruses implicated in the pathogenesis of sinusitis and chronic rhinosinusitis exacerbations? A comprehensive review. Int Forum Allergy Rhinol. 2019;9(10):1159–88. https://doi.org/10.1002/alr.22403.

29. Kim HJ, Jo A, Jeon YJ, An S, Lee KM, Yoon SS, et al. Nasal commensal Staphylococcus epidermidis enhances interferon-λ-dependent immunity against influenza virus. Microbiome. 2019;7(1):80. https://doi.org/10.1186/s40168-019-0691-9.

30. Lan F, Zhong H, Zhang N, Johnston SL, Wen W, Papadopoulos N, et al. IFN-λ1 enhances Staphylococcus aureus clearance in healthy nasal mucosa but not in nasal polyps. J Allergy Clin Immunol. 2019;143(4):1416–25.e4. https://doi.org/10.1016/j.jaci.2018.09.041.

第**16**章　环境和过敏触发因素

Changyu Qiu, 程雷

要点

- 慢性鼻窦炎（CRS）与微生物之间的相关性。
- CRS 与空气污染物之间的相关性。
- CRS 与过敏之间的相关性仍存在争议；然而，过敏确实与 CRS 的 2 型炎症密切相关，需要进一步验证。
- 哮喘和气道高反应性与 CRS 密切相关，但与表型的相关性尚不明确。

16.1　引言

　　慢性鼻窦炎（CRS）是一种常见的鼻窦黏膜慢性炎症。CRS 的病理生理学可能涉及解剖、遗传和环境因素。最近，CRS 及其不同分类的研究取得了长足的进步。目前，CRS 与环境和过敏因素之间的相关性仍存在争议。引发 CRS 发病的潜在因素有待进一步分析。在本研究中，我们说明了环境因素与 CRS 之间的相关性，以及过敏触发因素与 CRS 表型之间的相关性。本文旨在为 CRS 的临床诊断和治疗提供参考。

16.2　CRS 的环境触发因素

　　环境因素可引发和加剧 CRS 的发生[1]。在人气道中，鼻黏膜作为抵抗有害物质的第一道防线，持续暴露于传染源、过敏原、污染物和其他环境因素。CRS 可能由环境因素诱发，如微生物、污染物和过敏原，尤其是细菌和真菌[2]（图 16.1）。

　　气道微生物群落是一个动态系统，对环境、气候和宿主因素作出反应。在 CRS 期间，共生菌被致病性细菌取代，从而导致 CRS 和鼻窦症状[3]。CRS 中的微生物群落主要由棒状杆菌、丙酸杆菌、葡萄球菌、马拉色菌等组成[4]。关于 CRS 病因和发病机制的以下三种理论已得到广泛确立：超抗原假说、生物膜假说和微生物组假说。

　　金黄色葡萄球菌（*S. aureus*）是 CRS 的优势微生物[5]。金黄色葡萄球菌通过破坏上皮屏障或触发 2 型炎症参与 CRS 的发病机制[6]。金黄色葡萄球菌在伴鼻息肉（CRSwNP）和不伴鼻息肉（CRSsNP）的慢性鼻窦炎中表现出相当大的异质性。对于嗜酸性粒细胞增多性 CRS（eCRS）患者，尤其是哮喘患者，金黄色葡萄球菌产生的超抗原外毒素可以放大局部的嗜酸性粒细胞反应，从而促进鼻息肉的形成，即超抗原假说。超抗原外毒素被认为是鼻息肉形成的疾病修饰因子[2,7]。生物膜在 CRS 病因和发病机制中的具体作用在很大程度上仍不清

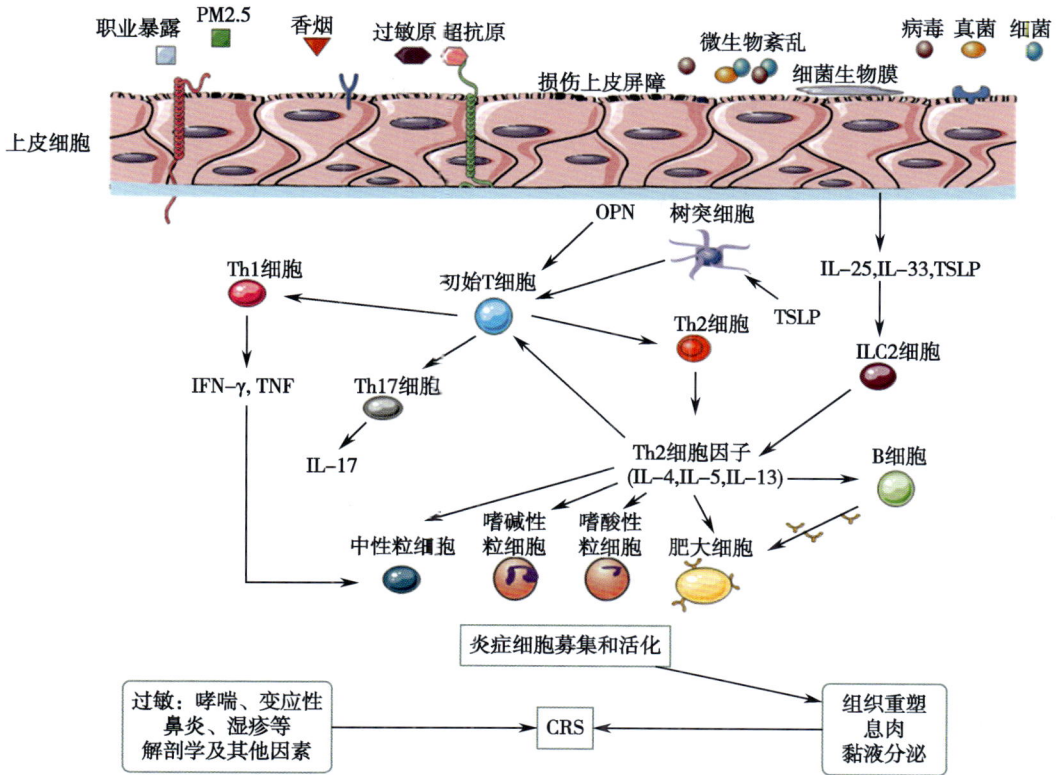

图 16.1 环境和过敏因素引发的慢性鼻窦炎。CRS,慢性鼻窦炎;INF,干扰素;IL,白介素;ILC2,2 型固有淋巴细胞;OPN,骨桥蛋白;PM2.5,细颗粒物(颗粒小于 2.5μm);Th,T 辅助细胞;TNF,肿瘤坏死因子;TSLP,胸腺基质淋巴细胞生成素

楚。细菌生物膜是保护性细胞外基质的高度组织化复合物。作为内源性鼻窦细菌的重要特征,CRSsNP 和 CRSwNP 患者的生物膜含有多种微生物,包括金黄色葡萄球菌、铜绿假单胞菌、流感嗜血杆菌和卡他莫拉菌[5]。CRS 中生物膜的发生率为 29%~72%,主要与严重的术前状况、持续的术后症状、黏膜长期感染和炎症有关[8]。直接证据从多方面支持细菌生物膜在 CRS 中的生物学作用[2]。微生物疾病与 CRS 相关。在抗生素干预或病毒感染后,微生物群落丰富度和多样性的变化导致了 CRS 病原微生物的增殖。病原微生物的定植和随之而来的微生物失衡引发了 CRS 的慢性免疫反应[3]。柠檬酸杆菌和金黄色葡萄球菌分别是CRSwNP 和 eCRS 患者中检出的主要细菌[5]。CRS 的微生物组假说需要进一步验证其他可能导致 CRS 的 2 型炎症的原因[2]。

真菌广泛存在于上呼吸道。CRS 患者鼻腔黏液中可发现丰富的真菌,包括交链孢霉、曲霉菌、念珠菌、枝孢霉、青霉、毛癣菌等。尽管目前的证据已经证明真菌感染不是 CRS 的病因,但真菌聚集仍然通过介导宿主的免疫系统和宿主菌群构成引起 CRS 的风险[9]。变应性真菌性鼻 - 鼻窦炎(AFRS)和真菌球在 CRS 表型中具有重要意义[2]。

此外,病毒感染可能使 CRS 恶化。病毒感染引起的 CRS 患者常常因为容易导致长期炎症从而引起上皮重塑。在 CRS 中发现最多的是鼻病毒、呼吸道合胞病毒、冠状病毒、流感病毒和副流感病毒[10]。实验数据认为病毒感染仅在炎症刺激中发挥初始作用[11]。此外,鼻病毒感染可引起嗜酸性粒细胞炎症,参与 CRS 的发病过程[5]。

鼻窦黏膜是对抗吸入环境污染物的第一个缓冲部位。职业、交通相关空气污染物(如 PM2.5、二氧化氮和柴油废气颗粒)以及香烟烟雾是 CRS 的重要风险因素[1]。最新一项研究提出,空气污染物与 CRS 症状的严重程度显著相关[12]。职业暴露于纸质粉尘、清洁剂、金属粉尘、动物、水分/霉菌或有毒气体可增强对 CRS 的易感性[13,14]。而且,接触丰富的粉尘,生活在贫困、拥挤或破旧的房屋中与 CRS 患病率的增加有关,职业性粉尘与鼻息肉的形成具有重要的相关性[15,16]。有足够的证据表明 PM2.5 暴露与 CRS 的关系。随着增加 1 个单位的 PM2.5 的暴露,CRSsNP 需要手术的比例增加了 1.89 倍[1,12]。香烟烟雾扰乱鼻腔鼻窦的功能依赖于多种机制,包括离子转运的破坏、黏膜纤毛清除、维生素 D 转化和鼻上皮屏障功能障碍、氧化应激的增强和炎症介质的产生。主动吸烟和被动吸烟均与 CRS 有较强的相关性。值得注意的是,在 68% 的儿童 CRS 中发现其曾经二手烟接触史。香烟烟雾对 CRS 的负面影响随着吸入量和吸烟持续时间的增加而恶化,有时会增加鼻窦手术后内镜检查和再次手术的发生率[17]。

在 CRS 中,炎症反应是上皮屏障损伤、免疫应答紊乱和特定病原体感染或定植的结果[6]。一方面,环境因素可通过损害鼻黏膜上皮屏障,削弱鼻黏膜纤毛功能,促进鼻黏膜氧化应激级联反应,从而诱发 2 型炎症或其他免疫紊乱,最终导致 CRS 症状(如鼻塞、鼻腔分泌物增多、鼻黏膜干燥等)[5,6,18]。另一方面,环境因素可以通过表观遗传修饰直接改变关键的 CRS 相关基因。与遗传变异不同,表观遗传修饰通过调节基因和蛋白质的表达引发慢性炎症,这一过程不一定涉及 DNA 序列的改变。DNA 甲基化决定基因活性。Kim 等[19] 报道了 CRSwNP 患者息肉组织中有丰富的甲基化基因。未来需要探索环境因素在 CRS 中的调节作用,尤其是其不同表型。

16.3 CRS 的过敏触发因素

由于对外来抗原过度敏感导致过敏或非过敏反应的增加[20]。目前,过敏与 CRS 的关系仍不清楚。2014 年,Wilson 等[21] 回顾性分析了 18 项有关过敏与 CRSwNP 之间关系的研究,其中,10 项研究证实了这种关系,7 项研究否定了这种关系,1 项研究对这种关系持有怀疑。此外,在 9 项研究中,4 项研究报告了过敏与 CRSsNP 之间的相关性,其余未显示相关性。吸入性过敏原(例如,霉菌、尘螨和花粉)的常年暴露与 CRS 和 CRS 进展相关[20]。

一项相关研究显示,对照受试者、CRSsNP 和 CRSwNP 患者中吸入性过敏的患病率分别为 13.1%、20.3% 和 31.0%。值得注意的是在 CRSwNP 患者中检测到屋尘螨过敏的发生率高于 CRSsNP 患者[22]。IgE 介导的过敏反应被认为是 CRS 的促发因素或者合并症,在 CRS 的早期阶段主要通过增加组织渗出、黏膜水肿和影响黏膜纤毛的清洁作用而触发慢性炎症[23]。据报道,过敏性鼻炎(allergic rhinitis,AR)与 CRS 显著相关,同时合并 CRS 和 AR 的发病率高达 60%~80%[21]。目前,过敏是否影响 CRSwNP 的过程仍存在争议。有实验数据显示,过敏患者和正常人群的鼻息肉患病率相似。然而,另一项研究表明,鼻息肉在过敏患者中更常见,鼻息肉患者中过敏反应也更加常见[20]。总之,CRS(分为 CRSwNP、CRSsNP 和其他广泛表型)与过敏之间的关系尚不清楚。

CRS 患者的过敏患病率可能因表型而异。由于过敏反应是一种 2 型炎症,并且 CRS 可以根据 1 型和 2 型炎症亚型分为不同的内型，因此过敏和 CRS 可能具有相同的炎症相似性。原发性 CRS 按照炎症内型分为 2 型和非 2 型，2 型进一步分为鼻腔中部疾病（CCAD）、AFRS 和 CRSwNP/eCRS[5]。既往证据表明，过敏与某些 CRS 表型之间的相关性更强。例如，AFRS 和 CCAD 与 CRS 的相关性强于 CRSwNP 和 CRSsNP[5,20]。CCAD 是一种过敏性气道炎症疾病，在过敏患者中非常普遍。CCAD 患者通常表现出特应性反应史，包括 AR、结膜症状和皮炎。CCAD 患者中哮喘的患病率较低。作为临床诊断的 CRSwNP 的常见表型，最近发现 CCAD 与特应性反应密切相关。2014 年，White 等报道[24] 在吸入性变应原检测阳性患者中首次发现鼻甲息肉样和水肿样改变。黏膜疾病的中心模式与过敏高度相关。与弥漫性息肉病患者相比，孤立性中鼻甲病变患者与过敏原致敏的相关性更高[25]。AFRS 是一种非侵袭性、复发性的 CRSwNP 亚群，由非侵袭性真菌菌丝引起，占 CRS 病例的 5%～10%。典型的过敏性黏蛋白会引起鼻息肉、嗅觉减退/嗅觉丧失和面部结构变形。AFRS 患者通常对多种空气过敏原产生的 IgE 表现出特应性敏感性，并存在 AR 和/或哮喘。在 IgE 介导的 AFRS 中，真菌过敏原主要包括曲霉菌、双足类、弯孢类和链格孢类[26]。目前，在一些更专业的中心，嗜酸性粒细胞、IgE 和骨膜蛋白被用作识别 2 型炎症的生物标志物。越来越多的证据表明，嗜酸性粒细胞是适当的替代标志物。使用嗜酸性粒细胞/高倍镜视野≥10 预测 CRS。嗜酸性粒细胞 CRSwNP（eCRSwNP）在吸烟、特应性、外周血嗜酸性粒细胞绝对计数和 IgE 水平较高的男性中更易检出。eCRSwNP 具有弥漫性筛窦、嗅区受累和筛窦、上颌窦高 CT 评分的特征。eCRS 是 CRS 复发的唯一准确预测指标，与预后差、术后评分高、生活质量下降、息肉复发率高有关[5,27]。EPOS 2020 指南提出，嗜酸性肉芽肿伴多血管炎（EGPA）又称 Churg-Strauss 病，引起双侧鼻窦炎和中小血管炎症。在一系列非肺部症状中，鼻腔和鼻窦中的症状是 EGPA 的常见症状，EGPA 通常出现在哮喘成人中，表现为慢性鼻窦炎和嗜酸性鼻息肉[5]。

CRS 常伴有下气道炎症。哮喘和气道高反应性与 CRS 密切相关。在所有年龄组中，CRS 与哮喘之间存在紧密相关性[28,29]。通常，CRS 可表现为不受控制的哮喘，并增加哮喘加重的风险[5]。2012 年，在 12 个欧洲国家进行的 GA2LEN 调查发现，CRS 患者的哮喘患病率是非 CRS 患者的 2 倍以上[29]。与此一致的流行病学调查发现中国 CRS 患者中 11.2% 伴有哮喘，27.3% 伴有气道高反应性[28]。在最新研究中，正常组、CRSsNP 组和 CRSwNP 组的哮喘患病率分别为 9.95%、21.16% 和 46.9%[22]。9%～10% 的 CRSwNP 患者表现出阿司匹林不耐受综合征和哮喘[27]。与之对应的是，7% 的哮喘患者会发生鼻息肉：其中，特应性哮喘患者为 5%，非特应性哮喘患者为 13%。哮喘是 CRS 的独立预测因素之一，且每个预测因素均可能先于另一个预测因素[5,30]。有趣的是，金黄色葡萄球菌的鼻腔定植与 CRSwNP 和 CRSsNP 患者的哮喘患病率显著相关，这可以通过金黄色葡萄球菌可诱导 2 型炎症来解释[5]。此外，湿疹、食物过敏、荨麻疹和慢性阻塞性肺疾病（COPD）也是 CRS 的常见合并症[31]。

过敏对 CRS 影响的潜在机制差异很大。重度 CRS 通常不被视为过敏性疾病，合并过敏可能加重 CRS 的 2 型炎症。最近一项涵盖中国人群的研究显示，在特应性和非特应性 CRSsNP 患者中均存在明显的黏膜免疫病理产物，表明中国 CRSsNP 伴 AR 的患者易患 2 型炎症，而无 AR 的 CRSsNP 患者易患非 2 型炎症[32]。特应性鼻息肉患者局部 IgE 的产生可能是由变应原刺激引起的。然而，在非特应性鼻息肉患者中，也会出现局部高免疫球蛋白血症, 表明 IgE 水平可能通过其他机制进行调节[32]。过敏可能不是 CRS 的首要病因, 但可通过加重黏膜的炎症反应使人群易患 CRS[28](图 16.1)。

16.4　结论

CRS 具有高度异质性。环境和过敏因素均可触发 CRS 发作, 并对其预后产生负面影响。在环境因素中, 微生物和空气污染物是 CRS 发病机制的罪魁祸首。尽管过敏与 CRSwNP/CRSsNP 之间的关系仍存在争议, 但过敏确实与 CRS 的某些表型(例如, 2 型原发性 CRS, 包括 CCAD 和 AFRS)密切相关。此外, eCRSwNP 和 EGPA 与过敏显著相关。哮喘和气道高反应性与 CRS 相关, 但其参与 CRS 表型的情况尚不清楚。总之, 环境和过敏因素在 CRS 过程中的作用, 尤其是其表型, 需要进一步研究。

(曾雪岚　陈枫虹 译)

参考文献

1. London NR Jr, Lina I, Ramanathan M Jr. Aeroallergens, air pollutants, and chronic rhinitis and rhinosinusitis. World J Otorhinolaryngol. 2018;4(3):209–15. https://doi.org/10.1016/j.wjorl.2018.08.006.

2. Lam K, Schleimer R, Kern RC. The etiology and pathogenesis of chronic rhinosinusitis: a review of current hypotheses. Curr Allergy Asthma Rep. 2015;15(7):41. https://doi.org/10.1007/s11882-015-0540-2.

3. Wang JC, Moore CA, Epperson MV, Sedaghat AR. Association of the sinonasal bacterial microbiome with clinical outcomes in chronic rhinosinusitis: a systematic review. Int Forum Allergy Rhinol. 2020;10(4):433–43. https://doi.org/10.1002/alr.22524.

4. Wagner Mackenzie B, Chang K, Zoing M, Jain R, Hoggard M, Biswas K, et al. Longitudinal study of the bacterial and fungal microbiota in the human sinuses reveals seasonal and annual changes in diversity. Sci Rep. 2019;9(1):17416. https://doi.org/10.1038/s41598-019-53975-9.

5. Fokkens WJ, Lund VJ, Hopkins C, Hellings PW, Kern R, Reitsma S, et al. European position paper on rhinosinusitis and nasal polyps 2020. Rhinology. 2020;58(Suppl S29):1–464. https://doi.org/10.4193/Rhin20.600.

6. Staudacher AG, Stevens WW. Sinus infections, inflammation, and asthma. Immunol Allergy Clin N Am. 2019;39(3):403–15. https://doi.org/10.1016/j.iac.2019.03.008.

7. Kim Y-C, Won H-K, Lee JW, Sohn K-H, Kim M-H, Kim T-B, et al. Staphylococcus aureus nasal colonization and asthma in adults: systematic review and meta-analysis. J Allergy Clin Immunol Pract. 2019;7(2):606–615.e9. https://doi.org/10.1016/j.jaip.2018.08.020.

8. Singhal D, Psaltis AJ, Foreman A, Wormald PJ. The impact of biofilms on outcomes after endoscopic sinus surgery. Am J Rhinol Allergy. 2010;24(3):169–74. https://doi.org/10.2500/ajra.2010.24.3462.

9. Hoggard M, Zoing M, Biswas K, Taylor MW, Douglas RG. The sinonasal mycobiota in chronic rhinosinusitis and control patients. Rhinology. 2019;57(3):190–9. https://doi.org/10.4193/Rhin18.256.

10. Tan KS, Yan Y, Ong HH, Chow VTK, Shi L, Wang DY. Impact of respiratory virus infections in exacerbation of acute and chronic rhinosinusitis. Curr Allergy Asthma Rep. 2017;17(4):24. https://doi.org/10.1007/s11882-017-0693-2.

11. Brook I. Microbiology of chronic rhinosinusitis. Eur J Clin Microbiol Infect Dis. 2016;35(7):1059–68. https://doi.org/10.1007/s10096-016-2640-x.

12. Mady LJ, Schwarzbach HL, Moore JA, Boudreau RM, Tripathy S, Kinnee E, et al. Air pollutants may be environmental risk factors in chronic rhinosinusitis disease progression. Int Forum Allergy Rhinol. 2018;8(3):377–84. https://doi.org/10.1002/alr.22052.

13. Gao WX, Ou CQ, Fang SB, Sun YQ, Zhang H, Cheng L, et al. Occupational and environmental risk factors for chronic rhinosinusitis in China: a multicentre cross-sectional study. Respir Res. 2016;17(1):54. https://doi.org/10.1186/s12931-016-0366-z.

14. Clarhed UKE, Svendsen M, Schiöler L, Kongerud J, Torén K, Hellgren J, et al. Chronic rhinosinusitis related to occupational exposure: the telemark population study. J Occup Environ Med. 2018;60(7):656–60. https://doi.org/10.1097/jom.0000000000001312.

15. Weakley J, Hall CB, Liu X, Zeig-Owens R, Webber MP, Schwartz T, et al. The effect of World Trade Center exposure on the latency of chronic rhinosinusitis diagnoses in New York City firefighters: 2001-2011. Occup Environ Med. 2016;73(4):280–3. https://doi.org/10.1136/oemed-2015-103094.

16. Geramas I, Terzakis D, Hatzimanolis E, Georgalas

C. Social factors in the development of chronic rhinosinusitis: a systematic review. Curr Allergy Asthma Rep. 2018;18(2):7. https://doi.org/10.1007/s11882-018-0763-0.

17. Christensen DN, Franks ZG, McCrary HC, Saleh AA, Chang EH. A systematic review of the association between cigarette smoke exposure and chronic rhinosinusitis. Otolaryngol Head Neck Surg. 2018;158(5):801–16. https://doi.org/10.1177/0194599818757697.

18. Ahmadzada S, Ende JA, Alvarado R, Christensen JM, Kim JH, Rimmer J, et al. Responses of well-differentiated human sinonasal epithelial cells to allergen exposure and environmental pollution in chronic rhinosinusitis. Am J Rhinol Allergy. 2019;33(6):524–33. https://doi.org/10.1177/1945892419853103.

19. Kim JY, Kim DK, Yu MS, Cha MJ, Yu SL, Kang J. Role of epigenetics in the pathogenesis of chronic rhinosinusitis with nasal polyps. Mol Med Rep. 2018;17(1):1219–27. https://doi.org/10.3892/mmr.2017.8001.

20. Marcus S, Roland LT, DelGaudio JM, Wise SK. The relationship between allergy and chronic rhinosinusitis. Laryngoscope Investig Otolaryngol. 2019;4(1):13–7. https://doi.org/10.1002/lio2.236.

21. Wilson KF, McMains KC, Orlandi RR. The association between allergy and chronic rhinosinusitis with and without nasal polyps: an evidence-based review with recommendations. Int Forum Allergy Rhinol. 2014;4(2):93–103. https://doi.org/10.1002/alr.21258.

22. Philpott CM, Erskine S, Hopkins C, Kumar N, Anari S, Kara N, et al. Prevalence of asthma, aspirin sensitivity and allergy in chronic rhinosinusitis: data from the UK National Chronic Rhinosinusitis Epidemiology Study. Respir Res. 2018;19(1):129. https://doi.org/10.1186/s12931-018-0823-y.

23. Marcus S, DelGaudio JM, Roland LT, Wise SK. Chronic rhinosinusitis: does allergy play a role? Med Sci (Basel). 2019;7(2):30. https://doi.org/10.3390/medsci7020030.

24. White LJ, Rotella MR, DelGaudio JM. Polypoid changes of the middle turbinate as an indicator of atopic disease. Int Forum Allergy Rhinol.

25. 2014;4(5):376–80. https://doi.org/10.1002/alr.21290.

25. Hamizan AW, Loftus PA, Alvarado R, Ho J, Kalish L, Sacks R, et al. Allergic phenotype of chronic rhinosinusitis based on radiologic pattern of disease. Laryngoscope. 2018;128(9):2015–21. https://doi.org/10.1002/lary.27180.

26. Hoyt AE, Borish L, Gurrola J, Payne S. Allergic fungal rhinosinusitis. J Allergy Clin Immunol Pract. 2016;4(4):599–604. https://doi.org/10.1016/j.jaip.2016.03.010.

27. Liu Z, Chen J, Cheng L, Li H, Liu S, Lou H, et al. Chinese Society of Allergy and Chinese Society of Otorhinolaryngology-Head and Neck Surgery guideline for chronic rhinosinusitis. Allergy, Asthma Immunol Res. 2020;12(2):176–237. https://doi.org/10.4168/aair.2020.12.2.176.

28. [Chinese guidelines for diagnosis and treatment of chronic rhinosinusitis (2018)]. Zhonghua Er Bi Yan Hou Tou Jing Wai Ke Za Zhi = Chinese J Otorhinolaryngol Head Neck Surg. 2019;54(2):81–100. https://doi.org/10.3760/cma.j.issn.1673-0860.2019.02.001.

29. Jarvis D, Newson R, Lotvall J, Hastan D, Tomassen P, Keil T, et al. Asthma in adults and its association with chronic rhinosinusitis: the GA2LEN survey in Europe. Allergy. 2012;67(1):91–8. https://doi.org/10.1111/j.1398-9995.2011.02709.x.

30. Tint D, Kubala S, Toskala E. Risk factors and comorbidities in chronic rhinosinusitis. Curr Allergy Asthma Rep. 2016;16(2):16. https://doi.org/10.1007/s11882-015-0589-y.

31. Khan A, Vandeplas G, Huynh TMT, Joish VN, Mannent L, Tomassen P, et al. The Global Allergy and Asthma European Network (GALEN) rhinosinusitis cohort: a large European cross-sectional study of chronic rhinosinusitis patients with and without nasal polyps. Rhinology. 2019;57(1):32–42. https://doi.org/10.4193/Rhin17.255.

32. Wang BF, Cao PP, Long XB, Zhang XH, Xu K, Cui YH, et al. Distinct mucosal immunopathologic profiles in atopic and nonatopic chronic rhinosinusitis without nasal polyps in Central China. Int Forum Allergy Rhinology. 2016;6(10):1013–9. https://doi.org/10.1002/alr.21799.

第17章　免疫系统功能失调

薛金梅,杨平常,赵长青

要点

- 鼻黏膜是局部黏膜免疫系统的重要组成部分。黏膜中的免疫活性成分在上呼吸道黏膜的防御中发挥重要作用。获得性免疫和先天性免疫系统共同维持鼻黏膜的免疫平衡。
- 固有和适应性炎症反应是 CRS 发病机制的基础。有效的屏障功能对生存至关重要,上皮屏障的慢性损伤是许多重大疾病的特征。
- CRS 中免疫失调的机制受免疫调节剂、抗菌药物、抗组胺药和白三烯受体拮抗剂以及盐水冲洗的调节。

17.1　引言

本部分描述了鼻窦炎免疫调节系统功能障碍的机制。免疫调节系统分为获得性免疫系统和固有免疫系统,共同维持鼻黏膜的免疫平衡,鼻黏膜是局部黏膜免疫系统的重要组成部分,通过免疫活性成分在防御中发挥重要作用。CRS 是由于炎症、细胞因子、T 和 B 淋巴细胞以及先天性淋巴细胞(ILC)和其他功能,引起的上皮有效屏障功能的免疫调节系统紊乱导致的。目前,可通过免疫调节剂、抗生素、抗组胺药和白三烯受体拮抗剂以及盐水冲洗进行治疗。

17.2　免疫调节系统

17.2.1　鼻黏膜先天性免疫系统

鼻黏膜中的上皮细胞、黏膜下腺体(浆液腺细胞和黏液腺细胞)和分泌细胞(浆细胞)不仅产生分泌物,还使血浆蛋白从血管中渗透,或由这些细胞合成和分泌免疫物质,从而形成了鼻黏膜免疫系统的基础[1,2]。鼻黏膜含有天然免疫物质,主要是溶菌酶和乳铁蛋白,后者受抗原刺激产生 IgA 和 IgG。

术语"先天"是指不需要预先暴露于特定抗原(如病原体)的免疫机制。先天免疫由一系列成分和诱导过程组成,既可以是非特异性的,也可以是病原体诱导的。一些先天性免疫途径与组织生长和修复紧密交织在一起。在慢性鼻窦炎中观察到的持续性炎症可能是由于宿主和环境之间先天性免疫相互作用的病理性失衡所致。先天性免疫保护的严重损害使鼻腔鼻窦黏膜表面容易受到定植和潜在损伤的影响,表现为慢性鼻窦炎的特征,进而刺激显著的适应性免疫应答。先天性免疫系统非常复杂。持续流动的黏液毯是鼻腔内主要的天然免疫防御室。鼻腔可以过滤吸入的空气,将颗粒和潜在的病原体捕获在黏液中,并通过纤毛振荡将其推向咽部[3]。黏液含有限制微生物生长的酶、免疫球蛋白、调理素和抗菌肽。黏液中的蛋白质来源于血浆渗出物、黏液和黏膜下腺体中的浆液细胞、杯状细胞、Clara 细胞、上皮细胞和黏膜中的其他细胞(浆细胞、肥大细胞、吞噬细胞和成纤维细胞)。黏液的多少和黏液的黏弹性以及纤毛的运动频率决定了黏液纤毛清除的有效性。黏液分泌的抗菌蛋白和肽以及免疫球蛋白有助于气道表面的黏膜防御。鼻腔鼻窦上皮细胞也参与这一过程,向黏液中分泌蛋白质,以协调的纤毛运动将黏液清理出鼻外。在黏膜稳态中,局部刺激物和病原体可以通过鼻黏膜的先天性免疫反应快速有效地消除,而不会对适应性免疫系统产生更广泛的刺激。

此外,先天性免疫应答可以通过膜结合和细胞质抗原免疫应答识别寄生虫、病毒、细菌、酵母菌和分枝杆菌中的病原体相关分子模式。模式识别受体(PRR)可能比病原体相关分子模式(PAMP)更多地暴露于上皮损伤中,并放大免疫反应;如果 PAMP 足够强,可触发获得性免疫反应。两种最具特色的膜受体是 Toll 样受体(TLR)和核苷酸结合寡聚化结构域(NOD)样受体(NLR)[4]。TLR 家族包含 10 个受体,它们对不同的配体具有特异性识别。TLR 信号转导通路中的重要因子包括髓样差异蛋白 -88、IL-1 受体相关激酶、TNF 受体相关因子、丝裂原活化蛋白激酶(MPK)和 NF-κB。TLR 是一种跨膜受体,在包括呼吸道上皮细胞在内的大多数细胞中表达。研究表明,TLR 及其转导通路在慢性鼻窦炎、鼻息肉中异常表达,提示天然免疫在 CRS 的发病中起一定作用[5]。NOD 样受体家族包括 NOD1 和NOD2,它们在细菌细胞壁产物的鉴定中发挥重要作用。

17.2.2 鼻黏膜获得性免疫系统

人们越来越认识到,适应性免疫应答可能在 CRS 的发病机制中发挥主要作用。CRS 是一种呼吸道黏膜慢性炎症性疾病。其病理学特征为大量活化淋巴细胞浸润,淋巴细胞活化不断引发炎症反应,使炎症反应持续存在[6-9]。

在鼻适应性免疫应答中,树突状细胞作为初始抗原提呈细胞,在引流淋巴结或局部淋巴聚集中向原始 T 淋巴细胞提呈抗原。此外,循环血液中的嗜碱性粒细胞也可与局部组织中的树突状细胞一起进入组织甚至代替树突状细胞作为抗原提呈细胞来执行抗原提呈功能。

CRS 被认为是一种炎症性疾病,受 T 细胞亚群调节。抗原呈递后,CD4+ 原始 T 淋巴细胞将分化为几种 T 细胞系之一,以确定适应性免疫应答的性质。参与应答的 T 淋巴细胞亚群包括 Th1、Th2、Th17 和调节性 T 淋巴细胞。每个细胞都具有独特的分子、细胞和功能特性。辅助性 T 细胞(Th)是适应性免疫系统中的关键细胞,最近发现与许多慢性疾病有关[8,9]。在非疾病状态下,适应性免疫系统中的细胞和先天性免疫系统中的细胞共同作用,形成有效的免疫反应。免疫反应的紊乱可导致免疫功能紊乱,阻止入侵病原体的清除,导致炎症持续状态[10]。

一旦 Th 细胞受到刺激,就具有分化成 Th1、Th2、Th17、滤泡辅助性 T 细胞和 Treg 的能力,每一种都具有特异性的免疫调节功能。Th1 细胞的典型效应细胞是巨噬细胞,对病毒和细胞内细菌感染的反应特别有效。IFN-γ 作为一种公认的细胞因子,可增强细胞抗原的免疫应答。Th2 细胞的关键转录因子为 GATA-3,相关细胞因子为 IL-4、IL-5、IL-13[11]。Th2

的效应细胞是嗜酸性粒细胞,嗜酸性粒细胞在寄生虫免疫中起重要作用,尤其是体积太大而不能被吞噬作用清除的细胞。Th17 细胞的关键转录因子是 RORc,相关细胞因子是 IL-17A。参与反应的典型效应细胞是中性粒细胞。细胞外细菌,尤其是金黄色葡萄球菌是攻击的主要靶标。以 CD4$^+$ CD25$^+$ CD127Low 表面标志表达为特征的 Treg 细胞具有抑制功能,下调下游 T 细胞效应免疫反应。Treg 细胞转录因子(TRF)是 FOXP3,其主要功能是通过其他亚群限制过度反应。它们通过细胞间直接接触以及转化生长因子(TGF-β)和 IL-10 细胞因子的产生介导其活性,从而降低免疫应答并促进自我耐受[12]。

17.3 鼻窦炎的免疫调节功能失调

17.3.1 CRS 中的上皮功能障碍

有效的屏障功能对于生存至关重要,上皮屏障的慢性损伤是许多重大疾病的特征。物理屏障、局部固有抗菌反应和黏膜纤毛清除功能共同构成了免疫屏障。几项研究显示,CRS 患者的屏障存在物理或功能缺陷[6,13]。许多研究还发现 CRS 中存在上皮标记物的丢失和间充质标记物的增加。屏障丧失可由遗传缺陷或由感染、损伤或炎症引起的屏障结构蛋白表达降低引起。

正常的黏膜纤毛功能在鼻内生理和免疫必不可少的。纤毛在黏液毯溶胶相中的运动推动黏液和被截获的微生物,并从鼻窦和鼻道中推出来。大多数早期研究发现黏膜纤毛功能受损,其清除率受损程度与 CRS 的严重程度相互关联。许多研究发现由于纤毛损伤导致 CRS 组织中纤毛不活动或缺失,黏膜纤毛功能缺陷可促进细菌生长和生物膜形成,进而形成恶性循环。

超过 100 种分子参与病原体识别和杀灭,其中大部分由上呼吸道和鼻窦上皮表达。其中许多分子在 CRS 中被高度诱导。尽管未对所有受体进行评价,但一些研究报道 CRS 黏膜表面功能失调或减少,包括 Toll 样受体、苦味受体、内毒素结合分子、抗菌肽、酶介质等。

17.3.2 CRS 发病机制的固有和适应性炎症反应

CRS 发病机制主要关注炎症、细胞因子、T 和 B 淋巴细胞以及固有淋巴细胞(ILC)[14,15]。当快速局部先天性免疫应答不足以阻止病原体生长或进入时,适应性免疫 T 细胞和 B 细胞被激活并聚集在一起以加强应答。尽管损伤的上皮产生至少三种促进 2 型 T 辅助细胞(Th2)的细胞因子 IL-25、IL-33 和 TSLP,但这三种中 TSLP 在 CRS 组织中含量最高[16-18]。在存在 TSLP 的情况下,ILC2 和肥大细胞表达大量的 2 型细胞因子,尤其是 IL-5 和 IL-13,以及相对较少的 IL-4[19]。这与鼻息肉中观察到的事件相同,表明 ILC2 在 CRSwNP 的 2 型细胞因子产生中发挥作用。与 T 细胞不同,ILC2 的活化不依赖于抗原,并快速激活这些细胞因子。

ILC2 的 2 型细胞因子通过诱导趋化因子的产生、内皮黏附分子的活化和提供形成 T 细胞分化的细胞因子,在适应性免疫细胞的募集中发挥重要作用。被激活的 ILC 的性质决定了 T 细胞应答;在这种情况下,ILC2 促进 Th2 应答。嗜酸性息肉包括 2 型细胞因子,而非嗜酸性息肉通常不包括。无论 2 型细胞因子是来源于 Th2 细胞、ILC2 还是肥大细胞和嗜碱性粒细胞，IL-5 和 IL-13 在息肉形成中的重要性是有说服力的。IL-5 和 IL-13 驱动着不同类型的炎症和效应细胞的募集，从而形成疾病的特征。与 CRSwNP 中 T 细胞扩增一致，浆母细胞、浆细胞和 B 细胞扩增令人印象深刻。息肉内发生局部活化、增殖、抗体生成和类别转换重组[20-22]。CRS 中调节性 T 细胞是否存在缺陷存在争议。

17.3.3　嗜酸性粒细胞增多和 CRS

嗜酸性粒细胞及其产物在气道屏障功能障碍、损伤和诱导上皮间质转化（EMT）中具有重要意义。Ehrlich 试剂识别与嗜酸性粒细胞颗粒结合的染料，从而识别出 CRS 组织中的嗜酸性粒细胞，嗜酸性粒细胞颗粒蛋白与病理学相关[23]。嗜酸性粒细胞具有炎症和组织重塑作用，其衍生介质可损伤上皮细胞、刺激 EMT、激活或抑制感觉神经、调节干细胞和浆细胞的活性，并改变气道的机械反应[24-26]。疾病严重程度与血液或鼻组织中检出的嗜酸性粒细胞之间的相关性已得到充分证明。嗜酸性粒细胞增多与 2 型免疫和炎症反应密切相关。通常，嗜酸性息肉患者的 IgE 水平更高，过敏患病率更高，哮喘的患病率和严重程度更高[27]。此外，可能影响嗜酸性粒细胞增多症的环境因素包括母乳喂养、出生季节和婴儿期使用抗生素；这些被认为是可能改变微生物组的风险因素[28-30]。

17.4　鼻窦炎免疫调节的恢复

17.4.1　免疫调节剂对 CRS 免疫失调的调节机制

Th2 应答的特征是产生 IL-4、IL-5 和 IL-13，随后出现嗜酸性粒细胞增多、肥大细胞和嗜碱性粒细胞增多。亚洲 CRSwNP 表现为中性粒细胞炎症和 Th1/Th17/Th22 混合炎症反应。IL-4 和 IL-13 负责嗜酸性粒细胞、肥大细胞、单核细胞和嗜碱性粒细胞上的同种型转换和 sIgE 受体上调。IL-4 的另一个作用是趋化炎症细胞，上调血管细胞黏附分子 -1（vascular cell adhesion molecule-1，VCAM-1）。IL-5 主要促进嗜酸性粒细胞的成熟、分化和活化，参与 IL-13 的天然免疫上皮反应。2 型固有淋巴细胞（type 2 innate lymphoid cells，ILC2）是鼻腔鼻窦黏膜内的早期应答者，由上皮细胞激活，可放大 CRSwNP 中的 Th2 炎症反应[17,31-33]。

抗 IgE 单克隆抗体

抗 IgE 单克隆抗体对 CRS 免疫失调的调节机制是抗 IgE 结合游离循环 IgE 分子，抑制其与肥大细胞和嗜碱性粒细胞上受体的相互作用。它可减少变应原诱导的肥大细胞脱颗粒和炎症介质的释放。奥马珠单抗（xolair）是一种人抗 IgE 单克隆抗体[34]。

抗 IL-5 单克隆抗体

IL-5 是嗜酸性粒细胞活化、趋化和存活的关键细胞因子。抗 IL-5 通过结合游离 IL-5 或抑制嗜酸性粒细胞表面的 IL-5 受体（IL-5Rα）发挥作用。美泊利珠单抗和瑞利珠单抗是抗 IL-5 单克隆抗体，可结合游离 IL-5，而贝那利珠单抗可抑制 IL-5 受体[35]。

抗 IL-4/IL-13 单克隆抗体

尽管 IL-4 和 IL-13 不具有高度序列同源性，但它们共享 IL-4α 受体和信号通路。IL-4 和 IL-13 参与 IgE 的合成、嗜酸性细胞的活化、黏液分泌和气道重塑。度匹鲁单抗是一种完全人源化单克隆抗体，可有效阻断细胞因子 IL-4 和 IL-13 介导的信号通路[36]。

siglec-8 单克隆抗体

唾液酸结合免疫球蛋白型凝集素（sialic acid-binding immunoglobulin-type lectin）（siglec）-8 受体存在于肥大细胞、嗜酸性粒细胞和嗜碱性粒细胞表面。siglec-8 单克隆抗体与受体结合，导致细胞因子致敏细胞的选择性凋亡。肥大细胞与 siglec-8 的结合抑制 FcεRⅠ的活性，下调炎症介质的释放，如组胺和前列腺素 D2。AK001 是一种抗 siglec-8 的 IgG4 单克隆抗体 [37]。

抗 TSLP 单克隆抗体

TSLP 是一种 IL-7 细胞因子，主要在肺、皮肤和肠道中表达。在外部刺激下，TSLP 促进原始 T 细胞分化为 Th2 细胞，并增加 IL-4、IL-5 和 IL-13 的释放。特泽鲁单抗是首个靶向 TSLP 的新型潜在药物，是一种抗 TSLP 的人单克隆抗体。可以与游离的 TSLP 受体结合，防止 TSLP 攻击免疫细胞并释放促炎性细胞因子，从而防止哮喘恶化并控制哮喘 [33]。

17.4.2　抗菌药物对 CRS 免疫失调的调节机制

细菌是否是 CRS 的初始病因尚不清楚，菌群失衡可能与 CRS 发病机制、炎症状态和治疗效果有关。细菌生物膜可以使感染性病原体发挥致病作用。金黄色葡萄球菌肠毒素作为超抗原使 Th2 细胞因子 IL-2、IL-4、IL-5 增加 2 倍以上，但不增加 T-reg 相关细胞因子、IL-10 和 TGF-β1。此外，肠毒素影响局部免疫球蛋白合成并诱导多克隆 IgE 生成，这可能通过激活肥大细胞而导致重度炎症 [38]。

此外，细菌生物膜可作为抗原、超抗原和炎症因子，促进 CRS 的发生和发展 [39]。

大环内酯类是链霉素产生的一类抗生素，由于其抗炎和免疫调节作用，在临床治疗慢性鼻窦炎中被广泛使用。大环内酯类抑制 IL-1、IL-5、IL-6、IL-8、粒细胞巨噬细胞集落刺激因子和 TNF-α 的产生。

大环内酯类还可抑制吸引中性粒细胞的白三烯 B4 的形成，并抑制中性粒细胞释放超氧阴离子。大环内酯类可下调中性粒细胞上细胞表面黏附分子的表达，这是中性粒细胞迁移所必需的。红霉素和罗红霉素在体外均可加速人中性粒细胞凋亡。Braga 及其同事证明，罗他霉素可以在体外抑制中性粒细胞的氧化爆发，去除大环内酯后，氧化爆发能力得到恢复。

大环内酯类通过阻止糖蛋白的释放，直接抑制黏液的分泌。Hirakata 及其同事表明，红霉素可抑制铜绿假单胞菌释放弹性蛋白酶、蛋白酶、磷脂酶 C 和嗜酸细胞活化趋化因子 A。此外，大环内酯类改变了细菌生物膜的结构，在上皮黏附和抗菌药物耐药性中发挥作用。克拉霉素可降低体外鼻活检中 TGF-β 和 NF-κB 的细胞表达。Nakano 及其同事表明，罗红霉素治疗可加速家兔气管黏膜纤毛转运。克拉霉素可降低脂多糖诱导的豚鼠气管杯状细胞分泌过多 [40-42]。

17.4.3　抗组胺药和白三烯受体拮抗剂对 CRS 免疫失调的调节机制

CRSwNP 是最难治的 CRS 之一，其特征为 Th2 偏斜的嗜酸性粒细胞炎症伴大量组织水肿。这些免疫病理特征被认为是由许多炎症介质介导的，如 Th2 细胞因子（IL-4、IL-5 和 IL-13）、半胱氨酰白三烯（cysteinyl leukotriene, LT）等。除了导致较强和持续的血管通透性外，还有助于嗜酸性粒细胞募集和活化、黏液分泌和组织水肿。

研究表明，白三烯（leukotrienes, LT）水平增加，CysLT1R 和 CysLT2R 的 mRNA 和蛋白表达局限于鼻息肉。此外，在过敏性鼻炎、哮喘和 CRS 患者中证实了 CysLT 受体上调和

CysLT 过度生成。

LT 可促进支气管收缩、黏液生成、水肿以及中性粒细胞和嗜酸性粒细胞的趋化。可通过 LT 受体拮抗剂（如孟鲁司特）阻断受体来抑制该过程[26,43]。

最近的证据表明，组胺 H1 受体可调节对抗原的免疫反应。地氯雷他定（desloratadine）治疗不会影响 IgE 的产生。经地氯雷他定处理的小鼠 OVA- 反应性 T 细胞表现出 IL-4、IL-5 和 IL-13 产生减少以及 IFN-c 表现出正常水平。在暴露于变应原时给予地氯雷他定可抑制 Th2 反应。

研究发现，与单独使用布地奈德相比，在体外联合使用第二代抗组胺药氮䓬斯汀与布地奈德（皮质类固醇）能够上调丝裂原活化蛋白激酶磷酸酶 -1（mitogen-activated protein kinase phosphatase-1，MKP-1）（一种由皮质类固醇诱导的抗炎基因）的表达。MKP-1 表达可降低细胞间黏附分子 -1（intercellular adhesion molecule-1，ICAM-1）的表达，ICAM-1 是炎症细胞从血液中渗出所需的分子[44]。

17.4.4　生理盐水冲洗对 CRS 免疫失调的调节机制

生理盐水冲洗可机械清除鼻腔鼻窦中的分泌物、病原体、黏液、结痂、碎屑和过敏原，还可能提供其他益处，包括改善黏液纤毛清除率、纤毛摆动频率和保护鼻腔鼻窦黏膜[45,46]。

17.5　结论

本部分从以下三个方面论述鼻窦炎的免疫调节系统功能失调。首先，介绍了获得性免疫和先天性免疫系统共同作用，维持鼻黏膜的免疫平衡。鼻黏膜含有天然免疫物质，其中溶菌酶和乳铁蛋白占主导地位。人们越来越认识到适应性免疫应答可能在 CRS 的发病机制中发挥主要作用。其次，解释了鼻窦炎中免疫调节功能失调的原因。数项研究表明，CRS 患者的免疫屏障存在物理和功能缺陷。当快速局部先天性免疫应答不足以阻止病原体生长或进入时，适应性免疫 T 细胞和 B 细胞被激活并聚集，以加强应答。嗜酸性粒细胞具有炎症和组织重塑作用，可调节浆细胞和干细胞的活性，并改变气道的机械反应。最后，讨论了鼻窦炎中免疫调节的恢复，并进一步介绍了免疫调节剂、抗菌药物、抗组胺药以及白三烯受体拮抗剂和盐水冲洗对 CRS 中免疫失调的调节机制。

（曾雪岚　陈枫虹　译）

参考文献

1. Polito AJ, Proud D. Epithelia cells as regulators of airway inflammation. J Allergy Clin Immunol. 1998;102(5):714–8. https://doi.org/10.1016/s0091-6749(98)70008-9.

2. Takizawa H. Airway epithelial cells as regulators of airway inflammation (Review). Int J Mol Med. 1998;1(2):367–78. https://doi.org/10.3892/ijmm.1.2.367.

3. Knowles MR, Boucher RC. Mucus clearance as a primary innate defense mechanism for mammalian airways. J Clin Invest. 2002;109(5):571–7. https://doi.org/10.1172/jci15217.

4. Vasselon T, Detmers PA. Toll receptors: a central element in innate immune responses. Infect Immun. 2002;70(3):1033–41. https://doi.org/10.1128/iai.70.3.1033-1041.2002.

5. Ramanathan M Jr, Lee WK, Dubin MG, Lin S, Spannhake EW, Lane AP. Sinonasal epithelial cell expression of toll-like receptor 9 is decreased in chronic rhinosinusitis with polyps. Am J Rhinol. 2007;21(1):110–6. https://doi.org/10.2500/ajr.2007.21.2997.

6. Dejima K, Randell SH, Stutts MJ, Senior BA, Boucher RC. Potential role of abnormal ion transport in the pathogenesis of chronic sinusitis. Archiv Otolaryngol Head Neck Surg. 2006;132(12):1352–62. https://doi.org/10.1001/archotol.132.12.1352.

7. Kern RC, Conley DB, Walsh W, Chandra R, Kato A, Tripathi-Peters A, et al. Perspectives on the etiology of chronic rhinosinusitis: an immune barrier hypothesis. Am J Rhinol. 2008;22(6):549–59. https://doi.org/10.2500/ajr.2008.22.3228.

8. Zhang N, Van Zele T, Perez-Novo C, Van Bruaene N, Holtappels G, DeRuyck N, et al. Different types of T-effector cells orchestrate mucosal inflammation in chronic sinus disease. J Allergy Clin Immunol. 2008;122(5):961–8. https://doi.org/10.1016/j.jaci.2008.07.008.

9. Shen Y, Tang XY, Yang YC, Ke X, Kou W, Pan CK, et al. Impaired balance of Th17/Treg in patients with nasal polyposis. Scand J Immunol. 2011;74(2):176–85. https://doi.org/10.1111/j.1365-3083.2011.02546.x.

10. Shi LL, Song J, Xiong P, Cao PP, Liao B, Ma J, et al. Disease-specific T-helper cell polarizing function of lesional dendritic cells in different types of chronic rhinosinusitis with nasal polyps. Am J Respir Crit Care Med. 2014;190(6):628–38. https://doi.org/10.1164/rccm.201402-0234OC.

11. Sokol CL, Chu NQ, Yu S, Nish SA, Laufer TM, Medzhitov R. Basophils function as antigen-presenting cells for an allergen-induced T helper type 2 response. Nat Immunol. 2009;10(7):713–20. https://doi.org/10.1038/ni.1738.

12. Zhu J, Yamane H, Paul WE. Differentiation of effector CD4 T cell populations (*). Annu Rev Immunol. 2010;28:445–89. https://doi.org/10.1146/annurev-immunol-030409-101212.

13. Bernstein JM, Gorfien J, Noble B, Yankaskas JR. Nasal polyposis: immunohistochemistry and bioelectrical findings (a hypothesis for the development of nasal polyps). J Allergy Clin Immunol. 1997;99(2):165–75.

14. Akdis CA, Bachert C, Cingi C, Dykewicz MS, Hellings PW, Naclerio RM, et al. Endotypes and phenotypes of chronic rhinosinusitis: a PRACTALL document of the European Academy of Allergy and Clinical Immunology and the American Academy of Allergy, Asthma & Immunology. J Allergy Clin Immunol. 2013;131(6):1479–90. https://doi.org/10.1016/j.jaci.2013.02.036.

15. Hulse KE, Stevens WW, Tan BK, Schleimer RP. Pathogenesis of nasal polyposis. Clin Exp Allergy. 2015;45(2):328–46. https://doi.org/10.1111/cea.12472.

16. Liu T, Li TL, Zhao F, Xie C, Liu AM, Chen X, et al. Role of thymic stromal lymphopoietin in the pathogenesis of nasal polyposis. Am J Med Sci. 2011;341(1):40–7. https://doi.org/10.1097/MAJ.0b013e3181f20489.

17. Nagarkar DR, Poposki JA, Tan BK, Comeau MR, Peters AT, Hulse KE, et al. Thymic stromal lymphopoietin activity is increased in nasal polyps of patients with chronic rhinosinusitis. J Allergy Clin Immunol.

2013;132(3):593–600.e12. https://doi.org/10.1016/j.jaci.2013.04.005.

18. Miljkovic D, Bassiouni A, Cooksley C, Ou J, Hauben E, Wormald PJ, et al. Association between group 2 innate lymphoid cells enrichment, nasal polyps and allergy in chronic rhinosinusitis. Allergy. 2014;69(9):1154–61. https://doi.org/10.1111/all.12440.

19. McKenzie ANJ, Spits H, Eberl G. Innate lymphoid cells in inflammation and immunity. Immunity. 2014;41(3):366–74. https://doi.org/10.1016/j.immuni.2014.09.006.

20. Gevaert P, Holtappels G, Johansson SG, Cuvelier C, Cauwenberge P, Bachert C. Organization of secondary lymphoid tissue and local IgE formation to Staphylococcus aureus enterotoxins in nasal polyp tissue. Allergy. 2005;60(1):71–9. https://doi.org/10.1111/j.1398-9995.2004.00621.x.

21. Mechtcheriakova D, Sobanov Y, Holtappels G, Bajna E, Svoboda M, Jaritz M, et al. Activation-induced cytidine deaminase (AID)-associated multigene signature to assess impact of AID in etiology of diseases with inflammatory component. PLoS One. 2011;6(10):e25611. https://doi.org/10.1371/journal.pone.0025611.

22. Hulse KE, Norton JE, Suh L, Zhong Q, Mahdavinia M, Simon P, et al. Chronic rhinosinusitis with nasal polyps is characterized by B-cell inflammation and EBV-induced protein 2 expression. J Allergy Clin Immunol. 2013;131(4):1075–83.e1–7. https://doi.org/10.1016/j.jaci.2013.01.043.

23. Mygind N, Dahl R, Bachert C. Nasal polyposis, eosinophil dominated inflammation, and allergy. Thorax. 2000;55(Suppl 2):S79–83. https://doi.org/10.1136/thorax.55.suppl_2.s79.

24. Lee JJ, Jacobsen EA, McGarry MP, Schleimer RP, Lee NA. Eosinophils in health and disease: the LIAR hypothesis. Clin Exp Allergy. 2010;40(4):563–75. https://doi.org/10.1111/j.1365-2222.2010.03484.x.

25. Postma DS, Rabe KF. The asthma-COPD overlap syndrome. N Engl J Med. 2015;373(13):1241–9. https://doi.org/10.1056/NEJMra1411863.

26. George L, Brightling CE. Eosinophilic airway inflammation: role in asthma and chronic obstructive pulmonary disease. Ther Adv Chronic Dis. 2016;7(1):34–51. https://doi.org/10.1177/2040622315609251.

27. Wang ET, Zheng Y, Liu PF, Guo LJ. Eosinophilic chronic rhinosinusitis in East Asians. World J Clin Cases. 2014;2(12):873–82. https://doi.org/10.12998/wjcc.v2.i12.873

28. Rothenberg ME. Biology and treatment of eosinophilic esophagitis. Gastroenterology. 2009;137(4):1238–49. https://doi.org/10.1053/j.gastro.2009.07.007.

29. Alexander ES, Martin LJ, Collins MH, Kottyan LC, Sucharew H, He H, et al. Twin and family studies reveal strong environmental and weaker genetic cues explaining heritability of eosinophilic esophagitis. J Allergy Clin Immunol. 2014;134(5):1084–92.e1. https://doi.org/10.1016/j.jaci.2014.07.021.

30. Schleimer RP. Immunopathogenesis of chronic rhinosinusitis and nasal polyposis. Annu Rev

Pathol. 2017;12:331–57. https://doi.org/10.1146/annurev-pathol-052016-100401.

31. Mjösberg JM, Trifari S, Crellin NK, Peters CP, van Drunen CM, Piet B, et al. Human IL-25- and IL-33-responsive type 2 innate lymphoid cells are defined by expression of CRTH2 and CD161. Nat Immunol. 2011;12(11):1055–62. https://doi.org/10.1038/ni.2104.

32. Shaw JL, Fakhri S, Citardi MJ, Porter PC, Corry DB, Kheradmand F, et al. IL-33-responsive innate lymphoid cells are an important source of IL-13 in chronic rhinosinusitis with nasal polyps. Am J Respir Crit Care Med. 2013;188(4):432–9. https://doi.org/10.1164/rccm.201212-2227OC.

33. Lavigne P, Lee SE. Immunomodulators in chronic rhinosinusitis. World J Otorhinolaryngol Head Neck Surg. 2018;4(3):186–92. https://doi.org/10.1016/j.wjorl.2018.09.002.

34. Baroody FM, Suh SH, Naclerio RM. Total IgE serum levels correlate with sinus mucosal thickness on computerized tomography scans. J Allergy Clin Immunol. 1997;100(4):563–8. https://doi.org/10.1016/s0091-6749(97)70151-9.

35. Bachert C, Sousa AR, Lund VJ, Scadding GK, Gevaert P, Nasser S, et al. Reduced need for surgery in severe nasal polyposis with mepolizumab: randomized trial. J Allergy Clin Immunol. 2017;140(4):1024–31.e14. https://doi.org/10.1016/j.jaci.2017.05.044.

36. Castro M, Corren J, Pavord ID, Maspero J, Wenzel S, Rabe KF, et al. Dupilumab efficacy and safety in moderate-to-severe uncontrolled asthma. N Engl J Med. 2018;378(26):2486–96. https://doi.org/10.1056/NEJMoa1804092.

37. Schleimer RP, Schnaar RL, Bochner BS. Regulation of airway inflammation by Siglec-8 and Siglec-9 sialoglycan ligand expression. Curr Opin Allergy Clin Immunol. 2016;16(1):24–30. https://doi.org/10.1097/aci.0000000000000234.

38. Bachert C, Zhang N, Patou J, van Zele T, Gevaert P. Role of staphylococcal superantigens in upper airway disease. Curr Opin Allergy Clin Immunol. 2008;8(1):34–8. https://doi.org/10.1097/ACI.0b013e3282f4178f.

39. Pinto JM, Mehta N, DiTineo M, Wang J, Baroody FM, Naclerio RM. A randomized, double-blind, placebo-controlled trial of anti-IgE for chronic rhinosinusitis. Rhinology. 2010;48(3):318–24. https://doi.org/10.4193/Rhin09.144.

40. Tamaoki J, Kadota J, Takizawa H. Clinical implications of the immunomodulatory effects of macrolides. Am J Med. 2004;117(Suppl 9A):5s–11s. https://doi.org/10.1016/j.amjmed.2004.07.023.

41. Wallwork B, Coman W, Mackay-Sim A, Cervin A. Effect of clarithromycin on nuclear factor-kappa B and transforming growth factor-beta in chronic rhinosinusitis. Laryngoscope. 2004;114(2):286–90. https://doi.org/10.1097/00005537-200402000-00019.

42. Cervin A, Wallwork B. Anti-inflammatory effects of macrolide antibiotics in the treatment of chronic rhinosinusitis. Otolaryngol Clin N Am. 2005;38(6):1339–50. https://doi.org/10.1016/j.otc.2005.08.002.

43. Wu X, Hong H, Zuo K, Han M, Li J, Wen W, et al. Expression of leukotriene and its receptors in eosinophilic chronic rhinosinusitis with nasal polyps. Int Forum Allergy Rhinol. 2016;6(1):75–81. https://doi.org/10.1002/alr.21625.

44. Dutta R, Dubal PM, Eloy JA. The connection between seasonal allergies, food allergies, and rhinosinusitis: what is the evidence? Curr Opin Otolaryngol Head Neck Surg. 2015;23(1):2–7. https://doi.org/10.1097/moo.0000000000000123.

45. Sanan A, Rabinowitz M, Rosen M, Nyquist G. Topical therapies for refractory chronic rhinosinusitis. Otolaryngol Clin N Am. 2017;50(1):129–41. https://doi.org/10.1016/j.otc.2016.08.011.

46. Brietzke SE, Shin JJ, Choi S, Lee JT, Parikh SR, Pena M, et al. Clinical consensus statement: pediatric chronic rhinosinusitis. Otolaryngol Head Neck Surg. 2014;151(4):542–53. https://doi.org/10.1177/0194599814549302.

第**18**章 慢性鼻窦炎伴鼻息肉和慢性鼻窦炎不伴鼻息肉

Bradley F. Marple

要点

● 慢性鼻窦炎是一种涉及鼻腔和鼻窦黏膜的炎症性疾病，持续时间至少为 12 周。

● 诊断需要客观地发现鼻窦内的炎症。

● 慢性鼻窦炎的表型分型是基于疾病的物理特征差异（伴有鼻息肉的慢性鼻窦炎，不伴鼻息肉的慢性鼻窦炎），作为指导治疗策略的第一步。

18.1 引言

慢性鼻窦炎（CRS）的共识定义于 2003 年开始出现，旨在满足临床研究试验中统一性的需要，探究该疾病的各种潜在原因，更好地阐明有效的预防和治疗计划 [1]。此时，已经认识到临床上两种截然不同的疾病模式。第一种模式是发生在同时伴发哮喘的 CRS 患者中。这一模式被认为支持"同一气道疾病"假说，并意味着涉及更系统的广泛的气道呼吸上皮的炎症过程 [2]。这部分患者更有可能表现出过敏、双侧鼻窦受累和鼻息肉。第二种疾病模式与第一种疾病模式不同，主要表现为患者不伴有其他气道疾病。鼻窦受累的模式可能是不对称的，并且与口腔科疾病或解剖变异有关。当时对单一定义缺乏共识说明了将 CRS 的这些观察现象整合为单一疾病的困难，并支持 CRS 可能更多地作为多种潜在病因的综合征存在的概念 [2]。

为将来 CRS 治疗的循证指南奠定基础，来自五个主要专业协会的国际专家和代表组成的小组于 2003 年夏季聚集到一起，制定了一套通用定义 [3]。在为期 2 天的会议期间，专家组讨论了一系列定义的必要性，这些定义解释了多种机制导致特定患者的 CRS 表型表达的可能性。CRS 的特定表型与呼吸道上皮细胞内炎症介质之间的相关性，似乎是一种明显的分类策略 [4]。然而，由于缺乏临床可用的方法来评估这些炎性介质，当时还无法使用该策略。基于临床可用的疾病特征的策略被采纳。息肉及其与嗜酸性粒细胞组织学存在的相关性被提议作为嗜酸性粒细胞炎症的临床替代。专家组就鼻窦炎定义达成以下共识 [3]：

1. 急性细菌性鼻窦炎
2. 慢性鼻窦炎不伴息肉（CRS without polyps）
3. 慢性鼻窦炎伴息肉（CRS with polyps）
4. 典型的过敏性真菌性鼻窦炎。

一系列 CRS 标准定义的制定为我们当前对该疾病的发病机制和治疗新方法的理解奠定了基础。

18.2 定义和流行病学

慢性鼻窦炎（CRS）定义为累及鼻腔和鼻窦黏膜且持续超过 12 周的炎症，存在至少 2 个公认症状，以及影像学或内镜检查所证明的炎症证据 [1,3,5,6]（表 18.1）。涉及上呼吸道上皮细胞的 CRS 炎症，与涉及下呼吸道疾病（如哮喘和慢性阻塞性肺病）的气道黏膜的炎症大致相同。哮喘和慢性阻塞性肺病的医疗管理策略已取得成功。CRS 表型（和后面出现的 CRS 内型）的应用有望更好地选择药物和手术治疗 [8]。CRS 是最普遍的慢性病之一 [9-12]，影响 10.9% 的欧洲人、13.4% 的美国人和 8% 的中国人 [13-15]。鉴于 CRS 在世界范围内的流行，该疾病在许多医学专业的实践中很常见 [16]。2011 年的数据中，美国医疗保健系统每年在 CRS 的花费约 80 亿美元 [17]，若考虑到生活质量和功能，CRS 对社会造成的总花费要高得多。Gliklich 和 Metson 使用经过验证的问卷对 158 名 CRS 患者的负担进行了评估，发现 CRS 对患者的社会功能和身体疼痛的影响远大于其他慢性疾病（如背痛、慢性阻塞性肺病和心绞痛等）[18]。

表 18.1 慢性鼻窦炎诊断标准 [7]

诊断标准	CRS 表型	
	CRSsNP	**CRSwNP**
持续时间	症状≥12 周	症状≥12 周
疾病症状	必须满足≥2 个以下症状： ● 黏脓性分泌物引流 ● 鼻塞 ● 面部压力、胀感、疼痛	必须满足≥2 个以下症状： ● 黏脓性分泌物引流 ● 鼻塞 ● 嗅觉减退
客观检查（要求内镜检查和 CT 检查均有）	炎症的内镜证据： ● 黏液变色，或 ● 中鼻道黏膜水肿，或 ● 筛窦黏膜水肿	炎症的内镜证据： ● 存在鼻息肉
	CT 提示鼻窦炎	CT 提示鼻窦炎

18.3 病史和体格检查

18.3.1 病史

准确诊断 CRS 是具有挑战性的。CRS 患者的评估始于详细的病史询问和体格检查。病史和体格检查可提供必要的数据，对于疾病分类至关重要。主诉可能包括面部疼痛或不适感、鼻塞、鼻道阻塞、鼻涕或倒流至鼻咽部的带颜色的鼻涕、异味、嗅觉减退、嗜睡、疲劳等。多数情况下，患者会描述至少 2 项以上症状，但在某些情况下，尽管存在鼻窦病变的客观证据，但症状并不存在 [19]。合并哮喘、过敏性鼻炎、对非甾体抗炎药的敏感性、反复感染、原发性或继发性免疫缺陷、囊性纤维化、黏膜纤毛功能障碍等重要因素，可帮助进一步了解疾病过程 [8]。

在许多情况下，患者可能会表现为类似"慢性鼻窦炎"的主诉。由于某些孤立性症状缺乏特异性，应注意确保正确的归因患者的主诉。例如，患者可能会认为面部疼痛或头痛是潜在的鼻窦疾病的表现：即所谓的窦性头痛。但在许多情况下，这种头痛可能是由颞下颌关节紊乱、血管性头痛、神经源性头痛或肌肉紧张引起的。同样，喉咽反流引起的鼻后引流也可能与原发 CRS 相混淆 [8]。

所有接受 CRS 评估的患者均应进行全面的体格检查。应重点关注任何提示鼻窦炎化脓性并发症或存在肿瘤性疾病的体征。应进行全面的鼻腔检查，包括鼻内镜检查 [19]。

18.3.2　鼻内镜检查

虽然前鼻镜检查是头颈检查的标准组成部分，但由于中鼻道和周围结构的可视范围有限，因此其对 CRS 的诊断价值有限 [16]。鼻内镜检查提高了鼻腔内区域的可视化，并可用于评估鼻窦黏膜的炎症状态。中鼻道、上鼻道和鼻咽很容易进行探查、送培养或取活检。几项研究表明普通内镜检查和普通 CT 扫描之间存在相关性 [20]，这表明在许多临床情况下，鼻内镜检查可以指导我们更合理地使用 CT 扫描。

18.3.3　影像学检查

普通鼻窦 X 射线很容易进行，但与计算机断层扫描（CT）相比，效用有限 [19]。

磁共振成像（MRI）扫描比较昂贵，对软组织变化极其敏感，不适合展示骨骼解剖结构，因此，不推荐将其用于 CRS 的常规评估，仅限于评估肿瘤或侵袭性软组织疾病（侵袭性真菌性鼻窦炎）[19]。

在过去几十年里，计算机断层扫描已成为鼻窦评估的首选方式。这种模式提供了骨结构和软组织的高分辨率、多平面成像 [19,21]，提供了对鼻窦状态（阻塞、骨质变化、结构异常等）的整体评估，并能对炎症性黏膜疾病进行半定量分析。在几种 CT 分期系统中，Lund-MacKay 系统仍然是最常用的经过验证的分级系统。Lund-MacKay 系统依赖于鼻窦位置和成像的混浊程度：0 = 正常，1 = 部分混浊，2 = 完全混浊。然后将这些评级分别应用于额窦、前筛窦、后筛窦、上颌窦和蝶窦。漏斗部评分为 0 分（无受累）或 2 分（受累）。每侧的最高得分可以达到 12 分 [22,23]。

计算机断层扫描与症状的相关性很差，在评估和治疗之前进行 CT 扫描时尤其如此 [20]。因此，不被视为评估 CRS 的主要步骤，除非是单侧病变或怀疑鼻窦炎的化脓性并发症 [16]。鉴于 CT 发现的许多炎症存在可逆性，多数情况下，通常在适当的医疗管理过程后进行研究，以区分内科疾病和外科疾病 [19]。

18.4　CRS 表型

从彻底的临床评估中收集的信息可以对 CRS 进行表型描述（表 18.2），从中可以做出与根本原因相关的假设和合理的治疗方案。CRS 表型主要基于鼻息肉的存在（CRSwNP）与缺如（CRSsNP），可作为疾病炎症类型的一般替代指标[24]。在许多情况下，Th2介导的嗜酸性粒细胞性（IL-4、IL-5和IL-13升高）炎症与CRSwNP具有相当高的相关性，CRSsNP更可能代表非嗜酸性粒细胞性炎症[25]。然而，鼻息肉与嗜酸性粒细胞炎症的关联并不是绝对的。在亚洲国家中发现了鼻息肉中潜在的中性粒细胞性炎症和组织高Th17水平[26]，表明过度依赖CRS表型作为治疗方向的潜在缺点。

表18.2 CRS表型[8]

CRS表型	CRSsNP		
	CRSwNP		
	变应性真菌性鼻窦炎		
	CRS伴阿司匹林加重呼吸道疾病		
	感染性CRS		
	CRS伴囊性纤维化		
	其他CRS表型	CRS伴免疫缺陷，如常见变异型免疫缺陷和特异性抗体缺陷	
		CRS伴不动纤毛综合征	
		CRS伴有解剖异常	
		基于生物性标记物的分型（内型）	嗜酸性CRS vs 非嗜酸性CRS
			变应性CRS 非变应性CRS
			高2型 vs 低2型
			高IgE vs 正常IgE

通过考虑患者个体的其他合并症可以进一步细化CRS表型[27]。例如，哮喘合并症和CRS复发似乎可以预测金黄色葡萄球菌肠毒素特异性IgE和高水平的IL-5的存在。另一个例子是阿司匹林加重呼吸系统疾病（aspirin-exacerbated respiratory disease，AERD）和CRS伴发，与组织嗜酸性粒细胞增多高度相关[28]。各种实验室评估可以提供有助于CRS表型分析的更多信息。选定病例可能需要进行体内和体外IgE试验、阿司匹林激发试验、免疫学评估和组织活检[8]。

Tomassen等认为对于依赖临床确定的表型可能无法充分反映疾病的病理生理学多样性，对CRS进行了多中心病例对照研究。该研究对173名接受手术的患者进行了组织学分析，包括IL-5、IFN-γ、IL-17A、TNF-α、IL-22、IL-1β、IL-6、IL-8、嗜酸性阳离子蛋白（eosinophilic cationic protein，ECP）、髓过氧化物酶、TGF-β1、IgE、金黄色葡萄球菌肠毒素（staphylococcus aureus enterotoxin，SE）特异性IgE和白蛋白。基于分区的聚类发现了10个集群。其中6个集群表现出高水平的IL-5、ECP和白蛋白，而其余4个具有低水平或不可检测的相同标志物水平。4个IL-5阴性群中的3个表型为CRSsNP不伴哮喘，而其余集群表达为Th17炎症谱，表现为CRScNP/CRSsNP表型。根据IL-5水平对IL-5阳性的群进行表型的聚类。高水平组织IL-5与CRSwNP相关，并大大增加哮喘的患病率。中等水平组织IL-5表现出混合的 CRScNP/CRSsNP 表型和哮喘患病率一定程度的增加。值得注意的是，IL-5 浓度最高的两个群还表达 SE-IgE。总体结论是，虽然表型在很大程度上与炎症模式相关，但每个群内炎性模式的离散度提供了更准确的疾病描述，支持 CRS 内型靶向治疗的概念[13,29]（见第 20 章）。

18.5　慢性鼻窦炎不伴鼻息肉（CRSsNP）

根据检查时是否存在息肉，CRS 分为两种表型，并得到组织学和炎性细胞因子结果的支持[3,29]。当应用于西方人群时，使用鼻息肉作为该疾病潜在炎症反应的临床替代物得到了相当好的支持。CRS 的这种临床分类也得到了治疗反应和复发率差异的支持[30]。CRSsNP 对比 CRSwNP 具有较低的复发率，对标准治疗有更好的反应。由于 CRSsNP 的许多症状与其他常见疾病（例如头痛、过敏性鼻炎、药物性鼻炎等）重叠，因此很难与其他疾病区分开来。合理使用鼻内镜检查、过敏评估和影像学检查可做出正确的诊断[20,31]。

18.6　慢性鼻窦炎伴鼻息肉（CRSwNP）

CRSwNP 的病因和潜在发病机制仍存在争议。最初的假设基本上都关注外源性因素的作用或宿主对环境的反应，作为 CRSwNP 伴有和不伴有息肉的潜在解释。

18.7　CRSwNP 的外源性因素

已经提出过敏原、病毒、真菌、细菌生物膜和金黄色葡萄球菌内毒素作为能够在患者的呼吸道上皮内引发炎症的潜在的外源性因素。虽然一些客观证据支持它们中的每一个因素在 CRS 的发病机制中都可以发挥潜在作用，但没有单一的"病原体"被证明是普遍的致病因素。

18.7.1　真菌

"CRS 的真菌假说"可能是外部病原体在 CRS 中起唯一致病作用这一概念背后脆弱性的最好例子。1990 年代后期，一组研究人员利用灵敏的检测技术，在几乎 100% 的 CRS 患者和对照组患者的鼻腔内发现了真菌。然而，那些患有 CRS 的患者与对照组的不同之处在于鼻上皮细胞内有嗜酸性粒细胞炎症，并且没有相应的全身 IgE 介导的对真菌的敏感[32]。随后的体外研究表明，CRS 患者的外周血单核细胞在暴露于链孢菌提取物后会引发高水平的 IL-5[33]。这被解释为一种独特的非 IgE 介导的对链孢菌的免疫反应，被当做 CRS 的潜在的普遍原因[34]。然而该实验结果在其他机构无法复制，该解释逐渐被淡化[35]。最后，使用鼻内两性霉素的大型多中心、盲法、随机、对照试验未能显示任何疗效证据。

18.7.2　细菌和微生物组

长期以来，人们一直推测细菌与 CRS 的发展有关。从鼻前庭获得的培养物中培养出几种细菌，其中葡萄球菌属和棒状杆菌占大多数[36]。鼻黏膜活跃细菌的拮抗作用，又称"细菌干扰"，导致了鼻腔微生物组的复杂性[37,38]。例如，在黏膜表面，表皮葡萄球菌似乎与金黄色葡萄球菌竞争[39]。共生在鼻窦黏膜的细菌可能既可干扰细菌病原体的生长，又能调节宿主的先天免疫反应[40]。因此，虽然细菌在诱发 CRS 中的作用尚不清楚，但似乎细菌在黏膜表面的存在和相互作用可以影响疾病。

18.7.3　金黄色葡萄球菌肠毒素

金黄色葡萄球菌作为 CRS 的疾病调节剂值得一些独特的考虑。与对照组相比，金黄色葡萄球菌在 CRS 中的发生率更高[41]，但研究人员并没有关注其作为病原体的作用，而是研究了其协同作用的潜力与局部先天和特异性免疫机制共同促进 2 型炎症反应的募集（例如，由 IL-4、IL-5 和 IL-13 介导）。鼻息肉病与金黄色葡萄球菌存在之间存在一致性的研究支持这一概念[42,43]。更重要的是，金黄色葡萄球菌产生的肠毒素已在息肉匀浆中分离出来，但未从 CRSsNP 患者的组织中分离出来[44]。这些肠毒素可以独立于正常所需抗原而上调局部 IgE 多克隆抗体[45]。"超抗原假说"提出，局部产生的金黄色葡萄球菌肠毒素可增强局部嗜酸性粒细胞反应，从而作为鼻息肉发展的疾病调节剂[46]。

18.7.4　生物膜

已在 CRS 中观察到生物膜作为一种对抗宿主防御和抗生素的保护性细菌适应，并且与手术后疗效较差的结果相关[47]。表明在某些情况下，生物膜在疾病的长期存在中具有潜在作用，但没有明确的证据证明生物膜的存在有助于诱发或导致 CRS[48]。

18.7.5　CRSwNP 中的宿主因素

很大一部分人群中存在真菌、共生细菌和病原体、细菌生物膜和金黄色葡萄球菌，但息肉在某些患者出现的原因仍然未知。近期研究表明，患有 CRSwNP 的不同人群的炎症模式存在显著差异。美国或欧洲 CRSwNP 患者的呼吸道上皮组织学检查显示嗜酸性粒细胞和 2 型细胞因子（例如 IL-4、IL-5、IL-13）水平都很高[49]。然而，中国 CRSwNP 患者更可能表现出中性粒细胞炎症反应，表明宿主反应可能受遗传因素影响[50]。自 2006 年以来对中国人群的进一步研究表明，该人群表达嗜酸性息肉的比例发生了显著转变[26]。嗜酸性粒细胞炎症增加的确切原因尚不清楚，但这种转变似乎在时间上与亚洲"西化"增加的时代相吻合，并且可能代表环境因素可能影响宿主反应的间接证据。

18.7.6　免疫屏障功能

"免疫屏障假说"提出呼吸道上皮屏障功能的缺陷与 CRSwNP 的发病机制有关[16]。然而，越来越多的证据表明宿主与其环境之间的先天相互作用可能在黏膜炎症的启动中发挥关键作用。外源性炎症触发与宿主相互作用的可能性发生在上皮表面，上皮表面通过黏液纤毛清除、先天性局部免疫和上皮源性炎症反应共同发挥天然免疫屏障的作用[51]。上皮细胞能够与表面微生物相互作用，导致 IL-25、IL-33 和胸腺基质淋巴细胞生成素的释放。固有淋巴细胞（innate lymphoid cells，ILC2）激活并募集 T 淋巴细胞和 B 淋巴细胞，并产生局部 2 型细胞因子[27]。2 型细胞因子（IL-4、IL-5、IL-13 等），特别是 IL-4 和 IFNγ 进一步与上皮细胞之间紧密连接减弱相关[52]。此外，在 IL-4 和 IL-13 存在的情况下，黏液的产生会增加，从而降低黏液纤毛功能[53]。

18.7.7　类花生酸假说

类花生酸是通过花生四烯酸代谢产生的信号分子，存在于多种细胞的细胞膜内。这类炎症介质具有对局部炎症调节至关重要的免疫特性[49]。类花生酸有几个具有不同特性的家族，能够与表面微生物相互作用，白三烯具有促炎特性，由脂氧合酶（5-LO）产生。前列腺素和前列环素通常都具有抗炎功能，由环氧合酶（Cox-1、Cox-2）产生。类花生酸途径的缺陷与阿司匹林不耐受、哮喘和 CRSwNP 有关[54]。该途径的改变，特别是白三烯途径的上调和前列腺素途径的下调，已在 CRSwNP 人群被明确识别。一些证据表明，金黄色葡萄球菌肠毒素 B（SEB）和前列腺素 E2（PGE2）之间存在反馈通路相互作用，SEB 可以调节 PGE2 的合成，而 PGE2 具有抑制 SEB 诱导的嗜酸性粒细胞增多的能力[55,56]。金黄色葡萄球菌定植对类花生酸通路缺陷背景下发生的促炎症环境的影响被认为是鼻息肉病病因学的关键[49]。

18.8　CRSwNP 的概述

一个针对病因和发病机制的单一综合理论仍不清楚，在许多情况下，单独提出的研究方向可能看起来相互竞争或冲突。这让我们不禁提出，哪个假设是正确的？答案可能是"两者都不是"。西方人群中伴有鼻息肉的慢性鼻窦炎（CRSwNP）通常以 2 型炎症为特征（例如，由 IL-4、IL-5 和 IL-13 介导）并表现为嗜酸性粒细胞黏膜浸润[49]。CRSwNP 表型的表达源于多个免疫过程的募集，这些过程相互协同发生，最终导致组织变化的发生和持续，并导致息肉形成[57]。气道上皮的作用及其与表面抗原、细菌、环境毒素和病毒的相互作用可能导致：①通过松动紧密连接[52]来增加上皮通透性；②激活上皮细胞导致上皮细胞因子的产生（即 TSLP、IL-25、IL-33[58]；③Th2 和 ILC2 细胞的募集[59]；④直接产生前列腺素（PGE2）[56]，尤其是 AERD 患者。金黄色葡萄球菌肠毒素的存在可能会进一步改变上皮激活和下游免疫反应，从而导致局部 IgE 的多克隆扩增、2 型反应的放大和调节性 T 细胞的损伤[60]。

18.9　总结

随着对 CRS 伴有或不伴有息肉的最终表型表达的许多不同触发因素、调节剂和常见炎症介质的了解越来越多，更具体的治疗干预策略变得显而易见。

（刘文冬　陈枫虹　译）

参考文献

1. Meltzer EO, Hamilos DL, Hadley JA, Lanza DC, Marple BF, Nicklas RA, et al. Rhinosinusitis: developing guidance for clinical trials. J Allergy Clin Immunol. 2006;118:S17–61. https://doi.org/10.1016/j.jaci.2006.09.005.

2. Benninger MS, Ferguson BJ, Hadley JA, Hamilos DL, Jacobs M, Kennedy DW, et al. Adult chronic rhinosinusitis: definitions, diagnosis, epidemiology, and pathophysiology. Otolaryngol Head Neck

Surg. 2003;129:S1–32. https://doi.org/10.1016/s0194-5998(03)01397-4.

3. Meltzer EO, Hamilos DL, Hadley JA, Lanza DC, Marple BF, Nicklas RA, et al. Rhinosinusitis: establishing definitions for clinical research and patient care. Otolaryngol Head Neck Surg. 2004;114:155–212. https://doi.org/10.1016/j.jaci.2004.09.029.

4. Hamilos DL, Leung DY, Wood R, Cunningham L, Bean DK, Yasruel Z, et al. Evidence for distinct cyto-

kine expression in allergic versus nonallergic chronic sinusitis. J Allergy Clin Immunol. 1995;96(4):537–44. https://doi.org/10.1016/s0091-6749(95)70293-9.

5. Kern RC, Conley DB, Walsh W, Chandra R, Kato A, Tripathi-Peters A, et al. Perspectives on the etiology of chronic rhinosinusitis: an immune barrier hypothesis. Am J Rhinol. 2008;22(6):549–59. https://doi.org/10.2500/ajr.2008.22.3228.

6. Fokkens WJ, Lund VJ, Mullol J, Bachert C, Alobid I, Baroody F, et al. EPOS 2012: European position paper on rhinosinusitis and nasal polyps 2012. A summary for otorhinolaryngologists. Rhinology. 2012;50(1):1–12. https://doi.org/10.4193/Rhino50E2.

7. Meltzer EOHD, Hadley JA, et al. Rhinosinusitis: developing guidance for clinical trials. J Allergy Clin Immunol Pract. 2006;118:S17–61.

8. Cho SH, Bachert C, Lockey RF. Chronic rhinosinusitis phenotypes: an approach to better medical care for chronic rhinosinusitis. J Allergy Clin Immunol Pract. 2016;4(4):639–42. https://doi.org/10.1015/j.jaip.2016.05.007.

9. Smith TL, Kern RC, Palmer JN, Schlosser RJ, Chandra RK, Chiu AG, et al. Medical therapy vs surgery for chronic rhinosinusitis: a prospective, multi-institutional study. Int Forum Allergy Rhinol. 2011;1(4):235–41. https://doi.org/10.1002/alr.20053.

10. Smith TL, Kern R, Palmer JN, Schlosser R, Chandra RK, Chiu AG, et al. Medical therapy vs surgery for chronic rhinosinusitis: a prospective, multi-institutional study with 1-year follow-up. Int Forum Allergy Rhinol. 2013;3(1):4–9. https://doi.org/10.1002/alr.21065.

11. Smith KA, Smith TL, Mace JC, Rudmik L. Endoscopic sinus surgery compared to continued medical therapy for patients with refractory chronic rhinosinusitis. Int Forum Allergy Rhinol. 2014;4(10):823–7. https://doi.org/10.1002/alr.21366.

12. Soler ZM, Hyer JM, Rudmik L, Ramakrishnan V, Smith TL, Schlosser RJ. Cluster analysis and prediction of treatment outcomes for chronic rhinosinusitis. J Allergy Clin Immunol. 2016;137(4):1054–62. https://doi.org/10.1016/j.jaci.2015.11.019.

13. Tomassen P, Vandeplas G, Van Zele T, Cardell LO, Arebro J, Olze H, et al. Inflammatory endotypes of chronic rhinosinusitis based on cluster analysis of biomarkers. J Allergy Clin Immunol. 2016;137(5):1449–56.e4. https://doi.org/10.1016/j.jaci.2015.12.1324.

14. Hastan D, Fokkens WJ, Bachert C, Newson RB, Bislimovska J, Bockelbrink A, et al. Chronic rhinosinusitis in Europe – an underestimated disease. A GA²LEN study. Allergy. 2011;66(9):1216–23. https://doi.org/10.1111/j.1398-9995.2011.02646.x.

15. Shi JB, Fu QL, Zhang H, Cheng L, Wang YJ, Zhu DD, et al. Epidemiology of chronic rhinosinusitis: results from a cross-sectional survey in seven Chinese cities. Allergy. 2015;70(5):533–9. https://doi.org/10.1111/all.12577.

16. Fokkens WJ, Lund VJ, Mullol J, Bachert C, Alobid I, Baroody F, et al. European position paper on rhinosinusitis and nasal polyps 2012. Rhinol Suppl. 2012;23:3 p preceding table of contents, 1–298.

17. DeMarcantonio MA, Han JK. Nasal polyps: pathogenesis and treatment implications. Otolaryngol Clin N Am. 2011;44(3):685–95., ix. https://doi.org/10.1016/j.otc.2011.03.005.

18. Gliklich RE, Metson R. The health impact of chronic sinusitis in patients seeking otolaryngologic care. Otolaryngol Head Neck Surg. 1995;113(1):104–9. https://doi.org/10.1016/s0194-5998(95)70152-4.

19. Marple BF, Stankiewicz JA, Baroody FM, Chow JM, Conley DB, Corey JP, et al. Diagnosis and management of chronic rhinosinusitis in adults. Postgrad Med. 2009;121(6):121–39. https://doi.org/10.3810/pgm.2009.11.2081.

20. Stankiewicz JA, Chow JM. Nasal endoscopy and the definition and diagnosis of chronic rhinosinusitis. Otolaryngol Head Neck Surg. 2002;126(6):623–7. https://doi.org/10.1067/mhn.2002.125602.

21. Rosenfeld RM, Andes D, Bhattacharyya N, Cheung D, Eisenberg S, Ganiats TG, et al. Clinical practice guideline: adult sinusitis. Otolaryngol Head Neck Surg. 2007;137(3 Suppl):S1–31. https://doi.org/10.1016/j.otohns.2007.06.726.

22. Lund VJ, Mackay IS. Staging in rhinosinusitis. Rhinology. 1993;31(4):183–4.

23. Metson R, Gliklich RE, Stankiewicz JA, Kennedy DW, Duncavage JA, Hoffman SR, et al. Comparison of sinus computed tomography staging systems. Otolaryngol Head Neck Surg. 1997;117(4):372–9. https://doi.org/10.1016/s0194-5998(97)70129-3.

24. Bayar Muluk N, Cingi C, Scadding GK, Scadding G. Chronic rhinosinusitis-could phenotyping or endotyping aid therapy? Am J Rhinol Allergy. 2019;33(1):83–93. https://doi.org/10.1177/1945892418807590.

25. Wang X, Zhang N, Bo M, Holtappels G, Zheng M, Lou H, et al. Diversity of T(H) cytokine profiles in patients with chronic rhinosinusitis: a multicenter study in Europe, Asia, and Oceania. J Allergy Clin Immunol. 2016;138(5):1344–53. https://doi.org/10.1016/j.jaci.2016.05.041.

26. Zhang Y, Gevaert E, Lou H, Wang X, Zhang L, Bachert C, et al. Chronic rhinosinusitis in Asia. J Allergy Clin Immunol. 2017;140(5):1230–9. https://doi.org/10.1016/j.jaci.2017.09.009.

27. Bachert C, Akdis CA. Phenotypes and emerging endotypes of chronic rhinosinusitis. J Allergy Clin Immunol Pract. 2016;4(4):621–8. https://doi.org/10.1016/j.jaip.2016.05.004.

28. Dennis SK, Lam K, Luong A. A review of classification schemes for chronic rhinosinusitis with nasal polyposis endotypes. Laryngoscope Investig Otolaryngol. 2016;1(5):130–4. https://doi.org/10.1002/lio2.32.

29. Malekzadeh S, Hamburger MD, Whelan PJ, Biedlingmaier JF, Baraniuk JN. Density of middle turbinate subepithelial mucous glands in patients with chronic rhinosinusitis. Otolaryngol Head Neck Surg. 2002;127(3):190–5. https://doi.org/10.1067/mhn.2002.126800.

30. Kennedy DW, Wright ED, Goldberg AN. Objective and subjective outcomes in surgery for chronic sinusitis. Laryngoscope. 2000;110(3 Pt 3):29–31. https://

doi.org/10.1097/00005537-200003002-00008.

31. Bhattacharyya N. Clinical and symptom criteria for the accurate diagnosis of chronic rhinosinusitis. Laryngoscope. 2006;116(7 Pt 2 Suppl 110):1–22. https://doi.org/10.1097/01.mlg.0000224508.59725.19.

32. Ponikau JU, Sherris DA, Kern EB, Homburger HA, Frigas E, Gaffey TA, et al. The diagnosis and incidence of allergic fungal sinusitis. Mayo Clin Proc. 1999;74(9):877–84. https://doi.org/10.4065/74.9.877.

33. Shin SH, Ponikau JU, Sherris DA, Congdon D, Frigas E, Homburger HA, et al. Chronic rhinosinusitis: an enhanced immune response to ubiquitous airborne fungi. J Allergy Clin Immunol. 2004;114(6):1369–75. https://doi.org/10.1016/j.jaci.2004.08.012.

34. Sasama J, Sherris DA, Shin SH, Kephart GM, Kern EB, Ponikau JU. New paradigm for the roles of fungi and eosinophils in chronic rhinosinusitis. Curr Opin Otolaryngol Head Neck Surg. 2005;13(1):2–8. https://doi.org/10.1097/00020840-200502000-00003.

35. Orlandi RR, Marple BF. Fungus and chronic rhinosinusitis: weighing the evidence. Otolaryngol Head Neck Surg. 2010;143(5):611–3. https://doi.org/10.1016/j.otohns.2010.07.002.

36. Hilty M, Burke C, Pedro H, Cardenas P, Bush A, Bossley C, et al. Disordered microbial communities in asthmatic airways. PLoS One. 2010;5(1):e8578. https://doi.org/10.1371/journal.pone.0008578.

37. Lemon KP, Klepac-Ceraj V, Schiffer HK, Brodie EL, Lynch SV, Kolter R. Comparative analyses of the bacterial microbiota of the human nostril and oropharynx. mBio. 2010;1(3). https://doi.org/10.1128/mBio.00129-10.

38. Benninger M, Brook I, Bernstein JM, Casey JR, Roos K, Marple B, et al. Bacterial interference in upper respiratory tract infections: a systematic review. Am J Rhinol Allergy. 2011;25(2):82–8. https://doi.org/10.2500/ajra.2011.25.3594.

39. Frank DN, Feazel LM, Bessesen MT, Price CS, Janoff EN, Pace NR. The human nasal microbiota and *Staphylococcus aureus* carriage. PLoS One. 2010;5(5):e10598. https://doi.org/10.1371/journal.pone.0010598.

40. Cernadas M. It takes a microbiome: commensals, immune regulation, and allergy. Am J Respir Crit Care Med. 2011;184(2):149–50. https://doi.org/10.1164/rccm.201105-0828ED.

41. Larson DA, Han JK. Microbiology of sinusitis: does allergy or endoscopic sinus surgery affect the microbiologic flora? Curr Opin Otolaryngol Head Neck Surg. 2011;19(3):199–203. https://doi.org/10.1097/MOO.0b013e328344f67a.

42. Van Zele T, Gevaert P, Watelet JB, Claeys G, Holtappels G, Claeys C, et al. *Staphylococcus aureus* colonization and IgE antibody formation to enterotoxins is increased in nasal polyposis. J Allergy Clin Immunol. 2004;114(4):981–3. https://doi.org/10.1016/j.jaci.2004.07.013.

43. Ramakrishnan VR, Feazel LM, Abrass LJ, Frank DN. Prevalence and abundance of *Staphylococcus aureus* in the middle meatus of patients with chronic rhinosinusitis, nasal polyps, and asthma. Int Forum Allergy Rhinol. 2013;3(4):267–71. https://doi.org/10.1002/alr.21101.

44. Seiberling KA, Conley DB, Tripathi A, Grammer LC, Shuh L, Haines GK III, et al. Superantigens and chronic rhinosinusitis: detection of staphylococcal exotoxins in nasal polyps. Laryngoscope. 2005;115(9):1580–5. https://doi.org/10.1097/01.mlg.0000168111.11802.9c.

45. Seiberling KA, Grammer L, Kern RC. Chronic rhinosinusitis and superantigens. Otolaryngol Clin N Am. 2005;38(6):1215–36., ix. https://doi.org/10.1016/j.otc.2005.08.006.

46. Bachert C, Gevaert P, Holtappels G, Johansson SG, van Cauwenberge P. Total and specific IgE in nasal polyps is related to local eosinophilic inflammation. J Allergy Clin Immunol. 2001;107(4):607–14. https://doi.org/10.1067/mai.2001.112374.

47. Psaltis AJ, Weitzel EK, Ha KR, Wormald PJ. The effect of bacterial biofilms on post-sinus surgical outcomes. Am J Rhinol. 2008;22(1):1–6. https://doi.org/10.2500/ajr.2008.22.3119.

48. Foreman A, Jervis-Bardy J, Wormald PJ. Do biofilms contribute to the initiation and recalcitrance of chronic rhinosinusitis? Laryngoscope. 2011;121(5):1085–91. https://doi.org/10.1002/lary.21438.

49. Van Crombruggen K, Zhang N, Gevaert P, Tomassen P, Bachert C. Pathogenesis of chronic rhinosinusitis: inflammation. J Allergy Clin Immunol. 2011;128(4):728–32. https://doi.org/10.1016/j.jaci.2011.07.049.

50. Zhang N, Holtappels G, Claeys C, Huang G, van Cauwenberge P, Bachert C. Pattern of inflammation and impact of *Staphylococcus aureus* enterotoxins in nasal polyps from southern China. Am J Rhinol. 2006;20(4):445–50. https://doi.org/10.2500/ajr.2006.20.2887.

51. Tam A, Wadsworth S, Dorscheid D, Man SF, Sin DD. The airway epithelium: more than just a structural barrier. Ther Adv Respir Dis. 2011;5(4):255–73. https://doi.org/10.1177/1753465810396539.

52. Soyka MB, Wawrzyniak P, Eiwegger T, Holzmann D, Treis A, Wanke K, et al. Defective epithelial barrier in chronic rhinosinusitis: the regulation of tight junctions by IFN-γ and IL-4. J Allergy Clin Immunol. 2012;130(5):1087–96.e10. https://doi.org/10.1016/j.jaci.2012.05.052.

53. Seshadri S, Lu X, Purkey MR, Homma T, Choi AW, Carter R, et al. Increased expression of the epithelial anion transporter pendrin/SLC26A4 in nasal polyps of patients with chronic rhinosinusitis. J Allergy Clin Immunol. 2015;136(6):1548–58.e7. https://doi.org/10.1016/j.jaci.2015.05.024.

54. Roca-Ferrer J, Garcia-Garcia FJ, Pereda J, Perez-Gonzalez M, Pujols L, Alobid I, et al. Reduced expression of COXs and production of prostaglandin E(2) in patients with nasal polyps with or without aspirin-intolerant asthma. J Allergy Clin Immunol. 2011;128(1):66–72.e1. https://doi.org/10.1016/j.jaci.2011.01.065.

55. Pérez-Novo CA, Waeytens A, Claeys C, Cauwenberge PV, Bachert C. *Staphylococcus aureus* enterotoxin B regulates prostaglandin E2 synthesis, growth, and migration in nasal tissue fibroblasts. J Infect Dis. 2008;197(7):1036–43. https://doi.org/10.1086/528989.

56. Okano M, Fujiwara T, Haruna T, Kariya S, Makihara S, Higaki T, et al. Prostaglandin E(2) suppresses staphylococcal enterotoxin-induced eosinophilia-associated cellular responses dominantly through an E-prostanoid 2-mediated pathway in nasal polyps. J Allergy Clin Immunol. 2009;123(4):868–74 e13. https://doi.org/10.1016/j.jaci.2009.01.047.

57. Heffler E, Malvezzi L, Boita M, Brussino L, De Virgilio A, Ferrando M, et al. Immunological mechanisms underlying chronic rhinosinusitis with nasal polyps. Expert Rev Clin Immunol. 2018;14(9):731–7.

https://doi.org/10.1080/1744666x.2018.1512407.

58. Mitchell PD, O'Byrne PM. Biologics and the lung: TSLP and other epithelial cell-derived cytokines in asthma. Pharmacol Ther. 2017;169:104–12. https://doi.org/10.1016/j.pharmthera.2016.06.009.

59. Ho J, Bailey M, Zaunders J, Mrad N, Sacks R, Sewell W, et al. Group 2 innate lymphoid cells (ILC2s) are increased in chronic rhinosinusitis with nasal polyps or eosinophilia. Clin Exp Allergy. 2015;45(2):394–403. https://doi.org/10.1111/cea.12462.

60. Patou J, Gevaert P, Van Zele T, Holtappels G, van Cauwenberge P, Bachert C. *Staphylococcus aureus* enterotoxin B, protein A, and lipoteichoic acid stimulations in nasal polyps. J Allergy Clin Immunol. 2008;121(1):110–5. https://doi.org/10.1016/j.jaci.2007.08.059.

第 **19** 章　　变应性真菌性鼻窦炎

陈枫虹, Matthew W. Ryan, Bradley F. Marple

要点

- 变应性真菌性鼻窦炎（allergic fungal sinusitis, AFS）是嗜酸性粒细胞慢性鼻窦炎伴鼻息肉的一种独特表型。
- 与其他形式的 CRS 伴鼻息肉不同，AFS 有可能导致面部畸形和眼眶并发症，如复视和视力下降。
- 过敏、真菌过敏和金黄色葡萄球菌定植与该病的发病机制有关。目前针对 AFS 的内科和外科治疗类似于其他形式的 2 型 CRS 伴息肉所采用的治疗。
- 新的靶向分子疗法（生物制剂）应在治疗过程中进行专门评估。

19.1　引言

　　过敏性真菌性鼻窦炎是慢性鼻窦炎伴有鼻息肉的一种独特表型，在 20 世纪 80 年代被首次描述。由于 AFS 被描述其易于复发且难以控制，已引起相当大的兴趣，患者可能会出现面部畸形或眼眶并发症，并且该病症的确切病理生理学仍然未明。

　　过敏性真菌性鼻窦炎（AFS）最先被病理学家发现，他们注意到这些患者的鼻窦内容物类似于过敏性支气管肺曲霉病（allergic bronchopulmonary aspergillosis, ABPA）患者的支气管通道的内容物 [1-3]。"过敏性黏蛋白"（现在更恰当地称为"嗜酸性黏蛋白"）含有嗜酸性粒细胞团块和簇状物，以及积聚在患者鼻窦中的非侵入性真菌菌丝，曾被认为是该病的特征性表现。然而，许多 CRS 伴鼻息肉的病例与嗜酸性黏蛋白积聚有关 [4,5]，而一些伴有嗜酸性黏蛋白但未检测到真菌的病例具有不同的临床特征 [6]。另一方面，借助复杂的取样和检测技术，几乎所有 CRS 病例都可能与真菌的存在有关 [7]。因此，仅依靠检测真菌或鉴定嗜酸性黏蛋白来鉴别 AFS 是有限的。

19.2　病理生理学

　　对真菌的超敏反应被认为是 AFS 发病机制的基础，但这种超敏反应的性质尚不清楚。"过敏性"和"非过敏性"真菌超敏反应可能是 AFS 潜在病理生理学的重要组成部分。似乎 AFS 在易感患者中发展，受局部解剖学和环境因素的双重影响 [8]。炎症反应通常限于特定的鼻窦，并且可能是单侧的。这种炎症诱导息肉的形成和嗜酸性黏蛋白的累积。被捕获的真菌和其他病原体继续刺激免疫系统，形成一个恶性循环。随着时间的推移，息肉继续发展，真菌黏液囊肿破坏了鼻窦解剖结构。

多年来，AFS 的发病机制被认为与 ABPA 相同[8]：Gell 和 Coombs1 型和 3 型对真菌过敏原的超敏反应的联合作用导致炎症[9]。事实上，AFS 与过敏，血清总 IgE、真菌抗原特异性 IgE 和 IgG 水平升高明显相关[10,11]。大多数 AFS 患者的过敏性黏蛋白中也可检测到真菌特异性 IgE[12,13]。AFS 和 AFS 样疾病患者中一致发现真菌特异性 IgG3 水平升高[13]。因此，真菌抗原的 1 型超敏反应有助于将 AFS 与其他形式的 CRS 伴息肉和嗜酸性黏蛋白区分开来。此外，血清总 IgE 水平在 AFS 中通常显著升高。有一种假设是金黄色葡萄球菌是该病的微生物辅助因子，高 IgE 水平与金黄色葡萄球菌超抗原有关[14]。

过敏显然不是 AFS 的唯一原因，需要其他免疫机制、解剖学和物理因素来解释 AFS 的临床观察结果[8]。

19.3 流行病学和微生物学

过敏性真菌性鼻窦炎是世界上特定地区 CRS 伴息肉的常见亚型。也许是因为气候决定了接触真菌的程度，美国南部各州和密西西比河流域的发病率最高[15]。该病在世界范围内都有分布，但某些地区（如中东和印度）的患病率似乎很高。AFS 通常发生在有特应性病史[16,17]的年轻人和青少年[8]中。然而，合并哮喘的患病率似乎低于其他伴有息肉的 CRS[18]。根据定义，AFS 患者存在过敏的情况理应通过皮肤或体外测试来证明。

曲霉属曾被认为是这种疾病的致病病原体，但通过美国病例的进一步经验表明，暗色真菌最常见于 AFS 黏液中[16,19]，该疾病的术语因此从"过敏性曲霉菌性鼻窦炎"改为"过敏性真菌性鼻窦炎"。在世界其他地区的 AFS 中，曲霉属仍然是一种常见的分离株[20-22]，然而，具体的真菌生物体似乎并不具有临床意义。尽管如此，通过组织病理学或培养鉴定嗜酸性黏蛋白中的真菌仍然被认为对诊断 AFS 很重要。

19.4 临床表现

AFS 通常起病隐匿，与疾病的严重程度相比，症状通常表现的非常轻微。常见的体征和症状包括鼻塞、嗅觉减退、头痛、流浓稠深色涕、视觉障碍或面部畸形。症状通常是单侧的。眼球突出或内眦间距增宽并不罕见，尤其是在年轻患者中[8,20,23,24]。在做出诊断之前，疾病通常已经很严重了。AFS 的体格检查通常反映疾病的晚期特征。眼球突出或其他眼球移位并不常见。鼻内检查会发现不对称的大块息肉，通常与更开放的鼻腔和相关的鼻中隔偏曲相关。鼻内镜下可见息肉上有浓稠的黄色至棕色黏液。

检测对于确定特应性反应的证据很重要，因为诊断需要证明 1 型超敏反应。可以通过皮肤试验或体外抗原特异性 IgE 试验来完成。AFS 患者可能的实验室检验异常包括外周嗜酸性粒细胞增多和血清总 IgE 水平显著升高。皮肤试验或体外试验通常会证明 IgE 介导的对多种真菌和非真菌抗原的超敏感性[8]。

19.5 诊断标准

AFS 的诊断需要结合临床、影像学、微生物学和组织病理学信息。因此，AFS 的诊断需要手术标本、鼻窦影像和过敏测试。Bent 和 Kuhn 描述了经典的仍被广泛接受的 AFS 诊断标准,他们提出了以下内容:Ⅰ型超敏反应;鼻息肉病;特征性 CT 扫描结果;没有真菌侵入鼻窦组织的嗜酸性黏液;手术切除的鼻窦内容物真菌染色呈阳性[25]。然而,很明显 AFS 诊断标准唯一真正不同的特征(区别于其他 CRS 伴息肉)是Ⅰ型超敏反应和特征性影像学发现[26]。

19.5.1　嗜酸性黏蛋白

大体上,嗜酸性黏蛋白黏稠且颜色深(图 19.1)。在显微镜下,嗜酸性黏蛋白由坏死和脱颗粒嗜酸性粒细胞的簇状和层状结构组成,背景为黏蛋白,偶尔伴有 Charcot Leyden 晶体(图 19.2)。真菌菌丝以不同的丰度存在,可能需要特殊的真菌染色剂进行鉴定(图 19.3)。邻近的黏膜和息肉表现出明显的嗜酸性炎症浸润。

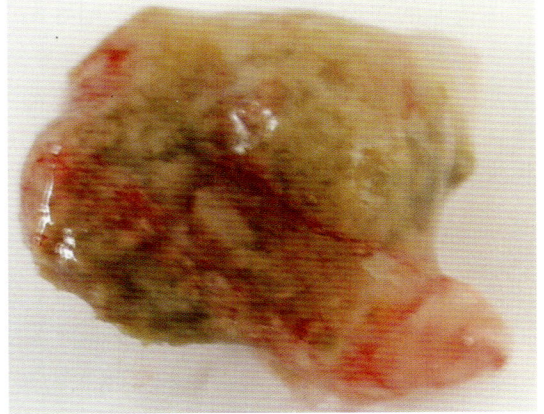

图 19.1　嗜酸性黏蛋白的大体照片

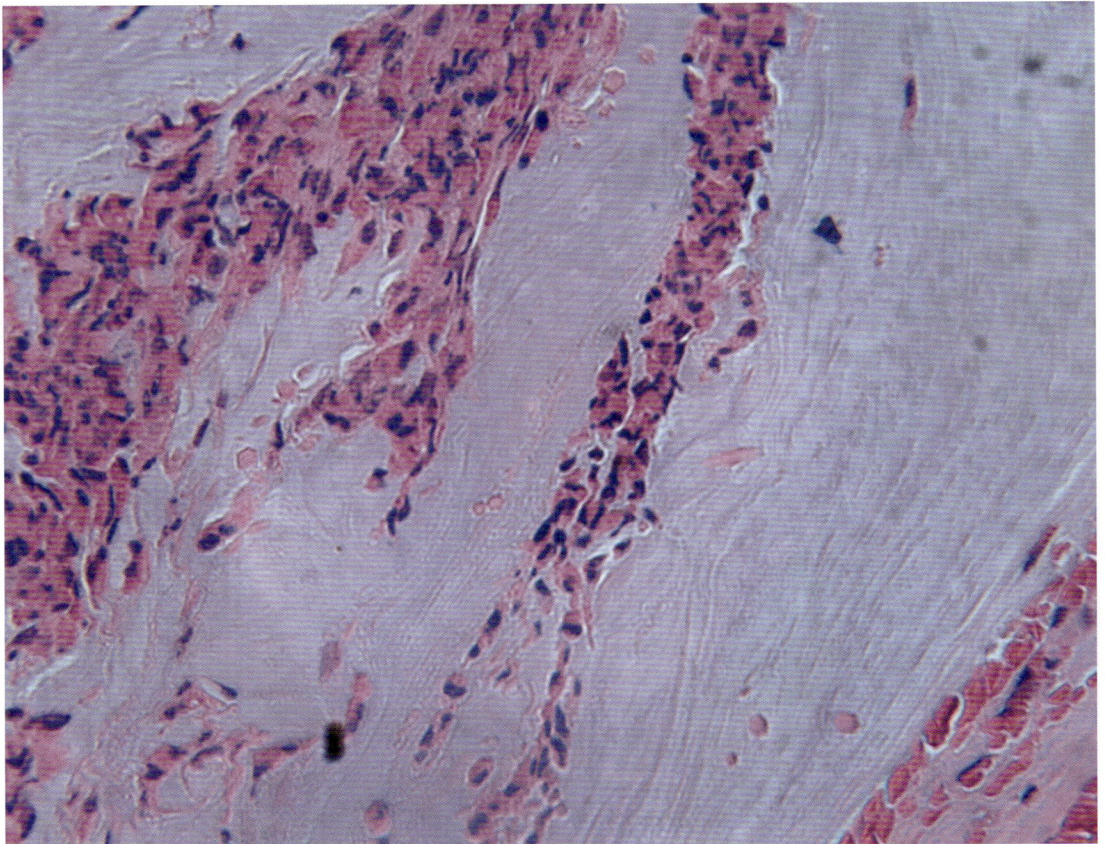

图 19.2　AFS 患者嗜酸性黏蛋白 H&E 染色切片的显微照片。在黏蛋白背景下有嗜酸性粒细胞层,伴有较多 Charcot-Leyden 晶体

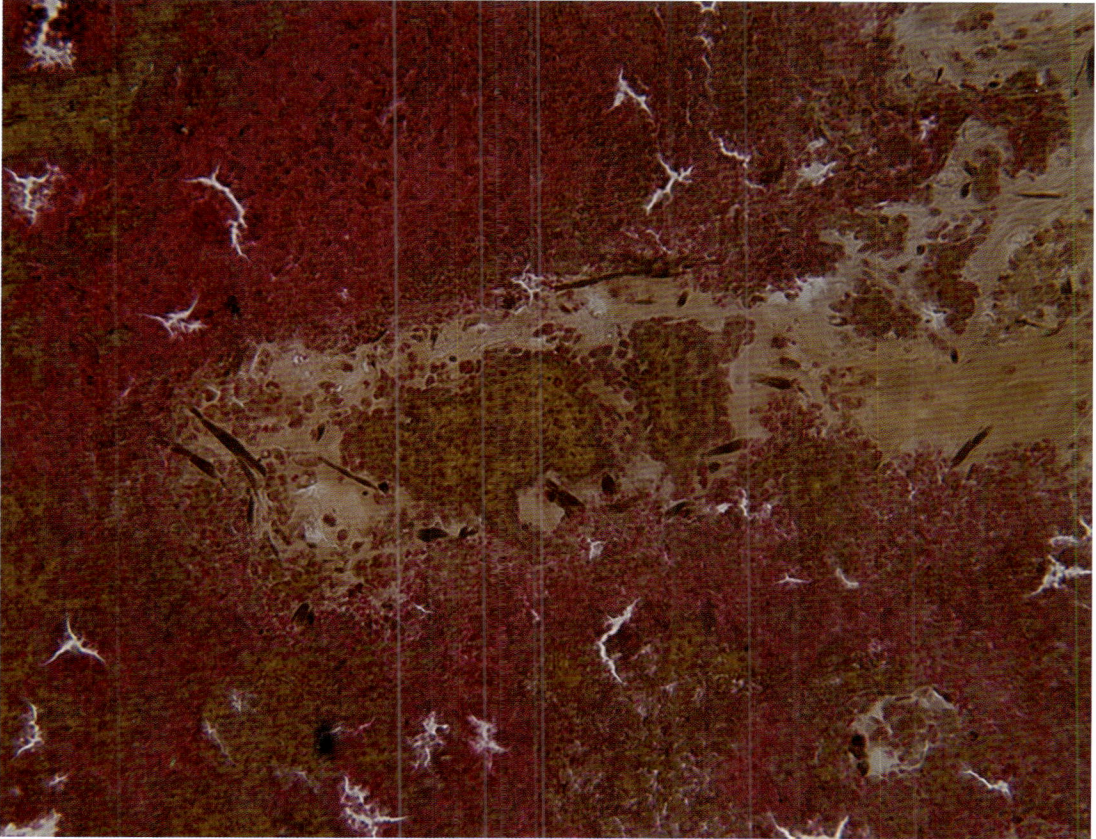

图 19.3 暗色真菌黑色素的 Fontana Masson 染色。嗜酸性粒细胞簇散布着一些分散的深棕色真菌菌丝

19.6 放射学特征

AFS 在计算机断层扫描（CT）或磁共振（MR）成像上具有一定的特征表现。CT 成像显示鼻窦多个不透明的中央高密度、鼻窦黏液囊肿形成和纸质板或颅底侵蚀并伴有压迫性边界（图 19.4、图 19.5），这种模式在其他形式的 CRS 伴息肉中很少见[21,23,27]。

磁共振成像在临床上通常不是必需的，但可用于儿童以限制辐射暴露或有中枢神经系统或眼眶并发症的病例。在 MR 成像上，鼻窦在 T1 像上呈等信号或低信号，在 T2 成像上呈低信号，与嗜酸性黏蛋白区域相对应，周围高信号对应于炎性黏膜[28-30]。

19.7 治疗

AFS 的治疗旨在预防鼻窦膨胀引起的并发症（如面部畸形、复视和视力丧失）并减轻患者的症状负担。与其他形式的 CRS 伴息肉相比，这是一个重要的区别：AFS 有可能导致永久性视力丧失。AFS 的成功治疗通常需要手术和药物治疗相结合，旨在抑制炎症，减少促进炎症的微生物刺激，并支持正常的黏膜纤毛清除。

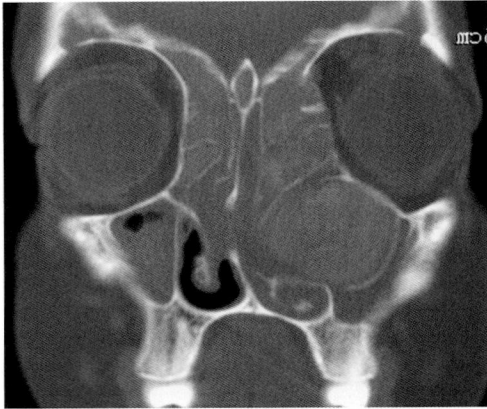

图 19.4 AFS 患者 CT 平扫图像（骨窗，冠状位）。可见窦内容物微弱高密度，伴有左侧筛窦膨胀性生长，黏液囊肿侵蚀左侧上颌窦

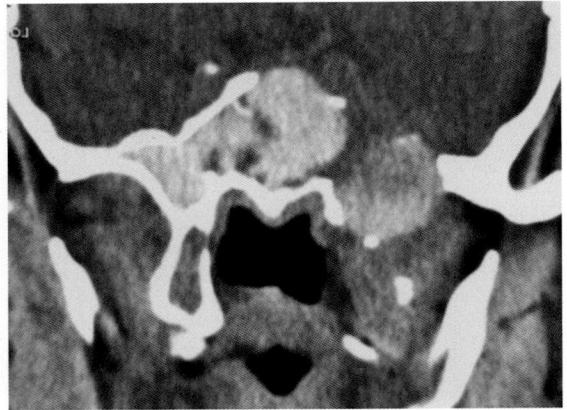

图 19.5 蝶窦区域的 CT 平扫图像（软组织窗，冠状）。双侧蝶窦扩张，内容物呈高密度，骨质侵蚀明显

几乎所有新诊断的 AFS 病例都需要手术。使用外部入路、剥离鼻窦黏膜或闭塞鼻窦的激进手术方法并不合适。当代手术治疗依赖于内镜技术来去除阻塞性息肉和息肉样黏膜，开放鼻窦，清除窦内容物[8]。只有在极少数情况下才需要进行外部手术。大量息肉和黏液囊肿的形成扩大了手术空间，通常可以改善手术入路。然而，扩张性病变可能会扭曲正常的鼻内标志并侵蚀眼眶或大脑的重要骨质屏障，可能会增加手术的风险和难度。因此，图像导航对于定向和促进更完善的手术非常有帮助。不完全的鼻窦开放切除术，保留充满嗜酸性黏蛋白的细胞可能是早期复发的危险因素[31]，并且可能会限制抗炎治疗的有效性。当强化的药物治疗未能清除病变时，需要对息肉复发进行手术治疗。AFS 的药物治疗对于预防或延缓息肉复发至关重要。AFS 的治疗通常需要全身性抗炎药。全身性皮质类固醇在文献中得到了最好的证实[17,32]。术前全身皮质类固醇的短期疗程将缩小息肉并减少手术期间的出血[8]。术后即刻给予全身性皮质类固醇可预防早期的息肉样炎症的复发[33]。全身性皮质类固醇的长期治疗会带来相当大的风险；因此，通常采用短期口服皮质类固醇激素（持续 13 周）来控制鼻腔炎症，并使用局部鼻内类固醇进行长期控制。有时会使用白三烯受体拮抗剂，但缺乏强有力的疗效证据。抗白三烯药物因其安全性和可能的类固醇保留作用而备受青睐[34]。其他抗炎药，如伊曲康唑、大环内酯类抗生素或多西环素可能具有辅助的类固醇保留作用[32,34-36]。

除了全身治疗外，局部治疗也是重要的医学辅助手段。局部鼻用皮质类固醇和盐水冲洗是主要的治疗方法。鼻用类固醇的副作用极小，可有效减少鼻腔炎症或缩小鼻息肉。不幸的是，局部治疗通常不足以抑制 AFS 的快速炎症反应并防止复发。

免疫疗法（IT）是另一种治疗方式，已被提议用于减少 AFS 治疗中对全身性类固醇的依赖。免疫疗法的基本原理是假定 AFS 是 IgE 介导的过程。Folker 等报告了他们在 AFS 患者中使用 IT 的经验，并与没有使用 IT 的对照组进行了比较。在平均 33 个月的随访后，表明免疫疗法治疗的患者内镜下黏膜外观更好，慢性鼻窦炎调查评分更低，需要的口服类固醇疗程更少（2：0），并且对鼻类固醇的依赖性更低（73%：27%）[37]。虽然这不是一项随机双盲研究，但这些结果表明免疫疗法在 AFS 管理中具有潜在作用。

19.8 预后

与其他形式的 CRS 伴息肉一样，AFS 最好被认为是一种无法治愈的慢性疾病。虽然长期临床过程不相同，并且许多患者确实拖延了疾病诊治，因此有必要采取长期的疾病管理方法。开始治疗后，应定期对患者进行鼻内镜检查，以指导药物的调整。没有后续医疗管理的手术治疗通常会失败[38]。据报道，在 AFS 中，初始治疗后息肉或炎症的显著复发率的范围为 10%～100%[8]。很少有关于 AFS 疾病自然发展的纵向研究，但大多数患者需要多次手术并继续需要全身性类固醇的重复治疗[31]。因此，虽然这种疾病可能会在数年内趋于平静，但仍有相当多的患者会患有持续性鼻窦炎，需要持续治疗。

19.9 关于 AFS 的尚未回答的问题

虽然 AFS 现在被认为是一种独特的 CRS 伴息肉表型，但尚不清楚这种表型是否是由于嗜酸性粒细胞炎症的独特内型，以及这种区别是否与治疗相关。迄今为止，变态反应、真菌和金黄色葡萄球菌定植在驱动这些患者中出现的强烈嗜酸性粒细胞炎症中的作用尚不清楚。目前 AFS 的治疗方法通常与用于 CRS 伴息肉的方法相似；除了紧急治疗以预防并发症外，不知道是否应该对 AFS 进行不同的治疗。靶向分子疗法（biologics）现在可用于治疗 CRSwNP；需要进行具体研究以确定它们在管理 AFS 中的有效性和作用。

（刘文冬 陈枫虹 译）

参考文献

1. Katzenstein AL, Sale SR, Greenberger PA. Allergic Aspergillus sinusitis: a newly recognized form of sinusitis. J Allergy Clin Immunol. 1983;72(1):89–93. https://doi.org/10.1016/0091-6749(83)90057-x.

2. Millar JW, Johnston A, Lamb D. Allergic aspergillosis of the maxillary sinuses. Thorax. 1981;36:710.

3. Safirstein BH. Allergic bronchopulmonary aspergillosis with obstruction of the upper respiratory tract. Chest. 1976;70(6):788–90. https://doi.org/10.1378/chest.70.6.788.

4. Allphin AL, Strauss M, Abdul-Karim FW. Allergic fungal sinusitis: problems in diagnosis and treatment. Laryngoscope. 1991;101(8):815–20. https://doi.org/10.1288/00005537-199108000-00003.

5. Cody DT II, Neel HB III, Ferreiro JA, Roberts GD. Allergic fungal sinusitis: the Mayo Clinic experience. Laryngoscope. 1994;104(9):1074–9. https://doi.org/10.1288/00005537-199409000-00005.

6. Ferguson BJ. Eosinophilic mucin rhinosinusitis: a distinct clinicopathological entity. Laryngoscope. 2000;110(5 Pt 1):799–813. https://doi.org/10.1097/00005537-200005000-00010.

7. Ponikau JU, Sherris DA, Kern EB, Homburger HA, Frigas E, Gaffey TA, et al. The diagnosis and incidence of allergic fungal sinusitis. Mayo Clin Proc.

1999;74(9):877–84. https://doi.org/10.4065/74.9.877.

8. Marple BF. Allergic fungal rhinosinusitis: current theories and management strategies. Laryngoscope. 2001;111(6):1006–19. https://doi.org/10.1097/00005537-200106000-00015.

9. Schubert MS, Goetz DW. Evaluation and treatment of allergic fungal sinusitis. I. Demographics and diagnosis. J Allergy Clin Immunol. 1998;102(3):387–94. https://doi.org/10.1016/s0091-6749(98)70125-3.

10. Manning SC, Holman M. Further evidence for allergic pathophysiology in allergic fungal sinusitis. Laryngoscope. 1998;108(10):1485–96. https://doi.org/10.1097/00005537-199810000-00012.

11. Stewart AE, Hunsaker DH. Fungus-specific IgG and IgE in allergic fungal rhinosinusitis. Otolaryngol Head Neck Surg. 2002;127(4):324–32. https://doi.org/10.1067/mhn.2002.126801.

12. Collins M, Nair S, Smith W, Kette F, Gillis D, Wormald PJ. Role of local immunoglobulin E production in the pathophysiology of noninvasive fungal sinusitis. Laryngoscope. 2004;114(7):1242–6. https://doi.org/10.1097/00005537-200407000-00019.

13. Pant H, Kette FE, Smith WB, Wormald PJ, Macardle PJ. Fungal-specific humoral response in eosinophilic mucus chronic rhinosinusitis. Laryngoscope.

2005;115(4):601–6.   https://doi.org/10.1097/01.
mlg.0000161341.00258.54.

14. Dutre T, Al Dousary S, Zhang N, Bachert C. Allergic
fungal rhinosinusitis-more than a fungal disease? J
Allergy Clin Immunol. 2013;132(2):487–9.e1. https://
doi.org/10.1016/j.jaci.2013.02.040.

15. Ferguson BJ, Barnes L, Bernstein JM, Brown D,
Clark CE III, Cook PR, et al. Geographic variation
in allergic fungal rhinosinusitis. Otolaryngol Clin
N Am. 2000;33(2):441–9. https://doi.org/10.1016/
s0030-6665(00)80018-3.

16. Ence BK, Gourley DS, Jorgensen NL, Shagets FW,
Parsons DS. Allergic fungal sinusitis. Am J Rhinol.
1990;4(5):169–78.

17. Schubert MS, Goetz DW. Evaluation and treatment
of allergic fungal sinusitis. II. Treatment and follow-
up. J Allergy Clin Immunol. 1998;102(3):395–402.
https://doi.org/10.1016/s0091-6749(98)70126-5.

18. Promsopa C, Kansara S, Citardi MJ, Fakhri S, Porter
P, Luong A. Prevalence of confirmed asthma varies
in chronic rhinosinusitis subtypes. Int Forum Allergy
Rhinol. 2016;6(4):373–7. https://doi.org/10.1002/
alr.21674.

19. Manning SC, Schaefer SD, Close LG, Vuitch F. Culture-
positive allergic fungal sinusitis. Arch Otolaryngol
Head Neck Surg. 1991;117(2):174–8. https://doi.
org/10.1001/archotol.1991.01870140062007.

20. Gupta AK, Bansal S, Gupta A, Mathur N. Is fungal
infestation of paranasal sinuses more aggressive in
pediatric population? Int J Pediatr Otorhinolaryn-
gol. 2006;70(4):603–8. https://doi.org/10.1016/j.
ijporl.2005.08.014.

21. Saravanan K, Panda NK, Chakrabarti A, Das A,
Bapuraj RJ. Allergic fungal rhinosinusitis: an attempt
to resolve the diagnostic dilemma. Arch Otolaryngol
Head Neck Surg. 2006;132(2):173–8. https://doi.
org/10.1001/archotol.132.2.173.

22. Singh N, Bhalodiya NH. Allergic fungal sinus-
itis (AFS) – earlier diagnosis and management. J
Laryngol Otol. 2005;119(11):875–81. https://doi.
org/10.1258/002221505774783412.

23. McClay JE, Marple B, Kapadia L, Biavati MJ,
Nussenbaum B, Newcomer M, et al. Clinical pre-
sentation of allergic fungal sinusitis in children.
Laryngoscope. 2002;112(3):565–9. https://doi.
org/10.1097/00005537-200203000-00028.

24. Manning SC, Vuitch F, Weinberg AG, Brown
OE. Allergic aspergillosis: a newly recognized
form of sinusitis in the pediatric population.
Laryngoscope. 1989;99(7 Pt 1):681–5. https://doi.
org/10.1288/00005537-198907000-00003.

25. Bent JP III, Kuhn FA. Diagnosis of allergic fungal
sinusitis. Otolaryngol Head Neck Surg. 1994;111(5):
580–8. https://doi.org/10.1177/019459989411100508.

26. Fokkens WJ, Lund VJ, Mullol J, Bachert C, Alobid
I, Baroody F, et al. EPOS 2012: European position
paper on rhinosinusitis and nasal polyps 2012. A
summary for otorhinolaryngologists. Rhinology.
2012;50(1):1–12. https://doi.org/10.4193/Rhi-
no50E2.

27. Ghegan MD, Lee FS, Schlosser RJ. Incidence of skull
base and orbital erosion in allergic fungal rhinosinus-
itis (AFRS) and non-AFRS. Otolaryngol Head Neck
Surg. 2006;134(4):592–5. https://doi.org/10.1016/j.
otohns.2005.11.025.

28. Aribandi M, McCoy VA, Bazan C III. Imaging fea-
tures of invasive and noninvasive fungal sinusitis: a
review. Radiographics. 2007;27(5):1283–96. https://
doi.org/10.1148/rg.275065189.

29. Manning SC, Merkel M, Kriesel K, Vuitch F,
Marple B. Computed tomography and magnetic
resonance diagnosis of allergic fungal sinusitis.
Laryngoscope. 1997;107(2):170–6. https://doi.
org/10.1097/00005537-199702000-00007.

30. Zinreich SJ, Kennedy DW, Malat J, Curtin HD, Epstein
JI, Huff LC, et al. Fungal sinusitis: diagnosis with CT
and MR imaging. Radiology. 1988;169(2):439–44.
https://doi.org/10.1148/radiology.169.2.3174990.

31. Marple B, Newcomer M, Schwade N, Mabry
R. Natural history of allergic fungal rhinosinusitis:
a 4- to 10-year follow-up. Otolaryngol Head Neck
Surg. 2002;127(5):361–6. https://doi.org/10.1067/
mhn.2002.129806.

32. Kuhn FA, Javer AR. Allergic fungal sinusitis: a four-
year follow-up. Am J Rhinol. 2000;14(3):149–56.
https://doi.org/10.2500/105065800782102780.

33. Sohail MA, Al Khabori MJ, Hyder J, Verma A. Allergic
fungal sinusitis: can we predict the recurrence?
Otolaryngol Head Neck Surg. 2004;131(5):704–10.
https://doi.org/10.1016/j.otohns.2004.04.004.

34. Schubert MS. Antileukotriene therapy for allergic fun-
gal sinusitis. J Allergy Clin Immunol. 2001;108(3):466–
7. https://doi.org/10.1067/mai.2001.117592.

35. Erwin GE, Fitzgerald JE. Case report: allergic
bronchopulmonary aspergillosis and allergic fun-
gal sinusitis successfully treated with voricon-
azole. J Asthma. 2007;44(10):891–5. https://doi.
org/10.1080/02770900701750197.

36. Rains BM III, Mineck CW. Treatment of allergic
fungal sinusitis with high-dose itraconazole. Am J
Rhinol. 2003;17(1):1–8.

37. Folker RJ, Marple BF, Mabry RL, Mabry
CS. Treatment of allergic fungal sinusitis: a com-
parison trial of postoperative immunotherapy
with specific fungal antigens. Laryngoscope.
1998;108(11 Pt 1):1623–7. https://doi.
org/10.1097/00005537-199811000-00007.

38. Kupferberg SB, Bent JP III, Kuhn FA. Prognosis
for allergic fungal sinusitis. Otolaryngol Head Neck
Surg. 1997;117(1):35–41. https://doi.org/10.1016/
s0194-5998(97)70203-1.

2型免疫反应和结局　　第20章

Claus Bachert

要点

- 了解2型免疫反应的作用对于更好地管理CRSwNP患者至关重要。
- 2型免疫反应的特征是组织嗜酸性粒细胞增多、产生IgE的B细胞增多以及2型细胞因子IL-4、IL-5和IL-13浓度升高。
- 高达70%的2型CRSwNP患者合并哮喘，并且在手术或药物治疗后更有可能复发。
- 目前为CRSwNP开发的生物制剂均以2型免疫反应为目标。

2型免疫反应的机制主要于第5～17章讲述。这些病理机制转化为生物标志物，例如黏膜组织和鼻腔分泌物中的局部嗜酸性粒细胞增多，以及组织和分泌物中总IgE和过敏原特异性IgE的高浓度表达；病理机制也可诱发典型症状，例如CRSwNP由于纤维蛋白沉积导致的息肉而引起鼻塞，以及在没有息肉生长的区域出现鼻腔和鼻窦黏膜肿胀。2型细胞因子调节典型黏性分泌物的产生，这些分泌物因2型炎症诱导的嗜酸性粒细胞外捕获（EET）和夏科莱登晶体（CLC）的形成而变得更加黏稠[1]。2型细胞因子也会影响嗅觉神经，即使没有完全鼻塞也会导致嗅觉功能障碍；度匹鲁单抗是一种有效的IL-4受体拮抗剂，起效速度快，甚至在息肉肿块退化之前即起效[2]。

临床医生习惯于关注组织或外周血中的嗜酸性粒细胞；测量血液中的这个参数，并要求病理学家说明在手术中采集的组织中是否存在组织嗜酸性粒细胞增多是临床常规方法[3-5]。CRSwNP通常是"嗜酸性粒细胞"型的，这取决于每个所选视野的嗜酸性粒细胞阈值和患者居住的区域。在组织嗜酸性粒细胞数量较少的情况下，临床医生将其称为"中性粒细胞"型。依此即可进行一些区分，甚至可以根据嗜酸性粒细胞和中性粒细胞计数预测手术后的复发[3]。然而，这种二分法是一个重要误解。在每个嗜酸性息肉中，中性粒细胞也存在并被激活，反映为中性粒细胞生物标志物浓度增加[6,7]。细胞在整个组织中分布不均，数量可能因息肉内的区域而异。而且，嗜酸性粒细胞不能完全反映2型免疫反应，因为不能反映IgE的产生（不等同于过敏，有些不一样）！

为了更好地反映黏膜组织内的炎症过程，内型的分类应该使用可量化的炎症介质和细胞因子。Tomassen等[6]成功地根据各种免疫标记物对患有CRS的受试者进行了聚类，与临床表型无关；其次，作者将定义的亚群与临床信息或表型相匹配。在一项多中心病例对照研究中，纳入了接受手术的173例CRS病例和89例对照组，并分析了组织的多种T细胞因子，包括IL-5、IFNγ、IL-17A、TNF-α、IL-22；促炎细胞因子IL-1β、IL-6、IL-8；粒细胞活化标志物嗜酸性粒细胞阳离子蛋白和髓过氧化物酶；重塑因子TGF-β1和白蛋白；最后是总

IgE 和 SE-IgE 以反映适应性免疫反应（图 20.1）。

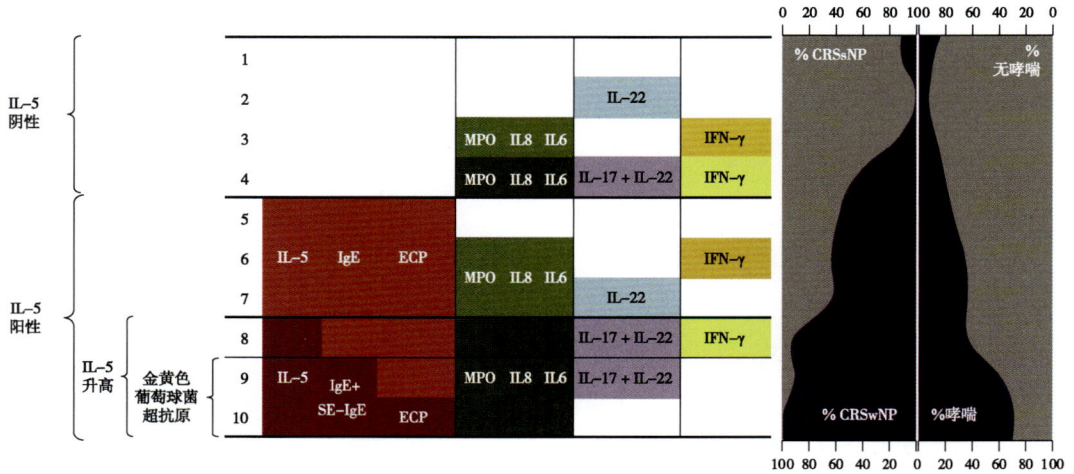

图 20.1 集群及其特征性细胞因子的简单图形描述，以及 CRSsNP 与 CRSwNP 和哮喘的分布。对于细胞因子，白色表示浓度没有增加，浅色表示浓度中度增加，深色表示浓度显著增加。水平线表示集群，由 IL-5、SE-IgE 和 CRSwNP 以及哮喘特征确定（摘自 P Tomassen et al. J Allergy Clin Immunol 2016）

　　CRS 病例的聚类分析得出：四个群具有低水平或检测不出 IL-5、ECP、IgE 和白蛋白浓度，六个群这些标记具有高浓度水平。在四个 IL-5 低浓度的群中，有三个群显示出有限的炎症：1 型、17 型或 22 型；这些病例在临床上主要与 CRSsNP 表型相似，哮喘患病率不高。IL-5 高浓度的群被分成三个 IL-5 水平中度和哮喘患病率适度增加的集群，和一组具有高 IL-5 浓度且几乎完全代表哮喘患病率显著增加的 NP 表型。在后者中，两个群显示出最高浓度的 IgE 和其他 2 型标记物，以及最高的哮喘患病率，所有样本均表达 SE IgE。总之，具有不同炎症机制的不同群可能导致相同的临床表型，但内型比仅提供表型信息更准确地描述了所涉及的炎症机制。

　　因此，我们通过无偏倚的方式分析生物标志物，描述了第一个基于群的 CRS 内型分化[6]，结果证明其具有临床相关性；哮喘合并症和局部复发的风险可以通过内型推断，与非 2 型内型相比，哮喘合并症和局部复发的风险具有中度和重度 2 型内型，这使该方法成为临床可用和相关的工具。这是必要条件，例如，只有当内型支持治疗决策和预测病程时，才有助于更好的疾病管理，对患者有利，也有利于资源的充分利用。随着手术方法的分化和生物制剂引入治疗策略，内型分类变得更加重要；很明显，单克隆抗体是高度靶向的方法，只应给予重症患者，尤其是在使疾病长期存在的分子方面匹配的患者。显然，昂贵的抗 2 型细胞因子抗体不应该用于非 2 型疾病的患者！在未来，这种选择甚至可能获得更多的动力，因为有可能针对 2 型免疫反应中的特定细胞因子定制治疗（图 20.2）。

　　鼻腔和肺部的免疫反应通常也可以通过外周血中嗜酸性粒细胞数量的增加或血清 IgE 浓度的增加来读取，这些反应大多具有特异性的多克隆特征，例如存在对吸入性过敏原的小的过敏原特异性 IgE，但也存在大的葡萄球菌抗原。这种多克隆性可能是特异的，导致特定的 IgE 独特型低于检测低限，但总血清 IgE 浓度却远高于正常值。血液嗜酸性粒细胞增多和高血清总 IgE 都是 2 型免疫反应的指标。

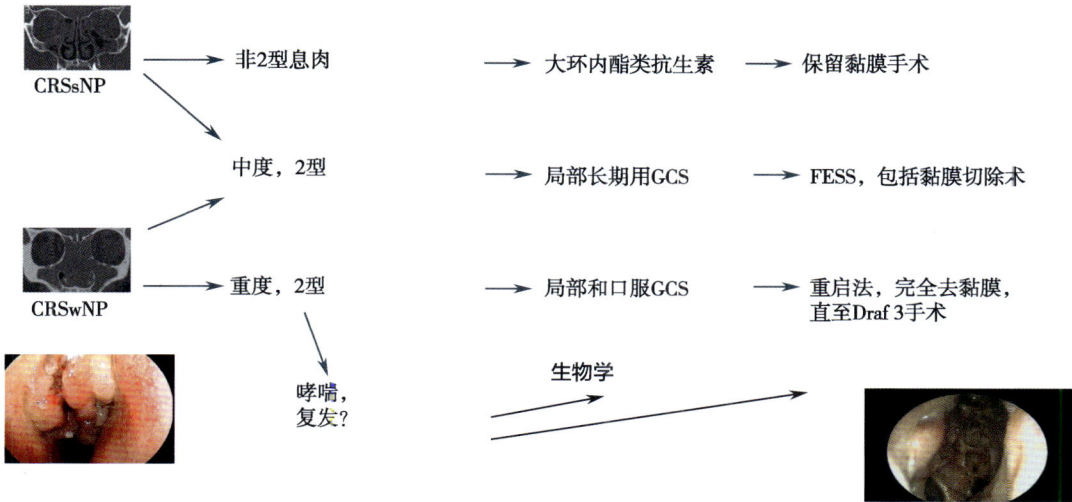

图 20.2 内型与结果。GCS，糖支质激素

2 型免疫反应的结果是疾病复发，与非 2 型息肉相比，2 型鼻息肉的复发率明显更高，对于伴有或不伴有 2 型疾病的 CRSsNP 也是如此 [6,7]。嗜酸性粒细胞、IL-5、ECP、总 IgE 和 SE IgE 等因素已被证明与疾病复发相关 [8,9]。复发风险的增加持续十多年 [10]，一生中可能需要多次手术。鼻窦内复发的可能性当然可能在很大程度上取决于手术方法，这可能是黏膜保留或完整的去除（也称为"重启方法" [11]，见第 46、51 章）。如今很明显，严重的 2 型黏膜炎症存在于所有鼻窦、息肉以及增厚或甚至看起来正常的鼻窦黏膜中 [12]，并且炎症黏膜不完全的去除可能会导致快速和严重复发。鼻甲也是炎症的一部分，但很少形成息肉（见第 46、51 章）。

然而，2 型免疫反应不仅会导致局部疾病，也存在一系列与上呼吸道 2 型免疫反应相关的合并症，包括早发性的过敏性鼻炎和迟发性的鼻息肉等疾病 [13]。过敏性鼻炎的典型特征是同时存在特应性皮肤病、食物过敏和过敏性哮喘 [14]。CRSwNP 与迟发性哮喘显著相关 [15]，后者可能在鼻息肉病之前或之后被诊断出来，或者在 CRSwNP 诊断后的十年内发展。

通常，伴发哮喘是轻度至中度，随着时间的推移可能发展为严重哮喘 [16]，并且对葡萄球菌超抗原（血清 SE IgE）的 2 型免疫反应具有预测性，而吸入性过敏原特异性 IgE 则不具有预测性。但也有一批重症哮喘患者合并鼻息肉影响哮喘严重程度 [17]，这些息肉通常没有被诊断出来，因为没有转诊给鼻科医生，因此没有得到适当的治疗。然而，在生物制剂领域，也可以与哮喘的治疗一起得到控制，因为相同的生物制剂也可以减轻鼻息肉疾病的负担。事实上，2 型合并症应被视为 CRSwNP 或哮喘以及可能的特应性皮炎中生物制剂适应证的重要因素。

因此，CRSwNP 中的 2 型免疫反应会导致局部复发和哮喘合并症，以及外周血中嗜酸性粒细胞增加和血清 IgE 增加并伴有多克隆性。这一事实也可用于诊断管理，例如，患有迟发性哮喘的 CRSwNP 患者很可能患有 2 型疾病；血液血清生物标志物可以证实这一点。过去重复手术也可能表明 2 型免疫反应，但当然取决于黏膜切除的完全与否。要时刻考虑疾病表现的环境；在欧洲，超过 80% 的息肉以 2 型免疫炎症和高达 70% 的频发哮喘合并症为特征，除临床特征外，对额外的生物标志物的需求可能较低，而在中国，2 型免疫反应发生频率较低且程度较轻的哮喘（见第 21 章），对生物标志物的需求可能会显著增加。

很明显，几种临床表型具有共同的特征途径，应归纳为一种常见的内型：2 型 CRSwNP、AERD[18,19] 和 AFRS[20] 都是 2 型炎症反应，因此可能存在"临床相关"；事实上，它们都具有鼻窦息肉形成、哮喘合并症和鼻窦手术后复发的特征。相反，免疫缺陷、纤毛运动缺陷、CF 和感染性鼻窦疾病的特征是黏膜的 1 型和 / 或 17 型"嗜中性"免疫反应。因此，临床表型（如 CRSwNP）可以有不同的内型特征，而 2 型免疫反应等内型可能构成多种表型的背景。然而，对内型而不是表型的理解将指导在制定诊断措施、了解疾病的自然病程、估计预后和风险以及最终确定特别针对患有严重疾病的患者的创新治疗前景方面取得进展（表 20.1）。

表 20.1   2 型 CRS 的临床特征和指标

强指标	中等指标
伴发迟发性哮喘	其他 2 型合并症，过敏
组织学上有组织嗜酸性粒细胞增多的手术史	CRSwNP 的一次或多次手术
非甾体抗炎药（NSAIDs）加重的疾病（NERD）	在过去 2 年内曾因 CRS 口服 1 次或 2 次糖皮质激素
血嗜酸性粒细胞 > 300 个细胞 /mm³	血嗜酸性粒细胞 150 个 /mm³
血清 IgE > 150kU/L，多克隆性	血清 IgE > 100kU/L
SE IgE 阳性	

（刘文冬   陈枫虹 译）

参考文献

1. Gevaert E, Delemarre T, De Volder J, Zhang N, Holtappels G, De Ruyck N, et al. Charcot-Leyden crystals promote neutrophilic inflammation in patients with nasal polyposis. J Allergy Clin Immunol. 2020;145(1):427–30.e4. https://doi.org/10.1016/j.jaci.2019.08.027.

2. Bachert C, Han JK, Desrosiers M, Hellings PW, Amin N, Lee SE, et al. Efficacy and safety of dupilumab in patients with severe chronic rhinosinusitis with nasal polyps (LIBERTY NP SINUS-24 and LIBERTY NP SINUS-52): results from two multicentre, randomised, double-blind, placebo-controlled, parallel-group phase 3 trials. Lancet (London, England). 2019;394(10209):1638–50. https://doi.org/10.1016/s0140-6736(19)31881-1.

3. Vlaminck S, Vauterin T, Hellings PW, Jorissen M, Acke F, Van Cauwenberge P, et al. The importance of local eosinophilia in the surgical outcome of chronic rhinosinusitis: a 3-year prospective observational study. Am J Rhinol Allergy. 2014;28(3):260–4. https://doi.org/10.2500/ajra.2014.28.4024.

4. Hu Y, Cao PP, Liang GT, Cui YH, Liu Z. Diagnostic significance of blood eosinophil count in eosinophilic chronic rhinosinusitis with nasal polyps in Chinese adults. Laryngoscope. 2012;122(3):498–503. https://doi.org/10.1002/lary.22507.

5. Lou H, Meng Y, Piao Y, Zhang N, Bachert C, Wang C, et al. Cellular phenotyping of chronic rhinosinusitis with nasal polyps. Rhinology. 2016;54(2):150–9. https://doi.org/10.4193/Rhin15.271.

6. Tomassen P, Vandeplas G, Van Zele T, Cardell LO, Arebro J, Olze H, et al. Inflammatory endotypes of chronic rhinosinusitis based on cluster analysis of biomarkers. J Allergy Clin Immunol. 2016;137(5):1449–56.e4. https://doi.org/10.1016/j.jaci.2015.12.1324.

7. Stevens WW, Peters AT, Tan BK, Klingler AI, Poposki JA, Hulse KE, et al. Associations between inflammatory endotypes and clinical presentations in chronic rhinosinusitis. J Allergy Clin Immunol Pract. 2019;7(8):2812–20.e3. https://doi.org/10.1016/j.jaip.2019.05.009.

8. Zhang N, Van Zele T, Perez-Novo C, Van Bruaene N, Holtappels G, DeRuyck N, et al. Different types of T-effector cells orchestrate mucosal inflammation in chronic sinus disease. J Allergy Clin Immunol. 2008;122(5):961–8. https://doi.org/10.1016/j.jaci.2008.07.008.

9. Van Zele T, Holtappels G, Gevaert P, Bachert C. Differences in initial immunoprofiles between recurrent and nonrecurrent chronic rhinosinusitis with nasal polyps. Am J Rhinol Allergy. 2014;28(3):192–8.

https://doi.org/10.2500/ajra.2014.28.4033.

10. Calus L, Van Bruaene N, Bosteels C, Dejonckheere S, Van Zele T, Holtappels G, et al. Twelve-year follow-up study after endoscopic sinus surgery in patients with chronic rhinosinusitis with nasal polyposis. Clin Transl Allergy. 2019;9:30. https://doi.org/10.1186/s13601-019-0269-4.

11. Alsharif S, Jonstam K, van Zele T, Gevaert P, Holtappels G, Bachert C. Endoscopic sinus surgery for type-2 CRS wNP: an endotype-based retrospective study. Laryngoscope. 2019;129(6):1286–92. https://doi.org/10.1002/lary.27815.

12. Jonstam K, Alsharif S, Bogaert S, Suchonos N, Holtappels G, Park J, et al. Extensive type 2 inflammation in chronic rhinosinusitis with nasal polyps is suppressed by complete sinus mucosa removal (reboot surgery). JACI submitted.

13. Bachert C, Zhang N, Holtappels G, De Lobel L, van Cauwenberge P, Liu S, et al. Presence of IL-5 protein and IgE antibodies to staphylococcal enterotoxins in nasal polyps is associated with comorbid asthma. J Allergy Clin Immunol. 2010;126(5):962–8 8.e1–6. https://doi.org/10.1016/j.jaci.2010.07.007.

14. Sørensen M, Klingenberg C, Wickman M, Sollid JUE, Furberg AS, Bachert C, et al. *Staphylococcus aureus* enterotoxin sensitization is associated with allergic poly-sensitization and allergic multimorbidity in adolescents. Allergy. 2017;72(10):1548–55. https://doi.org/10.1111/all.13175.

15. Khan A, Vandeplas G, Huynh TMT, Joish VN, Mannent L, Tomassen P, et al. The Global Allergy and Asthma European Network (GALEN) rhinosinusitis cohort: a large European cross-sectional study of chronic rhinosinusitis patients with and without nasal polyps. Rhinology. 2019;57(1):32–42. https://doi.org/10.4193/Rhin17.255.

16. Sintobin I, Siroux V, Holtappels G, Pison C, Nadif R, Bousquet J, et al. Sensitisation to staphylococcal enterotoxins and asthma severity: a longitudinal study in the EGEA cohort. Eur Respir J. 2019;54(3). https://doi.org/10.1183/13993003.00198-2019.

17. Heffler E, Blasi F, Latorre M, Menzella F, Paggiaro P, Pelaia G, et al. The severe asthma network in Italy: findings and perspectives. J Allergy Clin Immunol Pract. 2019;7(5):1462–8. https://doi.org/10.1016/j.jaip.2018.10.016.

18. Mahdavinia M, Carter RG, Ocampo CJ, Stevens W, Kato A, Tan BK, et al. Basophils are elevated in nasal polyps of patients with chronic rhinosinusitis without aspirin sensitivity. J Allergy Clin Immunol. 2014;133(6):1759–63. https://doi.org/10.1016/j.jaci.2013.12.1092.

19. Pérez-Novo CA, Watelet JB, Claeys C, Van Cauwenberge P, Bachert C. Prostaglandin, leukotriene, and lipoxin balance in chronic rhinosinusitis with and without nasal polyposis. J Allergy Clin Immunol. 2005;115(6):1189–96. https://doi.org/10.1016/j.jaci.2005.02.029.

20. Dutre T, Al Dousary S, Zhang N, Bachert C. Allergic fungal rhinosinusitis-more than a fungal disease? J Allergy Clin Immunol. 2013;132(2):487–9.e1. https://doi.org/10.1016/j.jaci.2013.02.040.

第21章　地区差异

Kun Du, 王向东

要点
● CRSwNP 患者中 2 型免疫反应的发生率随地理区域而异。

在 2005 年之前，我们对 CRS 炎症模式的现有认识几乎完全来自对西方患者的研究。这些研究表明对于西方患者来说，鼻息肉是"嗜酸性"的，其特征在于白细胞介素（IL）-5 及其他 2 型细胞因子的表达，而 CRSsNP 则类似于表达 IFN-γ 的 1 型疾病 [1,2]。然而，亚洲 CRSwNP 患者的炎症模式与欧洲和北美相比存在显著区别，嗜酸性粒细胞较少，中性粒细胞炎症较多 [3]。与白种人相比，中国 CRSwNP 患者表现出以中性粒细胞为主的炎症 [4]。在西方世界，约 80% 的 CRSwNP 患者表现出 2 型炎症特征 [5,6]，而在中国、韩国和泰国，仅有 20%～60% 的 CRSwNP 患者表现 2 型炎症特征 [3]。通过测定 ECP/MPO 的值，王向东等研究 [7] 发现 CRSwNP 病例在欧洲、日本和澳大利亚地区表现为嗜酸性粒细胞优势（嗜酸性粒细胞 >50%），而在中国北京及成都地区表现为非嗜酸性粒细胞优势（嗜酸性粒细胞 <50%）。另一项研究也发现，在中国北京，小于 50% 的 CRSwNP 病例表现嗜酸性粒细胞炎症 [8]。不同地理区域的研究表明，CRS 的免疫学模式在所有种族人群中并不相同 [9]。

事实上，嗜酸性粒细胞炎症及中性粒细胞炎症的二分法并不能代表 CRS 患者鼻黏膜内发生的所有免疫反应（如第 20 章所述）。一项关于比利时患者鼻息肉中发现的转录因子、细胞因子和细胞浸润的扩展分析表明，与中国南方患者相比，白种 CRSwNP 患者鼻息肉有显著更高的 Th2 转录因子 GATA-3 和 Th2 细胞因子 IL-5 的水平，且中国南方患者的息肉表现出 Th1/Th17 细胞模式。与各自的对照组相比，两个 CRSwNP 组均显示 Foxp3 表达和 TGF-β1 蛋白水平显著下调 [10]。另一项研究提供给我们从地区差异中学习的机会：83% 的比利时患者息肉样本为 IL-5 蛋白阳性，而仅 20% 四川省患者息肉样本为 IL-5 蛋白阳性，且两组分别有 34% 和 9%（$P<0.01$）的受试者患有哮喘合并症 [11]。同样，曹平平等研究 [12] 发现中国中南部 CRSsNP 患者 IFN-γ 表达水平较高，仅嗜酸性 CRSwNP 患者亚群表现为 GATA-3 和 IL-5 的表达增强。这些研究都清楚地表明了在不同地区发现的相同疾病表型内的免疫异质性。

内型指具有独特机制的疾病亚型。由于特定分子或细胞的参与，这些亚型在功能和病理上彼此不同 [13,14]。目前，通过使用 Th1、Th2 或 Th17 相关的炎症生物标志物，CRS 病例已被分为不同的炎症内型，如 1 型（T1）、2 型（T2）和 3 型（T3）。Tomassen 等 [13] 根据 Th 细胞因子、炎症生物标志物和 IgE 的不同表达模式，描述了欧洲患者伴和不伴鼻息肉的三种 CRS 内型。这项研究显示，CRS 可分为三种内型，非 2 型炎症占比 44%，中度 2 型炎症占比

38% 和重度 2 型炎症占比 18%，鼻息肉表型（从 <15% 到 >90%）和哮喘并发率从非 2 型炎症（约 5%）到重度 2 型炎症（约 60%～70%）均有明显增加。廖波等[15] 最近对中国中部地区的 CRS 患者进行了分析，发现了 7 个 CRS 患者集群。这些集群显示出非 2 型炎症（83%）占大多数，而中度 2 型炎症（4%）和重度 2 型炎症（13%）较少。上述两项研究均通过收集鼻息肉组织和鼻窦黏膜样本来研究 CRS 的内型。相比之下，最近的另一项研究报告了基于鼻腔鼻窦黏液样本分析北美人群中的 CRS 内型。该研究表明，分别有 7%、8% 和 8% 的患者存在具促炎特征的重度、中度和轻度 2 型内型；62% 的患者存在无促炎特征的轻度 2 型内型；15% 的患者具有促炎特征，但无明显的 Th1、Th2 或 Th17 相关特征[16]。此外，王向东等[7] 描述了亚洲（中国和日本）、欧洲（比利时、荷兰、卢森堡和德国）和澳大利亚等三大洲 CRS 患者的 Th 细胞因子水平，并进行了比较，结果显示不同地区之间 Th 细胞因子特征存在显著差异，并表明与亚洲的 CRSwNP 组织相比，来自欧洲和澳大利亚的 CRSwNP 组织的 2 型炎症表达更高；然而，在亚洲，表达模式也各不相同，从中国成都的低 2 型炎症表达到中国北京和日本的中度 2 型炎症表达[7]。这些差异也反映在 CRSsNP 患者中，但程度较小。此外，鼻息肉组织中 SE-IgE 抗体水平显示出与 2 型炎症特征平行的显著变化。上述研究表明，CRS 的 1 型、2 型和 3 型炎症特征似乎在全球范围内也显示出不同的地理分布。

至于与哮喘合并症相关的生物标志物，鼻息肉组织中的 SE-IgE 和总 IgE 是欧洲患者哮喘最重要的预测因子，而 IL-5 是中国患者的重要预测因子[11]。Tomassen 等[13] 调查了来自 11 个欧洲中心的 CRS 样本，发现 12.9% 患者的鼻窦黏膜或鼻息肉检测 SE-IgE 为阳性。此外，SE-IgE 和总 IgE 水平较高的患者哮喘发生率较高（约 64%～71%）。但国内研究结果与之不同。Bachert 等[11] 发现 37% 的比利时患者息肉 SE-IgE 检测阳性，而中国对应人群中仅 17% 的鼻息肉 SE-IgE 阳性。此外，较高水平的 IL-5 和总 IgE 可预测中国 CRSwNP 患者合并哮喘。上述研究结果说明了 2 型免疫反应和 IgE 在引起哮喘合并症中的核心作用，并有助于解释两个种族之间哮喘合并症的差异。

虽然与西方人群相比，亚洲人群的 2 型炎症程度较低，但在过去 20 年中，在几个亚洲地区（例如泰国、韩国和中国），有部分研究表明了 2 型炎症患者比例的变化[17-21]。例如，来自泰国的一项纵向研究[17] 显示，2011 年发生嗜酸性粒细胞炎症的 CRS 病例数量比 1999 年获得的数值显著增加 7 倍。在韩国和中国的 CRSwNP 患者中也发现了 2 型炎症患者比例的转变[17-21]。这些研究结果可能是由于空气污染的影响。在亚洲几个大城市进行的研究发现，多种污染物会对鼻黏膜产生不利影响。一项针对学龄儿童的纵向队列研究表明，在现实生活条件下，暴露于颗粒物（PM 2.5）可能诱导中性粒细胞性鼻炎[22]。另一项研究报告称，短期雾霾暴露可能导致健康受试者发生鼻炎和超敏反应[23]。最近的一项研究发现，PM 2.5 可在正常非炎性鼻黏膜中诱导中性粒细胞免疫应答，但在已有 2 型炎症性疾病的情况下，可在体内和体外加重患者 2 型免疫应答[23]。这些研究表明，与中国成都以及欧洲、澳大利亚和日本的其他地区的人口相比，中国北京 Th2/Th17/Th1 内型较高的发生率可能与该城市的人群暴露于更高水平的 PM 2.5 有关。总之，基于上述研究中描述的免疫和炎症因素的 CRS 内型，CRS 是一种异质性炎症性疾病，在不同地理区域以多种模式存在（表 21.1；第 6 章中图 6.1）。

耳鼻喉科专家应了解其实践领域中存在的炎症模式变化，因为这将影响患者治疗方法使用的选择（例如，单独使用生物制剂治疗或与其他形式的治疗相比）[27-31]。随着精准医学的出现，在不久的将来，对于决定如何治疗严重的疾病，疾病的内在分型将变得更加重要。

表 21.1   关于 CRS 内型的研究摘要

作者（年）	人群	相关表型（n）	内型比例或不同区域之间的比较	参考文献
Kountakis 等（2004）	美国	CRSwNP（34） CRSsNP（13）	嗜酸性粒细胞 CRSwNP＝76.5% 嗜酸性粒细胞 CRSsNP＝15.4% 总嗜酸性粒细胞 CRS＝59.6%	[24]
Zhang 等（2008）	比利时	CRSwNP（26 名比利时人；29 名中国人）	比利时 ECP/MPO＞2，中国人 ECP/MPO＝0.25	[10]
Armengot 等（2010）	西班牙	CRSwNP（40）	嗜酸性粒细胞 CRSwNP≥80% 非嗜酸性粒细胞 CRSwNP≤20%	[25]
Kim 等（2007）	韩国	CRSwNP（30）	嗜酸性粒细胞 CRSwNP＝33.3% 非嗜酸性粒细胞 CRSwNP＝66.7%	[26]
Cao 等（2009）	中国	CRSwNP（151） CRSsNP（94）	嗜酸性粒细胞 CRSwNP＝46.4% 嗜酸性粒细胞 CRSsNP＝12% 总嗜酸性粒细胞 CRS＝33.1%	[12]
Kim 等（2013）	韩国	1993 年的 CRSwNP（104） 2011 年的 CRSwNP（112）	1993 年嗜酸性粒细胞 CRSwNP＝24% 2011 年嗜酸性粒细胞 CRSsNP＝50.9%	[19]
Tomassen 等（2016）	欧洲	CRS（173）	非 2 型＝44% 中度 2 型＝38% 重度 2 型＝18%	[13]
Turner 等（2018）	北美	CRS（88）	非 2 型＝15% 轻度 2 型＝70% 中度 2 型＝8% 重度 2 型＝7%	[16]
Liao 等（2018）	中国	CRS（246）	非 2 型＝83%；中度 2 型＝4% 重度 2 型＝13%	[15]
Wang 等（2016）	欧洲；澳大利亚；中国；日本	CRS（139 例欧洲受试者；218 例中国人；53 名澳大利亚人；25 名日本人）	IL-5（+）CRSwNP：欧洲为 82%～84%；澳大利亚为 73%；日本为 55%；中国为 20%～61% IL-5（+）CRSsNP：欧洲为 33%～35%；澳大利亚为 40%；中国为 5%～36%	[7]

CRS，慢性鼻窦炎；CRSsNP，不伴鼻息肉的慢性鼻窦炎；CRSwNP，伴鼻息肉的慢性鼻窦炎；ECP，嗜酸性粒细胞阳离子蛋白；MPO 髓过氧化物酶。

（刘洋　陈枫虹　译）

参考文献

1. Van Zele T, Claeys S, Gevaert P, Van Maele G, Holtappels G, Van Cauwenberge P, et al. Differentiation of chronic sinus diseases by measurement of inflammatory mediators. Allergy. 2006;61(11):1280–9. https://doi.org/10.1111/j.1398-9995.2006.01225.x.

2. Mygind N, Dahl R, Bachert C. Nasal polyposis, eosinophil dominated inflammation, and allergy. Thorax. 2000;55(Suppl 2):S79–83. https://doi.org/10.1136/thorax.55.suppl_2.s79.

3. Zhang Y, Gevaert E, Lou H, Wang X, Zhang L, Bachert C, et al. Chronic rhinosinusitis in Asia. J Allergy Clin Immunol. 2017;140(5):1230–9. https://

doi.org/10.1016/j.jaci.2017.09.009.

4. Lou H, Wang C, Zhang L. Endotype-driven precision medicine in chronic rhinosinusitis. Expert Rev Clin Immunol. 2019;15(11):1171–83. https://doi.org/10.1080/1744666X.2020.1679626.

5. Rosenfeld RM, Andes D, Bhattacharyya N, Cheung D, Eisenberg S, Ganiats TG, et al. Clinical practice guideline: adult sinusitis. Otolaryngol Head Neck Surg. 2007;137(3 Suppl):S1–31. https://doi.org/10.1016/j.otohns.2007.06.726.

6. Cardell LO, Stjarne P, Jonstam K, Bachert C. Endotypes of chronic rhinosinusitis: impact on management. J Allergy Clin Immunol. 2020;145(3):752–6. https://doi.org/10.1016/j.jaci.2020.01.019.

7. Wang X, Zhang N, Bo M, Holtappels G, Zheng M, Lou H, et al. Diversity of TH cytokine profiles in patients with chronic rhinosinusitis: a multicenter study in Europe, Asia, and Oceania. J Allergy Clin Immunol. 2016;138(5):1344–53. https://doi.org/10.1016/j.jaci.2016.05.041.

8. Lou H, Meng Y, Piao Y, Zhang N, Bachert C, Wang C, et al. Cellular phenotyping of chronic rhinosinusitis with nasal polyps. Rhinology. 2016;54(2):150–9. https://doi.org/10.4193/Rhin15.271.

9. Zhang N, Holtappels G, Claeys C, Huang G, van Cauwenberge P, Bachert C. Pattern of inflammation and impact of *Staphylococcus aureus* enterotoxins in nasal polyps from southern China. Am J Rhinol. 2006;20(4):445–50. https://doi.org/10.2500/ajr.2006.20.2887.

10. Zhang N, Van Zele T, Perez-Novo C, Van Bruaene N, Holtappels G, DeRuyck N, et al. Different types of T-effector cells orchestrate mucosal inflammation in chronic sinus disease. J Allergy Clin Immunol. 2008;122(5):961–8. https://doi.org/10.1016/j.jaci.2008.07.008.

11. Bachert C, Zhang N, Holtappels G, De Lobel L, van Cauwenberge P, Liu S, et al. Presence of IL-5 protein and IgE antibodies to staphylococcal enterotoxins in nasal polyps is associated with comorbid asthma. J Allergy Clin Immunol. 2010;126(5):962–3, 8.e1–6. https://doi.org/10.1016/j.jaci.2010.07.007.

12. Cao PP, Li HB, Wang BF, Wang SB, You XJ, Cui YH, et al. Distinct immunopathologic characteristics of various types of chronic rhinosinusitis in adult Chinese. J Allergy Clin Immunol. 2009;124(3):478–84, 84.e1–2. https://doi.org/10.1016/j.jaci.2009.05.017.

13. Tomassen P, Vandeplas G, Van Zele T, Cardell LO, Arebro J, Olze H, et al. Inflammatory endotypes of chronic rhinosinusitis based on cluster analysis of biomarkers. J Allergy Clin Immunol. 2016;137(5):1449–56.e4. https://doi.org/10.1016/j.jaci.2015.12.1324.

14. Anderson GP. Endotyping asthma: new insights into key pathogenic mechanisms in a complex, heterogeneous disease. Lancet. 2008;372(9643):1107–19. https://doi.org/10.1016/S0140-6736(08)61452-X.

15. Liao B, Liu JX, Li ZY, Zhen Z, Cao PP, Yao Y, et al. Multidimensional endotypes of chronic rhinosinusitis and their association with treatment outcomes. Allergy. 2018;73(7):1459–69. https://doi.

16. Turner JH, Chandra RK, Li P, Bonnet K, Schlundt DG. Identification of clinically relevant chronic rhinosinusitis endotypes using cluster analysis of mucus cytokines. J Allergy Clin Immunol 2018;141(5):1895–7.e7. https://doi.org/10.1016/j.jaci.2018.02.002.

17. Katotomichelakis M, Tantilipikorn P, Holtappels G, De Ruyck N, Feng L, Van Zele T, et al. Inflammatory patterns in upper airway disease in the same geographical area may change over time. Am J Rhinol Allergy. 2013;27(5):354–60. https://doi.org/10.2500/ajra.2013.27.3922.

18. Shin SH, Ye MK, Kim JK, Cho CH. Histological characteristics of chronic rhinosinusitis with nasal polyps: recent 10-year experience of a single center in Daegu, Korea. Am J Rhinol Allergy. 2014;28(2):95–8. https://doi.org/10.2500/ajra.2014.28.4003.

19. Kim SJ, Lee KH, Kim SW, Cho JS, Park YK, Shin SY. Changes in histological features of nasal polyps in a Korean population over a 17-year period. Otolaryngol Head Neck Surg. 2013;149(3):431–7. https://doi.org/10.1177/0194599813495363.

20. Jiang WX, Cao PP, Li ZY, Zhai GT, Liao B, Lu X, et al. A retrospective study of changes of histopathology of nasal polyps in adult Chinese in central China. Rhinology. 2019;57(4):261–7. https://doi.org/10.4193/Rhin18.070.

21. Wang W, Gao Y, Zhu Z, Zha Y, Wang X, Qi F, et al. Changes in the clinical and histological characteristics of Chinese chronic rhinosinusitis with nasal polyps over 11 years. Int Forum Allergy Rhinol. 2019;9(2):149–57. https://doi.org/10.1002/alr.22234.

22. Chen BY, Chan CC, Lee CT, Cheng TJ, Huang WC, Jhou JC, et al. The association of ambient air pollution with airway inflammation in schoolchildren. Am J Epidemiol. 2012;175(8):764–74. https://doi.org/10.1093/aje/kwr380.

23. Qing H, Wang X, Zhang N, Zheng K, Du K, Zheng M, et al. The effect of fine particulate matter on the inflammatory responses in human upper airway Mucosa. Am J Respir Crit Care Med. 2019;200(10):1315–8. https://doi.org/10.1164/rccm.201903-0635LE.

24. Kountakis SE, Arango P, Bradley D, Wade ZK, Borish L. Molecular and cellular staging for the severity of chronic rhinosinusitis. Laryngoscope. 2004;114(11):1895–905. https://doi.org/10.1097/01.mlg.0000147917.43615.c0.

25. Armengot M, Garin L, de Lamo M, Krause F, Carda C. Cytological and tissue eosinophilia correlations in nasal polyposis. Am J Rhinol Allergy. 2010;24(6):413–5. https://doi.org/10.2500/ajra.2010.24.3549.

26. Kim JW, Hong SL, Kim YK, Lee CH, Min YG, Rhee CS. Histological and immunological features of non-eosinophilic nasal polyps. Otolaryngol Head Neck Surg. 2007;137(6):925–30. https://doi.org/10.1016/j.otohns.2007.07.036.

27. Bachert C, Han JK, Desrosiers M, Hellings PW, Amin N, Lee SF, et al. Dupilumab efficacy and safety in

severe chronic rhinosinusitis with nasal polyps in the multicentre, randomised, double-blind, placebo-controlled, parallel group phase 3 trials Liberty NP Sinus-24 and Liberty NP Sinus-52. Lancet. 2019;394(10209):1638–50.

28. Bachert C, Mannent L, Naclerio RM, Mullol J, Ferguson BJ, Gevaert P, et al. Effect of subcutaneous dupilumab on nasal polyp burden in patients with chronic sinusitis and nasal polyposis: a randomized clinical trial. JAMA. 2016;315(5):469–79. https://doi.org/10.1001/jama.2015.19330.

29. Gevaert P, Calus L, Van Zele T, Blomme K, De Ruyck N, Bauters W, et al. Omalizumab is effective in allergic and nonallergic patients with nasal polyps and asthma. J Allergy Clin Immunol, 2013;131:110–6.e1. https://doi.org/10.1016/j.jaci.2012.07.047. Epub 2012 Sep 27. PMID: 23021878.

30. Gevaert P, Lang-Loidolt D, Lackner A, Stammberger H, Staudinger H, Van Zele T, et al. Nasal IL-5 levels determine the response to anti-IL-5 treatment in patients with nasal polyps. J Allergy Clin Immunol. 2006;118:1133–41. https://doi.org/10.1016/j.jaci.2006.05.031.

31. Van Zele T, Gevaert P, Holtappels G, Beule Achim, Wormald PJ, Mayr S, et al. Oral steroids and doxycycline: two different approaches to treat nasal polyps. J Allergy Clin Immunol, 2010;125:1069–1076.e4. https://doi.org/10.1016/j.jaci.2010.02.020.

合并症 第**22**章

David Bedoya, Cristóbal Langdon, Isam Alobid,
José Antonio Castillo, Joaquim Mullol

要点

● 变应性鼻炎、哮喘和阿司匹林不耐受是慢性鼻窦炎患者众所周知的常见合并症。

● 慢性鼻窦炎的表现可因多种合并症而异。对于存在或缺乏合并症的患者，其严重程度、生活质量、控制情况及治疗成本是显著不同的。

● 在同一呼吸道的概念下，了解慢性鼻窦炎患者的合并症对为他们提供适当的治疗至关重要。医疗保健提供者应考虑到这些情况。

22.1 引言

慢性鼻窦炎（CRS）是一种关于鼻腔鼻窦黏膜的异质性炎症性疾病，患有 CRS 的症状持续 12 周以上，并出现鼻内镜及影像学的改变[1]。约 11% 的人群中可出现该病[2]，因此，它也经常发生在多种疾病的情况下，如变应性鼻炎（AR）、哮喘或阿司匹林过敏（N-ERD、NSAID 加重性呼吸系统疾病）。对患有多种病症的病患，可能存在相同或不同的基础病理生理过程，此被称为"内型"[3]。

目前，几乎不可能忽视同一呼吸道的概念。多项研究及日常临床实践证明，哮喘和慢性鼻窦炎伴鼻息肉（CRSwNP）等相关疾病之间存在密切关系[4]。对多种合并症的了解有助于优化治疗效果。研究发现，对于药物治疗无效或功能性内镜鼻窦手术（FESS）失败的患者，哮喘（48.4%）、吸入性过敏（38.7%）和 NSAID 敏感性（16.0%）的并发率更高[5]。如今的挑战是在个性化和精准医疗的基础上，为个体 CRS 患者提供最佳治疗方法。在此过程中，多种合并症的识别是至关重要的。

22.2 变应性鼻炎（AR）

AR 是由 IgE 介导的最常见慢性炎症性鼻黏膜疾病之一，表现为鼻塞、流涕、鼻痒、打喷嚏[6]，最严重的患者甚至嗅觉丧失[7,8]。尽管既往概念认为 AR 可引起鼻道窦口水肿，导致分泌物潴留并促进 CRS[9]，但 AR 与 CRS 之间的病理生理学机制仍不清楚[10]。尽管已知空气过敏原无法通过大量渗透以诱寻鼻窦过敏反应的发生，但 Baroody 等[11]证明了鼻腔内单侧局部刺激可能引发全身反应，导致对侧上颌窦的炎症，突出了 AR 的全身反应可以引起鼻窦局部炎症反应的发生[12]。最近，有研究描述 AR 在 CRS 中黏膜重塑效应的分子表征，CRSwNP 患者表现出杯状细胞增生的增强、VEGF-A、微血管密度及 MMP-9 的表达，而 CRSsNP 的患者则显示出了胶原纤维、TGF-β1 和 MMP-7 表达增加[13]。

CRSwNP 和 AR 的病理生理机制都与 Th2 细胞诱导的免疫反应有关，但它们之间的流行病学关系仍需进一步证明。特应性患者中鼻息肉的患病率与一般人群相同（0.5% 左右）[14]。CRSwNP 患者中变应性鼻炎的患病率（28%）与一般人群（25%）几乎相同[15]，此外，在特应性患者中鼻息肉并不会更严重[16]。CRS 患者经常发生过敏反应[17]，尤其是常年性变应原与 CRS 更相关[14]。但 CRSwNP 与过敏反应之间的关系仍存在争议，至今我们还没有足够的研究来声明"过敏性鼻息肉"的存在。与普通人群相比，在 CRSwNP 患者中，可能发现更多的皮肤点刺试验阳性结果[18]；然而，这并不意味着过敏可以改变鼻息肉的表现或复发[16]。变应性真菌性鼻 - 鼻窦炎（AFRS）被认为是 CRSwNP 的一种内型，其特征是对真菌感染产生过敏反应，尤其是双极类真菌（*Bipolaris spp*）[19]。在中鼻甲、后上鼻中隔和上鼻甲内局部出现息肉的患者亚组中，几乎所有人都对过敏原敏感，这被称为中央室特应性疾病（CCAD）[20]。

关于 CRSsNP 和 AR 相关性的研究很少，且其中大多数都没有结论。最近的一项研究发现，CRSsNP 患者的 Lund-Mackay 评分、症状持续时间、视觉模拟量表评分和 SNOT-22 评分较高；面部疼痛和窦口鼻道复合体阻塞在区分 CRSsNP 和 AR 方面分别表现出 90% 和 100% 的特异性[21]。

虽然过敏对 CRSwNP 患者的治疗效果影响不大[22]，但皮肤点刺试验和其他过敏试验在某些 CRS 患者中仍可以考虑，因为其对患者伤害程度小且有可能获益[14]。免疫治疗是另一个有争议的问题，一些低质量研究表明，它可以在短期内减轻 CRS 患者的症状[23]，然而，在 AFRS 中效果并不明显[24]。在 CRS 合并 AR 的患者中，手术效果可能会更差，表现为复发或手术失败[25]。

22.3 哮喘

哮喘和 CRS 在定义及表现上有相似之处；两者均被称为异质性疾病，其特征是伴随时间变化且与呼吸道症状相关的炎症。在哮喘患者中，呼吸道症状病史与呼气气流受限相关，临床上明显表现为喘息、呼吸短促、胸闷和咳嗽；在 CRS 中，鼻功能障碍表现为鼻塞、嗅觉减退、疼痛和鼻分泌物的正常特征发生改变。

CRS 在哮喘患者中很常见。CRSsNP（21.16%）、CRSwNP（46.91%）甚至 AFRS 患者（73.33%）中哮喘的患病率均高于一般人群（9.95%）[26]。但在亚洲人群中，CRS 患者中哮喘合并症似乎较少[27]。一项研究发现，86% 的哮喘患者出现鼻部合并症，50% 有鼻炎（37% 过敏，13% 非过敏），36% 为 CRS（16% 不伴鼻息肉，20% 伴鼻息肉）[28]。如果患有 AR，合并哮喘的可能性要高 12 倍[29]。在 CRSwNP 并发哮喘的患者中，嗅觉常受影响甚至丧失[30,31]，嗅觉丧失可视为重度哮喘的预测症状[32]。最近，IL-5[33] 和骨膜素（periostin）[34] 的血清水平升高被认为是 CRSwNP 患者共患哮喘的可能标志物。CRSwNP 患者中哮喘的存在对生活质量（QoL）也有影响。Alobid 等发现哮喘对身体功能、身体疼痛和活力都有影响[35]。

根据症状出现的年龄，哮喘可分为症状在 40 岁之前开始的早发性和症状在 40 岁之后出现的迟发性[17]。CRSsNP 在早发性哮喘患者中更常见，CRSwNP 在迟发性哮喘患者中更常见[27]。迟发性哮喘患者的身体功能较差，鼻息肉病更常见，鼻窦影像学检查中有更高的放射学症状，接受口服类固醇疗程更多，以及更需要内镜手术进行 CRS 的治疗，它可被视为疾病严重程度的预测因素[36]（表 22.1）。

表 22.1 CRS 合并哮喘的表型表现及其临床意义

	疾病发作年龄	CRS 表型	疾病严重程度	需要多次手术程度	对 QoL 的影响	鼻内镜检查结果	影像学表现（CT、MRI）	难以治疗程度
早发性哮喘	<40 岁	CRSsNP	++	++	++	+	+	+++
迟发性哮喘	≥40 岁	CRSwNP	++++	++++	++++	+++	+++	+/-

慢性鼻窦炎患者中哮喘合并症的临床表现取决于哮喘发作类型。

CRS，慢性鼻窦炎；不伴（CRSsNP）或伴（CRSwNP）鼻息肉的慢性鼻窦炎；CT，计算机断层扫描；MRI，磁共振成像；QoL，生活质量。

部分患者哮喘和 CRS 的生理病理机制是相似的[37]，其中包括淋巴细胞（Th1 和 Th2）、白细胞介素（IL）和嗜酸性粒细胞的存在（图 22.1）。众所周知，胸腺基质淋巴细胞生成素（TSLPR）、IL-25 和 IL-33 是 2 型免疫的触发因素，IL-5 和 IL-13 在上下呼吸道中对嗜酸性粒细胞的趋化、分化、活化和存活发挥着重要作用。金黄色葡萄球菌是一种主要的人类病原体，可产生作为超抗原的毒素，这意味着可以同时激活 T 细胞受体和主要组织相容性复合体（MHC），诱导多克隆应答，最后诱导 Th2 炎症失衡。黏膜内金黄色葡萄球菌在鼻息肉病理生理学和支气管高反应中的作用已被证明[38]。葡萄球菌肠毒素免疫球蛋白 E（SE-IgE）与嗜酸性粒细胞炎症的持续性和严重程度有关，更常见于哮喘患者的鼻息肉组织[39]。CRSsNP 患者与哮喘的关系先前已经描述。1 型 T 细胞免疫反应，以中性粒细胞为炎症的主要因素，通过树突状细胞释放 IFN-γ、IL-1、IL-3、IL-6 和 IL-8。IL-17 也可能发挥重要作用[40]。

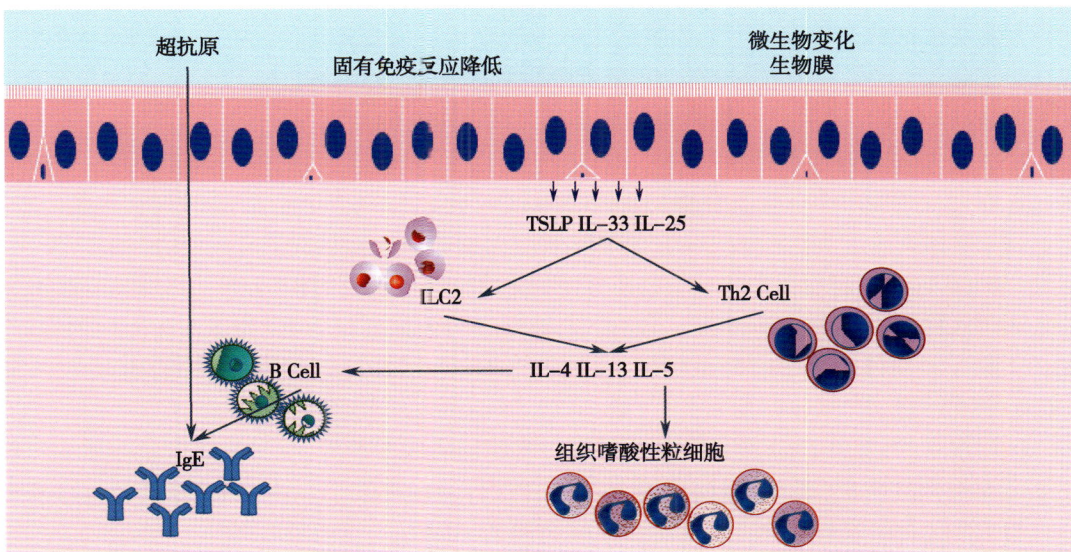

图 22.1 CRSwNP 的免疫病理学。免疫病理学中类似的机制支持慢性鼻窦炎和过敏性哮喘之间的密切关系，这为两种疾病的共同机制有可能成为共同治疗靶点。IFN-γ，干扰素 γ；IgE，免疫球蛋白 E；IL，白细胞介素；ILC2，2 型固有淋巴细胞；TSLP，胸腺基质淋巴细胞生成素

哮喘合并症对 CRS 患者的治疗和预后具有重要影响。哮喘的严重程度、控制和加重情况与 CRS 密切相关 [29,41,42]。CRS 患者发生哮喘的风险要比一般人群高 3 倍，45% 的 CRSwNP 患者在发病过程中也会发生哮喘 [43]，同时哮喘合并症患者中 CRS 的严重程度和持续时间也更高 [44]；影像学表现为鼻窦混浊程度与哮喘不受控制相关 [45]。这两种疾病的控制是直接相关和依赖的 [42]，哮喘患者的 CRS 更严重，息肉更常见 [8]。至于治疗，鼻用类固醇和孟鲁司特（montelukast）可改善部分患者的哮喘及 CRS 症状，但对鼻或肺的功能无改善作用 [46]。事实证明，对 CRS 合并哮喘的患者进行内镜鼻窦手术不仅可改善鼻窦疾病，甚至还可改善哮喘控制情况，减少哮喘发作和住院次数，以及减少口服类固醇剂量 [47]。目前，哮喘合并症被认为是顽固性 CRS 的预测因素，应考虑在初次手术中完全切除病变黏膜和使用 Draf Ⅲ 型手术 [48]。

对于 CRSwNP 合并哮喘（尤其是重度哮喘）患者的生物制剂治疗，必须考虑一些特殊因素 [49]。有研究者已证明奥马珠单抗（omalizumab）治疗在减小息肉大小 [50]、改善 CT 鼻窦混浊程度、生活质量 [46,51] 以及控制哮喘和 CRS 方面，效果与手术相似 [52]。瑞利珠单抗（reslizumab）可减小 IL-5 升高患者的鼻息肉大小 [53]。美泊利珠单抗（mepolizumab）可减少 30% 研究队列的手术需求 [54]。度匹鲁单抗（dupilumab）研究显示出最好结果，于 2019 年 6 月获得美国 FDA 的批准，用于管理 CRSwNP。研究表明度匹鲁单抗可改善嗅觉和其他鼻部症状，以及改善鼻内镜检查结果、生活质量和肺功能，并减少手术次数，其治疗效果可持续长达 52 周 [55]。

22.4　非甾体抗炎药（NSAID）: 加重性呼吸系统疾病

如今，我们知道 CRSwNP、重度迟发性哮喘及非 IgE 介导的非甾体抗炎药物（NSAID）超敏反应的三联征是 CRS 的一种重度亚型 [56,57]。对 NSAID 过敏被认为是一种易发生嗜酸性粒细胞炎症的代谢性疾病 [58]，在普通人群中的发生率为 0.3%～2.5% [59]，与 CRSsNP 患者的发生率相似（3.3%），但在 CRSwNP 患者中发生率较高（9.6%～26%）[60]，在 AFRS 患者中发生率最高（40%），并且已发现两者的显著相关性（OR 9.64）[26]。

NSAID 加重性呼吸系统疾病（N-ERD）的患者由于半胱氨酰白三烯（cysLT）升高，环氧合酶（COX）-2 活性降低，5-脂氧合酶（5-LO）和 LTC-4 合成酶的过度表达，导致炎症失衡，这也与 cysLT 受体的过度表达有关 [61]，并最终导致肥大细胞活化和嗜酸性炎症增加（图 22.2）[43]。临床上的演变通常表现为鼻息肉、迟发性哮喘和最终对阿司匹林不耐受的时间顺序进展。虽然阿司匹林激发试验仍是诊断阿司匹林超敏反应的金标准，但尚未报道 N-ERD 的特异性鼻窦试验。一项研究显示，N-ERD 患者与 CRSwNP 患者相比，计算机断层扫描（CT）中筛窦和额窦混浊更多 [62]。

尽管饮食的建议因地理位置、文化程度和食物供应情况而异，但 6 周低水杨酸饮食已被证明可改善生活质量、鼻部症状、客观鼻内镜评估评分和哮喘控制情况 [63]，2 周高 ω-3 和低 ω-6 脂肪酸饮食可降低尿白三烯 E4 和尿前列腺素 D2 水平，从而控制哮喘和鼻窦症状 [64]。总体低水杨酸盐饮食应包括限制干果、浆果、草药和一些香料。其机制尚不清楚，但 N-ERD 患者可通过饮用含酒精的饮料重现其症状，因此也应建议患者避免饮酒 [65]（表 22.2）。

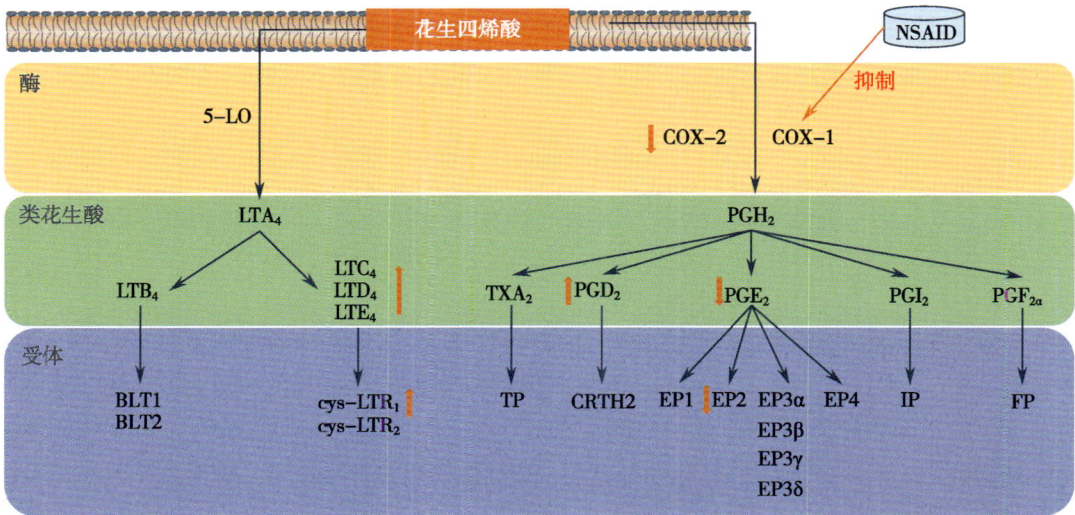

图 22.2 非甾体抗炎药加重性呼吸道疾病（N-ERD）的类花生酸代谢途径。NSAID 抑制环氧化酶 -1（COX-1），减少花生四烯酸（AA）合成前列腺素 E2（PGE2）的生物合成。抗炎介质 PGE2 及其受体（EP2）的缺乏不能被诱导型同工酶环氧合酶 -2（COX-2）所补偿，且该酶在 N-ERD 中下调。同时，致炎介质前列腺素 D2（PGD2）的产生也被上调。过剩的花生四烯酸底物通过 5- 脂氧合酶（5-LO）被代谢为半胱氨酸白三烯（cysLT：LTC4、LTD4 和 LTE4），它们也是强效的促炎症介质 [57]。BLT，白三烯 B 受体；CRTH2，前列腺素 D 受体 2；cys-LTR，半胱氨酸亚硫酸酯受体；EPE，前列腺素受体；FP，前列腺素 F 受体；IP，前列腺素 I 受体；LTA，白三烯 A；LTB，白三烯 B；NSAID，非甾体抗炎药；PGF，前列腺素 F；PGH，前列腺素 H；PGI，前列腺素 I；TP，孕酮素受体

表 22.2 N-ERD 患者的饮食建议

饮食调整	示例
高 ω-3 含量食物摄入增加，主要存在于动物源性食品	植物油：大豆油、奇亚籽油、亚麻籽油、菜籽油、大豆油 鱼类：金枪鱼、贝类、鳟鱼、沙丁鱼 其他：燕麦 - 鳄梨
减少 ω-6 含量较高的食物摄入量	椰子油、鸡蛋（蛋黄）、玉米油、全麦面包、富含脂肪的肉类（主要来自家禽）、香肠
减少富含水杨酸盐的食物摄入量	橄榄、蓝莓、李子、枣、草莓、番石榴、甜瓜、橙子、黑莓、葡萄干、菠萝、葡萄、甜菜、红萝卜、西葫芦、杏仁、橄榄油、椰子油、姜黄、生姜、咖喱
酒精饮料	一般而言，推荐限制其饮用

　　药物及手术治疗对 N-ERD 患者均很重要，为达最佳治疗效果，N-ERD 患者应采用跨学科治疗方法。CysLT 被认为是主要标志物和主要病理生理学途径，通过药物调节 cysLT 级联反应可能对患者有益。孟鲁司特（montelukast）和扎鲁司特（zafirlukast）是 cysLT-R1 抑制剂，而齐留通（zileuton）通过抑制 5-LO 活性，从而降低 cysLT 生成 [66]。白三烯调节剂通常用于治疗哮喘及变应性鼻炎合并哮喘，但齐留通在 N-ERD 患者中似乎优于孟鲁司特 [67]，症状改善效果更好 [68]，包括嗅觉改善、减小鼻息肉、减少全身性类固醇激素需求、改善鼻腔气流和减少鼻腔灌洗中的嗜酸性粒细胞 [69]。然而，在 N-ERD 患者中使用抗白三烯药物与

CRSwNP 患者相比效果无明显差异 [9]，而且重要的副作用已被报道，包括肝毒性（仅齐留通 4.4%）和神经精神变化，如睡眠障碍、抑郁、焦虑、精神病性反应，甚至有青少年自杀 [70]。因此仅在接受鼻内类固醇和鼻腔冲洗治疗后症状仍持续的 N-ERD 患者中限制性使用 [56]。

延长手术效果的时间，例如 Draf Ⅲ型手术，并随后进行乙酰水杨酸（ASA）脱敏治疗，可使患者的生活质量维持 30 个月以上，并减少 9.4% 的修复手术需求 [71]。然而，在顽固性 CRS 中，如 N-ERD，反复行鼻窦手术的可能性是需要与患者讨论的重要问题。修复手术在 5 年内的比例为 37%，在 10 年内为 89%[72]。用 ASA 进行脱敏治疗对 N-ERD 患者仍是必要的治疗。该过程包括使用递增剂量的 ASA 口服（最常用）进行尝试，以达到维持剂量。由于严重反应的风险，这一初始步骤应在监测环境中完成。为保持治疗效果，应每日给予维持剂量，24～48h 的延迟不仅可能使患者失去治疗效果，还可能引起严重的假过敏反应 [73]。脱敏治疗的效果优于不使用 ASA 的疗效 [74]；在 N-ERD 患者中，已被证明具有改善症状的作用，包括嗅觉恢复、鼻息肉减少、减少使用鼻内或全身性类固醇 [75]、改善健康相关的生活质量、减少修复性内镜鼻窦手术 [76]。ASA 脱敏对阿司匹林激发试验阳性且经过内镜鼻窦手术后症状持续的患者是必需的，是最终的治疗选择，特别是对于需要修复手术或需进行 COX-1 抑制剂治疗以保护心血管或抗炎治疗的患者 [76]。脱敏在妊娠期、不稳定性哮喘、凝血障碍或抗凝治疗、胃溃疡的患者是禁用的。

单克隆抗体治疗已被应用于 N-ERD 患者。虽然 N-ERD 不是一种 IgE 介导的反应，但奥马珠单抗很可能通过减少肥大细胞活化来降低 cysLT 及 PGD2 的水平 [65]。美泊利珠单抗的研究报告显示，可以改善患者生活质量、改善嗅觉和减小鼻息肉，而度匹鲁单抗的研究显示 N-ERD 患者的治疗结局比非 N-ERD 患者更有效 [67,77]。

22.5 胃食管反流

胃食管反流病（GERD）可定义为当胃内容物反流引起令人不适的症状和 / 或并发症的一种情况 [78]，一般人群中流行率约为 10%～20%[79]，另一方面，CRS 也是一种高患病率的疾病；由于生物学机制尚未完全确定，目前仍无法确定 CRS 和 GERD 之间的关系。已经发表的两篇系统性综述，旨在阐明这种有争议的关系 [80,81]。

GERD 参与 CRS 中可能涉及的机制包括：①胃酸直接暴露于鼻腔和鼻咽黏膜，导致黏膜水肿和黏膜纤毛清除障碍 [82]；②由食管刺激引起的自主神经失调节是导致鼻腔鼻窦肿胀的神经机制 [83]；③通过幽门螺杆菌定植和促炎性环境的作用。

成人 CRS 患者与 GERD 的关系仍存在争议。双通道管（咽和食管）pH 检测结果在 88% 的 CRS 患者中为阳性，而鼻分泌物中的胃蛋白酶特异活性在 82% 的患者中被检测到，相比之下，对照组中阳性率分别为 55% 和 50%[84]。在顽固性 CRS 患者中，鼻咽部 pH 测量异常者高达 95%，DeMeester 评分更高 [83]，中鼻道的 pH 更高 [85]，然而，胃蛋白酶和胃蛋白酶原 I 并未见差异 [86]；在因 CRSwNP 接受手术的成人患者中发现幽门螺杆菌的比例为 28.9%，而在因鼻中隔偏曲接受鼻部手术的对照患者中仅为 3.3%[87]。GERD 患者的黏膜纤毛清除率变化尚无确切数据显示异常，已发表的研究显示其均表现为正常值 [88]。常规 pH 研究表明，在 CRS 患者中，病理性食管外反流的 pH 低于 5[89]，当进行多通道阻抗 pH 监测时，即使非酸反流也具重要意义 [90]。

一些研究试图回答关于 GERD 是否是功能性内镜鼻窦手术（FESS）后预后因素的问题，其结果并不一致。部分研究发现更差的结局与顽固性 CRS 相关 [89,91]，另一项研究未发现相关性 [92]，甚至结局更好 [93]。对于药物治疗效果不佳的 CRS 儿童中，GERD 是术前需要考虑的重要因素之一 [94]。

22.6 慢性阻塞性肺疾病

在 CRS 患者中，肺部合并症不仅限于哮喘，还包括慢性阻塞性肺疾病（COPD），一种下呼吸道相关疾病。COPD 患者常有呼吸道上部症状，其中 53%～88% 的患者可被诊断为 CRS[95]。这种相关性不仅限于症状，因为 COPD 可预测 5 年内 CRSsNP 的形成 [96]。与只患 CRS 的患者相比，患有多种疾病的 CRS 和 COPD 的患者肺部疾病严重程度增加 [97]，并可能由于 CRS，整体生活质量损害程度更高 [98]，并且与疾病特异性损害无关 [99]。然而，基础的病理生理学机制仍存在争议 [100]，CRS 可能与上呼吸道直接暴露于烟草烟雾相关 [101]。

22.7 支气管扩张

支气管扩张是一种慢性下呼吸道疾病，其特征是由于中小支气管结构上永久性及不可逆的破坏和扩张，且伴随着下呼吸道反复感染和下呼吸道解剖结构进一步损害。至少 50% 的患者没有可识别的病因，被认为是特发性的 [102]。在特发性或感染后的支气管扩张患者中的，CRS 患病率从成人患者的 62%[103] 到 77%[7]，其中 26% 报告患有 CRSwNP。这种下呼吸道存在多种慢性疾病的情况对 CRS 患者的生活质量有显著影响 [7,104]。尽管共同机制尚不清楚，但如果出现慢性咳嗽或不明原因的反复下呼吸道感染，应怀疑 CRS 患者并发支气管扩张 [105]。

22.8 转化为未来日常实践

- 变应性鼻炎可能是诊断 CRS 的混淆因素，应进行鉴别诊断以提供适当的治疗。
- 在 CRS 尤其是 CRSwNP 的患者中，哮喘合并症是严重程度和预后的决定因素。所有患者应积极询问 CRS 的下呼吸道症状。
- N-ERD 代表了 CRS 患者的一个特殊亚组：病情严重程度增加、生活质量下降、治疗困难和预后不良。
- GERD 与 CRS 的相关性仍存在争议。这种多重病症可能与顽固性 CRS 表现有关，尤其是在儿童患者中。
- 应将伴 / 不伴鼻息肉的 CRS 与其他下呼吸道疾病（如支气管扩张和 COPD）相关联，以达到对这些患者的整体管理。
- 考虑到 CRS 的高患病率和与下呼吸道疾病的相关性，需要多学科治疗方案来实现患者的最佳管理。

（刘洋　陈板虹　译）

参考文献

1. Fokkens WJ, Lund VJ, Mullol J, Bachert C, Alobid I, Baroody F, et al. EPOS 2012: European position paper on rhinosinusitis and nasal polyps 2012. A summary for otorhinolaryngologists. Rhinology. 2012;50(1): 1–12. https://doi.org/10.4193/Rhino50E2.

2. Hastan D, Fokkens WJ, Bachert C, Newson RB, Bislimovska J, Bockelbrink A, Bousquet PJ, Brozek G, Bruno A, et al. Chronic rhinosinusitis in Europe – an underestimated disease. A GA²LEN study. Allergy. 2011;66(9):1216–23. https://doi.org/10.1111/j.1398-9995.2011.02646.x.

3. Akdis CA, Bachert C, Cingi C, Dykewicz MS, Hellings PW, Naclerio RM, et al. Endotypes and phenotypes of chronic rhinosinusitis: a PRACTALL document of the European Academy of Allergy and Clinical Immunology and the American Academy of Allergy, Asthma & Immunology. J Allergy Clin Immunol. 2013;131(6):1479–90. https://doi.org/10.1016/j.jaci.2013.02.036.

4. Passalacqua G, Ciprandi G, Canonica GW. The nose-lung interaction in allergic rhinitis and asthma: united airways disease. Curr Opin Allergy Clin Immunol. 2001;1(1):7–13. https://doi.org/10.1097/01.all.0000010978.62527.4e.

5. Batra PS, Tong L, Citardi MJ. Analysis of comorbidities and objective parameters in refractory chronic rhinosinusitis. Laryngoscope. 2013;123 Suppl 7:S1–11. https://doi.org/10.1002/lary.24418.

6. Brożek JL, Bousquet J, Agache I, Agarwal A, Bachert C, Bosnic-Anticevich S, et al. Allergic Rhinitis and its Impact on Asthma (ARIA) guidelines-2016 revision. J Allergy Clin Immunol. 2017;140(4):950–8. https://doi.org/10.1016/j.jaci.2017.03.050.

7. Guilemany JM, Angrill J, Alobid I, Centellas S, Prades E, Roca J, et al. United airways: the impact of chronic rhinosinusitis and nasal polyps in bronchiectasic patient's quality of life. Allergy. 2009;64(10):1524–9. https://doi.org/10.1111/j.1398-9995.2009.02011.x.

8. Langdon C, Mullol J. Nasal polyps in patients with asthma: prevalence, impact, and management challenges. J Asthma Allergy. 2016;9:45–53. https://doi.org/10.2147/jaa.S86251.

9. Lanza DC, Kennedy DW. Adult rhinosinusitis defined. Otolaryngol Head Neck Surg. 1997;117(3 Pt 2):S1–7. https://doi.org/10.1016/s0194-5998(97)70001-9.

10. Wilson KF, McMains KC, Orlandi RR. The association between allergy and chronic rhinosinusitis with and without nasal polyps: an evidence-based review with recommendations. Int Forum Allergy Rhinol. 2014;4(2):93–103. https://doi.org/10.1002/alr.21258.

11. Baroody FM, Mucha SM, Detineo M. Nasal challenge with allergen leads to maxillary sinus inflammation. J Allergy Clin Immunol. 2008;121(5):1126–32.e7.

12. Adkins TN, Goodgold HM, Hendershott L, Slavin RG. Does inhaled pollen enter the sinus cavities? Ann Allergy Asthma Immunol. 1998;81(2):181–4. https://doi.org/10.1016/s1081-1206(10)62807-4.

13. Kim SY, Park B, Lim H, Kim M, Kong IG, et al. Gastroesophageal reflux disease increases the risk of chronic rhinosinusitis: a nested case-control study using a national sample cohort. Int Forum Allergy Rhinol. 2019;9(4):357–62. https://doi.org/10.1002/alr.22259.

14. Marcus S, Roland LT, DelGaudio JM, Wise SK. The relationship between allergy and chronic rhinosinusitis. Laryngoscope Investig Otolaryngol. 2019;4(1):13–7. https://doi.org/10.1002/lio2.236.

15. Görgülü O, Ozdemir S, Canbolat EP, Sayar C, Olgun MK, Akbaş Y. Analysis of the roles of smoking and allergy in nasal polyposis. Ann Otol Rhinol Laryngol. 2012;121(9):615–9. https://doi.org/10.1177/000348941212100909.

16. Erbek SS, Erbek S, Topal O, Cakmak O. The role of allergy in the severity of nasal polyposis. Am J Rhinol Allergy. 2007;21(6):686–90. https://doi.org/10.2500/ajr.2007.21.3062.

17. Tan DJ, Walters EH, Perret JL, Lodge CJ, Lowe AJ, Matheson MC, et al. Age-of-asthma onset as a determinant of different asthma phenotypes in adults: a systematic review and meta-analysis of the literature. Expert Rev Respir Med. 2015;9(1):109–23. https://doi.org/10.1586/17476348.2015.1000311.

18. del Castillo FM, Jurado-Ramos A, Fernández-Conde BL, Soler R, Barasona MJ, Cantillo E, et al. Allergenic profile of nasal polyposis. J Investig Allergol Clin Immunol. 2009;19(2):110–6.

19. Collins M, Nair S, Smith W, Kette F, Gillis D, Wormald PJ. Role of local immunoglobulin E production in the pathophysiology of noninvasive fungal sinusitis. Laryngoscope. 2004;114(7):1242–6. https://doi.org/10.1097/00005537-200407000-00019.

20. White LJ, Rotella MR, DelGaudio JM. Polypoid changes of the middle turbinate as an indicator of atopic disease. Int Forum Allergy Rhinol. 2014;4(5):376–80. https://doi.org/10.1002/alr.21290.

21. Koskinen A, Numminen J, Markkola A, Karjalainen J, Karstila T, Seppälä M, et al. Diagnostic accuracy of symptoms, endoscopy, and imaging signs of chronic rhinosinusitis without nasal polyps compared to allergic rhinitis. Am J Rhinol Allergy. 2018;32(3):121–31. https://doi.org/10.1177/1945892418762891.

22. Bonfils P, Avan P, Malinvaud D. Influence of allergy on the symptoms and treatment of nasal polyposis. Acta Otolaryngol. 2006;126(8):839–44. https://doi.org/10.1080/00016480500504226.

23. DeYoung K, Wentzel JL, Schlosser RJ, Nguyen SA, Soler ZM. Systematic review of immunotherapy for chronic rhinosinusitis. Am J Rhinol Allergy.

https://doi.org/10.1016/j.jaci.2008.02.010.

2014;28(2):145–50. https://doi.org/10.2500/ajra.2014.28.4019.

24. Gan EC, Thamboo A, Rudmik L, Hwang PH, Ferguson BJ, et al. Medical management of allergic fungal rhinosinusitis following endoscopic sinus surgery: an evidence-based review and recommendations. Int Forum Allergy Rhinol. 2014;4(9):702–15. https://doi.org/10.1002/alr.21352.

25. Yacoub M-R, Trimarchi M, Cremona G, Farra SD, Ramirez GA, Canti V, et al. Are atopy and eosinophilic bronchial inflammation associated with relapsing forms of chronic rhinosinusitis with nasal polyps? Clin Mol Allergy. 2015;13(1):23. https://doi.org/10.1186/s12948-015-0026-8.

26. Philpott CM, Erskine S, Hopkins C, Kumar N, Anari S, Kara N, et al. Prevalence of asthma, aspirin sensitivity and allergy in chronic rhinosinusitis: data from the UK National Chronic Rhinosinusitis Epidemiology Study. Respir Res. 2018;19(1):129. https://doi.org/10.1186/s12931-018-0823-y.

27. Won HK, Kim YC, Kang MG, Park HK, Lee SE, Kim MH, et al. Age-related prevalence of chronic rhinosinusitis and nasal polyps and their relationships with asthma onset. Ann Allergy Asthma Immunol. 2018;120(4):389–94. https://doi.org/10.1016/j.anai.2018.02.005.

28. Castillo JA PV, Rodrigo G, Juliá B, Picado C, Mullol J. Asthma with nasal polyps: the "severe" phenotype? Eur Respir J 2014:P4118.

29. Jarvis D, Newson R, Lotvall J, Hastan D, Tomassen P, Keil T, et al. Asthma in adults and its association with chronic rhinosinusitis: the GA2LEN survey in Europe. Allergy. 2012;67(1):91–8. https://doi.org/10.1111/j.1398-9995.2011.02709.x.

30. Alobid I, Cardelus S, Benítez P, Guilemany JM, Roca-Ferrer J, Picado C, et al. Persistent asthma has an accumulative impact on the loss of smell in patients with nasal polyposis. Rhinology. 2011;49(5):519–24. https://doi.org/10.4193/Rhino10.295.

31. Ehnhage A, Olsson P, Kölbeck K-G, Skedinger M, Dahlén B, Alenius M, et al. Functional endoscopic sinus surgery improved asthma symptoms as well as PEFR and olfaction in patients with nasal polyposis. Allergy. 2009;64(5):762–9. https://doi.org/10.1111/j.1398-9995.2008.01870.x.

32. Lehrer E, Mullol J, Agredo F, Alobid I. Management of chronic rhinosinusitis in asthma patients: is there still a debate? Curr Allergy Asthma Rep. 2014;14(6):440. https://doi.org/10.1007/s11882-014-0440-x.

33. Tomassen P, Vandeplas G, Van Zele T, Cardell L-O, Arebro J, Olze H, et al. Inflammatory endotypes of chronic rhinosinusitis based on cluster analysis of biomarkers. J Allergy Clin Immunol. 2016;137(5):1449–56.e4. https://doi.org/10.1016/j.jaci.2015.12.1324.

34. Asano T, Kanemitsu Y, Takemura M, Yokota M, Fukumitsu K, Takeda N, et al. Serum periostin as a biomarker for comorbid chronic rhinosinusitis in patients with asthma. Ann Am Thorac Soc. 2017;14(5):667–75. https://doi.org/10.1513/AnnalsATS.201609-720OC.

35. Alobid I, Benítez P, Bernal-Sprekelsen M, Roca J, Alonso J, Picado C, et al. Nasal polyposis and its impact on quality of life: comparison between the effects of medical and surgical treatments. Allergy. 2005;60(4):452–8. https://doi.org/10.1111/j.1398-9995.2005.00725.x.

36. John Staniorski C, Price CPE, Weibman AR, Welch KC, Conley DB, Shintani-Smith S, et al. Asthma onset pattern and patient outcomes in a chronic rhinosinusitis population. Int Forum Allergy Rhinol. 2018;8(4):495–503. https://doi.org/10.1002/alr.22064.

37. Fahy JV. Type 2 inflammation in asthma – present in most, absent in many. Nat Rev Immunol. 2015;15(1):57–65. https://doi.org/10.1038/nri3786.

38. Muluk NB, Altın F, Cingi C. Role of superantigens in allergic inflammation: their relationship to allergic rhinitis, chronic rhinosinusitis, asthma, and atopic dermatitis. Am J Rhinol Allergy. 2018;32(6):502–17. https://doi.org/10.1177/1945892418801083.

39. Bachert C, Zhang N, Holtappels G, De Lobel L, van Cauwenberge P, Liu S, et al. Presence of IL-5 protein and IgE antibodies to staphylococcal enterotoxins in nasal polyps is associated with comorbid asthma. J Allergy Clin Immunol 2010;126(5):962–8, 8.e1–6. https://doi.org/10.1016/j.jaci.2010.07.007.

40. Bousquet J, Bachert C, Canonica GW, Casale TB, Cruz AA, Lockey RJ, et al. Unmet needs in severe chronic upper airway disease (SCUAD). J Allergy Clin Immunol. 2009;124(3):428–33. https://doi.org/10.1016/j.jaci.2009.06.027.

41. Pearlman AN, Chandra RK, Chang D, Conley DB, Tripathi-Peters A, Grammer LC, et al. Relationships between severity of chronic rhinosinusitis and nasal polyposis, asthma, and atopy. Am J Rhinol Allergy. 2009;23(2):145–8. https://doi.org/10.2500/ajra.2009.23.3284.

42. Lin DC, Chandra RK, Tan BK, Zirkle W, Conley DB, Grammer LC, et al. Association between severity of asthma and degree of chronic rhinosinusitis. Am J Rhinol Allergy. 2011;25(4):205–8. https://doi.org/10.2500/ajra.2011.25.3613.

43. Dixon AE, Kaminsky DA, Holbrook JT, Wise RA, Shade DM, Irvin CG. Allergic rhinitis and sinusitis in asthma: differential effects on symptoms and pulmonary function. Chest. 2006;130(2):429–35. https://doi.org/10.1378/chest.130.2.429.

44. Hopkins C, Andrews P, Holy CE. Does time to endoscopic sinus surgery impact outcomes in chronic rhinosinusitis? Retrospective analysis using the UK clinical practice research data. Rhinology. 2015;53(1):18–24. https://doi.org/10.4193/Rhin14.077.

45. Kountakis SE, Bradley DT. Effect of asthma on sinus computed tomography grade and symptom scores in patients undergoing revision functional endoscopic sinus surgery. Am J Rhinol. 2003;17(4):215–9.

46. Tiotiu A, Plavec D, Novakova S, Mihaicuta S, Novakova P, Labor M, et al. Current opinions for the man-

agement of asthma associated with ear, nose and throat comorbidities. Eur Respir Rev. 2018;27(150):180056. https://doi.org/10.1183/16000617.0056-2018.

47. Vashishta R, Soler ZM, Nguyen SA, Schlosser RJ. A systematic review and meta-analysis of asthma outcomes following endoscopic sinus surgery for chronic rhinosinusitis. Int Forum Allergy Rhinol. 2013;3(10):788–94. https://doi.org/10.1002/alr.21182.

48. Alsharif S, Jonstam K, van Zele T, Gevaert P, Holtappels G, Bachert C. Endoscopic sinus surgery for type-2 CRS wNP: an endotype-based retrospective study. Laryngoscope. 2019;129(6):1286–92. https://doi.org/10.1002/lary.27815.

49. Tsetsos N, Goudakos JK, Daskalakis D, Konstantinidis I, Markou K. Monoclonal antibodies for the treatment of chronic rhinosinusitis with nasal polyposis: a systematic review. Rhinology. 2018;56(1):11–21. https://doi.org/10.4193/Rhin17.156.

50. Gevaert P, Calus L, Van Zele T, Blomme K, De Ruyck N, Bauters W, et al. Omalizumab is effective in allergic and nonallergic patients with nasal polyps and asthma. J Allergy Clin Immunol. 2013;131(1):110–6.e1. https://doi.org/10.1016/j.jaci.2012.07.047.

51. Pinto JM, Mehta N, DiTineo M, Wang J, Baroody FM, Naclerio RM. A randomized, double-blind, placebo-controlled trial of anti-IgE for chronic rhinosinusitis. Rhinology. 2010;48(3):318–24. https://doi.org/10.4193/Rhin09.144.

52. Bidder T, Sahota J, Rennie C, Lund VJ, Robinson DS, Kariyawasam HH. Omalizumab treats chronic rhinosinusitis with nasal polyps and asthma together-a real life study. Rhinology. 2018;56(1):42–5. https://doi.org/10.4193/Rhin17.139.

53. Gevaert P, Lang-Loidolt D, Lackner A, Stammberger H, Staudinger H, Van Zele T, et al. Nasal IL-5 levels determine the response to anti-IL-5 treatment in patients with nasal polyps. J Allergy Clin Immunol. 2006;118(5):1133–41. https://doi.org/10.1016/j.jaci.2006.05.031.

54. Bachert C, Sousa AR, Lund VJ, Scadding GK, Gevaert P, Nasser S, et al. Reduced need for surgery in severe nasal polyposis with mepolizumab: Randomized trial. J Allergy Clin Immunol. 2017;140(4):1024–31.e14. https://doi.org/10.1016/j.jaci.2017.05.044.

55. Bachert C, Mannent L, Naclerio RM, Mullol J, Ferguson BJ, Gevaert P, et al. Effect of subcutaneous dupilumab on nasal polyp burden in patients with chronic sinusitis and nasal polyposis: A Randomized Clinical Trial. JAMA 2016;315:469–79. https://doi.org/10.1001/jama.2015.19330.

56. Levy JM, Rudmik L, Peters AT, Wise SK, Rotenberg BW, Smith TL. Contemporary management of chronic rhinosinusitis with nasal polyposis in aspirin-exacerbated respiratory disease: an evidence-based review with recommendations. Int Forum Allergy Rhinol. 2016;6(12):1273–83. https://doi.org/10.1002/alr.21826.

57. Kowalski ML, Agache I, Bavbek S, Bakirtas A, Blanca M, Bochenek G, et al. Diagnosis and management of NSAID-Exacerbated Respiratory Disease (N-ERD)-a EAACI position paper. Allergy. 2019;74(1):28–39. https://doi.org/10.1111/all.13599.

58. Tint D, Kubala S, Toskala E. Risk factors and comorbidities in chronic rhinosinusitis. Curr Allergy Asthma Rep. 2016;16(2):16. https://doi.org/10.1007/s11882-015-0589-y.

59. Graefe H, Roebke C, Schäfer D, Meyer JE. Aspirin sensitivity and chronic rhinosinusitis with polyps: a fatal combination. J Allergy (Cairo). 2012;2012:817910. https://doi.org/10.1155/2012/817910.

60. Nabavi M, Esmaeilzadeh H, Arshi S, Bemanian MH, Fallahpour M, Bahrami A, et al. Aspirin hypersensitivity in patients with chronic rhinosinusitis and nasal polyposis: frequency and contributing factors. Am J Rhinol Allergy. 2014;28(3):239–43. https://doi.org/10.2500/ajra.2014.28.4034.

61. Sousa AR, Parikh A, Scadding G, Corrigan CJ, Lee TH. Leukotriene-receptor expression on nasal mucosal inflammatory cells in aspirin-sensitive rhinosinusitis. N Engl J Med. 2002;347(19):1493–9. https://doi.org/10.1056/NEJMoa013508.

62. Kim MB, Lim GC, Park JA, Kim YS, Kim JH, Kang JW. Computed tomography findings in patients with samter's triad: an observational study. Open Med (Wars). 2019;14:241–6. https://doi.org/10.1515/med-2019-0018.

63. Sommer DD, Rotenberg BW, Sowerby LJ, Lee JM, Janjua A, Witterick IJ, et al. A novel treatment adjunct for aspirin exacerbated respiratory disease: the low-salicylate diet: a multicenter randomized control crossover trial. Int Forum Allergy Rhinol. 2016;6(4):385–91. https://doi.org/10.1002/alr.21678.

64. Schneider TR, Johns CB, Palumbo ML, Murphy KC, Cahill KN, et al. Dietary fatty acid modification for the treatment of aspirin-exacerbated respiratory disease: a prospective pilot trial. J Allergy Clin Immunol Pract. 2018;6(3):825–31. https://doi.org/10.1016/j.jaip.2017.10.011.

65. Laidlaw TM. Clinical updates in aspirin-exacerbated respiratory disease. Allergy Asthma Proc. 2019;40(1):4–6. https://doi.org/10.2500/aap.2019.40.4188.

66. RG M. Immunomodulatory treatments for aspirin exacerbated respiratory disease 2012;26(2):134–140. https://doi.org/10.2500/ajra.2012.26.3748.

67. Laidlaw TM, Mullol J, Fan C, Zhang D, Amin N, Khan A, Chao J, Mannent LP. Dupilumab improves nasal polyp burden and asthma control in patients with CRSwNP and AERD. 2019;7(7):2462–5.e1. https://doi.org/10.1016/j.jaip.2019.03.044.

68. Parnes SM, Chuma AV. Acute effects of antileukotrienes on sinonasal polyposis and sinusitis. Ear Nose Throat J. 2000;79(1):18–20, 4–5.

69. Schäper C, Noga O, Koch B, Ewert R, Felix SB, Gläser S, et al. Anti-inflammatory properties of montelukast, a leukotriene receptor antagonist in patients with asthma and nasal polyposis. J Investig Allergol Clin Immunol. 2011;21:51–8.

70. Beswick DM, Ramadan H, Baroody FM, Hwang PH. Practice patterns in pediatric chronic rhinosinusitis: a survey of the American Rhinologic Society. Am J Rhinol Allergy. 2016;30(6):418–23. https://doi.org/10.2500/ajra.2016.30.4373.

71. Adappa ND, Ranasinghe VJ, Trope M, Brooks SG, Glicksman JT, Parasher AK, et al. Outcomes after complete endoscopic sinus surgery and aspirin desensitization in aspirin-exacerbated respiratory disease. Int Forum Allergy Rhinol. 2018;8(1):49-53. https://doi.org/10.1002/alr.22036.

72. Mendelsohn D, Jeremic G, Wright ED, Rotenberg BW. Revision rates after endoscopic sinus surgery: a recurrence analysis. Ann Otol Rhinol Laryngol. 2011;120(3):162–6. https://doi.org/10.1177/000348941112000304.

73. Klimek L, Dollner R, Pfaar O, Mullol J. Aspirin desensitization: useful treatment for chronic rhinosinusitis with nasal polyps (CRSwNP) in aspirin exacerbated respiratory disease (AERD)? Curr Allergy Asthma Rep. 2014;14:441. https://doi.org/10.1007/s11882-014-0441-9.

74. Klimek L, Pfaar O. Aspirin intolerance: does desensitization alter the course of the disease? Immunol Allergy Clin North Am. 2009;29:669–75. https://doi.org/10.1016/j.iac.2009.07.008.

75. Xu JJ, Sowerby LJ, Rotenberg BW. Aspirin desensitization for aspirin-exacerbated respiratory disease (Samter's triad): a systematic review of the literature. Int Forum Allergy Rhinol. 2013;3 915–20. https://doi.org/10.1002/alr.21202.

76. Hayashi H, Mitsui C, Nakatani E, Fukutomi Y, Kajiwara K, Watai K, et al. Omalizumab reduces cysteinyl leukotriene and 9α,11β-prostaglandin F2 overproduction in aspirinexacerbated respiratory disease. J Allergy Clin Immunol. 2016;137 1585–7. e4. https://doi.org/10.1016/j.jaci.2015.09.034.

77. Fokkens WJ, Lund V, Bachert C, Mullol J, Bjermer L, Bousquet J, et al. EUFOREA consensus on biologics for CRSwNP with or without asthma. Allergy. 2019 [Epub ahead of print]. https://doi.org/10.1111/all.13875.

78. Vakil N, van Zanten SV, Kahrilas P, Dent J, Jones R, Global Consensus Group. The montreal definition and classification of gastroesophageal reflux disease: a global evidence-based consensus. Am J Gastroenterol. 2006;101(8):1900–20. https://doi.org/10.1111/j.1572-0241.2006.00630.x.

79. El-Serag HB, Sweet S, Winchester CC, Dent J. Update on the epidemiology of gastro-oesophageal reflux disease: a systematic review. Gut. 2014;63(6):871–80. https://doi.org/10.1136/gutjnl-2012-304269.

80. Leason SR, Barham HP, Oakley G, Rimmer J, DelGaudio JM, Christensen JM, et al. Association of gastroesophageal reflux and chronic rhinosinusitis: systematic review and meta-analysis Rhinology. 2017;55(1):3–16. https://doi.org/10.4193/Rhin16.177.

81. Sella GCP, Tamashiro E, Anselmo-Lima WT, Valera FCP. Relation between chronic rhinosinusitis and gastroesophageal reflux in adults: systematic review. Braz J Otorhinolaryngol. 2017;83(3):356–63. https://doi.org/10.1016/j.bjorl.2016.05.012.

82. Delehaye E, Dore MP, Bozzo C, Mameli L, Delitala G, Meloni F. Correlation between nasal mucociliary clearance time and gastroesophageal reflux disease: our experience on 50 patients. Auris Nasus Larynx. 2009;36(2):157–61. https://doi.org/10.1016/j.anl.2008.06.004.

83. Jecker P, Orloff LA, Wohlfeil M, Mann WJ. Gastroesophageal reflux disease (GERD), extraesophageal reflux (EER) and recurrent chronic rhinosinusitis. Eur Arch Otorhinolaryngol. 2006;263(7):664–7. https://doi.org/10.1007/s00405-006-0022-1.

84. Ozmen S, Yücel OT, Sinici I, Ozmen OA, Süslü AE, Oğretmenoğlu O, et al. Nasal pepsin assay and pH monitoring in chronic rhinosinusitis. Laryngoscope. 2008;118:890–4. https://doi.org/10.1097/MLG.0b013e318165e324.

85. Bhawana GS, Kumar S, Kumar A. Alkaline pH in middle meatus in cases of chronic rhinosinusitis. Am J Otolaryngol. 2014;35(4):496–9. https://doi.org/10.1016/j.amjoto.2014.02.017.

86. Dinis PB, Subtil J. Helicobacter pylori and laryngopharyngeal reflux in chronic rhinosinusitis. Otolaryngol Head Neck Surg. 2006;134(1):67–72. https://doi.org/10.1016/j.otohns.2005.10.013.

87. Siupsinskiene N, Katutiene I, Jonikiene V, Janciauskas D, Vaitkus S. Intranasal Helicobacter pylori infection in patients with chronic rhinosinusitis with polyposis. J Laryngol Otol. 2018;132(9):816–21. https://doi.org/10.1017/s0022215118001299.

88. Durmus R, Naiboglu B, Tek A, Sezikli M, Cetinkaya ZA, Toros SZ, et al. Does reflux have an effect on nasal mucociliary transport? Acta Oto-Laryngol. 2010;130(9):1053–7. https://doi.org/10.3109/00016481003621546.

89. DelGaudio JM. Direct nasopharyngeal reflux of gastric acid is a contributing factor in refractory chronic rhinosinusitis. Laryngoscope. 2005;115(6):946–57. https://doi.org/10.1097/01.Mlg.0000163751.00885.63.

90. Katle EJ, Hatlebakk JG, Grimstad T, Kvaløy JT, Steinsvåg SK. Gastro-oesophageal reflux in patients with chronic rhino-sinusitis investigated with multichannel impedance – pH monitoring. Rhinology. 2017;55(1):27–33. https://doi.org/10.4193/Rhin16.275.

91. Chambers DW, Davis WE, Cook PR, Nishioka GJ, Rudman DT. Long-term outcome analysis of functional endoscopic sinus surgery: correlation of symptoms with endoscopic examination findings and potential prognostic variables. Laryngoscope. 1997;107(4):504-10. https://doi.org/10.1097/00005537-199704000-00014.

92. Deconde AS, Mace JC, Smith TL. The impact of comorbid gastroesophageal reflux disease on endoscopic sinus surgery quality of life outcomes. Int Forum Allergy Rhinol. 2014;4(8):663–9. https://doi.org/10.1002/alr.21333.

93. Jelavic B, Grgic M, Cupic H, Kordic M, Vasilj

M, Baudoin T. Prognostic value of Helicobacter pylori sinonasal colonization for efficacy of endoscopic sinus surgery. Eur Arch Otorhinolaryngol. 2012;269(10):2197–202.

94. Phipps CD, Wood WE, Gibson WS, Cochran WJ. Gastroesophageal reflux contributing to chronic sinus disease in children: a prospective analysis. Arch Otolaryngol Head Neck Surg. 2000;126:831–6. https://doi.org/10.1001/archotol.126.7.831.

95. Hurst JR, Wilkinson TM, Donaldson GC, Wedzicha JA. Upper airway symptoms and quality of life in chronic obstructive pulmonary disease (COPD). Respir Med. 2004;98(8):767–70. https://doi.org/10.1016/j.rmed.2004.01.010.

96. Caminha GP, Pizzichini E, Lubianca Neto JF, Hopkins C, Moreira JDS, Pizzichini MMM. Rhinosinusitis symptoms, smoking and COPD: prevalence and associations. Clin Otolaryngol. 2018;43(6):1560–5. https://doi.org/10.1111/coa.13215.

97. Chien CY, Tai SY, Wang LF, Lee CT. Chronic obstructive pulmonary disease predicts chronic rhinosinusitis without nasal polyps: a population-based study. Am J Rhinol Allergy. 2015;29(3):e75–80. https://doi.org/10.2500/ajra.2015.29.4172.

98. Miłkowska-Dymanowska J, Białas AJ, Zalewska-Janowska A, Górski P, Piotrowski WJ. Underrecognized comorbidities of chronic obstructive pulmonary disease. Int. J. Chron. Obstruct. Pulmon. Dis. 2015;10:1331–41. https://doi.org/10.2147/copd.S82420.

99. Piotrowska VM, Piotrowski WJ, Kurmanowska Z, Marczak J, Górski P, Antczak A. Rhinosinusitis in COPD: symptoms, mucosal changes, nasal lavage cells and eicosanoids. Int. J. Chron. Obstruct. Pul-mon. Dis. 2010;5:107–17. https://doi.org/10.2147/copd.s8862.

100. Kelemence A, Abadoglu O, Gumus C, Berk S, Epozturk K, Akkurt I. The frequency of chronic rhinosinusitis/nasal polyp in COPD and its effect on the severity of COPD. COPD. 2011;8(1):8–12. https://doi.org/10.3109/15412555.2010.540272.

101. Hens G, Vanaudenaerde BM, Bullens DM, Piessens M, Decramer M, Dupont LJ, et al. Sinonasal pathology in nonallergic asthma and COPD: 'united airway disease' beyond the scope of allergy. Allergy. 2008;63(3):261–7. https://doi.org/10.1111/j.1398-9995.2007.01545.x.

102. King P, Holdsworth S, Freezer N, Holmes P. Bronchiectasis. Intern Med J. 2006;36(11):729–37. https://doi.org/10.1111/j.1445-5994.2006.01219.x.

103. Handley E, Nicolson CH, Hew M, Lee AL. Prevalence and clinical implications of chronic rhinosinusitis in people with bronchiectasis: a systematic review. J Allergy Clin Immunol Pract. 2019;7(6):2004–12.e1. https://doi.org/10.1016/j.jaip.2019.02.026.

104. Guilemany JM, Alobid I, Angrill J, Ballesteros F, Bernal-Sprekelsen M, Picado C, et al. The impact of bronchiectasis associated to sinonasal disease on quality of life. Respir Med. 2006;100(11):1997–2003. https://doi.org/10.1016/j.rmed.2006.02.016.

105. Guan WJ, Gao YH, Li HM, Yuan JJ, Chen RC, Zhong NS. Impacts of co-existing chronic rhinosinusitis on disease severity and risks of exacerbations in Chinese adults with bronchiectasis. PLoS One. 2015;10(9):e0137348. https://doi.org/10.1371/journal.pone.0137348.

临床诊断和表型　　第23章

Kevin Hur, Robert C. Kern

要点

慢性鼻窦炎（chronic rhinosinusitis, CRS）是一种以鼻黏膜和鼻窦炎症为特征的常见疾病，在西方人群中发病率高达 12%[1-4]。根据 EPOS2012 指南，CRS 的诊断需要满足连续 12 周或更长时间出现 2 个或更多的主要症状，并通过鼻窦 CT 或鼻内镜客观证实。这个定义是有意宽泛的；因此，最好将 CRS 视为一种临床综合征或症状复合体，而不是一种独立的疾病。从因果关系的角度来看，多种环境因素与宿主遗传学相互作用，但在某个 CRS 患者个体中起作用的特定元素却通常是未知的。然而，宿主基因型与环境的相互作用可导致一种或多种炎症途径或内型的激活。基于患者最常观察到的特征，这种炎症表现为几个临床亚群或表型之一。从历史上看，第一次尝试利用鼻内镜来进行 CRS 分类可分为两种表型：伴有息肉的 CRS（CRSwNP）和不伴有鼻息肉的 CRS（CRSsNP）。本章将利用其他可观察到的特征，包括病史和对治疗的反应，以提供一组更新的 CRS 表型，包括阿司匹林加重性呼吸系统疾病（AERD）、变应性真菌性鼻窦炎（AFRS）、嗜酸性肉芽肿性多血管炎（EGPA）、囊性纤维化（CF）、牙源性鼻窦炎、免疫缺陷和原发性纤毛运动障碍。

23.1　阿司匹林加重性呼吸系统疾病

阿司匹林加重性呼吸系统疾病（AERD）的特征是鼻息肉、哮喘和对环氧化酶 1 型抑制剂敏感的临床三联症。阿司匹林或其他抑制环氧化酶 1 型的非甾体抗炎药（NSAID）的摄入会加剧上、下呼吸道症状[5]。虽然 AERD 的病理生理学并不完全清楚，但可以观察到花生四烯酸代谢失调（半胱氨酸白三烯和前列腺素 D2 的产量较高，而前列腺素 E2 的水平较低），2 型效应免疫细胞如嗜酸性粒细胞和肥大细胞的激活增加。上皮细胞、ILC2、嗜碱性粒细胞和血小板也被认为被激活[6,7]。

据报道，成人哮喘患者中 AERD 的患病率在 7%~21% 之间，而 9%~16% 的 CRSwNP 患者被确定为患有 AERD[8,9]。2015 年对 1 770 篇文献的系统回顾得出结论，AERD 在哮喘患者中的患病率为 7%，在严重哮喘患者中为 15%，在 NP 患者中为 10%，在 CRS 患者中为 9%。有趣的是，AERD 的流行率主要是基于西方和欧洲人群的研究[10]。在亚洲人群中，AERD 的患病率被发现要低得多，原因不详[11]。

23.1.1　临床表现和诊断

AERD 的临床诊断依赖于对该疾病的三个主要组成部分的确认：慢性鼻窦炎伴鼻息

肉、哮喘和对阿司匹林 / 非甾体抗炎药的超敏反应。这些要点可以通过详细的临床病史收集和检查来识别,包括内镜检查、影像学、肺活量测定和阿司匹林激发试验。与典型的鼻息肉病患者相比,AERD 患者往往年龄较小且临床表现更严重。CRS 的典型鼻部症状包括流涕和鼻塞,通常是疾病过程中最先出现的症状,可能很难与其他 CRS 表型区分。与其他 CRSwNP 患者相比,在诊断性 CT 扫描中发现的鼻窦炎症程度明显更高,手术后息肉复发率也更高 [8]。哮喘症状多在出现上呼吸道疾病后出现。比较 AERD 患者与非阿司匹林敏感哮喘的肺功能的研究报告显示,与其他 CRS 哮喘患者相比,AERD 患者的 FEV1 显著降低 [8,12]。同一气道假说认为,上气道和下气道疾病是相关的,上气道疾病严重程度的增加很可能会影响下气道的疾病严重程度。因此,有理由得出结论,由于 AERD 患者更有可能患有更严重和难治的鼻窦疾病,他们也更有可能患有更严重的下呼吸道疾病。目前的治疗建议包括积极的手术,ASA 脱敏,以及使用新的直接针对 2 型细胞因子炎症成分的生物制剂。

定义 AERD 区别于其他 CRS 表型的关键特征是对阿司匹林 / 非甾体抗炎药的超敏反应,由于超敏反应的程度可能是逐渐发展的,可能被遗漏或难以诊断。超敏反应的典型表现包括流涕、溢泪、结膜水肿、鼻塞、喉痉挛或支气管痉挛等症状,通常在摄入阿司匹林 / 非甾体抗炎药后数小时内发生。服用阿司匹林或其他非甾体抗炎药后的哮喘发作史提示该诊断;然而,临床病史不一定能明确诊断阿司匹林 / 非甾体抗炎药超敏反应。在一项研究中,有 16% 的患者报告在摄入阿司匹林 / 非甾体抗炎药后有哮喘发作的病史,但其口服阿司匹林激发试验为阴性。此外,同一研究报告称,在出现鼻息肉、CRS、哮喘和有避免使用阿司匹林 / 非甾体抗炎药史的患者中,只有 43% 的患者口服阿司匹林激发试验呈阳性 [13]。然而,阿司匹林激发试验仍然是诊断 AERD 的黄金标准,因为至今还没有其他形式的实验室检测具有类似的精密度和准确性。已经展示了几种激发试验的方法,包括口服、支气管吸入、鼻腔吸入和静脉注射 [5]。更特异性的生化或遗传标记的鉴定方法还有待开发。

23.2 变应性真菌性鼻窦炎

变应性真菌性鼻窦炎(AFRS)是一种 IgE 介导的鼻腔和鼻窦的非侵袭性真菌疾病,约占 CRSwNP 病例的 6%~9% [14]。它具有独特的地理和人口特征,更常见于温暖潮湿的气候,如霉菌数量较高的美国南部。AFRS 更常见于年轻的非裔美国人,以男性为主。回顾性研究结果显示,AFRS 患者的社会经济地位也更低 [15]。

23.2.1 临床表现和诊断

AFRS 的表现涉及与 CRS 其他表型相同的症状,包括流涕、鼻塞、面部疼痛 / 压力和嗅觉减退,但病程更加缓慢,呈进行性发展,通常为单侧。诊断年龄通常比大多数 CRSwNP 患者年轻 [15]。AFRS 的一个独特特征是该病的扩张性,它可以重塑鼻窦和颅底周围的骨骼,导致视力改变、突眼、头痛和复视。

AFRS 的客观检查结果包括:内镜下可见黏稠的棕色过敏性黏蛋白形成,典型描述为"花生酱样",同时可见鼻息肉和蛋白碎片。黏蛋白由大量嗜酸性粒细胞、嗜酸性粒细胞副产物和真菌菌丝组成。

Bent 和 Kuhn[16] 将 AFRS 与其他表型的 CRS 区分开来的诊断标准包括:①鼻息肉;

②真菌染色阳性；③嗜酸性黏蛋白，无真菌侵袭鼻窦组织；④对真菌的 1 型超敏反应；⑤CT 扫描软组织密度差的特征性影像学表现。其他次要标准包括：①骨质侵蚀；②夏科 - 莱登晶体；③单侧疾病；④外周嗜酸性粒细胞增多；⑤真菌培养阳性。在 AFRS 患者中，没有发生真菌组织侵袭，这将其与急性和慢性侵袭性真菌鼻窦炎区分开来。此外，AFRS 中的"真菌黏蛋白"是对真菌的 2 型反应的结果，而不是在鼻窦真菌球中看到的真菌成分的积聚。

皮肤测试或 RAST 测试是确定对真菌抗原的 1 型超敏反应所必需的。其他可能的实验室异常包括外周嗜酸性粒细胞增多和总 IgE 升高。与 AFRS 相关的最常见的真菌包括曲霉属和毛霉属真菌[17]。治疗通常包括积极的手术和术后大量皮质类固醇的冲洗。

23.3　嗜酸性肉芽肿性多血管炎

嗜酸性肉芽肿性多血管炎（EGPA）是一种罕见的以哮喘和嗜酸性粒细胞增多症为特征的小血管炎。EGPA 原名 Churg-Strauss 综合征，发病率为每年每 100 万成人 0.5～6.8 例，最常见于 40～60 岁的成年人[18]。EGPA 的病理生理学尚不清楚，但一些证据表明，EGPA 本身是一种异质性疾病，有多种亚型，尚未明确定义，因此给诊断和治疗带来了挑战[19]。

23.3.1　临床表现和诊断

EGPA 传统上有三个阶段的特征：过敏期、嗜酸性粒细胞期和血管增生期。过敏期表现为哮喘、过敏性鼻炎和鼻窦炎等症状。嗜酸性粒细胞期表现为血液和组织嗜酸性粒细胞增多，血管增生期以周围神经病变、紫癜和免疫缺陷坏死性肾小球肾炎为特征[19]。然而，EGPA 具有多种表型，因此并非所有患者都会以相似的方式呈现。由于哮喘通常出现在 90%～95% 的 EGPA 患者中，因此上呼吸道症状也会影响相似的百分比。最常见的主诉为鼻塞、流涕、嗅觉丧失和打喷嚏，70% 的患者伴有鼻息肉[20]。其他涉及的系统包括心脏疾病，如心包炎和心肌病，皮肤损害，如可触及的紫癜，以及肾脏疾病。出现严重嗜酸性鼻窦炎的患者，对标准治疗反应不佳，同时伴有全身性炎症，应引起对 EGPA 的怀疑。

目前尚无普遍接受的 EGPA 诊断标准，但美国风湿病学会将其归类为六个显著特征：哮喘、嗜酸性粒细胞增多症、神经病变、肺浸润性病变、鼻窦异常和血管外嗜酸性粒细胞浸润[21]。虽然诊断 EGPA 不需要活检，但它可以帮助确认是否存在血管炎或嗜酸性炎症过程。

对于鼻腔症状，鼻腔生理盐水冲洗和鼻腔局部皮质类固醇是一线治疗，在必要时有限地口服皮质类固醇，类似于 CRSwNP 的处理。对药物治疗无效的患者应考虑进行积极的内镜鼻窦手术[22]。还应考虑针对 IL-5 或 IL-5 受体的新的生物药物。

23.4　囊性纤维化

囊性纤维化（CF）是一种常染色体隐性遗传病，囊性纤维化跨膜受体基因（*CFTR*）的突变导致氯通道缺陷。该缺陷导致上下气道分泌物黏度显著增加，抑制了黏液纤毛清除，增加感染的风险。通常情况下，患者患铜绿假单胞菌和金黄色葡萄球菌感染的风险增加，这可能导致肺功能下降。这些患者的黏液纤毛清除功能障碍使他们容易发生 CRS。该病在欧洲人群中最为常见，发病率为 1/3 000[23]。

23.4.1　临床表现和诊断

CF 患者与其他 CRS 表型的不同之处在于，患者少报 CRS 症状。尽管只有 10%～15% 的 CF 患者会自我报告 CRS 症状，但当被明确询问时，大多数 CF 患者均符合 CRS 的标准[1]。儿童鼻息肉或经培养证实的铜绿假单胞菌、洋葱伯克霍尔德菌或氧化木色无色杆菌引起的鼻窦感染等临床特征应将囊性纤维化列为鉴别诊断的重点。这些发现与肺部感染、胰腺功能不全、营养不良和 / 或慢性腹泻史相结合，应引起对 CF 的怀疑[24]。

鼻息肉在 6 岁以下的儿童中很少见，但高达 50% 的 CF 青少年表现出鼻息肉[25]。在影像学上，与其他成年患者相比，CF 患者的鼻窦发育不良发生率更高。在一项研究中，CF 患者的大多数上颌窦和额窦要么未发育，要么是发育不良[26]。CF 的诊断包括评估汗液氯化物试验、基因分析和临床评估的结果。汗液氯化物测试通过将溶液放在前臂或大腿上并通过电刺激诱发出汗来进行测试。若汗液中测量氯化物的量高于正常值，提示 CF 的诊断。基因检测包括从颊拭子中获取细胞或血液样本，以识别 *CFTR* 突变中的突变。两个突变基因的鉴定被认为是 CF 的阳性基因检测。在发达国家，已经实施了新生儿的国家筛查计划，在出生后几天进行足跟穿刺，以测量胰蛋白酶原的水平。水平升高提示 CF，但不是诊断性的。进一步确诊须进行氯化物汗液测试和基因测试。此外，虽然 CF 与 CFTR 基因密切相关，但该疾病的遗传学更为复杂，具有显著的临床相关性。具体而言，CF 患者鼻息肉的存在和 CRS 症状的严重程度各不相同。这一观察结果可能源于 CFTR 中描述了多种不同的突变，并且氯离子通道活性受损的程度是可变的 [需要参考]。此外，基因组中其他位点的遗传变异和表观遗传变异可能会影响临床表型。

23.5　牙源性鼻窦炎

牙源性鼻窦炎是指由牙齿引起的鼻窦疾病。随着普通人群牙科手术率的上升，医源性损伤引起的牙源性鼻窦炎的发病率可能只会增加。据报道，大约 10% 的上颌窦炎病例是牙源性。牙科手术，如拔牙、种植、鼻窦扩大移植物和腭裂手术都与牙源性鼻窦炎有关。当上颌窦黏膜的 Schneiderian 黏膜层因牙齿感染或手术而受损时，就会发生牙源性鼻窦炎。这为口腔菌群中常见的细菌等微生物扩散到上颌窦并感染上颌窦创造了通道[27,28]。

23.5.1　临床表现与诊断

患有单侧上颌窦疾病的患者应怀疑患有牙源性鼻窦炎。详细的临床病史和全面的牙科病史对于确定可能患有牙源性鼻窦炎的患者是必要的。具有讽刺意味的是，牙痛并不被认为是牙源性鼻窦炎所特有的。对牙列、牙周组织、牙种植体和有无口腔鼻窦瘘进行仔细的口腔检查是疾病检查的重要组成部分。鼻内镜检查可以显示中鼻道脓液或水肿，但这是非特异性的发现，也不是牙源性鼻窦炎所特有的。在牙源性鼻窦炎的诊断中，影像学几乎总是必要的。颌面部 CT 扫描是提供多平面高分辨率图像的最佳成像方式。有研究报道，70% 的单侧上颌窦炎为牙源性感染[29]。然而，牙源性感染并不一定局限于上颌窦。据报道，高达 60% 的病例可扩展到相邻的鼻窦，高达 20% 的牙源性鼻窦炎可能是双侧的[27,30,31]。因此，在检查放射影像时，必须仔细检查上颌牙相关疾病。根据对 871 次锥形束 CT 扫描的回顾性研究，与上颌窦炎相关的最常见牙齿是上颌第一磨牙和第二磨牙[32]。鼻窦炎的影像学证据与临床病史或牙齿来源的放射学证据是诊断牙源性鼻窦炎的关键组成部分。

牙源性感染的治疗最初涉及抗生素试验。如果没有改善，则应考虑治疗潜在的牙病或内镜鼻窦手术。一项对 43 例牙源性鼻窦炎患者的回顾性研究发现，52% 的患者可通过药物和牙科治疗得到改善，但 48% 的患者还需要鼻窦内镜手术[33]。鼻窦手术被认为是主要的外科干预措施，因为与牙源性鼻窦炎的口腔科治疗相比，鼻窦手术可以更快地缓解症状[34]。

23.6 免疫缺陷

患有难治性 CRS 的患者应引起临床医生对可能的免疫缺陷的怀疑。尽管不是一种单独的表型，但这些患者的观察结果表明，在不解决潜在免疫缺陷的情况下，他们对常规疗法效果欠佳。CRS 伴有免疫缺陷患者可进一步分为原发性或继发性免疫缺陷患者。继发性免疫缺陷是由其他疾病（如艾滋病毒）或免疫抑制药物（如化疗）引起的。原发性免疫缺陷是免疫系统中影响 B 细胞、T 细胞和 / 或免疫系统其他组成部分功能的缺陷。CRS 患者中最常见的原发性免疫缺陷是抗体缺乏，这通常是导致抗体产生缺陷或抗体功能不良的基因突变的结果。在最近对 13 项研究的荟萃分析中，CRS 患者中抗体缺乏的患病率在难治性 CRS 患者中为 23%，在复发性 CRS 患者中为 13%[35]。

23.6.1 临床表现与诊断

免疫缺陷性 CRS 的表现很难与特发性 CRS 区分开来。因此，评估患者免疫功能的决定取决于临床医生基于病史的判断。临床特征，如常规治疗后症状的快速复发或肺炎等其他形式呼吸道感染的证据应引起临床医生对患者可能患有免疫缺陷的怀疑。CRS 中原发性免疫缺陷的鉴别诊断是广泛的，在本节中，我们将回顾最常见的几种。帮助区分各种原发性免疫缺陷的初始实验室测试是测量血清免疫球蛋白水平。

常见变异型免疫缺陷（CVID）是最常见的有症状的抗体缺乏症，通过存在低 IgG 水平和低 IgA 或 IgM 水平以及缺乏对多糖疫苗的功能性反应来诊断。CVID 更有可能在成年时出现，超过 50% 的 CVID 患者有 CRS[28,36]。

特异性抗体缺陷（SAD）被定义为在正常定量免疫球蛋白水平（IgG、IgA 和 IgM）的情况下，对多糖抗原（如肺炎链球菌）免疫接种的反应受损，并有复发性或迁延性鼻肺感染史。对于什么是对多糖疫苗的充分反应尚无共识；但 50%～70% 的肺炎球菌接种后血清型应在 1.3 微克 / 毫升以上。在一项对难治性 CRS 患者的回顾性研究中，发现高达 23% 的患者患有 SAD[28,37]。

普通人群中最常见的免疫缺陷是 IgA 缺乏症，患病率为 1∶600[38]。低 IgA 水平（< 7mg/dl）与正常 IgG 和 IgM 水平是诊断条件。大约 7% 的 CRS 患者有 IgA 缺乏症。IgA 缺乏的临床意义是有争议的，因为大多数 IgA 缺乏患者是无症状的。

其他需要考虑但本章未讨论的免疫缺陷疾病包括高免疫球蛋白 E 综合征、IgG 亚类缺乏、Wiskott-Aldrich 综合征、共济失调毛细血管扩张、X 连锁免疫缺陷和 X 连锁无丙种球蛋白血症。

对不太严重的免疫缺陷的治疗，如 SAD 和 IgA 缺乏症，可以通过预防性抗生素进行对症治疗。如果是难治性的，或者如果免疫缺陷更严重，比如 CVID，建议使用免疫球蛋白替代。鼻窦手术通常不被认为是任何免疫缺陷的禁忌证，对于符合 CRS 标准且难以进行药物治疗的患者，鼻窦手术是一种选择[39]。

23.7　原发性纤毛运动障碍

在鼻和鼻窦中，黏液纤毛清除依赖于假复层柱状纤毛上皮的纤毛将黏液向后移向鼻咽。当纤毛功能障碍时，黏液淤滞会导致鼻塞、流鼻涕和易感染。原发性纤毛运动障碍（PCD）是一组影响纤毛运动的遗传疾病。PCD 是一种罕见的疾病，发病率估计为 1∶30 000～1∶15 000，血缘关系是一个危险因素[40]。

23.7.1　临床表现和诊断

纤毛运动缺陷的患者表现出因不能清除分泌物而出现的症状。他们通常报告有咳嗽、鼻炎和反复发作的上呼吸道和下呼吸道感染。显而易见，PCD 和 CRS 之间有很强的相关性。在一项对 PCD 患者的研究中，所有患者都有 CRS 史，其中三分之一的患者在内镜检查中有鼻息肉[41]。检查时，鼻底可能会有黏液积聚。这些患者还经常出现多器官问题，因为纤毛运动涉及从神经系统到生殖系统的多个器官系统。可以用糖精试验评估纤毛的运动性，其中将一片糖精放在下鼻甲上，并记录品尝糖精的时间，因为颗粒沿着鼻窦黏膜输送到鼻咽部。时间延长表明黏液纤毛清除功能障碍。检测到较低水平的一氧化氮的鼻一氧化氮也被描述为筛选试验。纤毛功能障碍的诊断通常涉及鼻活检后使用电子显微镜检查纤毛。可以识别纤毛的外动力蛋白臂和内动力蛋白臂、径向辐条或中央微管中的缺陷。然而，活检阴性不一定排除纤毛运动障碍[38]。缺乏有助于指导 PCD 管理的高水平证据。鼻腔症状的处理与 CRS 指南类似，以鼻腔盐水冲洗和鼻内类固醇作为一线干预。当药物治疗失败时，可以考虑进行鼻窦内镜手术，但很少有研究对 PCD 的鼻窦手术结果进行研究[42]。

23.8　结论

慢性鼻窦炎是一种广泛的临床综合征，具有多种表型，表现出相对不同的临床特征，可用于提供预后和治疗指导。AERD 和 AFRS 是最明显的表型，每种都有 2 型炎症，但可能有部分不同的内型。其他不太常见的表型包括 CF、EGPA 和 PCD，但综合起来，这些特殊的表型只占 CRS 病例的一小部分。不太明确的表型也有报道，提出发病年龄或共病的存在是影响临床病程和治疗反应的重要因素。通常，CRS 被视为一种成人发病的疾病，儿童鼻窦炎和成人鼻窦炎之间的关系（如果有的话）尚不清楚。然而，一些证据表明，早期发病的成人 CRS（年龄＜30 岁）可能与特应性和儿童鼻窦问题有关，这表明在这种情况下，CRS 假说是特应性进入窦腔的延续[43]。早发性 CRS 和特应性的这一亚群也可能较轻[44]。然而，合并哮喘的 CRS 通常表明两种疾病的严重程度更高[44,45]。儿童期发作的哮喘的影响，特别是在 CRSsNP 亚组中，可能是最小的，特应性和发病年龄是否是独立影响因素仍不清楚。总的来说，虽然我们对 CRS 患者进行表型分析的能力已经取得了一些进展，但绝大多数病例并不属于特殊表型，导致默认为简单的息肉状态。继续研究气道疾病的分子机制以及大规模的纵向研究将是必要的，以便在未来对 CRS 患者进行更完整和准确的表型分析。

（陈芳 赖银妍 译）

参考文献

1. Fokkens WJ, Lund VJ, Mullol J, Bachert C, Alobid I, Baroody F, et al. EPOS 2012: European position paper on rhinosinusitis and nasal polyps 2012. A summary for otorhinolaryngologists. Rhinology. 2012;50(1):1–12. https://doi.org/10.4193/Rhino50E2.

2. Orlandi RR, Kingdom TT, Hwang PH, Smith TL, Alt JA, Baroody FM, et al. International consensus statement on allergy and rhinology: rhinosinusitis. Int Forum Allergy Rhinol. 2016;6(Suppl 1):S22–209. https://doi.org/10.1002/alr.21695.

3. Dietz de Loos D, Lourijsen ES, Wildeman MAM, Freling NJM, Wolvers MDJ, Reitsma S, et al. Prevalence of chronic rhinosinusitis in the general population based on sinus radiology and symptomatology. J Allergy Clin Immunol. 2019;143(3):1207–14. https://doi.org/10.1016/j.jaci.2018.12.985.

4. Hirsch AG, Nordberg C, Bandeen-Roche K, Tan BK, Schleimer RP, Kern RC, et al. Radiologic sinus inflammation and symptoms of chronic rhinosinusitis in a population-based sample. Allergy. 2019. https://doi.org/10.1111/all.14106.

5. Lee RU, Stevenson DD. Aspirin-exacerbated respiratory disease: evaluation and management. Allergy Asthma Immunol Res. 2011;3(1):3–10. https://doi.org/10.4168/aair.2011.3.1.3.

6. Stevens WW, Ocampo CJ, Berdnikovs S, Sakashita M, Mahdavinia M, Suh L, et al. Cytokines in chronic rhinosinusitis. Role in Eosinophilia and Aspirin-exacerbated respiratory disease. Am J Respir Crit Care Med. 2015;192(6):682–94. https://doi.org/10.1164/rccm.201412-2278OC.

7. Cahill KN, Bensko JC, Boyce JA, Laidlaw TM. Prostaglandin D(2): a dominant mediator of aspirin-exacerbated respiratory disease. J Allergy Clin Immunol. 2015;135(1):245–52. https://doi.org/10.1016/j.jaci.2014.07.031.

8. Stevens WW, Peters AT, Hirsch AG, Nordberg CM, Schwartz BS, Mercer DG, et al. Clinical characteristics of patients with chronic rhinosinusitis with nasal polyps, asthma, and aspirin-exacerbated respiratory disease. J Allergy Clin Immunol Pract. 2017;5(4):1061–70.e3. https://doi.org/10.1016/j.jaip.2016.12.027.

9. Jenkins C, Costello J, Hodge L. Systematic review of prevalence of aspirin induced asthma and its implications for clinical practice. BMJ. 2004;328(7437):434. https://doi.org/10.1136/bmj.328.7437.434.

10. Rajan JP, Wineinger NE, Stevenson DD, White AA. Prevalence of aspirin-exacerbated respiratory disease among asthmatic patients: a meta-analysis of the literature. J Allergy Clin Immunol. 2015;135(3):676–81.e1. https://doi.org/10.1016/j.jaci.2014.03.020.

11. Ledford DK, Wenzel SE, Lockey RF. Aspirin or other nonsteroidal inflammatory agent exacerbated asthma. J Allergy Clin Immunol Pract. 2014;2(6):653–7. https://doi.org/10.1016/j.jaip.2014.09.009.

12. Mascia K, Haselkorn T, Deniz YM, Miller DP, Bleecker ER, Borish L, et al. Aspirin sensitivity and severity of asthma: evidence for irreversible airway obstruction in patients with severe or difficult-to-treat asthma. J Allergy Clin Immunol. 2005;116(5):970–5. https://doi.org/10.1016/j.jaci.2005.08.035.

13. Dursun AB, Woessner KA, Simon RA, Karasoy D, Stevenson DD. Predicting outcomes of oral aspirin challenges in patients with asthma, nasal polyps, and chronic sinusitis. Ann Allergy Asthma Immunol. 2008;100(5):420–5. https://doi.org/10.1016/S1081-1206(10)60465-6.

14. Bakhshaee M, Fereidouni M, Mohajer MN, Majidi MR, Azad FJ, Moghiman T. The prevalence of allergic fungal rhinosinusitis in sinonasal polyposis. Eur Arch Otorhinolaryngol. 2013;270(12):3095–8. https://doi.org/10.1007/s00405-013-2449-5.

15. Wise SK, Ghegan MD, Gorham E, Schlosser RJ. Socioeconomic factors in the diagnosis of allergic fungal rhinosinusitis. Otolaryngol Head Neck Surg. 2008;138(1):38–42. https://doi.org/10.1016/j.otohns.2007.10.020.

16. Bent JP III, Kuhn FA. Diagnosis of allergic fungal sinusitis. Otolaryngol Head Neck Surg. 1994;111(5):580–8. https://doi.org/10.1177/019459989411100508.

17. Hoyt AE, Borish L, Gurrola J, Payne S. Allergic fungal rhinosinusitis. J Allergy Clin Immunol Pract. 2016;4(4):599–604. https://doi.org/10.1016/j.jaip.2016.03.010.

18. Groh M, Pagnoux C, Baldini C, Bel E, Bottero P, Cottin V, et al. Eosinophilic granulomatosis with polyangiitis (Churg-Strauss) (EGPA) Consensus Task Force recommendations for evaluation and management. Eur J Intern Med. 2015;26(7):545–53. https://doi.org/10.1016/j.ejim.2015.04.022.

19. Wu EY, Hernandez ML, Jennette JC, Falk RJ. Eosinophilic granulomatosis with polyangiitis: clinical pathology conference and review. J Allergy Clin Immunol Pract. 2018;6(5):1496–504. https://doi.org/10.1016/j.jaip.2018.07.001.

20. Goldfarb JM, Rabinowitz MR, Basnyat S, Nyquist GG, Rosen MR. Head and neck manifestations of eosinophilic granulomatosis with polyangiitis: a systematic review. Otolaryngol Head Neck Surg. 2016;155(5):771–8. https://doi.org/10.1177/0194599816657044.

21. Masi AT, Hunder GG, Lie JT, Michel BA, Bloch DA, Arend WP, et al. The American college of rheuma-

tology 1990 criteria for the classification of Churg-Strauss syndrome (allergic granulomatosis and angiitis). Arthritis Rheum. 1990;33(8):1094–100. https://doi.org/10.1002/art.1780330806.

22. Bacciu A, Buzio C, Giordano D, Pasanisi E, Vincenti V, Mercante G, et al. Nasal polyposis in Churg-Strauss syndrome. Laryngoscope. 2008;118(2):325–9. https://doi.org/10.1097/MLG.0b013e318159889d.

23. O'Sullivan BP, Freedman SD. Cystic fibrosis. Lancet. 2009;373(9678):1891–904. https://doi.org/10.1016/S0140-6736(09)60327-5.

24. Hamilos DL. Chronic rhinosinusitis in patients with cystic fibrosis. J Allergy Clin Immunol Pract. 2016;4(4):605–12. https://doi.org/10.1016/j.jaip.2016.04.013.

25. Shwachman H, Kulczycki LL, Mueller HL, Flake CG. Nasal polyposis in patients with cystic fibrosis. Pediatrics. 1962;30:389–401.

26. Orlandi RR, Wiggins RH III. Radiological sinonasal findings in adults with cystic fibrosis. Am J Rhinol Allergy. 2009;23(3):307–11. https://doi.org/10.2500/ajra.2009.23.3324.

27. Little RE, Long CM, Loehrl TA, Poetker DM. Odontogenic sinusitis: a review of the current literature. Laryngoscope Investig Otolaryngol. 2018;3(2):110–4. https://doi.org/10.1002/lio2.147.

28. Bose S, Grammer LC, Peters AT. Infectious chronic rhinosinusitis. J Allergy Clin Immunol Pract. 2016;4(4):584–9. https://doi.org/10.1016/j.jaip.2016.04.008.

29. Matsumoto Y, Ikeda T, Yokoi H, Kohno N. Association between odontogenic infections and unilateral sinus opacification. Auris Nasus Larynx. 2015;42(4):288–93. https://doi.org/10.1016/j.anl.2014.12.006.

30. Saibene AM, Pipolo GC, Lozza P, Maccari A, Portaleone SM, Scotti A, et al. Redefining boundaries in odontogenic sinusitis: a retrospective evaluation of extramaxillary involvement in 315 patients. Int Forum Allergy Rhinol. 2014;4(12):1020–3. https://doi.org/10.1002/alr.21400.

31. Saibene AM, Vassena C, Pipolo C, Trimboli M, De Vecchi E, Felisati G, et al. Odontogenic and rhinogenic chronic sinusitis: a modern microbiological comparison. Int Forum Allergy Rhinol. 2016;6(1):41–5. https://doi.org/10.1002/alr.21629.

32. Maillet M, Bowles WR, McClanahan SL, John MT, Ahmad M. Cone-beam computed tomography evaluation of maxillary sinusitis. J Endod. 2011;37(6):753–7. https://doi.org/10.1016/j.joen.2011.02.032.

33. Mattos JL, Ferguson BJ, Lee S. Predictive factors in patients undergoing endoscopic sinus surgery for odontogenic sinusitis. Int Forum Allergy Rhinol. 2016;6(7):697–700. https://doi.org/10.1002/alr.21736.

34. Craig JR, McHugh CI, Griggs ZH, Peterson EI. Optimal timing of endoscopic sinus surgery for odontogenic sinusitis. Laryngoscope. 2019;129(9):1976–83. https://doi.org/10.1002/lary.28001.

35. Schwitzguebel AJ, Jandus P, Lacroix JS, Seebach JD, Harr T. Immunoglobulin deficiency in patients with chronic rhinosinusitis: systematic review of the literature and meta-analysis. J Allergy Clin Immunol. 2015;136(6):1523–31. https://doi.org/10.1016/j.jaci.2015.07.016.

36. Quinti I, Soresina A, Spadaro G, Martino S, Donnanno S, Agostini C, et al. Long-term follow-up and outcome of a large cohort of patients with common variable immunodeficiency. J Clin Immunol. 2007;27(3):308–16. https://doi.org/10.1007/s10875-007-9075-1.

37. Kashani S, Carr TF, Grammer LC, Schleimer RP, Hulse KE, Kato A, et al. Clinical characteristics of adults with chronic rhinosinusitis and specific antibody deficiency. J Allergy Clin Immunol Pract. 2015;3(2):236–42. https://doi.org/10.1016/j.jaip.2014.09.022.

38. Naclerio RM, Baroody FM. Other phenotypes and treatment of chronic rhinosinusitis. J Allergy Clin Immunol Pract. 2016;4(4):613–20. https://doi.org/10.1016/j.jaip.2016.03.016.

39. Stevens WW, Peters AT. Immunodeficiency in chronic sinusitis: recognition and treatment. Am J Rhinol Allergy. 2015;29(2):115–8. https://doi.org/10.2500/ajra.2015.29.4144.

40. Bush A, Chodhari R, Collins N, Copeland F, Hall P, Harcourt J, et al. Primary ciliary dyskinesia: current state of the art. Arch Dis Child. 2007;92(12):1136–40. https://doi.org/10.1136/adc.2006.096958.

41. Bequignon E, Dupuy L, Zerah-Lancner F, Bassinet L, Honore I, Legendre M, et al. Critical evaluation of sinonasal disease in 64 adults with primary ciliary dyskinesia. J Clin Med 2019;8(5). https://doi.org/10.3390/jcm8050619.

42. Alanin MC, Aanaes K, Hoiby N, Pressler T, Skov M, Nielsen KG, et al. Sinus surgery can improve quality of life, lung infections, and lung function in patients with primary ciliary dyskinesia. Int Forum Allergy Rhinol. 2017;7(3):240–7. https://doi.org/10.1002/alr.21873.

43. Chang EH, Stern DA, Willis AL, Guerra S, Wright AL, Martinez FD. Early life risk factors for chronic sinusitis: a longitudinal birth cohort study. J Allergy Clin Immunol. 2018;141(4):1291–7.e2. https://doi.org/10.1016/j.jaci.2017.11.052.

44. Wu D, Bleier BS, Li L, Zhan X, Zhang L, Lv Q, et al. Clinical phenotypes of nasal polyps and comorbid asthma based on cluster analysis of disease history. J Allergy Clin Immunol Pract. 2018;6(4):1297–305.e1. https://doi.org/10.1016/j.jaip.2017.09.020.

45. Song WJ, Lee JH, Won HK, Bachert C. Chronic rhinosinusitis with nasal polyps in older adults: clinical presentation, pathophysiology, and comorbidity. Curr Allergy Asthma Rep. 2019;19(10):46. https://doi.org/10.1007/s11882-019-0880-4.

功能性鼻内镜手术安全标志的影像学表现　第24章

Simion James Zinreich, Sachin K. Gujar

24.1　引言

　　功能性鼻内镜鼻窦手术（FESS）遵循 Messerklinger、Stammberger、Kennedy 等设定的概念和原则，在过去三十年间于全球范围内广为应用。FESS 手术的重点在于逐步切除四个骨质基板 [1-3]（图 24.1a-c）。这一区域的解剖变异性较大，虽然已有先进的影像技术和导航手术技术，使用内镜进行这一区域的手术仍是一项挑战。

　　在 20 世纪 80 年代初，内镜鼻窦手术（ESS）——现在被称为功能性鼻内镜鼻窦手术（FESS）[2,3]，已基本取代外入路手术方法。如今，FESS 已成为治疗鼻窦病变的首选手术方式，包括处理炎症性疾病、鼻窦肿瘤以及颅底和眼眶的病变。先进的内镜、动力系统和影像学技术（包括导航技术）促进了内镜手术的发展，并大大提高了手术的安全性。因此，在过去 30 年间，FESS 手术的数量稳步提高 [4,5]。

　　然而，鼻窦手术部位临近眼眶和颅脑，因此 FESS 手术容易造成并发症的发生。1929 年，Mosher 提出，鼻内镜下筛窦切除术是"杀死患者最简单的方式"[6,7]。虽然不断增加解剖学知识、使用先进的手术器械和影像系统、使用导航手术均可减少并发症的发生，但由于个体差异明显，解剖变异性大，颅底和眼眶骨壁脆弱等原因，FESS 手术并发症难以避免 [5]。严重的手术并发症在过去几十年中逐渐减少，但仍偶有发生 [8-20]。

　　本文目的是探讨如何更好地利用影像信息来进一步辅助 FESS 手术，以避免严重的并发症。因此，本文重点将放在识别、定义和讨论最重要的解剖变异上。

　　此外，为了提高在影像中识别手术标志的能力，将使用一种名为 3D 立体成像（3DSI）的新型软件，它将被"有限地"使用，帮助读者建立内镜图像和三维影像之间的联系。

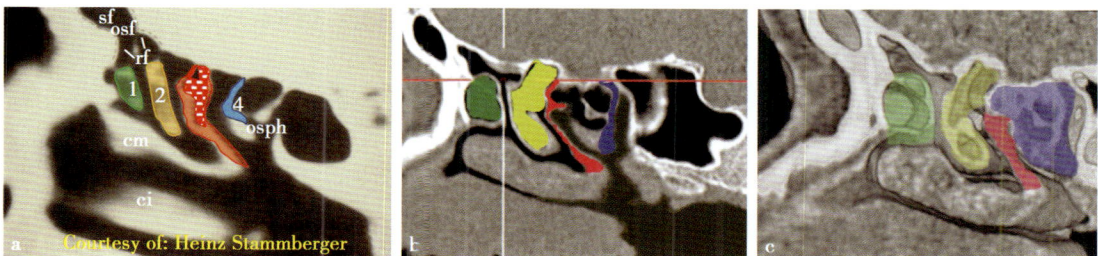

图 24.1　筛窦骨质基板。a. H.Stammberger 提供的图片。b. 筛窦矢状位 CT 图。c. 3D 立体显示。绿色代表钩突，黄色代表钩突基板，红色代表中鼻甲基板，紫色代表上鼻甲基板

24.2　FESS 手术的影像地图

自鼻内镜手术（ESS）之始，Messerklinger 和 Stammberger 使用多断层扫描技术取代了普通的鼻窦 X 线片。这种断层扫描技术通常用于显示骨质情况，可以间隔数毫米至 1cm 的平面成像，显著提高了鼻腔和鼻窦骨质结构的清晰程度 [1,2,4]。随后，在 20 世纪 80 年代中期，由于计算机断层扫描技术（computed tomography，CT）具有更高的分辨率，因而取代了断层扫描技术，并迅速成为了 FESS 手术首选的影像学检查方法，可提供更精准、更有指导意义的影像学资料 [4]。而后多篇论文讨论了 CT 在 FESS 手术中的应用，辅助病理诊断，并帮助临床医生提前了解容易造成手术并发症的风险 [20-24]。

近年来，3DCT 立体成像（3DSI）技术提供了更加"直观"的解剖影像，增强了影像与 3D 内镜的关联性，并更好地显示手术区域的"标志"。这种先进的影像技术有助于进一步降低 FESS 手术的风险。目前这一新技术仅用于科学研究，暂时还未广泛使用。因此，我们将"有限地"使用这一技术，但 3DSI 有助于描述解剖细节，以减少误解和不确定性。

24.3　CT 数据采集和技术

与既往相比，CT 设备和技术已大有进步，且广泛应用于临床。且多数 CT 扫描仪都配有多平面成像显示软件（multiplanar imaging display，MPR）。高质量的鼻窦 CT MPR 评估应该满足以下条件：

- 影像切片厚度应小于 1.0mm（最好为 0.75mm）。
- 在完成侧位搜索视图后，调整视野以覆盖鼻窦。主要图像是平行于硬腭的轴位图像，随后，调整图像视野使得：**下界**：平行于硬腭；**后界**：包含蝶鞍并垂直于硬腭的冠状切面；**前界**：包含鼻尖并垂直于硬腭的冠状切面；**上界**：平行于硬腭的轴位切面，需包含额窦以上几毫米的颅内区域，选择这种视野将提供适当的显示（放大）区域解剖学，从而进行准确的评估。
- 使用调整后的图像视野数据建立一个多平面显示（MPR）数据集，在生成的数据集中确认冠状面与矢状面均与硬腭垂直。
- 使用调整后的视野范围内的数据创建一个多平面重建（MPR）数据集。在生成的数据集中，确认冠状面和矢状面与骨质腭垂直。

"有限的"3D 立体图像是通过体层绘制的方式呈现的，仍处于研发阶段，读者看到的是平面上展示的 3D 图像，景深感较弱，可称为 2.5D 图像。

24.4　根据四个基板原则，使用 CT 评估鼻腔鼻窦解剖结构并辅助指定 FESS 手术计划

虽然有多种方式可评估 CT 影像学信息，但推荐使用 Messerklinger 和 Stammberger 提出的"基板原则"进行评估（图 24.1a-c）。Stammberger 清楚的描述了 FESS 手术步骤，首先去除钩突，然后切除前筛，穿过中鼻甲基板切除后筛，再切除蝶窦，最后进行额窦手术。对于后筛未受累的患者，他推荐在钩突切除后部分切除筛泡，再进行额窦手术。影像评估将重点关注手术涉及的结构，以及影响黏液纤毛清除功能的"狭窄位置"。

24.5　钩突切除术

在冠状位图像上确定中鼻甲前部与鼻腔外侧壁（称为"腋窝"）的连接位置（图 24.2a-i）。在这个位置，中鼻甲前部通常与外侧的钩突相融合（图 24.3a-c）。在图 24.3b 中，通过切除中鼻甲前部，可以清晰地观察到钩突、筛泡和中鼻甲基板之间的关系。在图 24.3c 中，去除中鼻甲腋窝之前的组织可暴露钩突内侧空间，被称为"鼻丘气房"（agger nasi cell, ANC）。在图 24.3b 和 c 的矢状位图像上，可以看到半月裂（hiatus semilunaris）[钩突（UP）和筛泡（BL）之间的"间隙"]。

- 在多平面 CT 的冠状位上来回多动，可以观察到钩突骨板有两个组成部分，分为鼻甲部分（turbinal component, TUP）（图 24.4a、b）和筛窦部分（ethmoidal component, EUP）（图 24.5a-f）。

- 80% 的 TUP 起源于后前囟区，沿着上颌窦内侧壁向上延伸，通常位于筛泡后方，从下内侧向上外侧延伸，与泪骨相连接，穿过内侧鼻泪管的表面，融合于下鼻甲的纤维组织。在向延伸时，TUP 和上颌骨内侧壁之间形成了一个空间，在纸样板平面的下方逐渐增大，形成筛漏斗（图 24.4a，b）。

- TUP 到达下鼻甲水平后，矢状骨板骤然转向外侧，形成一个三维的空间，并形成钩突筛部，矢状骨板前方与上颌骨额突内侧面相连，后方与筛泡腹侧相连（外侧与纸栏板相连形成共同基板），与筛漏斗相邻；外侧与纸样板相连，纸样板再向下与上颌骨侧额突融合；上方通常与额骨鼻嵴相连，构成额隐窝的底壁。在此三维空间的下方有一个水平的间隙通往筛漏斗，最终与上颌窦口相连。这一三维间隙就是钩突筛部（EUP），其漏斗空间被称为鼻丘气房（图 24.5a-f）。

- 需要注意的是，EUP 内部的气房，以及这些气房和筛漏斗的连接，可以是直接相连，也可以是多个气房共用一个开口与筛漏斗相通。

- 需要确定钩突基板和纸样板的距离，筛泡下气房（Haller 气房）的存在，TUP 内的筛泡，以及来自相邻结构（如额隐窝、筛泡、泡状中鼻甲）的压迫情况，以及这些解剖变异如何影响晒漏斗，或额窦／额隐窝的引流情况（图 24.6a-d）。需要关注钩突基板上部的连接，以确定不同连接方式对漏斗部和额窦引流通道的影响（图 24.7a-c）。

- 考虑到 EUP 可能会被扩大的筛泡、额隐窝、泡状中鼻甲或钩突基板等结构压迫，需要特别关注筛漏斗的位置，以及其与额窦／额隐窝气房之间的连接关系。

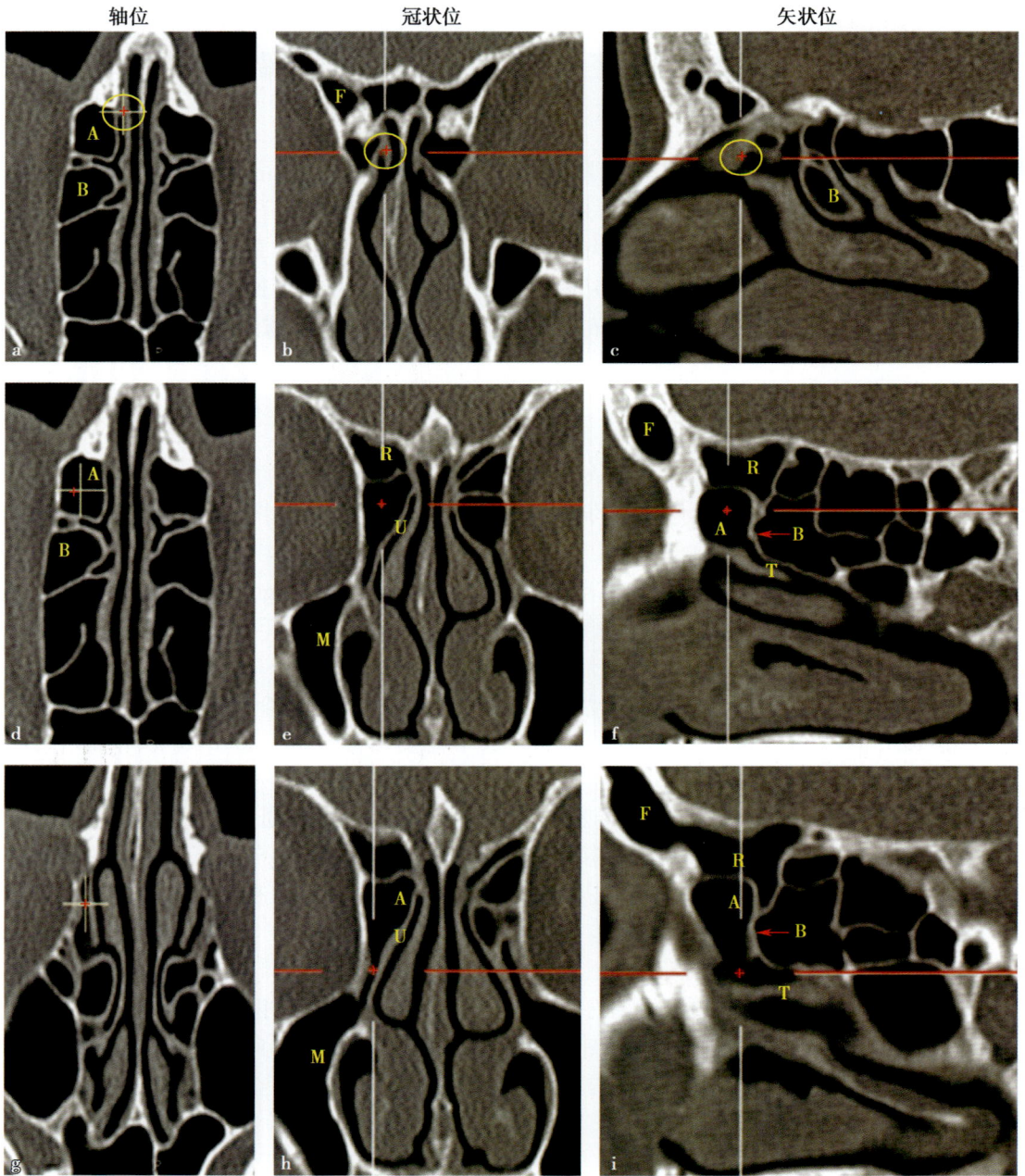

图 24.2　CT MPR 图像：以中鼻甲腋窝（中鼻甲前部与鼻腔外侧壁的连接处）为中心的轴位、冠状位和矢状位图像。（a-c）红色十字线和黄色圆圈标注腋窝位置。（d-f）图中十字线标注在钩突筛漏斗部分，（A）目前被称为"鼻丘气房"。（g-i）图中显示了 EUP 与上颌窦（M）之间的关系，并显示了其与额窦 / 额隐窝部位（F，额窦；R，额隐窝）之间的关系。（f, i）EUP 和筛泡（B）之间的共同基板，红色箭头：钩突（U），鼻甲（T）

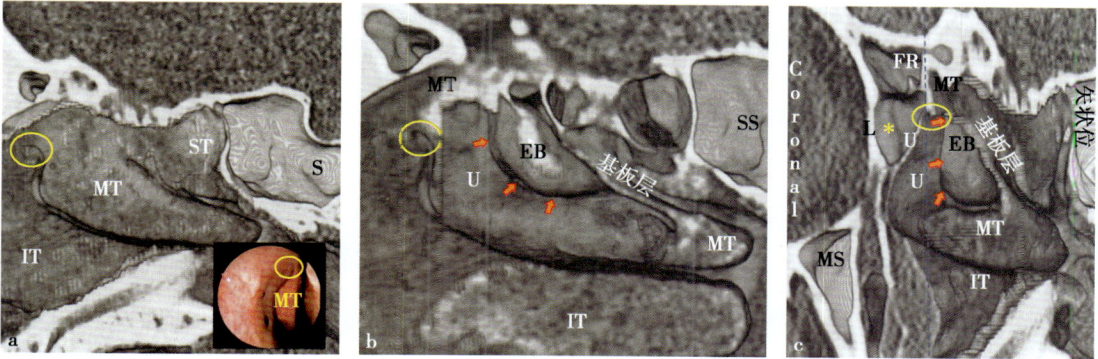

图 24.3　H. Stammberger 提供的鼻内镜下钩突切除的具体步骤。(a)中鼻甲(MT)和钩突(UP)的关系。(b)钩突切除的安全边缘。(c)钩突切除术后,残存钩突的安全边缘,显示筛泡(EB)。以中鼻甲腋窝为分界,右侧是冠状位影像,左侧是矢状位影像,黄色星号标记鼻丘气房的位置,注意其内侧是钩突(U),外侧是纸样板(L)

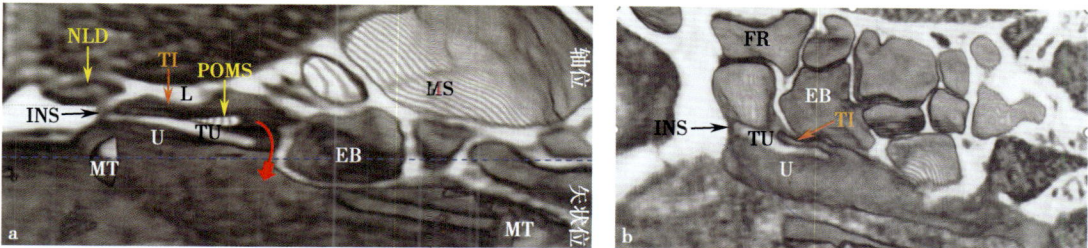

图 24.4　鼻腔外侧壁 3D 立体成像。(a)显示经过虚拟鼻中隔切除后的矢状位鼻腔外侧壁。中鼻甲腋窝区域用黄色椭圆标出,对应内镜图片显示了口鼻甲腋窝的位置。(b)鼻中隔切除和部分中鼻甲切除后的鼻腔外侧壁,显示出钩突的自由边缘和半月裂(红色轮廓的黄色箭头)。注意半月裂位于钩突(U)和筛泡(EB)之间的位置。F- 额窦,FR- 额隐窝,MT- 中鼻甲,EB- 筛泡,ST- 上鼻甲,IT- 下鼻甲,S- 蝶窦

24.6　前筛开放术

　　这一步骤通常在钩突切除术后进行,在部分切除的钩突上扩大上颌窦的主要开口,充分暴露筛泡(EB)。

- 测量筛泡(EB)的宽度,可通过冠状和 / 或轴向影像确定(图 24.8)。判断 EB 是否延伸到筛窦的顶部,是否存在 EB 和筛窦顶壁之间的筛泡上气房。了解 EB 顶部与颅底之间的垂直距离(图 24.8a-c)。
- 测量从筛泡前壁到中鼻甲基板的前后距离,最好在轴位和矢状位影像上进行测量。中鼻甲基板的走向是"曲折"的,其范围和方向应使用多平面重建(MPR)的方法显示。寻找上鼻甲与中鼻甲之间的分离点,并在矢状和轴位重建上查看这个位置。选择轴位影像,上下移动查找中鼻甲(MT)与上鼻甲(ST)之间的分离点,在 MT 与 ST 分离点的下方,沿着中鼻甲的背外侧延伸至纸样板,确定中鼻甲基板的走向(图 24.8d-f)。

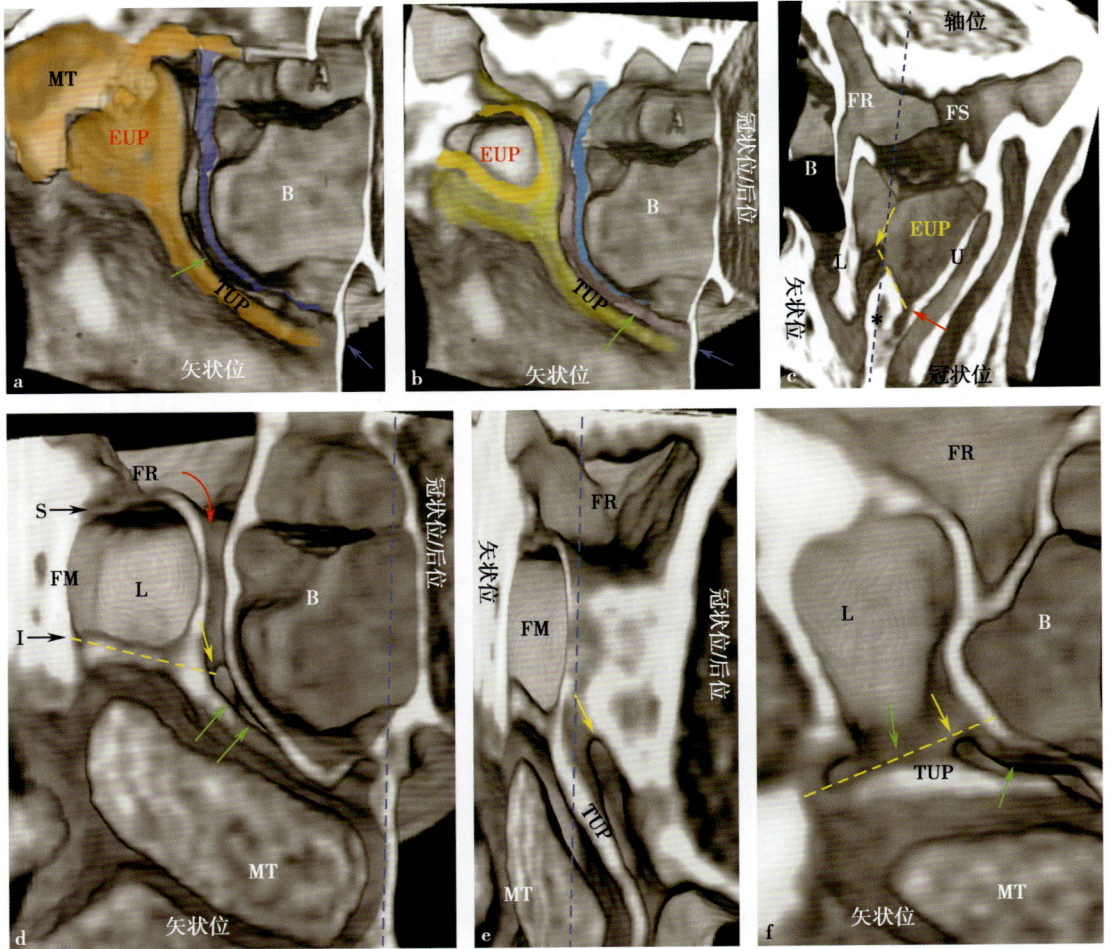

图 24.5 钩突两个部分的 3D 立体成像。(a, b)展示了部分切除筛泡(B)后，钩突鼻甲部的三维形态。切面以蓝色表示。在(a)中，黄色标记的部分显示了中鼻甲(MT)和钩突筛部(EUP)之间的融合。黄色标记还显示了一个融合的"尾状"延伸，在筛泡下方穿行，代表钩突鼻甲部(TUP)。在(a)中，钩突鼻甲部的内侧缘以及残存的中鼻甲已经被去除，(b)显示了鼻丘气房、中鼻甲和钩突外侧的区域。此空间被钩突鼻甲部的骨质包绕，它是钩突鼻甲部的向上方延伸。在(c, d, f)中，黄色虚线显示了分离的平面。该平面从下鼻棘开始延伸(红色箭头，c；I 在 d 中)，并向后延伸，连接钩突鼻甲部的下缘与筛泡基板下缘(黄色箭头，c-f)。在钩突鼻甲部的内部，有一个通向筛漏斗(绿色箭头)的开口，该漏斗再向下方通向上颌窦。此空间前界由上颌骨的额突(FM)构成，外侧为纸板层(L)，背面为筛漏斗，以及钩突鼻甲部与筛泡之间的共同基板(蓝色边缘，a, b)。在上方，钩突鼻甲部骨板在水平面向前延伸，与上鼻棘融合(d)。由于钩突鼻甲部的空间与筛漏斗相通，因此称之为筛漏斗间隙(由于手术穿过鼻丘而进入钩突鼻甲部，形成了"鼻丘气房"这个术语)。值得注意的是图(c)通过部分切除矢状位上的纸板层(L)和冠状位的上颌骨的额突而绘制，显示了钩突鼻甲部内后方和上方连续的骨质

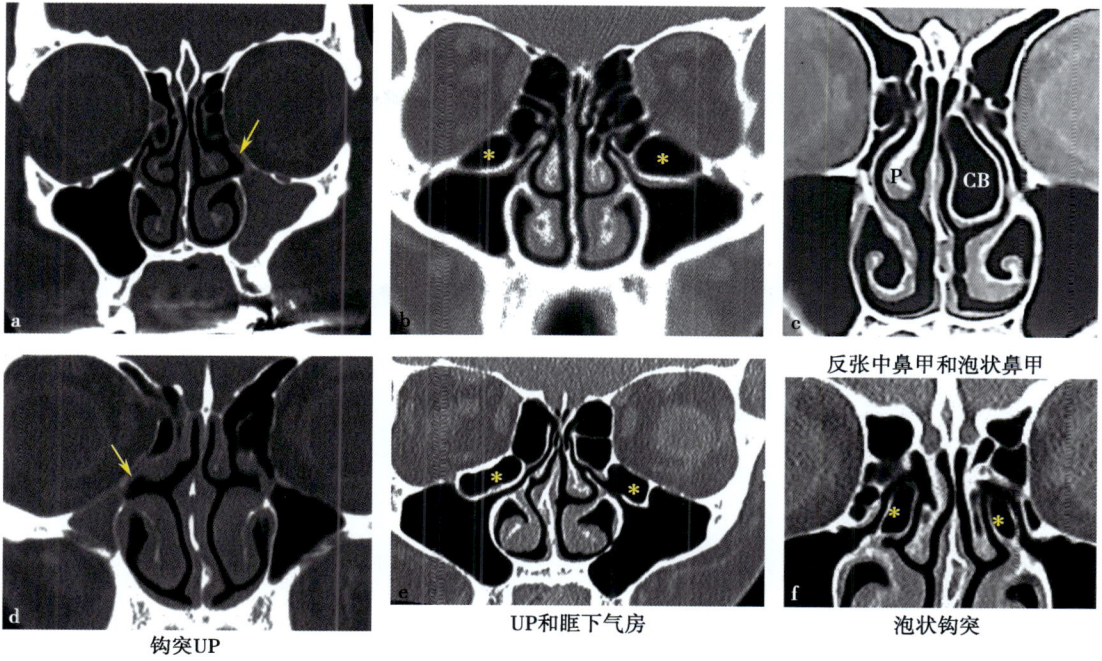

图 24.6 冠状位影像显示了发育不全的钩突鼻甲部（黄色箭头）(a, d)，眶下气房（黄色星号）(b, e)，反张中鼻甲（P）和泡状中鼻甲（B）(c)，以及泡状钩突（黄色星号）(e-f)

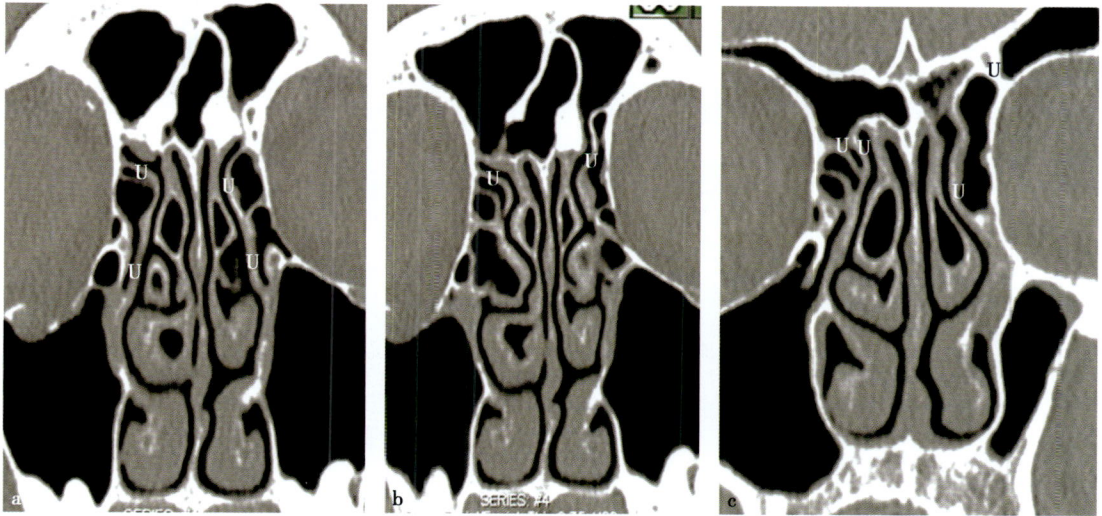

图 24.7 漏斗部和额窦引流通道

- 注意纸样板的解剖变异，存在部分纸样板"凸入"到前筛内，这类变异通常出现在中鼻甲基板的附着点之上或之下（图 24.9a-c）。这些"隐窝"是解剖学上的变异，手术中应注意避免损伤。确定这些"隐窝"与中鼻甲和筛泡之间的关系，如果在中鼻甲基板附着部以下出现，则还应该注意其与钩突和筛漏斗的关系。

● 冠状位影像确认筛前动脉（AEA）和筛后动脉（PEA）的位置。在纸样板平面内向上移动的 MPR 影像可以显示动脉在轴位的倾斜角度。AEA 走向与筛泡基板有关，在矢状位影像中向内移动，确定 AEA 与筛泡基板和／或中鼻甲基板之间的关系。这些解剖结构可以作为标志，以避免在 FESS 手术期间对动脉的损伤。在向内移动时，中鼻甲基板通常会与筛泡基板相连，且两者都与 AEA 相连（图 24.10a-c）。

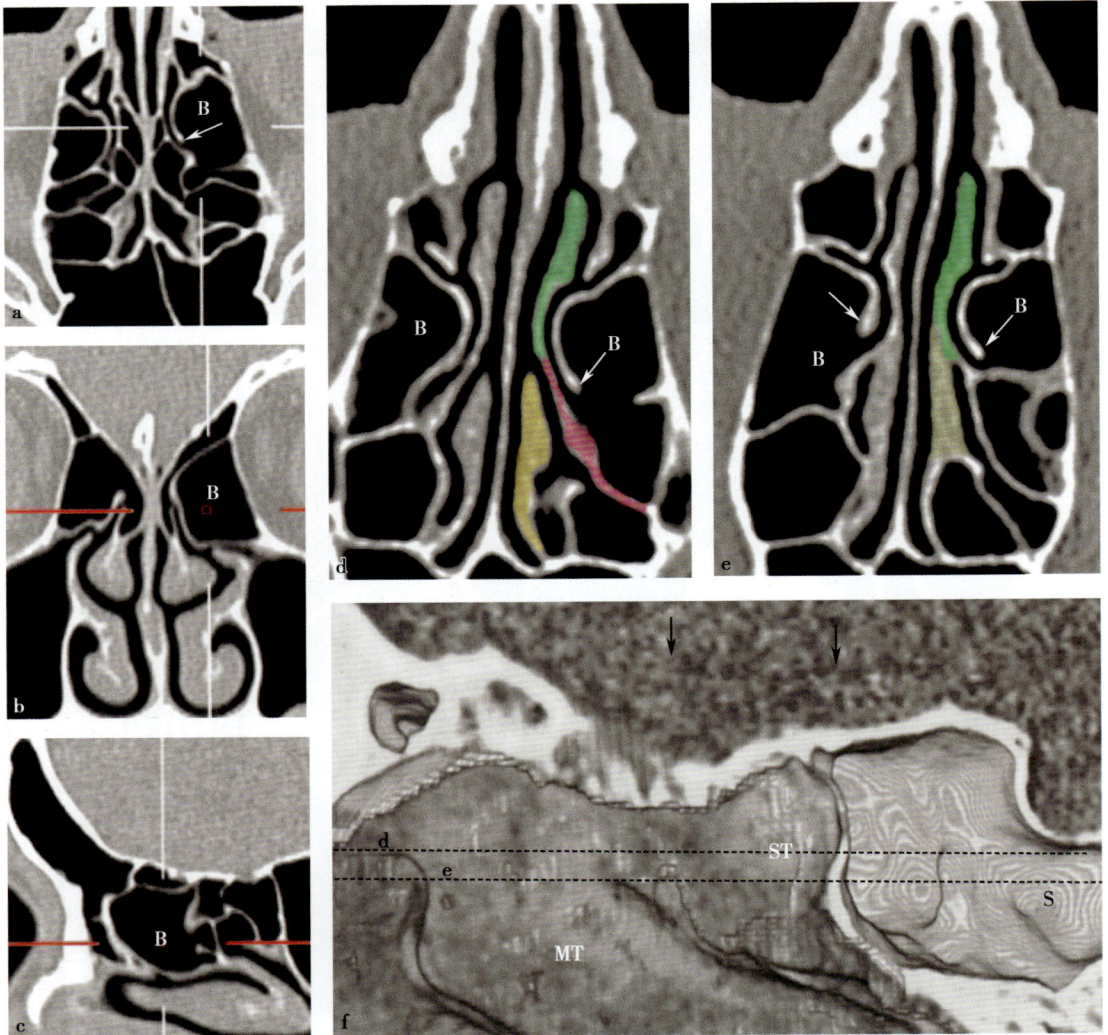

图 24.8　MPR 图像显示了筛泡和中鼻甲基板的位置和范围。（a-c）MPR 图像冠状位和矢状位图像位于筛泡（B）中部，显示了筛泡的位置及其与颅底和纸样板的关系。请注意图中筛泡的后壁缺失（a, d, e），白色箭头标出了筛泡壁背部连续性中断的位置；B 代表筛泡。此外，请注意矢状面图像（f）上对轴向切片（d, e）的参考，在中鼻甲（绿色）与上鼻甲（黄色）以及后方的中鼻甲基板外侧部（红色）分离的位置。在更上方的周围图像中，可观察到中鼻甲（绿色）和上鼻甲（黄色）的联合部分

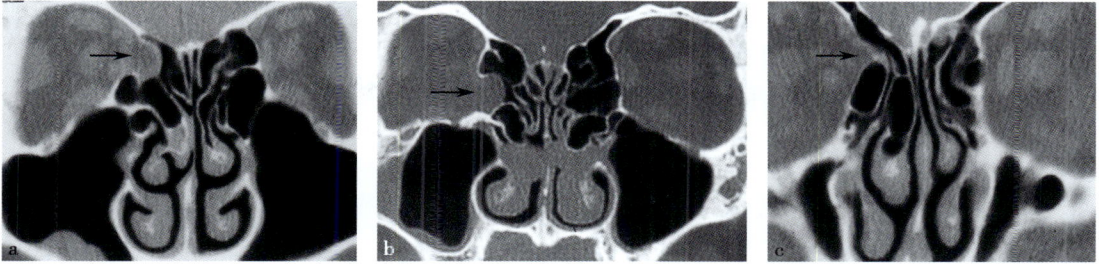

图 24.9 （a-c）解剖变异，眼眶组织"疝出"到筛窦。黑色箭头显示软组织疝入筛窦内，通常位于中鼻甲基板附近

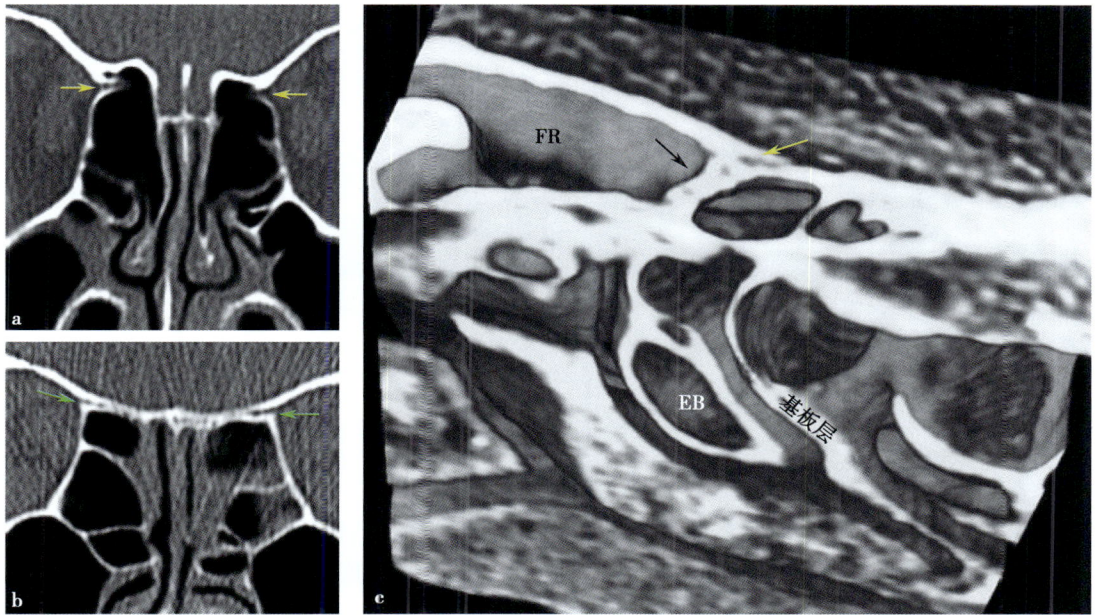

图 24.10 （a-c）筛前动脉（黄色箭头）和筛后动脉（绿色箭头）平面的冠状位影像；（c）图需要注意筛前动脉和筛泡基板（黑色箭头）的关系。FR- 额隐窝，EB- 筛泡

24.7 筛窦颅底高度（筛板到筛顶距离）

　　FESS 手术并发症最常发生于颅底，尤其好发于薄弱部位——中鼻甲与内侧的筛板和外侧的筛顶相连接的部位 [23-24]（图 24.11a，b）。通过在筛板平面和额板平面各画一条水平线，并测量两线之间的距离，Keros 将筛窦颅底高度分为三型（图 24.11a）：

　　1. Keros Ⅰ型：间距 1～3mm
　　2. Keros Ⅱ型：间距 4～7mm
　　3. Keros Ⅲ型：间距 8～16mm

高度差越大，颅底损伤的概率就越大，筛顶的高度通常从前到后逐渐缩小[20,25]。需要使用冠状位影像来确定筛窦颅底高度最大和最小的位置，以及双侧不对称最明显的位置。

多数情况下，双侧筛窦颅底高度差不对称，右侧筛顶通常低于左侧，多数颅底损伤发生在右侧[24]（图 24.11b）。

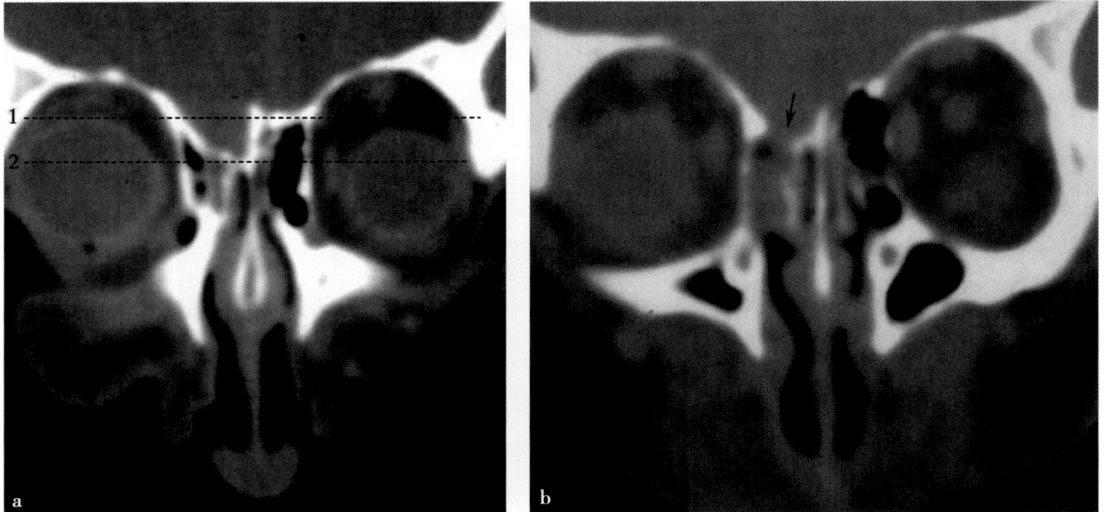

图 24.11　Keros 分类。（a）显示用于测量筛窦颅底高度的平面：平面 1：平行于额板；平面 2：平行于筛板。（b）右侧筛板较左侧低，黑色箭头显示右侧颅底损伤部位

24.8　蝶窦开放术

上文已描述了中鼻甲基板的识别和其走向。了解中鼻甲基板的背侧范围十分重要，它决定了前筛的后界，并在矢状和轴位上显示了后筛的范围以及其与蝶窦前壁的关系（图 24.8d, f）。

应使用冠状影像识别上鼻甲，通常可以观察到最上鼻甲。如果无法识别最上鼻甲，应找到一个软组织"隆起"，通常位于上鼻甲上方，这一隆起很可能代表了不完全发育的最上鼻甲。在冠状位或矢状位影像上，最上鼻甲的内侧缘或稍向内侧移动可以找到蝶窦开口（图 24.12a-c）。

鼻窦气化变化和鼻内骨隔的倾斜角度不一，可能造成蝶窦中隔偏离中线，尤其需要注意蝶窦中隔可能与视神经管或颈内动脉表面骨质相连。蝶窦内往往有多个骨质间隔，其中垂直的是蝶窦骨隔，而水平骨隔往往说明真正的蝶窦位于这一骨隔的下方，而骨隔上方的是后筛部分，甚至可以延伸到垂体窝的腹侧。当存在这种蝶上筛房时，视神经很容易收到损伤（Onodi 气房）（图 24.13a-c）。

术前应该特别关注蝶窦骨质是否存在缺损，蝶窦骨质缺损很可能与视神经颈内动脉隐窝相关。近 80% 的患者可在蝶窦内观察到颈内动脉的膨出压迹[15]。22% 的患者存在颈内动脉表面的骨质缺损[16]。额外的缺损和 / 或侵蚀应被视为病理性表现（图 24.13d, e）。

圆孔和翼管位于蝶窦的底壁或侧壁，翼管通常在蝶窦底壁走行或稍突出蝶窦底壁，22%的患者存在悬浮于蝶窦内的翼管，3%的患者存在翼管骨质缺损，缺损通常位于前端[17]。

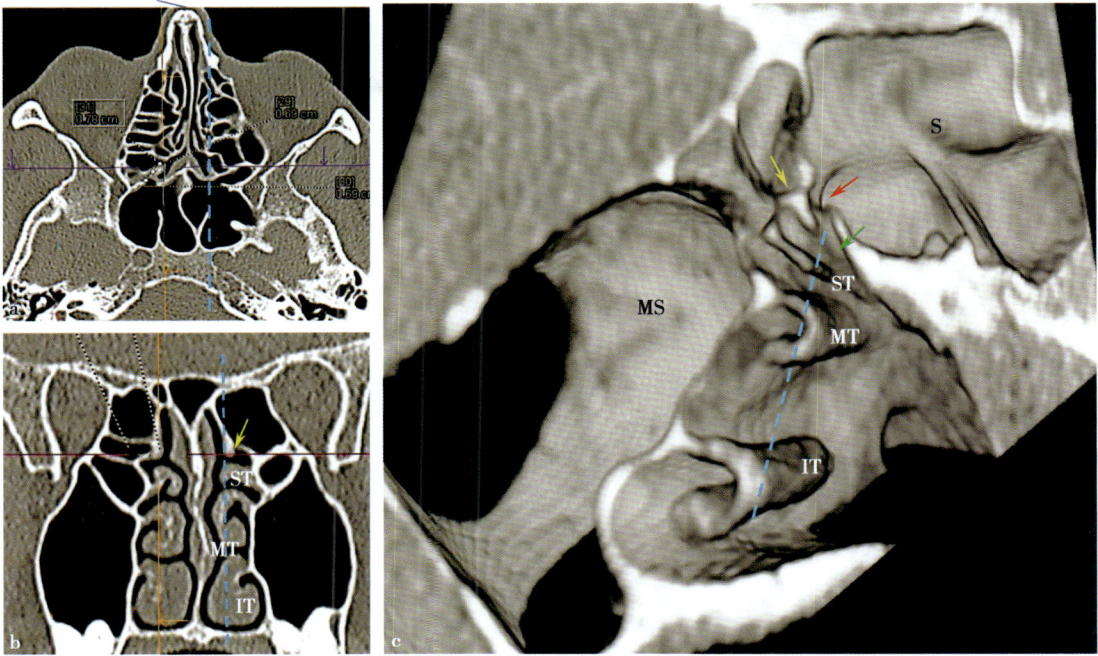

图 24.12 （a-c）确定蝶窦口引流。在（a,b）中，使用冠状位来识别上鼻甲 / 最上鼻甲（黄色箭头），并沿着鼻甲的内侧边界创建垂直平面（蓝色虚线），并与穿过蝶窦口的矢状面相对应（轴位的蓝色虚线）。矢状面将通过蝶窦开口或仅位于其内侧。在（c）中，矢状 3D 立体成像显示了内侧鼻甲与蝶窦口之间的关系（蓝色虚线）；红色箭头，蝶窦口；黄色箭头，最上鼻甲；IT，下鼻甲；MT，中鼻甲；ST，上鼻甲；S，蝶窦；MS，上颌窦

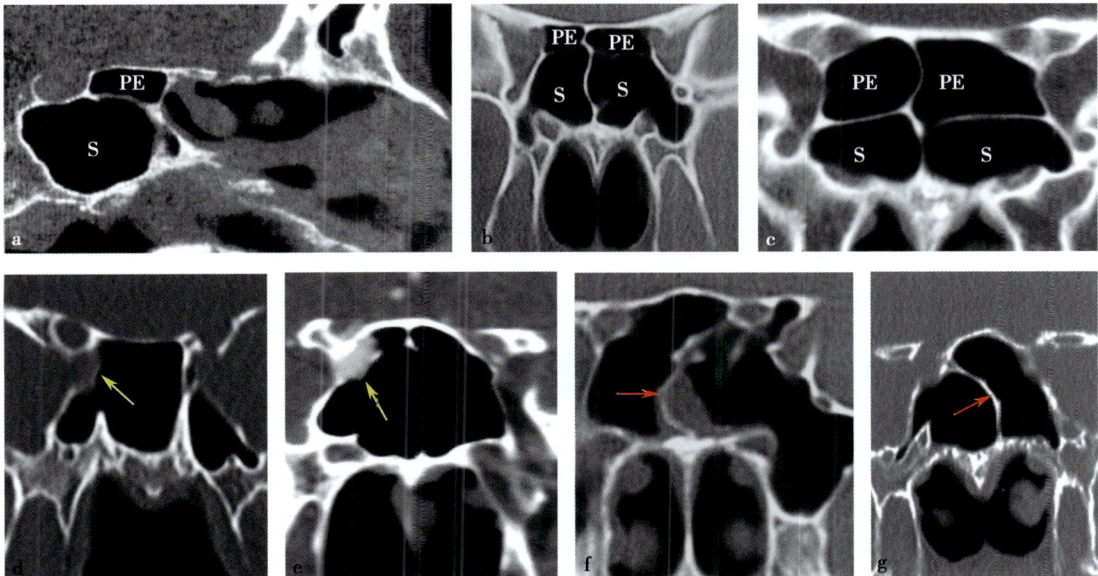

图 24.13 Onodi 蝶上筛房。蝶上筛房与视神经管和颈内动脉的间隔和分隔。（a）-（c）显示了 Onodi 蝶上筛房；（d）显示颈动脉管的破裂，黄色箭头；（e）显示颈动脉管的对比度，黄色箭头；（f）显示附着在视神经管上的骨隔，红色箭头；（g）显示附着在颈动脉管上的骨隔，红色箭头

蝶窦可能在鞍下和鞍后向后方不同程度地气化,延伸至岩骨区。应注意气化程度,以避免损伤脆弱的窦壁导致颅内损伤。

24.9 额隐窝 / 额窦开放术

Schaeffer 指出:"寻找额窦的第一个证据不在额骨,而是在中鼻道的额隐窝。"他接着表示:"绝大多数情况下,额窦直接起源于额隐窝"[26,27]。

额窦"漏斗"和额隐窝通常完全融合,并向下、向外和向后与前筛融合,而不形成沙漏形状。在成年人中,没有可用于识别额窦和额隐窝之间分隔的解剖标志,额窦和额隐窝被认为是一个整体。因此,我们将额窦和额隐窝共同成为额窦 / 额隐窝部位(frontal sinus/frontal recess unit,FSFRU)(图 24.14a-c)。

FSFRU 上至颅底,前至额骨和上颌骨额突,内至中鼻甲,后下缘多有变异:

FSFRU 后缘变异包括:

- 最常见的是延伸至颅底的筛泡基板(图 24.14b,c,e)
- 钩突基板可能会延伸至筛泡基板前的颅底,形成一个筛泡上气房,并通过其独立的开口通向前筛 / 中鼻道。

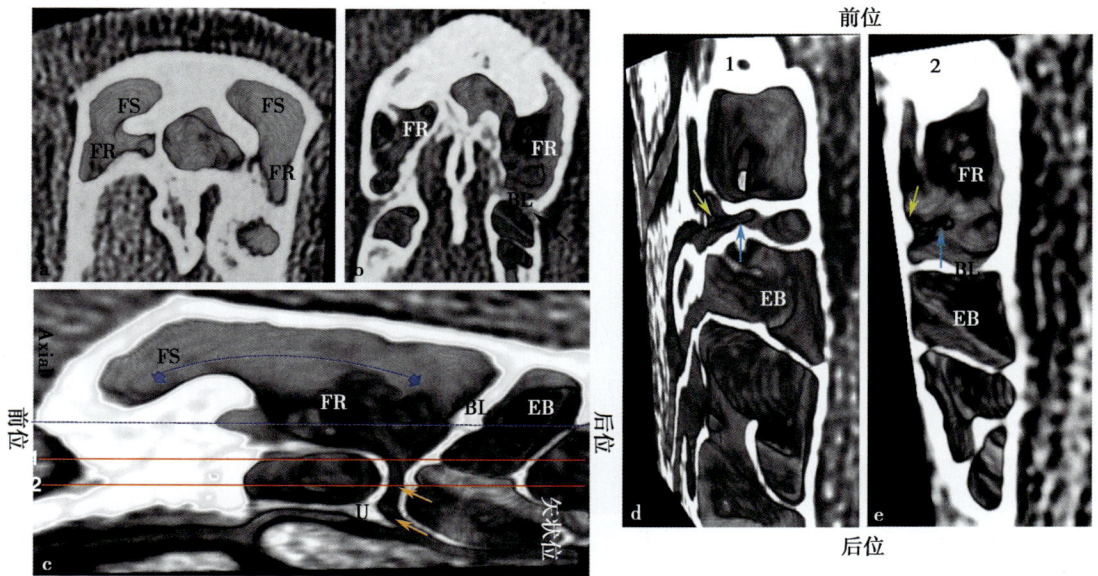

图 24.14 额窦 / 额窦隐窝部位。引流开口至鼻漏斗和中鼻道。(a,b)轴位图像显示额窦(FS)和额隐窝(FR)空间的连续性。图像(c)是一个轴位和矢状位组合的三维立体图像,显示蝶窦口的位置(蓝色虚线)

钩突基板或钩突基板和筛泡基板之间的骨隔延伸至额窦,与额窦前壁或后壁相连,形成"额筛气房"(图 24.15a-c)。

FSFRU 内侧缘 / 底壁变异包括:

- FSFRU 通常是水平的,向后与钩突基板形成共同的边界,并与上鼻嵴融合。

- FSFRU"空间"可能向后延伸至筛泡基板，并向下延伸至上鼻棘和下鼻棘之间的水平位置，后方向外侧延伸，形成外至纸样板，内至 EUP 外壁的空间。这些情况下，额窦引流口将在 EUP 外侧缘，将 FSFRU 与 EUP 内的筛漏斗相连（图 24.16a-e）。

  FSFRU 的开口常见与中鼻道，间接与筛漏斗相连，也可以直接开口于筛漏斗和中鼻道。额窦引流口通常位于内侧，可以在前方或是后方。在相对少见的情况下，FSFRU 引流口也可直接通向筛漏斗，间接通往中鼻道（图 24.16e）。

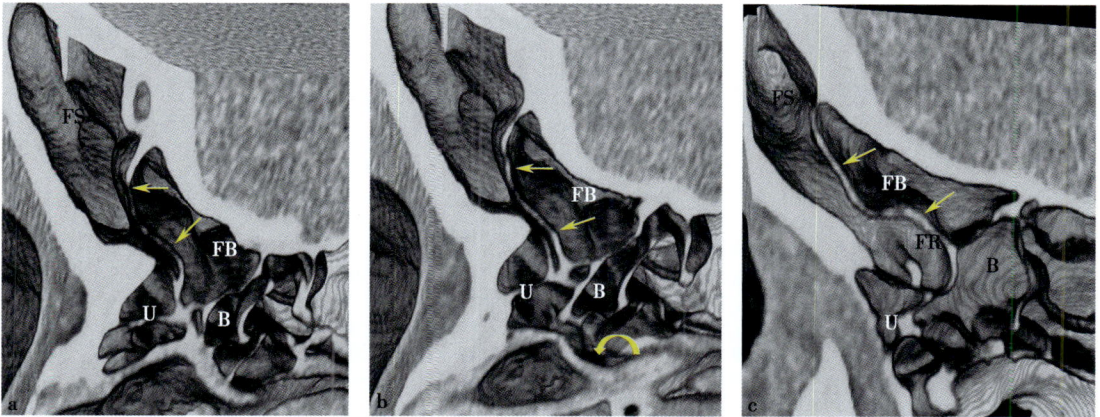

图 24.15 额窦筛泡区域。钩突基板和筛泡基板融合，形成骨板向上延伸至额窦后壁（黄箭头）。FS，额窦；U，钩突漏斗筛部；B，筛泡；FB，额窦筛泡区域；黄色弯箭头，上颌窦开口

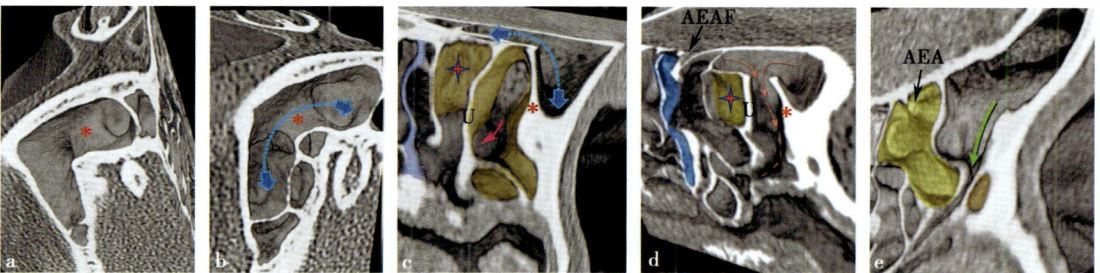

图 24.16 额窦 / 额隐窝区域（FS/FRU）向后外侧和下方延伸至上鼻棘平面以下。（a）-（d）额窦和额隐窝的连续性（蓝色虚线，橙色箭头）。钩突基板（U）上方形成阶梯形状，前段附着在上鼻棘（红色星号）。需要注意钩突筛部外侧壁的间隙[在图 c，d 的 EUP。中以暗黄色骨性结构显示]。这一间隙在 EUP 内部连接 FS/FRU 与筛漏斗空间[c 图中红色弯箭头和 d 图中橙色弯箭头]。图 e 显示外侧 FS/FRU 和筛漏斗的直接连接，e 图中黄色区域指示筛泡；红色星形，水平基板 / 骨板，由钩突基板与筛泡基板融合形成；蓝色指代中鼻甲基板；AEAF，筛前动脉孔；AEA，筛前动脉

24.10 结论

自从 X 线多断层成像被 CT 取代，用于鼻腔和鼻窦的影像学评估以来，人们开始逐渐认识到这一区域解剖结构的复杂性，并意识到 FESS 手术需要一份基于 CT 成像的"地图"，CT 的 MPR 技术使得这一"地图"的精度大大提高。

- 综上所述，FESS 手术前必须要有 CT 影像学评估；
- 应该准备好影像或导航设备，在手术中随时调阅；
- 需要清楚地了解骨质基板结构，这些基板是额窦、上颌窦、蝶窦和筛窦之间的引流通道，也是这些通道中"狭窄部位"的标志。具体狭窄部位包括：额窦 / 额隐窝与中鼻甲之间的引流通道；上颌窦通过筛漏斗通往中鼻甲的引流通道；蝶窦和蝶窦通过蝶筛隐窝通往鼻咽的引流通道。
- 熟悉 CT 影像显示的解剖结构，并将影像标志与内镜图像信息进行对应，防止并发症的发生。

（许兆丰　赖银妍 译）

参考文献

1. Messerklinger W. Role of the lateral nasal wall in the pathogenesis, diagnosis and therapy of recurrent and chronic rhinosinusitis. Laryngol Rhinol Otol. 1987;66(6):293–9.
2. <stammberger1993.pdf>.
3. Kennedy DW. Functional endoscopic sinus surgery. Technique. Arch Otolaryngol (Chicago, Ill: 1960). 1985;111(10):643–9. https://doi.org/10.1001/archotol.1985.00800120037003.
4. Zinreich SJ, Kennedy DW, Rosenbaum AE. Paranasal sinuses: CT imaging requirements for endoscopic sinus surgery. Radiology. 1987;163:769–75.
5. Hosemann W, Draf C. Danger points, complications and medico-legal aspects in endoscopic sinus surgery. GMS Curr Top Otorhinolaryngol Head Neck Surg. 2013;12:Doc06. https://doi.org/10.3205/cto000098.
6. Mosher HP. The applied anatomy and intranasal surgery of the ethmoid labyrinth. Laryngoscope. 1913;23:881–907.
7. Mosher HP. The surgical anatomy of the ethmoidal labyrinth. Ann Otol Rhinol Laryngol. 1929.
8. Stankiewicz JA. Complications of endoscopic intranasal ethmoidectomy. Laryngoscope. 1987;97(11):1270–3. https://doi.org/10.1288/00005537-198711000-00004.
9. Stankiewicz JA. Complications in endoscopic intranasal ethmoidectomy: an update. Laryngoscope. 1989;99(7 Pt 1):686–90. https://doi.org/10.1288/00005537-198907000-00004.
10. Freedman HM, Kern EB. Complications of intranasal ethmoidectomy: a review of 1,000 consecutive operations. Laryngoscope. 1979;89(3):421–34. https://doi.org/10.1288/00005537-197903000-00010.
11. Friedman WH, Katsantonis GP. The role of standard technique in modern sinus surgery. Otolaryngol Clin N Am. 1989;22(4):759–75.
12. Levine HL. Functional endoscopic sinus surgery: evaluation, surgery, and follow-up of 250 patients. Laryngoscope. 1990;100(1):79–84. https://doi.org/10.1288/00005537-199001000-00016.
13. Kennedy DW. Prognostic factors, outcomes and staging in ethmoid sinus surgery. Laryngoscope. 1992;102(12 Pt 2 Suppl 57):1–18.
14. May M, Levine HL, Mester SJ, Schaitkin B. Complications of endoscopic sinus surgery: analysis of 2108 patients – incidence and prevention. Laryngoscope. 1994;104(9):1080–3. https://doi.org/10.1288/00005537-199409000-00006.
15. Gross RD, Sheridan MF, Burgess LP. Endoscopic sinus surgery complications in residency. Laryngoscope. 1997;107(8):1080–5. https://doi.org/10.1097/00005537-199708000-00014.
16. Danielsen A, Olofsson J. Endoscopic endonasal sinus surgery: a review of 18 years of practice and long-term follow-up. Eur Arch Otorhinolaryngol. 2006;263(12):1087–98. https://doi.org/10.1007/s00405-006-0129-4.
17. Eviatar E, Pitaro K, Gavriel H, Krakovsky D. Complications following powered endoscopic sinus surgery: an 11 year study on 1190 patients in a single institute in Israel. Isr Med Assoc J. 2014;16(6):338–40.
18. Krings JG, Kallogjeri D, Wineland A, Nepple KG, Piccirillo JF, Getz AE. Complications of primary and revision functional endoscopic sinus surgery for chronic rhinosinusitis. Laryngoscope. 2014;124(4):838–45. https://doi.org/10.1002/lary.24401.
19. Hudgins PA. Complications of endoscopic sinus surgery. The role of the radiologist in prevention. Radiol Clin N Am. 1993;31(1):21–32.
20. DeLano MC, Fun FY, Zinreich SJ. Relationship of the optic nerve to the posterior paranasal sinuses: a CT anatomic study. AJNR Am J Neuroradiol. 1996;17(4):669–75.
21. Driben JS, Bolger WE, Robles HA, Cable B, Zinreich SJ. The reliability of computerized tomographic detection of the Onodi (Sphenoethmoid) cell. Am J Rhinol. 1998;12(2):105–11. https://doi.org/10.2500/105065898781390325.
22. Keros P. On the practical value of differences in the level of the lamina cribrosa of the ethmoid. Zeitschrift fur Laryngologie, Rhinologie, Otologie und ihre Grenzgebiete. 1962;41:809–13.

23. Kainz J, Stammberger H. The roof of the anterior eth-
   moid: a locus minoris resistentiae in the skull base.
   Laryngol Rhinol Otol. 1988;67(4):142–9.
24. Stankiewicz JA, Chow JM. The low skull base: an
   invitation to disaster. Am J Rhinol. 2004;18(1):35–40.
25. Lund VJ, Wright A, Yiotakis J. Complications
   and medicolegal aspects of endoscopic sinus sur-
   gery. J R Soc Med. 1997;90(8):422–8. https://doi.
   org/10.1177/014107689709000803.
26. Schaeffer JP. The lateral wall of the cavum nasi in man,
   with special reference to the various developmental
   stages. In: J Morphol, vol. 21; 1910. p. 613–707.
27. Schaeffer JP. The genesis, development and adult
   anatomy of the nasofrontal region in man. Am J Anat.
   1916;20:125–46.

第**25**章　嗅觉功能评价

Meritxell Valls-Mateus, Franklin Mariño-Sánchez, Isam Alobid, Concepció Marin, Joaquim Mullol

要点

- 主观嗅觉检测可以定性和定量评估嗅觉障碍。
- 嗅觉检测可以使用健康人作为参考设定固定的检测试剂浓度；也可以设置不同浓度梯度，用于检测嗅觉功能阈值。
- 目前临床上可使用快速、可靠且低成本的测试方法区分嗅觉正常和嗅觉障碍的患者。

25.1　简介

　　嗅觉是生物体中最古老和最重要的感觉之一。它负责检测和处理气味，为所有生物提供关键的环境信息[1]。耳鼻咽喉科、神经科等学科都需要对患者进行嗅觉功能检测。一些疾病常导致嗅觉功能障碍，如鼻炎、鼻息肉、阿尔兹海默病、重度抑郁症、糖尿病、帕金森病等[2-4]。当空气中的气味颗粒到达嗅上皮，并与气味结合蛋白（odorant binding proteins，OBP）产生相互作用时，嗅觉过程就启动了。随后，大脑皮层负责处理气味的感知。气味物质通过两种不同的途径到达嗅上皮：正向鼻通路和反向鼻通路。在正向鼻通路中，挥发性的化学物质经过鼻孔和鼻甲，最终到达嗅上皮。反向鼻通路则是气味分子通过口腔，经过鼻咽和鼻甲，最终到达嗅区黏膜[5]。正向鼻通路是嗅觉信号的主要来源，反向通路则在味觉感知中发挥重要作用。

　　嗅觉计用于评估受试者在正常或疾病状态下的嗅觉状态，并对结果进行量化和解释。在临床中，嗅觉计结合全面的体格检查可以用于确定是否存在嗅觉减退，并评估嗅觉减退的程度，识别潜在的病因，并监测其随时间的变化。同时，嗅觉计也可以帮助法医鉴定嗅觉减退的严重程度。

　　嗅觉的检查包括电生理学和心理生理学的测试和检测。电生理学测试评估嗅觉刺激时皮层神经的反应，反应嗅觉的客观结果。而心理生理学测试仅定性评估嗅觉的主观功能，因此只能用与临床症状评估[6]。

　　主观嗅觉测试方法明显优于传统嗅觉测试方法。因为传统的化学分析方法通过不完全地估计嗅觉行为和嗅觉感知来评估嗅觉，而主观嗅觉测试通过受试者真实感知来评估嗅觉情况。

25.2　主观嗅觉测试

主观嗅觉测试需要患者的积极配合,受试者必须坐在一个隔音的房间里,并配置最佳的温度和湿度条件。测试当天,检查人员和受试者均不能使用香水、乳液或其他化妆产品(如乳霜)。

准备好不同气味、不同浓度的嗅觉测试标本,放置在距离受试者鼻孔约 1～3cm 的位置。受试者保持正常呼吸,并描述嗅觉标本气味的某些特征,比如:此标本的气味和强度;此种气味是刺激性的还是令人愉悦的气味。主观嗅觉测试通常会准备几种标准化的嗅觉标本,其气味浓度可以被多数健康受试者辨别,或者准备不同浓度的标本用于鉴定嗅觉的阈值。这类测试可以使用简单、易于携带的测试材料,所以在临床日常中十分实用。多数嗅觉测试技术都属于这一类别。

25.2.1　嗅觉筛查测试

嗅觉筛查主要用于判断患者是否存在嗅觉障碍。这类测试的特征是快速、可靠性高且价格低廉。一个常见的嗅觉筛查实例,即准备一系列检查瓶,其中包含咖啡、巧克力或香水等常见气味。

近年来,临床上开始使用一些更复杂、精细的方法,既可靠又实用[7],包括:

- 12 项跨文化嗅觉测试(CC-SIT)[8]:宾夕法尼亚大学研发的嗅觉测试(University of Pennsylvania Smell Identification Test,UPSIT),使用 12 种特定的气味,可以在 5min 内自行评估嗅觉功能。
- 日本嗅棒嗅觉测试[9]:这项测试使用 13 种日本人熟悉的气味组成,与其他嗅觉测试的气味大不相同。所使用的气味包括:炼乳、咖喱、桧木(日本桧木)、墨水、日本橙、薄荷醇、香水、腐臭味、烤大蒜、玫瑰、汗衫/纳豆(发酵大豆)、以及木头的气味。
- 斯堪的纳维亚嗅觉识别测试(Scandinavian Odor Identification Test,SOIT)[10]:包含 16 种气味,每个气味提供四个备选项,从中选取最接近的一个。
- 口袋嗅觉测试[11]:这是一种非常快速的测试,也源自于 UPSIT。使用一张一次性纸进行测试,该测试纸通过刮擦和嗅闻方法可以释放出三种气味以供辨识。

以上嗅觉测试在文献中都得到了验证和充分的描述,目前被用广泛于嗅觉障碍的初步评估或在鼻部手术前评估嗅觉功能。然而,嗅觉筛查测试只能定性区分嗅觉正常和嗅觉障碍,如需进一步详细评估嗅觉功能,则需要进行嗅觉识别和阈值测试(表 25.1)。

使用心理测试量表,如 Likert 量表(0～3)或视觉模拟量表(VAS,0～10cm),也可以快速获取对嗅觉障碍进行主观性评估。VAS 被广泛用于评估嗅觉障碍的程度,常见于鼻息肉[22,23]、过敏性鼻炎[24]或创伤性脑损伤[25]等研究。

25.2.2　嗅觉识别测试

嗅觉定性测试可以检测嗅觉感知的变化,并用于评估各种嗅觉刺激。嗅觉识别测试可以用于评估识别特定气味的能力,而嗅觉辨别测试则用于评估区分不同气味的能力。主观嗅觉测试可以在单侧或双侧鼻孔进行。一些最常用的嗅觉测试列在表 25.1 和表 25.2 中,详见下文:

表 25.1　成人经过验证的主观嗅觉测试

嗅觉测试	作者(国际)	超临界测试	阈值	检查时间/min	评分
宾夕法尼亚大学嗅觉识别测试(UPSIT)	Doty 等 [12] (USA)	40 种封装的气味,刮擦嗅闻,4 个备选项(4AFC)	-	15	根据年龄和性别设定标准值
康涅狄格州嗅觉测试(CCCRC)	Cain 等 [13] (USA)	10 种气味,装在测试瓶中;从 20 个描述中选择一个;分别测试双侧鼻孔	正丁醇,2 个备选项,连续 4 次正确选择	35	0~7 分:小于 2 分为嗅觉丧失(anosmia),2~5 分为嗅觉减退(hyposmia),6~7 分为正常嗅觉(normosmia)
嗅觉圆盘(smell diskettes)	Briner 等 [14] (Switzerland)	8 个圆盘,必须打开才能释放气味;3 个备选项(3AFC)	-	5	0~8 分:0~6 分为嗅觉减退(hyposmia),7~8 分为正常嗅觉(normosmia)。正常嗅觉定义:如果强制选择识别正确率超过 75%
嗅棒(Sniffin' sticks)	Kobal 等 [15] (Germany)	嗅觉识别:16 种气味放在记号笔中。四个备选项(4AFC)。嗅觉辨别:16 种气味,每种有 3 个备选项(3AFC)。选择有不同气味的笔	正丁醇,3 个备选项,单向阶梯法	25	正常嗅觉定义:选择识别正确率超过 75%;根据 Oleszkiewicz 等的最新年龄和性别标准值更新 [16]
巴塞罗那嗅觉测试(BAST-24)	Cardesin 等 [17] 2006 (Spain)	24 种气味(半固态凝胶)放在检测瓶中。评估检测、识别和四个备选项(4AFC)	-	20	根据年龄、性别和吸烟习惯设定标准值
欧洲嗅觉能力测试(ETOC)	Thomas-Danguin 等 [18] (France, Sweden, The Netherlands)	16 种气味放在液体瓶中。评估检测和四个备选项(4AFC)	-	20	根据嗅觉检测和识别的线性分析来估计受试者嗅觉丧失、嗅觉减退或正常嗅觉的概率 [19]
口袋嗅觉测试(PST)	Solomon 等 [11] (USA)	基于 UPSIT。三种封装的气味,刮擦嗅闻	-	<5	正常嗅觉定义:正确识别 2 或 3 个气味,嗅觉减退定义:正确识别 0 或 1 个气味,该方法可用于区分阿尔茨海默病和重度抑郁症
嗅棒识别测试(OSIT-J)	Saito 等 [20] (Japan)	13 种气味,固体霜剂涂在石蜡纸上。4 项以上的可选方法和两步识别法	-	8	0~13 分,暂无年龄和性别的标准值

续表

嗅觉测试	作者（国际）	超临界测试	阈值	检查时间 /min	评分
斯堪的纳维亚嗅觉识别测试（SOIT）	Nordin 等 [10]（Sweden）	16 种气味放在瓶子中。四个备选项（4AFC）	-	15	0～16 分，根据年龄和性别设置标准值
综合嗅觉测试（combined olfactory test）	Robson 等 [21]（United Kingdom）	基于 CCCRC。九种气味放在不透明瓶子中。四个备选项（4AFC）	放在塑料容器中的正丁醇，2 个备选项	-	0～9 分，暂无年龄和性别的标准值

- 宾夕法尼亚大学嗅觉识别测试（UPSIT）[12]（图 25.1）：由美国宾夕法尼亚大学开发的测试模型，使用含有气味物质树脂微球层的纸条（刮擦嗅闻法）进行测试。该测试仅检测嗅神经功能，不能区分左右侧鼻孔，且仅评估对气味的正确识别能力。测试包含 40 种气味的识别，并附有随年龄和性别变化的嗅觉响应曲线。UPSIT 的优势在于：①不需要训练有素的人员进行测试，患者可以在家中自行检测；②测试设备体积小，便于操作；③配有密封容器，减少气味物质挥发和浓度逐渐降低的问题；④此外，测试附有标准值曲线，便于对照使用。
- 嗅觉圆盘 [14]（图 25.2）：瑞士科学家发明的一种更为简便的嗅觉测试模型，由 8 种气味组成，存放在一个圆盘状盒子中。气味的浓度是均匀的，可以进行单侧鼻孔检测。与 UPSIT 检测模型一样，此模型也只将"正确答案"作为嗅觉功能的唯一评估指标。
- 嗅棒 [15]（图 25.3）：德国科学家研发的嗅觉测试，因其测试方法简单且结果可靠而被广为使用。测试使用形状类似钢笔的容器，其中含有不同浓度的气味物质，不仅可以评估嗅觉识别能力和嗅觉记忆能力（16 种气味物质，每种有四个备选项，选择其中有一个），还可以评估嗅觉阈值（使用正丁醇）和嗅觉的辨别能力（辨别 16 对气味物质）。本测试基于 3 000 名以上的受试者样本确定了测试的标准值 [35]，该测试已正式可以用于儿童 [36]。

表 25.2　儿童经过验证的主观嗅觉测试

嗅觉测试	作者（国籍）	气味物质和方法	年龄范围 / 岁	评分系统	学龄前儿童效果
儿童嗅觉识别任务（Pediatric Odorant Identification Task，POIT）	Richman 等 [26]（USA）	5 个微胶囊包装的"刮擦嗅闻"卡，5 个备选项	4—17	正确回答的百分比转化为对数值	5 种气味被 80% 的 5 岁儿童正确识别
糖果气味测试 Candy Smell Test（CST）	Renner 等 [27]（Germany）	鼻后嗅觉：32 个硬糖，含有山梨糖醇和一种特殊的气味，4 个备选项	4—85	0～23 分：根据年龄和性别的参考值，所有年龄组中的得分 <13 可以诊断嗅觉丧失（anosmia）	4～6 岁儿童得分显著较低，这些儿童经常表示不熟悉测试气味

续表

嗅觉测试	作者（国籍）	气味物质和方法	年龄范围 / 岁	评分系统	学龄前儿童效果
国家卫生研究院（NIH）工具箱	Dalton 等 [28]（USA）	6 个微胶囊包装的"刮擦嗅闻"气味，配有图片，4 个备选项	3—17	0～6 分：年龄和性别的暂无标准数据	<5 岁的儿童测试时间较长；3～4 岁儿童的正确识别率对于所有气味都低于 63%[29]
嗅觉轮 Smell Wheel	Cameron 等 [30]（USA）	硬纸轮或硬质盘，有 11 个可刮擦嗅闻的气味，4 个备选项	4—19	0～11 分：百分比	4～6 岁儿童的平均正确识别分数低于 70%
通用嗅觉测试（Universal Sniff Test，U-Sniff）	Schriever 等 [31]（Germany）	14 种气味放在笔型容器中。四个选择任务（4AFC）。描述以文字和图片呈现	6—17	0～14 分：正常嗅觉（normosmia）：6～8 岁 >7，9～14 岁 >8，15～17 岁 >10	未包含
儿童巴塞罗那嗅觉测试（Pediatric Barcelona Olfactory Test，pBOT-6）	Schriever 等 [32]（multinational）	12 种气味放在笔型容器中。四个选择任务（4AFC）。描述以文字和图片呈现	6—17	0～12 分：每个国家都有标准数据	
儿童嗅觉识别任务（Pediatric Odorant Identification Task，POIT）	Mariño-Sánchez 等 [33]（Spain）	识别测试：6 种气味（玻璃瓶装的半固体胶）；阈值测试：6 个测试瓶，含有几何倍数稀释的苯乙醇	6—17		

　　最近，嗅棒的标准数据已经更新并发表 [16]。数据来自 9 139 名健康受试者（年龄在 5 岁至 96 岁之间），阈值、辨别和识别得分（TDI，Threshold，discrimination and identification）低于 30.7 时可诊断为嗅觉减退。年龄对各项检测均有影响，其中年龄对嗅觉识别阈值的影响最为显著。20～30 岁的受试者表现最佳，10 岁以下的儿童和 71 岁以上的成年人得分仅为最佳表现者的一半。同时，女性的表现优于男性。

- 康涅狄格州化感临床研究中心（CCCRC）嗅觉模型 [13]：此美国嗅觉测试模型包含两个部分，嗅觉测试（使用正丁醇）和包括 8 个不透明检测瓶的超临界测试。受试者需要从混有正确答案和干扰项的列表中选择测试答案。这种测试容易操作且价格低廉，但需要较长的测试时间，且必须由经过标准培训的合格人员进行测试。
- 巴塞罗那嗅觉测试 -24（BAST-24）[17]（图 25.4）：一种在西班牙加泰罗尼亚巴塞罗那开发的嗅觉测试模型，包含 24 种半固态气味物质，均存放于密封的玻璃瓶中，并额外包含 5 种用于评估味觉的物质。其中有 20 种主要刺激嗅神经，另外 4 种主要刺激三叉神经。

该测试可用于评估不同的嗅觉功能,如嗅觉定性检测、嗅觉记忆和识别(从四个备选项中选择),同时也可用于检测嗅觉敏感性(如气味强度、刺激性、新鲜度和令人愉悦的程度)。该测试与美国和其他欧洲模型不同,该测试可分析不同的嗅觉特征,如嗅觉定量检测、嗅觉记忆范围、嗅觉自发识别和嗅觉辨别,且所有的嗅觉评估都需要辅以味觉检查。BAST-24 使用五种物质进行化学味觉测量:甜味、咸味、苦味、酸味和鲜味(谷氨酸)。

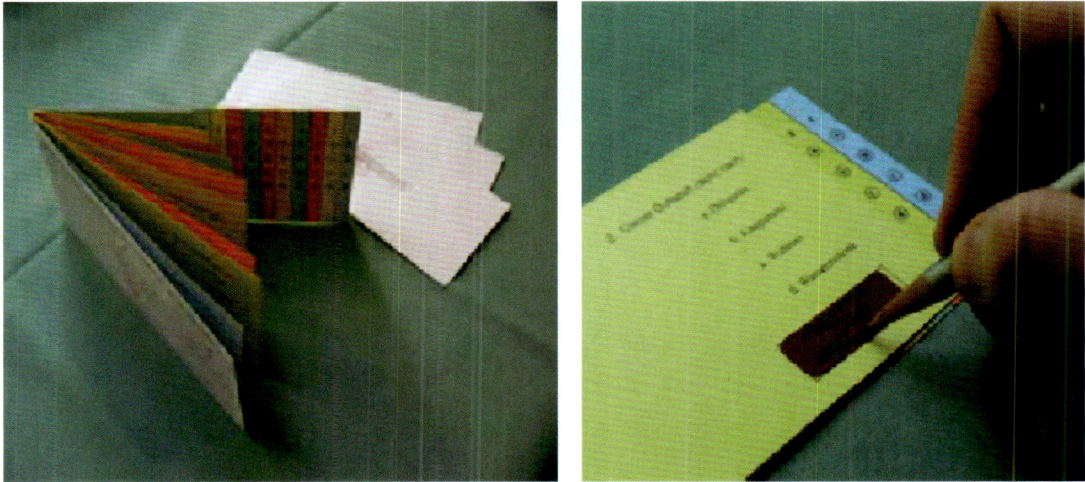

图 25.1 宾夕法尼亚大学嗅觉识别测试(**UPSIT**)[12]。右侧的图片显示了通过铅笔刮擦纸条表面,释放微胶囊封装的气味物质,并从四个备选项中选择正确答案

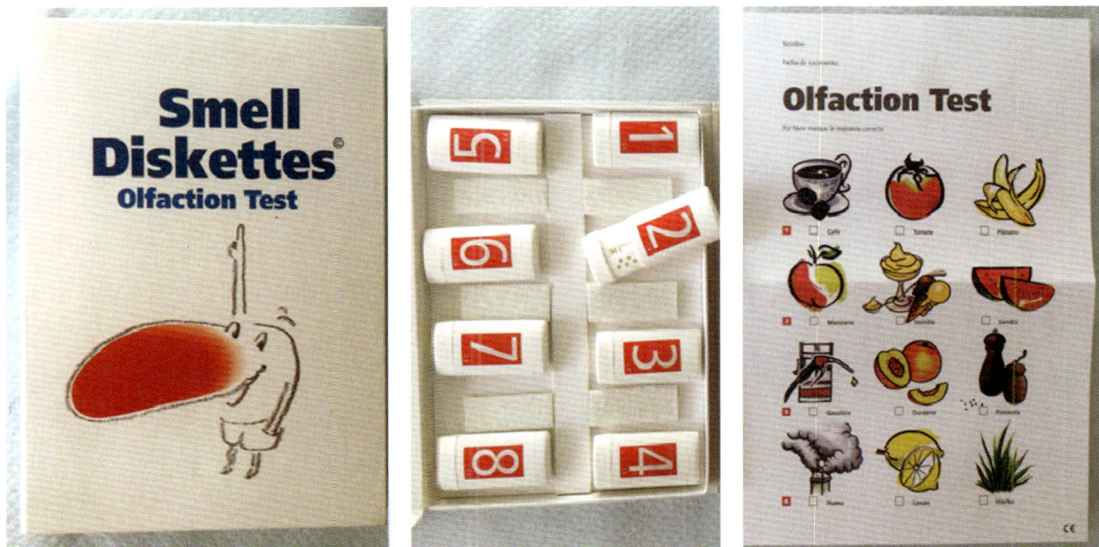

图 25.2 嗅觉盘测试[14]。八种气味被放置在一个盘形的盒子中,打开盒子会释放气味。测试附带图片说明,每个气味有三个备选项

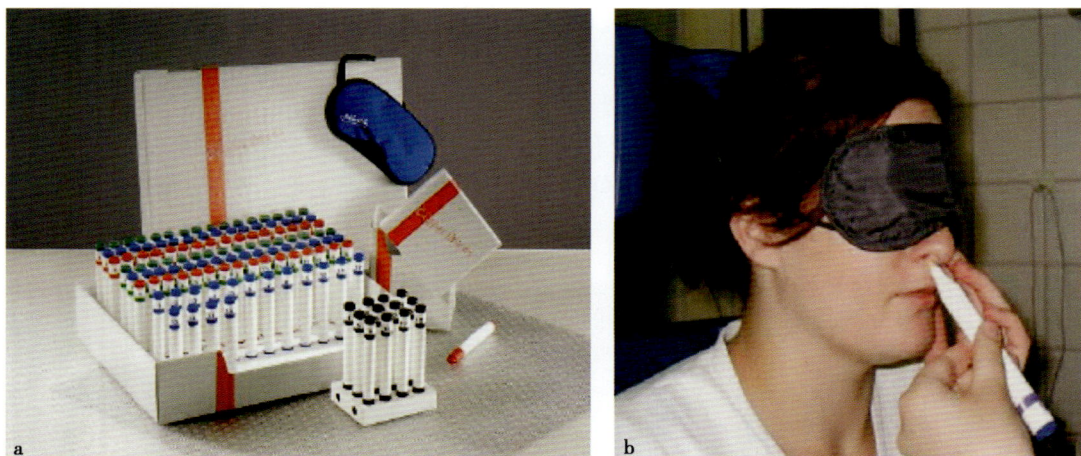

图 25.3　嗅棒（Sniffin' Sticks）[15]。由 Welge-Lüssen 等 [34] 重新设计。（a）不同浓度的气味物质被装在笔型容器中。（b）在阈值测试期间，受试者被蒙上眼睛以防止视觉干扰

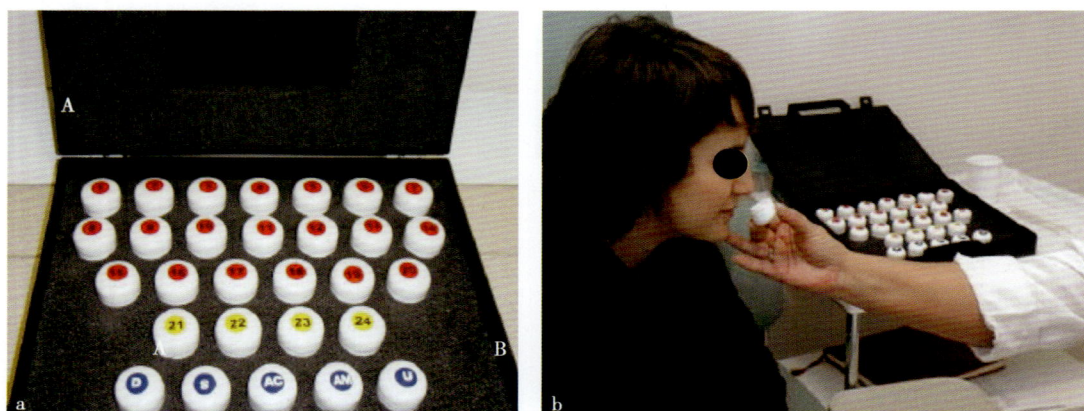

图 25.4　巴塞罗那嗅觉测试 -24（BAST-24）[17]。（a）BAST-24 的手提箱中含有 24 种气味物质（最后 4 种主要刺激三叉神经），以及味觉测试（甜、咸、酸、苦和鲜味）。（b）进行嗅觉测试时，气味容器与受试者的鼻子之间应该保持几厘米的距离

25.2.3　儿童嗅觉测试

　　上述大多数嗅觉测试不适用于儿童，因其检测时间较长，且其中一些气味儿童受试者不熟悉。尽管如此，临床上，这些测试仍被用于儿童嗅觉检测。目前，有一些专门为儿童开发的嗅觉识别测试（表 25.2）。

- "嗅棒儿童版"（Sniffin' kids）[31] 和"嗅轮"（smell wheel）[30] 是两种儿童最常用的嗅觉测试（图 25.5）。"Sniffin' kids"从原始"嗅棒"（"Sniffin' Sticks"）测试中挑选了 14 个项目进行测试，目前已验证其在 6 岁至 17 岁儿童嗅觉评估中的有效性，并提供了三个年龄组的标准数据。"Smell Wheel"是一种类似游戏的嗅觉测试，使用一个有外套、可旋转的纸盘，并配有一个微囊化的、可"刮擦嗅闻"气味物质，并提供四个备选项，并配有图

片和文字,以减轻儿童受试者的认知和语言负担,可提高测试表现,目前还没有标准值可供参考。

- U-Sniff 测试[32] 是一种新的国际儿童气味识别测试,包含 12 个气味项目,装在类似嗅棒的钢笔形容器中。该测试不包括嗅觉阈值测试。每个气味项目备有四个备选项,并配有图像和气味的名字。目前,该测试已在 19 个国家进行了有效性验证。
- 儿童巴塞罗那嗅觉测试(pBOT-6)[33]:最近在 6~17 岁的西班牙儿童中进行了有效性验证。它由 6 种气味物质组成,从各选项中选择正确答案,并使用 6 种几何倍数稀释的苯乙醇进行阈值测试。这是一种快速的筛查方法,有较高个敏感性和特异性,可以区分正常嗅觉和嗅觉障碍。

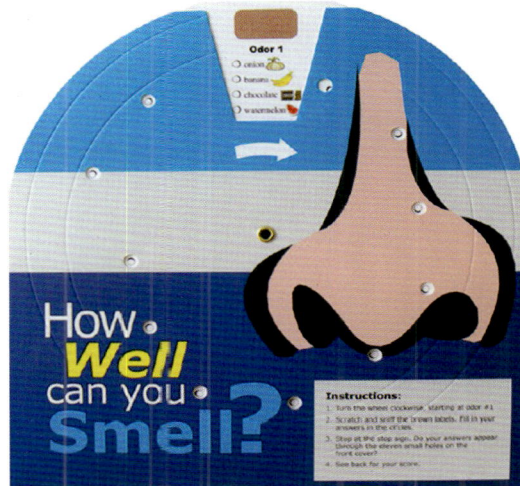

图 25.5 嗅轮(smell wheel)[30]。这是专为儿童设计的嗅觉测试,以游戏的方式进行测试,患者需要刮擦气味纸条并嗅闻,然后在四个选项中进行选择

25.2.4　嗅觉阈值测试

嗅觉阈值测试,通过定量测量特定气味的嗅觉阈值水平,量化嗅觉减退程度。通常,这类测试需要比嗅觉识别测试更长额时间,有助于评估嗅觉障碍的程度(失嗅、嗅觉减退或正常嗅觉)。

有许多嗅觉阈值测试可供选择,多数使用正丁醇作为检测物质,苯乙醇(玫瑰气味)也曾用于嗅觉阈值测试。一项研究[37] 比较了这两种物质在嗅觉阈值测试中的结果,得到了相似且可重复的结果。

这类测试的目标是找到患者能够识别的最低浓度的气味物质,从最低的稀释浓度开始检测。阈值测试不要求对气味进行识别[38]。常用的测试包括康涅狄格州化感临床研究中心阈值测试[13](CCCRC 阈值测试),由 8 个正丁醇的稀释浓度组成;嗅棒测试[15],由 16 个正丁醇的稀释浓度组成;以及嗅觉阈值测试,使用苯乙醇作为气味物质,由 17 个半对数稀释的浓度梯度组成[18]。

嗅觉计是另一种检测嗅觉阈值的仪器，可以设定释放气味物质的精确浓度。目前，该仪器仅用于实验研究[39]。嗅觉计的一个实例是日本的 T&T 嗅觉计[40]，由五种气味物质组成：β- 苯乙醇、甲基环戊酮、异戊酸、γ- 十一内酯和猫尿酮，可评估受试者对每种刺激的检测和识别阈值。检测阈值定义为受试者所能检测到的最低气味物质浓度，而识别阈值定义为可以识别气味的最低浓度（图 25.6）。

总而言之，嗅觉阈值测试可以协助区分嗅觉障碍和嗅觉功能正常的受试者，并更详细地评估嗅觉减退程度。然而，在评估儿童、认知障碍者或来自不同文化背景的受试者时，嗅觉测试也有局限性。部分测试操作复杂，测试设备成本较高或时间较长，使临床医生难以评估特定患者群体，因此这类测试往往在专业中心进行。

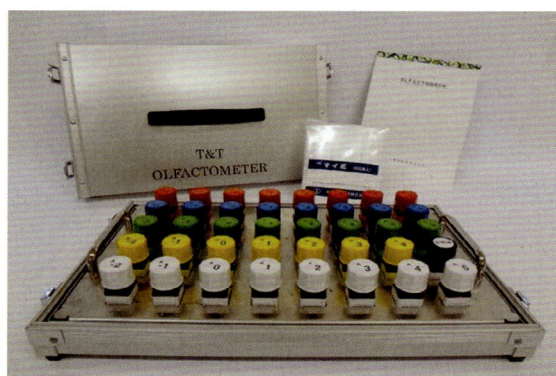

图 25.6 T&T 嗅觉计（olfactometer）[40]。T&T 嗅觉计评估了五种气味物质的检测和识别阈值。由 Miwa 等制造[41]

25.2.5 客观嗅觉测试

嗅觉的客观评估十分复杂，需要基于嗅觉刺激引起的中枢神经系统变化进行检测。针对无法配合主观测试或可能伪装的受试者群体，客观测试是研究嗅觉的唯一方法。

客观测试记录气味刺激引起的大脑反应，因此无须受试者主动配合。客观测试通常使用一种浓度非常低的气味物质。这类测试的优势在于不需要受试者主动参与，也不需要非常复杂的设备、大量时间和空间，从而避免延误检查。

- 嗅觉相关电位（olfactory event related potentials，OERP）[42] 是一种成熟的嗅觉客观测试，它通过外部电极记录气味刺激时的电活动（嗅球和 / 或前额皮层）。目前已有不同年龄的标准数据[43]。
- 嗅觉电图：通过鼻内电极记录鼻嗅上皮的电活动程度。气味刺激细胞受体时，首先产生负电位，随后产生恢复电位，可以使用放置在嗅上皮表面或附近的电极来测量电位变化。由于鼻内电极受试者耐受度较低，且放置困难，因此临床应用中该测试使用较少。此外，嗅觉电图的有效响应持续时间非常短[24]。

新的功能成像技术，包括嗅觉功能磁共振成像（fMRI）和功能性正电子发射断层扫描，可以直接观察嗅觉刺激引起的中枢变化。

- 嗅觉功能磁共振成像（fMRI）（图 25.7）：可以非侵入性的方式研究大脑活动，当受试者在执行特定嗅觉任务时，fMRI 能够检测血红蛋白中氧气水平的微小变化来确定信号。嗅觉 fMRI 可以识别不同脑区在嗅觉刺激时被激活的皮层区域，包括：前海马皮层、扁桃体、岛叶、壳核和视觉皮层 [45]。目前 fMRI 在临床应用较少，主要是由于其实用性相对较低、成本较高等原因，且嗅觉障碍可通过更经济的手段进行检测和量化 [44]。

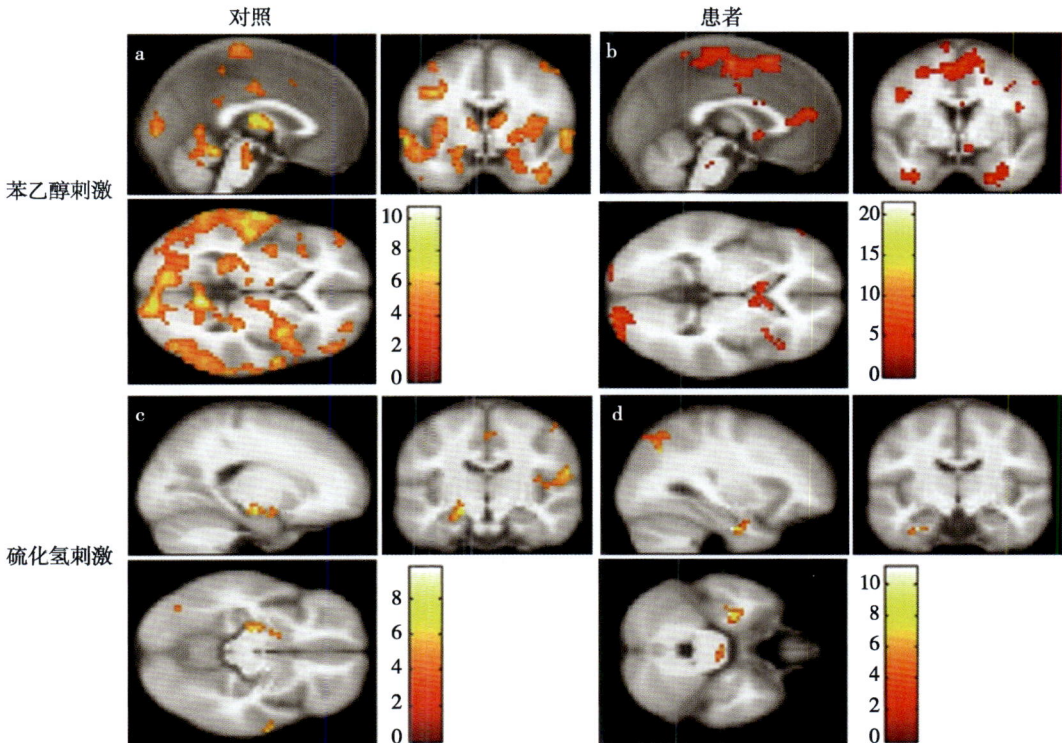

图 25.7 嗅觉功能磁共振成像（olfactory fMRI）显示健康对照和帕金森病患者在被玫瑰气味（苯乙醇）刺激后的脑活动（a 和 b），或腐烂的气味（硫化氢）刺激后的脑活动（c 和 d）。由 Hummel 等制造 [44]

25.3 临床实践转化前景

- 技术的进步和简单嗅觉功能测试的广泛应用，提高了人们对健康和疾病状态下嗅觉感知的认识。目前，已经开发了多种嗅觉识别测试供临床使用，适用于成人和儿童，并在不同国家得到验证。
- 本章提及的所有主观嗅觉测量方法在文献中经过验证并有充分的文献支持，已被广泛用于评估嗅觉障碍、临床试验或在药物 / 外科治疗前后评估嗅觉功能。总而言之，嗅觉测试帮助医生诊断嗅觉障碍，并为评估受试者能够检测、识别、区分或辨认的气味数量和多样性提供信息。

（许兆丰 赖银妍 译）

参考文献

1. Hadley K, Orlandi RR, Fong KJ. Basic anatomy and physiology of olfaction and taste. Otolaryngol Clin N Am. 2004;37(6):1115–26. https://doi.org/10.1016/j.otc.2004.06.009.
2. Landis BN, Konnerth CG, Hummel T. A study on the frequency of olfactory dysfunction. Laryngoscope. 2004;114(10):1764–9. https://doi.org/10.1097/00005537-200410000-00017.
3. Toledano Muñoz A, González E, Herráiz Puchol C, Plaza Mayor G, Mate Bayón MA, Aparicio Fernández JM, et al. Olfaction disturbances in general ORL practice. Acta otorrinolaringologica espanola. 2002;53(9):653–7. https://doi.org/10.1016/s0001-6519(02)78359-3.
4. Holbrook EH, Leopold DA. Anosmia: diagnosis and management. Curr Opin Otolaryngol Head Neck Surg. 2003;11(1):54–60. https://doi.org/10.1097/00020840-200302000-00012.
5. Özay H, Çakır A, Ecevit MC. Retronasal olfaction test methods: a systematic review. Balkan Med J. 2019;36(1):49–59. https://doi.org/10.4274/balkanmedj.2018.0052.
6. Evren C, Yiğit VB, Çınar F. Subjective assessment of olfactory function. Kulak burun bogaz ihtisas dergisi. 2015;25(1):59–64. https://doi.org/10.5606/kbbihtisas.2015.27136.
7. Fokkens WJ, Lund VJ, Mullol J, Bachert C, Alobid I, Baroody F, et al. European position paper on rhinosinusitis and nasal polyps 2012. Rhinol Suppl. 2012;23:3 p preceding table of contents, 1–298.
8. Doty RL, Marcus A, Lee WW. Development of the 12-item Cross-Cultural Smell Identification Test (CC-SIT). Laryngoscope. 1996;106(3 Pt 1):353–6. https://doi.org/10.1097/00005537-199603000-00021.
9. Hashimoto Y, Fukazawa K, Fujii M, Takayasu S, Muto T, Saito S, et al. Usefulness of the odor stick identification test for Japanese patients with olfactory dysfunction. Chem Senses. 2004;29(7):565–71. https://doi.org/10.1093/chemse/bjh061.
10. Nordin S, Brämerson A, Lidén E, Bende M. The Scandinavian odor-identification test: development, reliability, validity and normative data. Acta Otolaryngol. 1998;118(2):226–34. https://doi.org/10.1080/00016489850154946.
11. Solomon GS, Petrie WM, Hart JR, Brackin HB Jr. Olfactory dysfunction discriminates Alzheimer's dementia from major depression. J Neuropsychiatry Clin Neurosci. 1998;10(1):64–7. https://doi.org/10.1176/jnp.10.1.64.
12. Doty RL, Shaman P, Dann M. Development of the University of Pennsylvania smell identification test: a standardized microencapsulated test of olfactory function. Physiol Behav. 1984;32(3):489–502. https://doi.org/10.1016/0031-9384(84)90269-5.
13. Cain WS, Gent J, Catalanotto FA, Goodspeed RB. Clinical evaluation of olfaction. Am J Otolaryngol. 1983;4(4):252–6. https://doi.org/10.1016/s0196-0709(83)80068-4.
14. Briner HR, Simmen D. Smell diskettes as screening test of olfaction. Rhinology. 1999;37(4):145–8.
15. Kobal G, Hummel T, Sekinger B, Barz S, Roscher S, Wolf S. "Sniffin' sticks": screening of olfactory performance. Rhinology. 1996;34(4):222–6.
16. Oleszkiewicz A, Schriever VA, Croy I, Hähner A, Hummel T. Updated Sniffin' Sticks normative data based on an extended sample of 9139 subjects. Eur Arch Otorhinolaryngol. 2019;276(3):719–28. https://doi.org/10.1007/s00405-018-5248-1.
17. Cardesín A, Alobid I, Benítez P, Sierra E, de Haro J, Bernal-Sprekelsen M, et al. Barcelona Smell Test-24 (BAST-24): validation and smell characteristics in the healthy Spanish population. Rhinology. 2006;44(1):83–9.
18. Thomas-Danguin T, Rouby C, Sicard G, Vigouroux M, Farget V, Johanson A, et al. Development of the ETOC: a European test of olfactory capabilities. Rhinology. 2003;41(3):142–51.
19. Joussain P, Bessy M, Faure F, Bellil D, Landis BN, Hugentobler M, et al. Application of the European Test of Olfactory Capabilities in patients with olfactory impairment. Eur Arch Otorhinolaryngol. 2016;273(2):381–90. https://doi.org/10.1007/s00405-015-3536-6.
20. Saito S, Ayabe-Kanamura S, Takashima Y, Gotow N, Naito N, Nozawa T, et al. Development of a smell identification test using a novel stick-type odor presentation kit. Chem Senses. 2006;31(4):379–91. https://doi.org/10.1093/chemse/bjj042.
21. Robson AK, Woollons AC, Ryan J, Horrocks C, Williams S, Dawes PJ. Validation of the combined olfactory test. Clin Otolaryngol Allied Sci. 1996;21(6):512–8. https://doi.org/10.1111/j.1365-2273.1996.tb01101.x.
22. Alobid I, Benítez P, Bernal-Sprekelsen M, Roca J, Alonso J, Picado C, et al. Nasal polyposis and its impact on quality of life: comparison between the effects of medical and surgical treatments. Allergy. 2005;60(4):452–8. https://doi.org/10.1111/j.1398-9995.2005.00725.x.
23. Benítez P, Alobid I, de Haro J, Berenguer J, Bernal-Sprekelsen M, Pujols L, et al. A short course of oral prednisone followed by intranasal budesonide is an effective treatment of severe nasal polyps. Laryngoscope. 2006;116(5):770–5. https://doi.org/10.1097/01.mlg.0000205218.37514.0f.
24. Mariño-Sanchez F, Valls-Mateus M, Haag O, Alobid I, Bousquet J, Mullol J. Smell loss is associated with severe and uncontrolled disease in children and adolescents with persistent allergic rhinitis. J Allergy Clin Immunol Pract. 2018;6(5):1752–5.e3. https://doi.org/10.1016/j.jaip.2017.12.031.
25. Langdon C, Lehrer E, Berenguer J, Laxe S, Alobid I,

Quintó L, et al. Olfactory training in post-traumatic smell impairment: mild improvement in threshold performances: results from a randomized controlled trial. J Neurotrauma. 2018;35(22):2641–52. https://doi.org/10.1089/neu.2017.5230.

26. Richman RA, Wallace K, Sheehe PR. Assessment of an abbreviated odorant identification task for children: a rapid screening device for schools and clinics. Acta Paediatrica (Oslo, Norway: 1992). 1995;84(4):434–7. https://doi.org/10.1111/j.1651-2227.1995.tb13666.x.

27. Renner B, Mueller CA, Dreier J, Faulhaber S, Rascher W, Kobal G. The candy smell test: a new test for retronasal olfactory performance. Laryngoscope. 2009;119(3):487–95. https://doi.org/10.1002/lary.20123.

28. Dalton P, Mennella JA, Maute C, Castor SM, Silva-Garcia A, Slotkin J, et al. Development of a test to evaluate olfactory function in a pediatric population. Laryngoscope. 2011;121(9):1843–50. https://doi.org/10.1002/lary.21928.

29. Dalton P, Doty RL, Murphy C, Frank R, Hoffman HJ, Maute C, et al. Olfactory assessment using the NIH toolbox. Neurology. 2013;80(11 Suppl 3):S32–6. https://doi.org/10.1212/WNL.0b013e3182872eb4.

30. Cameron EL, Doty RL. Odor identification testing in children and young adults using the smell wheel. Int J Pediatr Otorhinolaryngol. 2013;77(3):346–50. https://doi.org/10.1016/j.ijporl.2012.11.022.

31. Schriever VA, Mori E, Petters W, Boerner C, Smitka M, Hummel T. The "Sniffin' Kids" test – a 14-item odor identification test for children. PLoS One. 2014;9(6):e101086. https://doi.org/10.1371/journal.pone.0101086.

32. Schriever VA, Agosin E, Altundag A, Avni H, Cao Van H, Cornejo C, et al. Development of an international odor identification test for children: The Universal Sniff Test. J Pediatr. 2018;198:265–72.e3. https://doi.org/10.1016/j.jpeds.2018.03.011.

33. Mariño-Sánchez F, Valls-Mateus M, Fragola C, de Los Santos G, Aguirre A, Alonso J, et al. Paediatric Barcelona Olfactory Test-6 (pBOT-6): validation of a combined odour identification and threshold screening test in healthy Spanish children and adolescents. J Investig Allergol Clin Immunol. 2020;30(6):439-447. https://doi.org/10.18176/jiaci.0451.

34. Welge-Lüssen A. Re-establishment of olfactory and taste functions. GMS Curr Top Otorhinolaryngol Head Neck Surg. 2005;4:Doc06.

35. Hummel T, Kobal G, Gudziol H, Mackay-Sim A. Normative data for the "Sniffin' Sticks" including tests of odor identification, odor discrimination, and olfactory thresholds: an upgrade based on a group of more than 3,000 subjects. Eur Arch Otorhinolaryngol. 2007;264(3):237–43. https://doi.org/10.1007/s00405-006-0173-0.

36. van Spronsen E, Ebbens FA, Fokkens WJ. Olfactory function in healthy children: normative data for odor identification. Am J Rhinol Allergy. 2013;27(3):197–201. https://doi.org/10.2500/ajra.2013.27.3865.

37. Croy I, Lange K, Krone F, Negoias S, Seo HS, Hummel T. Comparison between odor thresholds for phenyl ethyl alcohol and butanol. Chem Senses. 2009;34(6):523–7. https://doi.org/10.1093/chemse/bjp029.

38. Eibenstein A, Fioretti AB, Lena C, Rosati N, Amabile G, Fusetti M. Modern psychophysical tests to assess olfactory function. Neurol Sci. 2005;26(3):147–55. https://doi.org/10.1007/s10072-005-0452-3.

39. Hellings PW, Scadding G, Alobid I, Bachert C, Fokkens WJ, Gerth van Wijk R, et al. Executive summary of European Task Force document on diagnostic tools in rhinology. Rhinology. 2012;50(4):339–52. https://doi.org/10.4193/Rhino11.252.

40. Takagi SF. A standardized olfactometer in Japan. A review over ten years. Ann N Y Acad Sci. 1987;510:113–8. https://doi.org/10.1111/j.1749-6632.1987.tb43476.x.

41. Miwa T, Ikeda K, Ishibashi T, Kobayashi M, Kondo K, Matsuwaki Y, et al. Clinical practice guidelines for the management of olfactory dysfunction – secondary publication. Auris Nasus Larynx. 2019;46(5):653–62. https://doi.org/10.1016/j.anl.2019.04.002.

42. Auffermann H, Gerull G, Mathe F, Mrowinski D. Olfactory evoked potentials and contingent negative variation simultaneously recorded for diagnosis of smell disorders. Ann Otol Rhinol Laryngol. 1993;102(1 Pt 1):6–10. https://doi.org/10.1177/000348949310200102.

43. Murphy C, Morgan CD, Geisler MW, Wetter S, Covington JW, Madowitz MD, et al. Olfactory event-related potentials and aging: normative data. Int J Psychophysiol. 2000;36(2):133–45. https://doi.org/10.1016/s0167-8760(99)00107-5.

44. Hummel T, Fliessbach K, Abele M, Okulla T, Reden J, Reichmann H, et al. Olfactory FMRI in patients with Parkinson's disease. Front Integr Neurosci. 2010;4:125. https://doi.org/10.3389/fnint.2010.00125.

45. Martínez-Capoccioni GAI. Métodos de exploración objetiva del olfato. Rev Rinol. 2012;12:29–39.

第26章 局部和系统性生物标志物

Nan Zhang

要点

- 随着 2 型炎症生物制剂时代的开启，生物标志物的高敏感性和特异性是确认慢性鼻窦炎内表型的关键。
- 相对于以组织、分泌物为主的标志物，更需要以血清、血液为主的标志物用于预测疾病的发生和监测生物制剂或手术等治疗的反应。
- 血清 IgE 或血嗜酸性粒细胞可能有助于选择部分适合生物制剂治疗的重度 2 型 CRSwNP，但是不能作为标志物用于监测治疗的疗效。

使用鼻内镜和 CT 扫描，并最终获得咽拭子或组织学活检，可能不足以完全了解个别患者的病理。用于诊断，认识疾病的自然进程，预测疾病的并发症和复发的需要，最终生物制剂的到来，驱动了生物制剂的发展。慢性鼻窦炎的分型采用病理分型而非临床分型，这提供了未来发现西半球，亚洲的遗传，表观遗传和环境模式的机会 [1-3]。比慢性鼻窦炎管理更重要的是需要对疾病的异质性和临床上与预后显著相关的机制有清晰的认识。生物标志物对内表型的验证至关重要。生物标志物是复杂生物的可测量指标，例如关键分子或特征，复杂的生物通路；理想情况下，它们应易于获得、高度灵敏、特异性和可重复，用于识别有问题的疾病内型，并应将疾病致病机制（内型）与可见的临床特征（表型）联系起来，同时证明有效性（可重复，易于测量且具有成本效益）以及与临床终点的相关性 [4]。

26.1 基于问题的鼻腔生物样本的选择及其收集技术（表 26.1）

十多年来，研究人员致力于研究慢性鼻窦炎的病理生理机制（5～17 章）。鼻腔和鼻窦便于获得各种生物样本可以客观的反映上下气道的疾病过程和治疗疗效。显然，选择合适的采样技术和最佳监测手段由研究重点和假设决定。

已经在鼻窦黏膜组织（鼻活检）、鼻拭子、分泌物、鼻腔盥洗液、外周血、血清和血浆中分析了大量的候选生物标志物，以识别黏膜炎症的类型以及与疾病内型、严重程度和治疗的相关性。（图 26.1）

非侵入性或侵入性较小的方法是鼻腔盥洗液，咽拭子，鼻腔分泌物，鼻刷，鼻刮。无须局部麻醉即可经济高效地进行，患者反馈中只有轻微的不适。要识别上气道病毒及微生物群，鼻腔和鼻咽拭子是最简单且可以重复采样的方法 [5]。对于鼻腔细胞和炎症介质，鼻腔盥洗适用与重复采样，可以用于评估患有过敏性和非过敏性鼻炎或 CRSwNP 的患者下鼻甲上皮中炎症细胞的数量与比例，特别是伴有严重哮喘的[6]。对于鼻黏膜上皮细胞的培养，推荐鼻刷或鼻刮。一些关注人先天及适应性免疫防御系统的研究，通过滤纸或合成吸收材料（如 Leukosorb，Merocel）收集的鼻腔分泌物将提供可检测多种分泌细胞外蛋白，黏液，免疫相关蛋白，包括细胞因子，补体因子，免疫球蛋白，白细胞介素，白三烯，基质金属蛋白酶。此外，鼻腔分泌物可以通过转录组学和蛋白组学分析用于炎症疾病分子特征分析[7,8]。

表 26.1　鼻腔样本及应用

样本	最佳收集方法或样本取材位置	聚焦生物标志物的技术应用
鼻腔分泌物	将滤纸或吸收材料放入鼻道 10min	● 分泌的生物标志物，细胞外蛋白：ECP，白三烯，白细胞介素，趋化因子，类胰蛋白酶，MMP，弹性蛋白酶，外泌体 ● 呼吸微生物学：病毒和细菌检测、DNA 测序、微生物群表征 ● 转录组学和蛋白质组学分析 ● 黏液细胞学研究：嗜酸性粒细胞，中性粒细胞白细胞，嗜碱性粒细胞，肥大细胞 ● 挤出反应：总蛋白或 α- 巨球蛋白水平
鼻拭子及鼻咽拭子	在中鼻道及鼻咽部轻轻旋转鼻刷 5s	● 微生物鉴定和定量 ● 病毒鉴定和定量
鼻腔灌洗液	生理盐水冲洗鼻腔	● 官腔细胞募集、细胞活化和血浆蛋白
鼻刷 / 刮鼻	尼龙刷或刮勺	● 细胞学：肥大细胞，嗜酸性粒细胞，中性粒细胞，淋巴细胞 ● 细胞培养：上皮细胞，成纤维细胞
鼻腔黏膜活检	操作需要局部或全身麻醉	● 免疫组化：组织结构，炎症细胞，蛋白表达 ● 体外黏膜培养模型 ● 微生物 ● 多组学

　　鼻细胞学作为一种非侵入性、廉价且可重复的技术。鼻刷允许对鼻腔炎症进行半侵入性分析，例如通过测量特应性哮喘患者与健康受试者或非特应性哮喘患者与健康受试者中 mRNA 水平，例如 VEGF、TGF-B2 和骨膜蛋白[6]。

　　鼻腔局部组织是研究组织学、局部炎症模式、疾病特异性免疫反应和生物标志物的最佳生物样本。鼻黏膜，鼻窦黏膜和鼻息肉组织样本取样通常在局部或全身麻醉下进行，主要在患者接受手术干预时进行。不同解剖位置的标本有无差异一直是一个问题，筛窦、上颌窦和中上鼻甲在炎症细胞谱和 2 型细胞因子表达方面提供的数据与下鼻甲相比不同[9]。另外有研究发现中鼻甲的细胞因子的表达比鼻腔嗅觉黏膜少[10]，CRSwNP 病人的筛窦和下鼻甲黏膜中 IL-5，ECP 表达水平升高，同时 IFN-γ 也明显升高[11]。因此，可以通过在鼻腔中监测鼻窦的炎症状态，尽管炎症介质在数量上存在一定差异。

　　尽管具体的确切数值不一样，但目前存在多种检测同样生物标志物的技术方法[12]。生物标志物在日常临床实践中使用的关键因素是操作简易，成本效益和可重复性。

26.2　局部和系统性生物标志物的关联

在寻找生物标志物时，更重要的是要考虑临床标本取材，以及生物标志物的检测技术。外周血标志物相比鼻腔活检来说，易于获得，花费更少的时间，操作技能和费用。但是，外周血标志物可能不能反应局部的鼻炎症过程和不能很好的反应鼻腔的微环境变化。鼻腔盥洗和鼻腔分泌物获取方便，在许多情况下更有用，可作为研究局部炎症反应的替代方法。然而，通过检测鼻腔盥洗液或分泌物中炎症介质水平是否可以与同一个体内鼻组织中的水平准确相关，研究表明鼻腔分泌物中的细胞因子和蛋白质与组织本身中的细胞因子和蛋白质之间的相关性不一致 [13,14]。从鼻腔和鼻窦或鼻息肉黏膜组织采集不同的生物样本可能会导致读数偏倚 [7,15]。此外，单个鼻窦腔内的炎症介质表达存在区域差异 [16]。因此，生物标志物应始终从同一位置使用相同的技术进行收集，以保证可比性，特别是在随着时间的推移收集样本时。尝试将血清和组织中 IgE、SE-IgE、IL-5/sIL-5Rα、骨膜素和嗜酸性粒细胞阳离子蛋白等标志物的浓度联系起来，但是并未发现其相关性 [17]。

至今为止，在临床应用方面，无论是手术还是治疗上尚未确定单一经过验证的生物标志物能可靠地预测 CRS 内表型和对治疗的反应；然而，在可行的分析平台上结合标记物和可靠的验证队列可能会在未来提供解决方案。

26.3　生物标志物用于内表型识别

CRS 被认为是一种多维异质性疾病，涉及不同的炎症、临床、病理和生理变化。由此，CRS 患者的表型描述从细胞水平转换为分子水平，并根据潜在炎症的类型对患者进行分类，从而区分内表型。

已提出四种可能的基于不同生物标志物的内分型方法：基于 2 型细胞因子的方法 [2,18]、基于嗜酸性粒细胞的方法、基于 IgE 的方法和基于半胱氨酰白三烯的方法 [19]。这四种方法当然可能显示出大量重叠，因为嗜酸性粒细胞、IgE 和半胱氨酸白三烯都是 2 型炎症的标志。从免疫学的角度来看，2 型炎症是正确的术语，包括所有这些途径。目前最被接受的内分型方法 [2] 是基于炎症细胞因子和介质的无偏依聚类分析。另一项对比的研究 [18] 是基于组织中的蛋白质水平来识别具有 1、2 或 3 型炎症内型的患者，并证实大多数 CRSwNP 患者属于 2 型免疫反应。

最初的分析将 CRS 分为三组，非 2 型 CRS（主要是 CRSsNP，包括 1 型和 3 型免疫反应），中度和重度 2 型 CRS（主要是 CRSwNP，主要是 2 型免疫反应）。与中度 CRSwNP 相比，重度 2 型 CRSwNP 表现出显著升高的炎症细胞因子浓度。有趣的是，这些分组和内表型与临床息肉表达的差异、共病哮喘的存在以及手术干预后复发有关。提高诊断的准确性可以指导特定治疗的决定，包括药物治疗、手术和生物制剂治疗。

CRS 中 2 型免疫反应的任何成分都可能作为生物标志物的来源。2 型包括由活化的 Th2 细胞和先天固有淋巴细胞 2（ILC2）产生的细胞因子 IL-4、IL-5 和 IL-13；可以促进 B 细胞的活化和 IgE 合成 [20]、嗜酸性粒细胞募集、存活和活化 [21]、上皮细胞活化和黏液生成 [21-24]，以及巨噬细胞活化和重塑 [25]。在这些指标中的血嗜酸性粒细胞升高和血清 IgE 水平升高在临床上特别有用。然而鼻腔只是一个小器官对于血细胞的影响极小；所以说根据血液及血清指标来诊断 2 型炎症反应是存在一定的风险。其他因素，比如骨膜蛋白[17]，胱蛋白 1，2，黏蛋白，夏科来登结晶形成半乳糖凝集素 10 均用于生物标记物在血清中测定[26]。在重度 CRSwNP 中，金黄色葡萄球菌可能定植在鼻黏膜上，可触发上皮细胞释放 IL-33，并启动 2 型免疫应答的开始[24]，引发金黄色葡萄球菌肠毒素 IgE 的形成，因此也可用作严重黏膜炎症的生物标志物（血清或组织中的 SE-IgE）。在哮喘患者中，SE-IgE 最近已被证实对于预测未来 10～20 年发生严重哮喘和哮喘恶化的独立因素[27]。临床上，目前最可靠的易获得 2 型 CRSwNP 的生物标志物是高水平嗜酸性粒细胞计数、血清高总 IgE 水平和 IgE 多克隆抗体（图 26.1）。

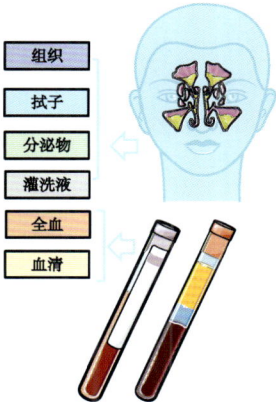

图 26.1 从鼻样本中检测到的生物标志物。BAFF，B 细胞活化因子；CXCL，C-X-C 基序配体；ECPX，嗜酸性粒细胞阳离子蛋白；Ig，免疫球蛋白；IL，白细胞介素；JAM，连接黏附分子；LT，白三烯；MCP，单核细胞趋化蛋白；MMP，基质金属蛋白酶；MPO，髓过氧化物酶；PARC，肺和激活调节性趋化因子；SE-IgE，对金黄色葡萄球菌肠毒素的 IgE 抗体；TARC，胸腺和激活调节趋化因子；TGF，转化生长因子；TIMP，组织金属蛋白酶抑制物；TNF，肿瘤坏死因子；TSLP，胸腺基质淋巴细胞生成素；ZO，紧密连接蛋白

26.4 监测治疗反应的生物标志物

预测手术后中长期疗效欠佳的临床表型和生物标志物包括是否合并哮喘、AERD、AFRS 和高组织嗜酸性粒细胞、IL-5 和 IgE 浓度[28]。相同的标志物定义了 2 型炎症性疾病，并定义了生物制剂治疗的目标。2 型炎症的严重程度具有提示预后的意义；例如，嗜酸性粒细胞标志物的水平较高，可预测术后息肉复发更快。这种基于 2 型的内分型方法显然符合临床试验中 2 型生物制剂治疗试验的目标。

用于 CRSwNP 临床试验的生物标志物的开发与评估疾病病理生理学的研究密切相关。对于 CRSwNP 的临床试验，生物标志物可以发挥多种功能[29]：

- 作为结果测量，它们可以用于比较治疗前和治疗后的效果。这些标志物需要以与临床和生理学结果相同的方式进行验证，结果需要考虑所有其他参数的背景。
- 预测哪些患者对治疗反应最佳。测量多种生物标志物对于达到 70% 的预测准确性是必要的。在这一领域需要进一步开展广泛的工作。
- 作为提供有关治疗发挥其预期生物学效果的确认性证据的指标，例如，在抗 IgE 抗体治疗后以及度普利尤治疗后应降低血清游离 IgE 水平；抗 IL5/5 受体治疗后血嗜酸性粒细胞减少。

在使用 CRSwNP 的生物制剂进行临床试验的干预之前和之后需要获取组织样本。小组织活检和 / 或浅表刮片可以与单细胞分析结合使用，但识别和验证可能反映潜在炎症的鼻腔分泌物生物标志物也很重要。从中鼻道采集的鼻黏液中 2 型炎症的实测值，包括嗜酸性粒细胞、细胞因子和趋化因子，与鼻组织中的指标有一定的相关性。使用聚类分析进行分析的初步数据已被证明，以鉴定鼻腔分泌物中的 2 型内型[17]。然而，需要进一步的工作来建立一组最准确地预测潜在组织内型的标志物。在部分小样本量研究中证实鼻腔分泌物中微粒和外泌体检测可反应组织中的炎症细胞水平[30]。

生物标志物也可以在外周血清或血液中测量。例如，治疗开始前血清 TARC 和嗜酸细胞活化趋化因子 -3 水平升高提示 2 型疾病，并且与安慰剂治疗对比，使用度匹鲁单抗可降低血清 2 型炎症因子[17]。

这一观察结果还支持对抗 IL-4 和 IL-13 的生物制剂对趋化因子的影响，抑制嗜酸性粒细胞向气道组织的迁移。嗜酸性粒细胞计数和总 IgE 可以常规检测，并且可以使用非常敏感的多重测定来跟踪一系列血清细胞因子的水平。血液嗜酸性粒细胞被认为是识别重度嗜酸性粒细胞性非变应性哮喘患者的实用方法[31]，最近已将其作为对现有生物制剂反应的预测指标并纳入哮喘的临床管理。血液嗜酸性粒细胞已成为一种合理的生物标志物，因为它们与痰液嗜酸性粒细胞、哮喘严重程度、加重风险呈正相关，并且与肺功能呈负相关[32]。在成人哮喘发作患者中，嗜酸性粒细胞高（分类为血嗜酸性粒细胞大于 300/μL）的患者更可能出现较高的 FeNO 水平、更多的痰液嗜酸性粒细胞、有严重的固定气道阻塞、须频繁口服激素，并且有 CRSwNP 病史[33]。聚类分析、生物学试验和动物研究清楚地表明，嗜酸性粒细胞至少在两种哮喘亚型中升高——过敏性哮喘和具有强烈 ILC2 驱动的适应性免疫反应的患者。对于 CRSwNP 疾病的认识需要完成更高阶的工作。

尽管严重未控制的哮喘患者的血嗜酸性粒细胞计数高于 150 或 300 个细胞 /μl，但他们很有可能对抗 2 型单克隆抗体治疗 [包括度匹鲁单抗（抗 IL-4 受体 α）、美泊利珠单抗（抗 IL-5）、贝那利珠单抗（抗 IL-5 受体）、奥马珠单抗（抗 IgE）] 反应良好。这对决定特定的生物治疗或监测个体患者的反应没有帮助，因为药物开始后血嗜酸性粒细胞水平与临床反应无关[33]。

26.5   未来精准医疗中的多组学生物标志物

新型生物疗法被引入为治疗有或没有合并哮喘的不受控制的 2 型 CRSwNP 患者的有希望的治疗选择，但是一种治疗方法将无法为所有 2 型 CRSwNP 患者提供临床益处。需要发现新的生物标志物，以预测对特定生物制剂的反应，并确定更适合特定药物的个体。随着医疗保健成本的增加，对治疗成功的决定性生物标志物的需求正在增加，以便只为那些将从药物中受益的患者提供昂贵的治疗。

从 DNA 微阵列到下一代测序（NGS）的"组学"科学的最新技术和分析进展将在分子水平上为疾病病理生理学提供全面监测，为新的亚内型鉴定提供分子标志物，反之亦然，新的生物标志物可以成为治疗的新靶点。

"组学"包括基因组学（细胞或生物体的整个基因组分析）、转录组学（研究细胞或生物体中所有基因的表达）、表观基因组学（整个基因组的表观遗传调控）、蛋白质组学（分析所有蛋白质）、代谢组学（分析细胞、组织或生物体产生的代谢物）和其他组学领域[34]。进行的大规模研究越来越多，这些发现将对未来的炎症性疾病管理产生巨大影响。基因组学和转录组学研究确定了与哮喘炎症相关的基因，例如 ORMDL3/GSDMB 基因座的变异与儿童期发作的哮喘有关[35]。在另一项关于鼻息肉、CRS 和健康对照的全基因组大规模研究中，发现 10 个与 NP 相关的标记和 2 个与 CRS 相关的标记，以及 ALOX15 中防止鼻息肉形成的功能缺失变异，ALOX15 编码酶 15- 脂氧合酶（LO），因此 15-LO 将成为治疗 NP 的潜在靶点[36]。

大多数"组学"生物标志物目前仅用于研究场景，需要大规模国际研究和大数据分析来确认它们在精准医学日常实践中的相关性和有效性，从而有利于患者的选择和满意度[37]。

（江丽洁　赖银妍 译）

参考文献

1. Wang X, Zhang N, Bo M, Holtappels G, Zheng M, Lou H, et al. Diversity of T(H) cytokine profiles in patients with chronic rhinosinusitis: a multicenter study in Europe, Asia, and Oceania. J Allergy Clin Immunol. 2016;138(5):1344–53. https://doi.org/10.1016/j.jaci.2016.05.041.

2. Tomassen P, Vandeplas G, Van Zele T, Cardell LO, Arebro J, Olze H, et al. Inflammatory endotypes of chronic rhinosinusitis based on cluster analysis of biomarkers. J Allergy Clin Immunol. 2016;137(5):1449–56.e4. https://doi.org/10.1016/j.jaci.2015.12.1324

3. Wang W, Gao Z, Wang H, Li T, He W, Lv W, et al. Transcriptome analysis reveals distinct gene expression profiles in eosinophilic and noneosinophilic chronic rhinosinusitis with nasal polyps. Sci Rep. 2016;6:26604. https://doi.org/10.1038/srep26604.

4. Biomarkers and surrogate endpoints: preferred definitions and conceptual framework. Clin Pharmacol Ther. 2001;69(3):89–95. https://doi.org/10.1067/mcp.2001.113989.

5. Kumpitsch C, Koskinen K, Schöpf V, Moissl-Eichinger C. The microbiome of the upper respiratory tract in health and disease. BMC Biol. 2019;17(1):87. https://doi.org/10.1186/s12915-019-0703-z.

6. Gelardi M, Landi M, Ciprandi G. Nasal cytology: a Precision Medicine tool in clinical practice. Clin Exp Allergy. 2018;48(1):96–7. https://doi.org/10.1111/cea.13065.

7. Riechelmann H, Deutschle T, Friemel E, Gross HJ, Bachem M. Biological markers in nasal secretions. Eur Respir J. 2003;21(4):600–5. https://doi.org/10.1183/09031936.03.00072003.

8. Weibman AR, Huang JH, Stevens WW, Suh LA, Price CPE, Lidder AK, et al. A prospective analysis evaluating tissue biopsy location and its clinical relevance in chronic rhinosinusitis with nasal polyps. Int Forum Allergy Rhinol. 2017;7(11):1058–64. https://doi.org/10.1002/alr.22005.

9. Kamil A, Ghaffar O, Lavigne F, Taha R, Renzi PM, Hamid Q. Comparison of inflammatory cell profile and Th2 cytokine expression in the ethmoid sinuses, maxillary sinuses, and turbinates of atopic subjects with chronic sinusitis. Otolaryngol Head Neck Surg. 1998;118(6):804–9. https://doi.org/10.1016/s0194-5998(98)70273-6.

10. Holbrook EH, Rebeiz L, Schwob JE. Office-based olfactory mucosa biopsies. Int Forum Allergy Rhinol. 2016;6(6):646–53. https://doi.org/10.1002/alr.21711.

11. Van Crombruggen K, Van Bruaene N, Holtappels G, Bachert C. Chronic sinusitis and rhinitis: clinical terminology "Chronic Rhinosinusitis" further supported. Rhinology. 2010;48(1):54–8. https://doi.org/10.4193/Rhin09.078.

12. Klimek L, Rasp G. Norm values for eosinophil cationic protein in nasal secretions: influence of speci-

men collection. Clin Exp Allergy. 1999;29(3):367–74. https://doi.org/10.1046/j.1365-2222.1999.00494.x.

13. Stevens WW, Ocampo CJ, Berdnikovs S, Sakashita M, Mahdavinia M, Suh L, et al. Cytokines in chronic rhinosinusitis. Role in Eosinophilia and Aspirin-exacerbated respiratory disease. Am J Respir Crit Care Med. 2015;192(6):682–94. https://doi.org/10.1164/rccm.201412-2278OC.

14. Oyer SL, Mulligan JK, Psaltis AJ, Henriquez OA, Schlosser RJ. Cytokine correlation between sinus tissue and nasal secretions among chronic rhinosinusitis and controls. Laryngoscope. 2013;123(12):E72–8. https://doi.org/10.1002/lary.24305.

15. Massey CJ, Diaz Del Valle F, Abuzeid WM, Levy JM, Mueller S, Levine CG, et al. Sample collection for laboratory-based study of the nasal airway and sinuses: a research compendium. Int Forum Allergy Rinol. 2020;10(3):303–13. https://doi.org/10.1002/alr.22510.

16. Seshadri S, Rosati M, Lin DC, Carter RG, Norton JE, Choi AW, et al. Regional differences in the expression of innate host defense molecules in sinonasal mucosa. J Allergy Clin Immunol. 2013;132(5):1227–30.e5. https://doi.org/10.1016/j.jaci.2013.05.042.

17. Jonstam K, Westman M, Holtappels G, Holweg CTJ, Bachert C. Serum periostin, IgE, and SE-IgE can be used as biomarkers to identify moderate to severe chronic rhinosinusitis with nasal polyps. J Allergy Clin Immunol. 2017;140(6):1705–8.e3. https://doi.org/10.1016/j.jaci.2017.07.031.

18. Stevens WW, Peters AT, Tan BK, Klingler AI, Poposki JA, Hulse KE, et al. Associations between inflammatory endotypes and clinical presentations in chronic rhinosinusitis. J Allergy Clin Immunol Pract. 2019;7(8):2812–20.e3. https://doi.org/10.1016/j.jaip.2019.05.009.

19. Dennis SK, Lam K, Luong A. A review of classification schemes for chronic rhinosinusitis with nasal polyposis endotypes. Laryngoscope Invest Otolaryngol. 2016;1(5):130–4. https://doi.org/10.1002/lio2.32.

20. Donovan R, Johansson SG, Bennich H, Soothill JF. Immunoglobulins in nasal polyp fluid. Int Arch Allergy Appl Immunol. 1970;37(2):154–66. https://doi.org/10.1159/000230229.

21. Bachert C, Gevaert P, Holtappels G, Johansson SG, van Cauwenberge P. Total and specific IgE in nasal polyps is related to local eosinophilic inflammation. J Allergy Clin Immunol. 2001;107(4):607–14. https://doi.org/10.1067/mai.2001.112374.

22. Kohanski MA, Workman AD, Patel NN, Hung LY, Shtraks JP, Chen B, et al. Solitary chemosensory cells are a primary epithelial source of IL-25 in patients with chronic rhinosinusitis with nasal polyps. J Allergy Clin Immunol. 2018;142(2):460–9.e7. https://doi.org/10.1016/j.jaci.2018.03.019.

23. Nagarkar DR, Poposki JA, Tan BK, Comeau MR, Peters AT, Hulse KE, et al. Thymic stromal lymphopoietin activity is increased in nasal polyps of patients with chronic rhinosinusitis. J Allergy Clin Immunol. 2013;132(3):593–600.e12. https://doi.org/10.1016/j.jaci.2013.04.005.

24. Lan F, Zhang N, Holtappels G, De Ruyck N, Krysko O, Van Crombruggen K, et al. *Staphylococcus aureus* induces a mucosal type 2 immune response via epithelial cell-derived cytokines. Am J Respir Crit Care Med. 2018;198(4):452–63. https://doi.org/10.1164/rccm.201710-2112OC.

25. Svedberg FR, Brown SL, Krauss MZ, Campbell L, Sharpe C, Clausen M, et al. The lung environment controls alveolar macrophage metabolism and responsiveness in type 2 inflammation. Nat Immunol. 2019;20(5):571–80. https://doi.org/10.1038/s41590-019-0352-y.

26. Gevaert E, Delemarre T, De Volder J, Zhang N, Holtappels G, De Ruyck N, et al. Charcot-Leyden crystals promote neutrophilic inflammation in patients with nasal polyposis. J Allergy Clin Immunol. 2020;145(1):427–30.e4. https://doi.org/10.1016/j.jaci.2019.08.027.

27. Bachert C, Humbert M, Hanania NA, Zhang N, Holgate S, Buhl R, et al. Staphylococcus aureus and its IgE-inducing enterotoxins in asthma: current knowledge. Eur Respir J. 2020;55(4):1901592. https://doi.org/10.1183/13993003.01592-2019.

28. Van Zele T, Holtappels G, Gevaert P, Bachert C. Differences in initial immunoprofiles between recurrent and nonrecurrent chronic rhinosinusitis with nasal polyps. Am J Rhinol Allergy. 2014;28(3):192–8. https://doi.org/10.2500/ajra.2014.28.4033.

29. Naclerio R, Baroody F, Bachert C, Bleier B, Borish L, Brittain E, et al. Clinical research needs for the management of chronic rhinosinusitis with nasal polyps in the new era of biologics: a national institute of allergy and infectious diseases workshop. J Allergy Clin Immunol Pract. 2020;8(5):1532–49.e1. https://doi.org/10.1016/j.jaip.2020.02.023.

30. Takahashi T, Kato A, Berdnikovs S, Stevens WW, Suh LA, Norton JE, et al. Microparticles in nasal lavage fluids in chronic rhinosinusitis: potential biomarkers for diagnosis of aspirin-exacerbated respiratory disease. J Allergy Clin Immunol. 2017;140(3):720–9. https://doi.org/10.1016/j.jaci.2017.01.022.

31. Buhl R, Humbert M, Bjermer L, Chanez P, Heaney LG, Pavord I, et al. Severe eosinophilic asthma: a roadmap to consensus. Eur Respir J. 2017;49(5). https://doi.org/10.1183/13993003.00634-2017.

32. Kaur R, Chupp G. Phenotypes and endotypes of adult asthma: moving toward precision medicine. J Allergy Clin Immunol. 2019;144(1):1–12. https://doi.org/10.1016/j.jaci.2019.05.031.

33. Bleecker ER, FitzGerald JM, Chanez P, Papi A, Weinstein SF, Barker P, et al. Efficacy and safety of benralizumab for patients with severe asthma uncontrolled with high-dosage inhaled corticosteroids and long-acting β(2)-agonists (SIROCCO): a randomised, multicentre, placebo-controlled phase 3 trial. Lancet (London, England). 2016;388(10056):2115–27. https://doi.org/10.1016/s0140-6736(16)31324-1.

34. Scelfo C, Galeone C, Bertolini F, Caminati M, Ruggiero P, Facciolongo N, et al. Towards precision medicine: the application of omics technologies in asthma management. F1000Research. 2018;7:423.

https://doi.org/10.12688/f1000research.14309.2.

35. Moffatt MF, Gut IG, Demenais F, Strachan DP, Bouzigon E, Heath S, et al. A large-scale, consortium-based genomewide association study of asthma. N Engl J Med. 2010;363(13):1211–21. https://doi.org/10.1056/NEJMoa0906312.

36. Kristjansson RP, Benonisdottir S, Davidsson OB, Oddsson A, Tragante V, Sigurdsson JK, et al. A loss-of-function variant in ALOX15 protects against nasal polyps and chronic rhinosinusitis. Nat Genet. 2019;51(2):267–76. https://doi.org/10.1038/s41588-018-0314-6.

37. Jameson JL, Longo DL. Precision medicine – personalized, problematic, and promising. N Engl J Med. 2015;372(23):2229–34. https://doi.org/10.1056/NEJMsb1503104.

第27章 鼻腔和鼻窦良性肿瘤

Manuel Bernal-Sprekelsen

要点
- 鼻和鼻窦良性肿瘤发病早期相关的体征和症状通常是单侧和非特异性的。
- 鼻塞和流涕最常见。与 CRS 相比,唯一让人怀疑的体征和症状主要是单侧为主。

27.1 骨瘤是最常见的鼻窦良性肿瘤

大约 1% 的骨瘤通常在鼻窦常规影像学检查中偶然发现[1]。冠状鼻窦 CT 扫描发现鼻窦骨瘤导致鼻部症状的总发病率为 3%[2]。骨瘤可发生于 20~60 岁,好发于 50 岁到 60 岁这一人群[2,3]。男女比例为 1.3~2:1。大多数情况下,额窦是最常受累的部位(57%)(在这些病变中,37% 靠近额隐窝引流通道(图 27.1),21% 在额窦开口上方和外侧),其次是上颌窦、筛窦和蝶窦。约 20% 的病例累及上颌窦[2,4]。

骨瘤最常见的临床症状是额部疼痛或面部疼痛。多达 60% 的额窦骨瘤患者主诉头痛[5]。请注意,骨瘤本身不会在鼻窦中产生疼痛。疼痛可能继发于受累鼻窦梗阻后伴随的鼻窦炎。

肿瘤增大可能导致鼻窦自然引流受阻,进而引起慢性鼻 - 鼻窦炎[5]。然而,许多无症状骨瘤患者,根据其他原因获得的影像学检查偶然发现作出骨瘤诊断[6]。骨瘤增大或太大可能会产生明显的面部畸形,例如与沃克斯综合征中的鼻骨增宽相比,骨瘤导致的畸形主要以单侧为主。无论如何,与鼻窦炎的急性并发症相比,这些畸形出现缓慢且没有炎症或感染的迹象。

骨瘤生长到眼眶(图 27.2)或颅内可能导致眼眶和 / 或颅内并发症,引起眼眶症状,如复视、视前视、面部变形,甚至失明[7,8]。

骨瘤侵至硬脑膜可发生颅内并发症,可导致颅内黏膜囊肿、脑脊液漏、脑膜炎、脑脓肿或气囊肿等首发症状[9-11]。

与 CRS 相比,骨瘤在 CAT 扫描中表现为密度均匀、高密度且界限清楚的病变。

其他纤维骨性病变,如骨纤维异常增殖或骨化纤维瘤,往往分别出现在下颌骨、上颌骨和下颚。对于骨纤维异常增殖症,好发年龄为儿童及青少年,而对于骨化纤维瘤,则为中青年。影像学上,骨纤维发育不良在 CT 上显示为"毛玻璃"样,而骨化纤维瘤则表现为具有边缘尖锐的膨胀肿块[12,13]。

骨纤维异常增殖和骨化纤维瘤在女性中均比男性更常见[5]。无症状骨纤维异常增殖,通常在因其他原因进行 X 线检查中偶然发现,可能累及蝶骨和颅底中部。发展缓慢,自限性,通常在青春期后减慢[5]。

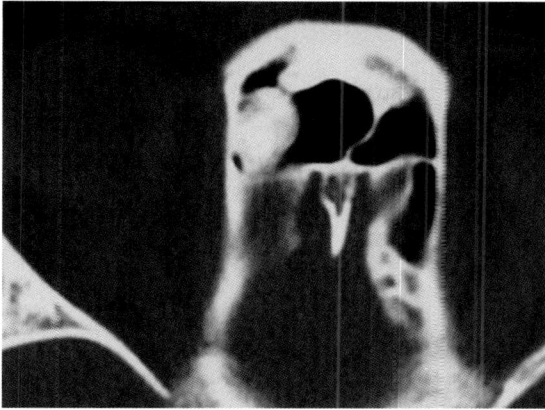

图 27.1 轴向 CAT 扫描。偶然发现的左颈窦引流通道上的小骨瘤

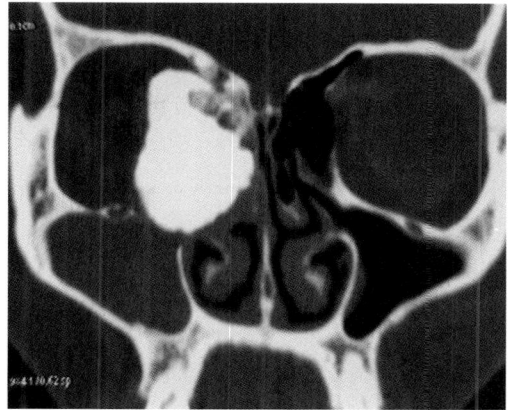

图 27.2 冠状位 CAT 扫描。大骨瘤突入右眼眶并引起眼球突出

动脉瘤性骨囊肿很少发生在颅面骨中，其中高发于筛骨和眼眶[13]。主要累及下颌骨，其次是上颌骨。在女性中略多见，约 90% 的患者在 20 岁前发现[14]。颅面骨巨细胞瘤很少见，最常见的是蝶骨和筛骨。成骨组胞瘤是一种良性骨肿瘤，临床表现与其他纤维骨病变相似[13]。

继骨瘤和内翻性乳头状瘤之后，多形性腺瘤是鼻腔鼻窦第三大常见良性肿瘤[5]。好发年龄为 50 岁左右，女性多见。鼻中隔受累常见，其次是上颌窦[6,7]。

最后，（非特异性）单侧鼻塞可能是导致孤立性黏液病变的主要因素。

27.2 鼻咽纤维血管瘤

幼年血管纤维瘤（JA）是一种罕见的良性血管肿瘤，占所有头颈部肿瘤的 0.5%，发病率在 1∶5 000～1∶60 000 之间，影响 9～19 岁的年轻男性[15,16]。中东国家和印度的发病率较高[17]。

JA 从哑铃形的基部通过蝶腭孔缓慢局部向翼腭窝生长，然后从那里进入颞下窝。鼻腔、鼻咽、鼻窦和眼眶可以慢慢被占据，甚至侵犯海绵窦或颅内延伸[18]（图 27.3a，b）。血管供应主要来自上颌内动脉。在非特异性症状中，有单侧鼻塞（80%～90%）伴流涕和复发性单侧鼻衄（45%～60%）。头痛（25%）可能由于鼻窦引流阻塞而引起的。咽鼓管受压可产生分泌性中耳炎伴传导性听力损失。肿瘤向鼻窦生长和向鼻窦以外延伸可能表现为慢性鼻窦炎症状和面部/脸颊肿胀（10%～15%）。眼眶和/或颅内膜受累显示神经功能缺损[17]。其他症状包括嗅觉改变、鼻塞、耳痛和视力下降。通过 CT 或 MR 增强识别肿瘤黏膜下生长和颅底骨质破坏的典型特征[19]。边缘清楚和分叶状的"手指状突起"是软组织中 JA 沿着颅底的管和孔生长的标志（图 27.4）。MRI 将 T1 平片与造影后 T1 联合使用（有或无脂肪饱和度）可更好地区分浸润性病变与正常髓质内容[20]。T1 和 T2 序列上的病变内信号空隙表明主要血管，证实了 JA 的诊断（图 27.3、图 27.4）。

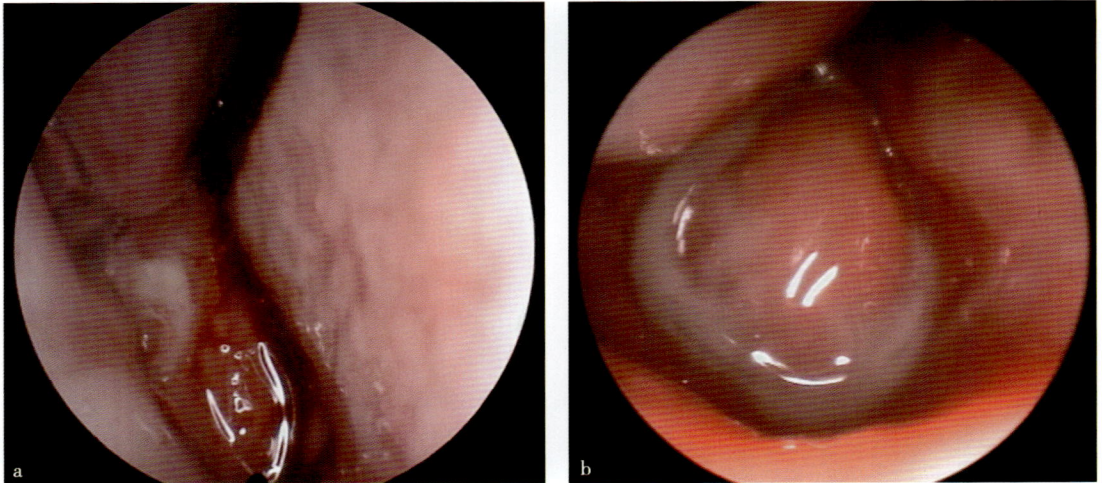

图 27.3　（a 和 b）内镜下可见右鼻腔有两个幼年血管纤维瘤被黏性分泌物包围并堵塞后鼻孔

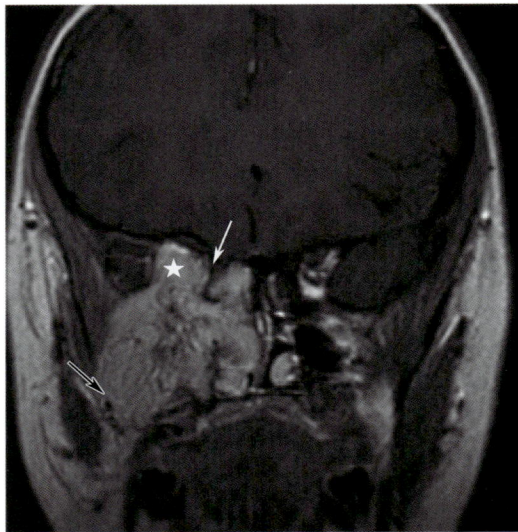

图 27.4　扩展生长的幼年血管纤维瘤的 MRI。观察到手指状的延伸有很好的限制空间。* 突入颞下窝；白色箭头：海绵窦"受压"于外侧和内侧（蝶窦）肿瘤之间；黑色箭头：移位的上颌骨动脉被完全占据右侧上颌窦的肿瘤推向外侧。右鼻腔被 JA 阻塞

临床上，JA 在早期症状位单侧鼻塞伴反复发作同侧鼻衄。鼻腔完全堵塞可能导致同侧黏液分泌物。

27.3　神经鞘瘤

神经鞘瘤在头颈部区域相对更常见（占所有病例的 25%～45%）。大约 4% 的头颈部病变累及鼻腔和鼻窦。在鼻窦中，它们主要报告为鼻筛窦区域的孤立肿瘤，在上颌窦、鼻中

隔、蝶骨和额窦中较少见。大多数病例发生在 20 岁至 50 岁；与性别和种族没有特定的关联。临床上，它们表现为息肉样肿块半鼻塞。

　　肿瘤恶化的风险非常低；然而，文献报道了长期良性神经鞘瘤的恶变，但据报道，在雷克林豪森病中，恶变的比例约为 10%～15%[17]。

27.4 （获得性）小叶毛细血管瘤（化脓性肉芽肿）

　　小叶毛细血管瘤（化脓性肉芽肿）主要影响的孕期女性（此处称为"妊娠肉芽肿"）和 18 岁以下的男性[17]。鼻部通常位于鼻中隔的前部（利特尔区）和鼻甲[21,22]。

　　鼻塞和鼻衄是血管瘤最常见的临床特征。

　　还有许多其他良性肿瘤，例如平滑肌瘤，副神经节瘤，血管瘤，肌上皮瘤，大嗜酸性粒细胞瘤等。由于它们较少发生在鼻窦区，文献中相关的信息较少。因此，它们将不再详细提及。

（江丽洁　赖银妍 译）

参考文献

1. Mehta BS, Grewal GS. Osteoma of the paranasal sinuses along with a case report of an orbito-ethmoidal osteoma. J Laryngol Otol. 1963;77:601–10. https://doi.org/10.1017/s0022215100061053.
2. Earwaker J. Paranasal sinus osteomas: a review of 46 cases. Skelet Radiol. 1993;22(6):417–23. https://doi.org/10.1007/bf00538443.
3. Strek P, Zagólski O, Składzień J, Kurzyński M, Dyduch G. Osteomas of the paranasal sinuses: surgical treatment options. Med Sci Monit. 2007;13(5):Cr244–50.
4. Gay Escoda C, Bescos Atín MS. Osteomas of the paranasal sinuses. Adv Odontostomatol. 1990;6(10):587–90. 92-4, 96-8
5. Eller R, Sillers M. Common fibro-osseous lesions of the paranasal sinuses. Otolaryngol Clin N Am. 2006;39(3):585–600. https://doi.org/10.1016/j.otc.2006.01.013.
6. Smith ME, Calcaterra TC. Frontal sinus osteoma. Ann Otol Rhinol Laryngol. 1989;98(1):896–900. https://doi.org/10.1177/000348948909801111.
7. Osma U, Yaldiz M, Tekin M, Topcu I. Giant ethmoid osteoma with orbital extension presenting with epiphora. Rhinology. 2003;41(2):122–4.
8. Mansour AM, Salti H, Uwaydat S, Dakroub R, Bashshour Z. Ethmoid sinus osteoma presenting as epiphora and orbital cellulitis: case report and literature review. Surv Ophthalmol. 1999;43(5):413–26. https://doi.org/10.1016/s0039-6257(99)00004-1.
9. Summers LE, Mascott CR, Tompkins JR, Richardson DE. Frontal sinus osteoma associated with cerebral abscess formation: a case report. Surg Neurol. 2001;55(4):235–9. https://doi.org/10.1016/s0090-3019(01)00344-5.
10. Lunardi P, Missori P, Di Lorenzo N, Fortuna A. Giant intracranial mucocele secondary to osteoma of the frontal sinuses: report of two cases and review of the literature. Surg Neurol. 1993;39(1):46–8. https://doi.org/10.1016/0090-3019(93)90109-e.
11. Umur AS, Gunhan K, Songu M, Temiz C, Yuceturk AV. Frontal sinus osteoma complicated with intracranial inflammatory polyp: a case report and review of the literature. Rev Laryngol Otol Rhinol. 2008;129(4–5):333–6.
12. Lund VJ, Stammberger H, Nicolai P, Castelnuovo P, Beal T, Beham A, et al. European position paper on endoscopic management of tumours of the nose, paranasal sinuses and skull base. Rhinol Suppl. 2010;22:1–143.
13. Mehta D, Clifton N, McClelland L, Jones NS. Paediatric fibro-osseous lesions of the nose and paranasal sinuses. Int J Pediatr Otorhinolaryngol. 2006;70(2):193–9. https://doi.org/10.1016/j.ijporl.2005.09.031.
14. Jaffe HLL. Solitary unicameral bone cyst: with emphasis on the roentgen picture, the pathologic appearance and the patho-genesis. Arch Surg. 1942;44(6):1004–25.
15. Antonelli AR, Cappiello J, Di Lorenzo D, Donajo CA, Nicolai P, Orlandini A. Diagnosis, staging, and treatment of juvenile nasopharyngeal angiofibroma (JNA). Laryngoscope. 1987;97(11):1319–25. https://doi.org/10.1288/00005537-198711000-00014.
16. Batsakis JG. Tumors of the head and neck: clinical and pathological considerations. Baltimore: Williams and Wilkins; 1979.
17. Lund VJ, Howard DJ. Wei WI (eds) Tumors of the nose, sinuses, and nasopharynx. New York, Stuttgart: Thieme; 2014.
18. Chandler JR, Goulding R, Moskowitz L, Quencer RM. Nasopharyngeal angiofibro-

mas: staging and management. Ann Otol Rhinol Laryngol. 1984;93(4 Pt 1):322–9. https://doi.org/10.1177/000348948409300408.

19. Howard DJ, Lloyd G, Lund V. Recurrence and its avoidance in juvenile angiofibroma. Laryngoscope. 2001;111(9):1509–11. https://doi.org/10.1097/00005537-200109000-00003.

20. Maroldi R, Ravanelli M, Borghesi A, Farina D. Paranasal sinus imaging. Eur J Radiol. 2008;66(3):372–86. https://doi.org/10.1016/j.ejrad.2008.01.059.

21. Jafek BW, Wood RP 2nd, Dion M. Granuloma pyogenicum. Ear Nose Throat J. 1977;56(5):228–33.

22. Mills SE, Cooper PH, Fechner RE. Lobular capillary hemangioma: the underlying lesion of pyogenic granuloma. A study of 73 cases from the oral and nasal mucous membranes. Am J Surg Pathol. 1980;4(5):470–9.

鼻窦内翻性乳头状瘤　第**28**章

王成硕, Siyuan Ma, 张罗

要点

- 鼻窦内翻性乳头状瘤是鼻腔及鼻窦最常见的良性肿瘤之一, 具有高复发倾向、局部侵袭性和恶变倾向等特点。
- MRI 对术前鉴别鼻窦内翻性乳头状瘤病变非常有效。
- 彻底切除肿瘤, 尤其是切除原发部位, 是降低复发率最重要的措施。

28.1　介绍

鼻窦内翻性乳头状瘤(SNIP)于 1854 年首次被报道[1], 是鼻腔和鼻窦最常见的良性肿瘤之一。SNIP 具有高复发倾向、局部侵袭性和恶变倾向[2-5]。这些特点使得鉴别 SNIP 和鼻息肉(NP)变得很重要, 以便明确适当的治疗策略和预后。

28.2　病因学

自 1971 年第一篇针对 SNIP 的大规模临床病理学研究发表以来, SNIP 的病因一直是一个备受关注的问题[6]。围绕着这个主题, 在过去的近半个世纪里许多假设被提出, 但没有一个被广泛接受。

尽管少量证据支持人乳头瘤病毒(HPV)作为 SNIP 的发病因素, 但这一点并未得到明确证实。由于 HPV 在使用免疫过氧化物酶染色技术进行染色时几乎总是呈阴性, 因此 *HPV* 基因组的原位杂交或聚合酶链反应被广泛用于研究中。这些研究结果表明, 尽管高风险亚型(HPV 16 和 18)和 HPV 57 也偶有被检测到, 低风险亚型(HPV 6 和 11)在 SNIP 中更常见。

不过, SNIP 中 HPV 的检出率并不一致, 从 0 到 100% 不等[7]。尽管早期的荟萃分析表明有 37.8% 的 SNIP 病例呈 HIV 阳性[8], 最近的一项研究表明只有 10.3% 的 SNIP[9]有这种特征。

尽管 Epstein-Barr 病毒(EBV)也曾被认为是 SNIP 的另一个病因, 但阴性结果多于阳性结果的发现[10-12]推翻了这一假设。最近一项采用双向 Sanger 测序的研究表明, 表皮生长因子受体(EGFR)突变与 SNIP 之间可能存在关联[9]。

然而, 病毒感染和基因突变学说均不能解释 SNIP 的一些临床特征(如单侧发病、中年人好发、无亲密接触感染倾向、抗病毒治疗无效等)。因此, 需要更多的研究来解决这个问题。

28.3 临床表现

SNIP 在 40～70 人群中更为常见，男性患病率更高 [1,7]。SNIP 的进展是缓慢而温和的，使得导致受累个体通常在出现第一个症状后 1～4 年才咨询医生 [1]。

尽管 SNIP 大多被报道为单侧病变，之前的一些研究报告称 SNIP 的双侧发病率为 0～10%；这可能是由于单侧肿瘤偏向性鼻中隔侵蚀或穿孔所致 [13]。

本病通常的主诉是单侧鼻塞，并可能伴有其他表现，包括流鼻涕、头痛、鼻出血、嗅觉丧失和一些眼部症状。疼痛并不常见，常提示继发感染或恶变。

鼻内镜临床检查显示颗粒状及分叶状生长，可呈粉红色、棕褐色或灰色，并且比 NP 稍坚硬（图 28.1）。肿瘤边缘部水肿明显，使其看起来像鼻息肉；因此内镜检查时应注意肿瘤前端后方的部分，特别是当其为单侧病灶时。

荟萃分析报道 SNIP 的复发率在 15% 到 20% 之间 [14,15]，而 NP 的复发率要高得多，尤其是嗜酸性鼻息肉 [16]。导致 SNIP 复发的因素仍未完全了解。然而，最近的一项多中心回顾性研究表明，手术切除不完全、疾病分期、病变部位、手术技术和恶变率是影响复发率的主要因素 [17]。

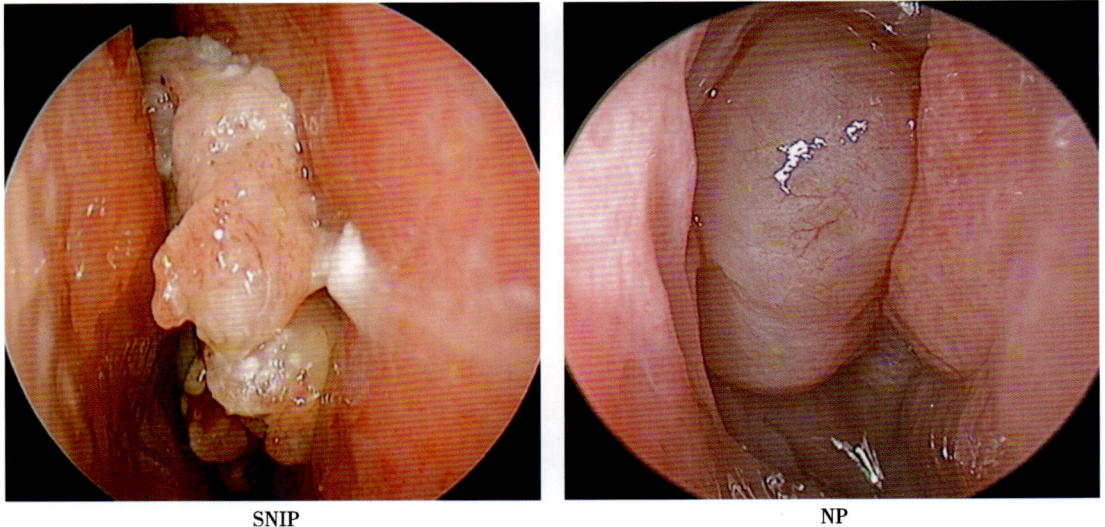

SNIP   **NP**

图 28.1 鼻内镜检查下 SNIP 与 NP 的比较

内镜下切除手术或联合内镜和体外入路手术是 SNIP 的最佳治疗方法以及金标准。在恶变的情况下，可能会建议在手术后进行化学疗法或放疗。在手术过程中彻底清除肿瘤，特别是切除 SNIP 的起源部位，是降低复发率最重要的操作 [18,19]。确定肿瘤的起源部位，尤其是在手术前，有助于优化手术计划以实现完整切除，这对获得满意的手术结果和预后非常重要 [20]。

28.4 病理

内翻性乳头状瘤的第一项组织学研究发表于 1975 年 [4]，其中作者描述肿瘤具有肉眼可见的颗粒状和分叶状的大体表现，以及特征性的微观特征，如厚度增加和增生上皮组织向间质转化。（图 28.2）

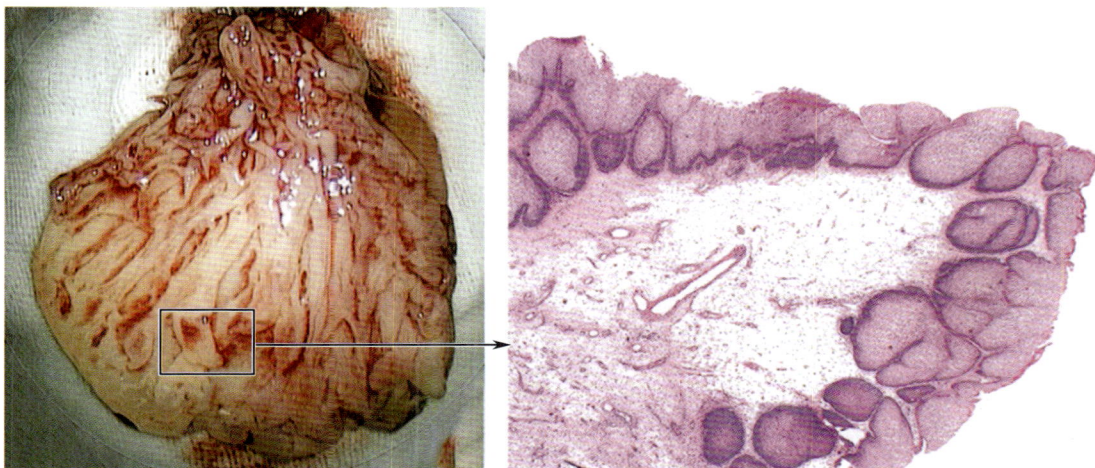

图 28.2 SNIP 的组织学特征

Barns 和他的同事 [13] 描述其大体卷曲的表面如同大脑的沟回或皱巴巴的梅干那样，并且在查体时看见被息肉样新生物被卷曲的脑回状黏膜覆盖，由此衍生出术语"脑回状"。最近的组织学和放射学研究表明，SNIP 的组织学特征在肿瘤的起源部位和外周部位是不同的 [20]。特别是在 SNIP 的外周存在更多的水肿基质和更多的缺陷微血管，而起源部位存在更多的内翻上皮、营养大血管和具完整内皮屏障的微血管。此外，由于 SNIP 的外围由更多的水肿基质和更少的内翻上皮组成，使其更像 NP，因此在病理检查时需要仔细区分两者。

28.5 成像

影像学检查是一种非常有用的非侵入性工具，可用于诊断和鉴定肿瘤起源部位 [21,22]。

计算机断层扫描（CT）在 SNIP 管理中的作用曾被高估了 [23]。SNIP 引起的局灶性骨质增生是最早被用于诊断和鉴定肿瘤起源的特征 [22]。

然而，在某些案例中，骨化性息肉可原发于外伤、手术或骨形成蛋白（BMP）的表达，因此很难通过 CT 区分息肉和 SNIP[24]。此外，约 40% 的 SNIP 病例没有任何骨炎迹象 [21]。与 CT 相比，磁共振成像（MRI）已被证明在术前检查中更有用，因为它不仅可以帮助区分 NP 和 SNIP，还可以帮助更准确地定位 SNIP 的起源部位 [21]。内翻性乳头状瘤的 MRI 诊断主要依据脑回征（convoluted cerebriform pattern，CCP）的典型表现，其特征为在 SNIP 外周，T2 和增强 T1 加权图像中出现高信号条纹。根据条纹追溯 CCP 可以在术前确定肿瘤的起源部位。基于 CCP 的反向追溯方法的标准如下：①CCP 总是出现在边缘而不是 SNIP 的起源；②在 T2 加权成像上，起源部位主要表现为均匀等信号，而在增强 T1 加权成像中显示轻度增强。然而，周边部位在 T2WI 中常表现为低信号强度影合并相对高信号条纹，且在增强 T1WI 中呈明显强化；③通常情况下肿瘤呈条纹状分隔，呈放射状播散。沿径向纹理追溯 CCP 可确定 SNIP 的起源部位。

鼻窦内翻性乳头状瘤与鼻息肉的鉴别诊断要点见表 28.1。

表 28.1　鼻窦内翻性乳头状瘤与鼻息肉的鉴别诊断

	鼻窦内翻性乳头状瘤	鼻息肉
年龄	多见于 40～70 岁人群	成人（≥18 岁）发病率随年龄增长而增加
性别	男性患病率较高	有争议，无性别偏好，或男性患病率较高
症状	单侧	单侧或双侧
	鼻塞、流鼻涕、头痛、鼻出血、嗅觉丧失、面部疼痛、眼部症状	鼻塞、流鼻涕、头痛、嗅觉丧失、面部疼痛或涨闷感
内镜检查	颗粒状和分叶状，粉红色 / 棕褐色 / 灰色，比鼻息肉更紧致	光滑，黄色 / 灰色 / 粉红色，水肿
复发倾向	有	有
恶变趋势	有	无
治疗	手术切除	药物治疗或手术切除
CT	局灶性骨质增生、弥漫性骨质增生或无骨炎迹象	少见骨侵蚀表现
磁共振	SNIP 周围部位见脑回征	均质

28.6　结论

总而言之，SNIP 与 NP 有许多共同的临床和辅助检查特征。当遇到一个看起来像 NP 的单侧病变时，MRI 分析似乎是一个必不可少的程序，因为它可以在术前有效地区分两种病变。但病理诊断仍是鉴别诊断的金标准。由于两种疾病的治疗策略和预后不同，这进一步加重了 SNIP 和 NP 鉴别诊断的重要性。

（江丽洁　赖银妍 译）

参考文献

1. Lisan Q, Laccourreye O, Bonfils P. Sinonasal inverted papilloma: From diagnosis to treatment. Eur Ann Otorhinolaryngol Head Neck Dis. 2016;133(5):337–41. https://doi.org/10.1016/j.anorl.2016.03.006.

2. Katori H, Nozawa A, Tsukuda M. Histopathological parameters of recurrence and malignant transformation in sinonasal inverted papilloma. Acta Otolaryngol. 2006;126(2):214–8. https://doi.org/10.1080/00016480500312554.

3. Elliot A, Marklund L, Hakansson N, Song H, Ye W, Stjarne P, et al. Incidence of IP and risk of malignant transformation in the Swedish population 1960-2010.

Eur Arch Otorhinolaryngol. 2017;274(3):1445–8. https://doi.org/10.1007/s00405-016-4321-x.

4. Vrabec DP. The inverted Schneiderian papilloma: a clinical and pathological study. Laryngoscope. 1975;85(1):186–220. https://doi.org/10.1288/00005537-197501000-00014.

5. Kasbekar AV, Swords C, Attlmayr B, Kulkarni T, Swift AC. Sinonasal papilloma: what influences the decision to request a magnetic resonance imaging scan? J Laryngol Otol. 2018;132(7):584–90. https://doi.org/10.1017/s0022215118000804.

6. Hyams VJ. Papillomas of the nasal cavity and parana-

sal sinuses. A clinicopathological study of 315 cases. Ann Otol Rhinol Laryngol. 1971;80(2):192–206. https://doi.org/10.1177/000348947108000205.

7. Barnes L. Schneiderian papillomas and nonsalivary glandular neoplasms of the head and neck. Mod Pathol. 2002;15(3):279–97. https://doi.org/10.1038/modpathol.3880524.

8. Syrjanen K, Syrjanen S. Detection of human papillomavirus in sinonasal papillomas: systematic review and meta-analysis. Laryngoscope. 2013;123(1):181–92. https://doi.org/10.1002/lary.23688.

9. Udager AM, McHugh JB, Goudsmit CM, Weigelin HC, Lim MS, Elenitoba-Johnson KSJ, et al. Human papillomavirus (HPV) and somatic EGFR mutations are essential, mutually exclusive oncogenic mechanisms for inverted sinonasal papillomas and associated sinonasal squamous cell carcinomas. Ann Oncol. 2018;29(2):466–71. https://doi.org/10.1093/annonc/mdx736.

10. Sham CL, To KF, Chan PK, Lee DL, Tong MC, van Hasselt CA. Prevalence of human papillomavirus, Epstein-Barr virus, p21, and p53 expression in sinonasal inverted papilloma, nasal polyp, and hypertrophied turbinate in Hong Kong patients. Head Neck. 2012;34(4):520–33. https://doi.org/10.1002/hed.21772.

11. Dunn ST, Clark GD, Cannon TC, Min KW. Survey of sinonasal inverted papillomata for Epstein-Barr virus. Head Neck. 1997;19(2):98–106.

12. Gaffey MJ, Frierson HF, Weiss LM, Barber CM, Baber GB, Stoler MH. Human papillomavirus and Epstein-Barr virus in sinonasal Schneiderian papillomas. An in situ hybridization and polymerase chain reaction study. Am J Clin Pathol. 1996;105(4):475–82. https://doi.org/10.1093/ajcp/106.4.475.

13. Barnes L, Verbin RS, Gnepp DR. Diseases of the nose, paranasal sinuses, and nasopharynx. In: Barnes L, ed. Surgical pathology of the head and neck, vol. 1. New York: Marcel Dekker,1985:403–51.

14. Peng P, Har-El G. Management of inverted papillomas of the nose and paranasal sinuses. Am J Otolaryngol. 2006;27(4):233–7. https://doi.org/10.1016/j.amjoto.2005.11.005.

15. Busquets JM, Hwang PH. Endoscopic resection of sinonasal inverted papilloma: a meta-analysis. Otolaryngol Head Neck Surg. 2006;134(7):476–82.

https://doi.org/10.1016/j.otohns.2005.11.038.

16. Lou H, Zhang N, Bachert C, Zhang L. Highlights of eosinophilic chronic rhinosinusitis with nasal polyps in definition, prognosis, and advancement. Int Forum Allergy Rhinol. 2018;8(11):1218–25. https://doi.org/10.1002/alr.22214.

17. Minni A, Gera R, Bulgheroni C, Ralli M, Cialente F, Candelori F, et al. Endoscopic resection of sinonasal inverted papilloma: a multivariate retrospective analysis of factors affecting recurrence and persistence. Ear Nose Throat J. 2019:145561319890454. https://doi.org/10.1177/0145561319890454.

18. Kim JS, Kwon SH. Recurrence of sinonasal inverted papilloma following surgical approach: a meta-analysis. Laryngoscope. 2017;127(1):52–8. https://doi.org/10.1002/lary.26222.

19. Lisan Q, Laccourreye O, Bonfils P. Sinonasal inverted papilloma: risk factors for local recurrence after surgical resection. Ann Otol Rhinol Laryngol. 2017;126(6):498–504. https://doi.org/10.1177/0003489417705671.

20. Ma S, Xian M, Yang B, Fang G, Lou H, Yu W, et al. Pathological changes from the originating to the peripheral sites of Sinonasal Inverted Papilloma are the underlying mechanisms of preoperative MRI-tumor origin prediction. Rhinol J. 2019;0(0):0. https://doi.org/10.4193/Rhin19.131.

21. Fang G, Lou H, Yu W, Wang X, Yang B, Xian J, et al. Prediction of the originating site of sinonasal inverted papilloma by preoperative magnetic resonance imaging and computed tomography. Int Forum Allergy Rhinol. 2016;6(12):1221–8. https://doi.org/10.1002/alr.21836.

22. Lee DK, Chung SK, Dhong HJ, Kim HY, Kim HJ, Bok KH. Focal hyperostosis on CT of sinonasal inverted papilloma as a predictor of tumor origin. AJNR Am J Neuroradiol. 2007;28(4):618–21.

23. Bhalla RK, Wright ED. Predicting the site of attachment of sinonasal inverted papilloma. Rhinology. 2009;47(4):345–8. https://doi.org/10.4193/Rhin08.229.

24. Yang BT, Wang YZ, Sun FR, Dong JY. Ossifying inverted papilloma and ossifying polyp of the sinonasal tract: comparison of CT and MRI features. Clin Radiol. 2017;72(1):84–90. https://doi.org/10.1016/j.crad.2016.09.018.

第 29 章 鼻和鼻窦的恶性肿瘤

Manuel Bernal-Sprekelsen, Isam Alobid

要点

- 在早期阶段，与鼻和鼻窦恶性肿瘤相关的体征和症状，包括鼻塞、流鼻涕或轻度出血，通常都是单侧和非特异性的。容易出血的肉芽样或质脆肿块则高度可疑肿瘤。
- 在晚期可出现三叉神经末梢疼痛、麻木、面部畸形、出血或眼部症状，如复视、突眼等。
- 影像学表现上可观察到有组织浸润、骨质破坏、颅内或眼眶浸润，与慢性鼻窦炎中观察到的特征有很大不同。

鼻窦肿瘤并不常见，因为它们仅占所有恶性肿瘤的 1%[1]、所有上呼吸道恶性肿瘤的 3%，以及所有头颈部恶性肿瘤的 3%~5%[2,3]。亚洲和非洲人群的年发病率相对较高。在日本男性人群中最高的年龄校正年患病率为 2.5~2.6 人每 100 000 人[4]。鼻窦恶性肿瘤在男性中最多见[5]，而上颌窦恶性肿瘤却在女性中更常见。

在 75% 的病例中，患者年龄都超过 50 岁[6]。75% 的病例主要累及鼻窦，而在所有鼻窦肿瘤中，60%~80% 起源于上颌窦[6]。

肿瘤通常较晚影响鼻窦区域和颅底，因为其受累症状通常并无特殊，而且在初级保健中此类疾病少见，因此常被患者和临床医生所忽视。

近期发生的单侧鼻部症状（鼻塞、流涕）在短期药物治疗后若没有改善，应及时转诊进行专科评估[7]。由于这些肿瘤很少见，因此容易被误诊。发现单侧鼻前庭或中鼻道中的肉芽样或质脆肿块，若有自发性或触碰后出血倾向应引起怀疑。需和感染性疾病进行鉴别诊断，例如结核病、肉芽肿病、真菌性鼻窦炎等。

单侧鼻衄，虽然在接受抗凝治疗的老年患者中很常见，但仍需进一步检查。一旦出现眼部和 / 或神经系统症状，疾病通常进展更严重，应立即转诊。眼部受累表明晚期肿瘤进展，可能表现为眼球突出、复视或溢泪。眼眶周围麻木或感觉异常通常表明眶下神经受侵[8]。

上颌窦肿瘤向下生长可能会使牙齿松动或使假牙难以适应。

影像学在治疗前评估和术前准备中起着关键作用。计算机断层扫描（CT）和磁共振成像（MRI）通过互补方式显示，以准确评估肿瘤的局部区域范围，包括任何骨骼和神经血管进展或淋巴结受累。

影像检查的目的是区分肿瘤组织与炎症及分泌物[9]。评估软组织最好的方法是钆剂增强 MR 的 TI、T2 加权成像。

由于 CT 常常是对症状提示累及鼻窦和 / 或邻近颅底的疾病的患者进行的第一项检查。脂肪饱和 T1 加权技术有助于确定是否存在鼻窦以外的疾病（即神经周围扩散和 / 或颅内扩散）[10]。

影像检查的关键问题是潜在的前颅底和眼眶受累的标测，以及神经周围扩散的评估。与 CT 相比，MR 可以更好地实现所有这些目标（图 29.1、图 29.2）。在评估前颅底受累时，分析筛骨和大脑之间界面的信号强度至关重要，如区分筛板及其双层骨膜层；硬脑膜和蛛网膜下腔。增强型 T1 或脂肪饱和 T1（VIBE）将三层显示为不同信号构成的"三明治"。当肿瘤紧贴筛板而有连续低信号时，病变应考虑在颅外。

肿瘤下层的低信号影提示骨 - 骨膜穿透。在这种情况下，如果可见不间断的增厚、增强硬脑膜，则肿瘤可被认为在颅内 - 硬膜外。肿瘤信号局灶性或广泛性替代增强增厚的硬脑膜提示颅内 - 硬膜内延伸。水肿的存在则提示脑部累及 [11]。

其他有意义的影像序列包括：具有薄层切片（0.6mm 或更小）的 T2 加权（3DFT-CISS，DRIVE）脑池造影 MR[12]，以评估肿瘤与脑池脑神经节段的潜在关系；具有亚毫米级各向同性切片的高分辨率序列（FIESTA；VIBE）突出脑神经的椎间孔内段 [11]；FLAIR（液体衰减反转恢复序列），有助于将脑脊液与颅底肿瘤或继发性黏液囊肿的囊性 / 液体成分区分开来；MR 血管造影，以显示颈内动脉（ICA）的整个走行（或部分节段）[7]。

眼眶壁经常被筛窦癌和上颌窦癌累及。T2 图像上肿瘤和眼眶脂肪之间的薄且规则的低信号表示眶周完好 [13]。

腺样囊性癌通常表现为嗜神经生长，而在鳞状细胞癌、淋巴瘤和黑色素瘤中更为罕见。MR 可以以 95% 的灵敏度预测嗜神经生长 [14]。

神经增强和神经增大是周围神经受侵的间接表现 [11]。其他提示浸润的特征包括颅底孔的扩大或破坏，神经周围或孔内的脂肪层消失，Meckel 腔隙内正常 CSF 信号的改变，以及海绵窦外侧壁的凸起。

使用高空间分辨率的轴位增强脂肪饱和 VIBE 可以在没有伪影的情况下评估颅底孔，特别关注神经和周围血管丛之间的区别 [11]。鼻窦恶性肿瘤表现出相似的影像学特征。下面将针对每种肿瘤列出特定的放射学或临床发现。

原发性上皮肿瘤（鳞状细胞癌 SCC）有 60%～73% 起源于上颌窦，20%～30% 起源于鼻腔，10%～15% 起源于筛窦，1% 起源于蝶窦和额窦 [6,15,16]。早期病程显示出非特异性单侧症状。

发病时平均年龄约为 50 岁，疾病进展通常为晚期。鼻内检查可能会发现较大的鼻内肿块，同时呈质脆、坏死、外生或乳头状，活检时可能会出血。面部肿胀则是眶下神经或眼眶浸润时的相关症状。大约 12% 的患者存在明显淋巴结 [8]。

原发性或继发性鼻窦淋巴瘤（非上皮性恶性肿瘤），主要是非霍奇金淋巴瘤，是继鼻窦癌后第二常见的恶性肿瘤。3 细胞淋巴瘤主导时，往往会累及老年人的鼻旁窦 [15]。T 或 NK 细胞淋巴瘤占主导时，主要累及年轻人鼻腔 [16]。

EB 病毒被认为在淋巴瘤的发病机制中有重要作用。尤其是对于特定的淋巴瘤，如 Burkitt 巴瘤和鼻 NK-T 淋巴瘤。EBV 似乎在 T 细胞淋巴瘤中发挥作用，而 EBV 感染的发病率可以解释目前报道的鼻 T 细胞淋巴瘤发病率的"东西方"差异 [15,16]。

腺样囊性癌（ACC）占所有头颈部恶性肿瘤的不到 1%，占所有唾液腺肿瘤的 10%。上颌窦（47%）和鼻腔（30%）是最常见的肿瘤原发部位。ACC 表现出嗜神经生长和骨侵袭的倾向，这可能引起颅底受累和颅内生长。

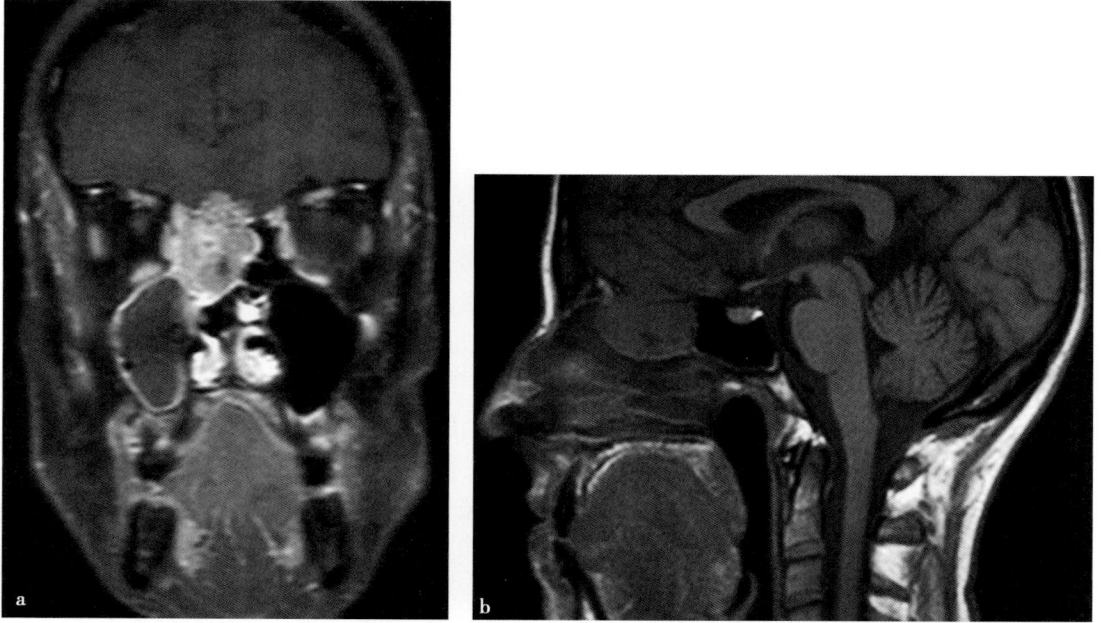

图 29.1 （a）冠状 T1 加权钆增强 MRI。右侧筛窦细胞内有肿瘤侵犯前颅窝，无硬脑膜强化，无脑浸润。没有渗透的轨道的横向压缩。中鼻道阻塞，右上颌窦黏液滞留。（b）矢状 T1 加权 MRI。前筛肿瘤伴颅底破坏

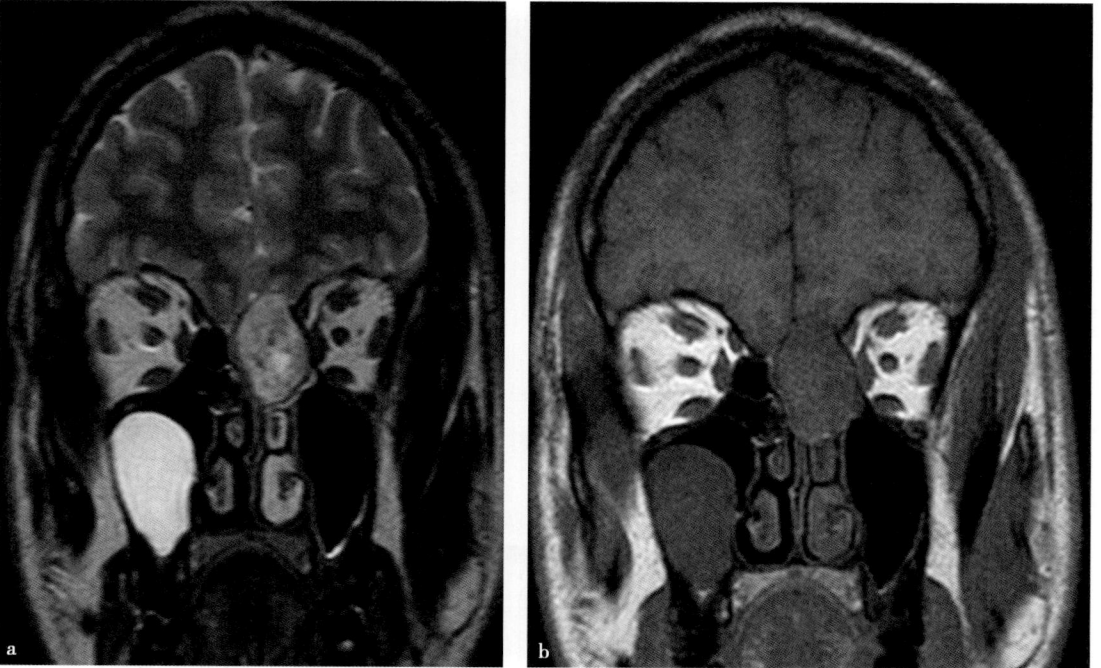

图 29.2 （a）冠状 T2 加权 MRI。左前筛房的肿瘤肿块向上延伸。无颅内侵犯但引起脑移位。右上颌窦囊肿滞留。（b）冠状位。图（a）中同一病例的 T1 加权 MRI。有一个高密度的"光环"将肿瘤与大脑分开，表明没有浸润。右上颌窦囊肿滞留

有另外两种播散方式也提示腺样囊性癌的诊断：骨膜下骨侵犯以及向脂肪间隙扩展[15]。临床特征无特异性，伴有单侧梗阻和血清血样分泌物。由于神经周围浸润，患者常出现三叉神经分支支配的面部疼痛和麻木的症状。长期而言，甚至在治疗后数年，都可能在肺部出现远处转移[8]。

腺癌是第三大常见的黏膜上皮恶性肿瘤[17]，主要发生在平均发病年龄为60～65岁的男性人群中[18]。男性患腺癌的发病率是女性的四倍[19]。筛窦是主要受累部位（85%）（图29.3）。在鼻窦CT扫描中，嗅区的单侧扩大男影应引起对鼻腺癌的怀疑[20]。与男性人群相比，木工的患病风险高出500倍，与一般人群相比高出近900倍[21]。其真正的风险因素是直接接触木屑颗粒，而非可能接触工作中使用的化学产品[21]。乌木、橡木和山毛榉等硬木类型木屑引起鼻腔腺癌的风险最高[22]。暴露时间越长的工人患肿瘤的概率越高。

因职业原因暴露于木屑中引起的腺癌可以是多中心发病，其次为双侧发病。

按照降序排列，鼻窦黏液表皮样癌最常影响上颌窦，其次是鼻腔、鼻咽和筛窦[4,23]。

原发性鼻窦黏膜恶性黑色素瘤非常罕见，但头颈部是好发部位。男性和女性的发病率相同，尽管黑色素瘤在黑人患者中的比例更高（10.4%）[24]。鼻腔恶性黑色素瘤比皮肤黑色素瘤出现得更晚（64.3岁）。与皮肤黑色素瘤类似，对于60岁以上的患者，它是一种更为致命的疾病[24]。涉及鼻窦的黑色素瘤可能无症状地生长，直到病程后期[25,26]。三分之一的患者在确诊时伴有颈部转移，而远处转移会迅速致命[27]。

嗅神经母细胞瘤（ON）发生在很宽泛的年龄范围中（3～90岁），高峰期出现在20岁和60岁[28,29]。男性和女性的发病率相似，并且可以在所有年龄层中发现[30,31]。

嗅神经母细胞瘤ON常见于上鼻腔和/或邻近的筛窦（图29.4）。在影像学上，它可以显示为颅内结构中的边缘囊肿或相邻骨骼的骨质增生。

很少发现非原发恶性肿瘤的转移，如果有转移，则为晚期。超过50%的鼻窦转移至肾癌[32]。其他主要的远处转移部位按降序排列为肺（12%）、泌尿生殖嵴（12%）、乳腺（9%）和胃肠道（6%）[33]。上颌窦（50%），其次是筛窦（18%）和鼻腔（15%）最常受影响[30,34,35]。转移发生率最高的是60岁男性和70岁女性，这取决于原发灶的来源。

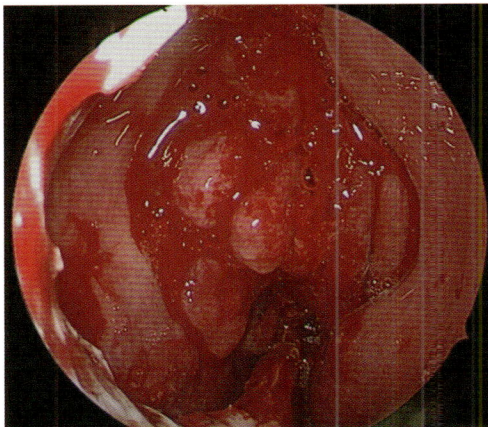

图29.3 内镜切除腺癌期间的术中内镜视图。请注意，中隔后端已被移除。两个中鼻旦之间中线的实性肿瘤块

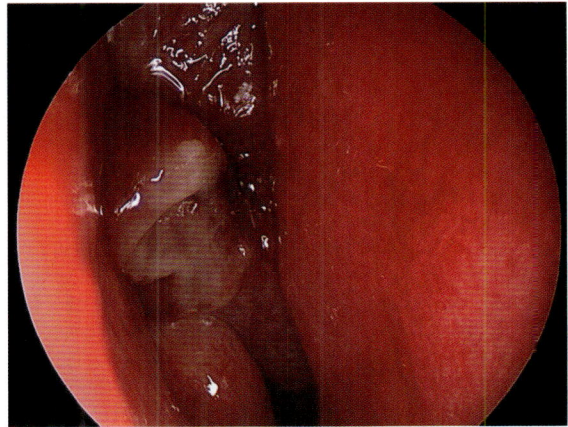

图29.4 右鼻腔的内镜视图。请注意浅层渗出，位于中鼻甲上方占据嗅裂的肿瘤为实性的（组织学：嗅神经母细胞瘤）

在处理表现为非典型慢性鼻窦炎临床过程且最终发展成恶性肿瘤的患者时，这些建议可能会有所帮助：

即使没有肿块或溃疡，有非典型临床表现的病变也可能是肿瘤，直到否定证据得到证实。

CT 扫描或 MRI 显示膨胀性或破坏性病变，伴有颅底、鼻中隔、眼眶或软组织浸润时，急需活检。

进行活检时，一定要避开坏死区域并采集较大的样本。有时，正常的息肉样组织可能会掩盖后面生长的肿瘤。

（江丽洁　赖银妍 译）

参考文献

1. Tufano RP, Mokadam NA, Montone KT, Weinstein GS, Chalian AA, Wolf PF, et al. Malignant tumors of the nose and paranasal sinuses: hospital of the University of Pennsylvania experience 1990–1997. Am J Rhinol. 1999;13(2):117–23. https://doi.org/10.2500/105065899782106698.
2. Le QT, Fu KK, Kaplan M, Terris DJ, Fee WE, Goffinet DR. Treatment of maxillary sinus carcinoma: a comparison of the 1997 and 1977 American Joint Committee on cancer staging systems. Cancer. 1999;86(9):1700–11.
3. Tiwari R, Hardillo JA, Mehta D, Slotman B, Tobi H, Croonenburg E, et al. Squamous cell carcinoma of maxillary sinus. Head Neck. 2000;22(2):164–9. https://doi.org/10.1002/(sici)1097-0347(200003)22:2<164::aid-hed8>3.0.co;2-#.
4. Muir CS, Nectoux J. Descriptive epidemiology of malignant neoplasms of nose, nasal cavities, middle ear and accessory sinuses. Clin Otolaryngol Allied Sci. 1980;5(3):195–211. https://doi.org/10.1111/j.1365-2273.1980.tb01647.x.
5. Zyłka S, Bień S, Kamiński B, Postuła S, Ziołkowska M. Epidemiology and clinical characteristics of the sinonasal malignancies. Otolaryngol Polska—Polish Otolaryngol. 2008;62(4):436–41. https://doi.org/10.1016/s0030-6657(08)70287-7.
6. Olsen KD. Nose and sinus tumours. In: McCaffrey T, editor. Rhinologic diagnosis and treatment. New York: Thieme; 1997. p. 334–59.
7. Lund VJ, Stammberger H, Nicolai P, Castelnuovo P, Beal T, Beham A, et al. European position paper on endoscopic management of tumours of the nose, paranasal sinuses and skull base. Rhinol Suppl. 2010;22:1–143.
8. Valerie JL, David JH, William IW. Tumors of the nose, sinuses, and nasopharynx. New York: Thieme; 2014.
9. Madani G, Beale TJ, Lund VJ. Imaging of sinonasal tumors. Semin Ultrasound, CT, MR. 2009;30(1):25–38. https://doi.org/10.1053/j.sult.2008.10.013.
10. Fatterpekar GM, Delman BN, Som PM. Imaging the paranasal sinuses: where we are and where we are going. Anatomical Rec (Hoboken, NJ: 2007). 2008;291(11):1564–72. https://doi.org/10.1002/ar.20773.
11. Maroldi R, Ravanelli M, Borghesi A, Farina D. Paranasal sinus imaging. Eur J Radiol. 2008;66(3):372–86. https://doi.org/10.1016/j.ejrad.2008.01.059.
12. Yousry I, Moriggl B, Schmid UD, Naidich TP, Yousry TA. Trigeminal ganglion and its divisions: detailed anatomic MR imaging with contrast-enhanced 3D constructive interference in the steady state sequences. AJNR Am J Neuroradiol. 2005;26(5):1128–35.
13. Kim HJ, Lee TH, Lee HS, Cho KS, Roh HJ. Periorbita: computed tomography and magnetic resonance imaging findings. Am J Rhinol. 2006;20(4):371–4. https://doi.org/10.2500/ajr.2006.20.2889.
14. Nemzek WR, Hecht S, Gandour-Edwards R, Donald P, McKennan K. Perineural spread of head and neck tumors: how accurate is MR imaging? AJNR Am J Neuroradiol. 1998;19(4):701–6.
15. Maroldi R, Lombardi D, Farina D, Nicolai P, Moraschi I, Neoplasms M. Imaging in treatment planning for sinonasal diseases. Berlin: Springer; 2005. p. 159–220.
16. Arber DA, Weiss LM, Albújar PF, Chen YY, Jaffe ES. Nasal lymphomas in Peru. High incidence of T-cell immunophenotype and Epstein-Barr virus infection. Am J Surg Pathol. 1993;17(4):392–9.
17. Kleinsasser O, Schroeder HG. Adenocarcinomas of the inner nose after exposure to wood dust. Morphological findings and relationships between histopathology and clinical behavior in 79 cases. Arch Otorhinolaryngol. 1988;245(1):1–15. https://doi.org/10.1007/bf00463541.
18. Llorente JL, Pérez-Escuredo J, Alvarez-Marcos C, Suárez C, Hermsen M. Genetic and clinical aspects of wood dust related intestinal-type sinonasal adenocarcinoma: a review. Eur Arch Otorhinolaryngol. 2009;266(1):1–7. https://doi.org/10.1007/s00405-008-0749-y.
19. Jankowski R, Georgel T, Vignaud JM, Hemmaoui B, Toussaint B, Graff P, et al. Endoscopic surgery reveals that woodworkers' adenocarcinomas originate in the

olfactory cleft. Rhinology. 2007;45(4):308–14.

20. Acheson ED, Cowdell RH, Hadfield E, Macbeth RG. Nasal cancer in woodworkers in the furniture industry. Br Med J. 1968;2(5605):587–96. https://doi.org/10.1136/bmj.2.5605.587.

21. Wolf J, Schmezer P, Fengel D, Schroeder HG, Scheithauer H, Woeste P. The role of combination effects on the etiology of malignant nasal tumours in the wood-working industry. Acta Otolaryngol Suppl. 1998;535:1–16.

22. Spiro RH, Huvos AG, Berk R, Strong EW. Mucoepidermoid carcinoma of salivary gland origin. A clinicopathologic study of 367 cases. Am J Surg. 1978;136(4):461–8. https://doi.org/10.1016/0002-9610(78)90262-3.

23. Thompson LD, Wieneke JA, Miettinen M. Sinonasal tract and nasopharyngeal melanomas: a clinicopathologic study of 115 cases with a proposed staging system. Am J Surg Pathol. 2003;27(5):594–611. https://doi.org/10.1097/00000478-200305000-00004.

24. Manolidis S, Donald PJ. Malignant mucosal melanoma of the head and neck: review of the literature and report of 14 patients. Cancer. 1997;80(3):1373–86. https://doi.org/10.1002/(sici)1097-0142(19971015)80:8<1373::aid-cncr3>3.0.co;2-g.

25. Lund VJ. Malignant melanoma of the nasal cavity and paranasal sinuses. Ear Nose Throat J. 1993;72(4):285–90.

26. Dauer EH, Lewis JE, Rohlinger AL, Weaver AL, Olsen KD. Sinonasal melanoma: a clinicopathologic review of 61 cases. Otolaryngol Head Neck Surg. 2008;138(3):347–52. https://doi.org/10.1016/j.otohns.2007.12.013.

27. Walch C, Stammberger H, Anderhuber W, Unger F, Köle W, Feichtinger K. The minimally invasive approach to olfactory neuroblastoma: combined endoscopic and stereotactic treatment.

Laryngoscope. 2000;110(4):635–40. https://doi.org/10.1097/00005537-200004000-00018.

28. Morita A, Ebersold MJ, Olsen KD, Foote RL, Lewis JE, Quast LM. Esthesioneuroblastoma: prognosis and management. Neurosurgery. 1993;32(5):706–14.; discussion 14-5. https://doi.org/10.1227/00006123-199305000-00002.

29. Broich G, Pagliari A, Ottaviani F. Esthesioneuroblastoma: a general review of the cases published since the discovery of the tumour in 1924. Anticancer Res. 1997;17(4a):2683–706.

30. Dulguerov P, Calcaterra T. Esthesioneuroblastoma: the UCLA experience 1970-1990. Laryngoscope. 1992;102(8):843–9. https://doi.org/10.1288/00005537-199208000-00001.

31. Simo R, Sykes AJ, Hargreaves SP, Axon PR, Birzgalis AR, Slevin NJ, et al. Metastatic renal cell carcinoma to the nose and paranasal sinuses. Head Neck. 2000;22(7):722–7. https://doi.org/10.1002/1097-0347(200010)22:7<722::aid-hed13>3.0.co;2-0.

32. Bernstein JM, Montgomery WW, Balogh K Jr. Metastatic tumors to the maxilla, nose, and paranasal sinuses. Laryngoscope. 1966;76(4):621–50. https://doi.org/10.1288/00005537-196604000-00003.

33. Pignataro L, Peri A, Ottaviani F. Breast carcinoma metastatic to the ethmoid sinus: a case report. Tumori. 2001;87(6):455–7.

34. Friedmann I, Osborn DA. Metastatic tumours in the ear, nose and throat region. J Laryngol Otol. 1965;79:576–91. https://doi.org/10.1017/s0022215100064100.

35. Izquierdo J, Armengot M, Cors R, Pérez A, Basterra J. Hepatocarcinoma: metastasis to the nose and paranasal sinuses. Otolaryngol Head Neck Surg. 2000;122(6):932–3. https://doi.org/10.1016/s0194-5998(00)70032-5.

第 **30** 章 儿童慢性鼻窦炎——欧洲观点

Thibaut van Zele

要点

- 儿童 CRS 的发病率比成人低（2%～4%），但对生活质量的影响却与成年人相似。
- 对于采用正规药物治疗无效的 CRS 患儿，应评估是否存在体液免疫缺陷；如果合并息肉，应排除囊性纤维化。
- 儿童 CRS 的病理生理学可能同时受遗传和环境因素的影响。
- 没有证据表明儿童 CRS 可以使用口服或静脉注射抗生素。也没有证据支持无并发症的 CRS 患儿可以延长治疗或者加大药物剂量。
- 尽管缺乏高级版的证据支持，但仍建议对 CRS 患儿使用鼻用糖皮质激素和鼻腔冲洗。有一项研究支持对 CRS 患儿短期使用全身糖皮质激素。
- 对有 CRS 症状的年幼儿童来说，腺样体切除术应该是最简单和最安全的首次手术治疗。
- 对于药物治疗欠佳，且年龄较大的 CRS 儿童来说，FESS 是一种安全且可能有效的手术方式，可以在腺样体切除术失败后使用。

30.1 儿童鼻窦炎的流行病学

儿童慢性鼻窦炎（pediatric chronic rhinosinusitis，PCRS）是耳鼻咽喉科临床实践中的常见疾病。迄今为止，PCRS 的确切发病率和流行率尚不清楚[1]。据估计，5%～13% 的儿童病毒性上呼吸道感染可发展为急性鼻窦炎，其中一部分可发展为慢性鼻窦炎。1996 年美国国家健康访谈调查的表明，18 岁以下的年轻人受慢性鼻窦炎（CRS）影响的比例为 63.9/1 000 人，比成年人的发病率低[2]。

有研究纳入了因慢性鼻出血、鼻塞和咳嗽而送医行 CT 扫描的 3～12 岁儿童[3]，在低年龄儿童组中有 63% 的上颌窦有软组织影，58% 的筛窦受累，29% 的蝶窦受累。在 13～14 岁的较大年龄组中，筛窦、蝶窦受累的发生率分别下降到 10% 和 0，但仍有 65% 的上颌窦受累。儿童鼻窦炎的发病率在 6～8 岁后有所下降[4]，有特异质或者哮喘家族史的儿童在出生后第一年需要就诊并被医生诊断为鼻窦炎的概率，比无须就诊的儿童高 2.2 倍[5]。与成人 CRS 一样，由于其在人群中的流行，PCRS 也带来了巨大的财政和医疗资源负担。慢性鼻窦炎的就诊负担超过了急性鼻窦炎[4]。在美国，每年有 370 万～750 万人次因 PCRS 就诊。在 12 岁或以下的儿童中，仅 1 年就有 18 亿美元花在治疗鼻窦炎上[2]。儿科患者中，CRS 的发病率在 2.1%～4% 之间，其中 10～15 岁的儿童最容易受到 CRS 的影响。在 15～20 岁的人群中，CRS 比 ARS 和中耳炎更常见（0.9%）。

30.2 生活质量

儿童 CRS 导致生活质量受损，其相关的不良影响可能超过其他常见的儿童慢性疾病，例如哮喘、注意力缺陷多动症、青少年类风湿性关节炎、癫痫、慢性呼吸系统疾病和关节炎等。值得注意的是，这种影响主要体现在生活质量调查问卷的身体领域，如身体疼痛和身体活动受限。PCRS 也有可能加重哮喘，这会对 2%～20% 的儿童产生负面影响[6,7]。在一项针对 85 名 2～12 岁儿童的 SN5 调查中发现，CRS 患儿的 SN5 评分与 CT 评分相关，这表明它可以在临床随访中替代重复的 CT 扫描[8]。

30.3 鼻窦的发育

正常成人的鼻窦与儿童鼻窦的大小和形状是不同的。窦腔在青少年时期会继续生长和气化。筛窦和上颌窦在出生时就已经存在，它们在 10 岁左右可以完全气化。蝶窦和额窦的发育时间较晚——蝶窦在 9 个月左右开始气化，而额窦则在 7～8 岁时开始气化。蝶窦和额窦分别在 12～14 岁和 19 岁时实现完全气化[7,9,10]。由于鼻窦发育不成熟，13 岁以下的儿童在出现急性鼻窦炎或慢性鼻窦炎的症状时，处理方式也会有所不同。另一方面，13 岁以上的儿童因为鼻窦发育成熟，可以与成人有相似的疾病过程和治疗方式[7]。

30.4 儿童鼻窦炎的定义和临床诊断

30.4.1 定义

PCRS 的临床诊断和定义与成人 CRS 非常相似，包括主观和客观症状及特征。根据 EPOS 标准，PCRS 的定义是鼻腔和鼻窦的炎性疾病，并具有两个或以上的症状，其中一个症状应该是鼻塞或流涕（包括前 / 后鼻孔滴漏），和 / 或面部疼痛 / 胀满感，和 / 或咳嗽；鼻内镜或鼻窦 CT 检查提示具有鼻窦炎的相关改变[11]。该 EPOS 定义在最近的 PCRS 共识声明中进行了调整，其中儿童慢性鼻窦炎（PCRS）被定义为 18 岁或以下的儿童患者，至少连续 90 天有 2 个或更多症状，包括脓涕、鼻塞、面部胀满感 / 疼痛、或咳嗽，以及鼻内镜下黏膜水肿、脓性分泌物或鼻息肉，和 / 或 CT 扫描显示窦口鼻道复合体和 / 或鼻窦内黏膜变化[7]。

30.4.2 诊断工具

尽管鼻内镜检查对儿童来说具有挑战性，但它是诊断 PCRS 的一个关键步骤，因为它可以直接观察到鼻腔和中上鼻道。局部是否使用减充血剂和 / 或麻醉剂可由医生决定[11]。儿童的过敏原检测可以通过皮肤点刺试验或血液测试进行。皮肤点刺试验没有年龄下限；然而，考虑到患者的舒适度，对年幼的儿童来说，最好抽血检测特异性 IgE[11]。

5 岁以上儿童如果考虑有原发性纤毛不动综合征，并在一定程度上怀疑有囊性纤维化，可检测一氧化氮。一般很少对儿童进行活检，除非是怀疑有内翻性乳头状瘤或恶性肿瘤的单侧病变。

CT 扫描是评估 CRS 的首选影像学检查，因为它能提供鼻窦黏膜炎症的详细信息。由于任何患有上呼吸道感染的儿童都可能出现黏膜水肿，因此儿童的假阳性率可能很高。CT上出现的黏膜增厚并不一定意味着疾病是慢性的或需要手术治疗。无法用 CT 评估鼻窦疾病的慢性病程，这一点可以通过采用最大限度的医疗管理和评估顽固性疾病的数量来部分规避 [12]。CT 结果可使用 Lund-Mackay 评分系统，当截断值为 5 时，对 PCRS 的敏感性为86%，特异性为 85%[13]。尽管推荐使用 CT 扫描来帮助诊断 CRS，但必须仔细权衡其风险，因为一项回顾性队列研究发现，10 岁前做一次头部 CT 会导致每 10 000 名患者中多出一例脑瘤和一例白血病 [14]（图 30.1）。

30.5　诱发因素

30.5.1　解剖因素

与成人一样，窦口鼻道复合体是鼻窦炎发病的重要解剖结构。因为前组筛窦的炎症改变，可能会出现窦口鼻道复合体的引流障碍，进一步影响上颌和额窦的引流。在儿童中也可以发现其他解剖学变异，如泡状中鼻甲、泡状上鼻甲和 Haller 气房；但是，这些解剖学变异与儿童鼻窦炎的发生和严重程度并不相关，目前还不清楚它们在儿童 CRS 中发挥什么样的作用 [15]。肥大的腺样体可能会加重儿童 CRS，因为它们可能成为微生物的储存库。这些证据可以支持在 CRS 患儿早期治疗中进行腺样体切除术 [16,17]。不仅如此，在 CRS 患儿中，腺样体内的细菌与中耳道内的细菌之间存在着高度的相关性，这也进一步支持对 CRS 患儿行腺样体切除 [18]。然而，到 12 岁时，腺样体组织基本萎缩。因此，腺样体肥大与较大患儿CRS 发病的关系不大 [19]。

30.5.2　环境因素

有关环境因素在小儿 CRS 的发病和病理生理学中作用的研究不多，主要集中在吸烟环境方面。体外研究发现，暴露在吸烟环境中可以抑制黏膜纤毛的清除和上皮的再生。在成年人群中，主动和被动吸烟都是 CRS 发生的重要危险因素 [20,21]。暴露于吸烟环境的儿童患急性鼻窦炎的概率为 68%，而没有暴露的儿童发病概率为 1.2%[22]。不管是被动吸烟还是主动吸烟，都会导致儿童 CRS 手术的术后效果欠佳。第二个环境因素是对病毒感染，尽管针对儿童的研究不多，但至今没有直接证据支持病毒感染对儿童 CRS 发病的重要性。

30.5.3　PCRS 的合并症

年龄是儿童慢性鼻窦炎最重要的风险因素，73% 的 2～6 岁儿童和 74% 的 6～10 岁儿童有鼻窦 CT 异常，而在 10 岁以上的儿童中仅有 38% 的儿童检测到鼻窦异常。由于变应性鼻炎在儿童人群中的发病率较高，变应性鼻炎是 PCRS 中常见的并发疾病；然而，变应性鼻炎和 PCRS 之间的因果关系存在很大争议 [23]。哮喘也通常与儿童 CRS 有关。一些研究表明，对鼻窦炎的药物干预或手术干预可以改善哮喘控制状态、肺活量、减轻喘息症状 [23]。

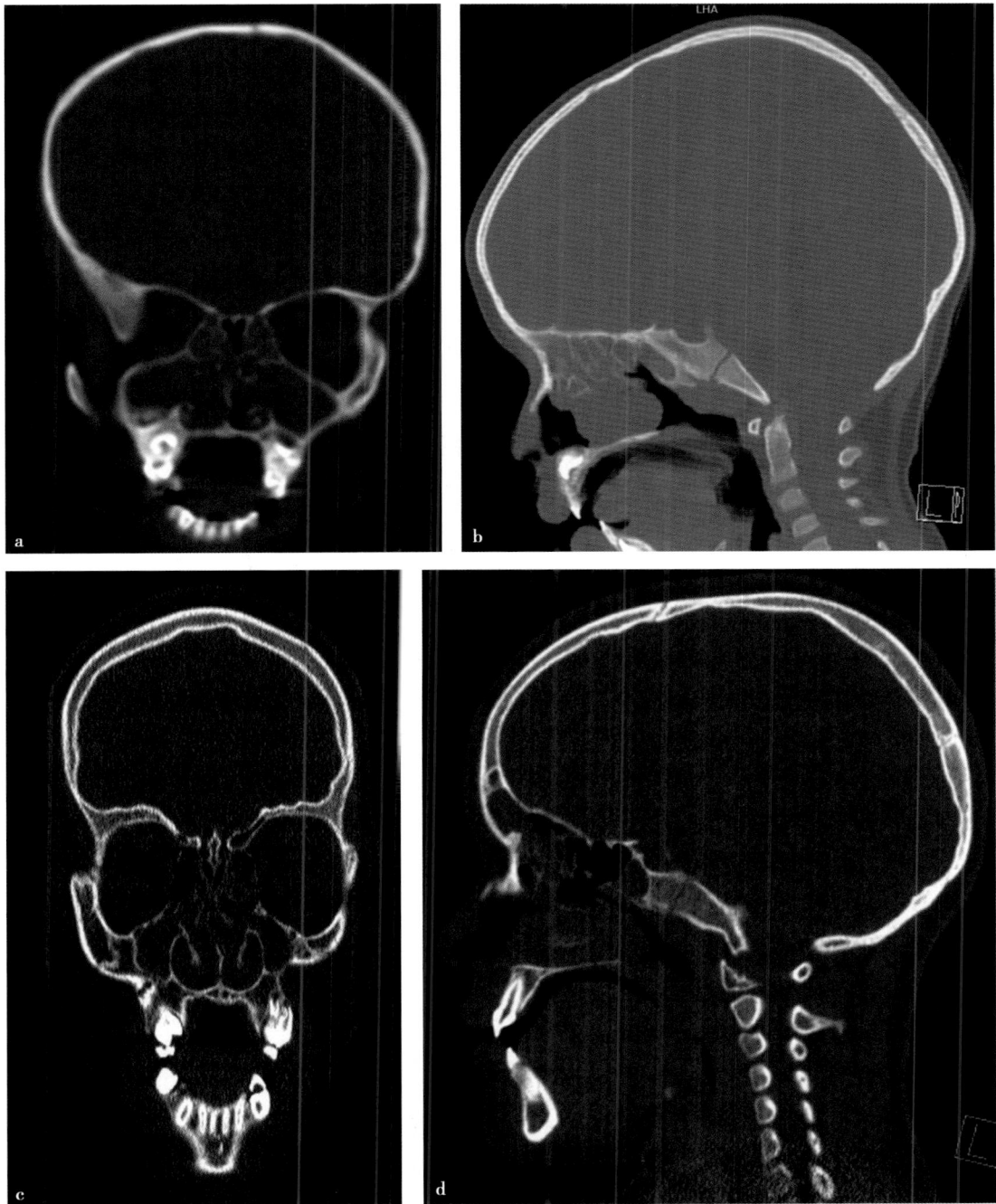

图 30.1　慢性鼻窦炎患儿的计算机断层扫描（CT 扫描）。（a）囊性纤维化患者（5 岁）的冠状位图像，该患者伴有鼻息肉形成。（b）同一患者的矢状位图像，蝶窦和额窦发育不全。（c）12 岁慢性鼻炎患者的冠状位图像，不伴鼻息肉。（d）与（c）同一患者的矢状位图像

胃食管反流病（gastro-esophageal reflux disease，GERD）被认为是小儿 CRS 的一个危险因素。这一理论认为，胃酸反流到鼻咽和鼻腔可能会诱发鼻窦窦口的炎症，再加上纤毛 - 黏液输送系统功能受损，从而导致鼻窦炎 [11]。但到目前为止，该理论的数据较少且相互矛盾。一些证据表明，胃食管反流病（GERD）与 PCRS 之间存在关联；但是，胃食管反流病与鼻后滴漏的鉴别诊断很困难 [23]。研究表明，在患有 PCRS 的儿童中，进行 24h pH 检测发现反流阳性的比例较高，并表明治疗 GERD 可能会改善 PCRS 的症状 [24]。

对于复发性或慢性鼻窦炎的儿童，应警惕免疫缺陷的可能，并进行免疫缺陷筛查。PCRS 患者中部分存在免疫缺陷，如免疫球蛋白 IgA、IgG2、IgG3 水平降低，对肺炎链球菌疫苗反应差 [25]。儿童免疫系统的缺陷率似乎比成人高得多，但研究的儿童人群的不同，其缺陷率也有很大差异。对疑似病例的实验室检查应包括免疫球蛋白的定量，接种破伤风、白喉和肺炎链球菌疫苗后的抗体滴度。如果发现反应异常，应将这些儿童转诊给免疫专科 [11]。

30.5.4　囊性纤维化和原发性纤毛不动综合征

囊性纤维化（cystic fibrosis，CF）是导致儿童鼻息肉的少数原因之一。CF 是一种常染色体隐性遗传病，大约每 3 500 名新生儿中就有 1 人患有此病。慢性鼻窦炎的发病率非常高，7%～50% 的患者会出现鼻息肉 [23]。诊断 CF 的方法是检测汗液中的氯化物是否升高，目前通过新生儿筛查即可确诊。然而，测试结果可能是不确定的，或在较大年龄的患儿并没有做过此项检查。因此，CF 有时在成年后才被诊断出来，此时的症状一般是轻度到中度的，而且不典型。

原发性纤毛不动综合征（primary ciliary dyskinesia，PCD）是第二个可以引起 PCRS 的常染色体隐性疾病。一半的 PCD 患儿表现为内脏转位、支气管扩张和 CRS，也被称为 Kartagener 综合征。对于患有非典型哮喘、支气管扩张、慢性咳嗽和较多分泌物、鼻窦炎、慢性和严重中耳炎（放置中耳通气管的儿童以慢性引流为特点）的儿童可怀疑 PCD。

30.6　病理生理学

30.6.1　遗传学

PCRS 的病理生理学机制还有很多不清楚的地方，但从现有的证据来看，它显然涉及遗传和环境因素。基于大规模数据的研究显示，CRS 患儿的兄弟姐妹患 CRS 的风险增加了 57.5 倍，这表明儿童 CRS 有明显的家族风险 [19]。有关基因突变的研究显示，囊性纤维化跨膜调节基因（cystic fibrosis transmembrane regulator gene，CFTR）的杂合突变率较高 [26]。另一方面，同卵双胞胎并不同时发生鼻息肉，这表明环境和遗传因素共同在儿童鼻息肉的发生中发挥作用 [27]。

30.6.2　炎性机制

在 PCRS 中，已经发现不同炎性介质分别在适应性免疫和先天性免疫中发挥重要作用。嗜酸性粒细胞和 CD4 阳性淋巴细胞在组织炎症中起着重要作用，嗜酸性粒细胞在年龄较大的儿童中占优势，而中性粒细胞在年龄较小的儿童中占优势 [25]。微阵列分析和 PCR 检测

mRNA 基因表达显示，适应性免疫反应的两个重要因子（细胞因子 CXCL5——一种中性粒细胞螯合剂和 CXCL13——一种 B 淋巴细胞螯合剂）以及血清淀粉样蛋白 A1/A2、丝氨酸肽酶抑制剂成员 4（SERPIN B4）和 β- 防御素（DEFB1）都有上升趋势，它们都是参与先天性免疫统的蛋白质[28]。在对抗生素治疗无反应的 PCRS 患者中，血清嗜酸性粒细胞计数、ECP 和总 IgE 水平往往显著增加，这表明合并过敏因素的嗜酸性粒细胞炎症是 CRS 患儿对抗生素治疗无效的一个重要因素[29]。尽管越来越多的证据支持 CRS 患儿鼻窦组织和鼻腔灌洗液中炎症标志物的上调，但这些数据相对有限，且具有个体差异，尚未形成类似成人 CRS 的内表型[11,30]。

30.6.3　细菌学

鼻窦窦腔内已经证实存在有细菌。目前认为在 CRS 中，黏膜清除和宿主防御功能受损，导致鼻腔内定植了更多的细菌菌群[31]。在 PCRS 中应尝试针对最常见致病病原体的抗生素。但很少有研究能确定该病的细菌种类。急性鼻炎的细菌学方面已经达成共识，但相比之下，CRS 的细菌学方面还没有形成一致意见，因为有许多问题会影响微生物学研究的可靠性，特别是儿童。这些干扰因素可能包括对窦腔取样方法的不一致；未能对套管或内镜通过的区域进行消毒；取样鼻窦或区域的差异；缺乏对炎症反应或疾病的数量、持续时间和程度的评估[32]。使用儿童筛泡或上颌窦的分泌物进行培养，鉴定出的主要需氧菌是溶血性链球菌、金黄色葡萄球菌、白喉杆菌、肺炎链球菌和流感杆菌[33,34]。在儿童中，可能同时出现慢性分泌性中耳炎和慢性上颌窦炎。在大多数情况下（69%），耳部和鼻窦的样本之间存在着微生物学上的一致性。在这两个地方最常见的细菌是流感杆菌、肺炎杆菌、普雷沃菌和链球菌[31]。在大约三分之二的 CRS 患儿中可培养出厌氧菌。在常规抗生素治疗欠佳的 ARS 患者中，重复培养发现了对抗菌素有抵抗力的厌氧菌，包括普雷沃菌、卟啉单胞菌、核酸假单胞菌和佩普托链球菌[31]。如果培养出需氧革兰氏阴性杆菌，如铜绿假单胞菌、肺炎克雷伯菌、肠杆菌属、奇异变形杆菌和大肠杆菌，应怀疑有潜在的合并症，如囊性纤维化（感染铜绿假单胞菌）、糖尿病或免疫缺陷（中性粒细胞减少症、危重病、糖尿病或 HIV）[31]。

30.7　药物治疗

儿童 CRS 的初始治疗是药物治疗，目标包括减轻炎症、改善引流和根除病原体。最常用的治疗方法包括抗生素、鼻内类固醇和盐水鼻腔冲洗[35]。目前，文献中没有很好的证据支持在儿童 CRS 中使用抗生素。一些指南支持使用经验性广谱抗生素治疗，然后过渡到根据细菌培养结果指导的抗生素治疗，为期 3～12 周。最初的经验性治疗应覆盖肺炎杆菌、卡他拉菌、流感杆菌、金黄色葡萄球菌，以及可能的厌氧菌[1,23]。抗生素作为 CRS 患儿最大限度的药物治疗的一部分，是常见的做法但该做法未经证实。可能在许多情况下，治疗的首要目标是控制急性加重，而不是原有的慢性疾病[11]。然而，EPOS 指南指出，目前没有证据支持用口服或静脉注射抗生素治疗儿童 CRS。也没有证据支持长期使用大环内酯类药物[11]。同样也没有证据支持局部使用抗生素或用抗生素进行鼻腔冲洗。

鼻腔盐水冲洗是一种被广泛使用的治疗成人和儿童 CRS 的一线治疗，该方法有效且耐受性好，风险小。已有多项研究对不同的给药方式和盐水的张力进行了研究。总的来说，有证据表明,盐水冲洗不管是作为唯一的治疗还是作为辅助治疗,对 CRS 的症状改善都是有益的 [11]。

在此基础上,首次治疗时通常会加用鼻用糖皮质激素或糖皮质激素局部冲洗。鼻用糖皮质激素喷雾剂是有效的,因为它们可以减轻黏膜炎症,改善症状,如咳嗽和鼻后滴漏 [35]。关于氟替卡松和莫米松等 INCS 疗效的报告仍有冲突,到目前为止,还没有随机对照试验的证据支持鼻内糖皮质激素对儿童 CRS 的疗效 [11]。但是,鉴于鼻用糖皮质激素在治疗儿童过敏性鼻炎时全身吸收率低、风险小,而且该药对成人 CRS 患者有效,可以推荐使用鼻用糖皮质激素作为儿童的一线治疗 [1]。

全身糖皮质激素因其具有强大的抗炎作用,也被用于儿童。除抗生素外,全身性糖皮质激素可使 CRS 患儿的症状和影像学检查得到改善 [29]。鉴于全身性糖皮质激素有可能产生严重的副作用,出于安全考虑,全身性糖皮质激素的使用和地位受到限制。目前没有证据支持其他药物进行治疗,如鼻腔抗组胺药、白三烯调节剂或减充血剂 [1,11]。建议对 CRS 合并胃食管反流(GORD)的患儿使用抗反流治疗,但其鼻炎症状改善并避免手术的证据不足;但需注意,对 CRS 患儿进行常规抗反流治疗是没有必要的 [1,11]。

30.8 PCRS 的手术治疗

在保守的鼻腔清洗和药物治疗失败后,可考虑进行手术治疗;但是,对于适当的药物治疗和这种治疗的失败,还没有一个正式的定义。手术选择取决于年龄和解剖学 [1],可包括腺样体切除术(含或不含前庭灌洗)和功能性内镜鼻窦手术。PCRS 的合理手术方案是先进行腺样体切除术,并可能进行前庭灌洗或上颌窦球囊扩张,治疗失败后再进行 FESS。有症状的儿童,如患有鼻窦多发症、囊性纤维化、过敏性真菌性鼻炎(AFRS)、PCD 或窦前息肉,更有可能需要进行 FESS 来控制疾病 [23]。

30.8.1 腺样体切除术、鼻窦灌洗术和鼻窦球囊扩张术

腺样体切除术是一种简单、耐受性好的手术,一直以来是治疗 PCRS 一种常用的手术方式。对于 12 岁以下的儿童,腺样体切除术是一种有效的一线疗法,其效果与 FESS 有所不同 [7,36]。多项研究表明,这种治疗方式对大多数患者都是有效的 [11]。一项荟萃分析认为,69.3% 的患者在腺样体切除术后有明显的改善,腺样体的大小并不影响腺样体切除术的有效率 [12,14]。在采用腺样体切除治疗 PCRS 的过程中,增加中鼻道灌洗或球囊扩张可能会提高疗效。一项针对儿童的非随机研究报告称,腺样体切除联合鼻窦球囊扩张,比单纯进行腺样体切除术更有效。但是,鼻窦球囊扩张术中也会进行鼻腔灌洗,因此很难估计鼻窦球囊扩张术的有效性 [37]。

单独使用鼻窦球囊扩张术与鼻窦球囊扩张同时联合其他手术(腺样体切除术、鼻甲手术、筛窦切除术)相比,接受鼻窦球囊扩张术的儿童与接受鼻窦球囊扩张术联合其他手术的儿童,在症状控制方面没有区别。尽管最新的指南承认鼻窦球囊扩张术的安全性,但鉴于到目前为止证据有限,没有任何指南建议将鼻窦球囊扩张术作为儿童鼻窦炎的一种手术方式 [11]。

30.8.2 功能性鼻窦内镜手术

以往,医生对儿童鼻窦内镜手术通常选择比较保守的方法。这样是因为,儿童鼻窦的

解剖结构和发育都比较小，而且早先有人认为鼻窦内镜手术可能会干扰儿童面中部的发育。然而，现在的研究并不支持手术对面部发育的干扰。总之，自小儿 ESS 问世以来，争议一直存在 [38]。有报道称，FESS 对儿童 CRS 的疗效优于药物治疗 [38]。一项系统综述显示，71%～100% 的儿童在做完 FESS 手术后获得了很好的疗效，而且手术后的生活质量也得到了明显的改善 [39]。许多专家建议对儿童进行适度的 FESS 手术，包括切除任何明显的阻塞物（如息肉和泡状鼻甲），以及进行前筛切除术和上颌窦开放 [40]。如果有必要，FESS 是治疗 PCRS 的有效方法，严重并发症的发生率为 0.6%，轻微并发症为 2%。在儿童中，FESS 治疗后进行鼻内镜复查以清理术腔是很常见的；可吸收填料的出现使其有可能避免鼻内镜复查。一些研究发现，在进行和不进行鼻内镜复查的儿童中，再次进行鼻窦手术的比例相当，这说明鼻内镜复查并不能改善预后 [41]。除了 PCRS，还有一些小儿 FESS 的绝对适应证：囊性纤维化患者因大量息肉或因鼻腔外侧壁内移而导致的完全鼻塞、眼眶脓肿、颅内并发症、上颌窦后鼻孔息肉、黏液囊肿/黏膜囊肿和真菌性鼻炎。

30.9　展望

小儿慢性鼻窦炎的发病率比成人低，但对生活质量有着同样的负面影响。适当的药物治疗是鼻用糖皮质激素和鼻腔灌洗；但是仍缺乏强有力的证据。目前还没有关于使用口服或静脉注射抗生素的强烈建议。对于经适当药物治疗无效的 CRS 患儿，应评估体液免疫缺陷；如果存在息肉，应进行 CF 相关检查。手术治疗的第一步是腺样体切除术，包括/不包括鼻腔灌洗，在腺样体切除术失败后再进行 FESS，特别是对药物治疗无效的大龄儿童。今后需要进一步对 PCRS 进行内分型，与成人 CRS 相类似，以便更深入地了解 PCRS 的病理生理学，并寻找新的或替代的治疗方案（图 30.2）。

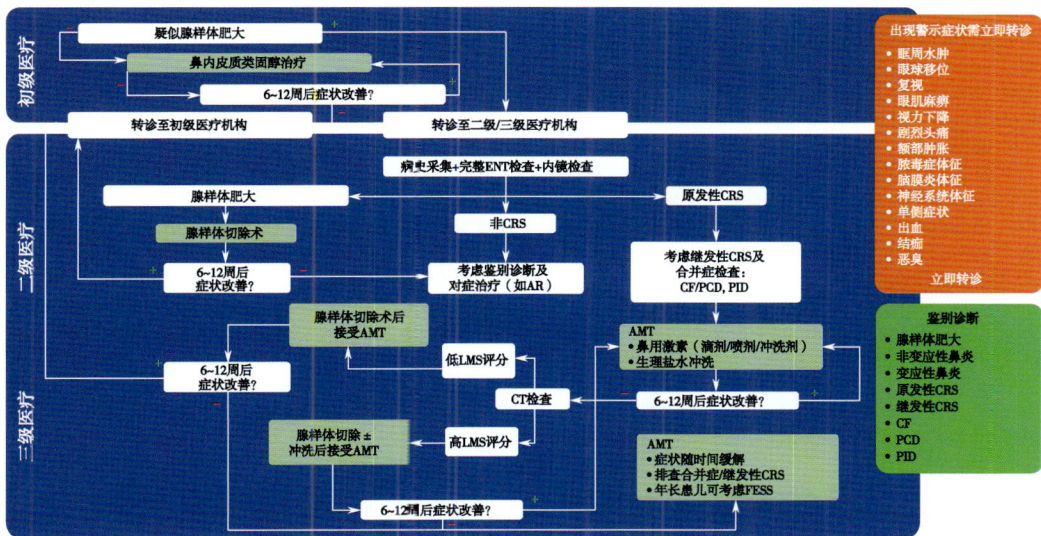

图 30.2　改编自 EPOS 2020 指南的小儿慢性鼻窦炎诊疗路径。AMT，规范药物治疗；AR，变应性鼻炎；CF，囊性纤维化；CRS，慢性鼻窦炎；ENT，耳鼻喉；FESS，功能性内镜鼻窦手术；LMS，Lund-Mackay 评分系统；PCD，原发性纤毛运动障碍；PID，原发性免疫缺陷

（马赟　赖银妍　译）

参考文献

1. Orlandi RR, Kingdom TT, Hwang PH, Smith TL, Alt JA, Baroody FM, et al. International Consensus Statement on allergy and rhinology: rhinosinusitis. Int Forum Allergy Rhinol. 2016;6(S1):S22–209.

2. Adams PF, Hendershot GE, Marano MA, Centers for Disease Control and Prevention/National Center for Health Statistics. Current estimates from the National Health Interview Survey, 1996. Vital Health Stat. 1999;10(200):1–203.

3. Van der Veken P, Clement PA, Buisseret T, Desprechins B, Kaufman L, Derde MP. CAT-scan study of the prevalence of sinus disorders and anatomical variations in 196 children. Acta Otorhinolaryngol Belg. 1989;43(1):51–8.

4. Van Buchem FL, Peeters MF, Knottnerus JA. Maxillary sinusitis in children. Clin Otolaryngol Allied Sci. 1992;17(1):49–53.

5. Celedon JC, Litonjua AA, Weiss ST, Gold DR. Day care attendance in the first year of life and illnesses of the upper and lower respiratory tract in children with a familial history of atopy. Pediatrics. 1999;104(3 Pt 1):495–500.

6. Kay DJ, Rosenfeld RM. Quality of life for children with persistent sinonasal symptoms. Otolaryngol Head Neck Surg. 2003;128(1):17–26.

7. Brietzke SE, Shin JJ, Choi S, Lee JT, Parikh SR, Pena M, et al. Clinical Consensus Statement: pediatric chronic rhinosinusitis. Otolaryngol Head Neck Surg. 2014;151(4):542–53.

8. Terrell AM, Ramadan HH. Correlation between SN-5 and computed tomography in children with chronic rhinosinusitis. Laryngoscope. 2009;119(7):1394–8.

9. Magit A. Pediatric rhinosinusitis. Otolaryngol Clin N Am. 2014;47(5):733–46.

10. Badr DT, Gaffin JM, Phipatanakul W. Pediatric rhinosinusitis. Curr Treat Opt Allergy. 2016;3(3):268–81.

11. Fokkens WJ, Lund VJ, Hopkins C, Hellings PW, Kern R, Reitsma S, et al. European position paper on rhinosinusitis and nasal polyps 2020. Rhinology. 2020;58:1–464.

12. Chandy Z, Ference E, Lee JT. Clinical guidelines on chronic rhinosinusitis in children. Curr Allergy Asthma Rep. 2019;19(2):14.

13. Bhattacharyya N, Jones DT, Hill M, Shapiro NL. The diagnostic accuracy of computed tomography in pediatric chronic rhinosinusitis. Arch Otolaryngol Head Neck Surg. 2004;130(9):1029–32.

14. Pearce MS, Salotti JA, Little MP, McHugh K, Lee C, Kim KP, et al. Radiation exposure from CT scans in childhood and subsequent risk of leukaemia and brain tumours: a retrospective cohort study. Lancet. 2012;380(9840):499–505.

15. Sivaslı E, Şirikçi A, Bayazýt Y, Gümüsburun E, Erbagci H, Bayram M, et al. Anatomic variations of the paranasal sinus area in pediatric patients with chronic sinusitis. Surg Radiol Anat. 2002;24(6):399–404.

16. Brietzke SE, Brigger MT. Adenoidectomy outcomes in pediatric rhinosinusitis: a meta-analysis. Int J Pediatr Otorhinolaryngol. 2008;72(10):1541–5.

17. Vandenberg SJ, Heatley DG. Efficacy of adenoidectomy in relieving symptoms of chronic sinusitis in children. Arch Otolaryngol Head Neck Surg. 1997;123(7):675–8.

18. Elwany S, El-Dine AN, El-Medany A, Omran A, Mandour Z, El-Salam AA. Relationship between bacteriology of the adenoid core and middle meatus in children with sinusitis. J Laryngol Otol. 2011;125(3):279–81.

19. Orb Q, Curtin K, Oakley GM, Wong J, Meier J, Orlandi RR, et al. Familial risk of pediatric chronic rhinosinusitis. Laryngoscope. 2016;126(3):739–45.

20. Reh DD, Higgins TS, Smith TL. Impact of tobacco smoke on chronic rhinosinusitis: a review of the literature. Int Forum Allergy Rhinol. 2012;2(5):362–9.

21. Christensen DN, Franks ZG, McCrary HC, Saleh AA, Chang EH. A systematic review of the association between cigarette smoke exposure and chronic rhinosinusitis. Otolaryngol Head Neck Surg. 2018;158(5):801–16.

22. Kakish KS, Mahafza T, Batieha A, Ekteish F, Daoud A. Clinical sinusitis in children attending primary care centers. Pediatr Infect Dis J. 2000;19(11):1071–4.

23. Fokkens WJ, Lund VJ, Mullol J, Bachert C, Alobid I, Baroody F, et al. EPOS 2012: European position paper on rhinosinusitis and nasal polyps 2012. A summary for otorhinolaryngologists. Rhinology. 2012;50(1):1–12.

24. Bothwell MR, Parsons DS, Talbot A, Barbero GJ, Wilder B. Outcome of reflux therapy on pediatric chronic sinusitis. Otolaryngology Head Neck Surg. 1999;121(3):255–62.

25. Berger G, Kogan T, Paker M, Berger-Achituv S, Ebner Y. Pediatric chronic rhinosinusitis histopathology: differences and similarities with the adult form. Otolaryngol Head Neck Surg. 2011;144(1):85–90.

26. Raman V, Clary R, Siegrist KL, Zehnbauer B, Chatila TA. Increased prevalence of mutations in the cystic fibrosis transmembrane conductance regulator in children with chronic rhinosinusitis. Pediatrics. 2002;109(1):E13.

27. Familial Occurrence of Asthma, Nasal Polyps, and Aspirin Intolerance | Annals of Internal Medicine | American College of Physicians [Internet]. https://annals.org/aim/article-abstract/687110/familial-occurrence-asthma-nasal-polyps-aspirin-intolerance. Accessed 26 Feb 2020.

28. Wu X, Ghimbovschi S, Aujla PK, Rose MC, Pena MT. Expression profiling of inflammatory mediators in pediatric sinus mucosa. Arch Otolaryngol Head

Neck Surg. 2009;135(1):65–72.

29. Shin YH, Kim HS, Lee EK, Kim YJ, Lee H-S, Jang P-S, et al. Eosinophil related markers and total immunoglobulin E as a predictive marker for antibiotics response in chronic rhinosinusitis: a case-control study. Ann Saudi Med. 2015;35(4):312–7.

30. Bachert C, Zhang N, Hellings PW, Bousquet J. Endotype-driven care pathways in patients with chronic rhinosinusitis. J Allergy Clin Immunol. 2018;141(5):1543–51.

31. Brook I. The role of antibiotics in pediatric chronic rhinosinusitis. Laryngosc Investig Otolaryngol. 2017;2(3):104–8.

32. Brook I. Microbiology of chronic rhinosinusitis. Eur J Clin Microbiol Infect Dis. 2016;35(7):1059–68.

33. Muntz HR, Lusk RP. Nasal antral windows in children: a retrospective study. Laryngoscope. 1990; https://doi.org/10.1288/00005537-199006000-00017. Wiley Online Library [Internet]. Accessed 18 Feb 2020.

34. Hsin C-H, Su M-C, Tsao C-H, Chuang C-Y, Liu C-M. Bacteriology and antimicrobial susceptibility of pediatric chronic rhinosinusitis: a 6-year result of maxillary sinus punctures. Am J Otolaryngol. 2010;31(3):145–9.

35. Heath J, Hartzell L, Putt C, Kennedy JL. Chronic Rhinosinusitis in children: pathophysiology, evaluation, and medical management. Curr Allergy Asthma Rep. 2018;18(7):37.

36. Shay SG, Valika T, Chun R, Rastatter J. Innovations in endonasal sinus surgery in children. Otolaryngol Clin N Am. 2019;52(5):875–90.

37. Ramadan HH, Terrell AM. Balloon catheter sinuplasty and adenoidectomy in children with chronic rhinosinusitis. Ann Otol Rhinol Laryngol. 2010;119(9):578–82.

38. Ramadan HH. Surgical management of chronic sinusitis in children. Laryngoscope. 2004;114(12):2103–9.

39. Vlastarakos PV, Fetta M, Segas JV, Maragoudakis P, Nikolopoulos TP. Functional endoscopic sinus surgery improves sinus-related symptoms and quality of life in children with chronic rhinosinusitis: a systematic analysis and meta-analysis of published interventional studies. Clin Pediatr (Phila). 2013;52(12):1091–7.

40. Chang P-H, Lee L-A, Huang C-C, Lai C-H, Lee T-J. Functional endoscopic sinus surgery in children using a limited approach. Arch Otolaryngol Head Neck Surg. 2004;130(9):1033–6.

41. Walner DL, Falciglia M, Willging JP, Myer CM. The role of second-look nasal endoscopy after pediatric functional endoscopic sinus surgery. Arch Otolaryngol Head Neck Surg. 1998;124(4):425–8.

第31章　儿童慢性鼻窦炎：中国观点

马晶影，周兵

要点

- 儿童慢性鼻窦炎(CRS)是一种可以通过药物治疗的疾病，这一点已达成共识。
- 诊断主要依靠临床症状和鼻腔常规检查。鼻窦计算机断层扫描仅适用于经适当药物治疗后反应不佳且考虑进行鼻窦手术的儿童。
- 手术干预应个性化并逐步进行。手术的目的是控制症状和坚强鼻窦黏膜炎症，而非直接治愈。术后需要长期随访。

31.1　介绍

儿童慢性鼻窦炎(CRS)是儿科医生和耳鼻喉科医生共同面对的问题。目前估计儿童中CRS患病率的高达4%[1]。儿童CRS的研究不如成人CRS彻底。多种因素会导致该疾病，包括细菌和炎症因素。在过去的几年中，我们在慢性鼻窦炎的病理生理学、诊断和治疗方面取得了重大进展。然而，围绕这种儿童疾病的治疗和手术方面仍存在重大争议。

31.2　儿童的临床特征

31.2.1　定义

CRS 儿童时期的慢性鼻窦炎并不容易进行临床诊断，因为其症状与其他常见儿童鼻部疾病，例如下呼吸道感染、腺样体肥大/腺样体炎和过敏性鼻炎(咳嗽、喘息、咳痰、鼻塞、打喷嚏)等相似。大一点的孩子可能会表示他们有头痛症状。儿童CRS定义为鼻腔和鼻窦的黏膜慢性炎症，伴有持续12周以上不能完全缓解甚至逐渐加重的鼻部症状[2]。

主要症状包括：鼻腔阻塞/堵塞/充血、流鼻涕(前鼻/后鼻孔滴漏)、咳嗽、头痛。

伴随症状包括：嗅觉障碍、听力减退和行为异常(注意力不集中、易激惹)。

主要体征包括：下鼻甲水肿充血、中鼻道黏液脓性分泌物、咽后壁淋巴管增生、和/或发现鼻息肉。

伴随体征包括：腺样体和/或扁桃体肥大、和/或出现分泌性中耳炎体征。

31.2.2　症状

儿童CRS的症状可能因年龄而异。患儿通常由父母描述其客观体征；婴儿可能只会将疼痛和不适表达为烦躁。患儿通常同时存在鼻塞、流鼻涕和鼻后滴漏。对儿童 CRS 临床特征的研究表明，四种最常见的临床症状分别是咳嗽、鼻漏、鼻塞和鼻后滴漏，其中慢性咳嗽占主导地位的程度略高[3,4]。年龄较大的儿童可以提供更详细和具体的主观症状描述，譬如鼻塞、耳痛、面部压力或疼痛、嗅觉减退。父母经常抱怨患儿出现口臭和鼻出血。

实际上，咳嗽可能是慢性鼻窦病变最常见的表现[5]。当孩子上床睡觉和醒来时开始咳嗽，此咳嗽特征提示该诊断。这种咳嗽是由于鼻咽后部分泌物流入咽部所引起的[6]。

在复发性或慢性鼻窦炎中，单侧鼻塞很少见[7,8]。这类单侧发作的主诉在鼻甲肥大（无论是过敏性还是感染性引起）、鼻中隔明显偏曲、存在息肉或异物等情况下更为常见。

具有不同特征（水样、透明黏液样、化脓性或带血迹）的持续鼻腔分泌物可能是慢性鼻窦炎的独立临床表现[9,10]。这种症状需要与连续多次感冒、过敏性鼻炎、异物（单侧分泌物）以及譬如原发性纤毛运动障碍等呼吸道上皮功能障碍相鉴别[11,12]。鼻腔分泌物经咽部引流经常发生在学龄儿童中，并且可作为单独的主诉出现。但通常这种症状也会引起可由其家庭成员证实的夜间咳嗽。

头部和/或面部疼痛、压迫感可能是鼻窦病变中的罕见表现，这类症状会发生在鼻侧壁和鼻中隔之间有接触点以及鼻道复合体阻塞的患者当中。

原发性口臭在慢性鼻窦炎中是一种罕见情况，因为厌氧菌感染所产生的气味也会导致鼻涕分泌和鼻塞。通常而言，口臭由其他原因引起，例如扁桃体干酪样分泌物或者异物。

鼻/咽部瘙痒、打喷嚏和当环境变化时的呼吸道反应等过敏表现需要特别关注，因为这些表现是复发和慢性化的重要因素[13]。某些儿童群体特别容易患上鼻窦病变，可根据他们的囊性纤维化、免疫缺陷、纤毛运动障碍以及胃食管反流病史来确定[14]。

31.2.3　体格检查

应根据所获得的病史和家族史对患者进行全面仔细的体格检查。使用鼻镜检查鼻子是否有黏膜炎症迹象，例如充血、结痂和黏液脓性分泌物。特别是在鼻甲充血时，可使用软式内镜来充分评估鼻腔。检查前在鼻控局部使用局部麻醉剂（如利多卡因）和拟交感神经药物（如麻黄碱）的混合物，其局部减充血作用能够改善视野。

建议使用直径为 2.7mm 的鼻内镜，以便清楚地观察年幼儿童的中鼻道（图 31.1）、腺样体（图 31.2）和鼻咽。口腔检查可发现咽后分泌物、淋巴滤泡增生或扁桃体肥大。儿童鼻息肉很少见，如果在检查时发现，应怀疑纤维化、过敏性真菌性鼻窦炎或后鼻孔息肉。

同时应评估中鼻道和蝶筛隐窝的阻塞和分泌物水平，经鼻咽部可评估腺样体大小和炎症表现。

检查儿童鼻腔的最简单方法是抬起鼻尖并使用电耳镜照明[15]。在种情况下，可以观察到鼻腔有无分泌物以及下鼻甲的大小。如果鼻甲黏膜苍白，可能是过敏；如果黏膜充血，则可能存在感染。因此，至少一部分慢性或复发性鼻窦炎的鉴别诊断可以基于鼻甲检查明确。

在临床疑诊阶段末期时，通过询问病史和进行体格检查，可以对大多数慢性或复发性鼻窦炎患者做出诊断。

31.2.4　诊断性检查

除了获取病史和进行体格检查外，还应考虑进行诊断性检查，例如适当的实验室检查。

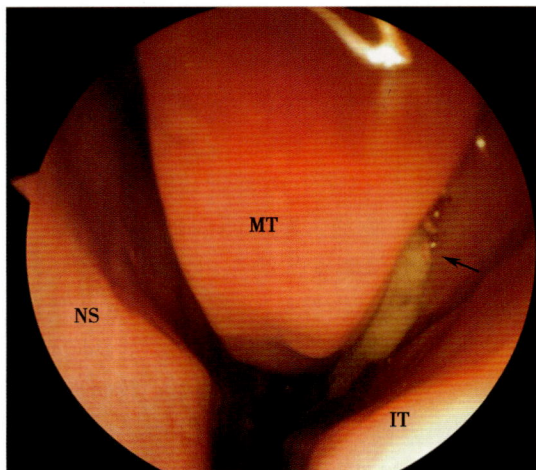

图 31.1　中鼻道脓性分泌物的内镜视图（箭头）。NS 鼻中隔、MT 中鼻甲、IT 下鼻甲

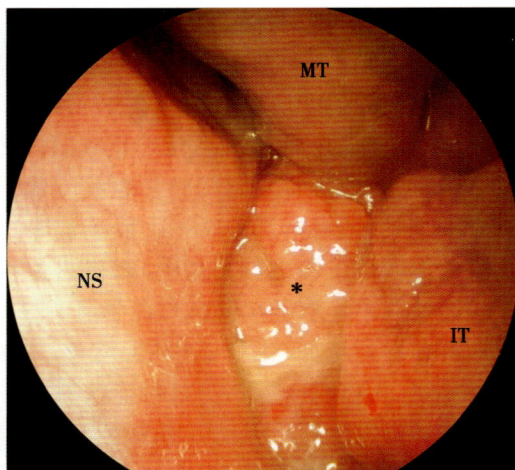

图 31.2　腺样体肥大（*）的内镜视图，腺样体彻底阻塞后鼻孔。NS 鼻中隔、MT 中鼻甲、IT 下鼻甲

应考虑对患有 CRS 的儿童进行过敏原血清学检测。患有复发性或慢性疾病、对药物治疗反应不佳、有其他传染病病史（例如，复发性肺炎或中耳炎）或从鼻窦分泌物中培养出异常微生物的儿童应进行免疫缺陷检测。

对于常规药物治疗无反应的患者，细菌培养可能有助于指导进一步的抗菌治疗。对于能够耐受硬性内镜检查的较大儿童，可在门诊采集鼻分泌物进行培养。如果需要全身麻醉，我们推荐按照金标准，即通过鼻窦穿刺从上颌窦内获得培养物，该技术同时还具有鼻窦冲洗的潜在收益。然而，由于鼻窦穿刺具有侵入性，而且细菌感染不是儿童慢性鼻窦炎的主要发病机制，因此并不是所有疑似儿童鼻窦炎患者的常规检查方法。

31.2.5　影像

在无并发症的 CRS 中，影像学仅用于评估适当药物治疗后的残留病灶和解剖异常（图 31.3）。常见的影像学检查是 CT。CT 图像中的异常根据其严重程度与临床表现的相关性进行评估，结果指导进一步管理的计划，其中包括手术干预。平片照片往往不太可靠。进行 CT 扫描时，应考虑到儿童暴露于辐射的潜在风险。目前的指南建议"低剂量成像"，因为据报道接受 CT 扫描的儿童患白血病和脑瘤的概率增加。而越高的辐射暴露，其风险就越高[16]。

慢性鼻窦炎的主要 CT 特征是：①鼻窦黏膜的黏骨膜增厚和分泌物滞留引起的受累鼻窦混浊；②复发性或慢性鼻窦炎导致骨炎伴窦腔新生骨；③大多数鼻窦息肉表现为占据一个或多个鼻窦的软组织肿块；④窦壁可能被慢性良性炎症侵蚀，通常发生在上颌窦内侧壁和眶下管周围；⑤如果在儿童时期发生慢性感染，则鼻窦可能一直狭小且发育不全。

磁共振成像（MRI）尚未被证明对评估鼻窦的骨性结构有用。然而，当侵袭性真菌性鼻窦炎与良性或恶性肿瘤之间需要鉴别，或怀疑出现鼻窦炎并发症时，就需要进行 MRI 检查。

慢性鼻窦炎主要的 MRI 特征如下：黏膜增厚，在 T1 加权（T1-W）序列上信号强度为低到中等。而在 T2 加权（T2-W）序列上，增厚的黏膜在信号强度上呈高信号（更亮）。大多数息肉与水具有相同的信号强度：T1W 图像上为低信号，T2W 图像上为高信号（明亮）。给予钆-二亚乙基三胺-五乙酸后，发炎的黏膜明显增强[17-19]。T1-W 和 T2-W 图像上息肉的高亮来源于高蛋白质含量或息肉内出血。

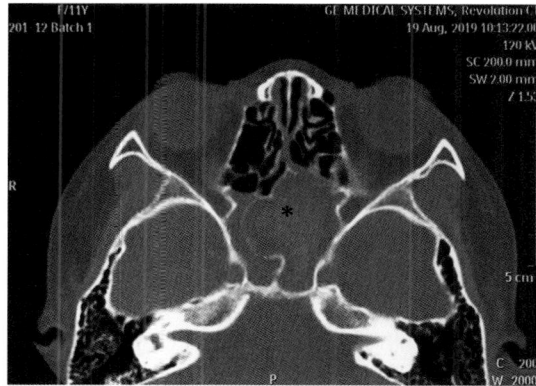

图 31.3 一名患有慢性蝶窦炎的 11 岁女孩的轴向鼻旁窦计算机断层扫描（CT）图像。间歇性剧烈头痛 6 个月，无鼻部症状，经药物治疗无改善。CT 显示双侧蝶窦混浊

31.3 治疗（小儿内镜外科和医学要点）和预后

31.3.1 介绍

儿童 CRS 的首选治疗应该是药物治疗。如有腺样体和/或扁桃体肥大、鼻息肉和/或后鼻孔息肉、鼻窦炎伴有颅内和/或眼眶并发症则需额外处理[2]。

31.3.2 慢性病的药物治疗儿童鼻窦炎

抗生素

文献中没有可靠证据支持可在儿童 CRS 中使用抗生素。

反复急性发作和加重的 CRS（轻度急性鼻窦炎出现并发症时）其治疗方法与重度急性鼻窦炎相同[20,21]。理想情况下，根据培养药敏结果选择抗生素；然而实际上，在工作环境中从儿童那里获得可靠的培养物是一项挑战。一线治疗通常使用阿莫西林[40mg/（kg·d）]。另一个合理且安全的选择是高剂量阿莫西林[80mg/（kg·d）]，它可以克服肺炎葡萄球菌对青霉素的耐药性。抗生素治疗持续 2～6 周，通常为 2～3 周，并且应在鼻窦炎临床表现消失后继续使用 1 周[22]。当用药后没有临床症状改善、发烧持续 3 天或咳嗽持续 1 周以上，可使用阿莫西林/克拉维酸[30mg/（kg·d）]或第二代头孢菌素[头孢呋辛，30mg/（kg·d）]，其目的是对抗 β-内酰胺酶产菌株（嗜血杆菌、卡他莫拉菌、某些厌氧菌）[23,24]。头孢氨苄是难治性感染的另一种选择，目的是治疗金黄色葡萄球菌。最后甲硝唑可以添加到上述任意一种抗生素中，以治疗合并厌氧菌的混合感染[25]。如果怀疑患者对这些抗生素中的任何一种过敏，替代选择包括甲氧苄啶/磺胺甲噁唑、阿奇霉素、克拉霉素或红霉素。但是这类替代抗

生素可能有 20%～25% 的治疗失败率。如果怀疑有厌氧菌感染,克林霉素是有效的,但这种抗生素不能覆盖革兰氏阴性细菌感染。

静脉注射抗生素治疗一直被认为是面对耐药性 CRS 时手术干预外的替代方案。既往研究中最常使用的是静脉注射头孢呋辛,其次是氨苄西林 - 舒巴坦、替卡西林、克拉维酸和万古霉素。使用静脉抗生素治疗时必须权衡潜在收益和严重并发症发生风险。

此外,当使用了其他干预措施(例如鼻窦冲洗 / 抽吸和腺样体切除术)后,很难确定静脉抗生素治疗的收益。因此,现有数据不能证明单独使用静脉抗生素治疗儿童 CRS 是合理的。

鼻用皮质类固醇

目前还没有随机对照试验的报告评估鼻用皮质类固醇对 CRS 患儿的影响。然而,鼻用皮质类固醇已被证明对伴有或不伴有鼻息肉的 CRS 成年患者有效,而且鼻用皮质类固醇已被证明对患有过敏性鼻炎的儿童有效且安全。因此,使用鼻用皮质类固醇药物是儿童 CRS 的一线治疗方案[26-28]。鼻用皮质类固醇喷雾剂通常用于减轻炎症并改善水肿和促进黏液纤毛清除。鼻用皮质类固醇治疗同时也是伴有或不伴有鼻息肉的儿童 CRS 的一线治疗方案。

临床上,当鼻甲肥大并引起鼻塞时,在使用抗生素治疗且分泌物不再呈脓性后,会开具皮质类固醇。比如糠酸莫米松可以以每日一次给药。根据既往的研究,儿童对其中一些类固醇的水溶制剂耐受性良好[29-32]。另外一种外用皮质类固醇的选择是布地奈德,可供 2～4 岁的儿童使用,每天两次在每侧鼻孔喷一次,持续用药 1 个月,然后监测体征和症状。其他类型的外用皮质类固醇包括是丙酸氟替卡松、二丙酸倍氯米松和氟尼缩松。

辅助治疗

目前,没有证据支持表明其他辅助疗法的益处,例如口服抗组胺药、黏液溶解剂、口服类固醇和鼻腔盐水冲洗。

由于具有强大的抗炎特性,全身性类固醇也被用于患有 CRS 的儿童。厄兹图尔克等使用阿莫西林克拉维酸盐治疗 CRS 儿童 30 天,然后分别使用泼尼松和安慰剂减量疗程 15 天[33]。与安慰剂相比,类固醇治疗显著改善了 CT 扫描评分以及咳嗽、鼻塞、鼻后分泌物和总症状评分。尽管全身性类固醇有效,但出于安全原因,它们在儿童 CRS 中的应用受到限制。

在对药物治疗有抵抗力的 CRS 儿童中普遍发现反流症状,而抗反流治疗改善了大多数患者的症状[34]。

临床医生已经尝试过其他治疗慢性鼻窦炎的方法,包括抗组胺药和白三烯调节剂,特别是考虑到它们在治疗过敏性鼻炎方面的效果。但是,没有数据显示这些方法有潜在功效;因此,它们在治疗急性和慢性鼻窦炎方面的作用尚未确定。第二代非镇静抗组胺药,如氯雷他定、西替利嗪、咪唑斯汀、依巴斯汀、非索非那定等,可与组胺竞争 H1 受体,可通过口服治疗主要由过敏因素引起鼻窦炎[35]。这类药物对与过敏性鼻炎相关的打喷嚏、瘙痒和清水样涕症状有效,但对鼻塞患者作用很小或没有作用。与此同时,长期使用这类药物会产生耐受性和不良反应,例如情绪变化和摄食过多[36]。因此,这些药物应仅限在临床表现较多的季节里短时间使用。局部抗 H1 受体抗组胺药在儿童中的使用应受到限制,因其在使用后可能会立即出现局部刺激(灼痛感),导致儿童依从性降低。

生理盐水鼻腔冲洗已成为儿童 CRS 治疗的主要手段。事实上,在一项针对美国儿童咽喉科医生和鼻科医生的调查中发现,分别有 93% 和 97% 的受访者报告使用鼻腔盐水冲洗作为儿童 CRS 正规疗法的一部分[37,38]。通常推荐使用鼻腔冲洗(每日 2 次),以清除分泌物和痂皮[39]。此外，鼻腔清洁提供了一个更好的环境，使其能够充分接受其他鼻用药物的使用，例如外用皮质类固醇[31]。总的来说，当单独使用生理盐水冲洗作为治疗方法时，有证据表明其有利于改善 CRS 症状。鼻用生理盐水应做到每周配制新鲜溶液。

有少数患有慢性和复发性鼻窦炎的儿童，特别是免疫缺陷患者，可以从免疫球蛋白替代疗法或抗菌主动免疫接种中获益。

31.3.3　手术治疗

对于规律药物治疗无效的 CRS 患者（以及罕见的复杂急性鼻窦炎），通常考虑对 CRS 进行手术干预。手术是逐步进行的，并已被证明可以显著改善症状。父母应该被告知手术并不一定能够完全治愈本病。

腺样体切除术

腺样体切除术通常是 CRS 患儿的一线手术选择，成功率在 47% 到 58% 之间[40]。腺样体切除术联合或不联合上颌窦冲洗被推荐为一线手术。腺样体可能充当致病菌的储存库，结构上生物膜的存在可能会降低抗生素清除感染的功效[41]（图 31.4）。为了去除这个病因，可能需要进行腺样体切除术。据报道本手术可有效缓解儿科 CRS 症状，成功率在 47% 至 58% 之间[40]。

功能性内镜鼻窦手术，FESS

目前的文献支持对下列 CRS 患儿进行功能性内镜鼻窦手术（FESS）：规律药物治疗无效、早前已行腺样体切除术但无效，或者当解剖变异明显堵塞正常的引流通道时。

其他适应证包括急性鼻窦炎出现眼眶和颅内并发症或囊性纤维化病变出现阻塞性鼻息肉。FESS 被认为对儿童面中部发育方面是安全的，[42]并且有 80%～100% 的患者术后症状得到改善[43]。鼻窦的术前 CT 对于提供鼻窦复合体的手术"路线图"以及检测会增加邻近结构损伤风险的结构变异而言至关重要。对于儿童，由于鼻窦的大小和形状在儿童发育过程中不断发生变化，因此进行及时扫描很重要。

许多人主张对儿童 FESS 采取受限的术式，包括去除任何明显的阻塞物（例如息肉和泡状鼻甲），以及前组泡状筛窦切除术和中鼻道上颌窦开窗术。这种方法通常能显著改善鼻塞（91%）、流鼻涕（90%）、鼻后滴漏（90%）、头痛（97%）、嗅觉减退（89%）和慢性咳嗽（96%）[44]。然而，受限的术式往往会导致手术后出现一系列问题；例如，中鼻甲之间的粘连是一个非常常见的问题，而且会导致手术失败。

换言之，中鼻甲通常可能是术后并发症或复发的主要原因（图 31.5）。因此，手术方法应个体化，且只有在所有保守治疗措施均未取得良好效果时才考虑手术。

儿童鼻窦炎诊治推荐意见[2]指出，儿童鼻窦炎手术适应证为：①腺样体肥大和 / 或扁桃体肥大影响鼻腔通气引流；②鼻息肉和 / 或上颌窦后鼻孔息肉导致鼻窦复合体引流受阻；③出现颅内、眼眶或眶周并发症。儿童慢性鼻窦炎治疗国际共识[45]中定义了其他适应证，例如：由囊性纤维化病变引起的大块息肉或闭合引起的完全性鼻塞；黏液囊肿和脓肿；视神经管外伤性病变；继发于鼻窦炎的药物治疗难治性泪囊炎和真菌性鼻窦炎。

儿童慢性鼻窦炎的手术原则是小范围、精细和微创。术后不宜频繁行鼻内镜检查及手术干预。

术后盐水冲洗可防止结痂并促进黏膜形成，但预计幼儿的依从性较差。

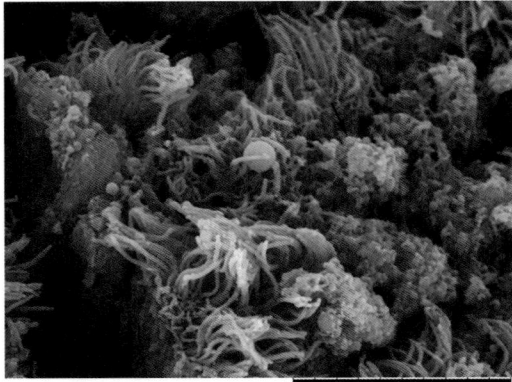

图 31.4 扫描电子显微镜图像显示腺样体表面上皮细胞上的黏附生物膜（箭头）

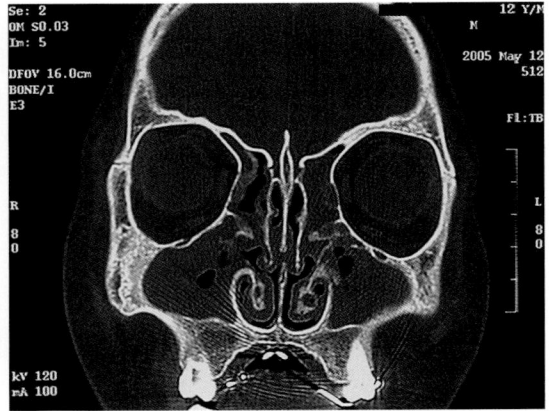

图 31.5 一名 12 岁男孩患有复发性慢性鼻窦炎,接受了受限的功能性内镜鼻窦手术,他的鼻窦计算机断层扫描(CT)冠状位图像。1 年后复查鼻内镜,可见中鼻道严重粘连及脓性分泌物。筛窦及上颌窦内可见混浊,伴骨质增生

合并干扰生理黏膜及纤毛清除功能的潜在疾病(例如,纤毛运动障碍、Kartagener 综合征、囊性纤维化)的 CRS 患者需特别注意。这类基于患者的 CRS 难以治疗,通常需要进行翻修手术 [46]。此外,这些患者可能无法从自然开口的"功能性"鼻窦手术中获益,应考虑基于重力的引流手术。合并鼻腔息肉病、过敏性鼻炎病史和男性患者人群更常在鼻窦内镜手术后继续存在不适症状。

31.4 预后

耳鼻喉科医生应为患有复发性和慢性疾病的患者制定长期随访治疗计划。该随访计划取决于随访期间进行鼻镜检查的需求,以及在有手术指征时的顺序评估。为了补充随访期间获得的信息并保持一致性,涉及儿科医生、耳鼻喉科医师、专业放射科医师和免疫学家的多学科合作是从诊断到随访的基础。

关于儿童鼻窦炎的治疗,内镜鼻窦手术的目的是控制症状和减轻鼻窦黏膜炎症,而不是提供治愈方法。CRS 患儿需要长期术后随访。

31.5 结论

药物治疗对于儿科 CRS,包括鼻用皮质类固醇和盐水冲洗,对儿童有效且通常安全。

手术仅适用于规律药物治疗无效的儿童。腺样体可能充当致病菌的储存库,而不是阻塞源。作为治疗儿科 CRS 的阶梯式策略,腺样体切除术是一线手术。即使是儿科患者,一旦出现内镜鼻窦手术的适应证,应立刻行个性化内镜鼻窦手术。我们的经验表明,术后护理或首次手术后的二次探查手术非常重要。

（江壹锋　赖银妍　译）

参考文献

1. Sidell D, Shapiro NL, Bhattacharyya N. Obesity and the risk of chronic rhinosinusitis, allergic rhinitis, and acute otitis media in school-age children. Laryngoscope. 2013;123(10):2360–3. https://doi.org/10.1002/lary.24038.

2. Editorial Board of Chinese Journal of Otorhinolaryngology Head and Neck Surgery, Subspecialty Group of Rhinology and Pediatics, Society of Otorhinolaryngology Head and Neck Surgery, Chinese Medical Association. Recommendations for diagnosis and treatment of rhinosinusitis in children (Kunming, 2012). Chin J Otorhinolaryngol Head Neck Surg. 2013;48(3):177–9.

3. Rachelefsky GS, Goldberg M, Katz RM, Boris G, Gyepes MT, Shapiro MJ, et al. Sinus disease in children with respiratory allergy. J Allergy Clin Immunol. 1978;61(5):310–4. https://doi.org/10.1016/0091-6749(78)90052-0.

4. Rachelefsky GS, Katz RM, Siegel SC. Diseases of paranasal sinuses in children. Curr Probl Pediatr. 1982;12(5):1–57. https://doi.org/10.1016/0045-9380(82)90038-x.

5. Parsons DS. Chronic sinusitis: a medical or surgical disease? Otolaryngol Clin N Am. 1996;29(1):1–9.

6. Havas TE, Motbey JA, Gullane PJ. Prevalence of incidental abnormalities on computed tomographic scans of the paranasal sinuses. Arch Otolaryngol Head Neck Surg. 1988;114(8):856–9. https://doi.org/10.1001/archotol.1988.01860200040012.

7. Wang DY, Clement P, Kaufman L, Derde MP. Fiberoptic examination of the nasal cavity and nasopharynx in children. Acta Otorhinolaryngol Belg. 1991;45(3):323–9.

8. Wang DY, Bernheim N, Kaufman L, Clement P. Assessment of adenoid size in children by fibreoptic examination. Clin Otolaryngol Allied Sci. 1997;22(2):172–7. https://doi.org/10.1046/j.1365-2273.1997.00002.x.

9. Wald ER. Purulent nasal discharge. Pediatr Infect Dis J. 1991;10(4):329–33. https://doi.org/10.1097/00006454-199104000-00013.

10. Wald ER. Sinusitis in children. N Eng J Med. 1992;326(5):319–23. https://doi.org/10.1056/nejm199201303260507.

11. Kronemer KA, McAlister WH. Sinusitis and its imaging in the pediatric population. Pediatr Radiol. 1997;27(11):837–46. https://doi.org/10.1007/s002470050251.

12. Saldiva PH, King M, Delmonte VL, Macchione M, Parada MA, Daliberto ML, et al. Respiratory alterations due to urban air pollution: an experimental study in rats. Environ Res. 1992;57(1):19–33. https://doi.org/10.1016/s0013-9351(05)80016-7.

13. Bergman KE, Bergman RL, Bauer CP, Dorch W, Foster J, Schmidt E, Schulz J, Whan U. Atopy in Deutchland. Deutsches Ärzteblatt. 1993;190:1341–7.

14. Brihaye P, Jorissen M, Clement PA. Chronic rhinosinusitis in cystic fibrosis (mucoviscidosis). Acta Otorhinolaryngol Belg. 1997;51(4):323–37.

15. Handler SD, Myer C. Atlas of ear, nose and throat disorders in children. Hamilton: BC Decker; 1998. p. 44–64.

16. Pearce MS, Salotti JA, Little MP, McHugh K, Lee C, Kim KP, et al. Radiation exposure from CT scans in childhood and subsequent risk of leukaemia and brain tumours: a retrospective cohort study. Lancet (London, England). 2012;380(9840):499–505. https://doi.org/10.1016/s0140-6736(12)60815-0.

17. Jorgensen RA. Endoscopic and computed tomographic findings in ostiomeatal sinus disease. Arch Otolaryngol Head Neck Surg. 1991;117(3):279–87. https://doi.org/10.1001/archotol.1991.01870150047005.

18. Som PM, Curtin HD, editors. Head and neck imaging. 2nd ed. St. Louis: Mosby-Year Book Inc.; 1991.

19. Yousem DM. Imaging of sinonasal inflammatory disease. Radiology. 1993;188(2):303–14. https://doi.org/10.1148/radiology.188.2.8327669.

20. Brook I, Yocum P. Antimicrobial management of chronic sinusitis in children. J Laryngol Otol. 1995;109(12):1159–62. https://doi.org/10.1017/s0022215100132323.

21. Dowelll SFSB, Phillips WR. Appropriate use of antibiotics for URIs in children: Part I. Otitis media and acute sinusitis. The Pediatric URI Consensus Team. Am Pham Phys. 1998;58:1313–8.

22. Giebink GS. Childhood sinusitis: pathophysiology, diagnosis and treatment. Pediatr Infect Dis J. 1994;13(Suppl 1):S55–8. discussion S63–5

23. Pereira MBR. Sinusitis. In: Sih T, editor. Pediatric otorhinolaryngology manual. São Paulo: International Federation of Oto-Rhino-Laryngological Societies; 1998. p. 90–9.

24. Jiang RS, Hsu CY. Bacteriology of chronic sinusitis after ampicillin therapy. Am J Rhinol. 1997;11(6):467–71. https://doi.org/10.2500/105065897780914983.

25. Kluka EA. Medical treatment of rhinosinusitis in children. In: Cotton RT, Myer CM, editors. Practical pediatric otolaryngology. Philadelphia: Lippincott-Raven; 1999. p. 395–404.

26. Seidman MD, Gurgel RK, Lin SY, Schwartz SR, Baroody FM, Bonner JR, et al. Clinical practice guideline: allergic rhinitis executive summary. Otolaryngol Head Neck Surg. 2015;152(2):197–206. https://doi.org/10.1177/0194599814562166.

27. Ratner PH, Meltzer EO, Teper A. Mometasone furoate nasal spray is safe and effective for 1-year treatment of children with perennial allergic rhinitis. Int J Pediatr Otorhinolaryngol. 2009;73(5):651–7. https://doi.org/10.1016/j.ijporl.2008.12.025.

28. Schenkel EJ, Skoner DP, Bronsky EA, Miller SD, Pearlman DS, Rooklin A, et al. Absence of growth retardation in children with perennial allergic rhinitis

after one year of treatment with mometasone furoate aqueous nasal spray. Pediatrics. 2000;105(2):E22. https://doi.org/10.1542/peds.105.2.e22.

29. Waldner DL, Falciglia M, Willging JP, Myer CM 3rd. The role of second-look nasal endoscopic after pediatric functional endoscopic surgery. Arch Otolaryngol Head Neck Surg. 1998;124:425–8.

30. Wang DSJ, DeWaele M, Clement P. Effect of topical applications of budesonide and azelastine on nasal allergen challenge during the pollen season. Int Arch Allergy Immunol. 1997;114:185–92.

31. Barlan IB, Erkan E, Bakir M, Berrak S, Başaran MM. Intranasal budesonide spray as an adjunct to oral antibiotic therapy for acute sinusitis in children. Ann Allergy Asthma Immunol. 1997;78(6):598–601. https://doi.org/10.1016/s1081-1206(10)63223-1.

32. Meltzer EO, Berger WE, Berkowitz RB, Bronsky EA, Dvorin DJ, Finn AF, et al. A dose-ranging study of mometasone furoate aqueous nasal spray in children with seasonal allergic rhinitis. J Allergy Clin Immunol. 1999;104(1):107–14. https://doi.org/10.1016/s0091-6749(99)70121-1.

33. Ozturk F, Bakirtas A, Ileri F, Turktas I. Efficacy and tolerability of systemic methylprednisolone in children and adolescents with chronic rhinosinusitis: a double-blind, placebo-controlled randomized trial. J Allergy Clin Immunol. 2011;128(2):348–52. https://doi.org/10.1016/j.jaci.2011.04.045.

34. Phipps CD, Wood WE, Gibson WS, Cochran WJ. Gastroesophageal reflux contributing to chronic sinus disease in children: a prospective analysis. Arch Otolaryngol Head Neck Surg. 2000;126(7):831–6. https://doi.org/10.1001/archotol.126.7.831.

35. McCormick DP, John SD, Swischuk LE, Uchida T. A double-blind, placebo-controlled trial of decongestant-antihistamine for the treatment of sinusitis in children. Clin Pediatr. 1996;35(9):457–60. https://doi.org/10.1177/000992289603500905.

36. Sibbald B. Epidemiology of allergic rhinitis. In: Burr ML, editor. eEiCABK; 1993. p. 61–79.

37. Beswick DM, Messner AH, Hwang PH. Pediatric chronic rhinosinusitis management in rhinolo-gists and pediatric otolaryngologists. Ann Otol Rhinol Laryngol. 2017;126(9):634–9. https://doi.org/10.1177/0003489417719717.

38. Beswick DM, Ramadan H, Baroody FM, Hwang PH. Practice patterns in pediatric chronic rhinosinusitis: a survey of the American Rhinologic Society. Am J Rhinol Allergy. 2016;30(6):418–23. https://doi.org/10.2500/ajra.2016.30.4373.

39. Shoseyov D, Bibi H, Shai P, Shoseyov N, Shazberg G, Hurvitz H. Treatment with hypertonic saline versus normal saline nasal wash of pediatric chronic sinusitis. J Allergy Clin Immunol. 1998;101(5):602–5. https://doi.org/10.1016/s0091-6749(98)70166-6.

40. Vandenberg SJ, Heatley DG. Efficacy of adenoidectomy in relieving symptoms of chronic sinusitis in children. Arch Otolaryngol Head Neck Surg. 1997;123(7):675–8.

41. Shin KS, Cho SH, Kim KR, Tae K, Lee SH, Park CW, et al. The role of adenoids in pediatric rhinosinusitis. Int J Pediatr Otorhinolaryngol. 2008;72(11):1643–50. https://doi.org/10.1016/j.ijporl.2008.07.016.

42. Bothwell MR, Piccirillo JF, Lusk RP, Ridenour BD. Long-term outcome of facial growth after functional endoscopic sinus surgery. Otolaryngol Head Neck Surg. 2002;126(6):628–34. https://doi.org/10.1067/mhn.2002.125607.

43. Ramadan HH. Surgical management of chronic sinusitis in children. Laryngoscope. 2004;114(12):2103–9.

44. Chang P-H, Lee L-A, Huang C-C, Lai C-H, Lee T-J. Functional endoscopic sinus surgery in children using a limited approach. Arch Otolaryngol Head Neck Surg. 2004;130(9):1033–6.

45. Clement PA, Bluestone CD, Gordts F, Lusk RP, Otten FW, Goossens H, et al. Management of rhinosinusitis in children: consensus meeting, Brussels, Belgium, September 13, 1996. Arch Otolaryngol Head Neck Surg. 1998;124(1):31–4. https://doi.org/10.1001/archotol.124.1.31.

46. Ramadan HH. Revision endoscopic sinus surgery in children: surgical causes of failure. Laryngoscope. 2009;119(6):1214–7. https://doi.org/10.1002/lary.20230.

韦格纳肉芽肿　第**32**章

沙骥超，朱冬冬

要点

● 韦格纳肉芽肿（Wegener granulomatosis，WG）又叫肉芽肿性多血管炎（granulomatosis with polyangiitis，GPA），是一种系统性疾病在局部有恶性表现形式。耳鼻喉科医生应当在疾病的早期将其识别出来，进行鼻腔活检并做出诊断。

32.1　简介

韦格纳肉芽肿（WG）或称肉芽肿性多血管炎（GPA），由 Friedrich Wegener 在 1936 年首次描述为一种罕见的鼻源性肉芽肿病[1]，事实上是一种罕见的慢性的包括肉芽肿形成和血管炎症在内的系统性疾病。该病是一种与抗中性粒细胞胞浆抗体（ANCA）相关的肉芽肿性血管炎，可累及多个器官的中、小血管，但最常累及上呼吸道、肺部和肾脏。超过 85% 的该病患者有鼻腔鼻窦受累的表现[2,3]，包括鼻塞、流脓涕、鼻出血和鼻腔疼痛等[4]。

32.2　发病机制

WG 的发病机制仍是未知。作为一种与 anca 相关的血管炎性疾病，WG 患者有着易感的遗传背景，暴露于致病环境因素中容易诱发[5]。中性粒细胞释放针对 ANCA 的自身抗原，引起血管炎并释放更多的炎症细胞因子、活性氧和裂解酶等物质。ANCA 激活中性粒细胞过度活化时还能形成中性粒细胞外诱捕网（NET）[6]。此外，有文献报道 B 细胞内的 Bruton's 酪氨酸激酶也参与到 WG 的发病中[7]。WG 的组织病理学特征包括组织坏死、肉芽肿性炎和血管炎[8]。

32.3　临床表现

WG 是一种多器官受累的自身免疫性疾病。病变最常累及上呼吸道、肺脏以及肾脏，较少见于皮肤、中枢神经系统、心脏、涎腺、眼、眶、乳腺、脾脏、甲状腺、消化道、垂体和泌尿生殖道[9,10]。临床出现的症状包括发热、乏力、血性分泌物、咳嗽、疼痛、声音嘶哑、涎腺增大、关节炎和溃疡。

值得注意的是，耳鼻咽喉的症状可能为首发症状，这是因为鼻腔和鼻窦是该病头颈部最易受累的区域（85%～100%）[11]。WG 的一些预警信号包括持续性的流涕、鼻腔血性分泌物、鼻出血、鼻痂、鼻黏膜溃疡、鼻背塌陷、鼻腔肉芽肿形成、鼻窦炎和局部黏膜易受损伤。

32.4　诊断

WG 的诊断依赖临床病史，ANCA 的血清学检查，以及病理组织学检查。影像学检查也在疾病的诊断和中、小血管炎的治疗中发挥重要作用 [12]。但是该病的早期诊断较为困难，因为缺乏典型的临床表现 [13]。ANCA 检测是一种兼具敏感性和特异性的 WG 检测指标。

32.5　治疗

糖皮质激素和免疫抑制剂是治疗 WG 最常用的药物。最近的研究表明，特异性免疫治疗药物，比如利妥昔单抗（一种针对 B 细胞的单克隆抗体），也能让 WG 患者获益 [14]。如果不接受治疗或者治疗方法有限，那么 WG 的平均生存时间只有 5 个月，1 年的死亡率高达 82% [15]。因此，需要更多的研究去阐明 WG 的病理生理学机制，去开发更多的治疗靶点。

32.6　小结

WG 是一种累及多个器官的自身免疫性疾病。尽管该病的诊断和治疗方法在不断进步，但该病仍然具有非常大的临床挑战。耳鼻咽喉医生有责任在疾病的早期做出诊断，并且为患者推荐和实施合适的治疗方案。

（韩灵　赖银妍 译）

参考文献

1. Wegener F. 50 years of Wegener's granulomatosis. Immun Infekt. 1990;18(1):11–9.
2. Trimarchi M, Sinico RA, Teggi R, Bussi M, Specks U, Meroni PL. Otorhinolaryngological manifestations in granulomatosis with polyangiitis (Wegener's). Autoimmunity Rev. 2013;12(4):501–5. https://doi.org/10.1016/j.autrev.2012.08.010.
3. D'Anza B, Langford CA, Sindwani R. Sinonasal imaging findings in granulomatosis with polyangiitis (Wegener granulomatosis): a systematic review. Am J Rhinol Allergy. 2017;31(1):16–21. https://doi.org/10.2500/ajra.2017.31.4408.
4. Coordes A, Loose SM, Hofmann VM, Hamilton GS III, Riedel F, Menger DJ, et al. Saddle nose deformity and septal perforation in granulomatosis with polyangiitis. Clin Otolaryngol. 2018;43(1):291–9. https://doi.org/10.1111/coa.12977.
5. Nakazawa D, Masuda S, Tomaru U, Ishizu A. Pathogenesis and therapeutic interventions for ANCA-associated vasculitis. Nat Rev Rheumatol. 2019;15(2):91–101. https://doi.org/10.1038/s41584-018-0145-y.
6. Pruchniak MP, Ostafin M, Wachowska M, Jakubaszek M, Kwiatkowska B, Olesinska M, et al. Neutrophil extracellular traps generation and degradation in patients with granulomatosis with polyangiitis and systemic lupus erythematosus. Autoimmunity. 2019;52(3):126–35. https://doi.org/10.1080/08916934.2019.1631812.
7. von Borstel A, Abdulahad WH, Sanders JS, Rip J, Neys SFH, Hendriks RW, et al. Evidence for enhanced Bruton's tyrosine kinase activity in transitional and naïve B cells of patients with granulomatosis with polyangiitis. Rheumatology (Oxford). 2019;58(12):2230–9. https://doi.org/10.1093/rheumatology/kez205.
8. Hong Y, Shi P, Liu X, Yang L, Li K, Xu F, et al. Distinction between MPO-ANCA and PR3-ANCA-associated glomerulonephritis in Chinese patients: a retrospective single-center study. Clin Rheumatol. 2019;38(6):1665–73. https://doi.org/10.1007/s10067-019-04458-9.
9. Kühn D, Hospowsky C, Both M, Hey M, Laudien M. Manifestation of granulomatosis with polyangiitis in head and neck. Clin Exp Rheumatol. 2018;36(Suppl 111(2)):78–84.

10. Sfiniadaki E, Tsiara I, Theodossiadis P, Chatziralli I. Ocular manifestations of granulomatosis with polyangiitis: a review of the literature. Ophthal Ther. 2019;8(2):227–34. https://doi.org/10.1007/s40123-019-0176-8.

11. Greco A, Marinelli C, Fusconi M, Macri GF, Gallo A, De Virgilio A, et al. Clinic manifestations in granulomatosis with polyangiitis. Int J Immunopathol Pharmacol. 2016;29(2):151–9. https://doi.org/10.1177/0394632015617063.

12. Singhal M, Gupta P, Sharma A. Imaging in small and medium vessel vasculitis. Int J Rheumatic Dis. 2019;22(Suppl 1):78–85. https://doi.org/10.1111/1756-185x.13390.

13. Nasser M, Cottin V. The respiratory system in autoimmune vascular diseases. Respiration: Int Rev Thorac Dis. 2018;96(1):12–28. Https://doi.org/10.1159/000486899.

14. Lynch JP III, Derhovanessian A, Tazelaar H, Belperio JA. Granulomatosis with polyangiitis (Wegener's Granulomatosis): evolving concepts in treatment. Semin Respir Crit Care Med. 2018;39(4):434–58. https://doi.org/10.1055/s-0038-1660874.

15. Flossmann O. Risks of treatments and long-term outcomes of systemic ANCA-associated vasculitis. Presse Med (Paris, France: 1983). 2015;44(6 Pt 2):e251–7. https://doi.org/10.1016/j.lpm.2015.02.019.

第33章 IgG4 相关性疾病

朴颖实

要点

- IgG4 相关慢性鼻窦炎被认为是系统性疾病。
- 该病可能与遗传、自身免疫、环境和变态反应等因素有关。
- 由于该病可有鼻窦窦壁或颅底的骨质破坏征象，容易被误认为恶性肿瘤。
- 迄今为止，该病仍然没有获得一致认可的诊断标准。

33.1 简介

免疫球蛋白（Ig）G4 相关性疾病（IgG4-RD）是一种临床上独立的实体性病变。IgG4-RD 首次被描述为自身免疫性胰腺炎（AIP）[1]，被认为是一种免疫调节病。组织病理学特征表现为大量淋巴细胞和浆细胞浸润，网格状纤维化和闭塞性静脉炎。IgG4 相关慢性鼻窦炎（IgG4-related CRS）的临床特征还未被广泛研究 [2-20]。迄今为止，该病的诊断标准并未得到广泛统一，仍然缺乏大样本临床研究数据。

33.2 发病机制

本疾病的病因学和发病机制尚未被阐明，可能跟遗传、自身免疫、环境和变态反应等因素相关。

33.2.1 遗传表型

HLA DRB1*0405，DQB1*0401，BRB1*0701，and DQB1*0202 单倍体型与日本人和韩国人的自身免疫性胰腺炎有关 [21,22]。细胞毒性 T 细胞抗原 4（CLTA-4）多态性也许是 AIP 的危险因素之一 [23]。

33.2.2 自身免疫

多种针对胰蛋白酶抑制剂（PSTI）、乳铁蛋白（LF）和碳酸酐酶（CA）的自身抗体在 IgG4 相关 AIP 的患者中有过报道 [24]，但它们却不是特异性的分子标志物。这种自身免疫抗体在 IgG4 相关性疾病中发挥重要作用的观点受到质疑。然而，来自欧洲、美国、中国和日本的多项研究表明，IgG4-RD 中存在针对不同抗原的多种自身免疫性抗体。近期有研究表明，自身抗原如层粘连蛋白 511 E8，半乳糖凝集素 3，膜联蛋白 A11 和抗增殖蛋白可能参与到

IgG4-RD 的发病中[25-28]。

33.2.3 环境因素

IgG4-RD 发病诱因可能与环境中的微生物有关。Guarneri 等报道人碳酸酐酶Ⅱ与幽门螺杆菌 α- 碳酸酐酶具有同源结构[29]。Frulloni 等[30] 发现幽门螺杆菌纤溶酶原结合蛋白的氨基酸序列与人胰腺腺泡上的泛素蛋白连接酶具有结构同源性,提示幽门螺杆菌感染可能通过分子模拟机制参与 AIP 的发生。由于鼻腔暴露于外界环境,微生物也可能参与到该病的发病机制中。

33.2.4 变态反应

IgG4-RD 患者通常合并有变应性体质的特征,比如哮喘、湿疹和外周血嗜酸性粒细胞升高等。Zen 等[31] 发现 Th2 和调节性免疫反应水平在 IgG4 相关硬化性胰腺炎和胆管炎患者中明显升高。Takeuchi 等[32] 证实了肥大细胞分泌的 Th2 和 Treg 细胞因子在疾病进程中起到关键作用。上述研究支持 IgG4-RD 可能是一种变态反应性疾病的论断。

33.3 临床特征

33.3.1 症状

大部分 IgG4-RD 患者为成年人,多为中老年人,而青少年很少患病。临床症状包括鼻塞、鼻出血、嗅觉减退、面部疼痛等。鼻内镜检查可见质地中等或质硬的鼻腔肿物。少部分病例可能没有鼻部症状,仅有面部疼痛和突眼的症状。罕见病例可能合并视神经炎和失明[10]。该病可能同时伴发其他部位的症状,例如眼睑、腮腺、颌下腺等部位的肿胀,或者颈部、腋窝等部位可触及肿物或淋巴结肿大。

33.3.2 影像学特征

该病影像学检查显示单侧或双侧鼻窦受累,最常见累及上颌窦,其次见于筛窦、蝶窦和鼻中隔。CT 检查可显示均质的软组织影,伴或不伴有骨质破坏。MRI 检查显示鼻腔鼻窦的 T2 低信号软组织影,增强时表现为均匀强化。由于会损害鼻窦窦壁和颅底的骨质以及侵犯神经和骨髓组织,病变可被误认为恶性肿瘤[5,6]。除了鼻腔和鼻窦的病灶,泪腺软组织影也同样常见,通常为双侧。某些病变的范围较广,累及眼外肌、翼腭窝和海绵窦等[31]。

33.3.3 实验室检查

IgG 和 IgG4 浓度可能在 IgG4-RD 中升高,但是在变应性皮炎、寄生虫感染、寻常型天疱疮、落叶天疱疮和胰腺癌等疾病中同样可能升高[1]。血清 IgG4 升高同样见于鼻息肉、真菌性鼻窦炎和肉芽肿性多血管炎[33]。因此,血清 IgG4 只能作为 IgG4-RD 的诊断参考指标,而不是特异性生物标记物。

某些研究发现部分患者外周血浆母细胞(PB)明显升高,经过糖皮质激素和利妥昔单抗治疗后显著降低,提示 PB 水平可能比 IgG4 水平更适用于作为 IgG4-RD 的诊断标志。PB 可能是诊断 IgG4-RD 的潜在生物标记物,同时也是评估治疗效果和病情活动的参考指标[34]。在某些病例中,IgE、红细胞沉降率、C 反应蛋白水平会增加,而 C3 和 C4 补体水平会降低[33]。

33.3.4　组织病理学特征

组织病理学是 IgG4-RD 最重要的诊断标准。根据 2011 年波士顿标准,IgG4-RD 的组织学诊断应基于特征性的形态学特征[35]。Moteki 和他的同僚[36] 首次提出 IgG4 相关慢性鼻窦炎的概念,认为这是一种新的鼻腔鼻窦实体性疾病。

在 IgG4 相关慢性鼻窦炎患者的鼻黏膜中,可见分散在上皮下固有层和腺体及导管周围的大量淋巴细胞和浆细胞浸润。炎症细胞的浸润也可以是分散的,某些病例会形成淋巴滤泡。间质呈斑片席纹状或胶原纤维化。早期可见腺体和导管周围的局部硬化灶,呈现出"胶原鞘"样改变(图 33.1)。随着疾病进展可出现广泛的纤维化,淋巴细胞和浆细胞弥漫性增生巢周围可见不同程度的纤维化,并伴有腺体萎缩(图 33.2)。部分病例可见少量嗜酸性粒细胞浸润,IgG4 相关 CRS 中罕见闭塞性静脉炎[37]。

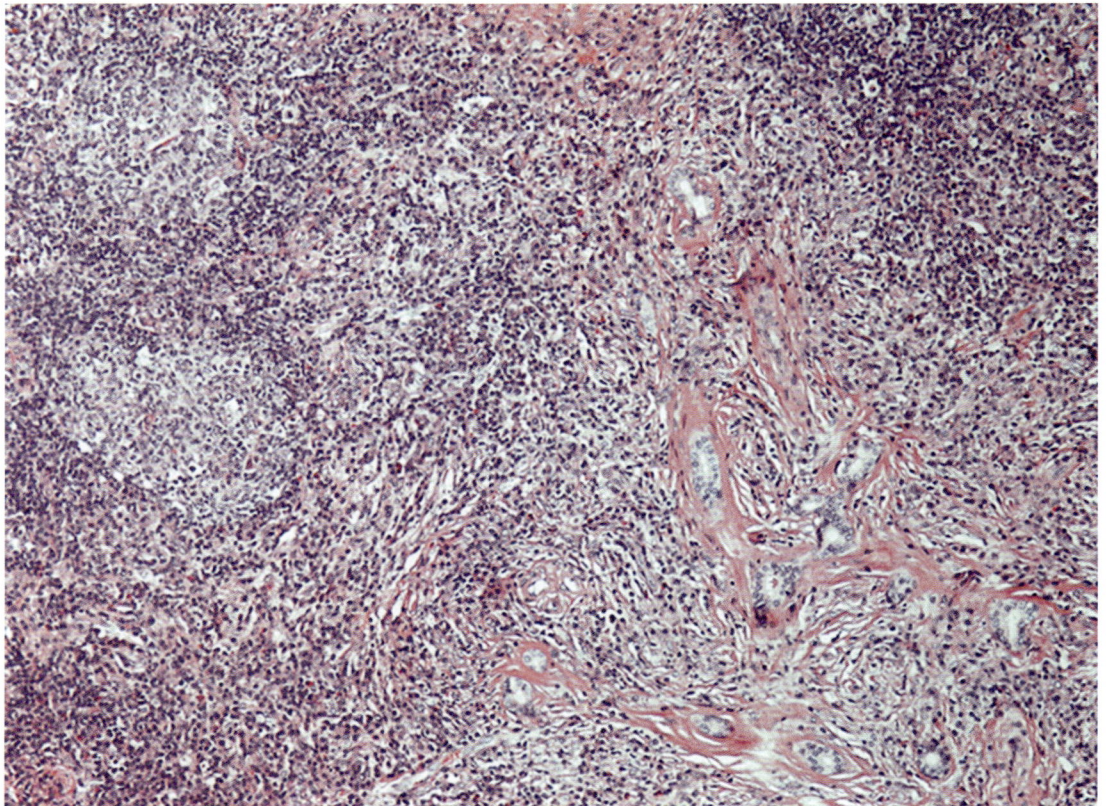

图 33.1　大量淋巴细胞和浆细胞浸润于鼻黏膜固有层,局部出现散发性淋巴滤泡。局部硬化常见于腺体或导管周围,表现为"胶原鞘"样改变(苏木精和伊红染色,放大 10 倍)

IgG+ 和 IgG4+ 浆细胞计数在 IgG4 相关 CRS 诊断中的意义尚存争议。Moteki 等[36] 认为 IgG4+ 浆细胞数量在 IgG4 相关 CRS 和普通 CRS 组间无明显差异,诊断主要依靠血清 IgG4 浓度。然而,Piao 等[37] 发现 IgG4 相关 CRS 中有较多的 IgG4+ 浆细胞浸润鼻黏膜

（图 33.3），与普通 CRS 相比显著增加，因此认为 IgG＋ 和 IgG4＋浆细胞的数量是诊断本病的重要指标之一，但其特异性仍需进一步研究。Lv 等[38] 选取 103 例鼻窦炎性疾病患者，观察 IgG＋ 和 IgG4＋浆细胞数量，发现 22 例患者符合 IgG4-RD 的诊断标准，包括慢性鼻窦炎、鼻息肉、炎性假瘤、真菌性鼻窦炎、肉芽肿性多血管炎、Rosai-Dorfman 病等。这说明 IgG＋ 和 IgG4＋浆细胞升高不能用于单独诊断 IgG4 相关 CRS，并应首先排除特异性感染。

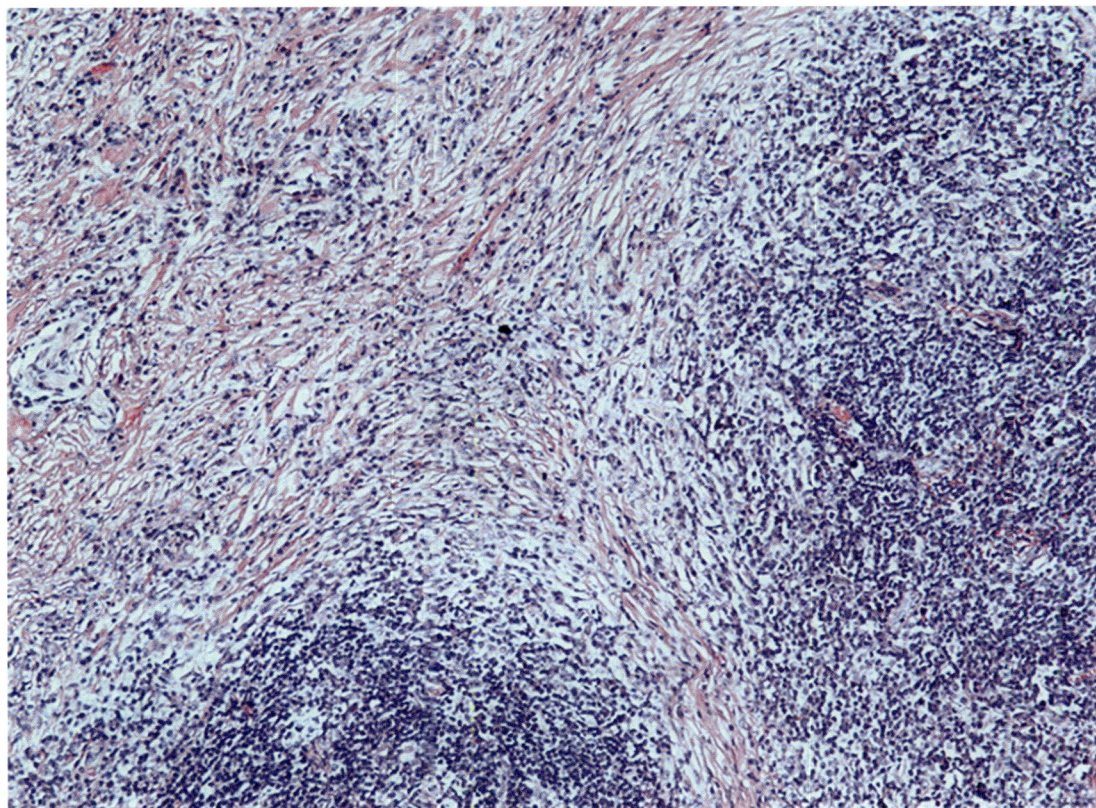

图 33.2 鼻黏膜呈广泛的席纹状纤维化。淋巴细胞和浆细胞弥漫性增生巢周围可见不同程度纤维化，腺体萎缩（苏木精、伊红染色，放大 10 倍）

33.3.5 诊断标准

IgG4 相关 CRS 尚无特定的诊断标准。目前多采用 Umehara 等[39] 在 2012 年修订的 IgG4-RD 综合诊断标准。应综合考虑以下三个指标：①单个或多个器官弥漫性／局部的肿胀或肿块；②血清 IgG4 浓度升高（≥1 350mg/L）；③组织病理学显示明显的淋巴细胞／浆细胞浸润及纤维化，并且 IgG4＋浆细胞计数 >10/HPF，IgG4＋/IgG＋浆细胞比例大于 40%。

当诊断标准①＋②＋③可证实时，诊断为"明确"；当标准①＋③可证实时，诊断为"合理"；当标准①＋②可证实时，诊断为"可能"。

结合临床特征和症状以及组织病理学进行综合评估，可为 IgG4 相关 CRS 提供准确的诊断。

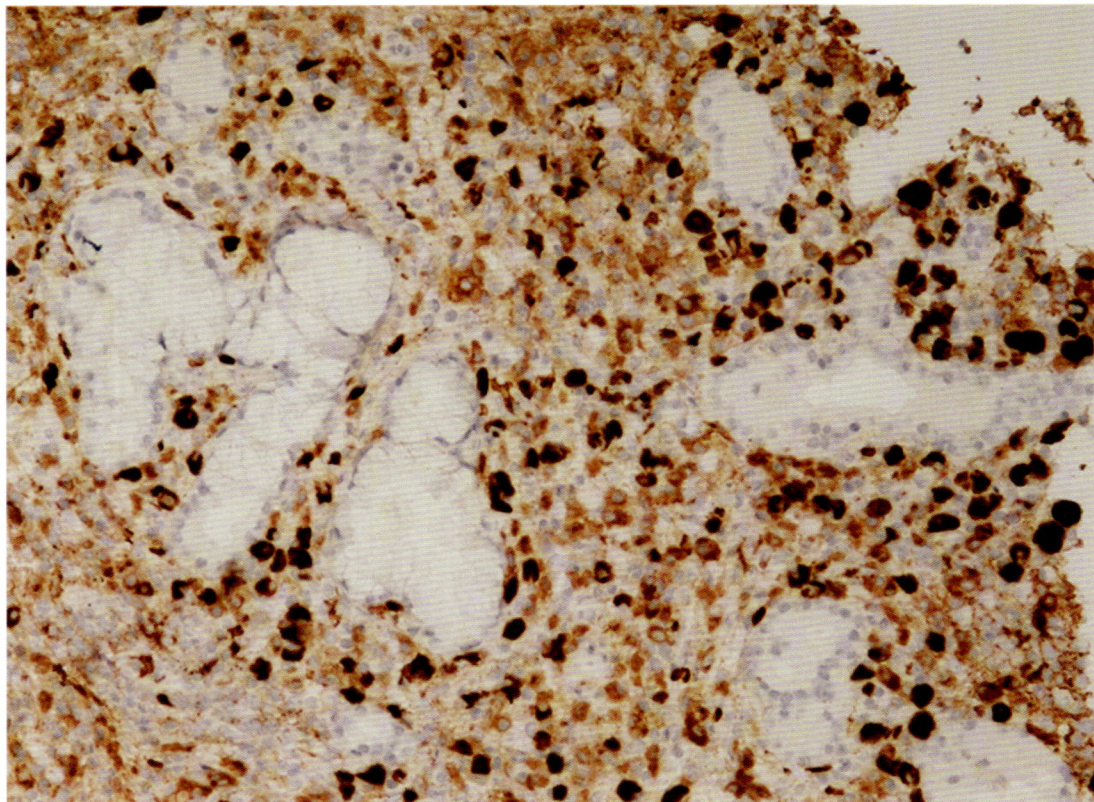

图 33.3　大量 IgG4 阳性浆细胞浸润鼻黏膜（免疫组化染色，放大 10 倍）

　　需要注意的是，IgG4 + 浆细胞计数 > 10/HPF 是本标准中的最低标准，与 IgG4-RD 组织病理学的国际共识所要求的临界值（50/HPF）不一致 [35]。不同器官、不同标本类型（穿刺或切除）的诊断临界值不同；因此，IgG4 相关 CRS 的诊断临界值需要在大样本中进一步研究，以制定器官特异性的诊断标准。

33.4　治疗

　　目前 IgG4 相关 CRS 尚未建立标准化的治疗流程，现有的方案是基于其他器官 IgG4-RD 的治疗方法。治疗原则是抑制异常免疫反应、纤维化和器官功能损伤。糖皮质激素是诱导缓解的一线治疗药物，早期建议使用泼尼松 30～40mg/d，病情进展迅速时需适度调整 [40]。有报道称，患者经低剂量糖皮质激素维持治疗 1 年后症状可完全缓解，然而又有一些研究表明患者应接受低剂量糖皮质激素维持治疗 3 年 [41]。低剂量糖皮质激素的疗效因研究而异，并且在间断期间存在复发的风险 [40]。

　　IgG4 相关 CRS 的治疗仍在探索中。除糖皮质激素治疗外，对部分糖皮质激素治疗无效的患者，可联合应用免疫抑制剂或利妥昔单抗。部分因糖尿病等疾病不能应用糖皮质激素的患者，可采用局部鼻喷激素或鼻腔冲洗，多数患者经治疗后病情好转。对于广泛纤维化的患者，可行体外减容手术，术后联合糖皮质激素和免疫抑制剂治疗。

33.5　日常实践中的应用

血清 IgG4 可作为 IgG4-RD 的参考生物标志物，而不是特异性生物标志物。

结合临床特征和症状以及组织病理学进行综合评估，可为 IgG4 相关 CRS 提供准确的诊断。

治疗原则是抑制异常免疫反应、纤维化和器官功能损伤。

（韩灵　赖银妍 译）

参考文献

1. Hamano H, Kawa S, Horiuchi A, Unno H, Furuya N, Akamatsu T, et al. High serum IgG4 concentrations in patients with sclerosing pancreatitis. N Engl J Med. 2001;344(10):732–8. https://doi.org/10.1056/nejm200103083441005.

2. Ishida M, Hotta M, Kushima R, Shibayama M, Shimizu T, Okabe H. Multiple IgG4-related sclerosing lesions in the maxillary sinus, parotid gland and nasal septum. Pathol Int. 2009;59(9):670–5. https://doi.org/10.1111/j.1440-1827.2009.02425.x.

3. Ikeda R, Awataguchi T, Shoji F, Oshima T. A case of paranasal sinus lesions in IgG4-related sclerosing disease. Otolaryngol Head Neck Surg. 2010;142(3):458–9. https://doi.org/10.1016/j.otohns.2009.09.019.

4. Pace C, Ward S. A rare case of IgG4-related sclerosing disease of the maxillary sinus associated with bone destruction. J Oral Maxillofac Surg. 2010;68(10):2591–3. https://doi.org/10.1016/j.joms.2009.07.073.

5. Alt JA, Whitaker GT, Allan RW, Vaysberg M. Locally destructive skull base lesion: IgG4-related sclerosing disease. Allergy Rhinol (Providence, RI). 2012;3(1):e41–5. https://doi.org/10.2500/ar.2012.3.0026.

6. Sasaki T, Takahashi K, Mineta M, Fujita T, Aburano T. Immunoglobulin G4-related sclerosing disease mimicking invasive tumor in the nasal cavity and paranasal sinuses. AJNR Am J Neuroradiol. 2012;33(2):E19–20. https://doi.org/10.3174/ajnr.A2495.

7. Lindau RH, Su YB, Kobayashi R, Smith RB. Immunoglobulin G4-related sclerosing disease of the paranasal sinus. Head Neck. 2013;35(10):E321–4. https://doi.org/10.1002/hed.23175.

8. Hu EK, Parrish C, Wrobel B, Deshpande V, Stone JH. Immunoglobulin G4-related disease presenting as an ethmoid and maxillary mass. Ann Allergy Asthma Immunol. 2013;111(1):75–7. https://doi.org/10.1016/j.anai.2013.05.007.

9. Suzuki M, Nakamaru Y, Akazawa S, Mizumachi T, Maeda M, Takagi D, et al. Nasal manifestations of immunoglobulin G4-related disease. Laryngoscope. 2013;123(4):829–34. https://doi.org/10.1002/lary.23792.

10. Chandrasekharan R, Mathew V, Ashish G, Tyagi AK, Job AK. Isolated IgG4-related disease of sphenoid sinus manifesting as blindness. Int J Otorhinolaryngol Clin. 2013;5(3):178–81.

11. Cain RB, Colby TV, Balan V, Patel NP. Lal D. Perplexing lesions of the sinonasal cavity and skull base: IgG4-related and similar inflammatory diseases. Otolaryngol Head Neck Surg. 2014;151(3):496–502. https://doi.org/10.1177/0194599814533648.

12. Lee YS, Cho HJ, Yoo HS, Shin YS, Park HS. A case of IgG4-related disease with bronchial asthma and chronic rhinosinusitis in Korea. J Korean Med Sci. 2014;29(4):599–603. https://doi.org/10.3346/jkms.2014.29.4.599.

13. Prabhu SM, Yadav V, Irodi A, Mani S, Varghese AM. IgG4-related disease with sinonasal involvement: a case series. Indian J Radiol Imaging. 2014;24(2):117–20. https://doi.org/10.4103/0971-3026.134384.

14. Song BH, Baiyee D, Liang J. A rare and emerging entity: sinonasal IgG4-related sclerosing disease. Allergy Rhinol (Providence, RI). 2015;6(3):151–7. https://doi.org/10.2500/ar.2015.6.0136.

15. Suliman OA, Aidarous T, Marglani O, Banjar A. Diagnostic and therapeutic challenges in IgG4-related disease in the sphenoid sinus. J Clin Exp Oncol. 2015;4(1):1–2.

16. Morris C, Ng T, Kevin P, Singh N. Immunoglobulin G4 related disease isolated to the nasal cavity: a rare cause of nasal obstruction. J Laryngol Otol. 2015;129(Suppl 1):S57–9. https://doi.org/10.1017/s0022215114001911.

17. Inoue A, Wada K, Matsuura K, Osafune H, Ida Y, Kosakai A, et al. IgG4-related disease in the sinonasal cavity accompanied by intranasal structure loss. Auris Nasus Larynx. 2016;43(1):100–4. https://doi.org/10.1016/j.anl.2015.05.005.

18. Chen BN. IgG4-related disease presenting with destructive sinonasal lesion mimicking malignancy. Eur Arch Otorhinolaryngol. 2016;273(11):4027–9. https://doi.org/10.1007/s00405-016-4033-2.

19. Vandjelovic ND, Humphreys IM. Immunoglobulin G4-related sclerosing disease of the paranasal sinuses: a case report and literature review. Allergy Rhinol (Providence, RI). 2016;7(2):85–9. https://doi.

org/10.2500/ar.2016.7.0154.

20. Bashyam A, Nagala S, Tahir F, Mirza S. Immunoglobulin G4-related disease of the paranasal sinuses. BMJ Case Rep. 2018:2018. https://doi.org/10.1136/bcr-2018-224472.

21. Kawa S, Ota M, Yoshizawa K, Horiuchi A, Hamano H, Ochi Y, et al. HLA DRB10405-DQB10401 haplotype is associated with autoimmune pancreatitis in the Japanese population. Gastroenterology. 2002;122(5):1264–9. https://doi.org/10.1053/gast.2002.33022.

22. Park DH, Kim MH, Oh HB, Kwon OJ, Choi YJ, Lee SS, et al. Substitution of aspartic acid at position 57 of the DQbeta1 affects relapse of autoimmune pancreatitis. Gastroenterology. 2008;134(2):440–6. https://doi.org/10.1053/j.gastro.2007.11.023.

23. Chang MC, Chang YT, Tien YW, Liang PC, Jan IS, Wei SC, et al. T-cell regulatory gene CTLA-4 polymorphism/haplotype association with autoimmune pancreatitis. Clin Chem. 2007;53(9):1700–5. https://doi.org/10.1373/clinchem.2007.085951.

24. Okazaki K, Uchida K, Miyoshi H, Ikeura T, Takaoka M, Nishio A. Recent concepts of autoimmune pancreatitis and IgG4-related disease. Clin Rev Allergy Immunol. 2011;41(2):126–38. https://doi.org/10.1007/s12016-010-8214-2.

25. Shiokawa M, Kodama Y, Sekiguchi K, Kuwada T, Tomono T, Kuriyama K, et al. Laminin 511 is a target antigen in autoimmune pancreatitis. Sci Transl Med 2018;10(453). https://doi.org/10.1126/scitranslmed.aaq0997.

26. Perugino CA, SB AS, Mattoo H, Della-Torre E, Mahajan V, Ganesh G, et al. Identification of galectin-3 as an autoantigen in patients with IgG(4)-related disease. J Allergy Clin Immunol. 2019;143(2):736–45.e6. https://doi.org/10.1016/j.jaci.2018.05.011.

27. Du H, Shi L, Chen P, Yang W, Xun Y, Yang C, et al. Prohibitin Is Involved in patients with IgG4 related disease. PLoS One. 2015;10(5):e0125331. https://doi.org/10.1371/journal.pone.0125331.

28. Hubers LM, Vos H, Schuurman AR, Erken R, Oude Elferink RP, Burgering B, et al. Annexin A11 is targeted by IgG4 and IgG1 autoantibodies in IgG4-related disease. Gut. 2018;67(4):728–35. https://doi.org/10.1136/gutjnl-2017-314548.

29. Guarneri F, Guarneri C, Benvenga S. Helicobacter pylori and autoimmune pancreatitis: role of carbonic anhydrase via molecular mimicry? J Cell Mol Med. 2005;9(3):741–4. https://doi.org/10.1111/j.1582-4934.2005.tb00506.x.

30. Frulloni L, Lunardi C, Simone R, Dolcino M, Scattolini C, Falconi M, et al. Identification of a novel antibody associated with autoimmune pancreatitis. N Engl J Med. 2009;361(22):2135–42. https://doi.org/10.1056/NEJMoa0903068.

31. Zen Y, Fujii T, Harada K, Kawano M, Yamada K, Takahira M, et al. Th2 and regulatory immune reactions are increased in immunoglobin G4-related sclerosing pancreatitis and cholangitis. Hepatology (Baltimore, MD). 2007;45(6):1538–46. https://doi.org/10.1002/hep.21697.

32. Takeuchi M, Sato Y, Ohno K, Tanaka S, Takata K, Gion Y, et al. T helper 2 and regulatory T-cell cytokine production by mast cells: a key factor in the pathogenesis of IgG4-related disease. Mod Pathol. 2014;27(8):1126–36. https://doi.org/10.1038/modpathol.2013.236.

33. Piao Y, Zhang Y, Yue C, Wang C, Zhang L. Immunoglobulin G4-related chronic rhinosinusitis: a pitfall in the differential diagnosis of granulomatosis with polyangiitis, Rosai-Dorfman disease, and fungal rhinosinusitis. Hum Pathol. 2018;73:82–8. https://doi.org/10.1016/j.humpath.2017.12.011.

34. Lin W, Zhang P, Chen H, Chen Y, Yang H, Zheng W, et al. Circulating plasmablasts/plasma cells: a potential biomarker for IgG4-related disease. Arthritis Res Ther. 2017;19(1):25. https://doi.org/10.1186/s13075-017-1231-2.

35. Deshpande V, Zen Y, Chan JK, Yi EE, Sato Y, Yoshino T, et al. Consensus statement on the pathology of IgG4-related disease. Mod Pathol. 2012;25(9):1181–92. https://doi.org/10.1038/modpathol.2012.72.

36. Moteki H, Yasuo M, Hamano H, Uehara T, Usami S. IgG4-related chronic rhinosinusitis: a new clinical entity of nasal disease. Acta Otolaryngol. 2011;131(5):518–26. https://doi.org/10.3109/00016489.2010.533699.

37. Piao Y, Wang C, Yu W, Mao M, Yue C, Liu H, et al. Concomitant occurrence of Mikulicz's disease and immunoglobulin G4-related chronic rhinosinusitis: a clinicopathological study of 12 cases. Histopathology. 2016;68(4):502–12. https://doi.org/10.1111/his.12775.

38. Lü J, Liu HG. Expression and significance of IgG4 in inflammatory disease of nasal cavity and paranasal sinuses. Zhonghua bing li xue za zhi = Chin J Pathol. 2013;42(6):386–91. https://doi.org/10.3760/cma.j.issn.0529-5807.2013.06.007.

39. Umehara H, Okazaki K, Masaki Y, Kawano M, Yamamoto M, Saeki T, et al. Comprehensive diagnostic criteria for IgG4-related disease (IgG4-RD), 2011. Mod Rheumatol. 2012;22(1):21–30. https://doi.org/10.1007/s10165-011-0571-z.

40. Khosroshahi A, Wallace ZS, Crowe JL, Akamizu T, Azumi A, Carruthers MN, et al. International Consensus Guidance statement on the management and treatment of IgG4-related disease. Arthritis Rheumatol (Hoboken, NJ). 2015;67(7):1688–99. https://doi.org/10.1002/art.39132.

41. Masaki Y, Matsui S, Saeki T, Tsuboi H, Hirata S, Izumi Y, et al. A multicenter phase II prospective clinical trial of glucocorticoid for patients with untreated IgG4-related disease. Mod Rheumatol. 2017;27(5):849–54. https://doi.org/10.1080/14397595.2016.1259602.

嗜酸性肉芽肿性多血管炎　第**34**章

曹玉洁，李华斌

要点

- 嗜酸性肉芽肿性多血管炎（EGPA），曾有查格-施特劳斯综合征（CSS）之称，系一种全身性小血管炎，常表现为上呼吸道和肺部受累、周围神经病和心脏疾患等。
- 据认为，某些药物（如孟鲁司特）是 CSS 的潜在诱发因素，可能使原有的病变（非典型 CSS）发作或者停用或减少全身糖皮质激素的使用导致疾病的发展。
- EGPA 的发展过程包括以哮喘和鼻窦炎为特征的前驱期、外周嗜酸性粒细胞增多和器官受累为主的组织嗜酸性粒细胞浸润期以及小血管炎引起临床表现的血管炎期。
- 建议对所有患者使用糖皮质激素，而对于严重/顽固疾病和五因素评分（FFS）归属为预后不良的患者，均应接受免疫抑制剂治疗（环磷酰胺作诱导，硫唑嘌呤维持治疗）。

嗜酸性肉芽肿性多血管炎（eosinophilic granulomatosis with polyangiitis，EGPA），以前称为查格-施特劳斯综合征（Churg-Strauss syndrome，CSS），是一种罕见的血管炎，特征是有哮喘病史，常呈变应性鼻炎及鼻窦炎、血液嗜酸性粒细胞增多和肺外表现[1,2]。据统计，新增病例约为 0.11～2.66/（100 万人•年），总患病率为 10.7～14/100 万成年人[3]。EGPA 可发生在所有年龄段，没有显著的性别差异[4]。

34.1　发病机制

至今，EGPA 的发病机制尚未完全明了。据报道，不同的环境因素是 CSS 的潜在诱因，例如过敏原、感染、疫苗接种和药物治疗[3]。一些药物，主要是白三烯受体拮抗剂（如孟鲁司特）或抗 IgE 抗体（如奥马珠单抗），均被视为潜在的诱发因素[5-8]。Forme fruste 指出 CSS 的体征和症状可意外地受到糖皮质激素的抑制[9]。再者，抗哮喘药可能会使原有的病变（非典型 CSS）发作，或全身糖皮质激素停药或减量也会使疾病恶化。但是，相关机制还不完全清楚。

此外，遗传易感性和免疫失调也参与 EGPA 的发病机制[2]。*HLADRB1*04* 和 **07* 等位基因以及相关的 *HLADRB4* 基因与 EGPA 的高风险有关[3]。免疫失调方面，Th2 反应为著，伴有嗜酸性粒细胞活化和颗粒蛋白的释放；还有 IgG4 和 IgE 反应失调[10]。活动性 CSS 患者 IgG4 水平也明显增高。再者，血清 IgG4 水平与疾病表现的数量和伯明翰血管炎活动评分相关[1]。另外，在大约 40%～70% 的主核周免疫荧光阳性的 EGPA 患者中发现了抗中性粒细胞胞浆抗体（anti-neutrophil cytoplasmic antibodies，ANCA）[3,9]。嗜酸性粒细胞增高和

ANCA 诱导的内皮损伤可能是疾病发病机制中至关重要的因素 [3]。

34.2 病理学

传统上，将 EGPA 的发展过程描述为以哮喘和鼻窦炎为特征的前驱期、外周嗜酸性粒细胞增多和器官受累为主的组织嗜酸性粒细胞浸润期以及小血管炎引起临床表现的血管炎期 [11]。一旦疾病进展至血管炎期，就会在中小血管壁内观察到病损，包括纤维素样坏死和嗜酸性血管壁浸润 [3]。

34.3 主要临床表现

哮喘是 EGPA 的主要表现，占 91%～100%，常见于诊断前（平均间隔时间为 9.3～10.8 年）[10,12]。起病阶段，EGPA 患者常有耳鼻喉（ear，nose，and throat，ENT）症状，可为诊断提供相关的线索。变应性鼻炎和鼻息肉病是最常见的 ENT 症状 [13,14]。其他耳鼻喉科症状包括分泌性中耳炎、慢性耳漏、感音神经性耳聋和面神经麻痹 [10]。组织嗜酸性粒细胞浸润期的特征是肺、心脏和胃肠道受累。血管炎期的特征是全身症状，例如发热、体重减轻、疲劳，而且，也常表现为哮喘症状的意外改善。血管炎期的主要症状是周围神经病变，占 70% 左右。约 25% 的患者有肾脏症状，如从单纯的尿液异常（即镜下血尿和蛋白尿）到迅速恶化的肾小球肾炎 [10]。ANCA 表达不同，EGPA 患者也各有差异，ANCA 阳性患者常见 ENT 受累、周围神经和 / 或肾脏病变，但心脏方面的症状较 ANCA 阴性患者少见 [12]。

34.4 实验室发现

活动性 EGPA 的特征是外周嗜酸性粒细胞增多（通常 > 1 500 个细胞 /μL 或 > 10%）[3]。嗜酸性粒细胞增多与病变的活动程度有关，提示疾病的复发 [10]。在活动期，C- 反应蛋白和红细胞沉降率也增高 [10,11]。核周免疫荧光是 ANCA 阳性 EGPA 患者的主要特征 [3,9]。最近的一项研究证实，血清嗜酸性细胞趋化蛋白 -3 是诊断活动性 CSS 的灵敏而特异的标志物，灵敏度和特异性分别为 87.5% 和 98.6%，临界值为 80pg/ml[15]。据报道，嗜酸性粒细胞阳离子蛋白（eosinophil cationic protein，ECP）也可能是 CSS 中疾病活动的标志物 [16]。

34.5 诊断

1990 年，美国风湿病学会（the American College of Rheumatology，ACR）制定了确定各种血管炎的分类标准，其中有六个关于 EGPA 的标准，即哮喘、嗜酸性粒细胞增多 > 10%、神经病变（单发或多发性神经病变）、肺非固定性浸润、鼻窦病变，活检提示血管外嗜酸性粒细胞浸润。倘若满足其中 4 个指标的话，便可做出诊断，灵敏度为 85%，特异性为 99.7%[17]。最近，Chapel Hill 共识会议将 EGPA 定义为"嗜酸性粒细胞浸润和坏死性肉芽肿性炎症，常累及呼吸道；坏死性血管炎主要影响中小血管，伴有哮喘和嗜酸性粒细胞增多"[18]。值得注意的是，一旦诊断为血管炎，上述标准均可适用于分类。

34.6 治疗

治疗决策应根据每个 EGPA 患者的特点而定,例如疾病的严重程度、器官受累、预后、年龄和合并症[2]。五因素评分(the Five-Factor Score,FFS)是 EGPA 中使用最广泛的预后评分[10]。根据新近分析的 1 108 名血管炎患者(包括 230 例 EGPA)修订的 FFS,证实下列因素与较高的 5 年死亡率显著相关。即年龄 >65 岁、心脏症状、胃肠道受累和肾功能不全(稳定的肌酐峰值≥150μmol/L);每个因素获得 +1 分。韦格纳肉芽肿病(Wegener granulomatosis,WG)和 CSS 患者的耳鼻喉症状与较低的死亡风险相关,而且,每一种症状的存在都获 −1 分。FFS 0、1 或 2 合并的 5 年死亡率分别与 9%、21% 或 40%[19]。最初,FFS 是为了评估疾病的预后,但是,国际上对将其用于治疗决策还存争议。对于无不良预后因素(FFS=0)的患者,治疗伊始推荐单独使用糖皮质激素,可有效而安全地诱导和维持症状的缓解。对于具有不良预后因素(FFS≥1)和 / 或存在其他危及生命临床表现的 EGPA 患者,即使那些临床表现未包括在 FFS 中(例如由眼部受累可能引起失明,严重肺泡出血和 / 或多发性暴发型孤立性神经炎),建议免疫抑制剂与糖皮质激素联合应用[2]。

其他治疗方法包括免疫球蛋白、治疗性血浆置换、α- 干扰素和新型生物制剂,如利妥昔单抗、奥马珠单抗、美泊利珠单抗等也在评估中。

(陈俊海 黄雪琨 杨钦泰 译)

参考文献

1. Vaglio A, Strehl JD, Manger B, Maritati F, Alberici F, Beyer C, et al. IgG4 immune response in Churg-Strauss syndrome. Ann Rheum Dis. 2012;71(3):390–3. https://doi.org/10.1136/ard.2011.155382.
2. Nguyen Y, Guillevin L. Eosinophilic granulomatosis with polyangiitis (Churg-Strauss). Semin Respir Crit Care Med. 2018;39(4):471–81. https://doi.org/10.1055/s-0038-1669454.
3. Greco A, Rizzo MI, De Virgilio A, Gallo A, Fusconi M, Ruoppolo G, et al. Churg-Strauss syndrome. Autoimmun Rev. 2015;14(4):341–8. https://doi.org/10.1016/j.autrev.2014.12.004.
4. Mouthon L, Dunogue B, Guillevin L. Diagnosis and classification of eosinophilic granulomatosis with polyangiitis (formerly named Churg-Strauss syndrome). J Autoimmun. 2014;48-49:99–103. https://doi.org/10.1016/j.jaut.2014.01.018.
5. Bibby S, Healy B, Steele R, Kumareswaran K, Nelson H, Beasley R. Association between leukotriene receptor antagonist therapy and Churg-Strauss syndrome: an analysis of the FDA AERS database. Thorax. 2010;65(2):132–8. https://doi.org/10.1136/thx.2009.120972.
6. Nathani N, Little MA, Kunst H, Wilson D, Thickett DR. Churg-Strauss syndrome and leukotriene antagonist use: a respiratory perspective. Thorax. 2008;63(10):883–8. https://doi.org/10.1136/thx.2007.093955.
7. Ruppert AM, Averous G, Stanciu D, Deroide N, Riehm S, Poindron V, et al. Development of Churg-Strauss syndrome with controlled asthma during omalizumab treatment. J Allergy Clin Immunol. 2008;121(1):253–4. https://doi.org/10.1016/j.jaci.2007.10.040.
8. Solans R, Bosch JA, Selva A, Orriols R, Vilardell M. Montelukast and Churg-Strauss syndrome. Thorax. 2002;57(2):183–5. https://doi.org/10.1136/thorax.57.2.183.
9. Lilly CM, Churg A, Lazarovich M, Pauwels R, Hendeles L, Rosenwasser LJ, et al. Asthma therapies and Churg-Strauss syndrome. J Allergy Clin Immunol. 2002;109(1):S1–S19. https://doi.org/10.1067/mai.2002.120854.
10. Vaglio A, Buzio C, Zwerina J. Eosinophilic granulomatosis with polyangiitis (Churg-Strauss): state of the art. Allergy. 2013;68(3):261–73. https://doi.org/10.1111/all.12088.
11. Noth I, Strek ME, Leff AR. Churg-Strauss syndrome. Lancet. 2003;361(9357):587–94. https://doi.org/10.1016/s0140-6736(03)12518-4.
12. Comarmond C, Pagnoux C, Khellaf M, Cordier JF, Hamidou M, Viallard JF, et al. Eosinophilic granulomatosis with polyangiitis (Churg-Strauss): clinical characteristics and long-term followup of the 383 patients enrolled in the French Vasculitis Study Group cohort. Arthritis Rheum. 2013;65(1):270–81. https://doi.org/10.1002/art.37721.

13. Bacciu A, Bacciu S, Mercante G, Ingegnoli F, Grasselli C, Vaglio A, et al. Ear, nose and throat manifestations of Churg-Strauss syndrome. Acta Otolaryngol. 2006;126(5):503–9. https://doi.org/10.1080/00016480500437435.

14. Bacciu A, Buzio C, Giordano D, Pasanisi E, Vincenti V, Mercante G, et al. Nasal polyposis in Churg-Strauss syndrome. Laryngoscope. 2008;118(2):325–9. https://doi.org/10.1097/MLG.0b013e318159889d.

15. Zwerina J, Bach C, Martorana D, Jatzwauk M, Hegasy G, Moosig F, et al. Eotaxin-3 in Churg-Strauss syndrome: a clinical and immunogenetic study. Rheumatology (Oxford). 2011;50(10):1823–7. https://doi.org/10.1093/rheumatology/keq445.

16. Guilpain P, Auclair JF, Tamby MC, Servettaz A, Mahr A, Weill B, et al. Serum eosinophil cationic protein: a marker of disease activity in Churg-Strauss syndrome. Ann N Y Acad Sci. 2007;1107:392–9. https://doi.org/10.1196/annals.1381.041.

17. Masi AT, Hunder GG, Lie JT, Michel BA, Bloch DA, Arend WP, et al. The American College of Rheumatology 1990 criteria for the classification of Churg-Strauss syndrome (allergic granulomatosis and angiitis). Arthritis Rheum. 1990;33(8):1094–100. https://doi.org/10.1002/art.1780330806.

18. Jennette JC, Falk RJ, Andrassy K, Bacon PA, Churg J, Gross WL, et al. Nomenclature of systemic vasculitides. Proposal of an international consensus conference. Arthritis Rheum. 1994;37(2):187–92. https://doi.org/10.1002/art.1780370206.

19. Guillevin L, Pagnoux C, Seror R, Mahr A, Mouthon L, Le Toumelin P, et al. The Five-Factor Score revisited: assessment of prognoses of systemic necrotizing vasculitides based on the French Vasculitis Study Group (FVSG) cohort. Medicine. 2011;90(1):19–27. https://doi.org/10.1097/MD.0b013e318205a4c6.

口服糖皮质激素　第**35**章

王成硕，孟一帆，张罗

要点

● 许多鼻科医生将口服糖皮质激素视为 CRS 的"最强"药物治疗方法；

● 口服糖皮质激素在 CRSwNP 的治疗中非常有效；

● 目前缺乏确凿的证据支持使用口服糖皮质激素作为单一用药治疗 CRSsNP；

● 需要考虑口服糖皮质激素的风险。

　　口服糖皮质激素（oral corticosteroids，OCS）是慢性鼻窦炎（chronic rhinosinusitis，CRS）治疗中的主要方式，被许多医生视为"最强"医学治疗的关键部分[1]。糖皮质激素用于 CRS 是基于它的抗炎作用，这些作用很复杂，与前列腺素分泌的调节密切相关[2]。糖皮质激素的抗成纤维细胞作用常用于减少术后的瘢痕形成[1]。机制上，糖皮质激素与糖皮质激素受体结合导致基因转录的改变，从而产生多种效应，包括碳水化合物及脂肪代谢的改变，蛋白质合成的减少，促进脂肪的重分布和蛋白质的分解[2]。钙吸收减少和排泄可能会增加骨质疏松症的风险。此外，糖皮质激素还对垂体前叶和下丘脑产生负反馈作用，从而导致促肾上腺皮质激素释放激素和促肾上腺皮质激素释放激素的分泌抑制，一旦停止糖皮质激素数周后就会发生这样的影响[3]。

35.1　慢性鼻窦炎伴鼻息肉

　　近十年来，OCS 在 CRSwNP 的疗效已得到证实。Van Zele 等[4] 进行了一项随机对照试验（randomized control trial，RCT），招募了 47 名 CRSwNP 患者，分别接受口服甲泼尼龙（逐渐减量）、多西环素或安慰剂治疗 3 个月。这项研究的结论是，与安慰剂组相比，糖皮质激素组和多西环素组的息肉大小显著减小，鼻塞症状改善，嗅觉丧失和鼻后滴漏显著减少。同时，与安慰剂组相比，糖皮质激素组血嗜酸性粒细胞计数、嗜酸性阳离子蛋白、免疫球蛋白 E（immunoglobulin E，IgE）和白细胞介素 5（interleukin 5，IL-5）显著降低。Vaidyanathan 等[5] 进行了一项 RCT 研究，随机将 60 名 CRSwNP 患者分为接受泼尼松龙 25mg/d 或接受安慰剂两组，治疗持续 2 周。随访期间，第 2 和 10 周的随访中鼻息肉的大小明显减小。糖皮质激素组和安慰剂组分别有 19 名和 18 名患者报告了不良事件，无一例被认为是研究方案定性的严重事件。Kirtsreesakul 等[6] 调查了 109 名鼻息肉患者，随机分为接受泼尼松龙 50mg/d 或接受安慰剂两组，疗程 2 周。作者指出，尽管两组的主观症状都有改善，但糖皮质激素组的所有主观变量上的改善都明显优于安慰剂组。此外，糖皮质激素组在最大呼气流速指数上也有显著改善。同样，Hissaria 等 [7] 进行的一项研究也发现，短疗程口服糖皮质激素能显著改善鼻息肉的症状和病理状况。最近，Zhang 等 [8] 的一项荟萃分析指出，OCS 在 CRSwNP 患者中能显著改善鼻部症状，并减小鼻息肉的大小。在权衡口服糖皮质激素的疗效与可能的不良反应时，推荐泼尼松龙使用剂量小于 50mg/d。

随着内镜鼻窦手术（endoscopic sinus surgery，ESS）的发展，ESS 与 OCS 联合疗效的研究也日渐增多。González-Castro 等 [9] 进行了一项对美国鼻科学会（American Rhinologic Society，ARS）积极分子的全国调查，结果显示，近 90% 的受访者认为 ESS 术前使用 OCS 具有优势。此外，受访者中最常见的术前使用 OCS 的诊断是 CRSwNP。Pundir 等 [10] 最近进行的一项荟萃分析报告称，ESS 术前使用糖皮质激素可以显著降低术中出血量、缩短手术时间和改善术野。同样，术后应用糖皮质激素可以提高 CRS 的术后内镜评分，和降低 CRSwNP 的复发率。本科的研究也表明，OCS 治疗 2 周后显著减少了 ESS 术后鼻息肉的复发（图 35.1）。但是，并非所有的研究都显示术后 OCS 对 CRSwNP 的治疗效果。Shen 等 [11] 最近的一项研究显示，尽管术后 6 个月的 Lund-Kennedy 内镜评分有改善趋势，术后 OCS 并未改善 VAS 和 SNOT-22 评分。

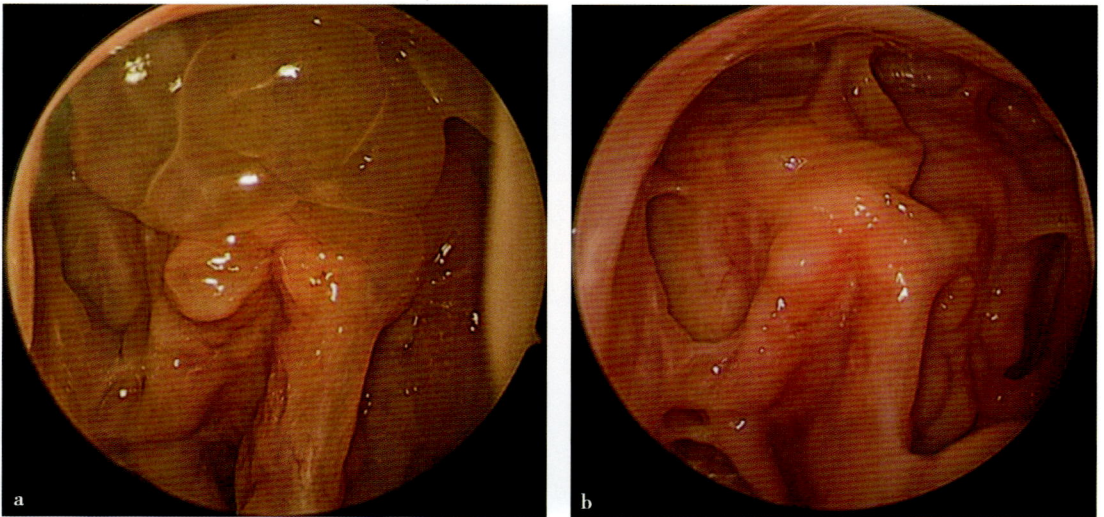

图 35.1　CRSwNP 伴哮喘的 Draf 3 手术联合口服糖皮质激素的疗效。（a）患有 CRSwNP 伴哮喘的患者，Draf 3 术后 5 年出现鼻息肉复发。（b）术后口服糖皮质激素治疗 2 周后，鼻息肉消失

35.2　慢性鼻窦炎不伴鼻息肉

与 CRSwNP 相比，近十年来尚缺乏高质量证据来支持口服糖皮质激素在 CRSsNP 治疗中的应用。诚然，常用口服糖皮质激素治疗 CRSsNP，但还缺少研究评估其作为单一药物对 CRSsNP 的疗效。正因为缺乏确凿的证据支持，口服糖皮质激素治疗 CRSsNP 被视为是可选的 [12,13]。Lal 和 Hwang 等 [14] 最近系统回顾了关于口服糖皮质激素治疗 CRSsNP 的文献，证实大部分研究描述了 OCS 与口服抗生素和鼻用糖皮质激素的联合使用，然而，缺乏随机

对照试验阐明口服糖皮质激素在 CRSsNP 中单独使用的效果。Hessler 等[15] 进行了一项前瞻性研究，对 CRS 患者进行逐月随访，以评估药物治疗的效果。其中，采用了鼻 - 鼻窦结果检测 -20 加嗅觉功能（Sino-Nasal Outcomes Test-20 plus olfaction, SNOT-20＋1）健康问卷。除泼尼松外，患者还接受了联合药物治疗。作者证明，使用泼尼松超过 11 天的患者 SNOT-20＋1 评分总体上有显著改善。Lal 等[16] 进行的一项研究纳入了 CRSsNP 和 CRSwNP 患者，研究结果表明，除了其他治疗措施外，经过 12 天的 OCS（逐渐减量）治疗后，55% 的 CRSsNP 患者得到了"症状控制"。

35.3　慢性鼻窦炎的口服糖皮质激素剂量

在 CRS 患者中，OCS 的用量有很大差异。一项近期的研究评估了无合并症成人慢性鼻窦炎管理中 ESS 的适宜标准，指出无合并症 CRSwNP 患者需要短期（1～3 周）OCS 治疗的患者可作为内镜鼻窦手术的候选[17]。然而，Scott 等[18] 通过对所有美国鼻科学会成员进行了一项在线调查，以评估他们对 CRS 患者的处方习惯，结果显示治疗 CRS 时，OCS 的初始剂量从 25～60（平均计量，mg/d）不等，疗程从 3 天至 45 天。尽管一些研究已经验证了 OCS 在 CRS 治疗中的疗效和安全性[1,4,6,7]，但仍需要进行 RCT 以确定 OCS 在 CRSwNP 和 CRSsNP 患者中的有效剂量和安全性。至今，对于 CRS 的 OCS 处方习惯仍存在显著的差异。此外，研究结果与循证建议之间也存在矛盾[18]。因此，为 CRS 制定标准的 OCS 治疗方法，不仅可以提高治疗质量，还可以降低并发症的风险。

35.4　口服糖皮质激素的风险

尽管大多数研究报道了在 CRS 治疗中开具 OCS 的好处，许多研究对口服糖皮质激素的风险却并不熟悉[1]；因此，在 CRS 治疗过程中需要特别注意这些风险，避免出现并发症。

35.5　骨代谢

糖皮质激素在骨代谢中的不良影响已有充分的文献报道，这可能有几种机制。糖皮质激素可降低肠道对钙的吸收，并增加尿液中钙的排泄。其间，糖皮质激素还可以抑制成骨细胞的活性[19,20]，并抑制肾上腺雄激素的产生，进而减少对成骨过程的影响[19]。此外，有报道称糖皮质激素会导致成骨细胞和骨细胞凋亡[21]，这种效应在 6 个月后会减缓。最近，Winblad 等[22] 对口服糖皮质激素治疗成年 CRSwNP 患者的研究进行了系统回顾，旨在评估糖皮质激素对骨密度（bone mineral density, BMD）和骨折发生率的影响，包括口服类固糖皮质激素的剂量和持续时间。作者证实，当口服糖皮质激素的剂量和持续时间为 1mg/kg 体重 /d，连续 6～10 天，≥4 个疗程 / 年时，低骨量的发生率高达 61%。此外，尚无研究评估骨折的患病率。尽管剂量对骨密度是否具有更显著的临床影响存在争议，但是，几项研究表明，补充钙、维生素 D 和双膦酸盐有助于可减少糖皮质激素引起的骨密度损失[23]。

35.6   肾上腺抑制

外源性糖皮质激素可以增加循环中的糖皮质激素水平，从而对下丘脑 - 垂体 - 肾上腺（hypothalamic-pituitary-adrenal，HPA）轴产生负反馈作用[24]。一项研究显示，接受糖皮质激素治疗仅 5 天后，肾上腺腺体就出现了萎缩现象[22]。然而，早期的两项研究表明，如果泼尼松剂量低于 5mg/d，即使经过几个月，也没有明确的肾上腺抑制病例。相反，当剂量高达10mg/d，连续使用 4 天，血浆皮质醇水平显著降低[25,26]。

35.7   胃肠道

尽管一些 CRS 患者在服用 OCS 后被认为患有胃溃疡，但一项大型荟萃分析并未显示糖皮质激素与消化性溃疡之间存在关联[27,28]。然而，这些研究表明，与对照组相比，使用泼尼松的患者发生消化性溃疡症状更多。因此，将来需要在 RCT 或多中心研究中对消化道的副作用进行更为详细的确认。

35.8   其他

也有报道，OCS 还有一些其他风险，例如体型改变[22,29]、高血糖[30]、眼压增高、后囊型白内障或青光眼[31]和精神障碍[1]等。

35.9   未来的日常实践

对于 CRSwNP 或 CRSsNP 患者，OCS 是 ESS 以外最重要的治疗方法之一，尤其是对难治性 CRS（阿司匹林不耐受三联症、CRS 伴哮喘复发、鼻息肉等）或嗜酸性 CRS，这些病情与嗜酸性粒细胞的浸润密切相关。对于这类 CRS 患者，应在整个围手术期应用 OCS。手术后，OCS 治疗应更换为鼻用（intranasal corticosteroid，INS）或雾化吸入糖皮质激素。然而，在 OCS 治疗期间，应该同时使用钙及维生素 D、胃黏膜保护剂和其他适当的药物，以减少口服 OCS 治疗可能的副作用。逐渐减少 OCS 的使用也很重要，因为这可以避免反弹现象的发生。在 OCS 治疗期间，应定期检查血清皮质醇的水平。

（邱惠军　黄雪琨　杨钦泰　译）

参考文献

1. Poetker DM. Oral corticosteroids in the management of chronic rhinosinusitis with and without nasal polyps: risks and benefits. Am J Rhinol Allergy. 2015;29(5):339–42. https://doi.org/10.2500/ajra.2015.29.4223.
2. Campbell RG. Risks and management of long-term corticosteroid use in chronic rhinosinusitis. Curr Opin Otolaryngol Head Neck Surg. 2018;26(1):1–7. https://doi.org/10.1097/moo.0000000000000421.
3. Rang HP, Dale MM, Ritter JM, RJ F. Rang and Dale's pharmacology. Philadelphia: Elsevier Ltd.; 2007.
4. Van Zele T, Gevaert P, Holtappels G, Beule A, Wormald PJ, Mayr S, et al. Oral steroids and doxycycline: two different approaches to treat nasal polyps.

J Allergy Clin Immunol. 2010;125(5):1069–76.e4. https://doi.org/10.1016/j.jaci.2010.02.020.

5. Vaidyanathan S, Barnes M, Williamson P, Hopkinson P, Donnan PT, Lipworth B. Treatment of chronic rhinosinusitis with nasal polyposis with oral steroids followed by topical steroids: a randomized trial. Ann Intern Med. 2011;154(5):293–302. https://doi.org/10.7326/0003-4819-154-5-201103010-00003.

6. Kirtsreesakul V, Wongsritrang K, Ruttanaphol S. Clinical efficacy of a short course of systemic steroids in nasal polyposis. Rhinology. 2011;49(5):525–32. https://doi.org/10.4193/Rhino11.140.

7. Hissaria P, Smith W, Wormald PJ, Taylor J, Vadas M, Gillis D, et al. Short course of systemic corticosteroids in sinonasal polyposis: a double-blind, randomized, placebo-controlled trial with evaluation of outcome measures. J Allergy Clin Immunol. 2006;118(1):128–33. https://doi.org/10.1016/j.jaci.2006.03.012.

8. Zhang Y, Wang C, Huang Y, Lou H, Zhang L. Efficacy of short-term systemic corticosteroid therapy in chronic rhinosinusitis with nasal polyps: a meta-analysis of randomized controlled trials and systematic review. Am J Rhinol Allergy. 2019;33(5):567–76. https://doi.org/10.1177/1945892419851312.

9. González-Castro J, Pascual J, Busquets J. National survey on the use of preoperative systemic steroids in endoscopic sinus surgery. Int Forum Allergy Rhinol. 2013;3(6):497–503. https://doi.org/10.1002/alr.21122.

10. Pundir V, Pundir J, Lancaster G, Baer S, Kirkland P, Cornet M, et al. Role of corticosteroids in functional endoscopic sinus surgery—a systematic review and meta-analysis. Rhinology. 2016;54(1):3–19. https://doi.org/10.4193/Rhin15.079.

11. Shen KH, Wang YH, Hsu TW, Hsieh LC, Sun FJ, Wang YP. Differential effects of postoperative oral corticosteroid on eosinophilic vs. non-eosinophilic CRSwNP subtypes. Am J Otolaryngol. 2019;40(1):22–9. https://doi.org/10.1016/j.amjoto.2018.09.005.

12. Poetker DM, Jakubowski LA, Lal D, Hwang PH, Wright ED, Smith TL. Oral corticosteroids in the management of adult chronic rhinosinusitis with and without nasal polyps: an evidence-based review with recommendations. Int Forum Allergy Rhinol. 2013;3(2):104–20. https://doi.org/10.1002/alr.21072.

13. Howard BE, Lal D. Oral steroid therapy in chronic rhinosinusitis with and without nasal polyposis. Curr Allergy Asthma Rep. 2013;13(2):236–43. https://doi.org/10.1007/s11882-012-0329-5.

14. Lal D, Hwang PH. Oral corticosteroid therapy in chronic rhinosinusitis without polyposis: a systematic review. Int Forum Allergy Rhinol. 2011;1(2):136–43. https://doi.org/10.1002/alr.20024.

15. Hessler JL, Piccirillo JF, Fang D, Vlahiotis A, Banerji A, Levitt RG, et al. Clinical outcomes of chronic rhinosinusitis in response to medical therapy: results of a prospective study. Am J Rhinol. 2007;21(1):10–8. https://doi.org/10.2500/ajr.2007.21.2960.

16. Lal D, Scianna JM, Stankiewicz JA. Efficacy of targeted medical therapy in chronic rhinosinusitis, and predictors of failure. Am J Rhinol Allergy.

2009;23(4):396–400. https://doi.org/10.2500/ajra.2009.23.3334.

17. Rudmik L, Soler ZM, Hopkins C, Schlosser RJ, Peters A, White AA, et al. Defining appropriateness criteria for endoscopic sinus surgery during management of uncomplicated adult chronic rhinosinusitis: a RAND/UCLA appropriateness study. Rhinology. 2016;54(2):117–28. https://doi.org/10.4193/Rhin16.023.

18. Scott JR, Ernst HM, Rotenberg BW, Rudmik L, Sowerby LJ. Oral corticosteroid prescribing habits for rhinosinusitis: The American Rhinologic Society membership. Am J Rhinol Allergy. 2017;31(1):22–6. https://doi.org/10.2500/ajra.2017.31.4396.

19. Allen DB, Bielory L, Derendorf H, Dluhy R, Colice GL, Szefler SJ. Inhaled corticosteroids: past lessons and future issues. J Allergy Clin Immunol. 2003;112(3 Suppl):S1–40. https://doi.org/10.1016/s0091-6749(03)01859-1.

20. Keenan GF. Management of complications of glucocorticoid therapy. Clin Chest Med. 1997;18(3):507–20. https://doi.org/10.1016/s0272-5231(05)70398-1.

21. Ton FN, Gunawardene SC, Lee H, Neer RM. Effects of low-dose prednisone on bone metabolism. J Bone Miner Res. 2005;20(3):464–70. https://doi.org/10.1359/jbmr.041125.

22. Winblad L, Larsen CG, Håkansson K, Abrahamsen B, von Buchwald C. The risk of osteoporosis in oral steroid treatment for nasal polyposis: a systematic review. Rhinology. 2017;55(3):195–201. https://doi.org/10.4193/Rhin15.367.

23. Fardet L, Kassar A, Cabane J, Flahault A. Corticosteroid-induced adverse events in adults: frequency, screening and prevention. Drug Saf. 2007;30(10):861–81. https://doi.org/10.2165/00002018-200730100-00005.

24. Weifeng Guo. The adrenal medulla and adrenal cortex. New York: McGraw-Hill; 2007. p. 356–81.

25. Wilson AM, McFarlane LC, Lipworth BJ. Systemic bioactivity profiles of oral prednisolone and nebulized budesonide in adult asthmatics. Chest. 1998;114(4):1022–7. https://doi.org/10.1378/chest.114.4.1022.

26. LaRochelle GE Jr, LaRochelle AG, Ratner RE, Borenstein DG. Recovery of the hypothalamic-pituitary-adrenal (HPA) axis in patients with rheumatic diseases receiving low-dose prednisone. Am J Med. 1993;95(3):258–64. https://doi.org/10.1016/0002-9343(93)90277-v.

27. Conn HO, Poynard T. Corticosteroids and peptic ulcer: meta-analysis of adverse events during steroid therapy. J Intern Med. 1994;236(6):619–32. https://doi.org/10.1111/j.1365-2796.1994.tb00855.x.

28. Piper JM, Ray WA, Daugherty JR, Griffin MR. Corticosteroid use and peptic ulcer disease: role of nonsteroidal anti-inflammatory drugs. Ann Intern Med. 1991;114(9):735–40. https://doi.org/10.7326/0003-4819-114-9-735.

29. Fardet L, Cabane J, Lebbé C, Morel P, Flahault A. Incidence and risk factors for

corticosteroid-induced lipodystrophy: a prospective study. J Am Acad Dermatol. 2007;57(4):604–9. https://doi.org/10.1016/j.jaad.2007.04.018.

30. Hirsch IB, Paauw DS. Diabetes management in special situations. Endocrinol Metab Clin North Am. 1997;26(3):631–45. https://doi.org/10.1016/ s0889-8529(05)70271-1.

31. Carnahan MC, Goldstein DA. Ocular complications of topical, peri-ocular, and systemic corticosteroids. Curr Opin Ophthalmol. 2000;11(6):478–83. https://doi.org/10.1097/00055735-200012000-00016.

鼻喷糖皮质激素   第**36**章

曹玉洁,李华斌,王德辉

要点

- 局部和全身使用糖皮质激素是治疗 CRSwNP 和 CRSsNP 的第一步。只有当药物治疗失败时,才建议进行鼻窦内镜手术。
- 五项荟萃分析的证据表明,规范的局部糖皮质激素治疗有助于改善 CRSwNP 和 CRSsNP 患者主观感受和客观临床指标。
- 与鼻腔给药(简单喷雾 / 低量)方法相比,鼻窦给药(直接鼻窦插管给药或术后鼻窦冲洗)方法可以更好地改善症状。

抗炎治疗在慢性鼻窦炎的治疗中起着至关重要的作用包括糖皮质激素和低剂量大环内酯类药物[1]。与全身糖皮质激素相比,局部糖皮质激素的使用更为广泛,因为不仅在长期使用后无全身副作用,而且在鼻窦黏膜中达到更好的药物浓度[2]。局部糖皮质激素种类包括第一代鼻用糖皮质激素(丙酸倍氯米松、曲安奈德、氟尼缩松和布地奈德)和新剂型(丙酸氟替卡松、糠酸莫米松、环索奈德和糠酸氟替卡松)[1]。局部糖皮质激素在鼻窦黏膜中的有效分布不仅取决于手术后解剖结构重塑的窦腔,还取决于糖皮质激素的有效传送,使疾病控制于最佳状态。

36.1   作用机制

糖皮质激素通过多种作用实现抗炎效果,包括减少促炎或增加抗炎基因转录,减少炎症细胞(如嗜酸性粒细胞、T 细胞、肥大细胞和树突状细胞)的浸润,以及抑制促炎介质、细胞趋化因子和黏附分子的产生。不同类型的糖皮质激素,以不同的给药方式(如喷雾剂和滴剂),其疗效可能相异[1]。

36.2   疗效

在 CRSwNP 和 CRSsNP 中,药物治疗包括局部和全身糖皮质激素是其治疗的第一步。只有当药物治疗失败时,才建议进行内镜鼻窦手术。

Luke-Rudmik 等根据现有证据得出结论,建议在 CRS 的局部治疗中采用规范的局部鼻用糖皮质激素治疗。规范的局部鼻用糖皮质激素治疗是美国 FDA 批准的鼻用糖皮质激素药物定量喷雾剂,包括以下药物:糠酸莫米松、丙酸氟替卡松、糠酸氟替卡松、布地奈德、丙酸倍氯米松、环索奈德、氟尼缩松和曲安奈德[3]。这篇综述纳入了五项荟萃分析，评估局部鼻用糖皮质激素规范治疗对 CRSwNP 和 CRSsNP 临床结果。所有研究均为 1a 级质量。

Joe 等[4]、Rudmik 等[5] 和 Snidvongs 等[6] 对局部糖皮质激素治疗 CRSwNP 患者进行疗效评估。Joe 等[4] 综合了六项随机对照试验的数据，这些试验评估了治疗对息肉大小变化的影响，发现与对照组相比，治疗组的息肉大小有显著改善。在 Rudmik 等[5] 的研究中，共有 12 项研究被合并用于定量分析，并证明 CRSwNP 患者的鼻部症状有显著改善。Snidvongs 等[6] 的研究表明，CRSwNP 的局部糖皮质激素治疗可改善总体症状评分，提高激素敏感者的比例。还记录了息肉评分的降低和手术后息肉复发的情况。值得注意的是，根据鼻窦手术情况进行的亚组分析显示，与未行鼻窦手术的患者相比，鼻窦手术患者对局部糖皮质激素的反应更好且息肉评分下降更明显。

Kalish 等[7] 和 Snidvongs 等[8] 的研究评估了局部糖皮质激素治疗 CRSsNP 患者的效果。Kalish 等[7] 综合了五项随机对照试验的结果，结论是，没有足够的证据证明局部糖皮质激素对 CRSsNP 有明显的总体益处。然而，在三项临床研究中报告了使用局部糖皮质激素的总症状评分平均标准差有差异。Snidvongs 等[8] 结合 10 项随机对照试验的结果进行研究，证明局部糖皮质激素治疗可改善症状评分并提高激素敏感者的比例。由于研究的数量有限，基于鼻窦手术情况的亚组分析并不显著。亚组分析显示，与单纯鼻腔给药相比，直接经鼻窦给药的局部糖皮质激素可显著改善症状。

一项前瞻性随机对照临床试验比较了涂药支架（DES）和局部鼻喷糖皮质激素治疗 CRS 患者的疗效，该试验表明，两种治疗都显著改善了患者的生活质量，除了鼻喷剂组的鼻腔总容积的增加更明显，两组之间没有显著差异[9]。

36.3　安全性

尽管鼻用局部糖皮质激素总体上是非常安全的，但并非完全没有全身或局部副作用。局部糖皮质激素治疗的潜在副作用发生在 <5% 的患者中，最常见的有头痛、鼻出血和咳嗽[3]。

36.4　局限性

局部给药方法会显著影响糖皮质激素的量进入并与鼻窦黏膜接触[1]。术前黏膜炎性水肿和窦口闭塞只容许 <1% 的溶液进入窦腔。窦口充分开放对于适当的局部药物分布是必要的[2]。简单的鼻腔给药方法，如滴剂、喷雾剂和雾化剂，可以提供良好的鼻腔接触，但鼻窦传送较差。鼻窦冲洗和直接鼻窦插管可能会更好地将药物输送到鼻窦，尤其是在鼻窦手术后。与鼻腔给药（简单喷雾 / 低量）方法相比，鼻窦给药（直接鼻窦插管给药或术后鼻窦冲洗）方法可以更好地改善症状。鼻喷雾剂和滴鼻剂在缩小息肉大小方面未发现显著差异[2]。即使用更高的剂量，糖皮质激素鼻喷雾剂的疗效仍然较差，这可能是因为糖皮质激素不能有效地到达鼻窦黏膜[10]。

（肖振浩　黄雪琨　杨钦泰　译）

参考文献

1. Chong LY, Head K, Hopkins C, Philpott C, Burton MJ, Schilder AG. Different types of intranasal steroids for chronic rhinosinusitis. Cochrane Database Syst Rev. 2016;(4):CD011993. https://doi.org/10.1002/14651858.CD011993.pub2.

2. Snidvongs K, Kalish L, Sacks R, Sivasubramaniam R, Cope D, Harvey RJ. Sinus surgery and delivery method influence the effectiveness of topical corticosteroids for chronic rhinosinusitis: systematic review and meta-analysis. Am J Rhinol Allergy. 2013;27(3):221–33. https://doi.org/10.2500/ajra.2013.27.3880.

3. Rudmik L, Hoy M, Schlosser RJ, Harvey RJ, Welch KC, Lund V, et al. Topical therapies in the management of chronic rhinosinusitis: an evidence-based review with recommendations. Int Forum Allergy Rhinol. 2013;3(4):281–98. https://doi.org/10.1002/alr.21096.

4. Joe SA, Thambi R, Huang J. A systematic review of the use of intranasal steroids in the treatment of chronic rhinosinusitis. Otolaryngol Head Neck Surg. 2008;139(3):340–7. https://doi.org/10.1016/j.otohns.2008.05.628.

5. Rudmik L, Schlosser RJ, Smith TL, Soler ZM. Impact of topical nasal steroid therapy on symptoms of nasal polyposis: a meta-analysis. Laryngoscope. 2012;122(7):1431–7. https://doi.org/10.1002/lary.23259.

6. Kalish L, Snidvongs K, Sivasubramaniam R, Cope D, Harvey RJ. Topical steroids for nasal polyps. Cochrane Database Syst Rev. 2012;(12):CD006549. https://doi.org/10.1002/14651858.CD006549.pub2.

7. Kalish LH, Arendts G, Sacks R, Craig JC. Topical steroids in chronic rhinosinusitis without polyps: a systematic review and meta-analysis. Otolaryngol Head Neck Surg. 2009;141(6):674–83. https://doi.org/10.1016/j.otohns.2009.08.006.

8. Snidvongs K, Kalish L, Sacks R, Craig JC, Harvey RJ. Topical steroid for chronic rhinosinusitis without polyps. Cochrane Database Syst Rev. 2011;(8):CD009274. https://doi.org/10.1002/14651858.CD009274.

9. Taulu R, Bizaki AJ, Numminen J, Rautiainen M. A prospective, randomized clinical study comparing drug eluting stent therapy and intranasal corticoid steroid therapy in the treatment of patients with chronic rhinosinusitis. Rhinology. 2017;55(3):218–26. https://doi.org/10.4193/Rhino16.070.

10. Harvey RJ, Snidvongs K, Kalish LH, Oakley GM, Sacks R. Corticosteroid nasal irrigations are more effective than simple sprays in a randomized double-blinded placebo-controlled trial for chronic rhinosinusitis after sinus surgery. Int Forum Allergy Rhinol. 2018;8(4):461–70. https://doi.org/10.1002/alr.22093.

王成硕,孟一帆,张罗

要点

- 糖皮质激素雾化是慢性鼻窦炎管理中一种较新的疗法。
- 一些研究已经对雾化糖皮质激素的有效性和安全性进行了评估。
- 目前,仅有少数研究观察探讨了生物制剂在鼻窦炎的雾化治疗。

　　吸入给药是气道疾病治疗的经常推荐的给药途径[1]。其中,雾化给药已经成为一种广泛应用于上下气道的药物输送方法[2],尤其是哮喘的治疗[1,3,4]。

37.1　糖皮质激素雾化的历史、分类和原理

　　雾化疗法是治疗慢性鼻窦炎的一种较新的方法。160 年前,法国 Sales Girons 发明了第一个压力喷雾器[5],配备了 19 世纪 60 年代才首次应用的药物雾化装置。1950 年,人们采用吸入性糖皮质激素作为肺炎治疗的抗炎药。其后 20 年,倍氯米松吸入剂首次进入市场。随后,市场上涌现出许多糖皮质激素吸入剂,包括布地奈德,后者是 Astra Zeneca 于 1987 年推出。目前,现代吸入装置一般分为三类:雾化器、加压计量吸入器(pMDI)和干粉吸入器[5]。

雾化器是气溶胶治疗中历史最为悠久的装置,主要包括两种类型,分别是喷射雾化器和超声雾化器(图 37.1)[6,7]。但是,雾化器也有着很明显的不足,即噪声大、携带不便、耗时且效率不高,连续运行中造成高达 50% 的药物浪费[5]。pMDI 是一种便携式门诊雾化给药装置,目前得到了广泛应用,主要缺点是需要正确的手口协作,如果手口协作不好,实际进入肺部的药物将比预期的更少。呼吸驱动的干粉吸入器是另一种便携式门诊雾化装置,无须手口协作,但缺点是其不适合老年及幼小的患者,因为其输送的可吸入剂量取决于使用者的吸气频率[8]。

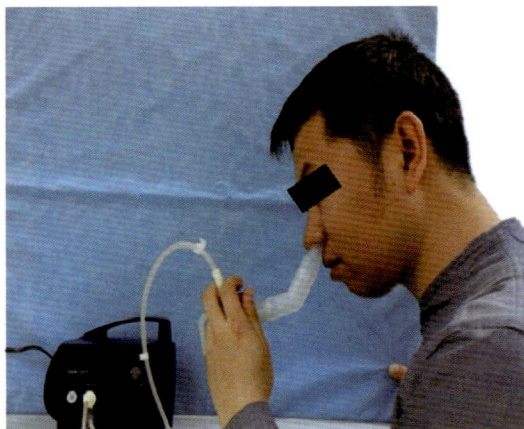

图 37.1　经鼻超声雾化吸入糖皮质激素类药物

　　通常,雾化的有效性评估受到给药剂量和药物在气道中沉积部位的影响[5]。作为局部治疗的第一步,虽然药物在鼻黏膜中的沉积量以鼻腔喷雾剂更多,但是,与鼻腔喷雾剂比

较，雾化增加了输送体积，激素利用率相对较高[5-7]。据估计，1min 的脉动气溶胶输送可以沉积相当于 2min 鼻腔喷雾剂的给药量，相当于向鼻窦输送 10～15ml 雾化溶液[5]。此外，事实证明，由于鼻腔的血管吸收而系统性损失的药物，雾化给药明显低于鼻喷雾剂[5]。因此，经鼻雾化可能是 CRS 理想的治疗选择。

37.2　糖皮质激素雾化治疗 CRS 的作用机制

通常，CRS 治疗的抗炎机制包括减少炎症细胞、抑制炎症细胞相关的细胞因子及趋化因子释放和调节组织重塑[5]。Wang 等[9]的调查发现，嗜酸粒细胞性 CRS 患者经鼻雾化布地奈德（1mg，每日两次）治疗 2 周后，可以显著抑制嗜酸性粒细胞浸润；同时，嗜酸性粒细胞趋化因子的产生减少。随之而来的是 Th2 型炎症也明显减轻，如鼻息肉中的 Th2 细胞数量和 IL-5 水平均有降低。同样，Van Zele 等[10]已经表明，口服糖皮质激素可以明显降低 CRSwNP 患者鼻腔分泌物中的 ECP 和 IL-5 水平[10]。然而，在与中性粒细胞高度相关的 Th1/Th17 混合性炎症中，糖皮质激素治疗的敏感性有所降低[9]；布地奈德经鼻雾化治疗后，与安慰剂相比，细胞因子 IFN-γ 和 IL-17 均未发现明显变化。但是，自然调节性 T 细胞（Treg）和 Tr1 细胞明显增加[9]。同样，局部糖皮质激素治疗后细胞因子转化生长因子 β（TGF-β）显著增加，伴调节性 T 细胞增多，还可抑制急性的炎症反应[9]。此外，布地奈德经鼻雾化治疗后鼻息肉中胶原蛋白大量沉积，同时，TGF-β 显著增加，基质金属蛋白酶（MMP）显著减少，组织金属蛋白酶抑制剂显著增加（TIMP）[9,11]。

37.3　糖皮质激素雾化治疗 CRS 的安全性和有效性

建议将局部糖皮质激素使用作为 CRS 治疗策略的组成部分之一[12]。临床上，已证明糖皮质激素经鼻雾化是 CRS 局部糖皮质激素治疗的一种新的选择（图 37.1）。最近，Wang 等[9]的一项随机对照试验表明，通过脉冲雾化装置吸入布地奈德混悬液（即布地奈德经鼻雾化），每天两次给药治疗后，嗜酸粒细胞性慢性鼻窦炎伴鼻息肉患者呈现明显的效果，表现为症状评分的显著改善，鼻息肉缩小以及一些炎症标记物水平的改善。一项类似的早期研究[13]也表明，局部雾化吸入布地奈德可以有效减少泼尼松的全身使用，并且，改善难治性 CRS 患者的术后总体评分。最近的另一项研究表明，布地奈德雾化较鼻喷更有效，有效性与口服泼尼松龙相当，可以改善 CRS 患者的嗅觉功能[14]。此外，与鼻喷相比，雾化在鼻窦黏膜有更大的作用面积。事实上，Reychler 等[14]研究表明，布地奈德经鼻雾化比布地奈德鼻喷有更显著的嗅觉功能改善。同样，Wang 等[9]研究表明，布地奈德经鼻雾化 2 周后鼻息肉缩小，与布地奈德鼻喷治疗 4 周后的作用相当[9]，提示糖皮质激素经鼻雾化可能对 CRS 患者发挥的治疗效果更快。

由于大剂量糖皮质激素使用会产生全身的副作用，如抑制下丘脑 - 垂体 - 肾上腺（HPA）轴和减少内源性皮质类固醇水平，因此，糖皮质激素雾化吸入的安全性是一个重要的临床问题。Thamboo 等[15]表明布地奈德雾化治疗（1mg，每天两次，持续 60 天）是一种安全并且理想的 CRS 治疗方案，因为这不会导致肾上腺抑制。同样，Wang 等[9]研究也表明在嗜酸粒细胞性 CRS 患者中，布地奈德经鼻雾化治疗（1mg，每日两次，持续 2 周）是一种临床耐受性良好的治疗方案，在这一治疗方案下，既没有发现 HPA 轴抑制，也未发现任何相关的临床不良事件。需要注意的是 CRS 的糖皮质激素雾化治疗的安全性还需要长期的剂量依赖的 RCT 研究验证。

37.4　CRS 治疗的其他药物雾化

虽然抗生素雾化已经应用于 CRS 治疗，但是，很少有研究报道这类药物的有效性和安全性。一项前瞻性双盲安慰剂对照研究评估了常规药物和手术治疗失败后 CRS 患者使用生理盐水或妥布霉素（80mg，每日 3 次，持续 4 周）雾化的疗效[16]，在研究过程及结束记录 CRS 患者的症状、生活质量及内镜评分，作者发现生理盐水和妥布霉素组都有显著的症状评分和生活质量评分改善，其中妥布霉素雾化组在 2 周时就呈现出更快的缓解疼痛作用，但是，在治疗结束第 4 周时，与对照组之间没有显著差异[16]。同样，Scheinberg 等[17] 在 41 名对手术和药物治疗不敏感的难治性 CRS 患者进行的一项 3～6 周的抗生素雾化治疗的前瞻性研究表明，头孢呋辛（285mg，每日两次）、环丙沙星（70mg，每日两次）或妥布霉素（90mg，每日两次）抗生素雾化治疗后，83% 的病例得到了症状改善[17]。Videler 等[18] 观察 14 例手术和药物治疗不敏感的 CRS 重症患者对杆菌肽 / 多黏菌素 E 雾化治疗的有效性评估，这项随机双盲前瞻性研究中，所有患者均预先进行 2 周的左氟沙星（500mg，每日两次）治疗，然后开始 8 天的杆菌肽 / 多黏菌素 E（6.64mg/5.12mg/8ml）雾化或生理盐水治疗，研究结果表明，治疗组面部疼痛均有所减轻[18]。

37.5　常规应用糖皮质激素雾化的展望

糖皮质激素雾化是一种较新的 CRS 治疗选择，根据有效性和安全性评价的文献报道，每日两次的 2mg 布地奈德雾化，兼具有效性和安全性，可应用于临床实践。对于需要手术干预的 CRS 患者，围手术期可以应用每日两次的 2mg 布地奈德雾化治疗方案；对于难治性 CRS 患者（复发 CRS 患者、ASA 患者），布地奈德的雾化剂量可酌情增加。对于某一些难治性 CRS 患者，可能需要同时应用雾化和口服糖皮质激素治疗，以便更好地控制炎症；口服糖皮质激素治疗期间，应定期检查血清皮质类固醇的水平。

（白瑜蓉　张雅娜　杨钦泰 译）

参考文献

1. Basu K, Nair A, Williamson PA, Mukhopadhyay S, Lipworth BJ. Airway and systemic effects of soluble and suspension formulations of nebulized budesonide in asthmatic children. Ann Allergy Asthma Immunol. 2009;103(5):436–41. https://doi.org/10.1016/s1081-1206(10)60365-1.
2. Prulière-Escabasse V, Michel J, Percodani J, Serrano E, Gilain L, Crampette L, et al. Consensus document for prescription of nebulization in rhinology. Eur Ann Otorhinolaryngol Head Neck Dis. 2014;131(6):371–4. https://doi.org/10.1016/j.anorl.2014.07.004.
3. Chow AH, Tong HH, Chattopadhyay P, Shekunov BY. Particle engineering for pulmonary drug delivery. Pharm Res. 2007;24(3):411–37. https://doi.org/10.1007/s11095-006-9174-3.
4. Ely L, Roa W, Finlay WH, Löbenberg R. Effervescent dry powder for respiratory drug delivery. Eur J Pharm Biopharm. 2007;65(3):346–53. https://doi.org/10.1016/j.ejpb.2006.10.021.
5. Lou H, Wang C, Zhang L. Steroid transnasal nebulization in the treatment of chronic rhinosinusitis. Curr Opin Allergy Clin Immunol. 2016;16(1):39–44.

https://doi.org/10.1097/aci.0000000000000230.

6. Sanders M. Inhalation therapy: an historical review. Prim Care Respir J. 2007;16(2):71–81. https //doi.org/10.3132/pcrj.2007.00017.

7. Labiris NR, Dolovich MB. Pulmonary drug delivery. Part II: The role of inhalant delivery devices and drug formulations in therapeutic effectiveness of aerosolized medications. Br J Clin Pharmacol. 2003;56(6):600–12. https://doi.org/10.1046/j.1365-2125.2003.01893.x.

8. Dolovich MB, Ahrens RC, Hess DR, Anderson P, Dhand R, Rau JL, et al. Device selection and outcomes of aerosol therapy: evidence-based guidelines: American College of Chest Physicians/American College of Asthma, Allergy, and Immunology. Chest. 2005;127(1):335–71. https://doi.org/10.1378/chest.127.1.335.

9. Wang C, Lou H, Wang X, Wang Y, Fan E, Li Y, et al. Effect of budesonide transnasal nebulization in patients with eosinophilic chronic rhinosinusitis with nasal polyps. J Allergy Clin Immunol. 2015;135(4):922–29.e6. https://doi.org/10.1016/j.jaci.2014.10.018.

10. Van Zele T, Gevaert P, Holtappels G, Beule A, Wormald PJ, Mayr S, et al. Oral steroids and doxycycline: two different approaches to treat nasal polyps. J Allergy Clin Immunol. 2010;125(5):1069–76.e4. https://doi.org/10.1016/j.jaci.2010.02.020.

11. Li X, Meng J, Qiao X, Liu Y, Liu F, Zhang N, et al. Expression of TGF, matrix metalloproteinases, and tissue inhibitors in Chinese chronic rhinosinusitis. J Allergy Clin Immunol. 2010;125(5):1061–8. https://doi.org/10.1016/j.jaci.2010.02.023.

12. Fokkens WJ, Lund VJ, Mullol J, Bachert C, Alobid I, Baroody F, et al. EPOS 2012: European position paper on rhinosinusitis and nasal polyps 2012. A summary for otorhinolaryngologists. Rhinology. 2012;50(1):1–12. https://doi.org/10.4193/Rhino50E2.

13. Kanowitz SJ, Batra PS, Citardi MJ. Topical budesonide via mucosal atomization device in refractory postoperative chronic rhinosinusitis. Otolaryngol Head Neck Surg. 2008;139(1):131–6. https://doi.org/10.1016/j.otohns.2008.03.009.

14. Reychler G, Colbrant C, Huart C, Le Guellec S, Vecellio L, Liistro G, et al. Effect of three-drug delivery modalities on olfactory function in chronic sinusitis. Laryngoscope. 2015;125(3):549–55. https://doi.org/10.1002/lary.24937.

15. Thamboo A, Manji J, Szeitz A, Santos RD, Hathorn I, Gan EC, et al. The safety and efficacy of short-term budesonide delivered via mucosal atomization device for chronic rhinosinusitis without nasal polyposis. Int Forum Allergy Rhinol. 2014;4(5):397–402. https://doi.org/10.1002/alr.21280.

16. Desrosiers MY, Salas-Prato M. Treatment of chronic rhinosinusitis refractory to other treatments with topical antibiotic therapy delivered by means of a large-particle nebulizer: results of a controlled trial. Otolaryngol Head Neck Surg. 2001;125(3):265–9. https://doi.org/10.1067/mhn.2001.117410.

17. Scheinberg PA, Otsuji A. Nebulized antibiotics for the treatment of acute exacerbations of chronic rhinosinusitis. Ear Nose Throat J. 2002;81(9):648–52.

18. Videler WJ, van Drunen CM, Reitsma JB, Fokkens WJ. Nebulized bacitracin/colimycin: a treatment option in recalcitrant chronic rhinosinusitis with *Staphylococcus aureus*? A double-blind, randomized, placebo-controlled, cross-over pilot study. Rhinology. 2008;46(2):92–8.

第**38**章 类固醇缓释支架置入

王成硕，Longgang Yu，张罗

要点

- 局部治疗是慢性鼻窦炎（CRS）应对计划的重要组成部分。建议使用类固醇缓释支架作为有效的辅助手段。
- 类固醇缓释支架不仅实现了控制局部类固醇的释放剂量，还能够分离黏膜创口的边缘，预防粘连和狭窄的发生。
- 许多前瞻性随机的对照试验已证实了类固醇缓释支架的有效性和安全性。
- 使用类固醇缓释支架能够显著减少术后息肉、粘连形成、中鼻甲外移，并减少术后干预、全身类固醇使用以及再次修复手术的需要。

38.1 介绍

　　CRS 是一种常见且具有挑战性的临床疾病。据认为，药物治疗是该疾病的首选方案。药物治疗失败后，功能性内镜鼻窦手术（FESS）[1] 则是下一步的主要选择。FESS 是一种维持纤毛呼吸道上皮气流通道的有效手段，同时为术后盐水灌洗和局部类固醇给药提供方便的途径。然而，需要注意的是手术并不能消除该疾病潜在的易感因素。此外，FESS 在治疗 CRS 过程中可能会受到多种因素的影响而导致手术失败，如粘连形成、复发性鼻息肉、黏膜炎症、中鼻甲外移以及窦口狭窄等[2]。

　　因此，手术后的药物治疗对于长期控制疾病和手术本身同样重要。目前，在 CRS 的药物治疗方面局部或全身应用皮质类固醇和 FESS 术后管理已成为不可或缺的方式[3]。全身应用皮质类固醇在减少术后水肿和促进愈合方面非常有效。然而，这种方法可能带来许多明显的副作用，包括股骨头无菌性坏死，糖尿病患者无法控制的高血糖以及眼眶和精神方面的并发症。尽管鼻用皮质类固醇喷雾剂没有全身副作用，但在中鼻道渗透方面似乎效果并不理想，术后的粘连和水肿、分泌物或结痂均可能进一步降低其益处。此外，由于额窦的解剖位置，大多数皮质类固醇药物输送系统不能成功到达该区域。此外，使用皮质类固醇鼻腔喷雾剂还存在其他问题，例如给药技术不正确以及缺乏长时间使用推荐药物的意识，无法规律和长期用药。因此，最初就采用局部鼻内皮质类固醇的给药方法并不是最佳的选择，因而便出现了新的给药方法，通过可控的方式直接将类固醇和其他药物运送到鼻黏膜。

38.2 类固醇缓释支架的研究进展

在医学领域,支架是一种定义为暂时放置于体腔内的设备,以保持腔体的开放、促进伤口的愈合并缓解梗阻。药物缓释支架是一种手术植入的支架,可以通过可控的方式在预定时间内局部持续释放药物,促进受损组织愈合[4]。通常,这种支架是由刚性或柔性可吸收或不可吸收(金属)的材料制成。生物可降解吸收药物的缓释装置优于金属支架,它们的生物可吸收性降低了支架引起后期血栓形成的风险。可降解植入物主要由可降解的聚合材料制成,在体内经过长时间的降解。这些植入物的优点在于不需要多余的手术予以清除。

鼻支架承载的药物包括类固醇,如地塞米松、氟替卡松和莫米松,还有用于治疗细菌感染的抗生素。类固醇缓释支架已作为一种新的方法投入临床应用,可直接向炎性窦腔组织提供局部持久性的类固醇缓释,用于治疗术后复发性鼻息肉。此种靶向应用以可控方式将高浓度药物精确输送到病变黏膜,同时,也降低了全身吸收带来的风险和并发症。

研究最广泛的含类固醇的缓释制剂是含糠酸莫米松的可吸收植入物,它由三个部分组成:聚合物支架、聚乙二醇涂层及嵌入涂层中的糠酸莫米松。由于在人体内具有长期的安全性和有效性,可降解聚合物如聚乳酸(PLA)或聚乳酸 - 羟基乙酸共聚物(PLGA)也被用于鼻腔植入物的支架系统中。其中,聚乳酸 - 羟基乙酸酯作为一种惰性的丝状材料,可编织成网状结构,作为药物缓释制剂的载体。药物缓释剂主要由层状结构的聚乙二醇和糠酸莫米松两部分组成。糠酸莫米松是一种高亲脂性化合物,广泛应用于外用皮质类固醇治疗CRS。同时,聚乙二醇还具有辅助调节糠酸莫米松释放的作用以及轻微的抗炎作用。随着植入物的溶解,聚乙二醇中的糠酸莫米松被可控性释放。

支架植入依次完成以下步骤:首先,将含有类固醇洗脱支架,压缩至合适长度和角度,并装入输送套管;随后,利用内镜对输送套管进行引导,准确置入筛窦或额隐窝;通过类似注射器的原理推进支架,输送套管的膨胀会使支架紧贴植入部位,如弹簧一样恢复形态。支架可以在术中或术后早期放置在所需部位[5]。

38.3 类固醇缓释支架的功效

自 2011 年 FDA 批准类固醇支架用于治疗鼻息肉以来[6],三大临床试验证明了莫米松鼻支架的有效性。

Murr 及同事[7] 开展了一项前瞻性多中心随机的双盲临床试验。研究对象为 43 例患有鼻窦炎合并鼻息肉且接受 FESS 手术的患者;术后 38 名患者作为单独患者对照组。其中,一侧鼻腔置放药物洗脱支架,对侧安放非药物洗脱支架。其余 5 例双侧鼻腔放置药物洗脱支架,以便评估系统的安全性。分别在术后第 7、14、21、30、45 和 60 天进行内镜随访,包括炎症、息肉形成、粘连和中鼻甲位置等方面的综合评估。结果表明,术后 30 天内,药物洗脱支架能够显著降低炎症、息肉形成和粘连的发生率。此外,药物洗脱支架还可减少中鼻甲偏侧的发生比例,但是,药物洗脱支架和对照组支架之间无明显统计学差异。

Forwith 和同事们[8] 进行了一项前瞻性的多中心临床试验,旨在调查 FESS 术后 10 例单侧支架和 40 例双侧支架患者接受鼻腔类固醇洗脱支架的有效性和安全性。该试验延续至术后第 7、14、21、30、60 天和 6 个月，包括对炎症、息肉形成、粘连和中鼻甲位置等方面进行随访评分。与 Murr 的研究结果 [7] 相似，通过使用类固醇洗脱支架，病人的炎症评分降低，在减少息肉形成、粘连和中鼻甲偏侧方面也有显著效果。此外，通过 SNOT-22（the SinoNasal Outcome Test-22）和 RSDI（the Rhinosinusitis Disability Index）问卷评价，也发现患者的主观感受得到了显著改善。

为了确认类固醇洗脱支架对于 CRS 手术患者是否可以减少口服类固醇的需要及减轻术后的粘连情况，Marple 和他的同事 [9] 开展了一项前瞻性多中心随机对照的双盲试验，并采用了患者内部控制方法（ADVANCE Ⅱ）。该实验选取 105 例接受双侧内镜鼻窦手术（ESS）的患者，在术侧植入药物洗脱支架及非药物洗脱支架，并在术后第 14、30、60、90 天进行随访，以评估针对术后干预、复诊情况、粘连及息肉形成等的影响。该研究结论显示：与非药物缓释支架相比，药物缓释支架在术后干预方面减少了 29.0%（P = 0.028），在粘连方面减少了 52.0%（P = 0.005），明显减少息肉形成的患者比例达到 44.9%（P = 0.002）。

随着类固醇缓释支架种类的增加，越来越多被用于治疗 ESS（内镜下鼻内手术）术后复发的鼻息肉。已有数项临床试验证实了这种新一代支架的有效性。

Lavigne 等进行的前瞻性多中心研究 [10] 报告显示，对采用生物可吸收的类固醇缓释支架的患者而言，鼻息肉内镜分级及患者报告结果均得到提高，并减少了修复手术的需求。术后 1 个月，双侧鼻息肉平均分级从基线的 4.5 降至 2.3（P = 0.008），并且，该效果持续至 6 个月（分级为 2.33；P = 0.008）。SNOT-22 计分均值在一个月内从基线的 2.19 显著提高至 0.90（P = 0.001），并持续到 6 个月（分值为 1.03；P = 0.012）。此外，高达 64% 的患者在 6 个月之后不再需要进行修复性 ESS。

根据 Han 等 [11,12] 的双盲随机的对照试验（RESOLVE）结果表明，该试验纳入了 100 例患者。其中 53 例接受了类固醇缓释支架，而 47 例则使用了安慰性支架。在术后第 3 和 6 个月进行的评估中，治疗组患者的息肉评分和筛窦阻塞明显降低，鼻塞 / 充血评分也有明显改善。与对照组相比，差异具有统计学意义。同时，在第 6 个月时，对照组需要进行经内镜筛窦手术的风险是治疗组的 3.6 倍。

RESOLVE 2 为另一项随机双盲安慰剂试验的结果，其中 300 例可能需要再次手术的难治性 CRS 伴鼻息肉（CRSwNP）患者纳入研究。这些患者随机分配到接受类固醇缓释支架或安慰性支架治疗，并在基线至第 30 天期间评估鼻塞 / 充血评分变化以及在基线至第 90 天期间评估双侧息肉分级变化。研究发现，接受植入物治疗的患者鼻塞 / 阻塞得分（P = 0.007 4）和双侧息肉分级（P = 0.007 3）显示出显著降低。此外，在第 90 天，植入物组患者需要重复鼻窦手术的比例显著降低（P = 0.000 4），筛窦阻塞百分比（P = 0.000 7），鼻塞 / 充血（P = 0.024 8），以及嗅觉下降（P = 0.047 0）。这些主观和客观指标的显著改善表明，利用莫米松鼻窦植入物可能对于治疗复发性鼻息肉有重要的作用。

38.4 类固醇缓释支架的安全性

几乎所有上述的临床试验都监测了植入类固醇支架可能出现的不良反应，表明不良反应的发生率非常低，达到了令人满意的水平。此外，Murr 和同事所做的研究 [7] 表明，5 例双侧支架患者血浆中莫米松的浓度低于液相色谱技术的定量检测底限。在随访基线及其他时间点的平均皮质醇浓度均处于正常水平。这表示类固醇支架不会引起肾上腺抑制。

研究人员特别关注类固醇缓释支架的全身吸收和眼部安全问题。许多临床试验致力于评估该支架对眼的影响，其中包括测量眼压的变化和借助于裂隙灯检查晶状体的混浊度。然而，这些试验均未发现眼压、玻璃体硬化或白内障评分的明显增加。另外一些研究报道的不良反应包括鼻出血、鼻部不适、鼻痛、嗅觉下降以及其他轻微的症状。例如 Kern 的研究[13]中有一位患者报告发生了严重的鼻出血。

38.5　支架在额窦的使用

对于 CRS 患者而言，额窦的治疗对耳鼻喉科医生来说是一项挑战。与其他鼻窦相比，额窦具有复杂的解剖、毗邻颅底和眼眶重要结构，还受空间和角度限制等因素，使视野狭窄，增添了手术的难度。此外，由于重力作用阻碍了局部药物到达额窦，术后额窦口二次感染和狭窄很容易发生。因此，使用生物可吸收类固醇缓释支架在额窦中具有广泛的应用前景（图 38.1）。

目前已有两项双盲随机对照试验研究了生物可吸收类固醇缓释鼻窦植入物用于额窦开口的有效性和安全性。这两项随机对照试验均采用相同的研究方案，共涉及 80 例 CRS 患者接受了相同种类的内镜前额窦手术，并使用患者内对照设计，将植入物的额窦与未植入的对侧进行比较。Smith 等[14]的研究表明，与对照组相比，接受类固醇植入物的研究组口服类固醇和手术治疗的需求分别降低了 55.6% 和 75%，30 天后其炎症分数和再狭窄率分别降低了 16.7% 和 54.3%。此外，在类固醇植入组，额窦的直径增加了 32.2%。与对照组相比，90 天后手术治疗的需求显著降低。以上结果表明，采取生物可吸收类固醇缓释鼻窦植入物的方法可以在 CRS 手术治疗中缓解患者的症状，并提高手术治疗的成功率，同时具有较高的安全性。

在 Luong 等[15]进行的另一个研究中，评估了一种新型沙漏状类固醇释放鼻窦植入物的安全性和有效性。研究发现，应用新型植入物组的患者术后第 30 天需要干预明显减少，炎症评分降低、再狭窄闭塞率也比对照组低。然而，在术后 90 天，没有观察到术后干预和额窦闭塞率的改变。

近期，Singh 等[16]在 Smith[14]和 Luong 等[15]的研究基础上，进行了数据收集和分析。结果表明，接受类固醇支架植入者术后 30 天内，其干预需求率降低了 46.8%，手术干预减少了 51.2%，口服类固醇需求减少了 37.2%。此外，类固醇鼻窦植入物的效果经连续检测，术后第 90 天亦有体现。综合资料显示，术后干预要求和鼻窦口再狭窄 / 闭塞率明显降低，额窦口直径亦显著大于对照组。值得注意的是，在观察期内未发生植入物相关不良反应。

38.6　结论和展望

目前，在治疗 CRS 方面，人们更多认识到了减轻症状、提高生活质量以及防止疾病进展或复发是治疗的主要目标。在 CRS 管理计划中，局部治疗是必不可少的一部分，因为它具有良好的安全性，能够长期使用且可以重复实施，从而避免了长期口服类固醇、抗生素和反复手术所带来的风险。当前，最常用的局部治疗方法包括盐水冲洗和类固醇的局部使用。

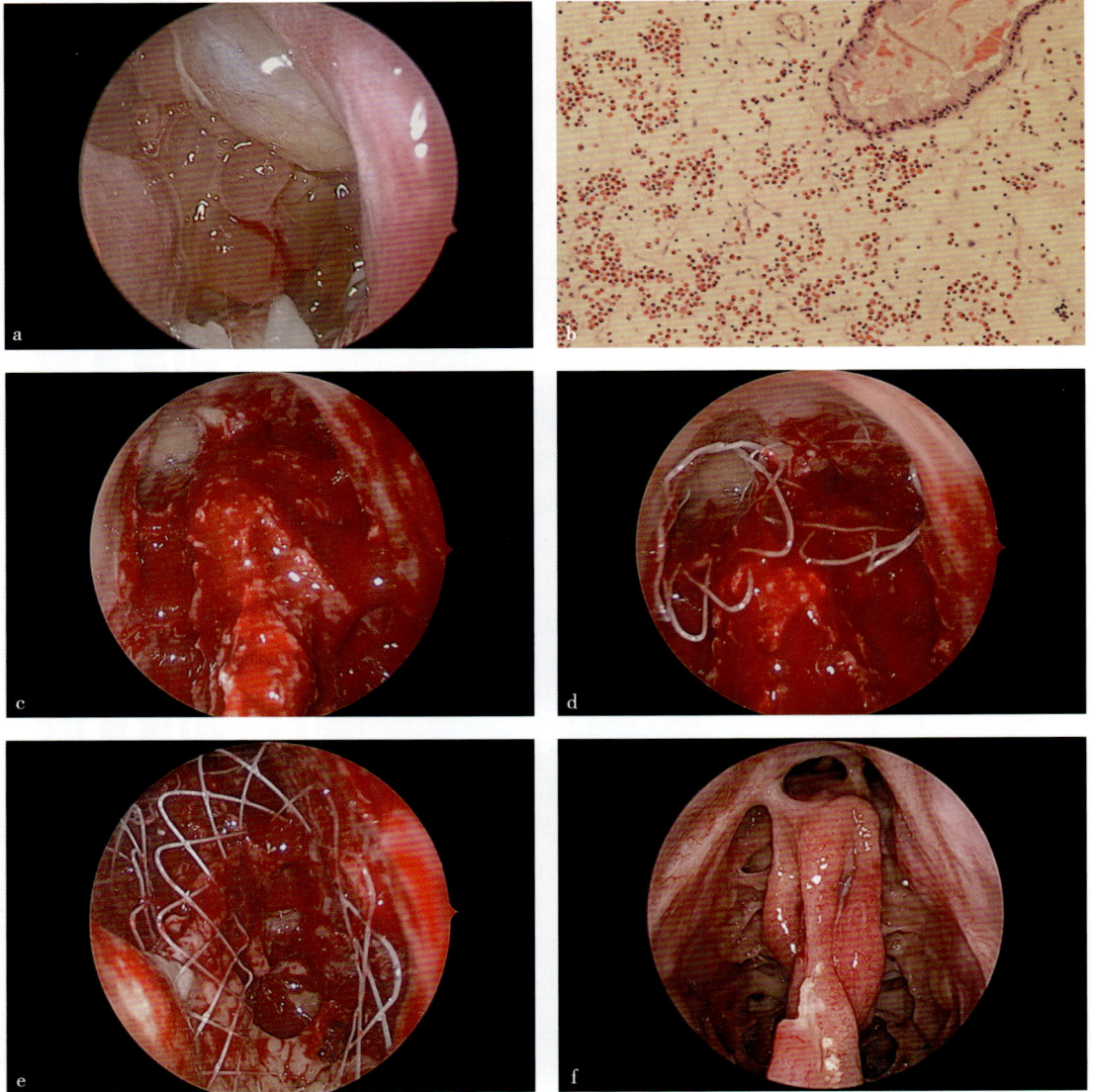

图 38.1 （a）术前复发性鼻窦炎伴哮喘的鼻息肉。（b）息肉的组织学评估，大量嗜酸性粒细胞浸润。（c）Draf 3 手术后额窦的内镜所见。（d）额窦的类固醇缓释支架。（e）筛窦的类固醇缓释支架。（f）术后第 6 个月的额窦内镜所见

然而，在过去的 10 年中，由于其效果良好和耐受性高，没有明显的不良反应，因此，类固醇缓释支架作为一种局部治疗策略倍受越来越多的青睐。类固醇缓释鼻窦植入物的独特之处在于实现了已知剂量类固醇的局部控制释放，并用于分离愈合的鼻窦组织，进而减少粘连和再狭窄的发生。

既往研究表明，ESS 术后应用类固醇缓释支架可以减少术后粘连和息肉形成、中鼻甲外移；同时，降低口服类固醇和额外干预的必要。此外，该支架也可用于治疗复发性鼻窦炎、缓解鼻塞、减轻鼻窦炎症和手术需求。随着时间的推移，不同类型的支架，如适用于筛窦、额窦和其他窦腔的产品相继面世。还有含有不同剂量药物支架相继进入临床实践。激

素缓释支架有效地补充了应对顽固性鼻息肉患者中 CRS 的治疗手段，可以与更微创的手术方法（如鼻窦气囊扩张）结合使用，以控制炎症过程。因此，建议采用含类固醇的鼻窦植入物作为 CRS 的一种有效辅助方案。

目前，类固醇缓释支架仅在一些国家得以应用，但所需费用仍然相对较高。Rudmik 等 [17] 采用决策树模型展示了莫米松类固醇缓释窦植入物在难治性 CRS 患者接受内科治疗后的成本效益，并在 ESS 术后 60 天内可避免临床干预。Rizzo 等 [18] 也发现，对于难治性 CRS 患者，植入支架可能会面临高昂的前期治疗成本，但这依旧较低于息肉复发、粘连松解和随后治疗导致的花费。

目前的证据显示，药物缓释支架可显著减少术后的多余的外科干预和息肉形成，并术后早期效果有明显改善 [7-9,11-15]。然而，这些随机对照试验仅仅是跟踪不超过 6 个月的研究结果。Taulu 等 [19] 进行了一项前瞻性随机临床试验，该试验超过 6 个月的随访发现，筛窦药物缓释支架在预防鼻内镜手术干预方面并不优于鼻用皮质类固醇喷雾剂。今后还需要进行更多的随机对照试验，以评估类固醇缓释支架的安全性和长期效果。

总而言之，药物缓释支架植入是治疗 CRS 的一种具有前景的新技术。未来，还需要进一步开发新的支架载药技术，包括载有抗感染药物、抗白细胞介素药物、抗 IgE 药物或不同药物组合的支架，获得更大剂量的皮质类固醇或更长效药物的缓释时间。

（方鹏达　张雅娜　杨钦泰　译）

参考文献

1. Fokkens WJ, Lund VJ, Mullol J, Bachert C, Alobid I, Baroody F, et al. European position paper on rhinosinusitis and nasal polyps 2012. Rhinol Suppl. 2012;23:3 p preceding table of contents, 1–298.
2. Bernstein JM, Lebowitz RA, Jacobs JB. Initial report on postoperative healing after endoscopic sinus surgery with the microdebrider. Otolaryngol Head Neck Surg. 1998;118(6):800–3.
3. Shen J, Welch K, Kern R. Mometasone furoate sinus implant – a new targeted approach to treating recurrent nasal polyp disease. Expert Rev Clin Pharmacol. 2018;11(12):1163–70.
4. Parikh A, Anand U, Ugwu MC, Feridooni T, Massoud E, Agu RU. Drug-eluting nasal implants: formulation, characterization, clinical applications and challenges. Pharmaceutics. 2014;6(2):249–67.
5. Bury S, Singh A. Evaluation of a steroid releasing sinus implant for the treatment of patients undergoing frontal sinus surgery for chronic rhinosinusitis. Expert Rev Med Devices. 2017;14(2):93–101.
6. Santarelli GD, Han JK. Evaluation of the PROPEL((R)) mini sinus implant for the treatment of frontal sinus disease. Expert Opin Drug Deliv. 2016;13(12):1789–93.
7. Murr AH, Smith TL, Hwang PH, Bhattacharyya N, Lanier BJ, Stambaugh JW, et al. Safety and efficacy of a novel bioabsorbable, steroid-eluting sinus stent. Int Forum Allergy Rhinol. 2011;1(1):23–32.
8. Forwith KD, Chandra RK, Yun PT, Miller SK, Jampel HD. ADVANCE: a multisite trial of bioabsorbable steroid-eluting sinus implants. Laryngoscope. 2011;121(11):2473–80.
9. Marple BF, Smith TL, Han JK, Gould AR, Jampel HD, Stambaugh JW, et al. Advance II: a prospective, randomized study assessing safety and efficacy of bioabsorbable steroid-releasing sinus implants. Otolaryngol Head Neck Surg. 2012;146(6):1004–11.
10. Lavigne F, Miller SK, Gould AR, Lanier BJ, Romett JL. Steroid-eluting sinus implant for in-office treatment of recurrent nasal polyposis: a prospective, multicenter study. Int Forum Allergy Rhinol. 2014;4(5):381–9.
11. Han JK, Forwith KD, Smith TL, Kern RC, Brown WJ, Miller SK, et al. RESOLVE: a randomized, controlled, blinded study of bioabsorbable steroid-eluting sinus implants for in-office treatment of recurrent sinonasal polyposis. Int Forum Allergy Rhinol. 2014;4(11):861–70.
12. Forwith KD, Han JK, Stolovitzky JP, Yen DM, Chandra RK, Karanfilov B, et al. RESOLVE: bioabsorbable steroid-eluting sinus implants for in-office treatment of recurrent sinonasal polyposis after sinus surgery: 6-month outcomes from a randomized, controlled, blinded study. Int Forum Allergy Rhinol. 2016;6(6):573–81.
13. Kern RC, Stolovitzky JP, Silvers SL, Singh A, Lee JT, Yen DM, et al. A phase 3 trial of mometasone furoate sinus implants for chronic sinusitis with

recurrent nasal polyps. Int Forum Allergy Rhinol. 2018;8(4):471–81.

14. Smith TL, Singh A, Luong A, Ow RA, Shotts SD, Sautter NB, et al. Randomized controlled trial of a bioabsorbable steroid-releasing implant in the frontal sinus opening. Laryngoscope. 2016;126(12):2659–64.

15. Luong A, Ow RA, Singh A, Weiss RL, Han JK, Gerencer R, et al. Safety and effectiveness of a bio-absorbable steroid-releasing implant for the paranasal sinus ostia: a randomized clinical trial. JAMA Otolaryngol Head Neck Surg. 2017;144(1):28–35.

16. Singh A, Luong AU, Fong KJ, Ow RA, Han JK, Gerencer R, et al. Bioabsorbable steroid-releasing implants in the frontal sinus ostia: a pooled analysis.

Int Forum Allergy Rhinol. 2019;9(2):131–9.

17. Rudmik L, Smith TL. Economic evaluation of a steroid-eluting sinus implant following endoscopic sinus surgery for chronic rhinosinusitis. Otolaryngol Head Neck Surg. 2014;151(2):359–66.

18. Rizzo JA, Rudmik L, Mallow PJ, Palli SR. Budget impact analysis of bioabsorbable drug-eluting sinus implants following endoscopic sinus surgery. J Med Econ. 2016;19(9):829–35.

19. Taulu R, Sillanpaa N, Numminen J, Rautiainen M. Ethmoidal drug-eluting stent therapy is not superior to nasal corticosteroid spray in the prevention of endoscopic sinus surgery: results from a randomised, clinical trial. Clin Otolaryngol. 2020;45(3):402–8.

类固醇渗透填塞材料　第39章

孙悦奇，史剑波

要点
- 类固醇渗透填塞材料可以改善 ESS 术后的临床症状、促进伤口愈合，但尚缺乏长期益处的证据。
- 类固醇渗透填塞材料可能会抑制术后早期的血清皮质醇水平。

　　ESS 术后使用口服类固醇可减轻炎症和降低复发率[1]。类固醇渗透填塞材料相较口服类固醇可能在窦腔中发挥更好的抗炎作用，也可避免全身应用类固醇的副作用，因此，人们对类固醇渗透填塞材料的应用发生了兴趣。目前，市售多种鼻腔填塞材料，包括不可吸收和可吸收的，均已用作类固醇递送系统（表 39.1）。尽管许多医生认为可吸收材料无须在术后取出，更为有效和方便，但至今还缺乏对这两种材料类固醇药物递送效果的直接比较研究。

表 39.1　商业化鼻腔填塞材料

	品牌	成分	
不可吸收性	Merocel	可膨胀的聚乙酸乙烯泡沫棉填塞物	
可吸收性	NasoPore	合成聚氨酯泡沫塑料	
	Surgicel	氧化纤维素	
	Sinu-Foam	羧甲基纤维素	
	Gelfoam	言利丁	
	Algi-Pack	藻酸钙	

　　梅乐塞是最常见的不可吸收性鼻控填塞材料之一，系一种羟基化聚乙烯醋酸制成的压缩脱水的海绵。用生理盐水浸泡后，这种海绵可发生膨胀，压缩鼻腔破损的血管。然而，在一项双盲随机的对照试验中[2]，对 64 例接受 ESS 的 CRS 患者随机分组，即一侧鼻腔使用经药物浸渍的梅乐塞填料（布地奈德、庆大霉素或麦卢卡蜂蜜），而对侧使用未经药物处理的梅乐塞填料。给药 7 天后结果显示，布地奈德浸润的梅乐塞填料表现出炎症减轻和减少拆除疼痛的趋势。所有三种药物浸润干预与未经药物处理相比，组织炎症程度、黏膜创口愈合的内镜评分和抽出填塞物时的疼痛方面都没有显著差异。纳吸棉是最常用的可降解鼻腔填塞材料之一，由合成的完全可降解的碎片化泡沫制成，可以吸收水或血液，对鼻腔内破

损的血管形成压迫。放置几天后，纳吸棉开始溶解，可以从鼻腔中吸出。三项随机双盲和安慰剂的对照研究评估了类固醇浸渍的纳吸棉对 ESS 术后临床症状和愈合的影响，结果一致（表 39.2）。Zhao 等 [3] 对 64 例 CRSwNP 患者随机分组，其中，一侧鼻腔使用莫米松浸润的纳吸棉，而对侧使用未经药物处理的纳吸棉，结果表明接受 8ml 莫米松浸润填料治疗 2 周的患者在术后 1、2 和 3 个月的围手术期，鼻窦内镜评分和 Lund-Kennedy 评分均显著改善。Côté 等 [4] 对 19 例 CRSwNP 患者进行随机分组，其中一侧鼻腔使用曲安奈德浸润的纳吸棉，而对侧使用经生理盐水浸润的纳吸棉，结果发现术后 6 个月，接受经类固醇浸润填料治疗的患者的围手术期的鼻窦内镜评分和 Lund-Kennedy 评分均显著改善。Xu 等 [5] 对 80 名 CRSwNP 患者进行随机分组，其中一组使用曲安奈德浸润的纳吸棉或未经药物处理的纳吸棉，结果发现使用曲安奈德浸润填料治疗的患者术后 1 和 3 个月的 SNOT-20、围手术期鼻窦内镜和 Lund-Kennedy 评分均显著降低，并通过韩国版嗅棒测试（KVSS Ⅱ测试）发现患者嗅觉障碍得以改善。此外，More 等 [6] 在一项回顾性病例对照研究中发现，41 例 CRSwNP 患者经过其中一侧鼻腔使用曲安奈德浸润纳吸棉进行治疗，而另一侧接受短期口服类固醇治疗（从每天 24mg 开始，6 天内逐渐减少）的治疗后，SNAQ-11 和围手术期鼻窦内镜评分在术后 4 和 8 周无统计学差异。

表 39.2 类固醇渗透填塞材料在 CRS 术后中的应用

参考文献	填塞材料	样本量, n	比较方法	研究结果	疗效比较
Change 等 [2]	Merocel（含布地奈德）	48	患者自身对比	舒适度：去除填塞时的 VAS 评分 创口愈合：内镜评分 抗炎：黏膜活检	在舒适度，伤口愈合和抗炎方面，=不含药物的 Merocel
Zhao 等 [3]	NasoPore（含莫米松）	64	患者自身对比	创口愈合：围手术期鼻窦内镜检查和 Lund-Kennedy 评分	在创口愈合方面 > 不含药物的 NasoPore
Côté 等 [4]	NasoPore（含曲安奈德）	19	患者自身对比	创口愈合：围手术期鼻窦内镜检查和 Lund-Kennedy 评分	在创口愈合方面 > 不含药物的 NasoPore
Xu 等 [5]	NasoPore	80	患者自身对比	舒适度：SNOT-22 评分和嗅觉功能障碍 创口愈合：围手术期鼻窦内镜检查和 Lund-Kennedy 评分	在舒适度和创口愈合方面 > 不含药物的 NasoPore
More 等 [6]	NasoPore（含曲安奈德）	41	患者自身对比	舒适度：鼻腔鼻功能评定量表 创口愈合：围手术期鼻窦内镜评分	在舒适度和创口愈合方面 = 口服类固醇
Hong 等 [7]	NasoPore（含曲安奈德）	20	患者自身对比	安全性：血清皮质醇。12h 尿皮质醇，血清促肾上腺素皮质激素（ACTH），血清骨钙素	在早期术后血清皮质醇水平的安全性上 > 不含药物的 NasoPore

续表

参考文献	填塞材料	样本量，n	比较方法	研究结果	疗效比较
Wataru 等 [8]	Surgicel（含曲安奈德）	43	患者自身对比	舒适度：嗅觉功能障碍 创口愈合：CT 评分 抗炎：息肉评分 需要口服类固醇	在除抗炎外的舒适度、创口愈合和口服摄入类固醇方面＞局部使用类固醇
Rudmik 等 [9]	Sinu-Foam（含地塞米松）	36	患者自身对比	创口愈合：Lund-Kennedy 评分	在创口愈合方面＝不含药物的 Sinu-Foam
Mohammad 等 [10]	Gelfoam（含曲安奈德）	60	患者自身对比	舒适度：嗅觉功能障碍	在舒适度方面＞不含药物的 Gelfoam
Hwang 等 [11]	Algi-Pack（含曲安奈德）	22	患者自身对比	创口愈合：围手术期鼻窦内镜评分	在创口愈合方面＞不含药物的海藻酸钙填料

目前，尚缺乏对类固醇浸渍鼻腔填塞材料副作用的评估研究。在另一项随机双盲安慰剂的对照研究中 [7]，Hong 等评估了 ESS 术后使用类固醇浸润纳吸棉的全身效应和安全性。对 20 例 CRS 患者随机分组，在 ESS 术后鼻腔使用曲安奈德浸润或未经药物处理的纳吸棉进行填塞。填料在术后 10 天取出。结果发现，类固醇浸润填料可在术后早期抑制血清皮质醇水平，但这种全身影响在术后第 10 天消除。这项研究表明，虽然不太可能出现严重的下丘脑 - 垂体 - 肾上腺轴抑制，但是，在使用类固醇浸润鼻腔填塞材料的情况下，可能会发生全身的类固醇吸收。此外，其他研究报告的可吸收型类固醇浸润鼻腔填料的处理效果 [4-6] 也可能系体内吸收和类固醇的直接的局部作用所致。

还有其他商业化的鼻腔填塞材料，如 Stammberger Sinu-Foam、Gelfoam 和 Algi-Pack，也有报告用于类固醇递送 [9-11]。这些研究的结果大同小异（表 39.2）。

39.1 未来的临床转化

类固醇浸润填塞材料具有可接受的安全性，可能有益于改善 ESS 术后临床症状并促进愈合。这些类固醇浸润填塞材料在 CRS 病程中具有的长期益处仍需要进一步研究。

（王心悦　张雅娜　杨钦泰 译）

参考文献

1. Wright ED, Agrawal S. Impact of perioperative systemic steroids on surgical outcomes in patients with chronic rhinosinusitis with polyposis: evaluation with the novel Perioperative Sinus Endoscopy (POSE) scoring system. Laryngoscope. 2007;117(11 Pt 2 Suppl 115):1–28. https://doi.org/10.1097/MLG.0b013e31814842f8.
2. Chang EH, Alandejani T, Akbari E, Ostry A, Javer A. Double-blinded, randomized, controlled trial of medicated versus nonmedicated merocel sponges for functional endoscopic sinus surgery. J Otolaryngol Head Neck Surg. 2011;40(Suppl 1):S14–9.
3. Zhao KQ, Yu YQ, Yu HM. Effects of mometasone furoate-impregnated biodegradable nasal dressing on endoscopic appearance in healing process following endoscopic sinus surgery: a randomized, double-blind, placebo-controlled study. Int Forum Allergy Rhinol. 2018;8(11):1233–41. https://doi.org/10.1002/alr.22213.
4. Cote DW, Wright ED. Triamcinolone-impregnated nasal dressing following endoscopic sinus surgery: a randomized, double-blind, placebo-controlled study. Laryngoscope. 2010;120(6):1269–73. https://doi.org/10.1002/lary.20905.

5. Xu J, Park SJ, Park HS, Han R, Rha KS, Kim YM. Effects of triamcinolone-impregnated nasal dressing on subjective and objective outcomes following endoscopic sinus surgery. Eur Arch Otorhinolaryngol. 2016;273(12):4351–7. https://doi.org/10.1007/s00405-016-4185-0.

6. More Y, Willen S, Catalano P. Management of early nasal polyposis using a steroid-impregnated nasal dressing. Int Forum Allergy Rhinol. 2011;1(5):401–4. https://doi.org/10.1002/alr.20067.

7. Hong SD, Kim JH, Dhong HJ, Kim HY, Chung SK, Chang YS, et al. Systemic effects and safety of triamcinolone-impregnated nasal packing after endoscopic sinus surgery: a randomized, double-blinded, placebo-controlled study. Am J Rhinol Allergy. 2013;27(5):407–10. https://doi.org/10.2500/ajra.2013.27.3924.

8. Konno W, Kashiwagi T, Tsunemi Y, Goto K, Haruna S. Long-term postoperative control of eosinophilic chronic rhinosinusitis recurrence by inserting a steroid-eluting, sinus-bioabsorbable device reduces the dos-age of oral steroid. Auris Nasus Larynx. 2019;46(3):365–73. https://doi.org/10.1016/j.anl.2018.09.001.

9. Rudmik L, Mace J, Mechor B. Effect of a dexamethasone Sinu-Foam middle meatal spacer on endoscopic sinus surgery outcomes: a randomized, double-blind, placebo-controlled trial. Int Forum Allergy Rhinol. 2012;2(3):248–51. https://doi.org/10.1002/alr.21011.

10. Bardaranfar MH, Ranjbar Z, Dadgarnia MH, Atighechi S, Mirvakili A, Behniafard N, et al. The effect of an absorbable gelatin dressing impregnated with triamcinolone within the olfactory cleft on polypoid rhinosinusitis smell disorders. Am J Rhinol Allergy. 2014;28(2):172–5. https://doi.org/10.2500/ajra.2014.28.4016.

11. Hwang CS, Al Sharhan SS, Kim BR, Kim SI, Kim JW, Cho HJ, et al. Randomized controlled trial of steroid-soaked absorbable calcium alginate nasal packing following endoscopic sinus surgery. Laryngoscope. 2018;128(2):311–6. https://doi.org/10.1002/lary.26871.

糖皮质激素抵抗　第 **40** 章

曹玉洁，王德辉，李华斌

要点

● 通常，糖皮质激素对治疗 Th2 为主及嗜酸性炎症患者尤为有效。

● 糖皮质激素抵抗的机制包括：糖皮质激素受体（glucocorticoid receptor，GR）异常、转录因子异常、中性粒细胞浸润增加、金黄色葡萄球菌超抗原和组蛋白去乙酰化酶的功能异常。

● 抗 IgE 单克隆抗体（如奥马珠单抗）和抗 IL-5 单克隆抗体（如美泊利珠单抗）可用于糖皮质激素抵抗的 CRSwNP 患者。此外，维生素 D 还可提高糖皮质激素抵抗患者对糖皮质激素的敏感性。

40.1　简介

　　慢性鼻窦炎伴鼻息肉（CRSwNP）主要以 Th2 和嗜酸性粒细胞增多介导的炎症过程为特征。较全身和鼻部局部应用糖皮质激素更为广泛。因为鼻用糖皮质激素不仅可以长期应用，而且，几乎可以忽略全身的不良反应，还可使药物在鼻腔黏膜中达到更有效的药物浓度[1]。虽然全身应用糖皮质激素有益于 CRSwNP 的治疗，但由于患者需要长期治疗的需要及其相应的副作用，大多数患者只能采用间歇给药来维持治疗，而不能长期使用[2]。作为 CRS 治疗的第一步，局部和全身给予糖皮质激素均能有效治疗 CRS。然而，一部分患者即便接受了最大限度的糖皮质激素治疗，仍无法有效缓解该疾病的进展[3]。据报道，CRS 患者对糖皮质激素的反应率为 50%～80%[4]。对糖皮质激素类药物治疗不敏感则称为糖皮质激素抵抗。目前，对于 CRSwNP 治疗中的糖皮质激素抵抗并没有统一的定义。Milara 等[5]的研究纳入了鼻用糖皮质激素治疗 3 个月无临床和内镜疗效改变的 CRSwNP 患者，根据常规临床实践经验，嘱咐患者口服糖皮质激素治疗，初始剂量为 1mg/(kg·d)，疗程 8 天，然后改为口服糖皮质激素 0.5mg/(kg·d)，疗程 7 天。治疗后第 15 天进行相应评估，将治疗后 NP 内镜评分降低小于 1 分的患者视为存在糖皮质激素抵抗。一般来说，糖皮质激素对治疗 Th2 为主及嗜酸性炎症患者尤其有效[6]。患者炎症嗜酸性成分越高，对糖皮质激素治疗的反应越好[2]。

40.2　机制

　　糖皮质激素抵抗的机制目前尚未完全明确。一般认为相关的机制如下。

糖皮质激素受体（glucocorticoid receptor，GR）异常

糖皮质激素与 GR 结合引起下游基因转录变化，从而导致产生多种影响[6]。GRα 分布广泛，在众多辅助因子的参与下充当转录因子，负责诱导和抑制靶基因的表达。GRβ 在某些细胞中充当 GRα 介导的转录激活和转录抑制的显性负相抑制因子[7]。关于糖皮质激素抵抗的研究报道表明，GR 的水平表达异常，尤其是 GRβ 亚型的高表达可导致糖皮质激素抵抗[3]。其他可能解释糖皮质激素抵抗的猜想包括以下方面的变化：GR 与配体结合、核易位和 GR 与糖皮质激素反应元件（glucocorticoid response element，GRE）结合[7]。

转录因子异常

大量转录因子参与 CRSwNP 的发病机制，包括核因子 κB（nuclear factor κB，NF-κB）和信号转导和转录激活因子（signal transduction activated transcription factor，STAT）。这些转录因子介导 T 细胞和其他相关炎症基因的表达。糖皮质激素可抑制 NF-κB 等转录因子所介导的炎性基因转录，从而抑制炎性反应。先前的研究表明，转录因子的异常活化可导致糖皮质激素抵抗[8]。

中性粒细胞浸润增加

根据症状评分，中性粒细胞表型的患者对糖皮质激素治疗的反应较差[9]。众所周知，糖皮质激素可有效抑制嗜酸性粒细胞的作用，而几乎不能抑制中性粒细胞介导的炎症过程。

其他因素

金黄色葡萄球菌超抗原和组蛋白去乙酰化酶功能的异常也可能导致 CRSwNP 的患者出现糖皮质激素抵抗[3,8]。

40.3　治疗

评估患者是否对糖皮质激素治疗敏感很重要，有助于医生做出最有效的治疗决策。糖皮质激素抵抗患者的治疗策略主要包括：选用替代性抗炎药物和逆转糖皮质激素抵抗的分子途径。此外，也可使用选择性糖皮质激素受体激动剂来增强糖皮质激素的抗炎作用[8]。

目前，抗 IgE 单克隆抗体（如奥马珠单抗）和抗 IL-5 单克隆抗体（如美泊利珠单抗）可用于治疗糖皮质激素抵抗的 CRSwNP 患者。此外，维生素 D 还可提高糖皮质激素抵抗患者对糖皮质激素治疗的敏感性[8]。

进一步开展糖皮质激素抵抗的分子机制研究，将有助于开发新的治疗靶点以更好地控制疾病的发生和发展。

（陈靖媛　石照辉　杨钦泰 译）

参考文献

1. Snidvongs K, Kalish L, Sacks R, Sivasubramaniam R, Cope D, Harvey RJ. Sinus surgery and delivery method influence the effectiveness of topical corticosteroids for chronic rhinosinusitis: systematic review and meta-analysis. Am J Rhinol Allergy. 2013;27(3):221–33. https://doi.org/10.2500/ajra.2013.27.3880.
2. Oakley GM, Harvey RJ. Topical steroids. Adv Otorhinolaryngol. 2016;79:121–30. https://doi.org/10.1159/000445148.
3. Wang M, Shi P, Chen B, Shi G, Li H, Wang H. Superantigen-induced glucocorticoid insensitivity in the recurrence of chronic rhinosinusitis with nasal polyps. Otolaryngol Head Neck Surg. 2011;145(5):717–22. https://doi.

org/10.1177/0194599811413859.

4. Gurrola J II, Borish L. Chronic rhinosinusitis: endo-types, biomarkers, and treatment response. J Allergy Clin Immunol. 2017;140(6):1499–508. https://doi.org/10.1016/j.jaci.2017.10.006.

5. Milara J, Morell A, Ballester B, Armengot M, Morcillo E, Cortijo J. MUC4 impairs the anti-inflammatory effects of corticosteroids in patients with chronic rhinosinusitis with nasal polyps. J Allergy Clin Immunol. 2017;139(3):855–62.e13. https://doi.org/10.1016/j.jaci.2016.06.064.

6. Campbell RG. Risks and management of long-term corticosteroid use in chronic rhinosinusitis. Curr Opin Otolaryngol Head Neck Surg. 2018;26(1):1–7. https://doi.org/10.1097/moo.0000000000000421.

7. Pujols L, Mullol J, Picado C. Importance of gluco-corticoid receptors in upper and lower airways. Front Biosci (Landmark Ed). 2010;15:789–800.

8. Zhang YY, Lou HF, Wang CS, Zhang L. Mechanisms underlying glucocorticoid resistance in chronic rhinosinusitis with nasal polyps. Zhonghua er bi yan hou tou jing wai ke za zhi = Chinese J Otorhinolaryngol Head Neck Surg. 2018;53(2):154–60. https://doi.org/10.3760/cma.j.issn.1673-0860.2018.02.017.

9. Wen W, Liu W, Zhang L, Bai J, Fan Y, Xia W, et al. Increased neutrophilia in nasal polyps reduces the response to oral corticosteroid therapy. J Allergy Clin Immunol. 2012;129(6):1522–8.e5. https://doi.org/10.1016/j.jaci.2012.01.079.

第**41**章　受体拮抗剂

郑瑞，Tian Yuan，杨钦泰

要点

- 越来越多的证据表明，半胱氨酰白三烯（cysteinyl leukotrienes，Cys-LT）在慢性鼻窦炎（chronic rhinosinusitis，CRS）的发病机制中具有重要作用。
- 白三烯受体拮抗剂（leukotriene receptor antagonists，LTRA）主要通过阻断白三烯和白三烯受体之间的相互作用而发挥作用。
- 伴有哮喘、阿司匹林不耐受和嗜酸性粒细胞增多症的 CRS 患者可能从 LTRA 中受益更多。

半胱氨酰白三烯（cysteinyl leukotrienes，Cys-LT）是体内花生四烯酸经 5- 脂氧合酶途径代谢产生的，也是含有半胱氨酰基脂质介质的统称，包括白三烯 C4（leukotriene C4，LTC4）、D4（leukotriene D4，LTD4）、E4（leukotriene E4，LTE4）等 [1]，在气道慢性炎症性疾病如哮喘、变应性鼻炎（allergic rhinitis，AR）和慢性鼻窦炎（chronic rhinosinusitis，CRS）中发挥着重要的作用。Cys-LT 的主要病理生理作用是引发血管通透性增加和血管扩张，致使黏膜充血水肿，终致流涕和鼻塞。此外，Cys-LTS 还能促进炎症细胞（尤其是嗜酸性粒细胞）的趋化和黏附，延长细胞的存活时间和促进细胞活化等，从而加重气道的炎症。白三烯受体拮抗剂（leukotriene receptor antagonists，LTRA）如孟鲁司特，主要通过竞争性结合 Cys-LT 受体、阻断 Cys-LT 的激活，进而改善部分变态反应性疾病的症状 [2]。

变态反应在 CRS 的发病机制中起一定作用 [3,4]，且是难治性 CRS 的一个重要相关因素 [5]。Cys-LT 在变态反应的速发和迟发相中均扮演重要的角色。目前，LTRA 已被作为 AR 的一线治疗药物 [6]。

近年来越来越多的证据表明，Cys-LT 在慢性鼻窦炎伴鼻息肉（chronic rhinosinusitis with nasal polyps，CRSwNP）的发病机制中具有重要作用。多项研究发现，CRSwNP 患者、尤其是嗜酸性粒细胞型 CRSwNP 患者的鼻黏膜中 Cys-LT 及其受体水平明显升高 [7,8]。Cys-LT 通过促进嗜酸性粒细胞浸润、胶原沉积、黏液分泌和细胞因子释放等促进气道的局部炎症，这些过程均可被 LTRA 所阻断 [9]。最近一项荟萃分析显示，与安慰剂相比，LTRA 可明显改善 CRSwNP 患者的症状，包括头痛、面部胀痛、喷嚏、鼻痒、鼻后滴漏和嗅觉障碍，且能使息肉缩小、外周血或鼻腔黏膜嗜酸性粒细胞数量减少 [10]。LTRA 作为全身抗炎治疗的一个必要组成部分，有助于减轻鼻腔鼻窦黏膜的炎性反应，手术前后使用可能对控制疾病症状、减少外科干预和预防复发有一定价值 [7,8,11,12]。

阿司匹林加重的呼吸系统疾病（aspirin-exacerbated respiratory disease，AERD）是以嗜酸性粒细胞型 CRS、NP、哮喘和非甾体抗炎药超敏反应为特征，而 Cys-LT 是促进其发病的主要因素之一。研究证实，LTRA 可以有效减轻 AERD 患者的哮喘症状，减少支气管扩张剂的使用，提高 FEV1 值进而改善肺功能，提高生活质量 [13]。伴有阿司匹林不耐受的 CRS 患者的关键特征包括气道大量嗜酸性粒细胞浸润、Cys-LT 过度表达。而且，与阿司匹林耐受患者相比，阿司匹林不耐受 CRS 患者鼻黏膜组织中 Cys-LT 及其受体水平会进一步升高，这类患者可能从抗白三烯药物中获益更多 [12-16]。

孟鲁司特的总体安全性和耐受性均高，即使对儿童和老人也是如此，且在老年、肾功能不全和轻 - 中度肝损害患者中无须调整剂量 [15,17]。孟鲁司特在美国 FDA 妊娠类药物中评级为 B 类，未发现致畸作用 [18]。

41.1 实践

对于伴有哮喘、阿司匹林不耐受和嗜酸性粒细胞增多症的 CRS 患者，LTRA 可以在综合治疗中发挥积极作用（图 41.1）。建议：每天用药 1 次，睡前口服（夜间口服用药），疗程不少于 4 周。

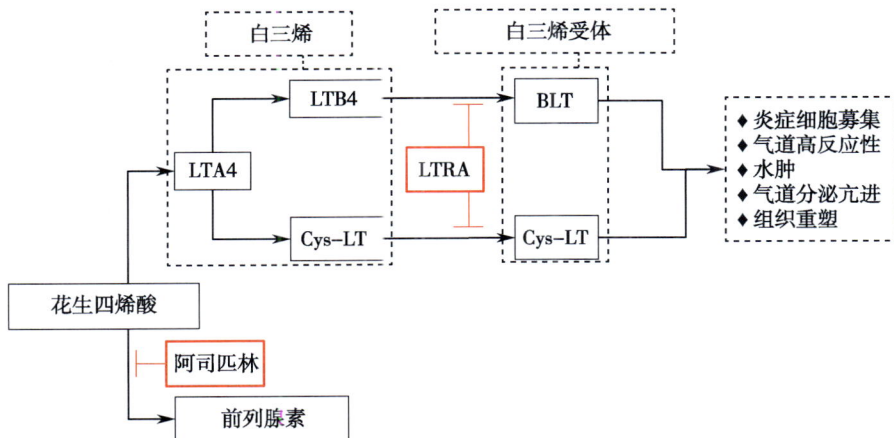

图 41.1　白三烯的合成、功能和抑制剂。首先，花生四烯酸转化为白三烯 A4（LTA4）和前列腺素。然后，LTA4 可进一步转化为白三烯 B4（LTB4）和半胱氨酰白三烯（Cys-LT），包括白三烯 C4（LTC4）、D4（LTD4）和 E4（LTE4）。LTA4、LTB4 和 Cys-LT 是白三烯的成员。最后，白三烯通过白三烯受体 BLT（BLT1，BLT2）和 Cys-LT（Cys-LT1，Cys-LT2）发挥作用。BLT 和 Cys-LT 分别是 LTB4 和 Cys-LT 的受体。通过这些受体，白三烯参与组织重塑和水肿等病理过程。在这一过程中，阿司匹林抑制花生四烯酸转化为前列腺素，白三烯受体拮抗剂（LTRA）可以阻断白三烯和白三烯受体之间的相互作用。孟鲁司特是 LTRA 的一种，也属于 Cys-LT1 受体的抑制剂

（郑瑞　石照辉　杨钦泰 译）

参考文献

1. Liu M, Yokomizo T. The role of leukotrienes in allergic diseases. Allergol Int. 2015;64(1):17–26. https://doi.org/10.1016/j.alit.2014.09.001.

2. Cingi C, Muluk NB, Ipci K, Şahin E. Antileukotrienes in upper airway inflammatory diseases. Curr Allergy Asthma Rep. 2015;15(11):64. https://doi.org/10.1007/s11882-015-0564-7.

3. Kennedy JL, Borish L. Chronic sinusitis pathophysiology: the role of allergy. Am J Rhinol Allergy. 2013;27(5):367–71. https://doi.org/10.2500/ajra.2013.27.3906.

4. Fokkens WJ, Lund VJ, Hopkins C, Hellings PW, Kern R, Reitsma S, et al. European position paper on rhinosinusitis and nasal polyps 2020. Rhinology. 2020;58(Suppl S29):1–464. https://doi.org/10.4193/Rhin20.600.

5. S MA, Zuo KJ, Shi JB, Xu G. Investigation of relevant factors on refractory chronic rhinosinusitis. Zhonghua er bi yan hou tou jing wai ke za zhi = Chin J Otorhinolaryngol Head Neck Surg. 2010;45(12):1003–7.

6. Cheng L, Chen J, Fu Q, He S, Li H, Liu Z, et al. Chinese society of allergy guidelines for diagnosis and treatment of allergic rhinitis. Allergy, Asthma Immunol Res. 2018;10(4):300–53. https://doi.org/10.4168/aair.2018.10.4.300.

7. Du J, Ba L, Zhou J, Yu L, Liu R, Zhang J, et al. The role of cysteinyl leukotrienes and their receptors in refractory nasal polyps. Prostaglandins Leukot Essent Fatty Acids. 2017;126:39–48. https://doi.org/10.1016/j.plefa.2017.09.009.

8. Wu X, Hong H, Zuo K, Han M, Li J, Wen W, et al. Expression of leukotriene and its receptors in eosinophilic chronic rhinosinusitis with nasal polyps. Int Forum Allergy Rhinol. 2016;6(1):75–81. https://doi.org/10.1002/alr.21625.

9. Holgate ST, Peters-Golden M, Panettieri RA, Henderson WR Jr. Roles of cysteinyl leukotrienes in airway inflammation, smooth muscle function, and remodeling. J Allergy Clin Immunol. 2003;111(1 Suppl):S18–34; discussion S-6. https://doi.org/10.1067/mai.2003.25.

10. Wentzel JL, Soler ZM, DeYoung K, Nguyen SA, Lohia S, Schlosser RJ. Leukotriene antagonists in nasal polyposis: a meta-analysis and systematic review. Am J Rhinol Allergy. 2013;27(6):482–9. https://doi.org/10.2500/ajra.2013.27.3976.

11. Yelverton JC, Holmes TW, Johnson CM, Gelves CR, Kountakis SE. Effectiveness of leukotriene receptor antagonism in the postoperative management of chronic rhinosinusitis. Int Forum Allergy Rhinol. 2016;6(3):243–7. https://doi.org/10.1002/alr.21649.

12. Van Gerven L, Langdon C, Cordero A, Cardelús S, Mullol J, Alobid I. Lack of long-term add-on effect by montelukast in postoperative chronic rhinosinusitis patients with nasal polyps. Laryngoscope. 2018;128(8):1743–51. https://doi.org/10.1002/lary.26989.

13. Rodríguez-Jiménez JC, Moreno-Paz FJ, Terán LM, Guaní-Guerra E. Aspirin exacerbated respiratory disease: current topics and trends. Respir Med. 2018;135:62–75. https://doi.org/10.1016/j.rmed.2018.01.002.

14. Halderman AA, Lane AP. Immunomodulators in the treatment of nasal polyposis. Adv Otorhinolaryngol. 2016;79:103–13. https://doi.org/10.1159/000445141.

15. Mion OG, Mello JF Jr, Dutra DL, Andrade NA, Almeida WL, Anselmo-Lima WT, et al. Position statement of the Brazilian Academy of Rhinology on the use of antihistamines, antileukotrienes, and oral corticosteroids in the treatment of inflammatory sinonasal diseases. Braz J Otorhinolaryngol. 2017;83(2):215–27. https://doi.org/10.1016/j.bjorl.2017.01.002.

16. Kennedy JL, Stoner AN, Borish L. Aspirin-exacerbated respiratory disease: prevalence, diagnosis, treatment, and considerations for the future. Am J Rhinol Allergy. 2016;30(6):407–13. https://doi.org/10.2500/ajra.2016.30.4370.

17. Beswick DM, Gray ST, Smith TL. Pharmacological management of chronic rhinosinusitis: current and evolving treatments. Drugs. 2017;77(16):1713–21. https://doi.org/10.1007/s40265-017-0803-4.

18. Lal D, Jategaonkar AA, Borish L, Chambliss LR, Gnagi SH, Hwang PH, et al. Management of rhinosinusitis during pregnancy: systematic review and expert panel recommendations. Rhinology. 2016;54(2):99–104. https://doi.org/10.4193/Rhin15.228.

娄鸿飞，Yanran Huang，张罗

要点

● 目前抗组胺药治疗鼻窦炎的证据有限且存在争议。

● 与第一代抗组胺药相比，第二代 H1 抗组胺药耐受性良好，同时对认知的潜在副作用也较小。

● 对于合并 AR 的 CRS 患者，抗组胺药是一种相对可行的治疗方法。

迄今为止，使用抗组胺药治疗鼻窦炎的证据有限而且存在争议。最近，一项随机对照试验（RCT）的荟萃分析研究了抗组胺药对 184 例鼻窦炎患者的疗效。结果表明，抗组胺药氯雷他定可以显著减轻患有急性鼻窦炎的过敏性鼻炎（AR）患者的鼻塞症状，但是并不改善总鼻症状评分或流涕症状[1]。同样，另一项荟萃分析纳入了 18 项随机对照试验，包含了 4 342 例急性病毒性鼻窦炎患者。结果表明，抗组胺药在短期内（治疗第 1 和第 2 天）对成人鼻部整体症状严重程度的改善是有限的，但是，中长期使用后可获改善[2]。Braun 等评估了氯雷他定在伴有 AR 的慢性鼻窦炎急性发作患者中的辅助作用，发现氯雷他定对控制鼻窦炎症状有额外的作用[3]。然而，McCormick 等[4]的一项研究表明，急性鼻窦炎患者中，与安慰剂相比，抗组胺药并没有显著差异。地氯雷他定是第二代 H1-抗组胺药，可抑制鼻息肉组织细胞的活化，这提示该种抗组胺药可能在调节鼻息肉的发生与发展中起着一定的作用[5]。的确，另一项研究也表明在体外实验中氯雷他定可以抑制嗜酸性粒细胞炎症，并且与糠酸莫米松联合使用可增强其疗效[6]。此外，一项临床试验表明，与安慰剂相比较，西替利嗪可显著减少患者喷嚏和流涕的症状，但对减少息肉的数量或缩小其体积并没有效果[7]。

目前，有充足的证据表明，组胺是由肥大细胞释放的，在过敏反应的早期阶段可以引发鼻部的症状。因此，已批准口服和局部应用抗组胺药作为过敏性鼻炎的一线治疗方法，主要是针对流涕、鼻痒和喷嚏等症状[8]。并且，局部应用抗组胺药和糖皮质激素作为中等推荐程度，被用于伴有嗅觉障碍的 CRS 和变应性鼻炎患者[9]。另一些抗组胺药，如酮替芬、奥洛帕他定、氮草斯汀、贝他斯汀和阿卡夫他定，既可以作为 H1 受体拮抗剂，也可以作为肥大细胞稳定剂[10,11]。受体孤立效应是通过稳定肥大细胞，从而抑制一些炎症介质的产生[12]。此外，抗组胺药物还能抑制中性粒细胞的活化、超氧化物的形成和脱颗粒[13]。

第一代抗组胺药还具有抗胆碱能作用，可增加鼻分泌物黏度，抑制纤毛摆动。在这种情况下，这些抗组胺药在治疗鼻窦炎中可能弊大于利。相比之下，虽然第二代抗组胺药具有轻微的镇静作用[14]，但它们不具有抗胆碱能特性[1]。基于目前抗组胺药物对认知的潜在副作用较小，药物的耐受性良好，因此，第二代 H1 抗组胺药物（如氯雷他定、西替利嗪和非索非那定）也被推荐为 AR 儿童患者的一线治疗药物 [15]。

42.1　结论

　　抗组胺药治疗 CRS 的直接证据相对缺乏，尤其是对于没有合并过敏性疾病的患者。然而，目前的证据表明，对于合并 AR 的 CRS 患者，抗组胺药是一种相对可行的治疗选择。

（吴庆武　石照辉　杨钦泰 译）

参考文献

1. Seresirikachorn K, Khattiyawittayakun L, Chitsuthipakorn W, Snidvongs K. Antihistamines for treating rhinosinusitis: systematic review and meta-analysis of randomised controlled studies. J Laryngol Otol. 2018;132(2):105–10. https://doi.org/10.1017/s002221511700192x.

2. De Sutter AI, Saraswat A, van Driel ML. Antihistamines for the common cold. Cochrane Database Syst Rev. 2015;(11):CD009345. https://doi.org/10.1002/14651858.CD009345.pub2.

3. Braun JJ, Alabert JP, Michel FB, Quiniou M, Rat C, Cougnard J, et al. Adjunct effect of loratadine in the treatment of acute sinusitis in patients with allergic rhinitis. Allergy. 1997;52(6):650–5. https://doi.org/10.1111/j.1398-9995.1997.tb01044.x.

4. McCormick DP, John SD, Swischuk LE, Uchida T. A double-blind, placebo-controlled trial of decongestant-antihistamine for the treatment of sinusitis in children. Clin Pediatr. 1996;35(9):457–60. https://doi.org/10.1177/000992289603500905.

5. Kowalski ML, Lewandowska A, Wozniak J, Makowska J, Jankowski A, DuBuske L. Inhibition of nasal polyp mast cell and eosinophil activation by desloratadine. Allergy. 2005;60(1):80–5. https://doi.org/10.1111/j.1398-9995.2005.00642.x.

6. Mullol J, de Borja Callejas F, Martínez-Antón MA, Méndez-Arancibia E, Alobid I, Pujols L, et al. Mometasone and desloratadine additive effect on eosinophil survival and cytokine secretion from epithelial cells. Respir Res. 2011;12(1):23. https://doi.org/10.1186/1465-9921-12-23.

7. Haye R, Aanesen JP, Burtin B, Donnelly F, Duby C. The effect of cetirizine on symptoms and signs of nasal polyposis. J Laryngol Otol. 1998;112(11):1042–6. https://doi.org/10.1017/s0022215100142422.

8. Chipps BE, Harder JM. Antihistamine treatment for allergic rhinitis: different routes, different outcomes? Allergy Asthma Proc. 2009;30(6):589–94. https://doi.org/10.2500/aap.2009.30.3287.

9. Miwa T, Ikeda K, Ishibashi T, Kobayashi M, Kondo K, Matsuwaki Y, et al. Clinical practice guidelines for the management of olfactory dysfunction – secondary publication. Auris Nasus Larynx. 2019;46(5):653–62. https://doi.org/10.1016/j.anl.2019.04.002.

10. Mandhane SN, Shah JH, Thennati R. Allergic rhinitis: an update on disease, present treatments and future prospects. Int Immunopharmacol. 2011;11(11):1646–62. https://doi.org/10.1016/j.intimp.2011.07.005.

11. Holgate ST, Canonica GW, Simons FE, Taglialatela M, Tharp M, Timmerman H, et al. Consensus group on new-generation antihistamines (CONGA): present status and recommendations. Clin Exp Allergy. 2003;33(9):1305–24. https://doi.org/10.1046/j.1365-2222.2003.01769.x.

12. Jutel M, Watanabe T, Akdis M, Blaser K, Akdis CA. Immune regulation by histamine. Curr Opin Immunol. 2002;14(6):735–40. https://doi.org/10.1016/s0952-7915(02)00395-3.

13. Seligmann BE, Fletcher MP, Gallin JI. Histamine modulation of human neutrophil oxidative metabolism, locomotion, degranulation, and membrane potential changes. J Immunol. 1983;130(4):1902–9.

14. Simons FE, Simons KJ. Histamine and H1-antihistamines: celebrating a century of progress. J Allergy Clin Immunol. 2011;128(6):1139–50.e4. https://doi.org/10.1016/j.jaci.2011.09.005.

15. Tang R, Sun JL, Yin J, Li Z. Artemisia allergy research in China. Biomed Res Int. 2015;2015:179426. https://doi.org/10.1155/2015/179426.

抗生素　第**43**章

武大伟

要点

- 长期以来,抗生素由于其具有抗菌、抗炎或免疫调节特性,一直是 CRS 患者的主要治疗方式。
- 抗生素的选择和用药时长很大程度上取决于病因、CRS 表型和疾病活动情况。
- 虽然短期使用非大环内酯类抗生素普遍应用于急性 CRS 患者,但其有效性证据不足.因此有必要进行双盲安慰剂对照研究。
- 在 CRS 患者中,大环内酯类抗生素治疗的有效实施取决于选择合适的患者,且 Th1 介导的非嗜酸性 CRS 患者在使用低剂量大环内酯至少 3 个月时将获得最大益处。
- CRS 患者抗生素耐药性的增加,强调了使用以培养结果为导向的抗生素治疗的重要性,以及探索最佳治疗持续时间的必要性。

43.1　简介

尽管抗生素在治疗慢性鼻窦炎(CRS)中的确切作用尚不清楚[1],但长期以来,抗生素由于其抗菌、抗炎或免疫调节特性,一直是 CRS 患者的主要治疗方法[2,3]。过去几十年我们见证了 CRS 机制的显著变化,从病因学上的微生物感染到对外源性或内源性刺激的免疫炎症反应失调[4-7]。越来越多的证据支持鼻腔鼻窦微生物组在 CRS 发病机制中的关键作用[8-12],无论是作为慢性炎症的直接驱动因素[4,13,14],还是可能参与 CRS 的急性加重[15,16]。我们对细菌作用的理解超出了对感染的理解,鼻窦黏膜微生物组的失调往往是 CRS 患者的主要特征[10,17]。此外,CRS 已被证明是一种异质性和难治性疾病,基于炎症病理机制分化具有不同表型和内在型[18-20]。这些因素促使我们要重新定义抗生素在 CRS 治疗中的作用。

为了评估 CRS 患者的治疗结果,人们提出了临床控制标准,其中抗生素的需求也是一个重要的评估指标[21]。最近的研究提供了一致的证据支持抗生素对具有某些特征的 CRS 患者的疗效[22-25],但没有足够的科学证据证实长期应用大环内酯类抗生素治疗对 CRS 患者有益[26-29]。因此,有必要总结具有不同亚组、疾病活动情况和特征的 CRS 患者的抗生素使用指征。

43.2　CRS 患者的抗生素治疗策略

抗生素治疗的选择和持续时间在很大程度上取决于病因、CRS 表型和疾病活动度[30]。

CRS 的特征是基线时持续存在慢性鼻窦炎症状,症状突然暂时恶化被定义为 CRS 急性加重(AECRS)[31]。基于不同的细菌发病机制,不同的抗生素被用于 AECRS 和 CRS。在此,我们讨论细菌在 AECRS 和 CRS 患者中的作用,然后讨论抗生素选择的基本原则(图 43.1)。

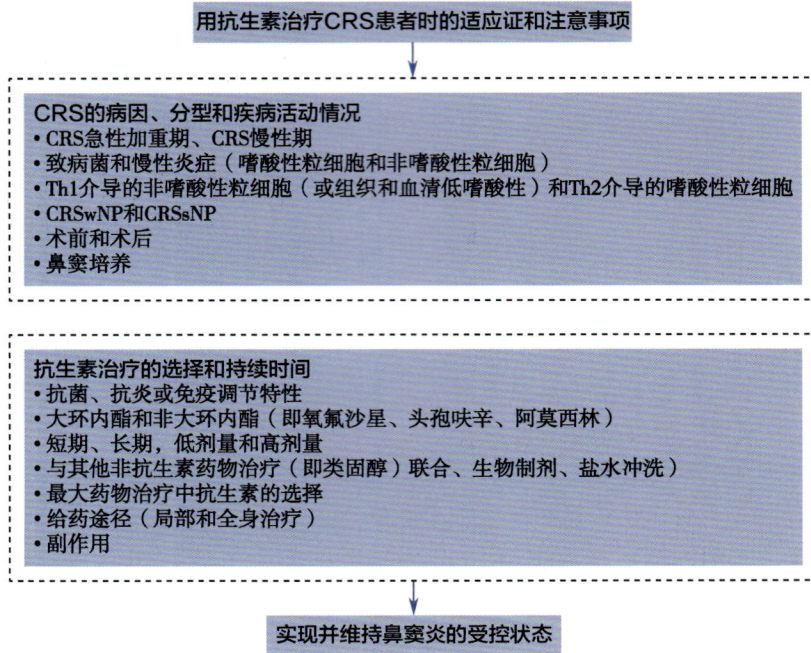

用抗生素治疗CRS患者时的适应证和注意事项

CRS的病因、分型和疾病活动情况
- CRS急性加重期、CRS慢性期
- 致病菌和慢性炎症(嗜酸性粒细胞和非嗜酸性粒细胞)
- Th1介导的非嗜酸性粒细胞(或组织和血清低嗜酸性)和Th2介导的嗜酸性粒细胞
- CRSwNP和CRSsNP
- 术前和术后
- 鼻窦培养

抗生素治疗的选择和持续时间
- 抗菌、抗炎或免疫调节特性
- 大环内酯和非大环内酯(即氧氟沙星、头孢呋辛、阿莫西林)
- 短期、长期,低剂量和高剂量
- 与其他非抗生素药物治疗(即类固醇)联合、生物制剂、盐水冲洗
- 最大药物治疗中抗生素的选择
- 给药途径(局部和全身治疗)
- 副作用

实现并维持鼻窦炎的受控状态

图 43.1　用抗生素治疗 CRS 患者时的适应证和注意事项。CRS,慢性鼻窦炎;CRSsNP,慢性鼻窦炎不伴鼻息肉;CRSwNP,慢性鼻窦炎伴有鼻息肉

　　AECRS 的诱因尚不清楚,病毒和细菌都被认为是在 CRS 急性加重期间演变而来的[3,15]。虽然病毒是 CRS 中大多数加重发作的原因,但病毒的确切作用以及病毒感染后是否存在继发性细菌感染尚不清楚[3,32-34]。Brook 等的一项研究显示,AECRS 患者表现出独特的微生物组动力学,其中厌氧菌占优势,并强调了获得培养物以指导选择合适抗生素的重要性。此外,Brook 比较了 AECRS 和 CRS 的上颌窦的需氧和厌氧微生物学[35]。研究表明,从 AECRS 患者分离出的主要是厌氧菌,与 CRS 患者中相似。然而,通常在急性鼻窦炎中发现的需氧菌(例如肺炎链球菌、流感嗜血杆菌和卡他莫拉菌)也存在于某些 AECRS 中[35]。Merkley 等的一项研究表明,在 CRS 急性加重期间,细菌丰度增加,多样性降低,而抗生素治疗导致多样性增加[36]。这项研究支持微生物过度生长是 AECRS 的关键驱动因素的假说。在这篇综述中,我们将短期抗生素治疗定义为治疗持续时间不超过 4 周。虽然有人赞同抗生素可能不会改变临床进程[37],但目前的共识指南和专家意见支持在培养阳性的情况下对 AECRS 使用短期抗生素[2,3,21,31]。Carol 等最近的一项研究表明,与非培养导向的抗生素治疗相比,AECRS 患者培养导向的抗生素治疗只能在改善长期内镜评分方面产生优势[38]。此外,难治性 CRS 中以培养为导向的局部抗生素治疗有改善症状严重程度和显著改善内镜下外观的趋势[39]。

　　CRS 患者的微生物组不同于非 CRS 患者,其具有相对富集的棒状杆菌、对氯苯胺菌和嗜冻菌属[40-42]。一系列研究也支持这样一个事实，即 CRS 患者的微生物组特征是多样性降低、细菌负荷增加以及较不稳定的细菌网络[43-45]。此外，已经证明具有特定表型的 CRS 患者具有不同的常驻细菌群落组成，多样性降低，并且共生菌的相对缺乏预示着术后的结果更差[46]。CRS 患者的鼻窦培养物通常表现为需氧菌和厌氧菌的混合存在，需氧菌包括金黄色葡萄球菌（S. aureus）、耐甲氧西林金黄色葡萄球菌（MRSA）和／或革兰氏阴性杆菌[3,12]。此外，多达三分之二的 CRS 患者的鼻窦培养显示厌氧菌。尽管有几项研究试图确定 CRS 与特定细菌之间的联系，但似乎只有金黄色葡萄球菌显示出与 CRS 发病机制的确证关联[41,47,48]。现在，CRS 越来越多地被认为是一种慢性鼻窦炎症，部分原因是微生物组的失衡或生态失调。因此，目前 CRS 的治疗目标一直集中在消除慢性炎症上。

根据过敏和鼻科学国际共识声明：鼻窦炎（ICAR：RS）[31]和欧洲鼻窦炎和鼻息肉意见书 2012（EPOS2012）[21]，目前常规用于 CRS 管理的抗生素处方可分为非大环内酯类和大环内酯类抗生素。具体来说，非大环内酯类抗生素（即氧氟沙星、头孢克肟、头孢呋辛、含或不含克拉维酸的阿莫西林）是 CRS 患者短期抗菌治疗的主要药物，可能对培养阳性的 CRS 加重患者获益最大[49-53]。此外，大环内酯类抗生素（即克拉霉素、阿奇霉素、罗红霉素和红霉素）因其具有确切的抗炎或免疫调节特性，已与长期低剂量方案一起用于治疗 CRS[54-56]。

43.3 用抗生素消除 CRS 急性加重期的细菌感染

由于终点报告的不一致和急性加重的复杂病因，关于什么代表 CRS 急性加重尚无共识定义。相反，CRS 恶化的诊断是由患者驱动的，一些经验定义标准已被广泛用于研究目的[34,57,58]。CRS 的急性加重被定义为 CRS 患者先前存在的症状的急性和短暂恶化[21]，并且 CRS 恶化的频率被确定为生活质量的独立预测因子[57]。急性 CRS 恶化的患者主要归因于细菌感染，因此建议像急性鼻窦炎一样用抗生素治疗或仅观察[21,58-60]。

目前只有一项关于治疗 CRS 急性加重的随机对照试验（RCT）[37]。研究结论认为，与安慰剂相比，使用 2 周阿莫西林克拉维酸钾并未改变 AECRS 的临床进程，在持续的局部鼻内类固醇喷雾剂中添加口服抗生素可能并不会在 AECRS 的治疗中提供额外的益处。同样，最近一项针对急性鼻窦炎使用抗生素的随机对照试验表明，尽管阿莫西林治疗可加速症状的消退，但阿莫西林组和安慰剂组在治疗 10 天后的改善程度相同[61]。因此，抗生素可能会加速 AECRS 的消退，但目前尚不清楚是否比单独观察更有益。例如，抗生素治疗后病原菌是完全消除还是部分消除尚不清楚。非大环内酯类抗生素对 CRS 的疗效可能是由于黏膜上存在的微生物数量或比例发生了治疗性转变，从而纠正了生态失调并重建了健康的微生物组[10,17,43]。国际共识声明还指出"尽管有趋势将 AECRS 视为 ARS 或 RARS，但没有试验支持 AECRS 的循证治疗"[31]。尽管在 AECRS 患者中广泛使用短期非大环内酯类抗生素，但其疗效的证据不足，双盲安慰剂对照研究是必要的。

最近的一篇综述讨论了大环内酯类药物治疗在 AECRS 患者中的作用[54]。大剂量大环内酯类抗生素通常用于 AECRS 的治疗，尤其是青霉素过敏患者，治疗剂量通常持续 10 天。大多数细菌对大环内酯类抗生素敏感。大环内酯类抗生素覆盖范围包括常见的呼吸道病原体，例如肺炎链球菌、流感嗜血杆菌、化脓性链球菌、金黄色葡萄球菌和卡他莫拉菌[55,62,53]。然而，目前仍然缺乏关于 AECRS 的大环内酯治疗的文献，未来需要进一步研究。

43.4   抗生素对慢性鼻窦炎慢性阶段持续性炎症的控制

通常,不伴有急性加重的慢性鼻窦炎患者表现为一系列鼻窦症状、鼻内镜和影像学的异常,包括鼻窦内的炎症或黏膜改变[31,60]。目前,慢性鼻窦炎被认为是一种持续性炎性疾病过程,炎症的诱发因素包括过敏原、微生物的或未知的外源或内源性刺激[4,64]。根据有无鼻息肉对慢性鼻窦炎的分类,无助于确认慢性鼻窦炎的炎症类型的亚型。最近,随着生物制剂的出现,区分炎症的病理机制越来越有必要,根据是否存在 2 型免疫反应对慢性鼻窦炎进行内分型已被引入慢性鼻窦炎的治疗中[65,66]。慢性鼻窦炎的这些内型对慢性鼻窦炎的抗生素治疗也有指导意义,下文将进行详细的讨论。

考虑到慢性鼻窦炎的炎症性质,具有抗炎特性的抗生素经常被用于减轻全身和局部的炎症负荷[1,3,28,54,55]。大多数关于慢性鼻窦炎抗生素的研究都侧重于口服大环内酯类抗生素的效果,这些抗生素也兼具抗炎作用。实际上,一般慢性鼻窦炎患者全身应用抗生素的证据很少[1]。最近的一项荟萃分析支持慢性鼻窦炎伴鼻息肉术后患者长期应用低剂量大环内酯药物,该研究还指出有必要确定哪种慢性鼻窦炎亚型人群从该治疗中获益最多[29]。最近已经确定了与良好宏观效应有关的因素。低 IgE 水平的慢性鼻窦炎患者[67],术后持续性鼻窦炎伴低血清和组织嗜酸性粒细胞浸润[22],无哮喘、非甾体加重呼吸系统疾病或血清高 IgE 的慢性鼻窦炎伴鼻息肉的患者[68]更受益于长期低剂量应用大环内酯药物的治疗。与大环内酯治疗后的改善程度相关的是嗜酸性粒细胞的水平,而不是 IgE 或中性粒细胞的水平[22,69]。既往的研究没有考虑到这些因素,所招募的慢性鼻窦炎患者具有异质性,对大环内酯类药物治疗肯定表现出不同的反应。因此,支持长期低剂量大环内酯类药物治疗慢性鼻窦炎的科学证据有限也就不足为奇了[27,29,70,71]。此外,已经建议长期低剂量大环内酯类药物作为慢性鼻窦炎不伴鼻息肉患者的治疗选择[1,21,31],这主要是因为大多数慢性鼻窦炎不伴鼻息肉属于非嗜酸性炎症表型或非 2 型免疫反应(在欧洲约为 7%)[65,72]。也有人提出,大环内酯类药物在慢性鼻窦炎中有效实施的关键是选择合适的患者[54],当低剂量大环内酯持续使用至少 3 个月时,Th1 介导的非嗜酸粒细胞性慢性鼻窦炎患者能够获得最大的益处[22,73]。因此,治疗前的组织病理学分析将有助于临床医生确定最有可能从长期低剂量大环内酯治疗中获益的患者。

43.5   与其他非抗生素药物联合用药:增加治疗或类似效果

慢性鼻窦炎的药物治疗通常是由口服抗生素、鼻用类固醇喷雾剂、鼻腔盐水冲洗和其他药物(如鼻用抗组胺喷雾剂、黏液促排剂)组成的联合治疗。一系列的临床研究比较了单独抗生素或联合局部类固醇激素治疗的有效性。Deng 等的一项研究得出结论,长期低剂量克拉霉素联合鼻用类固醇喷雾剂治疗首次诊断的慢性鼻窦炎,并不比单独应用鼻用喷雾剂疗效更好[74]。黄和周最近的一项荟萃分析表明,口服克拉霉素和鼻用类固醇喷雾剂,伴或不伴盐水冲洗鼻腔的慢性鼻窦炎患者,较使用鼻用类固醇喷雾剂伴或不伴盐水洗鼻效果更好[75]。但本研究也指出,目前还没有足够的证据支持口服克拉霉素与鼻用类固醇喷雾剂具有相同的疗效。同样,Liu 及其同事发现抗生素、类固醇和抗生素加类固醇药物联合治疗组的 Lund-Mackay CT 评分显著降低；然而，在治疗慢性鼻窦炎不伴鼻息肉方面，没有更加优化的方案[76]。

此外，抗生素传统上作为最大剂量药物治疗（MMT）慢性鼻窦炎的一个组成部分[77,78]，最大剂量药物治疗失败后，内镜鼻窦手术也是一种选择。目前，对最大剂量药物治疗的定义尚未达成共识[79]。Sreenath 及其同事进行的一项前瞻性随机序列研究发现，作为慢性鼻窦炎最大剂量药物治疗的一部分，3 周与 6 周抗生素治疗的临床结果几乎没有差异[80]。同样，Ramakrishnan 等的一项研究表明，内镜鼻窦手术之前更多的抗生素治疗似乎与更好的内镜鼻窦手术结果无关，并且，在内镜鼻窦手术之前将抗生素作为慢性鼻窦炎相关的药物治疗之一尚待进一步研究[81]。此外，最大剂量药物治疗方案中抗生素的选择也很重要。Gunel 等发现，联合应用抗生素（如 4 周阿莫西林 - 克拉维酸治疗）对嗜酸性慢性鼻窦炎患者的疗效有限[82]。这些研究表明，最大剂量药物治疗使用不同性质的抗生素时，应考虑慢性鼻窦炎的炎症表型，不建议最大剂量药物治疗采用较长的抗生素疗程。

43.6 鼻窦内镜手术后的抗生素应用：实现长期手术效果

推荐内镜鼻窦手术用于药物治疗失败的难治性慢性鼻窦炎患者[83-85]。内镜鼻窦手术治疗难治性慢性鼻窦炎的目的在于去除炎症组织、扩大自然引流通道、改善鼻窦的通气和局部药物进入鼻窦的途径[86]。局部和全身的抗生素应用在慢性鼻窦炎术后患者的管理中起着至关重要的作用。目前，已将局部抗生素视为慢性鼻窦炎的辅助治疗，因为这样可以在靶部位提高局部的高浓度；同时，最小化全身副作用[87]。最近一篇关于外用抗生素效用的 Cochrane 综述发现，目前尚缺乏外用抗生素的随机对照试验[1]。Rudmik 等的一项基于证据的综述也得出结论，现有的证据不建议对慢性鼻窦炎病例常规使用雾化和喷雾形式的局部抗生素治疗[88]。Jiang 等的一项随机安慰剂对照的双盲研究证明，在慢性鼻窦炎的功能性内镜鼻窦手术的术后护理中[89]，鼻腔冲洗与盐水冲洗相比，200μg/ml 的两性霉素 B 不能获得额外的益处。但是，也有一些研究表明，局部抗生素治疗难治性慢性鼻窦炎，特别是对内镜鼻窦手术后具有良好的效果。Uren 等发现，0.05% 的莫匹罗星来冲洗鼻腔可能是顽固性慢性鼻窦炎术后一种有效且耐受性良好的治疗方法[90]。同样，Ezzat 及其团队发现，由于生物膜的形成，局部用氧氟沙星似乎是一种有效和安全的方式，因而推荐这种治疗方式应对功能性内镜鼻窦手术后的难治性慢性鼻窦炎[91]。此外，Lee 和 Davis 的一项研究也支持在顽固性慢性鼻窦炎中以大容量培养指导局部抗生素的使用[39]。鉴于上述研究的证据水平较低，需要进行随机、双盲和安慰剂对照试验来充分评估这种治疗内镜鼻窦手术后难治性慢性鼻窦炎的方式。

人们已经深入研究了口服抗生素在内镜鼻窦术后慢性鼻窦炎治疗中的作用，而且认为内镜鼻窦术后使用抗生素可改善临床结果[92,93]。Huang 及其团队最近对中国耳鼻喉科医生进行的一项全国性调查显示，72% 的耳鼻喉科医生在内镜鼻窦手术后开具了口服抗生素的处方[94]。Haxel 等的一项随机双盲和安慰剂对照研究评估了大环内酯类药物在慢性鼻窦炎患者的术后疗效，建议慢性鼻窦炎术后不宜给予长期低剂量的红霉素治疗[70]。然而，Lasso 等的一项系统综述显示，长期低剂量大环内酯类药物仅有益于术后阶段慢性鼻窦炎伴鼻息肉的治疗[29]。大环内酯类药物治疗慢性鼻窦炎术后患者似乎适合于一定数量的慢性鼻窦炎群体。Oakley 等发现，鼻窦炎术后连续使用大环内酯类药物有效的患者具有组织和血清嗜酸性粒细胞较低以及无组织鳞化的特征[22]。有鉴于此，他们倡导长期低剂量大环内酯类药物用于慢性鼻窦炎术后患者，可能改善远期手术的效果。Varvyanskaya 和 Lopatin 的一项研究表明，长期低剂量大环内酯类抗生素能够控制嗜酸性粒细胞炎症，并防止内镜鼻窦术后鼻息肉的早期复发[95]。此外，长期小剂量阿奇霉素联合常规治疗可显著降低内镜鼻窦术后慢性鼻窦炎症状的复发率[96]。关于内镜鼻窦术后大环内酯类药物治疗的疗程，Nakamura 等研究表明伴有鼻后滴漏的慢性鼻窦炎患者应持续用药 6 个月，以改善内镜鼻窦手术的长期预后[97]。

除了大环内酯类抗生素外，还研究了口服非大环内酯类抗生素在慢性鼻窦炎术后患者治疗中的作用[98]。同样，Jiang 等一项研究表明，在内镜鼻窦术后，慢性鼻窦炎患者接受阿莫西林 / 克拉维酸治疗 3 周，鼻部症状、内镜评分、细菌培养率方面的预后短期内并没有改善[99]。Albu 及其同事进行的另一项随机双盲和安慰剂对照研究评估了阿莫西林 - 克拉维酸 2 周疗程在慢性鼻窦炎患者术后护理中的效果，证明术后抗生素可改善患者前 5 天的症状和 12 天的内镜外观[100]。这些研究表明，术后应用抗生素的治疗好处似乎仅限于内镜鼻窦术后的早期，较长疗程的非大环内酯类抗生素可能提供临床效用。然而，非大环内酯类抗生素在慢性鼻窦炎患者术后护理中的确切作用尚需进一步观察。

43.7   抗生素的副作用

近年来，抗生素在治疗慢性鼻窦炎中的副作用引起了越来越多的关注。据报道，短期口服抗生素治疗慢性鼻窦炎的不良反应发生率为 12.25%[51,101,102]。最常见的副作用是胃肠道反应，包括呕吐、恶心、腹泻和腹痛；其他副作用包括药物性荨麻疹、皮肤瘙痒、迷走神经功能紊乱、面部水肿、哮喘、生殖器疱疹和过敏反应。所有这些副作用在停用抗生素后均可消失。长期低剂量口服大环内酯类抗生素治疗慢性鼻窦炎的不良反应极少（0.3%）[67,103-105]。最重要的问题是心血管副作用[106]。大环内酯类药物诱发心律失常的风险已引起关注。有报道称大环内酯可导致 Q-T 间期延长和随后的尖端扭转型室性心动过速[107]。患者有 Q-T 间期延长、心动过缓、低镁血症、低钾血症等危险因素的存在，美国 FDA 不建议使用阿奇霉素[108]。长期低剂量口服大环内酯类抗生素治疗慢性鼻窦炎后的其他副作用包括胃肠道副作用、听力损失和过敏反应。停用抗生素后，这些副作用均可消失。细菌耐药性的产生，现已成为一个重大的公共卫生问题，也是治疗慢性鼻窦炎使用抗生素的另一个重要后果。Kingdom 等的研究发现，与首次手术的慢性鼻窦炎患者相比，反复内镜鼻窦手术的慢性鼻窦炎患者对抗生素的耐药性有所增加[109]。Bhattacharyya 等的另一项研究发现，红霉素出现耐药性的速度似乎高于其他抗生素，MRSA 在慢性鼻窦炎患者中显著存在，并伴有抗生素耐药性水平的升高[110]。实际上，MRSA 引起的慢性鼻窦炎急性加重是很常见的[111]。此外，Casey 等发现由 MRSA 引起的慢性鼻窦炎发生率为 9.22%[112]。慢性鼻窦炎患者中抗生素耐药性的日益普遍，强调了使用培养导向抗生素治疗的重要性以及探索最佳治疗时间的必要性。

43.8   结论

基于不同细菌的致病机制，急性加重期的慢性鼻窦炎和慢性鼻窦炎采用不同的抗生素。

非大环内酯类药物是慢性鼻窦炎患者短期抗菌治疗的主要药物，在培养阳性的慢性鼻窦炎加重期预期获益最大。此外，大环内酯类抗生素由于确切的抗炎或免疫调节作用，已被用于长期低剂量治疗慢性鼻窦炎。大环内酯类药物在慢性鼻窦炎中有效实施的关键在于正确的患者选择，低剂量大环内酯持续使用在 3 个月以上的话，Th1 介导的非嗜酸性慢性鼻窦炎患者会获得最大的益处。至此，人们尚不能确定抗生素与其他药物联合使用是否有额外的副作用。以最大剂量药物治疗采用不同性质的抗生素时，应考虑到慢性鼻窦炎的炎症表型，不建议最大剂量药物治疗使用较长时间的疗程。没有明确的证据支持在慢性鼻窦炎术后患者的管理中局部和全身应用抗生素。

43.9 医疗实践的影响

慢性鼻窦炎患者的急性加重期常使用抗生素。越来越多的证据表明，不同致病菌、不同慢性鼻窦炎表型、不同疾病活动度的慢性鼻窦炎患者应使用不同性质的抗生素。因此，准确选择慢性鼻窦炎患者，结合培养结果引导抗生素的应用，必将提高抗生素治疗的效果。

（张赫　简非同　吴硕　杨钦泰　译）

参考文献

1. Head K, Chong LY, Piromchai P, Hopkins C, Philpott C, Schilder AG, et al. Systemic and topical antibiotics for chronic rhinosinusitis. Cochrane Database Syst Rev. 2016;(4):CD011994.
2. Bachert C, Hamilos DL. Are antibiotics useful for chronic rhinosinusitis? J Allergy Clin Immunol Pract. 2016;4(4):629–38.
3. Barshak MB, Durand ML. The role of infection and antibiotics in chronic rhinosinusitis. Laryngoscope Investig Otolaryngol. 2017;2(1):36–42.
4. Hamilos DL. Drivers of chronic rhinosinusitis: inflammation versus infection. J Allergy Clin Immunol. 2015;136(6):1454–9.
5. Stevens WW, Lee RJ, Schleimer RP, Cohen NA. Chronic rhinosinusitis pathogenesis. J Allergy Clin Immunol. 2015;136(6):1442–53.
6. Tan BK, Peters AT, Schleimer RP, Hulse KE. Pathogenic and protective roles of B cells and antibodies in patients with chronic rhinosinusitis. J Allergy Clin Immunol. 2018;141(5):1553–60.
7. Wu D, Wei Y, Bleier BS. Emerging role of proteases in the pathogenesis of chronic rhinosinusitis with nasal polyps. Front Cell Infect Microbiol. 2018;7:538.
8. Hamilos DL. Host-microbial interactions in patients with chronic rhinosinusitis. J Allergy Clin Immunol. 2014;133(3):640–53.e4.
9. Wagner BM, Waite DW, Hoggard M, Taylor MW, Biswas K, Douglas RG. Moving beyond descriptions of diversity: clinical and research implications of bacterial imbalance in chronic rhinosinusitis. Rhinology. 2017;55(4):291–7.
10. Mahdavinia M, Keshavarzian A, Tobin MC, Landay A, Schleimer RP. A comprehensive review of the nasal microbiome in chronic rhinosinusitis (CRS). Clin Exp Allergy. 2016;46(1):21–41.
11. Sivasubramaniam R, Douglas R. The microbiome and chronic rhinosinusitis. World J Otorhinolaryngol Head Neck Surg. 2018;4(3):216–21.
12. Brook I. Microbiology of chronic rhinosinusitis. Eur J Clin Microbiol Infect Dis. 2016;35(7):1059–68.
13. Lee K, Pletcher SD, Lynch SV, Goldberg AN, Cope EK. Heterogeneity of microbiota dysbiosis in chronic rhinosinusitis: potential clinical implications and microbial community mechanisms contributing to sinonasal inflammation. Front Cell Infect Microbiol. 2018;8:168.
14. Lan F, Zhang N, Holtappels G, Ruyck ND, Krysko O, Crombruggen KV, et al. Staphylococcus aureus induces mucosal type 2 immune response via epithelial cell derived cytokines. Am J Respir Crit Care Med. 2018;198(4):452–63.
15. Tan KS, Yan Y, Ong HH, Chow VT, Shi L, Wang D-Y. Impact of respiratory virus infections in exacerbation of acute and chronic rhinosinusitis. Curr Allergy Asthma Rep. 2017;17(4):24.
16. Wood AJ, Antoszewska H, Fraser J, Douglas RG, editors. Is chronic rhinosinusitis caused by persistent respiratory virus infection? International forum of allergy & rhinology. Hoboken, NJ: Wiley Online Library; 2011.
17. Choi EB, Hong SW, Kim DK, Jeon SG, Kim KR, Cho SH, et al. Decreased diversity of nasal microbiota and their secreted extracellular vesicles in

patients with chronic rhinosinusitis based on a metagenomic analysis. Allergy. 2014;69(4):517–26. https://doi.org/10.1111/all.12374.

18. Cao PP, Wang ZC, Schleimer RP, Liu Z. Pathophysiologic mechanisms of chronic rhinosinusitis and their roles in emerging disease endotypes. Ann Allergy Asthma Immunol. 2019;122(1):33–40. https://doi.org/10.1016/j.anai.2018.10.014.

19. Bachert C, Akdis CA. Phenotypes and emerging endotypes of chronic rhinosinusitis. J Allergy Clin Immunol Pract. 2016;4(4):621–8. https://doi.org/10.1016/j.jaip.2016.05.004.

20. Gurrola J II, Borish L. Chronic rhinosinusitis: endotypes, biomarkers, and treatment response. J Allergy Clin Immunol. 2017;140(6):1499–508. https://doi.org/10.1016/j.jaci.2017.10.006.

21. Fokkens WJ, Lund VJ, Mullol J, Bachert C, Alobid I, Baroody F, et al. European position paper on rhinosinusitis and nasal polyps 2012. Rhinol Suppl. 2012;23:3 p preceding table of contents, 1–298.

22. Oakley GM, Christensen JM, Sacks R, Earls P, Harvey RJ. Characteristics of macrolide responders in persistent post-surgical rhinosinusitis. Rhinology. 2018;56(2):111–7.

23. Pinto ABS, Bezerra T, Pezato R, Teles TA, Pilan RM, Pinna FR, et al. Prospective open-label evaluation of long-term low-dose doxycycline for difficult-to-treat chronic rhinosinusitis with nasal polyps. Rhinology. 2017;55(2):175–80.

24. Božić DD, Pavlović B, Milovanović J, Jotić A, Čolović J, Ćirković I. Antibiofilm effects of amoxicillin–clavulanic acid and levofloxacin in patients with chronic rhinosinusitis with nasal polyposis. Eur Arch Otorhinolaryngol. 2018;275(8):2051–9.

25. de Bonnecaze G, Chaput B, Dupret-Bories A, Vergez S, Serrano E. Functional outcome after long-term low-dose trimethoprim/sulfamethoxazole in chronic rhinosinusitis with purulence: a prospective study. J Laryngol Otol. 2018;132(7):600–4.

26. Sreenath SB, Taylor RJ, Miller JD, Ambrose EC, Rawal RB, Ebert CS Jr, et al., editors. A prospective randomized cohort study evaluating 3 weeks vs 6 weeks of oral antibiotic treatment in the setting of "maximal medical therapy" for chronic rhinosinusitis. International forum of allergy & rhinology. Hoboken, NJ: Wiley Online Library; 2015.

27. Pynnonen MA, Venkatraman G, Davis GE. Macrolide therapy for chronic rhinosinusitis: a meta-analysis. Otolaryngol Head Neck Surg. 2013;148(3):366–73.

28. Russell PT, Bekeny JR. Oral antibiotics and the management of chronic sinusitis: what do we know? Curr Opin Otolaryngol Head Neck Surg. 2014;22(1):22–6.

29. Lasso A, Masoudian P, Quinn J, Cowan J, Labajian V, Bonaparte J, et al. Long-term low-dose macrolides for chronic rhinosinusitis in adults–a systematic review of the literature. Clin Otolaryngol. 2017;42(3):637–50.

30. Schwartz JS, Tajudeen BA, Cohen NA. Medical management of chronic rhinosinusitis – a review of traditional and novel medical therapies. Expert Opin Investig Drugs. 2017;26(10):1123–30. https://doi.org/10.1080/13543784.2017.1371699.

31. Orlandi RR, Kingdom TT, Hwang PH, Smith TL, Alt JA, Baroody FM, et al. International consensus statement on allergy and rhinology: rhinosinusitis. Int Forum Allergy Rhinol. 2016;6(Suppl 1):S22–209. https://doi.org/10.1002/alr.21695.

32. Rowan NR, Lee S, Sahu N, Kanaan A, Cox S, Phillips CD, et al. The role of viruses in the clinical presentation of chronic rhinosinusitis. Am J Rhinol Allergy. 2015;29(6):e197–200. https://doi.org/10.2500/ajra.2015.29.4242.

33. Liao B, Hu CY, Liu T, Liu Z. Respiratory viral infection in the chronic persistent phase of chronic rhinosinusitis. Laryngoscope. 2014;124(4):832–7. https://doi.org/10.1002/lary.24348.

34. Rank MA, Wollan P, Kita H, Yawn BP. Acute exacerbations of chronic rhinosinusitis occur in a distinct seasonal pattern. J Allergy Clin Immunol. 2010;126(1):168–9. https://doi.org/10.1016/j.jaci.2010.03.041.

35. Brook I. Bacteriology of chronic sinusitis and acute exacerbation of chronic sinusitis. Arch Otolaryngol Head Neck Surg. 2006;132(10):1099–101. https://doi.org/10.1001/archotol.132.10.1099.

36. Merkley MA, Bice TC, Grier A, Strohl AM, Man LX, Gill SR. The effect of antibiotics on the microbiome in acute exacerbations of chronic rhinosinusitis. Int Forum Allergy Rhinol. 2015;5(10):884–93. https://doi.org/10.1002/alr.21591.

37. Sabino HA, Valera FC, Aragon DC, Fantucci MZ, Titoneli CC, Martinez R, et al. Amoxicillin-clavulanate for patients with acute exacerbation of chronic rhinosinusitis: a prospective, double-blinded, placebo-controlled trial. Int Forum Allergy Rhinol. 2017;7(2):135–42. https://doi.org/10.1002/alr.21846.

38. Yan CH, Tangbumrungtham N, Maul XA, Ma Y, Nayak JV, Hwang PH, et al. Comparison of outcomes following culture-directed vs non-culture-directed antibiotics in treatment of acute exacerbations of chronic rhinosinusitis. Int Forum Allergy Rhinol. 2018;8(9):1028–33. https://doi.org/10.1002/alr.22147.

39. Lee VS, Davis GE. Culture-directed topical antibiotic treatment for chronic rhinosinusitis. Am J Rhinol Allergy. 2016;30(6):414–7. https://doi.org/10.2500/ajra.2016.30.4380.

40. Abreu NA, Nagalingam NA, Song Y, Roediger FC, Pletcher SD, Goldberg AN, et al. Sinus microbiome diversity depletion and Corynebacterium tuberculostearicum enrichment mediates rhinosinusitis. Sci Transl Med. 2012;4(151):151ra24. https://doi.org/10.1126/scitranslmed.3003783.

41. Feazel LM, Robertson CE, Ramakrishnan VR, Frank DN. Microbiome complexity and Staphylococcus aureus in chronic rhinosinusitis. Laryngoscope. 2012;122(2):467–72. https://doi.org/10.1002/lary.22398.

42. Stephenson MF, Mfuna L, Dowd SE, Wolcott RD, Barbeau J, Poisson M, et al. Molecular char-

acterization of the polymicrobial flora in chronic rhinosinusitis. J Otolaryngol Head Neck Surg. 2010;39(2):182–7.

43. Hoggard M, Biswas K, Zoing M, Wagner Mackenzie B, Taylor MW, Douglas RG. Evidence of microbiota dysbiosis in chronic rhinosinusitis. Int Forum Allergy Rhinol. 2017;7(3):230–9 https://doi.org/10.1002/alr.21871.

44. Wagner Mackenzie B, Waite DW, Hoggard M, Douglas RG, Taylor MW, Biswas K. Bacterial community collapse: a meta-analysis of the sinonasal microbiota in chronic rhinosinusitis. Environ Microbiol. 2017;19(1):381–92. https://doi.org/10.1111/1462-2920.13632.

45. Psaltis AJ, Wormald PJ. Therapy of sinonasal microbiome in CRS: a critical approach. Curr Allergy Asthma Rep. 2017;17(9):59. https://doi.org/10.1007/s11882-017-0726-x.

46. Ramakrishnan VR, Hauser LJ, Feazel LM, Ir D, Robertson CE, Frank DN. Sinus microbiota varies among chronic rhinosinusitis phenotypes and predicts surgical outcome. J Allergy Clin Immunol. 2015;136(2):334–42.e1. https://doi.org/10.1016/j.jaci.2015.02.008.

47. Vickery TW, Ramakrishnan VR, Suh JD. The role of Staphylococcus aureus in patients with chronic sinusitis and nasal polyposis. Curr Allergy Asthma Rep. 2019;19(4):21. https://doi.org/10.1007/s11882-019-0853-7.

48. Lan F, Zhang N, Holtappels G, De Ruyck N, Krysko O, Van Crombruggen K, et al. Staphylococcus aureus induces a mucosal type 2 immune response via epithelial cell-derived cytokines. Am J Respir Crit Care Med. 2018;198(4):452–63. https://doi.org/10.1164/rccm.201710-2112OC.

49. Gehanno P, Cohen B. Effectiveness and safety of ofloxacin in chronic otitis media and chronic sinusitis in adult outpatients. Eur Arch Otorhinolaryngol. 1993;250(Suppl 1):S13–4.

50. Huck W, Reed BD, Nielsen RW, Ferguson RT, Gray DW, Lund GK, et al. Cefaclor vs amoxicillin in the treatment of acute, recurrent, and chronic sinusitis. Arch Fam Med. 1993;2(5):497–503.

51. Namyslowski G, Misiolek M, Czecior E, Malafiej E, Orecka B, Namyslowski P, et al. Comparison of the efficacy and tolerability of amoxycilin/clavulanic acid 875 mg b.i.d. with cefuroxime 500 mg b.i.d. in the treatment of chronic and acute exacerbation of chronic sinusitis in adults. J Chemother (Florence, Italy). 2002;14(5):508–17. https://doi.org/10.1179/joc.2002.14.5.508.

52. Hoza J, Salzman R, Starek I, Schalek P, Kellnerova R. Efficacy and safety of erdosteine in the treatment of chronic rhinosinusitis with nasal polyposis – a pilot study. Rhinology. 2013;51(4):323–7. https://doi.org/10.4193/Rhin13.039.

53. Adelson RT, Adappa ND. What is the proper role of oral antibiotics in the treatment of patients with chronic sinusitis? Curr Opin Otolaryngol Head Neck Surg. 2013;21(1):61–8. https://doi.org/10.1097/MOO.0b013e32835ac625.

54. Oakley GM, Harvey RJ, Lund VJ. The role of macrolides in chronic rhinosinusitis (CRSsNP and CRSwNP). Curr Allergy Asthma Rep. 2017;17(5):30. https://doi.org/10.1007/s11882-017-0696-z.

55. Harvey RJ, Wallwork BD, Lund VJ. Anti-inflammatory effects of macrolides: applications in chronic rhinosinusitis. Immunol Allergy Clin North Am. 2009;29(4):689–703. https://doi.org/10.1016/j.iac.2009.07.006.

56. Zimmermann P, Ziesenitz VC, Curtis N, Ritz N. The immunomodulatory effects of macrolides—a systematic review of the underlying mechanisms. Front Immunol. 2018;9:302. https://doi.org/10.3389/fimmu.2018.00302.

57. Phillips KM, Hoehle LP, Bergmark RW, Caradonna DS, Gray ST, Sedaghat AR. Acute exacerbations mediate quality of life impairment in chronic rhinosinusitis. J Allergy Clin Immunol Pract. 2017;5(2):422–6. https://doi.org/10.1016/j.jaip.2016.09.015.

58. Banoub RG, Phillips KM, Hoehle LP, Caradonna DS, Gray ST, Sedaghat AR. Relationship between chronic rhinosinusitis exacerbation frequency and asthma control. Laryngoscope. 2018;128(5):1033–8. https://doi.org/10.1002/lary.26901.

59. Peters AT, Spector S, Hsu J, Hamilos DL, Baroody FM, Chandra RK, et al. Diagnosis and management of rhinosinusitis: a practice parameter update. Ann Allergy Asthma Immunol. 2014;113(4):347–85.

60. Rosenfeld RM, Piccirillo JF, Chandrasekhar SS, Brook I, Ashok Kumar K, Kramper M, et al. Clinical practice guideline (update): adult sinusitis. Otolaryngol Head Neck Surg. 2015;152(2 Suppl):S1–s39. https://doi.org/10.1177/0194599815572097.

61. Garbutt JM, Banister C, Spitznagel E, Piccirillo JF. Amoxicillin for acute rhinosinusitis: a randomized controlled trial. JAMA. 2012;307(7):685–92. https://doi.org/10.1001/jama.2012.138.

62. Blondeau JM, Shebelski SD, Hesje CK. Killing of Streptococcus pneumoniae by azithromycin, clarithromycin, erythromycin, telithromycin and gemifloxacin using drug minimum inhibitory concentrations and mutant prevention concentrations. Int J Antimicrob Agents. 2015;45(6):594–9. https://doi.org/10.1016/j.ijantimicag.2014.12.034.

63. Parnham MJ, Erakovic Haber V, Giamarellos-Bourboulis EJ, Perletti G, Verleden GM, Vos R. Azithromycin: mechanisms of action and their relevance for clinical applications. Pharmacol Ther. 2014;143(2):225–45. https://doi.org/10.1016/j.pharmthera.2014.03.003.

64. Kucuksezer UC, Ozdemir C, Akdis M, Akdis CA. Chronic rhinosinusitis: pathogenesis, therapy options, and more. Expert Opin Pharmacother. 2018;19(16):1805–15.

65. Bachert C, Zhang N, Hellings PW, Bousquet J. Endotype-driven care pathways in patients with chronic rhinosinusitis. J Allergy Clin Immunol. 2018;141(5):1543–51.

66. Yip J, Monteiro E, Chan Y. Endotypes of chronic rhi-

nosinusitis. Curr Opin Otolaryngol Head Neck Surg. 2019;27(1):14–9.

67. Wallwork B, Coman W, Mackay-Sim A, Greiff L, Cervin A. A double-blind, randomized, placebo-controlled trial of macrolide in the treatment of chronic rhinosinusitis. Laryngoscope. 2006;116(2):189–93. https://doi.org/10.1097/01.mlg.0000191560.53555.08.

68. Pinto Bezerra Soter AC, Bezerra TF, Pezato R, Teles Abdo TR, Pilan RM, Pinna FR, et al. Prospective open-label evaluation of long-term low-dose doxycycline for difficult-to-treat chronic rhinosinusitis with nasal polyps. Rhinology. 2017;55(2):175–80. https://doi.org/10.4193/Rhin15.291.

69. Suzuki H, Ikeda K, Honma R, Gotoh S, Oshima T, Furukawa M, et al. Prognostic factors of chronic rhinosinusitis under long-term low-dose macrolide therapy. ORL J Otorhinolaryngol Relat Spec. 2000;62(3):121–7. https://doi.org/10.1159/000027731.

70. Haxel BR, Clemens M, Karaiskaki N, Dippold U, Kettern L, Mann WJ. Controlled trial for long-term low-dose erythromycin after sinus surgery for chronic rhinosinusitis. Laryngoscope. 2015;125(5):1048–55. https://doi.org/10.1002/lary.25052.

71. Videler WJ, Badia L, Harvey RJ, Gane S, Georgalas C, van der Meulen FW, et al. Lack of efficacy of long-term, low-dose azithromycin in chronic rhinosinusitis: a randomized controlled trial. Allergy. 2011;66(11):1457–68. https://doi.org/10.1111/j.1398-9995.2011.02693.x.

72. Cho SH, Kim DW, Gevaert P. Chronic rhinosinusitis without nasal polyps. J Allergy Clin Immunol Pract. 2016;4(4):575–82. https://doi.org/10.1016/j.jaip.2016.04.015.

73. Haruna S, Shimada C, Ozawa M, Fukami S, Moriyama H. A study of poor responders for long-term, low-dose macrolide administration for chronic sinusitis. Rhinology. 2009;47(1):66–71.

74. Deng J, Chen F, Lai Y, Luo Q, Xu R, Ou C, et al., editors. Lack of additional effects of long-term, low-dose clarithromycin combined treatment compared with topical steroids alone for chronic rhinosinusitis in China: a randomized, controlled trial. International forum of allergy & rhinology. Hoboken, NJ: Wiley Online Library; 2018.

75. Huang Z, Zhou B. Clarithromycin for the treatment of adult chronic rhinosinusitis: a systematic review and meta-analysis. Int Forum Allergy Rhinol. 2019; https://doi.org/10.1002/alr.22281.

76. Liu YF, Richardson CM, Bernard SH, Church CA, Seiberling KA. Antibiotics, steroids, and combination therapy in chronic rhinosinusitis without nasal polyps in adults. Ear Nose Throat J. 2018;97(6):167–72.

77. Dubin MG, Liu C, Lin SY, Senior BA. American Rhinologic Society member survey on "maximal medical therapy" for chronic rhinosinusitis. Am J Rhinol. 2007;21(4):483–8.

78. Sylvester DC, Carr S, Nix P. Maximal medical therapy for chronic rhinosinusitis: a survey of otolaryngology consultants in the United Kingdom. Int Forum Allergy Rhinol. 2013;3(2):129–32. https://doi.org/10.1002/alr.21084.

79. Dautremont JF, Rudmik L. When are we operating for chronic rhinosinusitis? A systematic review of maximal medical therapy protocols prior to endoscopic sinus surgery. Int Forum Allergy Rhinol. 2015;5(12):1095–103. https://doi.org/10.1002/alr.21601.

80. Sreenath SB, Taylor RJ, Miller JD, Ambrose EC, Rawal RB, Ebert CS Jr, et al. A prospective randomized cohort study evaluating 3 weeks vs 6 weeks of oral antibiotic treatment in the setting of "maximal medical therapy" for chronic rhinosinusitis. Int Forum Allergy Rhinol. 2015;5(9):820–8. https://doi.org/10.1002/alr.21542.

81. Ramakrishnan VR, Mace JC, Soler ZM, Smith TL. Is greater antibiotic therapy prior to ESS associated with differences in surgical outcomes in CRS? Laryngoscope. 2019;129(3):558–66. https://doi.org/10.1002/lary.27651.

82. Gunel C, Bleier BS, Meteoglu I. Antibiotics in eosinophilic chronic rhinosinusitis: rethinking maximal antimicrobial medical therapy. Laryngoscope. 2017;127(4):794–6. https://doi.org/10.1002/lary.26415.

83. Carr TF, Koterba AP, Chandra R, Grammer LC, Conley DB, Harris KE, et al. Characterization of specific antibody deficiency in adults with medically refractory chronic rhinosinusitis. Am J Rhinol Allergy. 2011;25(4):241–4. https://doi.org/10.2500/ajra.2011.25.3653.

84. Smith KA, Smith TL, Mace JC, Rudmik L. Endoscopic sinus surgery compared to continued medical therapy for patients with refractory chronic rhinosinusitis. Int Forum Allergy Rhinol. 2014;4(10):823–7. https://doi.org/10.1002/alr.21366.

85. Rudmik L, Soler ZM, Mace JC, Schlosser RJ, Smith TL. Economic evaluation of endoscopic sinus surgery versus continued medical therapy for refractory chronic rhinosinusitis. Laryngoscope. 2015;125(1):25–32. https://doi.org/10.1002/lary.24916.

86. Eloy JA, Marchiano E, Vazquez A. Extended endoscopic and open sinus surgery for refractory chronic rhinosinusitis. Otolaryngol Clin North Am. 2017;50(1):165–82. https://doi.org/10.1016/j.otc.2016.08.013.

87. Lim M, Citardi MJ, Leong JL. Topical antimicrobials in the management of chronic rhinosinusitis: a systematic review. Am J Rhinol. 2008;22(4):381–9. https://doi.org/10.2500/ajr.2008.22.3189.

88. Rudmik L, Hoy M, Schlosser RJ, Harvey RJ, Welch KC, Lund V, et al. Topical therapies in the management of chronic rhinosinusitis: an evidence-based review with recommendations. Int Forum Allergy Rhinol. 2013;3(4):281–98. https://doi.org/10.1002/alr.21096.

89. Jiang RS, Twu CW, Liang KL. Efficacy of nasal irrigation with 200 mug/mL amphotericin B after

functional endoscopic sinus surgery: a randomized, placebo-controlled, double-blind study. Int Forum Allergy Rhinol. 2018;8(1):41–8. https://doi.org/10.1002/alr.22033.

90. Uren B, Psaltis A, Wormald PJ. Nasal lavage with mupirocin for the treatment of surgically recalcitrant chronic rhinosinusitis. Laryngoscope. 2008;118(9):1677–80. https://doi.org/10.1097/MLG.0b013e31817aec47.

91. Ezzat WF, Fawaz SA, Rabie H, Hamdy TA, Shokry YA. Effect of topical ofloxacin on bacterial biofilms in refractory post-sinus surgery rhino-sinusitis. Eur Arch Otorhinolaryngol. 2015;272(9):2355–61. https://doi.org/10.1007/s00405-014-3301-2.

92. Rudmik L, Smith TL. Evidence-based practice: postoperative care in endoscopic sinus surgery. Otolaryngol Clin North Am. 2012;45(5):1019–32.

93. Eloy P, Andrews P, Poirrier A-L. Postoperative care in endoscopic sinus surgery: a critical review. Curr Opin Otolaryngol Head Neck Surg. 2017;25(1):35–42.

94. Huang ZX, Li YX, Wu YB, Liu HC, Zhou B. Preoperative and postoperative medical therapies for chronic rhinosinusitis: national surveys among Chinese otolaryngologists. World J Otorhinolaryngol. 2018;4(4):258–62. https://doi.org/10.1016/j.wjorl.2018.06.001.

95. Varvyanskaya A, Lopatin A. Efficacy of long-term low-dose macrolide therapy in preventing early recurrence of nasal polyps after endoscopic sinus surgery. Int Forum Allergy Rhinol. 2014;4(7):533–41. https://doi.org/10.1002/alr.21318.

96. Amali A, Saedi B, Rahavi-Ezabadi S, Ghazavi H, Hassanpoor N. Long-term postoperative azithromycin in patients with chronic rhinosinusitis: a randomized clinical trial. Am J Rhinol Allergy. 2015;29(6):421–4. https://doi.org/10.2500/ajra.2015.29.4244.

97. Nakamura Y, Suzuki M, Yokota M, Ozaki S, Ohno N, Hamajima Y, et al. Optimal duration of macrolide treatment for chronic sinusitis after endoscopic sinus surgery. Auris Nasus Larynx. 2013;40(4):366–72. https://doi.org/10.1016/j.anl.2012.09.009.

98. Annys E, Jorissen M. Short term effects of antibiotics (Zinnat) after endoscopic sinus surgery. Acta Otorhinolaryngol Belg. 2000;54(1):23–8.

99. Jiang RS, Liang KL, Yang KY, Shiao JY, Su MC, Hsin CH, et al. Postoperative antibiotic care after functional endoscopic sinus surgery. Am J Rhinol. 2008;22(6):608–12. https://doi.org/10.2500/ajr.2008.22.3241.

100. Albu S, Lucaciu R. Prophylactic antibiotics in endo-scopic sinus surgery: a short follow-up study. Am J Rhinol Allergy. 2010;24(4):306–9. https://doi.org/10.2500/ajra.2010.24.3475.

101. Fombeur JP, Barrault S, Koubbi G, Laurier JN, Ebbo D, Lecomte F, et al. Study of the efficacy and safety of ciprofloxacin in the treatment of chronic sinusitis. Chemotherapy. 1994;40(Suppl 1):24–8. https://doi.org/10.1159/000239313.

102. Legent F, Bordure P, Beauvillain C, Berche P. A double-blind comparison of ciprofloxacin and amoxicillin/clavulanic acid in the treatment of chronic sinusitis. Chemotherapy. 1994;40(Suppl 1):8–15. https://doi.org/10.1159/000239310.

103. Hashiba M, Baba S. Efficacy of long-term administration of clarithromycin in the treatment of intractable chronic sinusitis. Acta Otolaryngol Suppl. 1996;525:73–8.

104. Ichimura K, Shimazaki Y, Ishibashi T, Higo R. Effect of new macrolide roxithromycin upon nasal polyps associated with chronic sinusitis. Auris Nasus Larynx. 1996;23:48–56.

105. Ragab SM, Lund VJ, Scadding G. Evaluation of the medical and surgical treatment of chronic rhinosinusitis: a prospective, randomised, controlled trial. Laryngoscope. 2004;114(5):923–30. https://doi.org/10.1097/00005537-200405000-00027.

106. Ray WA, Murray KT, Hall K, Arbogast PG, Stein CM. Azithromycin and the risk of cardiovascular death. N Engl J Med. 2012;366(20):1881–90.

107. Li M, Ramos LG. Drug-induced QT prolongation and torsades de pointes. Pharm Ther. 2017;42(7):473.

108. Mosholder AD, Mathew J, Alexander JJ, Smith H, Nambiar S. Cardiovascular risks with azithromycin and other antibacterial drugs. N Engl J Med. 2013;368(18):1665–8.

109. Kingdom TT, Swain RE Jr. The microbiology and antimicrobial resistance patterns in chronic rhinosinusitis. Am J Otolaryngol. 2004;25(5):323–8.

110. Bhattacharyya N, Kepnes LJ. Assessment of trends in antimicrobial resistance in chronic rhinosinusitis. Ann Otol Rhinol Laryngol. 2008;117(6):448–52. https://doi.org/10.1177/000348940811700608.

111. Solares CA, Batra PS, Hall GS, Citardi MJ. Treatment of chronic rhinosinusitis exacerbations due to methicillin-resistant Staphylococcus aureus with mupirocin irrigations. Am J Otolaryngol. 2006;27(3):161–5. https://doi.org/10.1016/j.amjoto.2005.09.006.

112. Manarey CR, Anand VK, Huang C. Incidence of methicillin-resistant Staphylococcus aureus causing chronic rhinosinusitis. Laryngoscope. 2004;114(5):939–41. https://doi.org/10.1097/00005537-200405000-00029.

第**44**章 减充血剂和鼻腔冲洗

Xiaoping Lai，张革化

要点
- 鼻腔减充血剂可缓解鼻塞症状，但不应连续使用超过一周或反复使用。
- 高容量鼻腔冲洗比其他方法更有效。然而对于最佳的冲洗方案仍存在争议。
- 鼻腔冲洗是功能性鼻内镜鼻窦手术（FESS）术后至关重要的治疗方法，有助于伤口愈合，清除鼻窦中的凝血和痂皮和预防伤口的感染。

44.1 减充血剂

鼻腔减充血剂可作用于 α- 肾上腺素能受体，从而使血管平滑肌收缩，进而引起鼻腔黏膜收缩，达到减轻鼻塞症状的目的。研究证实，减充血剂仅缓解下鼻甲与中鼻甲的充血，并未改变鼻息肉的大小[1]。因此，推荐在鼻内镜手术前使用减充血剂。

鼻腔减充血剂主要分为两类：

1. 拟交感胺类药物，包括酚类（如肾上腺素、羟基安非他明、去氧肾上腺素、乙酰氨基庚烷）和非酚类（如麻黄碱、伪麻黄碱、苯丙醇胺）。

2. 咪唑衍生物，如萘甲唑林、羟甲唑林、四氢唑啉、丁苄唑啉、氯萘唑啉、曲马唑啉。

这两类减充血剂在潜伏期和药物效应维持时间方面存在差异（表 44.1）[2]。给药方式相似，可经鼻（滴鼻、喷鼻）或经口。局部使用鼻腔减充血剂不应连续使用超过一周或反复使用。否则可导致反复鼻塞甚至药物性鼻炎[3]。一些临床工作者还发现，局部使用鼻腔减充血剂可诱发高血压危象和终末器官损害如视网膜损伤、不可逆肾损伤和左心室肥厚[4]。减充血剂可能导致胎儿心率改变，因此孕妇需谨慎使用[5]。

表 44.1 拟交感胺类药物和咪唑衍生物的比较[2]

药物	拟交感胺类药物				咪唑衍生物					
	肾上腺素	麻黄碱	乙酰氨基庚烷	去氧肾上腺素	氯萘唑啉	曲马唑啉	萘甲唑林	四氢唑啉	丁苄唑啉	羟甲唑林
潜伏期	5～6s	10min	15min	15min	5min	5min	15min	15min	20min	20min
药物效应维持时间	20～30min	3～4h	1.5h	1～2h	8～12h	11～12h	2～6h	4～6h	10～11h	10～12h
不良反应	++++	+++	+++	+++	++	+	++	++	++	++

截至目前，尚未发现具备说服力的随机对照试验可以证明鼻腔减充血剂在慢性鼻窦炎治疗中的效能。EPOS2020 不推荐对慢性鼻窦炎患者使用鼻腔减充血剂[6]。临床工作者在开具鼻腔减充血剂的处方时需权衡利弊，并提醒患者使用周期应短于一周。

44.2　鼻腔冲洗

鼻腔冲洗是一种用于治疗慢性鼻窦炎的有效的辅助治疗方法。鼻腔冲洗目前已在日常诊疗中广泛使用（图 44.1）。一篇关于慢性鼻窦炎患者进行生理盐水冲洗的 Cochrane 综述提出：生理盐水冲洗的益处大于其弊端[7]。

但是，鼻腔冲洗的确切机制仍未明确。规范的鼻腔冲洗可直接清洗黏膜、移除抗原、生物膜及炎性递质[8]、润湿鼻黏膜和促进黏膜纤毛的清除功能[9]，从而改善鼻腔黏膜的功能。

鼻腔冲洗可有不同的操作方法。不同方法在鼻腔冲洗的方式、冲洗液成分和冲洗液浓度等方面存在差异。

已经证实高容量的鼻腔冲洗比其他冲洗方式更优。喷雾或雾化法在鼻腔盐溶液分布效果上比

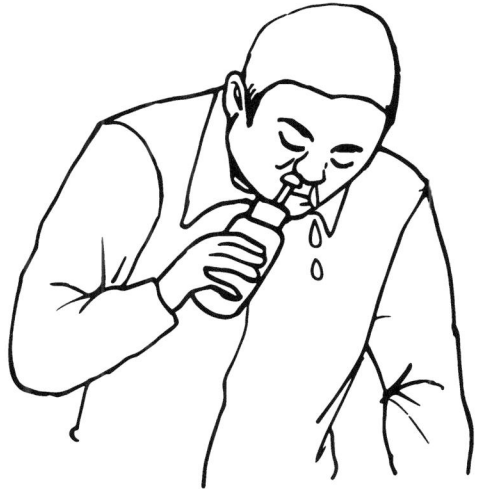

图 44.1　鼻腔冲洗的方法

正压或负压冲洗鼻腔差[10,11]。Pynnonen 等学者发现，与生理盐水喷雾相比，大容量低压的鼻腔冲洗更利于改善生活质量和减少药物的使用[12]。

不同组分的溶液可用于鼻腔冲洗。据报道，高渗或等渗生理盐水、温泉水、透明质酸钠、木糖醇、布地奈德等有一定的益处。然而，对于何种冲洗方法最佳仍然存在着争议。不同研究的结果大相径庭。其中，生理盐水常被用于鼻腔冲洗。一项 70 人的前瞻性随机双盲试验发现，连续一月每日用含有硫 - 砷 - 铁的温泉水进行鼻腔冲洗后，鼻阻力更低，同时纤毛细胞的数量有所增加[13]。功能性鼻内镜鼻窦手术（FESS）后进行生理盐水混合透明质酸钠的鼻腔灌洗，内镜下所见和患者的主观满意度均有所改善[14]。与安慰剂组相比，布地奈德经鼻雾化可改善嗜酸性粒细胞型慢性鼻窦炎伴鼻息肉的症状，导致息肉缩小，并有助于调节细胞因子表达[15]。然而，我们的前期研究表明，FESS 术后使用其他不同溶液在症状评分和内镜评分上，与常规使用生理盐水组的差别无显著意义[16]。由于结果评估的差异和数据不足，纳入了三项研究进行阐述。欲得到更可靠的结论并指导临床实践，仍需开展更多的临床试验。

谨慎选择合适的盐溶液浓度非常重要。高渗、等渗和低渗的盐溶液已用于大量研究中。其中，推荐使用高渗盐水，因其可减轻黏膜水肿并改善黏膜纤毛的清除功能[9,17]。同时，不少研究报道了等渗盐水的优势[12,18,19]。等渗盐水主要通过机械清洗发挥作用。Kim 等学者认为等渗盐水不会对鼻黏膜形态造成组胞损伤，是最符合生理学的治疗方式[19]。研究还表明高渗盐水可能会导致细胞水肿和中等程度的纤毛损伤[19]。

许多研究比较了高渗溶液和等渗溶液的效果。Shoseyov 等发现，与生理盐水相比，在

儿科患者中使用高渗盐水进行鼻腔冲洗可缓解症状如减轻咳嗽、减少鼻腔分泌物形成,并可改善患者的影像学评分[20]。值得关注的是,研究使用的是滴注而非常规使用的方式。尽管早期一篇包括了 3 项研究的 meta 分析显示两者无明显差别[22],但囊括了 9 项研究(740 个患者)的另一篇 meta 分析显示,在减轻症状方面,使用高渗盐水进行鼻腔冲洗比等渗盐水更有效[21]。总而言之,日常临床实践中两种浓度均可使用。若需选择一种,高渗溶液似乎更合适。

对于 FESS 术后阶段的患者而言,鼻腔冲洗特别有益。我们前期研究表明,鼻腔冲洗有助于改善慢性鼻窦炎患者鼻内镜下鼻窦手术后的病情进展[23]。除此之外,鼻腔冲洗还可促进伤口愈合,清除鼻窦中的凝血和痂皮,预防伤口感染。EPOS2020 表明鼻腔冲洗可改善慢性鼻窦炎患者 FESS 术后的症状评分和内镜评分,认为鼻腔冲洗是 FESS 术后至关重要的治疗方式[6]。FESS 还可通过改善冲洗液在鼻窦中的分布从而提高鼻腔冲洗的效能[24]。因为术中造口时扩大了鼻窦开口,冲洗液在术后和非阻塞性的鼻窦中有更高的渗透力[25]。研究者建议利于鼻腔冲洗渗透的最小鼻窦开口的口径应为 3.95mm[25]。

鼻腔冲洗也存在一些不良反应,如鼻衄、局部刺激、耳痛、头痛、鼻灼感、鼻腔引流、冲洗瓶污染和嗅觉减退。据报道,高渗盐水可引起更多鼻部不适[21]。鼻衄和局部刺激是最常见的不良事件。原因可能是冲洗的压力过高或者将喷嘴直接压向鼻中隔。一篇 Cochrane 综述指出,尽管存在不良反应,生理盐水冲洗鼻腔的益处依旧大于其弊端。

另外,鼻腔冲洗在慢性鼻窦炎的儿童患者中的效果尚不明确[26]。许多研究报道高渗盐水对儿童有益[20]。鼻腔冲洗后的儿童患者中出现轻度和有限的不良反应,无论年龄大小,大部分患者可以忍受这些不良反应[27]。然而,目前仍缺乏可信的随机对照试验去评估鼻腔冲洗的利弊。欲明确儿科患者中的确切疗效,需开展高质量的前瞻性研究。

总的来说,鼻腔冲洗是一种有效、廉价、可接受、耐受性良好、方便、可居家进行的 CRS 的补充疗法。患者可在医师的指导下进行鼻腔冲洗,并可在线获取技术指导(https://www.fammed.wisc.edu/nasal-irrigation/)。

44.3　日常实践的展望

减充血剂和鼻腔冲洗均可缓解慢性鼻窦炎的症状。考虑到减充血剂可引起反复鼻塞以及药物性鼻炎,因此,仅在病人存在严重鼻塞时方考虑使用。对于鼻腔冲洗而言,由于居家应用方便,故而得到了大部分病人选择,尤其接受手术后的病人。

(梁桂贤　吴硕　杨钦泰 译)

参考文献

1. Johansson L, Oberg D, Melen I, Bende M. Do topical nasal decongestants affect polyps? Acta Otolaryngol. 2006;126(3):288–90. https://doi.org/10.1080/00016480500388877.
2. Passali D, Salerni L, Passali GC, Passali FM, Bellussi L. Nasal decongestants in the treatment of chronic nasal obstruction: efficacy and safety of use. Expert Opin Drug Saf. 2006;5(6):783–90. https://doi.org/10.1517/14740338.5.6.783.
3. Mortuaire G, de Gabory L, Francois M, Masse G, Bloch F, Brion N, et al. Rebound congestion and rhinitis medicamentosa: nasal decongestants in clinical practice. Critical review of the literature by a medical panel. Eur Ann Otorhinolaryngol Head Neck

减充血剂和鼻腔冲洗 311

Dis. 2013;130(3):137–44. https://doi.org/10.1016/j. anorl.2012.09.005.

4. Buysschaert I, Van Dorpe J, Dujardin K. Hypertensive crisis and end-organ damage induced by over-the-counter nasal decongestant abuse. Eur Heart J. 2011;32(24):3114. https://doi.org/10.1093/eurheartj/ehr199.

5. Baxi LV, Gindoff PR, Pregenzer GJ, Parras MK. Fetal heart rate changes following maternal administration of a nasal decongestant. Am J Obstet Gynecol. 1985;153(7):799–800.

6. Fokkens WJ, Lund VJ, Hopkins C, Hellings PW, Kern R, Reitsma S, et al. European position paper on rhinosinusitis and nasal polyps 2020. Rhinology. 2020;58(Suppl S29):1–464. https://doi.org/10.4193/Rhin20.600.

7. Chong LY, Head K, Hopkins C, Philpott C, Glew S, Scadding G, et al. Saline irrigation for chronic rhinosinusitis. Cochrane Database Syst Rev. 2016;(4):Cd011995. https://doi.org/10.1002/14651858.CD011995.pub2.

8. Georgitis JW. Nasal hyperthermia and simple irrigation for perennial rhinitis. Changes in inflammatory mediators. Chest. 1994;106(5):1487–92.

9. Homer JJ, Dowley AC, Condon L, El-Jassar P, Sood S. The effect of hypertonicity on nasal mucociliary clearance. Clin Otolaryngol Allied Sci. 2000;25(6):558–60.

10. Wormald PJ, Cain T, Oates L, Hawke L, Wong I. A comparative study of three methods of nasal irrigation. Laryngoscope. 2004;114(12):2224–7. https://doi.org/10.1097/01.mlg.0000149463.95950.c5.

11. Olson DE, Rasgon BM, Hilsinger RL Jr. Radiographic comparison of three methods for nasal saline irrigation. Laryngoscope. 2002;112(8 Pt 1):1394–8. https://doi.org/10.1097/00005537-200208000-00013.

12. Pynnonen MA, Mukerji SS, Kim HM, Adams ME, Terrell JE. Nasal saline for chronic sinonasal symptoms: a randomized controlled trial. Arch Otolaryngol Head Neck Surg. 2007;133(11):1115–20. https://doi.org/10.1001/archotol.133.11.1115.

13. Ottaviano G, Marioni G, Giacomelli L, La Torre FB, Staffieri C, Marchese-Ragona R, et al. Smoking and chronic rhinitis: effects of nasal irrigations with sulfurous-arsenical-ferruginous thermal water: a prospective, randomized, double-blind study. Am J Otolaryngol. 2012;33(6):657–62. https://doi.org/10.1016/j.amjoto.2012.03.002.

14. Mozzanica F, Preti A, Gera R, Bulgheroni C, Cardella A, Albera A, et al. Double-blind, randomised controlled trial on the efficacy of saline nasal irrigation with sodium hyaluronate after endoscopic sinus surgery. J Laryngol Otol. 2019:1–9. https://doi.org/10.1017/s0022215119000446.

15. Wang C, Lou H, Wang X, Wang Y, Fan E, Li Y, et al. Effect of budesonide transnasal nebulization in patients with eosinophilic chronic rhinosinusitis with nasal polyps. J Allergy Clin Immunol. 2015;135(4):922–29.e6. https://doi.org/10.1016/j.jaci.2014.10.018.

16. Chen XZ, Feng SY, Chang LH, Lai XP, Chen XH, Li X, et al. The effects of nasal irrigation with various solutions after endoscopic sinus surgery: systematic review and meta-analysis. J Laryngol Otol. 2018;132(8):673–9. https://doi.org/10.1017/s0022215118000919.

17. Talbot AR, Herr TM, Parsons DS. Mucociliary clearance and buffered hypertonic saline solution. Laryngoscope. 1997;107(4):500–3.

18. Bachmann G, Hommel G, Michel O. Effect of irrigation of the nose with isotonic salt solution on adult patients with chronic paranasal sinus disease. Eur Arch Otorhinolaryngoloy. 2000;257(10):537–41.

19. Kim CH, Hyun Song M, Eun Ahn Y, Lee JG, Yoon JH. Effect of hypo-, iso- and hypertonic saline irrigation on secretory mucins and morphology of cultured human nasal epithelial cells. Acta Otolaryngol. 2005;125(12):1296–300. https://doi.org/10.1080/00016480510012381.

20. Shoseyov D, Bibi H, Shai P, Shoseyov N, Shazberg G, Hurvitz H. Treatment with hypertonic saline versus normal saline nasal wash of pediatric chronic sinusitis. J Allergy Clin Immunol. 1998;101(5):602–5. https://doi.org/10.1016/s0091-6749(98)70166-6.

21. Kanjanawasee D, Seresirikachorn K, Chitsuthipakorn W, Snidvongs K. Hypertonic saline versus isotonic saline nasal irrigation: systematic review and meta-analysis. Am J Rhinol Allergy. 2018;32(4):269–79. https://doi.org/10.1177/1945892418773566.

22. Harvey R, Hannan SA, Badia L, Scadding G. Nasal saline irrigations for the symptoms of chronic rhinosinusitis. Cochrane Database Syst Rev. 2007;(3):Cd006394. https://doi.org/10.1002/14651858.CD006394.pub2.

23. Huang ZZ, Chen XZ, Huang JC, Wang ZY, Li X, Chen XH, et al. Budesonide nasal irrigation improved Lund-Kennedy endoscopic score of chronic rhinosinusitis patients after endoscopic sinus surgery Eur Arch Otorhinolaryngol. 2019;276(5):1397–403. https://doi.org/10.1007/s00405-019-05327-6.

24. de Paiva Leite SH, Douglas RG. How does sinus surgery affect topical irrigation distribution? Curr Opin Otolaryngol Head Neck Surg. 2018;26(1):21–6. https://doi.org/10.1097/moo.0000000000000429.

25. Grobler A, Weitzel EK, Buele A, Jardeleza C, Cheong YC, Field J, et al. Pre- and postoperative sinus penetration of nasal irrigation. Laryngoscope. 2008;118(11):2078–81. https://doi.org/10.1097/MLG.0b013e31818208c1.

26. Hom J. Do decongestants, antihistamines, and nasal irrigation relieve the symptoms of sinusitis in children? Ann Emerg Med. 2013;61(1):35–6. https://doi.org/10.1016/j.annemergmed.2012.03.016.

27. Jeffe JS, Bhushan B, Schroeder JW Jr. Nasal saline irrigation in children: a study of compliance and tolerance. Int J Pediatr Otorhinolaryngol. 2012;76(3):409–13. https://doi.org/10.1016/j.ijporl.2011.12.022.

第**45**章　益生菌、细菌裂解物和质子泵抑制剂

朱鲁平，程雷

要点

- CRS 患者表现出鼻窦微生物群落失衡，通常致病菌丰度较高，微生物群多样性较低。
- 益生菌可以通过直接操纵微生物组或对抗炎症来维持健康的鼻窦生态系统。
- 细菌裂解物可诱导非特异性或特异性免疫反应，从而缓解 CRS 症状。
- 用于 GERD 的抗反流药物可能会减轻 CRS 症状，这表明 PPI 对 CRS 具有治疗潜力。

45.1　介绍

　　慢性鼻窦炎（CRS）是一种鼻腔鼻窦疾病，其特征是超过 12 周的慢性炎症。根据 2012 年关于鼻窦炎和鼻息肉（EPOS）的欧洲诊疗指南，CRS 表现为以下症状中的至少两种：鼻塞、流鼻涕、面部疼痛或压迫感以及嗅觉减退或丧失[1]。如果这些症状存在超过 12 周而没有完全消失，则可用于区分 CRS 与急性鼻窦炎。流行病学调查显示，CRS 作为全球最流行的慢性病之一，约有 8% 的中国人[2]和 4.5%～12% 的北美人和欧洲人[3]患有 CRS。CRS 患者经常表现出情绪低落、疲劳以及睡眠、生产力和认知能力下降，这些都会降低患者的生活质量。

　　CRS 是一种以持续性鼻窦炎症为特征的异质性疾病。目前仅了解 CRS 的部分发病机制。CRS 的病理生理学涉及细菌、病毒、真菌和许多其他感染因素[4-7]。此外，非感染性因素，包括解剖异常和遗传缺陷、先天免疫缺陷、过敏、阿司匹林敏感性和生物膜形成等，都被认为是 CRS 的病因。相关治疗也是旨在增强鼻窦引流、减少黏膜水肿和根除感染。建议联合用药，包括局部和口服糖皮质激素、口服抗生素和鼻腔盐水冲洗。功能性鼻内镜手术（FESS）对症状评分较高和药物疗效差的患者有效。外科手术旨在通过扩大窦腔口和减少炎症负荷来恢复鼻窦通气[8]。然而，EPOS 2012 指南推荐的药物和手术并不能完全控制疾病，因为有约 30% 的患者仍持续存在 CRS 症状和体征[8]。

　　在过去的 10 年中，CRS 的病理生理学有了进一步的认识。已经提出了关于发病机制的各种假设，涉及超抗原、真菌、免疫屏障和功能失调的类花生酸代谢[1]。例如，假设在宿主免疫反应紊乱的情况下，鼻窦上皮屏障受损可能会增加吸入病原体、抗原和微粒的暴露，从而促进慢性炎症。对发病机制的新认识为制定有效的治疗策略铺平了道路。尽管关于 CRS 病因学的知识仍然有限，但越来越多的证据（如来自良好对照研究的证据）证明了微生物群失调对 CRS 病理生理学的影响。此外，胃酸反流也可能与 CRS 发病机制有关。通过益生菌、细菌裂解物或抗反流药物恢复微生物组成可能对 CRS 有益。在这里，我们根据最近的理论成果提出了一些 CRS 的潜在治疗策略。

45.2 CRS 发病机制中的微生物群失调

CRS 的潜在机制尚未完全确定。细菌被认为是 CRS 的主要致病因素 [9,10]。先前许多研究试图确定 CRS 的单一致病微生物，但尚未确定鼻窦微生物群中的任何微生物 [6]。

鼻窦微生物群是一个混合了致病菌和共生菌的大群体。一项系统评价表明，CRS 中的总细菌负荷与异质性研究中的对照组相似 [6]。在对照组和 CRS 患者的每个样本中都发现了厚壁菌门、放线菌门和拟杆菌门 [6]。多种微生物组，包括假单胞菌、葡萄球菌和链球菌，通常被认为是呼吸系统疾病的病原体，也存在于健康受试者中 [11-13]。

新出现的证据表明，局部黏膜微生物组成和功能与宿主气道中的免疫反应有关。在某些情况下，CRS 是由对共生微生物组的过度免疫反应引起的 [14]。微生物组破坏与疾病严重程度增加和术后疗效不佳有关。

CRS 对微生物、炎症效应细胞、组织修复和重塑以及免疫球蛋白、趋化因子甚至类花生酸的干扰具有广泛的影响 [15,16]。此外，多种先天性和适应性免疫分子参与了炎症过程。CRS 患者的鼻腔灌洗液中 IL-4、IL-5、IL-8、IL-13、嗜酸性粒细胞和嗜碱性粒细胞水平升高 [14]。

最近，人们开始关注鼻窦中整个微生物群落的作用 [17]。"生态失调"已被提议作为调节鼻窦炎症的机制 [18]。这一假说表明，外部因素（如抗生素、真菌、饮食）可以引发微生物群落的生态失调，从而减少多样性并增加导致 CRS 启动或维持的细菌负荷。异常细菌组合在患有合并症的受试者中更为常见，例如哮喘和囊性纤维化 [19]。

来自 CRS 患者的样本显示出更高的细菌丰度和更低的多样性。CRS 组在门水平上拟杆菌减少，而变形杆菌增加 [20]。细菌群落的生态失调可能导致 CRS 发病或影响 CRS 的严重程度 [19]。共生细菌多样性的减少，加上致病菌生长的增加，会引发炎症反应。金黄色葡萄球菌（S. aureus）是 CRS 的关键致病因子。CRSwNP 患者的金黄色葡萄球菌丰度增加 [20]。金黄色葡萄球菌通过在培养的人鼻上皮细胞中分泌细胞外蛋白酶来破坏上皮屏障 [21]。一旦屏障受损，与病原体的接触就会增加，细菌定植就会加速。此外，失调微生物群以各种属为主，包括葡萄球菌属、链球菌属、嗜血杆菌属、假单胞菌属、莫拉菌属或梭杆菌属 [19]。CRS 的异质性可能与鼻窦细菌微生物群和宿主免疫反应的多样性有关 [22]。

了解微生物群在 CRS 中的作用有助于开发调节微生物群组成或活性的新疗法。越来越多的研究正在挖掘转化微生物组在改变微生物群组成或功能方面的潜力。新疗法可能会减少抗生素的使用。

45.3 益生菌治疗 CRS

益生菌可以通过直接操纵微生物组来维持健康的鼻窦生态系统。益生菌被定义为对宿主有益的活细菌 [23]。它们可以用作活性抗生素或免疫调节干预。乳酸杆菌或双歧杆菌属是传统益生菌补充剂中使用的主要物种。在 CRS 的治疗中，补充益生菌可能有助于恢复有益共生菌和致病菌之间的平衡。

文献描述，共生细菌可以减轻肠道炎症和超敏反应。在肠道中，共生微生物组直接作用于上皮细胞，稳定紧密连接并通过其"定植抵抗"增强肠道上皮屏障 [24]。脆弱拟杆菌是健康肠道中的一种微生物组,可以产生抗炎细胞因子 IL-10 和多糖 A(PSA),从而调节 Foxp3$^+$ Treg 细胞的发育[25]。微生物来源的丁酸盐是一种常见的短链脂肪酸"SCFA",通过调节 NF-κB 活化对胃肠道上皮细胞发挥抗炎作用[26],并且还影响结肠 Treg 细胞的分化和表达[27]。肠道共生梭菌可以诱导 CD4$^+$ Foxp3$^+$ Treg 分化,这是一个由微生物 SCFA 产生驱动的过程[28]。

多个肠道免疫细胞群的发育和功能只能在微生物群存在的情况下实现。肠道定植细菌与嵌入肠上皮细胞的 TLR 反应,刺激核苷酸结合寡聚化结构域受体"NOD"或凝集素信号通路,调节 DC 的成熟及其细胞因子模式[24],激活免疫效应细胞,如巨噬细胞,B 细胞、NK 细胞、Th1 细胞和 Th2 细胞、细胞毒性 T 细胞和 Treg 细胞[29]。

CRS 由许多表型和内型组成,如根据是否存在鼻息肉定义的 CRSwNP/CRSsNP。慢性黏膜炎症与 Th1 和 Th2 细胞的反应相匹配[30]。特应性在与哮喘和过敏性鼻炎[33,34]相关的 CRSwNP[31,32]中发挥多种作用。嗜碱性粒细胞[35]、先天性 2 型淋巴样细胞和肥大细胞的数量增加可能与非过敏性和过敏性慢性鼻腔炎症有关[36]。

许多随机对照试验和系统荟萃分析已对益生菌在预防儿科过敏中的应用进行了广泛研究[37-39]。一些结果表明,益生菌补充剂可有效预防妊娠期和婴儿期的湿疹[38,39],这表明益生菌在口服或鼻窦局部给药时可能具有抗炎作用。然而,微生物组和益生菌在宿主免疫系统中的相互作用有待进一步研究。

在鼻窦炎小鼠模型中取得了令人鼓舞的发现,证实表皮葡萄球菌可以保护小鼠免受金黄色葡萄球菌引起的鼻窦炎[40]。在营养不良的小鼠中,鼻腔滴注干酪乳杆菌可以通过增强宿主先天免疫反应来对抗肺炎链球菌[41]。鼻内施用鼠李糖乳杆菌 GG 通过激活肺部自然杀伤细胞来保护小鼠免受 H1N1 流感的侵害[42]。

然而,这些来自动物模型和体外实验的结果尚未经过临床检验。鉴定益生菌的实验室研究仍处于起步阶段。迄今为止,已发表的证据不支持使用益生菌治疗 CRS。很少有研究探讨局部或口服益生菌对鼻窦炎患者复发性感染的疗效。一项安慰剂对照试验表明,与安慰剂相比,口服鼠李糖乳杆菌 R0011 并未改善慢性炎症性鼻窦炎患者的生活质量评分[43]。另一项临床研究表明,经鼻给予蜜蜂 LAB 微生物组 2 周后,CRSsNP 患者耐受性良好,但其症状严重程度、微生物菌群和局部炎症活动没有观察到变化[44]。需要更多数据来说明益生菌是否对 CRS 患者有益。必须建立基于同质性 CRS 患者的小队列来精心设计研究。

未来的研究应解决以下难题,例如活益生菌或死益生菌、局部或口服给药以及单独使用或辅助抗生素[45]。其他问题涉及益生菌菌株、最佳剂量、治疗持续时间、多种菌株的协同作用,尤其是安全性。在此之前应进行实验室测试,以确保多个菌株不会相互抵消。

基于益生菌的 CRS 干预是一个新兴领域[46],但毫无疑问,益生菌可以发挥间接或直接的免疫调节作用。梳理微生物失调驱动 CRS 疾病的机制将促进使用益生菌进行微生物组控制的策略。需要对特定个体或 CRS 亚群进行精心设计的研究,以探索益生菌和微生物组之间的相互作用。

45.4 细菌裂解物在 CRS 治疗中的应用

细菌裂解物是微生物衍生的免疫刺激剂,可以诱导非特异性反应,并结合细胞和体液免疫反应[47]。细菌裂解物通过激活病原体识别受体靶向特定的免疫活性细胞[48]。细菌裂解物还可以诱导依赖于 TLR2 或 TLR6 和 TLR9 的先天免疫，促进多克隆免疫球蛋白（IgA 和 IgG 类）的合成，并激活免疫活性细胞（包括 CD4$^+$ 淋巴细胞、自然杀伤细胞和 B 淋巴细胞）[48,49]。细菌裂解物诱导的 Treg 细胞可能会减弱 Th2 反应[48]。

与 TLR 一起使用，细菌裂解物可以启动 Th1 优势的免疫反应，从而缓解 CRS 的症状[50,51]。OM-85 是一种可商购的细菌裂解物（商品名为 Broncho-Vaxom），含有来自以下细菌的裂解物：金黄色葡萄球菌、流感嗜血杆菌、肺炎链球菌、肺炎克雷伯菌、尾肠克雷伯菌、化脓性链球菌、血链球菌、和卡他莫拉菌。一项多中心随机双盲研究表明，Broncho-Vaxom 治疗慢性化脓性鼻窦炎患者的症状明显缓解，包括头痛、脓性鼻涕、咳嗽和咳痰[52]。几项随机对照试验证明了细菌裂解物对呼吸道感染儿童的疗效[53]。细菌裂解物可有效降低鼻窦炎发作频率并改善相关症状[54]。然而，在复发性 CRS 患者中未观察到实验室检查（血液学和临床化学）的变化[55]。细菌裂解物可刺激免疫系统，增强人体对多种呼吸道感染（尤其是鼻窦炎）的天然防御能力[47,56]。EPOS 2012 和泛美耳鼻咽喉头颈外科协会指南推荐细菌裂解物（如 OM-85）作为治疗 CRS 的一种选择，尽管仅适用于成人[1,57]。

45.5 质子泵抑制剂（PPI）在 CRS 治疗中的应用

CRS 和胃食管反流病（GERD）是两种常见的临床疾病。CRS 与胃食管反流（GER）之间的联系在 1990 年代初首次被报道[58]。胃酸可能会流回鼻子和鼻咽，这是一个涉及 CRS 病理生理学的过程[58,59]。喉咽反流（LPR）已被发现是导致 CRS 的潜在因素。但反流与 CRS 进展之间的因果关系仍有待争论。最近的研究揭示了 CRS 和 GERD 之间的流行病学关联。在患有和未患有 GERD 的一大群儿童中，观察到 GERD 组的鼻窦炎患病率较高[60]。在一组 CRS 患者中，尤其是对药物[61]或手术治疗[62,63]难治的患者，GER[63]、LPR[64]或鼻咽反流（NPR）[63]的发生率较高。然而，这些研究样本量有限，缺乏 GER 的标准化诊断标准（如 pH），这给研究结论的可靠性带来了偏倚。

一项研究评估了 2005 年至 2010 年间美国全国门诊医疗调查和美国全国医院门诊医疗调查。基于 590 772 次门诊、急诊科、耳鼻喉科的观察，该研究发现 PPI 的使用与 CRS 诊断之间没有关联，因此，不应推荐 PPI 用于 CRS[65]。

迄今为止，美国耳鼻咽喉头颈外科学会（AAO-HNS）专家组和加拿大实践指南从未支持在 CRS 的管理中使用抗反流药物。EPOS 2012 指南报告称，PPI 对 CRS 成人没有益处，但对 CRS 儿童有益[1]。然而，支持使用 PPI 的有力证据来自一项关于治疗鼻后滴漏（PND）而非 CRS 的随机对照研究[66]。本研究回答了治疗反流是否可以缓解患者 PND 症状的问题。NPR（pH<5）患者接受兰索拉唑治疗（每日两次），并在基线以及第 8 周和第 16 周时评估症状。在 SNOT-20、鼻窦疾病问卷和反流和消化不良生活质量（QoLRAD）问卷的结果中观察到接受兰索拉唑治疗的患者症状有显著改善[66]。然而，这是对经验性 PPI 的试验，不支持反流会导致 PND 症状。其他研究评估了 PPI 对 CRS 症状的影响，但结果相互矛盾。一项研究表明，抗反流治疗使药物治疗效果不佳的成人鼻窦炎症状严重程度降低了 79%[61]。

另一项研究评估了胃食管外症状对抗反流干预措施的反应。GERD 儿童的 PPI 治疗分别显著减少了慢性鼻塞（83.87%）和鼻分泌物（80%）[67]。遗憾的是，患者还接受了抗组胺药治疗，这混淆了结果。

一项双盲随机安慰剂对照试验表明，奥美拉唑（20mg，每天一次）8 周后，合并有 CRS 的体征和症状显著减少 [68]。CRSwNP 通常具有与不良预后相关的组织嗜酸性粒细胞增多。最近的研究结果表明，PPI 直接调节嗜酸性粒细胞疾病患者 eotaxin-3 的表达，提示 PPI 对 CRSwNP 的治疗潜力 [69]。尽管令人鼓舞，但这些研究受到样本量较小的限制。应组织进一步的随机对照研究，以更好地了解 PPI 在 CRS 中的作用。

45.6 结论

迄今为止，我们还不能完全了解 CRS 的发病机制，只有有限的证据证明了上述治疗策略对 CRS 的有益作用，许多问题仍有待回答。然而，在这个新领域，CRS 的病因机制需要进一步探索。更多循证和精心设计的研究将加快发明新疗法的步伐。

（王康华　孙悦奇　译）

参考文献

1. Fokkens WJ, Lund VJ, Mullol J, Bachert C, Alobid I, Baroody F, et al. European position paper on rhinosinusitis and nasal polyps 2012. Rhinol Suppl. 2012;23:3 p preceding table of contents, 1–298.
2. [Chinese guidelines for diagnosis and treatment of chronic rhinosinusitis (2018)]. Zhonghua Er Bi Yan Hou Tou Jing Wai Ke Za Zhi = Chinese J Otorhinolaryngol Head Neck Surg. 2019;54(2):81–100. https://doi.org/10.3760/cma.j.issn.1673-0860.2019.02.001
3. DeConde AS, Soler ZM. Chronic rhinosinusitis: epidemiology and burden of disease. Am J Rhinol Allergy. 2016;30(2):134–9. https://doi.org/10.2500/ajra.2016.30.4297.
4. Hoggard M, Wagner Mackenzie B, Jain R, Taylor MW, Biswas K, Douglas RG. Chronic rhinosinusitis and the evolving understanding of microbial ecology in chronic inflammatory mucosal disease. Clin Microbiol Rev. 2017;30(1):321–48. https://doi.org/10.1128/cmr.00060-16.
5. Hamilos DL. Host-microbial interactions in patients with chronic rhinosinusitis. J Allergy Clin Immunol. 2014;133(3):640–53.e4.
6. Anderson M, Stokken J, Sanford T, Aurora R, Sindwani R. A systematic review of the sinonasal microbiome in chronic rhinosinusitis. Am J Rhinol Allergy. 2016;30(3):161–6. https://doi.org/10.2500/ajra.2016.30.4320.
7. Ramakrishnan VR, Hauser LJ, Feazel LM, Ir D, Robertson CE, Frank DN. Sinus microbiota varies among chronic rhinosinusitis phenotypes and predicts surgical outcome. J Allergy Clin Immunol. 2015;136(2):334–42.e1. https://doi.org/10.1016/j.jaci.2015.02.008.
8. Desrosiers M. Refractory chronic rhinosinusitis: pathophysiology and management of chronic rhinosinusitis persisting after endoscopic sinus surgery. Curr Allergy Asthma Rep. 2004;4(3):200–7. https://doi.org/10.1007/s11882-004-0027-z.
9. Araujo E, Palombini BC, Cantarelli V, Pereira A, Mariante A. Microbiology of middle meatus in chronic rhinosinusitis. Am J Rhinol. 2003;17(1):9–15.
10. Benninger MS, Ferguson BJ, Hadley JA, Hamilos DL, Jacobs M, Kennedy DW, et al. Adult chronic rhinosinusitis: definitions, diagnosis, epidemiology, and pathophysiology. Otolaryngol Head Neck Surg. 2003;129(3 Suppl):S1–32. https://doi.org/10.1016/s0194-5998(03)01397-4.
11. Stressmann FA, Rogers GB, Chan SW, Howarth PH, Harries PG, Bruce KD, et al. Characterization of bacterial community diversity in chronic rhinosinusitis infections using novel culture-independent techniques. Am J Rhinol Allergy. 2011;25(4):e133–40. https://doi.org/10.2500/ajra.2011.25.3628.
12. Ramakrishnan VR, Feazel LM, Gitomer SA, Ir D, Robertson CE, Frank DN. The microbiome of the middle meatus in healthy adults. PLoS One. 2013;8(12):e85507. https://doi.org/10.1371/journal.pone.0085507.
13. Abreu NA, Nagalingam NA, Song Y, Roediger FC, Pletcher SD, Goldberg AN, et al. Sinus microbiome diversity depletion and Corynebacterium tuberculostearicum enrichment mediates rhinosinusitis. Sci Transl Med. 2012;4(151):151ra24. https://doi.org/10.1126/scitranslmed.3003783.
14. Aurora R, Chatterjee D, Hentzleman J, Prasad G, Sindwani R, Sanford T. Contrasting the microbiomes from healthy volunteers and patients with chronic rhinosinusitis. JAMA Otolaryngol Head Neck Surg. 2013;139(12):1328–38. https://doi.org/10.1001/jamaoto.2013.5465.
15. Kato A. Immunopathology of chronic rhinosinusitis. Allergol Int. 2015;64(2):121–30. https://doi.org/10.1016/j.alit.2014.12.006.

16. Yan Y, Gordon WM, Wang DY. Nasal epithelial repair and remodeling in physical injury, infection, and inflammatory diseases. Curr Opin Otolaryngol Head Neck Surg. 2013;21(3):263–70. https://doi.org/10.1097/MOO.0b013e32835f80a0.

17. Cleland EJ, Bassiouni A, Vreugde S, Wormald PJ. The bacterial microbiome in chronic rhinosinusitis: richness, diversity, postoperative changes, and patient outcomes. Am J Rhinol Allergy. 2016;30(1):37–43. https://doi.org/10.2500/ajra.2016.30.4261.

18. Lee JT, Frank DN, Ramakrishnan V. Microbiome of the paranasal sinuses: update and literature review. Am J Rhinol Allergy. 2016;30(1):3–16. https://doi.org/10.2500/ajra.2016.30.4255.

19. Hoggard M, Biswas K, Zoing M, Wagner Mackenzie B, Taylor MW, Douglas RG. Evidence of microbiota dysbiosis in chronic rhinosinusitis. Int Forum Allergy Rhinol. 2017;7(3):230–9. https://doi.org/10.1002/alr.21871.

20. Choi EB, Hong SW, Kim DK, Jeon SG, Kim KR, Cho SH, et al. Decreased diversity of nasal microbiota and their secreted extracellular vesicles in patients with chronic rhinosinusitis based on a metagenomic analysis. Allergy. 2014;69(4):517–26. https://doi.org/10.1111/all.12374.

21. Murphy J, Ramezanpour M, Stach N, Dubin G, Psaltis AJ, Wormald PJ, et al. *Staphylococcus Aureus* V8 protease disrupts the integrity of the airway epithelial barrier and impairs IL-6 production in vitro. Laryngoscope. 2018;128(1):E8–e15. https://doi.org/10.1002/lary.26949.

22. Cope EK, Goldberg AN, Pletcher SD, Lynch SV. Compositionally and functionally distinct sinus microbiota in chronic rhinosinusitis patients have immunological and clinically divergent consequences. Microbiome. 2017;5(1):53. https://doi.org/10.1186/s40168-017-0266-6.

23. Fiocchi A, Pawankar R, Cuello-Garcia C, Ahn K, Al-Hammadi S, Agarwal A, et al. World Allergy Organization—McMaster University guidelines for allergic disease prevention (GLAD-P): probiotics. World Allergy Org J. 2015;8(1):4. https://doi.org/10.1186/s40413-015-0055-2.

24. Schabussova I, Wiedermann U. Lactic acid bacteria as novel adjuvant systems for prevention and treatment of atopic diseases. Curr Opin Allergy Clin Immunol. 2008;8(6):557–64. https://doi.org/10.1097/ACI.0b013e328317b88b.

25. Round JL, Mazmanian SK. Inducible Foxp3+ regulatory T-cell development by a commensal bacterium of the intestinal microbiota. Proc Natl Acad Sci U S A. 2010;107(27):12204–9. https://doi.org/10.1073/pnas.0909122107.

26. Inan MS, Rasoulpour RJ, Yin L, Hubbard AK, Rosenberg DW, Giardina C. The luminal short-chain fatty acid butyrate modulates NF-kappaB activity in a human colonic epithelial cell line. Gastroenterology. 2000;118(4):724–34. https://doi.org/10.1016/s0016-5085(00)70142-9.

27. Furusawa Y, Obata Y, Fukuda S, Endo TA, Nakato G, Takahashi D, et al. Commensal microbe-derived butyrate induces the differentiation of colonic regulatory T cells. Nature. 2013;504(7480):446–50. https://doi.org/10.1038/nature12721.

28. Atarashi K, Tanoue T, Oshima K, Suda W, Nagano Y, Nishikawa H, et al. Treg induction by a rationally selected mixture of clostridia strains from the human microbiota. Nature. 2013;500(7461):232–6. https://doi.org/10.1038/nature12331.

29. Gareau MG, Sherman PM, Walker WA. Probiotics and the gut microbiota in intestinal health and disease. Nat Rev Gastroenterol Hepatol. 2010;7(9):503–14. https://doi.org/10.1038/nrgastro.2010.117.

30. Kramer MF, Burow G, Pfrogner E, Rasp G. In vitro diagnosis of chronic nasal inflammation. Clin Exp Allergy. 2004;34(7):1086–92. https://doi.org/10.1111/j.1365-2222.2004.01989.x.

31. Pearlman AN, Chandra RK, Chang D, Conley DB, Tripathi-Peters A, Grammer LC, et al. Relationships between severity of chronic rhinosinusitis and nasal polyposis, asthma, and atopy. Am J Rhinol Allergy. 2009;23(2):145–8. https://doi.org/10.2500/ajra.2009.23.3284.

32. Robinson S, Douglas R, Wormald PJ. The relationship between atopy and chronic rhinosinusitis. Am J Rhinol. 2006;20(6):625–8. https://doi.org/10.2500/ajr.2006.20.2907.

33. Promsopa C, Kansara S, Citardi MJ, Fakhri S, Porter P, Luong A. Prevalence of confirmed asthma varies in chronic rhinosinusitis subtypes. Int Forum Allergy Rhinol. 2016;6(4):373–7. https://doi.org/10.1002/alr.21674.

34. Marcus S, Roland LT, DelGaudio JM, Wise SK. The relationship between allergy and chronic rhinosinusitis. Laryngoscope Investig Otolaryngol. 2019;4(1):13–7. https://doi.org/10.1002/lio2.236.

35. Mahdavinia M, Carter RG, Ocampo CJ, Stevens W, Kato A, Tan BK, et al. Basophils are elevated in nasal polyps of patients with chronic rhinosinusitis without aspirin sensitivity. J Allergy Clin Immunol. 2014;133(6):1759–63. https://doi.org/10.1016/j.jaci.2013.12.1092.

36. Takabayashi T, Kato A, Peters AT, Suh LA, Carter R, Norton J, et al. Glandular mast cells with distinct phenotype are highly elevated in chronic rhinosinusitis with nasal polyps. J Allergy Clin Immunol. 2012;130(2):410–20.e5. https://doi.org/10.1016/j.jaci.2012.02.046.

37. West CE. Probiotics for allergy prevention. Benefic Microbes. 2016;7(2):171–9. https://doi.org/10.3920/bm2015.0073.

38. Kalliomäki M, Salminen S, Arvilommi H, Kero P, Koskinen P, Isolauri E. Probiotics in primary prevention of atopic disease: a randomised placebo-controlled trial. Lancet. 2001;357(9262):1076–9. https://doi.org/10.1016/S0140-6736(00)04259-8.

39. Zuccotti G, Meneghin F, Aceti A, Barone G, Callegari ML, Di Mauro A, et al. Probiotics for prevention of atopic diseases in infants: systematic review and meta-analysis. Allergy. 2015;70(11):1356–71. https://doi.org/10.1111/all.12700.

40. Cleland EJ, Drilling A, Bassiouni A, James C, Vreugde S, Wormald PJ. Probiotic manipulation of the chronic rhinosinusitis microbiome. Int Forum Allergy Rhinol.

2014;4(4):309–14. https://doi.org/10.1002/alr.21279.

41. Villena J, Barbieri N, Salva S, Herrera M, Alvarez S. Enhanced immune response to pneumococcal infection in malnourished mice nasally treated with heat-killed *Lactobacillus casei*. Microbiol Immunol. 2009;53(11):636–46. https://doi.org/10.1111/j.1348-0421.2009.00171.x.

42. Harata G, He F, Hiruta N, Kawase M, Kubota A, Hiramatsu M, et al. Intranasal administration of *Lactobacillus rhamnosus* GG protects mice from H1N1 influenza virus infection by regulating respiratory immune responses. Lett Appl Microbiol. 2010;50(6):597–602. https://doi.org/10.1111/j.1472-765X.2010.02844.x.

43. Mukerji SS, Pynnonen MA, Kim HM, Singer A, Tabor M, Terrell JE. Probiotics as adjunctive treatment for chronic rhinosinusitis: a randomized controlled trial. Otolaryngol Head Neck Surg. 2009;140(2):202–8. https://doi.org/10.1016/j.otohns.2008.11.020.

44. Mårtensson A, Abolhalaj M, Lindstedt M, Mårtensson A, Olofsson TC, Vásquez A, et al. Clinical efficacy of a topical lactic acid bacterial microbiome in chronic rhinosinusitis: a randomized controlled trial. Laryngoscope Investig Otolaryngol. 2017;2(6):410–6. https://doi.org/10.1002/lio2.93.

45. Kramer MF, Heath MD. Probiotics in the treatment of chronic rhinoconjunctivitis and chronic rhinosinusitis. J Allergy. 2014;2014:983635. https://doi.org/10.1155/2014/983635.

46. Cope EK, Lynch SV. Novel microbiome-based therapeutics for chronic rhinosinusitis. Curr Allergy Asthma Rep. 2015;15(3):504. https://doi.org/10.1007/s11882-014-0504-y.

47. Rozy A, Chorostowska-Wynimko J. Bacterial immunostimulants--mechanism of action and clinical application in respiratory diseases. Pneumonol Alergol Pol. 2008;76(5):353–9.

48. Kearney SC, Dziekiewicz M, Feleszko W. Immunoregulatory and immunostimulatory responses of bacterial lysates in respiratory infections and asthma. Ann Allergy Asthma Immunol. 2015;114(5):364–9. https://doi.org/10.1016/j.anai.2015.02.008.

49. Alecsandru D, Valor L, Sánchez-Ramón S, Gil J, Carbone J, Navarro J, et al. Sublingual therapeutic immunization with a polyvalent bacterial preparation in patients with recurrent respiratory infections: immunomodulatory effect on antigen-specific memory CD4+ T cells and impact on clinical outcome. Clin Exp Immunol. 2011;164(1):100–7. https://doi.org/10.1111/j.1365-2249.2011.04320.x.

50. Zagar S, Löfler-Badzek D. Broncho-Vaxom in children with rhinosinusitis: a double-blind clinical trial. ORL J Otorhinolaryngol Related Spec. 1988;50(6):397–404. https://doi.org/10.1159/000276020.

51. Razi CH, Harmancı K, Abacı A, Özdemir O, Hızlı S, Renda R, et al. The immunostimulant OM-85 BV prevents wheezing attacks in preschool children. J Allergy Clin Immunol. 2010;126(4):763–9. https://doi.org/10.1016/j.jaci.2010.07.038.

52. Heintz B, Schlenter WW, Kirsten R, Nelson K. Clinical efficacy of Broncho-Vaxom in adult patients with chronic purulent sinusitis—a multi-centric, placebo-controlled, double-blind study. Int J Clin Pharmacol Ther Toxicol. 1989;27(11):530–4.

53. Yin J, Xu B, Zeng X, Shen K. Broncho-Vaxom in pediatric recurrent respiratory tract infections: a systematic review and meta-analysis. Int Immunopharmacol. 2018;54:198–209. https://doi.org/10.1016/j.intimp.2017.10.032.

54. Chen J, Zhou Y, Nie J, Wang Y, Zhang L, Shi Q, et al. Bacterial lysate for the prevention of chronic rhinosinusitis recurrence in children. J Laryngol Otol. 2017;131(6):523–8. https://doi.org/10.1017/S0022215117000524.

55. Habermann W, Zimmermann K, Skarabis H, Kunze R, Rusch V. Reduction of acute recurrence in patients with chronic recurrent hypertrophic sinusitis by treatment with a bacterial immunostimulant (*Enterococcus faecalis*) Bacteriae of human origin. Arzneimittelforschung. 2002;52(8):622–7. https://doi.org/10.1055/s-0031-1299941.

56. De Benedetto F, Sevieri G. Prevention of respiratory tract infections with bacterial lysate OM-85 bronchomunal in children and adults: a state of the art. Multidiscip Respir Med. 2013;8(1):33. https://doi.org/10.1186/2049-6958-8-33.

57. Dibildox-Martinez J, Mayorga Butron JL, Macías Fernández LA, Casiano RR, Carrau RL, Javer AR. Pan-American clinical guideline on rhinosinusitis. Otolaryngol Head Neck Surg. 2012;147(2 Suppl):253. https://doi.org/10.1177/0194599812451426a408.

58. Ulualp SO, Toohill RJ, Hoffmann R, Shaker R. Possible relationship of gastroesophagopharyngeal acid reflux with pathogenesis of chronic sinusitis. Am J Rhinol. 1999;13(3):197–202. https://doi.org/10.2500/105065899781389777.

59. Loehrl TA, Samuels TL, Poetker DM, Toohill RJ, Blumin JH, Johnston N. The role of extraesophageal reflux in medically and surgically refractory rhinosinusitis. Laryngoscope. 2012;122(7):1425–30. https://doi.org/10.1002/lary.23283.

60. El-Serag HB, Gilger M, Kuebeler M, Rabeneck L. Extraesophageal associations of gastroesophageal reflux disease in children without neurologic defects. Gastroenterology. 2001;121(6):1294–9. https://doi.org/10.1053/gast.2001.29545.

61. Ozmen S, Yücel OT, Sinici I, Ozmen OA, Süslü AE, Oğretmenoğlu O, et al. Nasal pepsin assay and pH monitoring in chronic rhinosinusitis. Laryngoscope. 2008;118(5):890–4. https://doi.org/10.1097/MLG.0b013e318165e324.

62. Ulualp SO, Toohill RJ, Shaker R. Pharyngeal acid reflux in patients with single and multiple otolaryngologic disorders. Otolaryngol Head Neck Surg. 1999;121(6):725–30. https://doi.org/10.1053/hn.1999.v121.a98010.

63. DelGaudio JM. Direct nasopharyngeal reflux of gastric acid is a contributing factor in refractory chronic rhinosinusitis. Laryngoscope. 2005;115(6):946–57. https://doi.org/10.1097/01.Mlg.0000163751.00885.63.

64. Phipps CD, Wood WE, Gibson WS, Cochran WJ. Gastroesophageal reflux contributing to chronic sinus disease in children: a prospective analysis. Arch

Otolaryngol Head Neck Surg. 2000;126(7):831–6. https://doi.org/10.1001/archotol.126.7.831.

65. Gilani S, Pynnonen MA, Shin JJ. National practice patterns of antireflux medication for chronic rhinosinusitis. JAMA Otolaryngol Head Neck Surg. 2016;142(7):627–33. https://doi.org/10.1001/jamaoto.2016.0937.

66. Vaezi MF, Hagaman DD, Slaughter JC, Tanner SB, Duncavage JA, Allocco CT, et al. Proton pump inhibitor therapy improves symptoms in postnasal drainage. Gastroenterology. 2010;139(6):1887–93.e1; quiz e11. https://doi.org/10.1053/j.gastro.2010.08.039.

67. Megale SR, Scanavini AB, Andrade EC, Fernandes MI, Anselmo-Lima WT. Gastroesophageal reflux disease: its importance in ear, nose, and throat practice. Int J Pediatr Otorhinolaryngol. 2006;70(1):81–8.

https://doi.org/10.1016/j.ijporl.2005.05.021.

68. Anzić SA, Turkalj M, Župan A, Labor M, Plavec D, Baudoin T. Eight weeks of omeprazole 20 mg significantly reduces both laryngopharyngeal reflux and comorbid chronic rhinosinusitis signs and symptoms: randomised, double-blind, placebo-controlled trial. Clin Otolaryngol. 2018;43(2):496–501. https://doi.org/10.1111/coa.13005.

69. Min JY, Ocampo CJ, Stevens WW, Price CPE, Thompson CF, Homma T, et al. Proton pump inhibitors decrease eotaxin-3/CCL26 expression in patients with chronic rhinosinusitis with nasal polyps: possible role of the nongastric H,K-ATPase. J Allergy Clin Immunol. 2017;139(1):130–41.e11. https://doi.org/10.1016/j.jaci.2016.07.020.

第46章 内型分类对手术适应证的影响

Claus Bachert

要点

- 今天的手术被认为是患者治疗的标准部分。然而,手术方法无统一标准。据报道,传统内镜鼻窦手术后的复发率很高。
- 手术入路的选择应基于潜在炎症的复发风险及其黏膜炎症的分型。目前,手术范围包括从保留黏膜的方法扩展到完全去除黏膜(重启)的方法。

今天的手术通常被概括为"FESS",即功能性内镜鼻窦手术;然而,这项技术是在 1980 年代开发的,彻底改变了鼻窦手术方式,但主要针对没有鼻息肉的 CRS[1]。该原则基于对从鼻窦到鼻腔的黏膜纤毛清除的观察,这些纤毛功能应该得到恢复。另一种物理方法是"狭窄通道",导致其后面的鼻窦区域缺乏通气和引流[2]。直到现在,关注点才转移到鼻窦黏膜本身,这需要另一种方法,我们称之为"重启(reboot)"。重启代表完全去除病变的鼻窦黏膜,并从鼻腔黏膜重新生长到鼻窦中,以"重启"鼻窦黏膜功能。

如今,随着基于黏膜炎症分型的观点被认可,手术方法也应重视修复鼻窦病变组织所必需的不同处理方式;"一刀切"的旧原则不再有效。大多数患者患有 1 型 CRS,可能局限于单个或几个鼻窦,如果按照 Messerklinger 和 Stammberger 的原则适当处理,复发风险很小;没有黏膜免疫学的研究可以证明去除这种黏膜是合理的。通气和引流的恢复,虽然在病理生理学方面尚未完全了解,但从长远来看会减轻症状并恢复鼻窦生理学。然而,另一方面,严重的 2 型免疫反应通常占据所有鼻窦,肯定不能通过相同的方法来处理,这会使病变的鼻窦黏膜留在原位。关于打开鼻窦有助于外用药物(主要是糖皮质激素)给药的论点可能是部分正确的;然而,基于相同的外用药物通常无法控制鼻息肉这一事实(见第 52 章;此处它们用作对照!),并且即使不是不可能实现,也很难将外用药物分布到所有鼻窦中,严重鼻息肉的治疗显然需要另一种解决方案。因此,对于严重的鼻息肉,一种在世界范围内与 2 型免疫反应相关的疾病,切除病变的鼻窦黏膜是一种替代方法。我们最近建立了这种方法[3],鼻黏膜在 4~6 周内长满鼻窦并覆盖了裸露的骨质;新生的鼻黏膜具有较低的息肉生长风险,并且与鼻窦黏膜相比显示出更少的炎症。该技术主要针对重度 CRSwNP,包括筛窦和上颌窦,但也涉及蝶窦和额窦。

未来几年,定义适合黏膜炎症内型的手术方法并将其纳入从不复杂的 CRS 到复发和严重 CRSwNP 的综合护理路径概念中是一项挑战。这还需要更加了解这类要求长期管理以在数十年内控制病情的严重持续性 CRS。

(王康华 孙悦奇 译)

参考文献

1. Stammberger H, Posawetz W. Functional endoscopic sinus surgery. Concept, indications and results of the Messerklinger technique. Eur Arch Otorhinolaryngol. 1990;247(2):63–76. https://doi.org/10.1007/bf00183169.
2. Jankowski R, Pigret D, Decroocq F. Comparison of functional results after ethmoidectomy and nasalization for diffuse and severe nasal polyposis. Acta Otolaryngol. 1997;117(4):601–8. https://doi.org/10.3109/00016489709113445.
3. Alsharif S, Jonstam K, van Zele T, Gevaert P, Holtappels G, Bachert C. Endoscopic sinus surgery for type-2 CRS wNP: an endotype-based retrospective study. Laryngoscope. 2019;129(6):1286–92. https://doi.org/10.1002/lary.27815.

第**47**章　手术治疗

Ashleigh Halderman, Bradley F. Marple

要点

- 内镜鼻窦手术（ESS）在改善慢性鼻窦炎患者的生活质量方面是安全有效的，但是由于鼻窦的复杂解剖结构，技术上对手术医师具有挑战性。
- 多平面计算机断层扫描的术前检查对于评估患者是否将从手术获益，以及手术是否安全有效至关重要。
- 为了保证最安全和最有效的手术解剖操作，建议对每个 ESS 手术都采取一致的和逐步的手术方式。

47.1　介绍

自 1980 年代引入内镜鼻窦手术（endoscopic sinus surgery，ESS）以来，鼻科领域经历了鼻窦疾病手术治疗的复兴[1]。内镜的引入使鼻科领域的外科手术从那个宏观外部和鼻内方法的时代发展到今天的功能性和侵入性较小的鼻窦手术。高分辨率、薄切、三平面计算机断层扫描（CT）的发展进一步促进了我们对鼻窦病理学及其治疗的理解。现代 ESS 比过去更安全、更成功，但是，由于鼻窦的复杂解剖结构，技术上仍然具有很大的挑战性。

47.2　术前评估

术前 CT 成像是手术计划的关键初始步骤，可帮助外科医生了解每位患者独特的鼻窦解剖结构。多平面 CT 重建优化了解剖学评估，并已被证明会影响超过 50% 的病例手术计划[2]。此外，术前 CT 成像可以识别那些可能出现并发症风险的解剖变异。

用于检查 CT 成像的标准方法或"检查表"能够对每个患者的鼻窦影像进行一致性评估。术语"CLOSE"可以用作助记符来指导此类系统审查[3,4]。"CLOSE"每个字母分别代表筛板、纸样板、Onodi 气房、蝶窦和筛前动脉（AEA）[3,4]。表 47.1 进一步详细说明了用于查看 CT 扫描的"CLOSE"方法。由此，可以设定手术计划，将患者的解剖结构考虑在内，以实现最完整和最安全的手术。

表 47.1 用于评估术前 CT 扫描的 "CLOSE" 助记符 [3,4]

解剖结构	评估	推荐成像平面
筛板	高度和对称性,骨裂	冠状位
纸样板	Haller 气房、钩突与眶壁的关系、既往眶内侧壁或下壁骨折的证据	冠状位和轴位
Onodi 气房	存在与否,与 OCR、视神经管骨裂的关系	冠状位
蝶窦	蝶窦间隔附着点,OCR 气化,视神经管或 ICA 管骨裂,气化模式	轴位、矢状位、冠状位
筛前动脉	位于颅底或颅底下方,骨管有无骨裂	冠状位

OCR,视神经颈内动脉隐窝;ICA,颈内动脉。

47.3 内镜鼻窦手术:手术方法

建议通过使用逐步解剖的方法对每个 ESS 手术采取一致的手术方法。这种方法的每一步操作都会暴露出对渐进式手术解剖至关重要的标志。可以理解的是,在修正性手术中,这些步骤的顺序可能会有一些变化,因为典型的解剖标志可能会被改变得面目全非或完全缺失。

47.3.1 初始评估和显露解剖结构

47.3.1.1 鼻内镜检查

作为初始步骤,常规进行鼻内镜检查,以评估鼻中隔、鼻甲、中鼻道、蝶筛隐窝和鼻咽部。在特定的病例中,可能需要进行鼻中隔成形术以提供手术所需的通道。

47.3.1.2 鼻中隔成形术

选择开放式还是内镜式鼻中隔成形术取决于外科医生的经验;然而,每种技术所依据的原理本质上是相同的。1% 利多卡因与 1:100 000 肾上腺素注射到双侧鼻中隔的黏膜软骨膜深面,可以在手术过程中改善出血。使用 #15 手术刀,通过鼻中隔的黏膜软骨膜做一个切口。切口的位置可以根据感兴趣的鼻中隔区域进行调整。使用剥离子将黏膜软骨膜从下方的鼻中隔软骨和骨质中分离,直到骨和软骨之间的交界处。骨和软骨的连接可以使用剥离子直接分离。通过骨 - 软骨连接处的开口,可以以类似于上述的方式分离对侧黏膜软骨膜。一旦分离了足够的双侧鼻中隔黏膜,切除或修正鼻中隔的偏曲部分,注意沿四方软骨切除,以维持足够的背侧和尾侧支撑 [5]。

47.3.1.3 泡性中鼻甲切除术

在某些情况下,中鼻甲(泡状鼻甲)的气化会限制进入中鼻道。可以通过术前影像学确认泡性中鼻甲的存在(图 47.1)。在这种情况下,切除泡性中鼻甲的外侧薄层可以提供进入中鼻道的手术通路,同时保持中鼻甲的解剖完整性(图 47.1)。

47.3.2 ESS 手术

47.3.2.1 钩突切除术

钩突是鼻腔外侧壁中鼻道内的稳定初始解剖标志。钩突起源于筛骨,从其插入中鼻道的外侧壁向后内侧延伸,并作为筛漏斗的内侧界限。切除该结构可暴露上颌窦的自然开口、

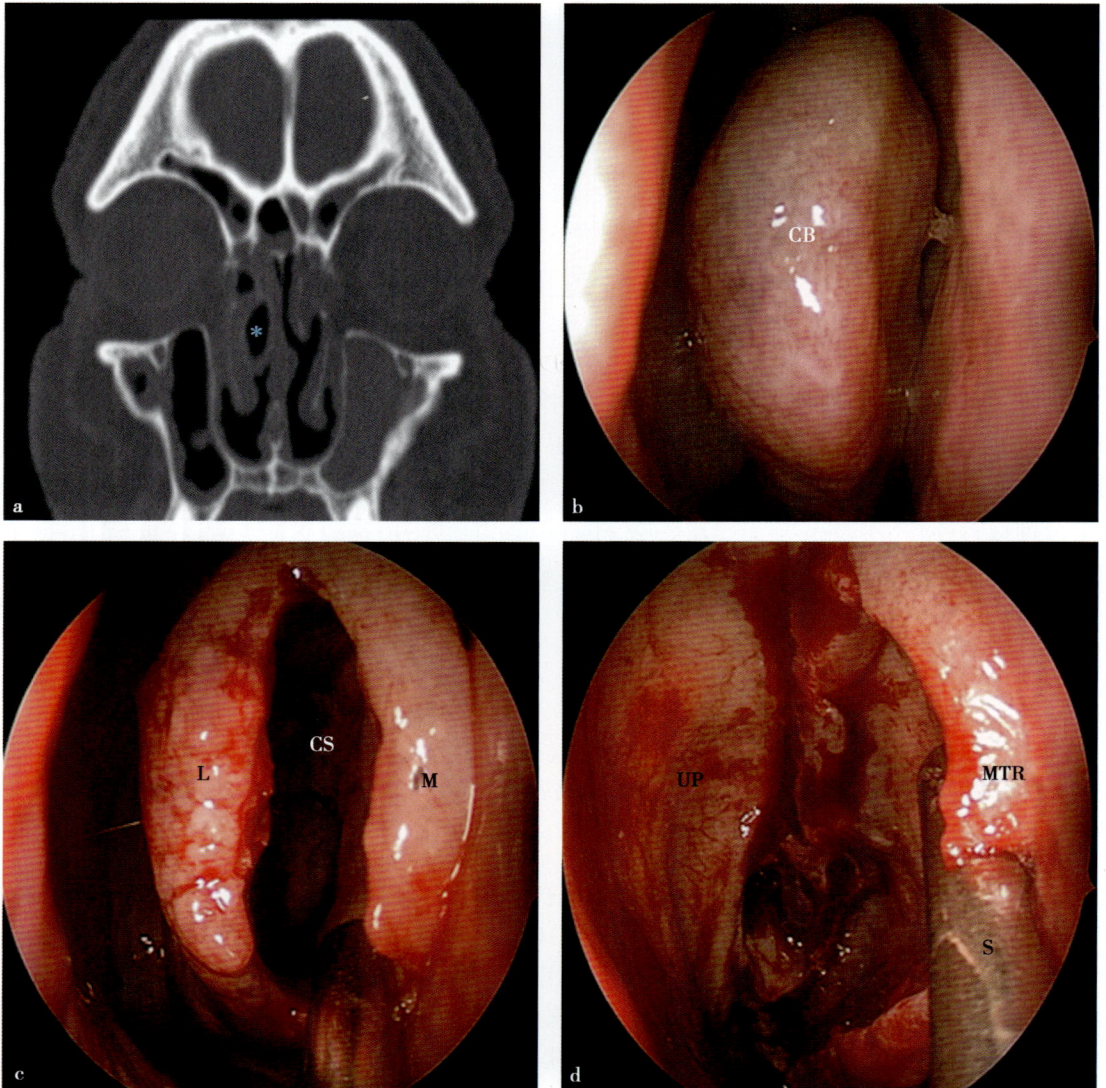

图 47.1 （a）冠状 CT 上的右侧中鼻甲大泡，标有星号。（b）泡性中鼻甲（CB）的内镜图像。（c）CB 的解剖显示外侧壁（L）、内侧壁（M）和泡性中鼻甲空间（CS）。（d）L 切除后显示钩突（UP）和被吸管（S）拨回正常位置的中鼻甲残余（MTR）

筛泡和纸样板。钩骨切除不完全会增加中鼻甲弯曲、中鼻道狭窄、再循环的风险，并可能成为炎症的病灶[6,7]。

　　既往已描述了几种钩突切除术的方法。在漏斗部空间有限的情况下，逆行切除钩突可能有用。钩突的后缘位于筛泡前。使用反咬器械从钩突的后缘横切钩突到插入点。必须小心避免损伤上颌线的骨质，因为这可能导致鼻泪器损伤。然后完全切除高于该初始切口的钩突部分。

　　在钩突和纸样板之间存在清晰的漏斗部空间的情况下，可以使用从前到后的方法。确定了钩突在鼻腔外侧壁的插入位置，代表漏斗的前部范围。然后使用镰刀通过钩突切入漏斗部。然后沿着上方向钩突的插入延伸该切口。然后可以使用剪刀来分离钩突的上部和下部附件,从而完全切除钩突。

47.3.2.2 上颌窦开放术

钩突切除后,上颌内侧壁可以完全显露。上颌窦的自然开口可以使用成角度的内镜（30°、45°或 70°）识别,紧接于上颌线后方钩突的切割下边缘后方[6]（图 47.2）。上颌窦中鼻道造口（MMA）是通过使用切割仪器或扩张器在后/下方方向加宽自然开口而创建的。由此产生的 MMA 大小仍然存在争议[6,7],最终大小通常取决于上颌窦内疾病的严重程度和性质。在许多情况下,在认识到上颌窦的大小与进入上颌窦的气流速度和局部药物输送的有效性有关后,术后护理将有助于决定 MMA 的大小[8-10]。

在上颌骨内侧壁的骨裂区域,位于钩突附着线前、后方的是前囟门和后囟门。多达23% 的患者可能表现出后囟门缺陷,从而产生上颌窦副口。至关重要的是,外科医生应将此位置的副口与自然开口分开并区别开来,以避免执行定位错误的中鼻道造口术。这会产生一种现象,称为双开口配置,可导致自然开口和错位的 MMA 之间的"再循环",并中断有效的上颌窦流出[11,12]（图 47.3）。由双开口结构引起的再循环是 ESS 后持续性上颌窦炎的最常见原因之一[11,12]。

可以通过多种方法创建 MMA。这些操作的目的是为了开放上颌窦和/或改善窦内黏膜纤毛清除功能。球囊导管扩张术（BCD）用于扩张上颌窦的自然口,在不需要去除组织时可以考虑使用。BCD 通常最适合复发性急性鼻窦炎（RARS）和轻度不伴鼻息肉的慢性鼻窦炎（CRSsNP）[13]。

当需要进入上颌窦以促进清除炎症组织、碎屑或肿瘤时,或者当预计需要局部用药时,应进行 MMA[6,7,14,15]。MMA 开放的最大尺寸由以下解剖学边界决定:鼻泪管在前,下鼻甲附着在下方,上颌窦后壁在后,眶底在上。完成后,MMA 的理想形状将呈现"梨形",表明自然开口与窦口连续,从而防止再循环[6]（图 47.4）。

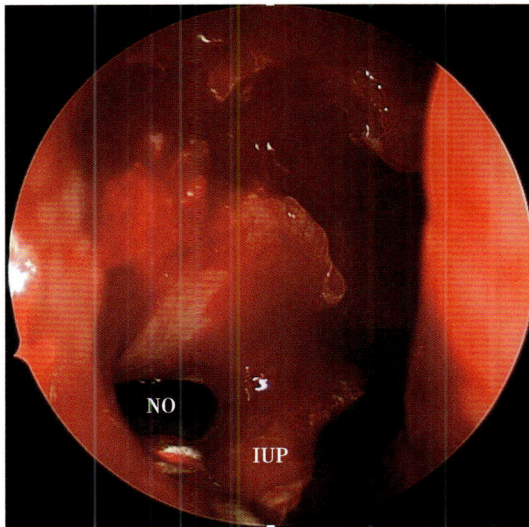

图 47.2 右侧钩突切除后的术中照片显示了上颌窦的自然口（NO）和残留的下钩突（IUP）

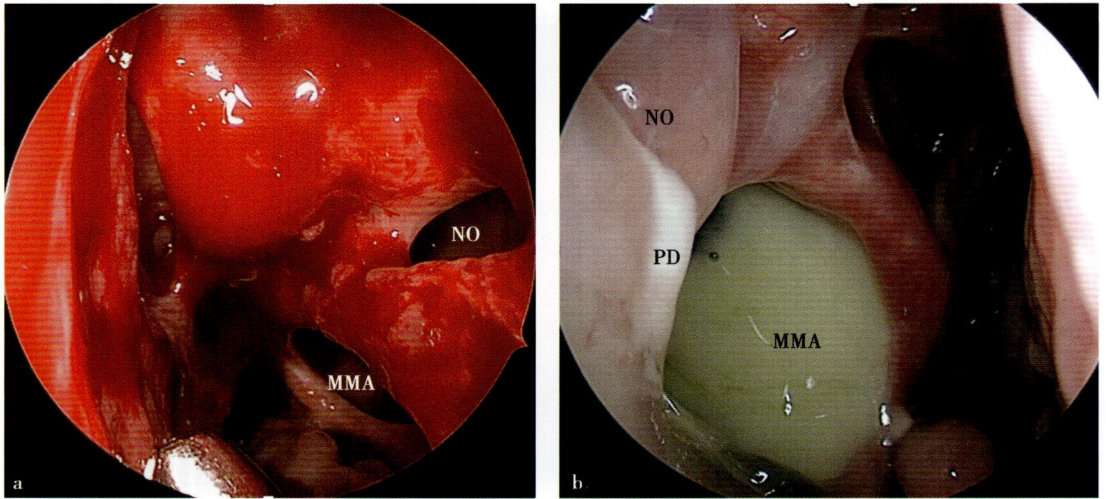

图 47.3 上颌窦内黏液再循环或双开口的两个示例。（a）自然口（NO）与中鼻道上颌窦造口术（MMA）分开。（b）NO 与 MMA 分开，可以看到化脓性引流（PD）从 NO 再循环回到 MMA

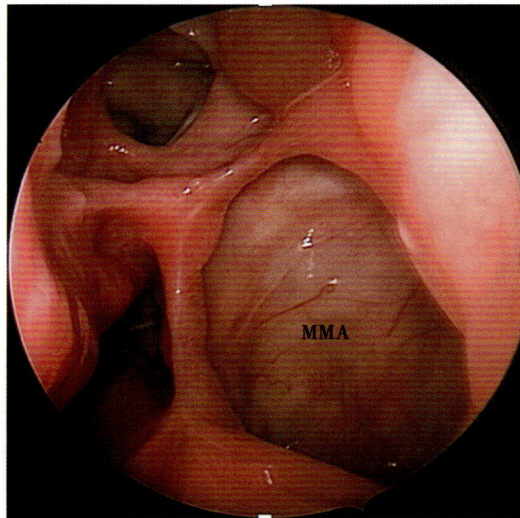

图 47.4 上颌窦中鼻道造口术（MMA）的示例，其中包含自然口

现有用于扩大上颌窦自然口的技术从根本上依赖于完整和有效的黏膜纤毛清除功能。在涉及黏膜纤毛功能破坏的疾病过程中（例如，囊性纤维化、原发性纤毛运动障碍、瘢痕形成等），可能需要依赖重力依赖性引流[7,16,17]。这可以通过内镜下扩大上颌窦造口术（EMMA）或改良的内镜内侧上颌切除术（MEMM）将 MMA 向下延伸到下鼻道来实现。迄今为止，顽固性慢性上颌窦炎的 EMMA 已被证明可有效减少鼻腔鼻窦症状、糖皮质激素和抗生素的使用，并改善内镜和影像学检查结果[16,18]

47.3.2.3 筛骨切除术

鉴于筛窦内的复杂性和个体差异，透彻了解其解剖结构至关重要。筛骨作为未成对的骨头存在，位于前颅底并介于两个眼眶之间。前筛和后筛位于该骨的两侧。这些气房在内侧受限于中鼻甲和上鼻甲，在外侧受限于纸质板（眼眶），在后方受限于蝶骨面。鉴于筛骨顶部沿其侧面"开放"，筛房的上界由额骨的内侧投影组成，外侧与筛骨的外侧纸样板（上筛骨的中央部分）相连。

解剖学上筛窦被中鼻甲基板的垂直部分为前组和后组气房。中鼻甲基板位于冠状面内，并附着在颅底上方和纸质板的侧面。整个筛窦内通常有 10～15 个气房。后筛有 1～5 个独立的气房，前筛占其余部分[19]。

在概念层面上，筛窦切除术的目标是完全去除分隔单个气房的分区。实施完整的筛窦切除术是 ESS 成功的基础。在 31%～74% 的手术后病例中观察到不完全筛窦切除术，这是需要修正手术的患者中最常见的临床发现[20]。残留的筛窦隔壁会滞留分泌物、阻碍生理盐水和局部药物的输送以及阻塞附近的流出道，从而导致持续性炎症[21,22]。

筛窦切除术最常见的是从前到后方向进行的渐进式解剖操作方式，这种术式允许外科医生依次提供更多进入后部气房的通道。鉴于筛骨在颅底和眼眶的位置被完整筛窦气房的解剖位置所遮盖，通常认为在筛骨的下内侧开始解剖是最安全的，这有助于避免意外损伤这些关键边界。纸质板和颅底是可靠的解剖标志，在手术的早期阶段识别这些解剖标志，并确保这些结构的安全，对术中定位至关重要。此外，早期识别颅底和纸质板有助于确定手术区域的范围，并有助于创造更广阔的操作空间。

筛泡是筛骨切除术前部的典型起点。筛泡是前筛气房的一致且可识别的特征，是去除钩突后首先遇到的气房（图 47.5）。筛泡的基板插入到眶内侧壁上，因此代表了早期识别纸质板（眼眶）的机会。沿着它的内侧边界开始，进入筛泡，并从侧面切除插入到纸质层上的筛泡基板。小心确保完全去除筛泡的底部和顶部。

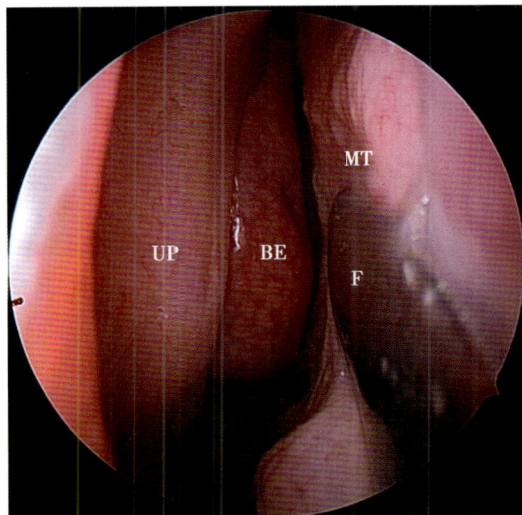

图 47.5 未切开的右前筛的内镜视图。中鼻甲（MT）被剥离子（F）拨向内侧，以显示钩突（UP）和筛泡（BE）

完全切除筛泡以在前筛内形成一个空间，该空间的外侧以纸样板为界，内侧以中鼻甲的矢状旁为界，向后以中鼻甲基板为界。与筛泡的情况一样，基板是稳定的解剖学标志，应在进行筛骨切除术时予以识别。基板的垂直部用于区分前筛和后筛的气房。例如，前筛切除术将解决位于基板前方的气房，而后筛切除术将包括基板后方的筛窦气房。

向后切开基板以开始从前筛到后筛气房开放的转变。鉴于这种操作通常是"盲目的"，因此在避免损伤颅底或眼眶的位置切开基板至关重要。上颌窦的顶部是识别眶底水平的良好标志。在低于上颌窦顶壁的水平面的位置切开基板能确保不会损伤眼眶和颅底。同样，识别纸样板可防止意外进入眶内。切开基板后，可以在直视下切除基板骨质。应注意保护基板在眶壁的下外侧附着，这部分附着为中鼻甲提供了结构支撑。后筛切除术是通过依次去除筛窦骨隔，上至颅底水平，外至纸样板后部。

鼻窦解剖结构的高度变异是筛窦气化的自然结果。事实上，没有两组鼻窦是相同的。然而，这种可变性仍具有一定的规律性，这些规律性产生了几种公认的筛窦发育模式。蝶筛气房（Onodi 气房）是一种非常重要的筛窦变异。在高达 28% 的患者[23] 中，蝶筛细胞是在蝶窦上外侧向后气化的结果而出现的后筛气房。这种气化模式导致蝶窦向内侧和下方移位[24]。这种变异的临床意义是气化的筛窦进入到邻近视神经和颈内动脉（ICA）的蝶骨体区域（图 47.6）。理论上讲，未能认识到这种变异的解剖关系会导致因无法辨别这些结构而迷失方向，从而出现意外的损伤。

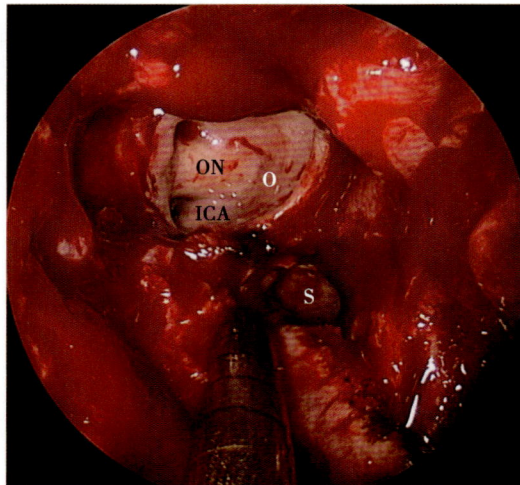

图 47.6 右侧蝶窦（S）的内镜术中视图。S 的上方和外侧是一个 Onodi（O）气房，其中可以看到视神经（ON）和颈内动脉（ICA）

另一个受筛窦气化影响而变异的例子是筛前动脉相对于颅底的位置。筛前动脉位于额漏斗后方约 1cm 处的前筛颅底位置，当它从眼动脉行进到中颅窝时，筛前动脉沿后外侧到前内侧方向走行[25]。在多达 40% 的患者中，筛前动脉在骨管中延伸至颅底下方，如果未被识别，则在切除前筛骨隔时容易出现损伤[26]。

47.3.2.4 蝶窦开放术

可以通过几种方法安全进入蝶窦,其中最好的方式是通过上鼻甲位置进入蝶窦。"经鼻蝶窦开放术"可以在有或没有后筛切除术的情况下进行。这种入路的关键特征是识别位于上鼻甲下 1/3 内侧的蝶窦自然口 [27,28]。上鼻甲下部的外移或切除有助于识别蝶骨口。一旦确定好位置,蝶骨口可使用切割器直接在可视化下向上和横向扩大。扩大应注意不要低于蝶窦自然口的下方,以避免损伤蝶腭动脉的鼻中隔分支。

"经筛窦方法"需要事先完成后筛切除术。在上鼻甲的外侧于自然口的大致水平处切开蝶窦的前壁。值得注意的是,这种入路依赖于从后筛到蝶窦的"盲目"过渡,因此会增加后筛颅底、颈动脉和 / 或视神经受伤的风险。确保沿着后筛的下内侧进行蝶窦前壁切开,可以将这些风险降至最低。一旦在蝶窦中形成一个开口,它就可以以类似于"经鼻"方法的方式打开。

一旦进入蝶窦,必须小心保护重要的周围结构。窦内骨隔的位置是可变的,应在术前 CT 扫描中进行研究。分别有 30% 和 37% 的蝶窦内骨隔是直接附着于视神经管和颈内动脉管 [23,29],因此最好使用切割器械进行切除。

47.3.2.5 额窦开放术

在概念层面上,额窦开放术是一个相对简单的手术。手术的目的是简单地去除额窦引流通道(FOT)内存在的所有筛房。然而,实际上,额窦(FS)通常是 ESS 中最具挑战性的区域。高度变异的筛窦解剖结构、解剖位置和对成角度器械的需求可能使该区域的手术在技术上具有挑战性。

额窦引流通道由额漏斗部、额窦口和额隐窝组成。在大多数情况下,额隐窝是手术的主要操作部位。额隐窝外侧是纸质板,内侧是中鼻甲,前方是鼻骨前缘,后方是筛泡或筛泡上气房。虽然中鼻甲和纸质板是相当稳定的标志,但鼻丘气房和筛泡上气房经常出现变异。目前已经有两个分类系统来命名这些气房。第一个是由 Bent 等介绍的 [30],具体描述见表 47.2。国际额窦解剖学分类(IFAC)[33] 是最近发布的一个系统,具体描述见表 47.2。

表 47.2　额窦气房分类系统 [31,32]

Bent 和 Kuhn		IFAC		
气房类型	描述	气房名称	描述	缩写
Ⅰ型	位于鼻丘的单个气房	鼻丘气房	位于 MT 起点之前,或 MT 插入鼻侧壁的前插入点上方	ANC
Ⅱ型	鼻丘上方但鼻喙下方有两个或多个气房	鼻丘上气房	位于 ANC 上方,不会气化进入额窦	SAC
Ⅲ型	鼻丘上方的气房,气化进入额窦	鼻丘上额气房	位于 ANC 上方,气化进入额窦	SAFC
Ⅳ型	完全位于额窦内的孤立气房	筛泡上气房	位于筛泡上方,不会气化进入额窦	SBC
		筛泡上额气房	位于筛泡上方,气化进入额窦	SBFC
		眶上筛房	前筛气房在 AEA 周围、前面或后面的眼眶顶部气化	SOEC
		额窦中隔气房	位于额窦间隔,沿 FOT 内侧	FSC

IFAC,国际额窦解剖学分类;MT,中鼻甲;AEA,筛前动脉;FOT,额窦引流通道。

额窦手术范围最常见的分类是 Draf 分型（表 47.3）[37-39]。然而，最近提出了内镜额窦手术（EFSS）的国际分型（表 47.3）[33]。

表 47.3 额窦手术分型的范围[32,34-36]

IFAC 分级	描述	相当于 Draf 手术类型
0	球囊扩张	N/a
1	清除 FR 中不阻塞额窦口的气房	Draf I
2	清除直接阻塞额窦口的气房	
3	清除气化到额窦内的气房，但不扩大额窦口	
4	清除气化到额窦内的筛房，并扩大额窦口	Draf IIa
5	将额窦口扩大至从纸质板到鼻中隔的范围	Draf IIb
6	切除整个额窦底，将左右额窦融合并形成带有间隔窗的共同窦口	Draf III

FR，额隐窝。

FS 手术的范围从球囊扩张（0 级）到完全切除额窦底，将两个额窦融合成一个共同窦腔（6 级或 Draf III）。在决定 FOT 的解剖范围时，必须考虑几个因素。潜在的疾病过程、患者症状、病变范围、患者解剖特征、术者经验以及由此产生的手术开口大小都会影响解剖范围。多项研究表明，当手术开口尺寸 >4.5cm 时，术后额窦通畅率显著提高[31,32,40]。通常，建议尽可能采用侵入性最小的手术来获得足够大小的开口。逐步渐进的方式，例如从 IFAC 0 级渐进到 6 级的手术。但对于修正性手术或肿瘤病变切除的病例，初次手术则很少采用这种渐进的方式，而是直接采用最高级别的手术方式。

解剖的范围似乎对通畅率和盐水/局部药物的输送都有重要影响。Draf IIa 术的通畅率在 67.6%～92% 之间，而 Draf III 术的通畅率为 88%～96%[34,40,41]。在尸体研究中比较生理盐水的分布和灌洗速度，Draf III 术优于 Draf IIb 和 Draf IIa[35]。基于这些原因，一些作者开始提倡在顽固性鼻窦炎患者[例如大范围鼻息肉或阿司匹林加重的呼吸系统疾病（AERD）]中直接进行 Draf III 术[36,42]。

47.4 结论

ESS 和鼻科学领域在技术形式方面出现了快速发展，增进了对涉及鼻窦疾病过程的知识和理解。然而，对 ESS 的掌握仍然依赖于对解剖学的基础理解。虽然鼻窦疾病的治疗、手术的技术/工具以及手术适应证将继续发展，但基于解剖学的 ESS 概念将保持不变。

（王洁 孙悦奇 译）

参考文献

1. Kennedy DW. Technical innovations and the evolution of endoscopic sinus surgery. Ann Otol Rhinol Laryngol Suppl. 2006;196:3–12. https://doi.org/10.1177/00034894061150s902.

2. Kew J, Rees GL, Close D, Sdralis T, Sebben RA, Wormald PJ. Multiplanar reconstructed computed tomography images improves depiction and understanding of the anatomy of the frontal sinus and

recess. Am J Rhinol. 2002;16(2):119–23.

3. Weitzel EK, Floreani S, Wormald PJ. Otolaryngologic heuristics: a rhinologic perspective. ANZ J Surg. 2008;78(12):1096–9. https://doi.org/10.1111/j.1445-2197.2008.04757.x.

4. O'Brien WT Sr, Hamelin S, Weitzel EK. The preoperative sinus CT: avoiding a "CLOSE" call with surgical complications. Radiology. 2016;281(1):10–21. https://doi.org/10.1148/radiol.2016152230.

5. Seth R, Haffey T, McBride JM, Sindwani R. Intranasal landmarks for adequate L-strut preservation during endoscopic septoplasty. Am J Rhinol Allergy. 2014;28(3):265–8. https://doi.org/10.2500/ajra.2014.28.4042.

6. Kennedy DW, Adappa ND. Endoscopic maxillary antrostomy: not just a simple procedure. Laryngoscope. 2011;121(10):2142–5. https://doi.org/10.1002/lary.22169.

7. Thompson CF, Conley DB. What is the optimal maxillary antrostomy size during sinus surgery? Curr Opin Otolaryngol Head Neck Surg. 2015;23(1):34–8. https://doi.org/10.1097/MOO.0000000000000128.

8. Frank DO, Zanation AM, Dhandha VH, McKinney KA, Fleischman GM, Ebert CS Jr, et al. Quantification of airflow into the maxillary sinuses before and after functional endoscopic sinus surgery. Int Forum Allergy Rhinol. 2013;3(10):834–40. https://doi.org/10.1002/alr.21203.

9. Harvey RJ, Goddard JC, Wise SK, Schlosser RJ. Effects of endoscopic sinus surgery and delivery device on cadaver sinus irrigation. Otolaryngol Head Neck Surg. 2008;139(1):137–42. https://doi.org/10.1016/j.otohns.2008.04.020.

10. Hyo N, Takano H, Hyo Y. Particle deposition efficiency of therapeutic aerosols in the human maxillary sinus. Rhinology. 1989;27(1):17–26.

11. Kane KJ. Recirculation of mucus as a cause of persistent sinusitis. Am J Rhinol. 1997;11(5):361–9. https://doi.org/10.2500/105065897781286034.

12. Parsons DS, Stivers FE, Talbot AR. The missed ostium sequence and the surgical approach to revision functional endoscopic sinus surgery. Otolaryngol Clin North Am. 1996;29(1):169–83.

13. Cingi C, Bayar Muluk N, Lee JT. Current indications for balloon sinuplasty. Curr Opin Otolaryngol Head Neck Surg. 2019;27(1):7–13. https://doi.org/10.1097/MOO.0000000000000506.

14. Snidvongs K, Pratt E, Chin D, Sacks R, Earls P, Harvey RJ. Corticosteroid nasal irrigations after endoscopic sinus surgery in the management of chronic rhinosinusitis. Int Forum Allergy Rhinol. 2012;2(5):415–21. https://doi.org/10.1002/alr.21047.

15. Thomas WW 3rd, Harvey RJ, Rudmik L, Hwang PH, Schlosser RJ. Distribution of topical agents to the paranasal sinuses: an evidence-based review with recommendations. Int Forum Allergy Rhinol. 2013;3(9):691–703. https://doi.org/10.1002/alr.21172.

16. Cho DY, Hwang PH. Results of endoscopic maxillary mega-antrostomy in recalcitrant maxillary sinusitis. Am J Rhinol. 2008;22(6):658–62. https://doi.org/10.2500/ajr.2008.22.3248.

17. Wang EW, Gullung JL, Schlosser RJ. Modified endoscopic medial maxillectomy for recalcitrant chronic maxillary sinusitis. Int Forum Allergy Rhinol. 2011;1(6):493–7. https://doi.org/10.1002/alr.20070.

18. Costa ML, Psaltis AJ, Nayak JV, Hwang PH. Long-term outcomes of endoscopic maxillary mega-antrostomy for refractory chronic maxillary sinusitis. Int Forum Allergy Rhinol. 2015;5(1):60–5. https://doi.org/10.1002/alr.21407.

19. Bolger WE. Anatomy of the paranasal sinuses. In: Kennedy DW, Bolger W, Zinreich S, editors. Diseases of the sinuses: diagnosis and management. Hamilton, ON/Lewiston, NY: B.C. Decker, Inc.; 2001. p. xvii, 430 p.

20. Levine CG, Casiano RR. Revision functional endoscopic sinus surgery. Otolaryngol Clin North Am. 2017;50(1):143–64. https://doi.org/10.1016/j.otc.2016.08.012.

21. Kennedy DW, Ramakrishnan VR. Functional endoscopic sinus surgery: concepts, surgical indications, and techniques. In: Kennedy DW, Hwang PH, editors. Rhinology: diseases of the nose, sinuses, and skull base. New York, NY: Thieme; 2012. p. 306–35.

22. Ling FTK, Kountakis SE. Revision functional endoscopic sinus surgery. In: Kennedy DW, Hwang PH, editor. Rhinology: diseases of the nose, sinuses and skull base. New York, NY: Thieme; 2012. p. 336–46.

23. Batra PS, Citardi MJ, Gallivan RP, Roh HJ, Lanza DC. Software-enabled CT analysis of optic nerve position and paranasal sinus pneumatization patterns. Otolaryngol Head Neck Surg. 2004;131(6):940–5. https://doi.org/10.1016/j.otohns.2004.07.013.

24. Stammberger HR, Kennedy DW, Anatomic TG. Paranasal sinuses: anatomic terminology and nomenclature. Ann Otol Rhinol Laryngol Suppl. 1995;167:7–16.

25. Lee WC, Ming Ku PK, van Hasselt CA. New guidelines for endoscopic localization of the anterior ethmoidal artery: a cadaveric study. Laryngoscope. 2000;110(7):1173–8. https://doi.org/10.1097/00005537-200007000-00020.

26. Moon HJ, Kim HU, Lee JG, Chung IH, Yoon JH. Surgical anatomy of the anterior ethmoidal canal in ethmoid roof. Laryngoscope. 2001;111(5):900–4. https://doi.org/10.1097/00005537-200105000-00027.

27. Wise SK, Orlandi RR, DelGaudio JM. Sinonasal development and anatomy. In: Kennedy DW, Hwang PH, editors. Rhinology: diseases of the nose, sinuses, and skull base. New York, NY: Thieme; 2012. p. 1–19.

28. Yanagisawa E, Yanagisawa K, Christmas DA. Endoscopic localization of the sphenoid sinus ostium. Ear Nose Throat J. 1998;77(2):88–9.

29. Batra PS, Citardi MJ, Gallivan RP, Roh HJ, Lanza DC. Software-enabled computed tomography analysis of the carotid artery and sphenoid sinus pneumatization patterns. Am J Rhinol. 2004;18(4):203–8.

30. Bent JP, Cuilty-Siller C, Kuhn FA. The frontal cell as a cause of frontal sinus obstruction. Am J Rhinol. 1994;8:185–91.

31. Chandra RK, Palmer JN, Tangsujarittham T, Kennedy

DW. Factors associated with failure of frontal sinusotomy in the early follow-up period. Otolaryngol Head Neck Surg. 2004;131(4):514–8. https://doi.org/10.1016/j.otohns.2004.03.022.

32. Naidoo Y, Bassiouni A, Keen M, Wormald PJ. Long-term outcomes for the endoscopic modified Lothrop/Draf III procedure: a 10-year review. Laryngoscope. 2014;124(1):43–9. https://doi.org/10.1002/lary.24258.

33. Wormald PJ, Hoseman W, Callejas C, Weber RK, Kennedy DW, Citardi MJ, et al. The international frontal sinus anatomy classification (IFAC) and classification of the extent of endoscopic frontal sinus surgery (EFSS). Int Forum Allergy Rhinol. 2016;6(7):677–96. https://doi.org/10.1002/alr.21738.

34. Anderson P, Sindwani R. Safety and efficacy of the endoscopic modified Lothrop procedure: a systematic review and meta-analysis. Laryngoscope. 2009;119(9):1828–33. https://doi.org/10.1002/lary.20565.

35. Barham HP, Ramakrishnan VR, Knisely A, Do TQ, Chan LS, Gunaratne DA, et al. Frontal sinus surgery and sinus distribution of nasal irrigation. Int Forum Allergy Rhinol. 2016;6(3):238–42. https://doi.org/10.1002/alr.21686.

36. Morrissey DK, Bassiouni A, Psaltis AJ, Naidoo Y, Wormald PJ. Outcomes of modified endoscopic Lothrop in aspirin-exacerbated respiratory disease with nasal polyposis. Int Forum Allergy Rhinol. 2016;6(8):820–5. https://doi.org/10.1002/alr.21739.

37. Weber RK, Hosemann W. Comprehensive review on endonasal endoscopic sinus surgery. GMS Curr Top Otorhinolaryngol Head Neck Surg. 2015;14:Doc08. https://doi.org/10.3205/cto000123.

38. Draf W. Endonasal microendoscopic frontal sinus surgery, the Fulda concept. Oper Tech Otolaryngol Head Neck Surg. 1991;2:234–40. https://doi.org/10.1016/S1043-1810(10)80087-9.

39. Weber R, Draf W, Kratzsch B, Hosemann W, Schaefer SD. Modern concepts of frontal sinus surgery. Laryngoscope. 2001;111(1):137–46. https://doi.org/10.1097/00005537-200101000-00024.

40. DeConde AS, Smith TL. Outcomes after frontal sinus surgery: an evidence-based review. Otolaryngol Clin North Am. 2016;49(4):1019–33. https://doi.org/10.1016/j.otc.2016.03.024.

41. Kikawada T, Fujigaki M, Kikura M, Matsumoto M, Kikawada K. Extended endoscopic frontal sinus surgery to interrupted nasofrontal communication caused by scarring of the anterior ethmoid: long-term results. Arch Otolaryngol Head Neck Surg. 1999;125(1):92–6. https://doi.org/10.1001/archotol.125.1.92.

42. Orgain CA, Harvey RJ. The role of frontal sinus drillouts in nasal polyposis. Curr Opin Otolaryngol Head Neck Surg. 2018;26(1):34–40. https://doi.org/10.1097/MOO.0000000000000425.

重启手术　第 **48** 章

Claus Bachert

要点

- 对于严重的 CRSwNP，临床上提出了重启手术（reboot surgery）的术式，该术式旨在完全切除鼻窦黏膜，但保留鼻腔黏膜，以使鼻腔黏膜扩增并覆盖鼻窦，鼻窦黏膜得以重新启动，从而降低息肉复发风险。
- 重启手术能显著下调黏膜中的炎症生物标志物。

　　2 型炎症鼻息肉的典型特征是合并哮喘（高达 70% 的 2 型鼻息肉患者合并哮喘）和疾病复发。在术后 12 个月的随访中，有 38%～60% 的患者出现鼻息肉复发[1-4]。预示可能出现治疗失败和疾病复发的临床迹象包括患者合并了支气管哮喘、阿司匹林或非甾体抗炎药加重的呼吸系统疾病（AERD、N-ERD）和特应性[5,6]；外周血、鼻分泌物和黏膜嗜酸性粒细胞增多以及血液和组织 IgE 值升高（2 型 T 细胞炎症的标志）是疾病更严重和鼻息肉易复发的生物标志物[7]。因此，严重的难治性 CRSwNP 患者经常反复接受各种手术治疗。多年来，手术方法已有所变化，手术方式包括从小范围的"息肉摘除"到范围更广的"鼻窦轮廓化"不等[8-10]。对于 CRSwNP，由于复发率高，建议应"广泛进入鼻窦，打开鼻窦进行局部治疗，并减轻炎症负荷"[11]。要对比哪种手术方式的疗效更好，则必须开展包括足够患者样本量的随机对照研究。根据单个外科医生的观察结果，不建议去除或"剥离黏膜"，因为担心去除黏膜后可能出现结疤、裸骨发炎和非功能性黏膜[12]。

　　在根特大学医院进行重新启动手术的严重 CRSwNP 患者，>50% 的患者合并哮喘，>70% 的患者既往曾接受过手术。我们还发现所有患者鼻窦黏膜炎症表现为 2 型免疫反应，其特征是 IgE、ECP 和 IL-5 水平升高。此外，息肉和息肉旁组织之间的炎症没有区别。这些观察结果支持了重启手术强调需要去除所有鼻窦黏膜的必要性（这些数据已投稿）。实际上，由于 2 型免疫反应与伤口愈合不良有关，因此消除这种炎症是正常伤口愈合的先决条件。

　　为了尽可能地长期控制疾病并改善患者的症状、整体生活质量，以及可能降低哮喘发展的风险，应该对 CRSwNP 进行鼻窦手术。从分子水平了解该疾病、了解 2 型炎症及其在抵御细菌和病毒以及上皮修复方面的相关缺陷的过程中，我们引入了"重启"手术的概念，其依据是基于去除所有慢性炎症的鼻窦黏膜并允许功能性鼻黏膜再生，在手术后数周内从保留的鼻黏膜长入鼻窦[13]。这种术式是在传统保留黏膜但手术疗效不佳的内镜鼻窦手术（ESS）方法之后发展起来的，但在严重 CRSwNP 的情况下也可作为主要手术方式。

　　我们假设完全去除鼻窦黏膜以及微生物群组、黏膜内细菌和显著的免疫功能障碍可能会影响疾病的自然病程。根据上面讨论的选择手术方式以匹配 CRS 的表型和内型的方法，重启方法仅适用于严重的 2 型 CRSwNP，至少涉及筛窦和上颌窦，并且在鼻腔中可见评分为 4 分或更多（满分 8 分）的息肉，无论患者伴或不伴哮喘，既往有或无手术史。目的是去除筛窦气房和扩大上颌窦开口，以完全去除眶板、颅底和上颌窦壁（包括牙槽窝）的黏膜。如果涉及额窦，如 CT 上额窦至少部分混浊，则应考虑 Draf Ⅲ手术；当然如果患者有额部压迫感或疼痛症状，或曾接受过不止一次手术，也应考虑 Draf Ⅲ手术。这种情况下 Draf Ⅲ手术不是目的，而只是提供去除额窦内黏膜的途径。如果手术去除黏膜的范围包括额窦，我们称之为"完全重启"，否则称为"部分重启"。

重启手术旨在完全去除所有受影响鼻窦的黏膜，尽可能留下骨膜。该术式首先使用30°和 70°内镜进行广泛的鼻窦开放术，并完全去除上颌窦的所有黏膜，包括牙槽隐窝黏膜。此外，进一步切除包括眶纸板、颅底和中鼻甲外侧的前、后筛的黏膜。需要特别注意蝶窦侧壁和顶部的主要结构，包括颈内动脉和视神经。经验丰富的手术医生应该在内镜下去除蝶窦底部和内侧部分的病变黏膜，并通过开放蝶窦前壁直至颅底，以创造一个广泛的通路。然后，推进至额隐窝，完成前颅底黏膜的切除，开放足够宽的额窦口。除了已经发生病变的部分，或者在 Draf Ⅲ过程中需要切除的前部，应尽可能保留中鼻甲作为标志。在蝶窦前方清除中央颅底的气房时，大多需要切除上鼻甲。最后，对于完全重启手术，将进行 Draf Ⅲ手术，通过部分移除额窦间隔，最大限度地开放并融合两个额窦。然后使用特定仪器（例如，弯型的额窦刮匙、额窦钻孔器）从后壁和前壁完全去除额窦黏膜。创建一个宽阔的通路将有助于手术医生去除额窦壁的全部黏膜。手术操作完毕后进行术腔出血并冲洗鼻窦，然后将两块 Merocel 膨胀海绵置于双侧中鼻道和鼻腔中，并在第二天早上取出。

重启手术的目的是去除所有"鼻窦黏膜"；然而，我们知道，由于内镜观察和器械的限制，这可能无法实现，特别是额窦外侧壁和蝶窦以及上颌窦的牙槽隐窝。与额窦或上颌窦黏膜的部分切除相比，蝶窦黏膜的部分切除似乎不太重要。重启手术结束时，鼻窦黏膜尽可能全部去除，只保留部分骨膜，鼻腔黏膜尽可能不受影响（图 48.1）。因此，可以合理地假设鼻腔黏膜从下鼻甲、鼻腔、中鼻甲和鼻中隔的边缘向鼻窦腔内各壁生长，这些窦壁已没有残留的鼻窦黏膜能够形成新的黏膜（图 48.2）。再上皮化的时间为 4～6 周（图 48.2），黏膜健康湿润，厚度正常，无水肿或疤痕形成，但在感染的情况下可能会延迟，因此应避免感染。

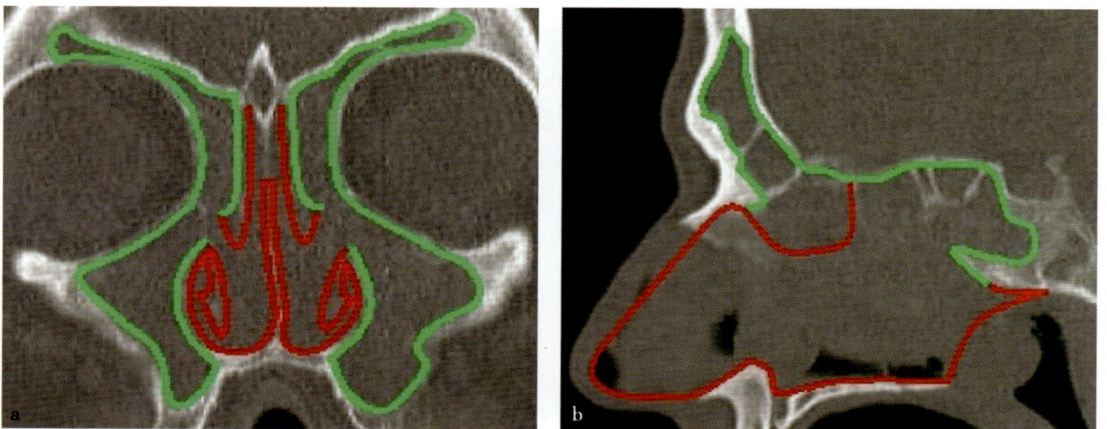

图 48.1 绿线表示手术过程中完全切除的黏膜区域，红线表示保留的黏膜区域。（a）冠状位，注意中鼻甲保留的部分作为上皮再生来源区域和手术的标志。（b）矢状位（Alsharif 等，Laryngoscope 2019）

由于 IL-4 和 IL-13 等 2 型细胞因子能够抑制上皮紧密连接和屏障形成[14],阻断 2 型炎症可能有助于术后伤口愈合更佳。在无炎症条件下,这些愈合从下鼻甲和中鼻甲以及鼻中隔的黏膜开始,逐渐生长至鼻窦各壁。

所有患者都应接受全面的术后护理和随访,包括盐水鼻腔冲洗、每天 100mg 多西环素持续 6 周,以及长期头低位每天一次局部 GCS 滴剂(丙酸氟替卡松)。在不同的研究中,术后长期(6～8 周)多西环素的使用已显示可改善黏膜愈合[15,16]。我们目前的数据表明,与经典的 ESS 方法相比,重启手术可以将术后 3 年的复发率从 40%～50% 降低到 15% 以下(图 48.3)。重启手术能大量减少鼻黏膜和分泌物中的炎症介质和细胞因子,并在所有鼻窦形成含有杯状细胞的功能性纤毛黏膜层,如手术后约 2 年的病理活检所示(图 48.4)。耳鼻喉科外科医生都知道,在内翻性乳头状瘤或恶性鼻窦肿瘤的情况下,通常需要切除较大面积的鼻窦黏膜,然后再经过恰当的伤口黏膜层愈合[17,18]。

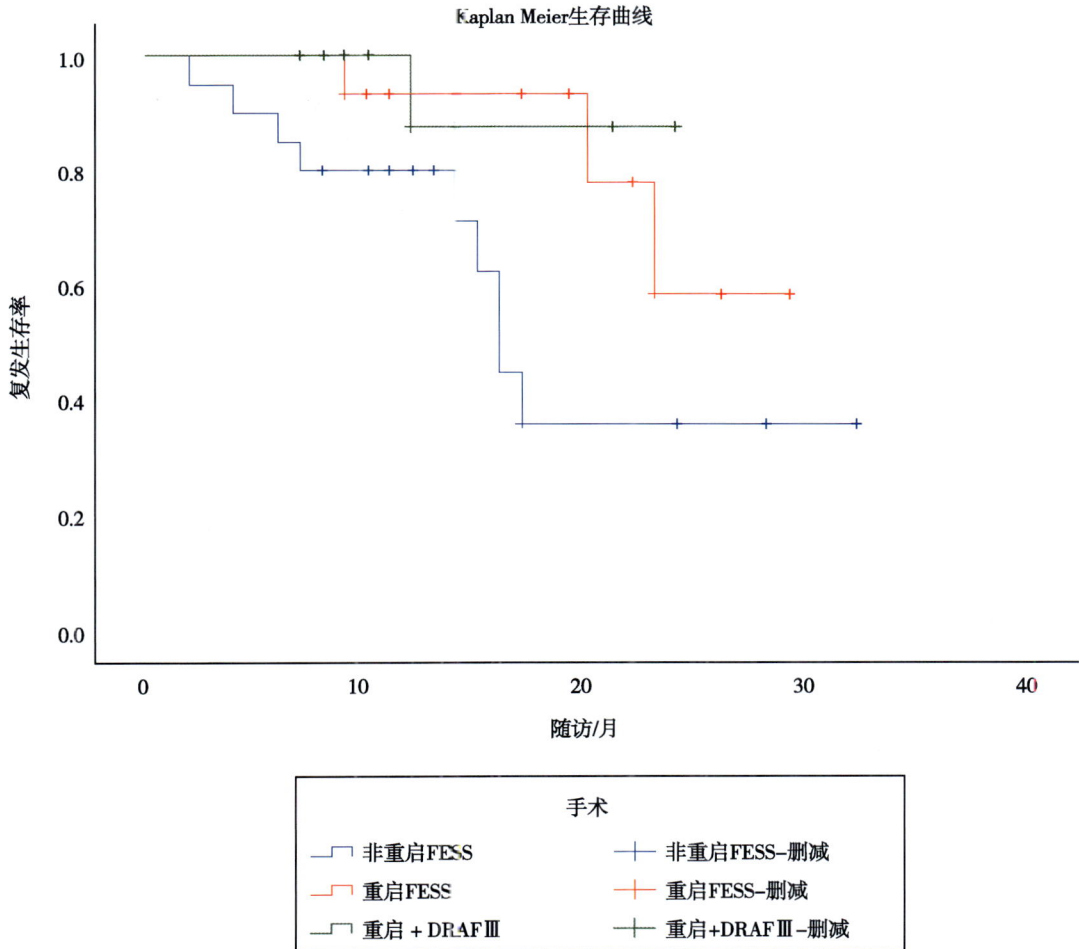

图 48.2 三组患者的 Kaplan Meier 生存曲线图。重启手术组的复发率为 13%,而非重启手术组为 45%($P=0.02$)。请注意完全重启手术组的复发次数较少($n=1$)和复发时间较晚(12 个月),然后是部分重启手术组($n=3$),最早复发为 4 个月,而非重启手术组表现出更多($n=9$)的复发,并且至少有一例息肉的最早复发时间($P=0.038$)为术后 2 个月(Alsharif et al. Laryngoscope 2019)

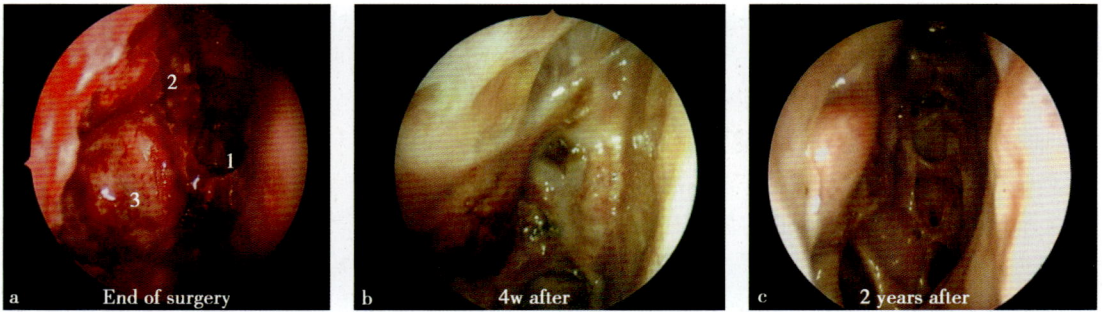

图 48.3 （a）手术结束时蝶窦（1）和筛窦颅底（2）以及眶纸样板（3）的内镜图；（b）术后 4 周内镜复查，黏膜层几乎完全闭合，鼻中隔再上皮化；在这例病例，术中切除了息肉样变的中鼻甲。（c）术后 2 年内镜复查

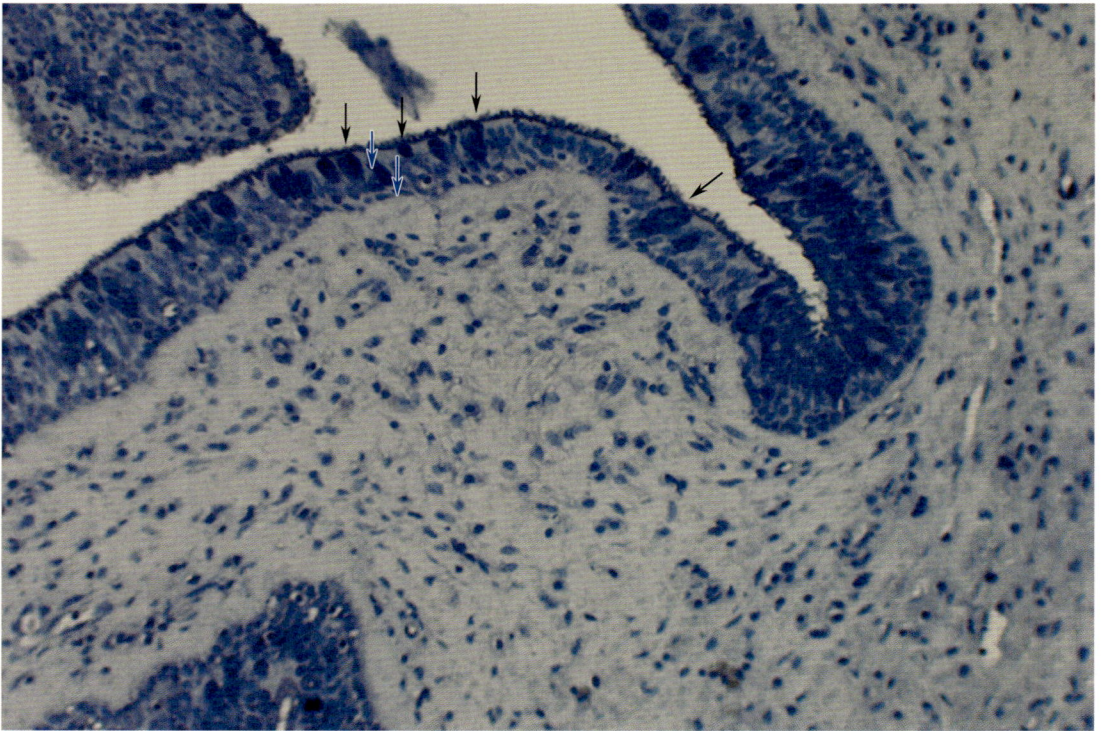

图 48.4　纤毛和杯状细胞（箭头所指）在重启手术后 2 年重新形成的黏膜覆盖到眶后部分的筛窦

重启手术并发症的发生率和传统 ESS 的发生率相同，因为两种术式的手术范围相似；但是，在眶纸板或颅底区域使用切割器械时应特别小心。大范围的手术可能会导致并发症发生率增加和更严重的并发症。之前一项关于扩大范围和小范围手术方式的比较研究，结果显示两种术式均未出现任何严重的并发症，两组之间的并发症发生率也没有差异[19,20]。然而，我们提倡该术式只能由对内镜鼻窦手术（包括 Draf Ⅲ 手术）具有丰富知识和经验的外科医生进行，以最大限度地降低并发症的风险。

我们对术中黏膜标本进行了 IgE、SE-IgE、ECP 和 IL-5 的浓度检测，结果表明黏膜具有中重度 2 型炎症。与此相一致，鼻腔分泌物中也发现这些细胞因子和介质的浓度显著增加；尽管仍然与对照组不同，但与基线相比，在重启手术后 12 个月，sIgE（$P=0.03$）、nsECP（$P=0.04$）和 nsIL-5（$P=0.04$）出现了显著且具有临床意义的下降。这些观察结果表面，手术部分成功是基于炎症的显著下降。然而，与生物制剂治疗停止治疗后再次出现鼻息肉不同，重启术后鼻息肉的复发率在 3 年内仅不到 10%，这表明重启手术对新形成的鼻窦黏膜产生了额外的作用，这些新形成的鼻窦黏膜上皮是来源于鼻腔，可能具有抑制息肉再生作用。

正如术后 SNOT-22 评分所示，患者的鼻窦炎相关生活质量得到改善，并且症状负担最小。然而，嗅觉的恢复可能需要几周或几个月的时间，并且无法确保所有患者都能恢复，因为失去嗅觉的风险会随着手术次数的增加而增加。

（王洁 孙悦奇 译）

参考文献

1. DeConde AS, Soler ZM. Chronic rhinosinusitis: epidemiology and burden of disease. Am J Rhinol Allergy. 2016;30(2):134–9. https://doi.org/10.2500/ajra.2016.30.4297.
2. Halawi AM, Smith SS, Chandra RK. Chronic rhinosinusitis: epidemiology and cost. Allergy Asthma Proc. 2013;34(4):328–34. https://doi.org/10.2500/aap.2013.34.3675.
3. Wynn R, Har-El G. Recurrence rates after endoscopic sinus surgery for massive sinus polyposis. Laryngoscope. 2004;114(5):811–3. https://doi.org/10.1097/00005537-200405000-00004.
4. Mendelsohn D, Jeremic G, Wright ED, Rotenberg BW. Revision rates after endoscopic sinus surgery: a recurrence analysis. Ann Otol Rhinol Laryngol. 2011;120(3):162–6. https://doi.org/10.1177/000348941112000304.
5. Matsuwaki Y, Ookushi T, Asaka D, Mori E, Nakajima T, Yoshida T, et al. Chronic rhinosinusitis: risk factors for the recurrence of chronic rhinosinusitis based on 5-year follow-up after endoscopic sinus surgery. Int Arch Allergy Immunol. 2008;146(Suppl 1):77–81. https://doi.org/10.1159/000126066.
6. Hoover GE, Newman LJ, Platts-Mills TA, Phillips CD, Gross CW, Wheatley LM. Chronic sinusitis: risk factors for extensive disease. J Allergy Clin Immunol. 1997;100(2):185–91. https://doi.org/10.1016/s0091-6749(97)70223-9.
7. Van Zele T, Holtappels G, Gevaert P, Bachert C. Differences in initial immunoprofiles between recurrent and nonrecurrent chronic rhinosinusitis with nasal polyps. Am J Rhinol Allergy. 2014;28(3):192–8. https://doi.org/10.2500/ajra.2014.28.4033.
8. Stammberger H, Posawetz W. Functional endoscopic sinus surgery. Concept, indications and results of the Messerklinger technique. Eur Arch Otorhinolaryngol. 1990;247(2):63–76. https://doi.org/10.1007/bf00183169.
9. Jankowski R, Pigret D, Decrocq F. Comparison of functional results after ethmoidectomy and nasalization for diffuse and severe nasal polyposis. Acta Otolaryngol. 1997;117(4):601–8. https://doi.org/10.3109/00016489709113445.
10. Hoseini SM, Saedi B, Aghazadeh K. Meticulous endoscopic sinus surgery to prevent recurrence of massive nasal polyposis. J Laryngol Otol. 2012;126(8):789–94. https://doi.org/10.1017/s0022215112001193.
11. Wigand ME, Steiner W, Jaumann MP. Endonasal sinus surgery with endoscopical control: from radical operation to rehabilitation of the mucosa. Endoscopy. 1978;10(4):255–60. https://doi.org/10.1055/s-0028-1098304.
12. Bassiouni A, Wormald PJ. Role of frontal sinus surgery in nasal polyp recurrence. Laryngoscope. 2013;123(1):36–41. https://doi.org/10.1002/lary.23610.
13. Alsharif S, Jonstam K, van Zele T, Gevaert P, Holtappels G, Bachert C. Endoscopic sinus surgery for type-2 CRS wNP: an endotype-based retrospective study. Laryngoscope. 2019;129(6):1286–92. https://doi.org/10.1002/lary.27815.
14. Soyka MB, Wawrzyniak P, Eiwegger T, Holzmann D, Treis A, Wanke K, et al. Defective epithelial barrier in chronic rhinosinusitis: the regulation of tight junctions by IFN-γ and IL-4. J Allergy Clin Immunol. 2012;130(5):1087–96.e10. https://doi.org/10.1016/j.jaci.2012.05.052.
15. Van Zele T, Gevaert P, Holtappels G, Beule A, Wormald PJ, Mayr S, et al. Oral steroids and doxycycline: two different approaches to treat nasal polyps. J Allergy Clin Immunol. 2010;125(5):1069–76.e4. https://doi.org/10.1016/j.jaci.2010.02.020.
16. Pinto Bezerra Soter AC, Bezerra TF, Pezato R, Teles Abdo TR, Pilan RM, Pinna FR, et al. Prospective open-label evaluation of long-term low-dose doxycycline for difficult-to-treat chronic rhinosinusitis with nasal polyps. Rhinology. 2017;55(2):175–80. https://doi.org/10.4193/Rhin15.291.
17. Wolfe SG, Schlosser RJ, Bolger WE, Lanza DC, Kennedy DW. Endoscopic and endoscope-assisted resections of inverted sinonasal papillomas. Otolaryngol Head Neck Surg. 2004;131(3):174–9. https://doi.org/10.1016/j.otohns.2004.05.011.
18. Miglani A, Patel SH, Kosiorek HE, Hinni ML,

Hayden RE, Lal D. Endoscopic resection of sinonasal mucosal melanoma has comparable outcomes to open approaches. Am J Rhinol Allergy. 2017;31(3):200–4. https://doi.org/10.2500/ajra.2017.31.4435.

19. Hopkins C, Slack R, Lund V, Brown P, Copley L, Browne J. Long-term outcomes from the English national comparative audit of surgery for nasal polyposis and chronic rhinosinusitis. Laryngoscope. 2009;119(12):2459–65. https://doi.org/10.1002/lary.20653.

20. Chen FH, Deng J, Hong HY, Xu R, Guo JB, Hou WJ, et al. Extensive versus functional endoscopic sinus surgery for chronic rhinosinusitis with nasal polyps and asthma: a 1-year study. Am J Rhinol Allergy. 2016;30(2):143–8. https://doi.org/10.2500/ajra.2016.30.4271.

内镜鼻窦手术的并发症   第**49**章

董怿,周兵

要点

● 尽管内镜鼻窦手术对患者和医生都有利,但该手术的并发症仍然对鼻科医生提出了挑战。

● 彻底了解和熟悉内镜鼻窦手术中涉及的解剖结构和解剖变异、病变范围、必要的手术技巧和器械将有助于减少或避免并发症。

● 及时、适当的处理可以减少和消除并发症造成的损害。

1987 年,Stankiewicz[1] 报道了第一个描述与内镜鼻窦手术(ESS)相关的并发症的较大样本量病例文章。该研究包括 90 名接受鼻内镜下筛窦开放术的患者,总体并发症发生率为 29%。随着鼻内镜手术技术和器械的发展,并发症的发生率大幅下降[2-9]。然而,由于近年来内镜经鼻颅底手术的兴起,颅底损伤、颅内感染和出血、颈内动脉损伤等严重并发症日益受到关注[10-16]。尽管外科医生尽了最大努力,并发症仍然时有发生。

49.1 ESS 并发症的原因

没有鼻科医生希望遇到 ESS 并发症,但这种并发症是无法避免的。ESS 是在邻近眼眶、颅底、颈内动脉和其他极其重要的解剖结构的狭窄空间中进行的。这些结构的任何意外损伤都可能产生非常严重的后果,甚至危及患者的生命。据报道,与 ESS 相关的并发症发生率为 0.3%～22.4%(中位数为 7.0%)[3,17-19]。了解鼻窦的解剖结构、运用熟练的手术技术、手术过程中的耐心、仔细的手术过程是避免术中和术后并发症的关键因素。

49.2 ESS 并发症的分类

本章主要介绍 ESS 并发症的分类及治疗。表 49.1 提供了基于解剖区域的并发症分类。这些并发症的严重程度差异很大。有学者将并发症分为严重并发症和轻微并发症[19]。严重并发症是指危害较大、难以恢复、需要积极治疗的并发症,包括眼眶内血肿、肌肉损伤、视神经损伤、继发性泪道阻塞、脑脊液漏、颅内并发症、颈动脉损伤、需要输血的鼻出血等。脂肪暴露、眼眶充血、眼眶气肿、轻微鼻出血和继发性鼻窦炎被视为轻微并发症。

表 49.1 根据解剖区域的并发症分类

解剖区域	并发症	解剖区域	并发症
眼眶	纸样板损伤和脂肪外露	鼻部	鼻出血
	眶内血肿		鼻腔粘连
	肌肉损伤		继发性鼻泪管阻塞
	视神经损伤		继发性鼻窦炎
颅内	脑脊液（CSF）漏		骨质重塑
	颈内动脉损伤		
	颅内感染		

49.2.1 眼眶并发症

49.2.1.1 纸样板损伤和眼眶脂肪暴露

在鼻窦手术或筛窦开放术开始切除钩突时，可能会发生眼眶内侧壁纸质板损伤。钩突中部的切口如果过于横向或向后，可能会导致器械穿过纸质板进入眼眶。无意中损伤或切开纸质板并暴露了眶周，如果能迅速识别且眶周未受伤，通常不会产生不良后果。尽管这种并发症不会导致明显的功能障碍，但它是一种常见的手术并发症，特别是对于新手外科医生而言。

在这种情况下，通常要避免鼻腔填塞，因为将填塞物放置在眼眶缺损上会导致空气或血液进入眼眶组织。不应尝试去除脂肪，手术腔也不宜填得太紧，以免引起眶内感染和眶内压升高。

虽然小程度的眼眶脂肪脱垂并不危险（图 49.1），但如果术腔内发生更多出血且纸质板损伤非常接近眼眶顶点，就会变得危险。一旦血液进入眶尖，有时甚至很少的血液，就会形成眶尖血肿并导致视力障碍或失明。更严重的是，它可能导致眶尖综合征。因此，术中出血必须根据术腔情况采用不填塞或少填塞的处理方式。

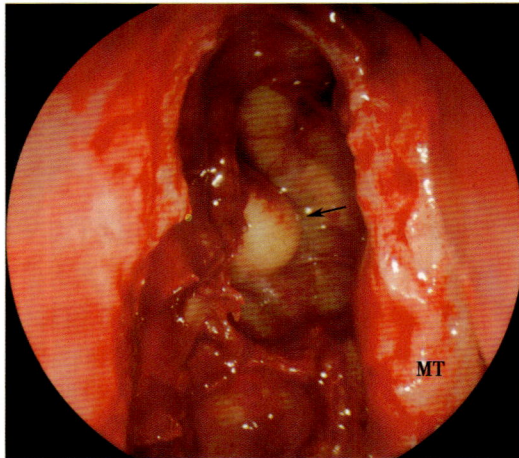

图 49.1 内镜视图显示少量眼眶脂肪（黑色箭头）突出到筛窦后区域。MT，中鼻甲

49.2.1.2　眶内血肿

继发于血管损伤或筛前动脉或筛后动脉出血的眼眶出血可导致眼眶内血肿和眼眶内压力升高并伴有视网膜缺血。这是 ESS 潜在的严重并发症[20]。

对缓慢扩大的眼眶血肿而没有造成视力丧失的处理包括去除鼻腔填塞物和眼部按摩。全身性糖皮质激素和甘露醇的施用可以减少水肿和房水的产生。如果这些措施不能改善临床症状，可能需要进行眶内侧减压。眼眶充血通常会在术后 1 周内消失。否则，若眼眶内血肿继续进展，应行眶减压手术，防止眶内压增高，压迫视神经。

49.2.1.3　眼肌损伤

ESS 术中，内直肌是所有眼肌中最危险的，其他眼部肌肉受到损害的机会很小。ESS中，筛窦中后部损伤比前部损伤更常见，通常由纸质层和眶周损伤引起内直肌损伤；这是因为在球部内直肌的插入位置，锥外层的脂肪组织更薄。内直肌可能会被手术器械（例如筛钳）直接损伤，也可能会因血液或神经损伤而间接损伤。1994 年，Setliff 和 Parsons 推出了一种革命性的动力切割器械，称为"悍马"（也称为剃须刀、显微切除器或显微清创器），它可以实现精确的手术控制、持续清晰的可视化、最小化术中出血并缩短手术时间[21]。动力切割器是 ESS 有效且高效的工具。然而，它们也与许多严重的眼眶并发症有关（图 49.2）。动力切割器的使用应考虑到医源性缺损或眼眶薄骨的自然裂开可能会导致眶内容物受损伤，特别是眼外肌及其周围的筋膜附着。在纸样板附近操作时，动力切割器尖端不得过于用力压在纸样板上。

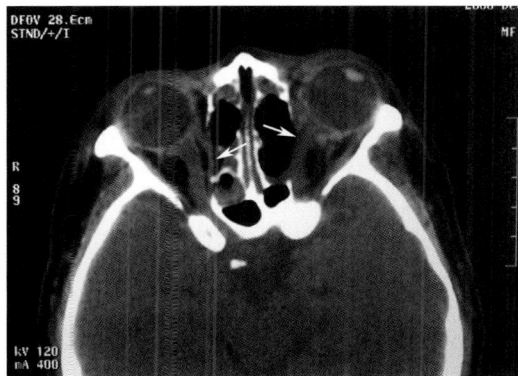

图 49.2　轴位鼻窦 CT 扫描显示由于在 ESS（软组织窗）中使用动力切割器而导致双侧内直肌的损伤。这是一名 45 岁女性，表现为右侧斜视和左侧眶尖综合征。CT显示左侧内直肌不连续，右侧内直肌连续但较薄（箭头）

将疝出到筛窦的脂肪误认为是鼻息肉也会导致并发症。在切除这种"息肉"的过程中，眼部肌肉会被卡住并受伤。具有筛窦解剖变异（例如 Onodi 气房和眶下气房）的患者容易发生眼眶内容物的损伤；由于既往手术、创伤或严重的筛窦息肉病而导致纸样板缺损时，也可能发生伤。如果视神经向筛窦后部或蝶窦上外侧部分内侧凸出，或者缺少骨质保护，则可能在眶顶或视神经管内侧损伤视神经（Onodi 气房）。

眼部肌肉损伤的主要症状是复视。检查可发现不同程度的眼球运动障碍。眼肌直接损伤需要手术矫正,但手术只能恢复眼球位置,而不能恢复受损肌肉的功能。因此,操作者应高度警惕眼眶脂肪的溢出,以免进一步损伤眼肌。如果发生肌肉挫伤,通常会在抗感染治疗后康复;但如果内直肌损伤严重,则无法恢复功能,需要眼科医生进行手术修复。

49.2.1.4 视神经损伤

视神经可能因直接和间接创伤而受损,并且其功能恢复的可能性非常低,特别是在发生直接损伤时。视神经的直接损伤通常发生在使用高速电钻或电凝时。在某些情况下,损伤是由助手在 ESS 术中进行抽吸直接造成的,这可能导致视神经管骨折(图 49.3)。在极少数情况下,电动仪器也会对视神经造成直接损伤。间接损伤通常由眶内血肿引起。有时,非常紧密的填充也会导致视神经缺血和视力丧失。因此,应特别小心,不仅要避免对神经的直接损伤,还要避免间接损伤,例如视神经管打磨过程中或钻头本身过热引起的损伤。一旦视神经的功能出现下降或丧失,恢复就非常困难。避免这种并发症的发生至关重要。

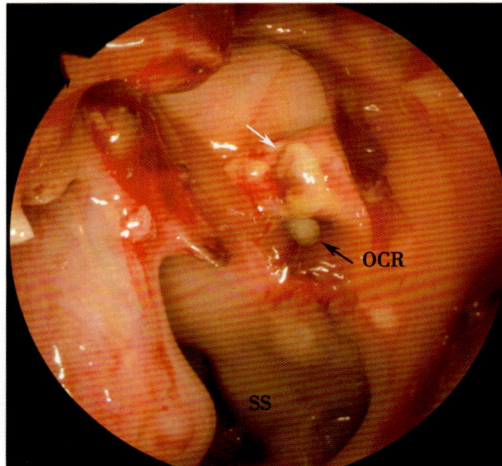

图 49.3 左侧 Onodi 气房视神经管骨折(白色箭头)的内镜。外科医生用刮匙解剖 Onodi 气房,用力过猛导致视神经管骨折裂开。SS 蝶窦、OCR 视神经管 - 颈内动脉隐窝

ESS 术中预防视神经损伤至关重要,因为这种损伤缺乏有效治疗方法。视神经损伤通常表现为部分视力丧失或失明。如果手术期间怀疑视神经损伤,应全身使用大剂量糖皮质激素并进行眼科会诊。术后磁共振成像扫描对于评估损伤的位置和程度是必要的。在这种情况下,可以选择立即进行视神经管减压。

49.2.2 颅内并发症

49.2.2.1 脑脊液(CSF)漏

ESS 出现颅底损伤时,术中常常会发生脑脊液漏[22]。这种并发症经常发生在严重的术中出血期间,因为出血可能会影响鼻内解剖标志的定位,并导致手术迷失方向。外科医生不能仅依靠影像导航系统来识别那些关键结构。对于修正性手术,缺乏正常或清晰的解剖标志也可能导致无序操作,特别是对于刚开始的外科医生来说。在这种情况下,靠近颅底的病变应不予处理并终止手术。

颅底最薄的区域，也是最容易受损伤的区域，是位于筛前动脉和前筛顶处中鼻甲的交界[23]（图 49.4）。据报道，垂体术后脑脊液漏的发生率为 2%～3%，但据报道，扩大经蝶入路术后的脑脊液漏发生率更高[24]。

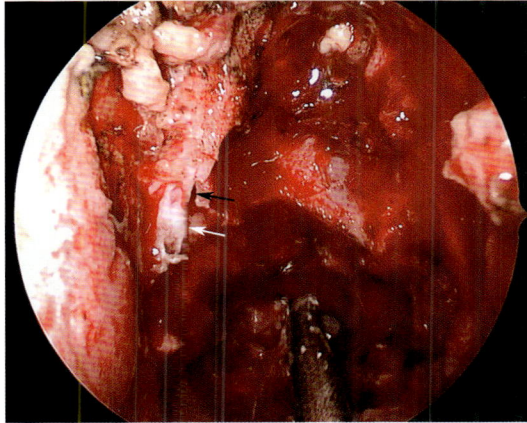

图 49.4 鼻内翻性乳头状瘤患者筛板前部的术中脑脊液漏。中鼻甲切除后 手术医生就迷失解剖方向，并使用 Kerrison 咬骨钳直接咬除了筛板。图中显示位于内镜视野中心的颅底缺损（黑色箭头）和破裂的硬脑膜（白色箭头）

对于大多数术中脑脊液漏，需要采用鼻中隔、鼻甲或鼻腔的游离黏膜瓣进行缺损的单层修复。有时较大的缺损需要额外的修复层，例如采用筛骨垂直板放置在缺损颅内侧。对于术中出现脑脊液漏的病例，术中应进行脑脊液漏修补术，并且不应期望自愈而使用鼻腔填塞，因为可能会增加术后颅内感染的风险。术后应给予敏感、能透过血脑屏障的抗生素，以预防颅内感染。

49.2.2.2 颈动脉损伤

颈内动脉损伤是 ESS 可能发生的危及生命的并发症。尽管这种并发症在接受鼻窦手术的患者中发生率不到 0.1%[19]，但其后果可能是毁灭性的，可能包括卒中引起的颅内损伤。鉴于避免这种并发症的重要性，ESS 术中需要明确保护好颈内动脉。然而，随着内镜颅底手术的发展，颈内动脉损伤的话题再次成为焦点。颈内动脉损伤的原因与解剖、病理和手术因素有关[25]。在解剖学因素中，颈内动脉（ICA）可能因颈内动脉管裂开、血管膨出以及病变导致颈内动脉移位而出现术中损伤。既往手术、放射治疗后、肿瘤环绕 ICA>120° 都可能会导致 ICA 变得病理性脆弱。最后，当术中 ICA 需要广泛暴露时，手术过程也很容易损伤 ICA。

ICA 沿着蝶窦的侧壁走行，紧邻视神经颈动脉隐窝下方，并形成特定的解剖结构（图 49.5）。术前影像通常为手术医生提供了一张地图，可以指导术者采用最恰当的手术策略。当从太靠外侧进入蝶窦或沿蝶窦侧壁进行手术操作并穿透颈动脉管时，可能会损伤颈内动脉。如果病变仅位于颈内动脉周围并与其粘连，则应进行精确解剖。如果切除更加困难，则应考虑其他方法。通过自然蝶窦口进入蝶窦内侧，并在远离外侧的颈动脉向下方和内侧方向扩大蝶窦口，即可避免颈动脉损伤。在常规鼻窦手术期间，通常不需要在蝶窦外侧进行器械操作；当进行此类仪器操作时，例如使用高速电钻，则需要格外小心。蝶窦间隔可以附着于颈内动脉骨管上，并且有报道称移除该隔板会导致动脉损伤。当颈内动脉受损时，大量出血会迅速充满鼻腔。如果可能的话，手术医生必须用碘仿纱布或肌肉填塞蝶窦来控制出血。应立即开始积极的液体复苏，并且必须实现血流动力学控制以维持脑灌注。还应对患者进行血型鉴定和交叉配血以输注血液制品。一旦患者病情稳定，介入放射科医生应使用血管造影来确定血管损伤的部位和程度，进行明确的治疗。在永久闭塞颈内动脉之前，介入神经放射科医生可以进行球囊闭塞测试，以验证是否有足够的交叉灌注。仅当颈内动脉闭塞不可行时，才需进行经颅血管搭桥术以预防脑缺血和卒中。

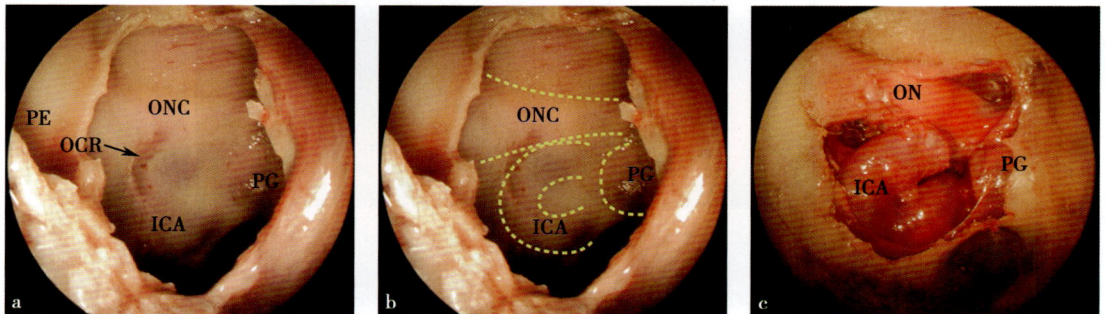

图 49.5　蝶窦内颈内动脉（ICA）、视神经管（ONC）和垂体（PG）关系的内镜解剖特征。（a）蝶窦外侧壁。（b）虚线显示 ONC、ICA 和 PG 的定位。（c）解剖蝶窦骨壁后可以看到视神经（ON）、ICA 和 PG。PE 后筛、OCR 视神经管 - 颈内动脉隐窝

49.2.3　术后并发症

49.2.3.1　颅内感染

关于颅内感染，已有 ESS 术后脑膜炎和颅内脓肿的报道。脑膜炎通常是脑脊液漏的结果，这种脑脊液漏在手术过程中可能不明显，或者没有快速正确地处理。细菌可能通过颅底缺损从鼻腔直接进入颅内。当患者在鼻窦手术后主诉剧烈头痛、高烧和颈项强直时，应考虑这种并发症。需要进行颅脑 CT 扫描、腰椎穿刺和神经科会诊等紧急评估。静脉注射抗生素是治疗脑膜炎的首选方法。颅内脓肿的诊断需要通过磁共振成像证实。静脉注射抗生素应在感染病和神经科医生的指导下进行。当有明确的感染证据时，可能需要清洁手术腔并清创。

49.2.3.2　鼻出血

鼻出血是一种常见并发症，发生于 ESS 术后约 2% 的患者。它通常发生在手术当天；也可能发生在手术后 5～7 天，但这种情况相对罕见[17]。鼻中隔出血也很少见，但这种出血可能导致鼻中隔血肿。术后出血最常见的部位是中鼻甲、上颌窦口后囟门和蝶窦口下缘。出血的血管来自蝶腭动脉的不同分支，包括位于中鼻甲根后部的中鼻甲分支，源自下鼻甲分支的后囟门支，横贯蝶窦口下缘的鼻后中隔动脉，这是蝶腭动脉的主要分支之一。因此，上颌窦术后最容易出血的部位是上颌窦口的后下部，而蝶窦手术后最容易出血的部位是蝶窦口的外下部。

手术后第二天大量出血通常是由于小的血管破裂造成。迟发性出血通常与用力擤鼻涕或鼻子干燥有关。在这种情况下，增加局部填塞通常是无效的。如有必要，应在手术室全身麻醉下仔细辨认出血部位。双极电凝最适合快速止血。由于患者在第一次手术时就已经出现出血情况，手术医生应考虑贫血甚至失血性休克的可能性。维持患者的生命体征和充足的血容量至关重要即使在手术过程中，也应与麻醉师保持良好的沟通，监测生命体征，必要时进行输血。

如果鼻窦术后几周出现严重（≥800ml）和反复出血，应回顾过去的治疗过程和颈内动脉损伤史。反复大量出血可能提示假性动脉瘤的形成，这是最灾难性的并发症之一。立即放射介入治疗是最有效的治疗方法。

49.2.3.3 鼻腔粘连

鼻腔粘连通常在手术后2~3周出现。术腔内的轻微粘连通常不会引起症状，也不需要处理（图49.6）。然而，继发于黏膜瘢痕的严重粘连可能是术后嗅觉丧失、复发性鼻窦炎和黏液囊肿形成的原因（图49.7）。尽管手术时放置的硅胶垫片或填塞材料可能会降低粘连形成的发生率，但仍应前瞻性地进行中鼻甲部分切除术、下鼻甲骨折外移或鼻中隔成形术。如果在术后第1周内进行门诊内镜检查时发现粘连，通常可以在患者不适最小的情况下将粘连分开。然而，当粘连严重或鼻腔变得非常狭窄时，在门诊分离粘连就比较困难。即使是轻度粘连，也肯定需要在全身麻醉下进行修复手术。

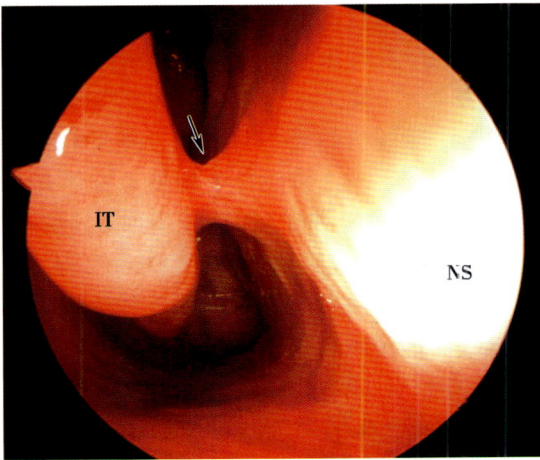

图49.6 轻微下鼻甲（IT）- 鼻中隔（NS）粘连的内镜视图

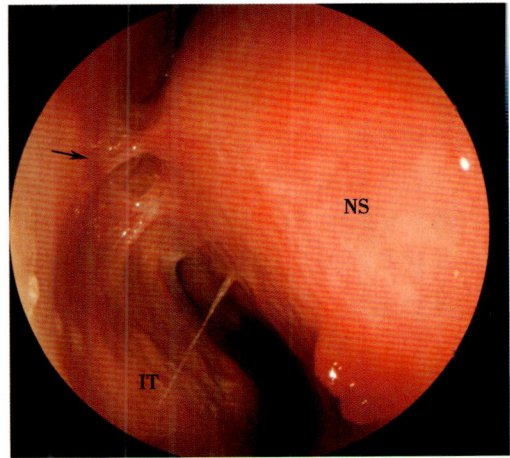

图49.7 内镜下鼻腔外侧壁与鼻中隔（NS）之间有明显粘连（箭头），应通过鼻中隔成形术进行修复治疗。IT 下鼻甲

49.2.3.4 继发性泪道阻塞

经鼻ESS术后持续溢泪表明术中泪囊或鼻泪管受到损伤。切除钩突时损伤泪囊或进行中鼻道造口术或有时进行下鼻道造口术时损伤鼻泪管更为常见。泪管与上颌窦口前缘之间的平均距离为9mm。使用反咬钳进行咬切时应注意上颌窦的开口。若触及硬骨，应停止操作，以免损伤鼻泪管。如果术中出现明显的鼻泪管损伤，术后预计会发生瘢痕性泪管狭窄

和泪囊炎；因此，应同时进行鼻腔泪囊吻合术。如果进行下鼻道造口术，则应保留骨窗周围的黏膜，尤其是下鼻道鼻泪管自然开口处的 Hasner 膜（图49.8）。

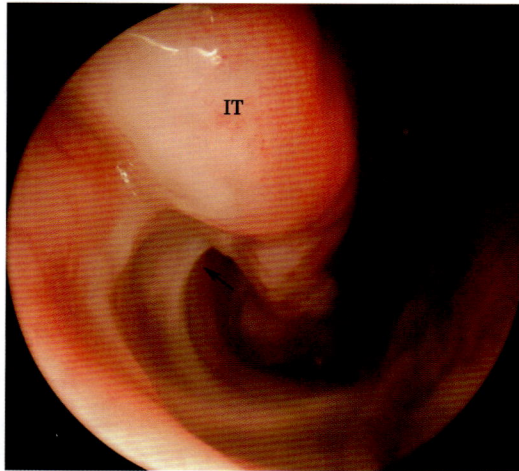

图 49.8　内镜下下鼻道造口术后导致慢性泪囊炎的下鼻道黏膜瘢痕（箭头）。IT 下鼻甲

49.2.3.5　继发性鼻窦炎

　　一般认为，继发性鼻窦炎主要是在采用经鼻内镜入路治疗前中颅底疾病后出现的。事实上，常规 ESS 术后继发性鼻窦炎也很常见。如上所述，黏膜瘢痕引起的粘连可导致复发性鼻窦炎。临床上，额窦炎是最常见的继发性鼻窦炎类型，其次是上颌窦炎和蝶窦炎。由于额隐窝的解剖结构复杂，准确进入额窦对于手术医生来说仍然是一个挑战。残留的额隐窝气房或黏膜瘢痕形成常阻塞额窦的引流，导致顽固性额窦炎。继发性上颌窦炎常伴有术中严重的黏膜损伤。另外，上颌窦的自然口在筛窦开放术中没有受到保护，手术后上颌窦口变得狭窄或关闭。同样，继发性蝶窦炎通常是由于蝶窦前壁黏膜损伤或开口狭窄所致。

　　鼻窦通气、引流不畅或鼻窦阻塞是导致继发性鼻窦炎的重要因素，必然会引起鼻窦感染，出现面部压迫感、流脓涕、鼻塞等一系列临床症状。内镜和影像学评估对于此类患者非常重要。一旦确诊，首选药物治疗，必须清除炎性肉芽组织、囊肿、脓性分泌物。由盐水和糖皮质激素混合而成的鼻冲洗剂也是有益的。如果经过适当的药物治疗后症状仍无法缓解，则需要进行鼻窦修复手术。需要内镜干预来完全打开鼻窦并去除不可逆的炎症病变。

49.2.3.6　骨质重塑

　　骨质重塑通常被认为是一种组织病理学现象，而不是鼻窦手术的并发症。随着对慢性鼻窦炎病因学的深入研究，鼻科医生更加关注鼻窦骨质重塑对患者的影响。慢性鼻窦炎发病机制中所发生的现象是众所周知的。正常情况下，骨骼系统不断形成和吸收，保持平衡状态。骨质重塑是系统失去平衡的一种状态。鼻内镜手术过程中，鼻黏膜过度撕脱、骨膜甚至骨质损伤，可能导致骨质重塑。骨质重塑可能导致鼻窦炎长期不愈，并影响内镜手术的效果（图49.9）。骨质重塑最常见的表现是骨质增生，可以通过 CT 扫描和鼻内镜检查观察到。不合理或不恰当的手术处理是骨质重塑（即骨质增生）的危险因素，可能成为持续性鼻窦炎和术后症状的主要原因。此外，增生的骨质会使修复手术变得更加困难。因此，医生在手术过程中必须尽可能保护鼻窦黏膜，避免不必要的黏膜撕脱。如果切除病灶不可避免地导致骨质裸露，可以采用鼻腔黏膜瓣进行修复，或者可以进行额外的骨质切除以减少骨质裸骨面积。在一些鼻窦手术（例如 Draf Ⅱb 或 Draf Ⅲ 手术）中，建议使用带血管蒂的鼻中隔黏膜瓣来覆盖裸露的骨质，该黏膜瓣可以抑制黏膜瘢痕形成和新骨形成。鼻窦修复性手术中，对于骨质增生明显的患者，需要进行骨质切除。

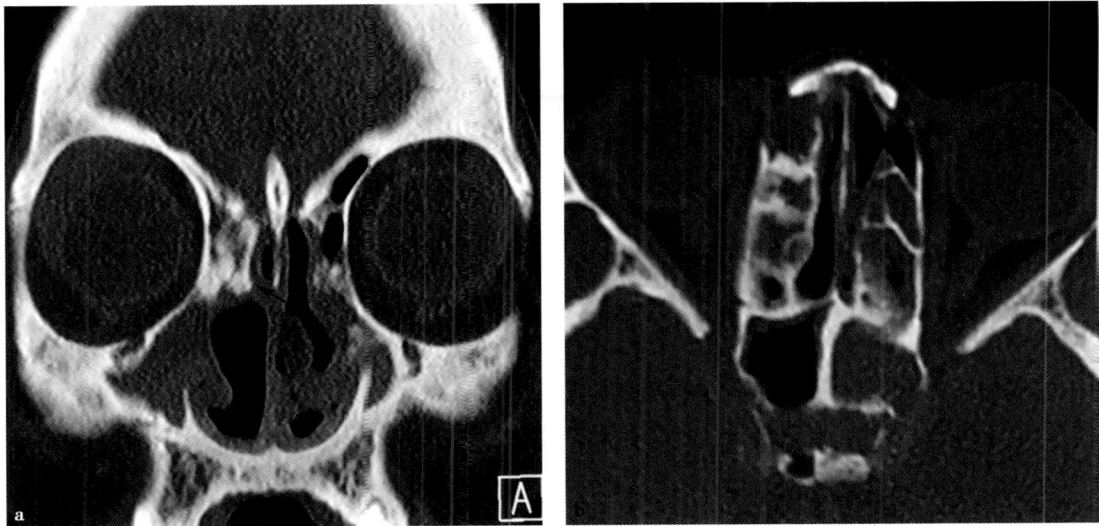

图 49.9 不恰当的内镜鼻窦手术后骨质重塑的鼻窦 CT 图像（左：冠状位；右：轴位）。患者，女，58 岁，鼻内镜手术 20 年后，双侧头痛 10 年。CT 扫描显示筛窦和右额隐窝骨质增生（黑色箭头）

49.3 结论

ESS 的并发症通常和对鼻窦解剖结构了解不足和准备不足有关。术前关注病灶的特点、潜在的手术风险、鼻窦解剖结构的变异或畸形、手术技术、手术器械和术中止血方法等有助于避免或减少并发症的发生。当并发症发生时，需要及时识别和适当的处理，这样则通常预后良好。

（刘海燕　孙悦奇　译）

参考文献

1. Stankiewicz JA. Complications of endoscopic intranasal ethmoidectomy. Laryngoscope. 1987;97(11):1270–3. https://doi.org/10.1288/00005537-198711000-00004.
2. Kimmelman C, Weisman R, Osguthorpe J, et al. The efficacy and safety of transnasal ethmoidectomy. Laryngoscope. 1988:1178–82.
3. Stankiewicz JA. Complications in endoscopic intranasal ethmoidectomy: an update. Laryngoscope. 1989;99(7 Pt 1):686–90. https://doi.org/10.1288/00005537-198907000-00004.
4. Krings JG, Kallogjeri D, Wineland A, Nepple KG, Piccirillo JF, Getz AE. Complications of primary and revision functional endoscopic sinus surgery for chronic rhinosinusitis. Laryngoscope. 2014;124(4):838–45. https://doi.org/10.1002/lary.24401.
5. Thacker NM, Velez FG, Demer JL, Rosenbaum AL. Strabismic complications following endoscopic sinus surgery: diagnosis and surgical management. J AAPOS. 2004;8(5):488–94. https://doi.org/10.1016/j.

jaapos.2003.09.001.

6. Eloy JA, Svider PF, Setzen M. Clinical pearls in endoscopic sinus surgery: key steps in preventing and dealing with complications. Am J Otolaryngol. 2014;35(3):324–8. https://doi.org/10.1016/j.amjoto.2014.01.013.

7. Cottrill E, Becker SS, DeLaurentis D. Pearls and pitfalls: medico-legal considerations for sinus surgery. Curr Opin Otolaryngol Head Neck Surg. 2014;22(1):75–9. https://doi.org/10.1097/moo.0000000000000024.

8. Hosemann W, Draf C. Danger points, complications and medico-legal aspects in endoscopic sinus surgery. GMS Curr Top Otorhinolaryngol Head Neck Surg. 2013;12:Doc06. https://doi.org/10.3205/cto000098.

9. Soyka MB, Holzmann D. Correlation of complications during endoscopic sinus surgery with surgeon skill level and extent of surgery. Am J Rhinol. 2005;19(3):274–81.

10. Cappabianca P, Cavallo LM, Esposito F, De Divitiis O, Messina A, De Divitiis E. Extended endoscopic endonasal approach to the midline skull base: the evolving role of transsphenoidal surgery. Adv Tech Stand Neurosurg. 2008;33:151–99. https://doi.org/10.1007/978-3-211-72283-1_4.

11. Snyderman C, Kassam A, Carrau R, Mintz A, Gardner P, Prevedello DM. Acquisition of surgical skills for endonasal skull base surgery: a training program. Laryngoscope. 2007;117(4):699–705. https://doi.org/10.1097/MLG.0b013e318031c817.

12. Kassam A, Snyderman CH, Mintz A, Gardner P, Carrau RL. Expanded endonasal approach: the rostrocaudal axis. Part I. Crista galli to the sella turcica. Neurosurg Focus. 2005;19(1):E3.

13. Kassam A, Snyderman CH, Mintz A, Gardner P, Carrau RL. Expanded endonasal approach: the rostrocaudal axis. Part II. Posterior clinoids to the foramen magnum. Neurosurg Focus. 2005;19(1):E4.

14. Kassam AB, Gardner P, Snyderman C, Mintz A, Carrau R. Expanded endonasal approach: fully endoscopic, completely transnasal approach to the middle third of the clivus, petrous bone, middle cranial fossa, and infratemporal fossa. Neurosurg Focus. 2005;19(1):E6.

15. Kassam A, Snyderman CH, Carrau RL, Gardner P, Mintz A. Endoneurosurgical hemostasis techniques: lessons learned from 400 cases. Neurosurg Focus. 2005;19(1):E7.

16. Brown SM, Anand VK, Tabaee A, Schwartz TH. Role of perioperative antibiotics in endoscopic skull base surgery. Laryngoscope. 2007;117(9):1528–32. https://doi.org/10.1097/MLG.0b013e3180caa177.

17. Dalziel K, Stein K, Round A, Garside R, Royle P. Endoscopic sinus surgery for the excision of nasal polyps: a systematic review of safety and effectiveness. Am J Rhinol. 2006;20(5):506–19. https://doi.org/10.2500/ajr.2006.20.2923.

18. Kennedy DW, Shaman P, Han W, Selman H, Deems DA, Lanza DC. Complications of ethmoidectomy: a survey of fellows of the American Academy of Otolaryngology-Head and Neck Surgery. Otolaryngol Head Neck Surg. 1994;111(5):589–99. https://doi.org/10.1177/019459989411100509.

19. May M, Levine HL, Mester SJ, Schaitkin B. Complications of endoscopic sinus surgery: analysis of 2108 patients—incidence and prevention. Laryngoscope. 1994;104(9):1080–3. https://doi.org/10.1288/00005537-199409000-00006.

20. Stankiewicz JA. Blindness and intranasal endoscopic ethmoidectomy: prevention and management. Otolaryngol Head Neck Surg. 1989;101(3):320–9. https://doi.org/10.1177/019459988910100305.

21. Setliff R, Parsons P. The "Hummer": new instrumentation for functional endoscopic sinus surgery. Am J Rhinol allergy. 1994;8:275–8.

22. Kennedy DW, Hwang PH. Rhinology: diseases of the nose, sinuses, and skull base. New York: Thieme; 2012.

23. Kainz J, Stammberger H. The roof of the anterior ethmoid: a place of least resistance in the skull base. Am J Rhinol Allergy. 1989;3:191–9.

24. Cappabianca P, Cavallo LM, Esposito F, Valente V, De Divitiis E. Sellar repair in endoscopic endonasal transsphenoidal surgery: results of 170 cases. Neurosurgery. 2002;51(6):1365–71; discussion 71–2.

25. AlQahtani A, London NR Jr, Castelnuovo P, Locatelli D, Stamm A, Cohen-Gadol AA, et al. Assessment of factors associated with internal carotid injury in expanded endoscopic endonasal skull base surgery. JAMA Otolaryngol Head Neck Surg. 2020;146(4):364–72. https://doi.org/10.1001/jamaoto.2019.4864.

围手术期管理　第**50**章

李健，文卫平

要点
- 围手术期管理是内镜鼻窦手术成功或失败的关键因素。
- 围手术期评估和持续随访有助于提高手术质量和患者的生活质量。

50.1　介绍

内镜鼻窦手术（ESS）被认为是慢性鼻窦炎（CRS）或鼻息肉的首选手术治疗方法。最近，手术设备仪器和技术有了较大进展。ESS 的质量也比以前更好。尽管如此，手术的主要目标仍是实现和维持 CRS 的临床控制。围手术期管理对于提高手术质量或改善术后生活质量和疾病控制具有重要意义[1]。因此，从术前评估到术后管理，都需要标准化的程序和治疗来控制疾病[2-4]。我们在此描述 CRS 围手术期常用和通用的临床管理流程。未来围手术期管理的规范化仍需要高质量的研究。

50.2　通过内镜检查和 CT 扫描进行术前客观评估

内镜检查可以确定 CRS 表型是 CRSsNP 或 CRSwNP。黏脓性分泌物通常见于鼻腔和鼻道。CT 扫描可作为内镜检查后 CRS 的诊断，CT 影像窦显示骨口鼻道复合体阻塞、黏膜增厚、软组织肿块等阳性体征（见第 2 章，放射影像学章节）。对于 CRS，仅靠内镜所见而无须 CT 扫描即可确诊。CT 扫描可待手术前进行[5-7]。术前 CT 扫描是必须的，目前是需在术前确认 CRS 的严重程度和患者的解剖结构[8]。目前已有许多系统可以帮助评估 CT 影像；其中 CLOSE 助记符被广泛使用（C: 筛板；L: 纸样板；O: Onodi 蝶筛气房；S: 蝶窦；E: 筛前动脉）。Wormald 报道了新的国际额窦解剖学分类和内镜额窦手术范围分类，为术前确定额窦解剖包括额窦引流通路提供了一种实用的方法。新的分类有助于年轻的手术医生术前在他自己的大脑中先进行模拟手术步骤，根据这种新方法，术前 CT 可以标准化评估[9]。

50.3　术前控制一般合并症，如高血压、糖尿病、凝血功能障碍和哮喘

术前一般情况的控制是为了改善手术视野和手术质量。更好的手术条件意味着手术期间患者的安全性更高，手术后并发症更少。抗凝剂和 / 或阿司匹林 /NSAIDs 会导致鼻窦手术期间出血过多。外科医生应确定术前停用这些药物的时间[10]。下气道炎症通常与 CRS

共存, 多达三分之二的 CRS 患者合并有哮喘。与非 CRS 个体相比, CRS 患者的肺功能明显更降, 因而应在术前进行肺功能检测, 即使没有支气管症状的患者也应如此[11-13]。

50.4　术前细菌学检测

CRS 患者的微生物组组成可能存在很大差异。鼻腔微生物群失衡与各种过敏性和呼吸道炎症性疾病有关。如果鼻腔或鼻道内可见脓性分泌物, 可在内镜下收集分泌物进行细菌培养[10]。如果需要, 可以分离细菌, 并同时进行抗生素敏感性检测[14,15] (见第 13 章)。

50.5　术前活检

如果需要鉴别诊断, 特别是对于单侧 CRS, 可以在内镜下进行活检以区分息肉和某些肿瘤。同时, 显微镜下可计数息肉组织中的嗜酸性粒细胞数量。最近, 一些评估采自鼻腔刷子或鼻上皮培养的上皮细胞研究表明, 息肉组织发生了显著的表观遗传变化[16]。未来, 鼻刷上皮可能是一种常规的"细胞"活检, 这有助于为每位患者制定个体化治疗策略[17]。

50.6　术后鼻腔填塞处理

如果可以避免, 则最好不进行鼻腔填塞。出血通常是由于蝶腭动脉的其中一个分支所致, 需要在手术结束前进行恰当处理。术中常需采用带吸引的电凝设备进行止血。如果在手术结束时仍有超过中等程度的出血, 通常需要使用某些类型的填塞[5,10,18]。但最好在手术后尽快取出填塞物。填塞时间应少于 48～72h。实际上, 要减少手术过程中的出血, 术前停用抗凝剂和 / 或阿司匹林 /NSAIDs 等可引起出血的药物, 以及停用亚洲地区具有血管扩张作用的特殊食物也很重要[19]。这些术前处理不仅可以减少手中出血, 还可以减少手术结束时填塞的可能[10]。填塞材料可分为不可吸收性材料和可吸收性材料。可吸收材料包括凝胶和其他可以滴入鼻腔和 / 或鼻窦腔的止血剂。一项比较可吸收敷料和不可吸收敷料的荟萃分析发现, 手术后的症状没有差异[20]。

50.7　术后鼻腔冲洗

患者需要学习如何用生理盐水进行鼻腔冲洗。纤维蛋白渗出物或结痂通常存在于手术后的前几周。术后恢复期可能会受到反复结痂的困扰。建议大多数患者每天至少冲洗两次, 持续 2 周。2 周后, 冲洗频率可以是每天一到两次, 直到手术后 8～12 周[5,18,21]。术后用生理盐水冲洗可以改善症状和内镜结果, 且副作用风险较低。最近的一项荟萃分析发现, 三项临床试验报告称, 发现使用生理盐水和各种溶液进行鼻腔冲洗可有效降低 ESS 后 CRS 的症状评分和内镜评分[22]。对于 2 型炎症患者, 可推荐使用糖皮质激素生理盐水[17]。根据最近的一些研究, 局部糖皮质激素可以抑制鼻黏膜炎症或抑制鼻腔细菌感染[22]。对于化脓性感染的患者, 可以推荐一些外用抗生素, 如妥布霉素。冲洗可以帮助患者缓解症状和黏膜的内镜表现[15]。

50.8 随访和术后内镜复查

在手术后的最初几天，通常需要进行术腔清理。手术后几个月内，需要进行内镜复查，去除结痂和纤维蛋白渗出物。鼻窦手术后，患者应该意识到持续鼻窦护理的重要性。第一次内镜复查应在术后 1 周。然后每 2 周需要门诊复查一次，可以持续到术后 2～3 个月。2 个月后，可要求患者每 1 个月到门诊复查一次[7,10,23]。在术后恢复过程中，应持续使用鼻腔冲洗和外用糖皮质激素来控制炎症并帮助纤毛和黏膜恢复[21]。部分 2 型息肉或哮喘患者应长期随访，甚至终生随访[17]。需要长期随访来确认手术后病情未控制的患者比例。从临床和研究的角度来看，仍然需要一个评估 CRS 疾病控制的金标准。所以后续计划可能会随着研究的进展而及时改变。

50.9 随访和术后评估

疗效评价应采用主观和客观相结合的方法。用于总体和个体症状的 SNOT-22 和 VAS 评分是经过验证的症状评估量表，在 CRS 领域应用广泛，用于评估生活质量和症状严重程度。CR 患者术后推荐使用总症状和单一症状 VAS、Lund-Mackay CT 评分和 Lund-Kennedy 内镜评分。SF-36 生活质量评分和 SNOT-2 鼻窦炎生活质量评分也被推荐，可以提供更全面和科学的信息[2,3]。最近，许多新的问卷已被用于评估 CRS 症状。这些包括鼻窦控制测试（SCT）、31 项鼻窦炎结果测量（RSOM-31）、鼻窦问卷（SNAQ-11）和鼻窦炎残疾指数（RSDI）-15。此外，还有一些关于评估对生活质量和一般健康状况影响的问卷，包括 36 项简表（SF-36）、12 项简表（SF-12）和 EuroQol-5Dimension-5Level（EQ-5D-5L）。

（刘海燕 孙悦奇 译）

参考文献

1. Simmen D, Jones N. Manual of endoscopic sinus and skull base surgery. New York: Stuttgart Georg Thieme Verlag; 2014.
2. Dietz de Loos DA, Segboer CL, Gevorgyan A, Fokkens WJ. Disease-specific quality-of-life questionnaires in rhinitis and rhinosinusitis: review and evaluation. Curr Allergy Asthma Rep. 2013;13(2):162–70. https://doi.org/10.1007/s11882-012-0334-8.
3. Piccirillo JF, Merritt MG Jr, Richards ML. Psychometric and clinimetric validity of the 20-item sino-nasal outcome test (SNOT-20). Otolaryngol Head Neck Surg. 2002;126(1):41–7. https://doi.org/10.1067/mhn.2002.121022.
4. Xu G, Zhao CX. Clinical effecacies of chronic rhinosinusitis. Zhonghua er bi yan hou tou jing wai ke za zhi = Chinese J Otorhinolaryngol Head Neck Surg. 2013:115–6.
5. Li HB, Shi JB, Xu G. [Comment on the European position paper on rhinosinusitis and nasal polyps 2012]. Zhonghua er bi yan hou tou jing wai ke za zhi = Chinese J Otorhinolaryngol Head Neck Surg. 2012;47(10):877–9.
6. Knai C, Brusamento S, Legido-Quigley H, Saliba V, Panteli D, Turk E, et al. Systematic review of the methodological quality of clinical guideline development for the management of chronic disease in Europe. Health Policy (Amsterdam, Netherlands). 2012;107(2–3):157–67. https://doi.org/10.1016/j.healthpol.2012.06.004.
7. Rosenfeld RM, Piccirillo JF, Chandrasekhar SS, Brook I, Ashok Kumar K, Kramper M, et al. Clinical practice guideline (update): adult sinusitis. Otolaryngol Head Neck Surg. 2015;152(2 Suppl):S1–s39. https://doi.org/10.1177/0194599815572097.
8. Wormald PJ, Hoseman W, Callejas C, Weber RK, Kennedy DW, Citardi MJ, et al. The international frontal sinus anatomy classification (IFAC) and classification of the extent of endoscopic frontal sinus surgery (EFSS). Int Forum Allergy Rhinol. 2016;6(7):677–96. https://doi.org/10.1002/alr.21738.

9. Error M, Ashby S, Orlandi RR, Alt JA. Single-blinded prospective implementation of a preoperative imaging checklist for endoscopic sinus surgery. Otolaryngol Head Neck Surg. 2018;158(1):177–80. https://doi.org/10.1177/0194599817731740.

10. Shi JB, Xu G. [Perioperative treatment of chronic rhinosinusitis]. Zhonghua er bi yan hou tou jing wai ke za zhi = Chinese J Otorhinolaryngol Head Neck Surg. 2013;48(2):111–3.

11. Chen L. Application of antiallergic drugs in the treatment of chronic rhinosinusitis. Zhonghua Er Bi Yan Hou Tou Jing Wai Ke Za Zhi. 2013:107–8.

12. Philpott CM, Erskine S, Hopkins C, Kumar N, Anari S, Kara N, et al. Prevalence of asthma, aspirin sensitivity and allergy in chronic rhinosinusitis: data from the UK National Chronic Rhinosinusitis Epidemiology Study. Respir Res. 2018;19(1):129. https://doi.org/10.1186/s12931-018-0823-y.

13. Massoth L, Anderson C, McKinney KA. Asthma and chronic rhinosinusitis: diagnosis and medical management. Med Sci (Basel, Switzerland). 2019;7(4) https://doi.org/10.3390/medsci7040053.

14. Jiang RS, Liang KL, Yang KY, Shiao JY, Su MC, Hsin CH, et al. Postoperative antibiotic care after functional endoscopic sinus surgery. Am J Rhinol. 2008;22(6):608–12. https://doi.org/10.2500/ajr.2008.22.3241.

15. Cherian LM, Cooksley C, Richter K, Ramezanpour M, Paramasivan S, Wormald PJ, et al. Effect of commercial nasal steroid preparation on bacterial growth. Int Forum Allergy Rhinol. 2019;9(7):766–75. https://doi.org/10.1002/alr.22312.

16. DeConde AS, Smith TL. Classification of chronic rhinosinusitis-working toward personalized diagnosis. Otolaryngol Clin North Am. 2017;50(1):1–12. https://doi.org/10.1016/j.otc.2016.08.003.

17. Bayar Muluk N, Cingi C, Scadding GK, Scadding G. Chronic rhinosinusitis-could phenotyping or endotyping aid therapy? Am J Rhinol Allergy. 2019;33(1):83–93. https://doi.org/10.1177/1945892418807590.

18. Fokkens WJ, Lund VJ, Mullol J, Bachert C, Alobid I, Baroody F, et al. EPOS 2012: European position paper on rhinosinusitis and nasal polyps 2012. A summary for otorhinolaryngologists. Rhinology. 2012;50(1):1–12. https://doi.org/10.4193/Rhino50E2.

19. Valentine R, Wormald PJ. Nasal dressings after endoscopic sinus surgery: what and why? Curr Opin Otolaryngol Head Neck Surg. 2010;18(1):44–8. https://doi.org/10.1097/MOO.0b013e3283346f36.

20. Yan M, Zheng D, Li Y, Zheng Q, Chen J, Yang B. Biodegradable nasal packings for endoscopic sinonasal surgery: a systematic review and meta-analysis. PLoS One. 2014;9(12):e115458. https://doi.org/10.1371/journal.pone.0115458.

21. Adappa ND, Wei CC, Palmer JN. Nasal irrigation with or without drugs: the evidence. Curr Opin Otolaryngol Head Neck Surg. 2012;20(1):53–7. https://doi.org/10.1097/MOO.0b013e32834dfa80.

22. Chen XZ, Feng SY, Chang LH, Lai XP, Chen XH, Li X, et al. The effects of nasal irrigation with various solutions after endoscopic sinus surgery: systematic review and meta-analysis. J Laryngol Otol. 2018;132(8):673–9. https://doi.org/10.1017/s0022215118000919.

23. Rosenfeld RM, Piccirillo JF, Chandrasekhar SS, Brook I, Kumar KA, Kramper M, et al. Clinical practice guideline (update): Adult Sinusitis Executive Summary. Otolaryngol Head Neck Surg. 2015;152(4):598–609. https://doi.org/10.1177/0194599815574247.

手术疗效和预测因素　第51章

陈枫虹，史剑波

要点

- 内镜鼻窦手术（ESS）可能被认为相对安全且适用于伴/不伴有 NP 的 CRS。
- 然而，复发率可能会有所不同，并且与 2 型免疫标记物有关。
- ESS 后复发的预测指标包括组织和血嗜酸性粒细胞、IL-5、合并哮喘、变应性疾病和通过 CT 扫描发现的筛窦疾病。

　　许多前瞻性研究表明，内镜鼻窦手术（ESS）对于治疗无 NP，而不是有 NP 的 CRS 患者相对有效，但缺乏强有力的前瞻性研究。多个预测因子在 ESS 术后治疗结局中被发现。ESS 的结局可以从症状和生活质量改善、息肉复发、疾病控制水平等多个维度进行评估[1]；见第 53 章。然而，由于 ECRS 的高复发率，目前 CRS 的治疗目标正在从治愈转向实现和维持临床疾病控制；患者不应该有症状，或者症状不令人困扰。长期控制鼻窦黏膜炎症的需求往往仍未得到满足；这意味着迫切需要新的手术技术和/或生物制剂来改善这种情况。

51.1　症状和生活质量的改善和预测

　　ESS 已成为 CRS 的标准手术方式，并且通常也用于难治性 CRS。有许多已发表的研究表明了 ESS 术后患者症状得到显著改善，以及疾病特异性和一般生活质量的改善。然而，这些研究大多是非随机和非对照的（Ⅲ级），只有少数随机对照试验可用[2,3]。

　　Stein 等[4] 使用加利福尼亚州门诊手术数据库筛选了 2005—2011 年期间接受 ESS 的 CRS 患者。在接受 ESS 的 61 339 名患者中，4 078 名（6.65%）在相对较短的时间内复发并进行了修正性 ESS。他们发现进行修正性手术的阳性预测因子是鼻息肉诊断（AOR：1.20，95%*CI*：1.11~1.29，*P* < 0.001）和女性（AOR：1.20，95%*CI*：1.11~1.29，*P* < 0.001）。共有 1 459 名 CRS 患者随访至 ESS 术后 5 年[5]。术后 5 年，所有患者的平均 SNOT-22 评分为 28.2（标准差[SD]=22.4）。这与 3 个月（25.5）、12 个月（27.7）和 36 个月（27.7）观察到的结果非常相似，这些结果均比基线分数改善了 14 分。在一项规模较小的长期前瞻性研究中，59 名成年患者平均随访 10.9 年（±13.8 个月）。平均生活质量评分在基线和 6 个月之间显著改善，并持久维持到术后 10 年。在术后 10 年的随访期内观察到 17% 的修正性手术率，而 CRSwNP 的修正性手术率为 25%[6]。Calus 等[7] 报告了 47 例 CRSwNP 患者接受 FESS 的长期结果，这些患者在一项前瞻性研究中接受了初次或修正性扩大 ESS 手术。他们在术前、术后 6 年和 12 年对患者进行了随访。与术前相比，症状评分和鼻内镜息肉总评分仍有明显

改善；然而，在术后 12 年的随访期内，38 名患者中有 30 名出现复发性鼻息肉，其中 14 名患者接受了额外的修正性手术。合并变应性疾病和组织 IL-5 水平升高被发现是需要进行修正性手术的重要预测因子。Hopkins C 等[8] 和 Alakärppä 等[9] 分别发现术前 SNOT-22 可以预测术后症状能否改善。术前评分 <20 的患者无法获得超过最小临床重要差异（MCID）的平均改善。SNOT-22 评分大于 30 的患者有超过 70% 的机会达到 MCID。与 CRSsNP 患者相比，CRSwNP 患者的暂时性改善更显著[8]。

51.2　息肉复发和修正性手术及预测

鼻息肉复发率在 8% 到 55% 之间[10-14]。黏膜嗜酸性粒细胞增多被广泛认为是息肉复发的危险因素。然而，目前尚无统一的组织病理学诊断标准来诊断嗜酸性粒细胞性 CRS。表 51.1 总结了嗜酸性粒细胞预测息肉复发能力的研究。一些研究对嗜酸粒细胞性 CRS 的定义依赖于每高倍镜视野（HPF）下嗜酸性粒细胞计数（放大 400 倍），而其他一些研究则基于样本中嗜酸性粒细胞数量占总炎症细胞计数百分比的标准。研究人员建议使用"5"[18,34]、"10"[10,13,19,35]、"20"[20]、"55"[11]、"70"[12]、"100"[17]、"120"[15] 个嗜酸性粒细胞绝对计数 /HPF 作为嗜酸粒细胞性 CRS 的临界值；其他人则建议将"5%"[22]、"10%"[23]、"20%"[21] 或"27%"[11] 嗜酸性粒细胞百分比作为嗜酸粒细胞性 CRS 的临界值。此外，测量嗜酸性粒细胞和炎症细胞的方法也各不相同。一些使用一个单一的具有较多炎症细胞浸润的视野，一些计算目镜下 10mm×10mm 网状面积内的细胞，其他人则计算 5 个或 10 个随机高倍镜视野。McHugh 等[24] 通过荟萃分析研究了高组织嗜酸性粒细胞增多是否可用于根据复发可能性来定义 ECRS。在综合分析 11 篇文献（$n=3\,138$）后，他们发现 >55 eos/HPF 的临界值具有最高的灵敏度和特异性。进行的多元回归分析表明，诊断准确性研究的质量评估、地理位置、随访时间和研究设计不会影响测试结果的准确性。

嗜酸粒细胞性炎症标志物、Charcot-Leyden 晶体（CLC）[25,26]、嗜酸性粒细胞阳离子蛋白（ECP）[27]、eotaxin-3[28]、骨膜素（periostin）[29] 和 IL-5[20] 也显示出一定的预测息肉复发的价值。Wu 等[25] 的研究提示鼻腔分泌物中 CLC 蛋白水平对息肉复发也具有预测价值，其研究显示 62.96%（68/108）的患者在术后 12～33 个月的随访期间出现复发。高于 34.24ng/ml 的 CLC 浓度可以预测术后息肉复发，灵敏度为 92.6%，特异性为 87.5%。Qi 等[26] 还发现鼻刷中的相对 CLC mRNA 水平可以作为预测 CRSwNP 复发的可靠非侵入性生物标志物。

Nakayama 等[16] 进行了一项前瞻性研究，以探讨黏膜嗜酸性粒细胞增多对鼻息肉复发的影响。在平均 17.5 个月的随访期内，息肉复发率为 22.9%（40/175）。ECRS 的复发率为 34.8%，NECRS 为 10.5%。黏膜嗜酸性粒细胞增多的患者（70/HPF 及以上）预后较差。哮喘、息肉评分、CT 评分和变应性鼻炎也是复发的预测因素。Brescia 等[13] 对 143 名患者进行了一项前瞻性研究。平均随访时间为 17 个月。在他们的研究中，黏膜嗜酸性粒细胞增多是鼻息肉复发的唯一独立预后因素，使用每高倍视野 ≥10 个嗜酸性粒细胞作为 ECRS 的诊断标准。ECRS 中息肉复发的相对风险为 2.92（NECRS 为 1.0）。在另一项研究中[14]，作者招募了 240 名接受 ESS 治疗且术后随访时间超过 12 个月的 CRSwNP 患者。他们比较了中性粒细胞与淋巴细胞比率（NLR）和嗜酸性粒细胞与淋巴细胞比率（ELR）以及嗜碱性粒细胞与淋巴细胞比率（BLR）的预测作用。在该研究中，息肉复发率为 14.7%。息肉复发患者

表 51.1 总结 ECRS 和 NECRS 复发率的研究

第一作者,年份	研究设计,样本量	国家	ECRS标准	作者定义 ECRS 的依据	活检取材部位	作者对鼻息肉复发的定义	术后至息肉复发平均时间/月	随访时间/月	ECRS的比例	复发百分比:总的,ECRS,NECRS
Matsuwaki 2008[15]	R, n=56	日本	>120	复发的最高比值比(OR, 3.2; P<0.001)	鼻息肉或鼻窦黏膜	需要进行修正性ESS	NR	60	12.5%	16.1%、85.7%、6.1%
Nakayama 2011[16]	P, n=175	日本	>70	最小P值(P=0.001)和最高AUC(0.673)	鼻息肉或筛窦黏膜	息肉大小级别≥1分	NR	17.5	50.8%	22.8%、34.8%、10.5%
Ikeda 2013[17]	P, n=130	日本	>100	ROC曲线和cox比例风险模型显示最小P值	鼻息肉	中鼻道出现鼻息肉	28±12	48	32.3%	36.2%、47.6%、25.0%
Vlaminck 2014[189]	P, n=221	比利时	>5	基于Soler等2009年的报道[35]	鼻窦黏膜	鼻窦黏膜炎症复发出现≥3个鼻窦症状,并需要>1个月的全身激素治疗	NR	36	57.9%	22.2%、32.0%、8.6%
Brescia 2016[19]	P, n=179	意大利	>10	未提供依据	鼻息肉	息肉大小级别≥1分	22.3±10.7	32.8±14.7	41.3%	13.4%、21.6%、7.6%
Grgic 2015[20]	P, n=30	克罗地亚	>20	息肉复发的最高RR值(RR, 41%; P<0.05)	鼻息肉	息肉大小级别≥1分	NR	24	73.3%	36.6%、40.9%、25.0%
Lou 2015[11]	R, n=387	中国	>55	约登指数:最佳敏感性、特异性和AUC(0.969; P<0.001)	鼻息肉	息肉复发,术后1年症状超过1个月	NR	34±5	49.6%	55.2%、97.4%、13.8%
Tokunaga 2015[12]	P, n=1 716	日本	>70	Kaplan-Meier曲线无总息肉复发率的最显著值	鼻息肉	息肉大小级别≥1分	NR	22.6	39.1%	23.1%、33.0%、16.7%
Brescia 2016[13]	P, n=143	意大利	>10	未提供依据	鼻息肉	息肉大小级别≥1分	19±10	17±10	41.3%	13.4%、21.6%、7.6%
Do, 2016[10]	P, n=110	澳大利亚	>10	基于Snidvongs等的报道[36]	筛窦黏膜	需要长期口服激素	NR	>12	55.4%	8.1%、13.1%、2.0%
Rosati 2020[21]	P, n=44	意大利	>20%	基于文献报道	鼻息肉	黏膜息肉样变并且出现困扰患者的症状(>1月)	NR	8~10 年	47.7%	40.9%、66.7%、17.4%

AUC, 曲线下面积;ECRS, 嗜酸粒细胞性慢性鼻窦炎;ESS, 内镜鼻窦手术;HPF, 高倍视野;HTE, 组织嗜酸性粒细胞增多;NECRS, 非嗜酸粒细胞性慢性鼻窦炎;NP, 鼻息肉;NR, 未报告;NRD, 非复发性疾病;P, 前瞻性;R, 回顾性;RD, 复发性疾病;ROC, 受试者工作特征;RR, 相对风险。

的平均 NLR、ELR 和 BLR 均显著高于未复发患者，但 NLR、ELR 或 BLR 在疾病复发方面的鉴别力低得令人失望。Grgic 等 [20] 纳入了 30 名手术并随访至少 2 年的鼻息肉患者。高 IL-5 浓度与更高的鼻息肉复发风险呈正相关，但没有达到统计学显著性。息肉标本中的局部 IgE 免疫组织化学反应性对息肉复发没有任何影响。

　　CRS 的临床特征也可用于预测息肉复发。T. Tokunaga 等 [12] 发现血嗜酸性粒细胞增多（> 5%）、CT 扫描发现的筛窦疾病、支气管哮喘、阿司匹林和非甾体抗炎药不耐受等与息肉复发显著相关。Meng 等报道了从 Lund-Mackay 评分中获取的两侧总筛窦评分和上颌窦评分的比率（E/M 比率）能够预测鼻息肉复发 [30]。Amali 等 [31] 发现中鼻甲的息肉样改变与手术后息肉复发的风险有关。

51.3　难治性 CRS 和病情未控制及预测

　　尽管接受了鼻内糖皮质激素治疗、在过去一年中使用了多达两次短期疗程的抗生素或全身糖皮质激素治疗，并且之前已进行了充分的手术，但仍未达到可接受的病情控制水平的患者即被认为是病情未控制的严重 CRS（见第 53 章）。基于这一定义，Liao 等的研究 [32] 显示，高达 30% 的中国 CRS 患者表现为病情未控制的严重 CRS[33]。Tao 等 [34] 报告了在术后 1 年的随访中，47.8% 的 CRS 患者病情得到控制，22.1% 部分控制，30.1% 未控制。多元回归模型发现组织嗜酸性粒细胞、血嗜酸性粒细胞、Lund-Mackay（LM）评分 ≥ 15 和 CT 筛窦（E）≥ 上颌骨（M）评分是术后病情未控制独立的危险因素。

（王康华　孙悦奇 译）

参考文献

1. Fokkens WJ, Lund VJ, Hopkins C, Hellings PW, Kern R, Reitsma S, et al. European position paper on rhinosinusitis and nasal polyps 2020. Rhinology. 2020;58(Suppl S29):1–464.
2. Rimmer J, Fokkens W, Chong LY, Hopkins C. Surgical versus medical interventions for chronic rhinosinusitis with nasal polyps. Cochrane Database Syst Rev. 2014;(12):CD006991.
3. Ragab SM, Lund VJ, Scadding G. Evaluation of the medical and surgical treatment of chronic rhinosinusitis: a prospective, randomised, controlled trial. Laryngoscope. 2004;114(5):923–30.
4. Stein NR, Jafari A, DeConde AS. Revision rates and time to revision following endoscopic sinus surgery: a large database analysis. Laryngoscope. 2018;128(1):31–6.
5. Hopkins C, Slack R, Lund V, Brown P, Copley L, Browne J. Long-term outcomes from the English national comparative audit of surgery for nasal polyposis and chronic rhinosinusitis. Laryngoscope. 2009;119(12):2459–65. https://doi.org/10.1002/lary.20653.
6. Smith TL, Schlosser RJ, Mace JC, Alt JA, Beswick DM, DeConde AS, et al. Long-term outcomes of endoscopic sinus surgery in the management of adult chronic rhinosinusitis. Int Forum Allergy Rhinol. 2019;9(8):831–41.
7. Calus L, Van Bruaene N, Bosteels C, Dejonckheere S, Van Zele T, Holtappels G, et al. Twelve-year follow-up study after endoscopic sinus surgery in patients with chronic rhinosinusitis with nasal polyposis. Clin Transl Allergy. 2019;9:30.
8. Hopkins C, Rudmik L, Lund VJ. The predictive value of the preoperative Sinonasal Outcome Test-22 score in patients undergoing endoscopic sinus surgery for chronic rhinosinusitis. Laryngoscope. 2015;125(8):1779–84.
9. Alakarppa AI, Koskenkorva TJ, Koivunen PT, Alho OP. Predictive factors of a beneficial quality of life outcome in patients undergoing primary sinonasal surgery: a population-based prospective cohort study. Eur Arch Otorhinolaryngol. 2018;275(5):1139–47.
10. Do TQ, Barham HP, Earls P, Sacks R, Christensen JM, Rimmer J, et al. Clinical implications of mucosal remodeling from chronic rhinosinusitis. Int Forum Allergy Rhinol. 2016;6(8):835–40.
11. Lou H, Meng Y, Piao Y, Wang C, Zhang L, Bachert C. Predictive significance of tissue eosinophilia for nasal polyp recurrence in the Chinese population. Am J Rhinol Allergy. 2015;29(5):350–6.

12. Tokunaga T, Sakashita M, Haruna T, Asaka D, Takeno S, Ikeda H, et al. Novel scoring system and algorithm for classifying chronic rhinosinusitis: the JESREC Study. Allergy. 2015;70(8):995–1003.

13. Brescia G, Marioni G, Franchella S, Ramacciotti G, Giacomelli L, Marino F, et al. A prospective investigation of predictive parameters for post-surgical recurrences in sinonasal polyposis. Eur Arch Otorhinolaryngol. 2016;273(3):655–60.

14. Brescia G, Pedruzzi B, Barion U, Cinetto F, Giacomelli L, Martini A, et al. Are neutrophil-, eosinophil-, and basophil-to-lymphocyte ratios useful markers for pinpointing patients at higher risk of recurrent sinonasal polyps? Am J Otolaryngol. 2016;37(4):339–45.

15. Matsuwaki Y, Ookushi T, Asaka D, Mori E, Nakajima T, Yoshida T, et al. Chronic rhinosinusitis: risk factors for the recurrence of chronic rhinosinusitis based on 5-year follow-up after endoscopic sinus surgery. Int Arch Allergy Immunol. 2008;146(Suppl 1):77–81. https://doi.org/10.1159/000126065.

16. Nakayama T, Yoshikawa M, Asaka D, Okushi T, Matsuwaki Y, Otori N, et al. Mucosal eosinophilia and recurrence of nasal polyps – new classification of chronic rhinosinusitis. Rhinology. 2011;49(4):392–6.

17. Ikeda K, Shiozawa A, Ono N, Kusunoki T, Hirotsu M, Homma H, et al. Subclassification of chronic rhinosinusitis with nasal polyp based on eosinophil and neutrophil. Laryngoscope. 2013;123(11):E1–9.

18. Vlaminck S, Vauterin T, Hellings PW, Jorissen M, Acke F, Van Cauwenberge P, et al. The importance of local eosinophilia in the surgical outcome of chronic rhinosinusitis: a 3-year prospective observational study. Am J Rhinol Allergy. 2014;28(3):260–4.

19. Brescia G, Marioni G, Franchella S, Ramacciotti G, Velardita C, Giacomelli L, et al. Can a panel of clinical, laboratory, and pathological variables pinpoint patients with sinonasal polyposis at higher risk of recurrence after surgery? Am J Otolaryngol. 2015;36(4):554–58.

20. Grgic MV, Cupic H, Kalogjera L, Baudoin T. Surgical treatment for nasal polyposis: predictors of outcome. Eur Arch Otorhinolaryngol. 2015;272(12):3735–43.

21. Rosati D, Rosato C, Pagliuca G, Cerbelli B, Della Rocca C, Di Cristofano C, et al. Predictive markers of long-term recurrence in chronic rhinosinusitis with nasal polyps. Am J Otolaryngol. 2020;41(1):102286.

22. Kim JW, Hong SL, Kim YK, Lee CH, Min YG, Rhee CS. Histological and immunological features of non-eosinophilic nasal polyps. Otolaryngol Head Neck Surg. 2007;137(6):925–30.

23. Cao PP, Li HB, Wang BF, Wang SB, You XJ, Cui YH, et al. Distinct immunopathologic characteristics of various types of chronic rhinosinusitis in adult Chinese. J Allergy Clin Immunol. 2009;124(3):478–84, 84.e1–2.

24. McHugh T, Snidvongs K, Xie M, Banglawala S, Sommer D. High tissue eosinophilia as a marker to predict recurrence for eosinophilic chronic rhinosinusitis: a systematic review and meta-analysis. Int Forum Allergy Rhinol. 2018;8(12):1421–9.

25. Wu D, Yan B, Wang Y, Zhang L, Wang C. Predictive significance of Charcot-Leyden crystal protein in nasal secretions in recurrent chronic rhinosinusitis with nasal polyps. Int Arch Allergy Immunol. 2020:1–11.

26. Qi S, Yan B, Liu C, Wang C, Zhang L. Predictive significance of Charcot-Leyden crystal mRNA levels in nasal brushing for nasal polyp recurrence. Rhinology. 2020;58(2):166–74.

27. Lu PC, Lee TJ, Huang CC, Chang PH, Chen YW, Fu CH. Serum eosinophil cationic protein: a prognostic factor for early postoperative recurrence of nasal polyps. Int Forum Allergy Rhinol. 2020; https://doi.org/10.1002/alr.22664.

28. Yamada T, Miyabe Y, Ueki S, Fujieda S, Tokunaga T, Sakashita M, et al. Eotaxin-3 as a plasma biomarker for mucosal eosinophil infiltration in chronic rhinosinusitis. Front Immunol. 2019;10:74.

29. Ninomiya T, Noguchi E, Haruna T, Hasegawa M, Yoshida T, Yamashita Y, et al. Periostin as a novel biomarker for postoperative recurrence of chronic rhinosinitis with nasal polyps. Sci Rep. 2018;8(1):11450.

30. Meng Y, Zhang L, Lou H, Wang C. Predictive value of computed tomography in the recurrence of chronic rhinosinusitis with nasal polyps. Int Forum Allergy Rhinol. 2019;9(11):1236–43.

31. Amali A, Bidar Z, Rahavi-Ezabadi S, Mikaniki N, Sadrehosseini SM. Polypoid change of middle turbinate is associated to an increased risk of polyp recurrence after surgery in patients with chronic rhinosinusitis with nasal polyps. Eur Arch Otorhinolaryngol. 2018;275(8):2021–5.

32. Liao B, Liu JX, Li ZY, Zhen Z, Cao PP, Yao Y, et al. Multidimensional endotypes of chronic rhinosinusitis and their association with treatment outcomes. Allergy. 2018;73(7):1459–69.

33. Liao B, Liu JX, Guo CL, Li ZY, Pan L, Liu Z. A panel of clinical and biological markers predict difficult-to-treat chronic rhinosinusitis. Allergy. 2020;75(4):946–9.

34. Tao X, Chen F, Sun Y, Wu S, Hong H, Shi J, et al. Prediction models for postoperative uncontrolled chronic rhinosinusitis in daily practice. Laryngoscope. 2018;128(12):2673–80.

35. Soler ZM, Sauer DA, Mace J, Smith TL. Relationship between clinical measures and histopathologic findings in chronic rhinosinusitis. Otolaryngol Head Neck Surg. 2009;141(4):454–61.

36. Snidvons K, Lam M, Sacks R, Earls P, Kalish L, Phillips PS, et al. Structured histopathology profiling of chronic rhinosinusitis in routine practice. Int Forum Allergy Rhinol.2012;2(5):376–85.

第52章 慢性鼻窦炎伴鼻息肉的生物制剂治疗

Claus Bachert

要点

- 临床上严重的 CRSwNP 与鼻窦黏膜内的 2 型免疫反应相关,其特征是细胞因子 IL-4、IL-5 和 IL-13 浓度增加、IgE 和嗜酸性粒细胞数量升高。
- 与其他 2 型疾病如哮喘、特应性皮炎一样,这些细胞因子和介质可以被单克隆抗体特异性靶向,即所谓的生物制剂。
- 对于 CRSwNP,多种抗体已成功应用于研究,其中度匹鲁单抗(dupilumab)最早开发并在美国和欧洲获得批准。
- 度匹鲁单抗能很大程度减少患者的息肉大小,无须使用口服糖皮质激素和进行手术,并且耐受性良好。

    基于第 5～17 章中描述的病理机制,以及在第 20 和第 21 章中介绍的内型分类方法,很明显,针对病情未控制的严重 CRSwNP 的特定创新方法将靶向 2 型免疫反应。部分患者存在病情未控制的严重 CRSwNP,这些患者尽管已经接受了连续每天两次鼻用糖皮质激素(GCS)并最终口服 GCS,和 / 或尽管以前进行过充分的鼻窦手术和 / 或合并哮喘或 N-ERD,但双侧鼻息肉大小仍为 Davos 8 级中的第 4 级 [1]。在日常临床中,这些患者多年来几乎总是每天两次使用局部 GCS,并且三分之二的患者在过去 2 年内至少接受过一次手术和 / 或口服 GCS;此外,超过 60% 的患者合并了迟发性哮喘。这实际上表明,当前的治疗可能尚未完全控制病情,并且任何进一步的使用口服 GCS 或进一步的常规手术都会增加患者的风险,而不会带来长期益处。对于这些患者,显然需要一种创新的治疗方法。

    在对哮喘、特应性皮炎和其他 2 型疾病进行了关键的研究后,最终开始评估生物制剂用于治疗鼻息肉的可能性(表 52.1)。奥马珠单抗(omalizumab)以游离 IgE 为靶点,并将其复合以防止与 IgE 受体结合,于 2003 年在美国推出,用于治疗严重哮喘,随后在欧洲上市。10 年后,第一项 CRSwNP 研究发表 [2]。针对 CRSwNP 的 IL-5 生物制剂(瑞利珠单抗和美泊利珠单抗)的概念验证性研究于 2006 年和 2011 年发表,但在鼻息肉之前已注册用于治疗哮喘;美泊利珠单抗的注册可能是可以实现的,但其 3 期试验尚未终止。贝那利珠单抗是一种抗 IL-5 受体拮抗剂,目前也处于 3 期临床试验阶段。最后,第一个用于 CRSwNP 适应证的生物制剂很可能是度匹鲁单抗(dupilumab),一种抗 IL-4 受体拮抗剂,2 期临床试验研究结果于 2016 年发表 [3] 第 3 阶段试验结果刚刚发布 [4]。度度匹鲁单抗已于 2019 年在美国注册用于 CRSwNP,并可能于同年在欧洲注册。

表 52.1 生物制剂治疗鼻息肉的研究报告及治疗效果

	美泊利珠单抗	奥马珠单抗	度匹鲁单抗	美泊利珠单抗
年份	2011[9]	2013[2]	2016[3] 2019[4]	2017[10]
目标分子	IL-5	IgE	IL-4Ra	IL-5
研究设计[a]	单中心	两个中心	多中心（13 中心）	多中心（6 中心）
数量（真药 / 安慰剂）	30（20/10）	23（15/8）	60（30/30）	105（54/51）
哮喘百分比（真药 / 安慰剂）	43%（50%/30%）	100%（100%/100%）	58%（63%/53%）	78%（81%/75%）
既往手术百分比（真药 / 安慰剂）	77%（75%/80%）	83%（87%/75%）	58%（63%/53%）	100%（100%/100%）
终点和最后随访	8 周 /48 周	16 周 /20 周	16 周 /16 周	25 周 /25 周
疗效	息肉评分显著降低；血液嗜酸性粒细胞计数、血清 ECP 和 IL-5Rα、IL-6、MPO 减少、鼻分泌物	息肉和 CT 评分显著减少，上、下呼吸道症状和 AQLQ 改善	息肉和 CT 评分显著减少，嗅觉、症状和生活质量得到改善（SNOT-22）；FEV1 和 ACQ5 的改善。血浆 eotaxin-3、血清和鼻分泌物 tIgE 以及鼻组织 tIgE、IL-13、ECP、PARK、嗜酸细胞趋化因子 1、2、3	息肉评分显著降低，嗅觉、症状和生活质量得到改善（SNOT-22）

[a] 所有这些研究均为随机、双盲、安慰剂对照研究。tIgE，总血清免疫球蛋白 E；AQLQ，哮喘生活质量问卷；ACQ5，哮喘控制问卷 5 项；PnIF，鼻吸气峰流量；FEV1，第 1 秒用力呼气容积；SNOT-22，鼻窦结果测试量表 22 项；ECP，嗜酸性粒细胞阳离子蛋白；IL-5Rα，IL-5 受体 α；TARC，胸腺活化调节趋化因子；PARK，肺部激活调节趋化因子；MPO，髓过氧化物酶。

从 2 期研究中可以明显看出，美泊利珠单抗、奥马珠单抗和度匹鲁单抗等生物制剂均可显著降低鼻息肉评分至临床相关的程度［基线时鼻息肉评分（NPS）约 6 分，治疗结束时相比安慰剂组平均降低了 1~2 分］。凭借这种效果，人们反复进行了其他观察，例如 Lund-Mackay CT 评分的降低、鼻腔和鼻窦症状的减轻、嗅觉和嗅觉测试评分的改善以及由 SNOT-22 和 RSOM-31 进行评估的生活质量，这些结果表明生物制剂治疗对鼻息肉疾病的临床相关影响[5]（表 52.2）。此外，在哮喘患者中，度匹鲁单抗和奥马珠单抗可以增强 CRSwNP 和合并哮喘患者的肺功能和哮喘控制。最后，有赖于生物制剂的作用机制，研究也注意到血和组织中嗜酸性粒细胞或血清 IgE 水平的降低[5]。同时，局部效应也有所记录：度匹鲁单抗治疗减少了 CRSwNP 患者息肉组织和鼻分泌物中 2 型炎症的多种生物标志物，表明 IL-4Rα 信号传导的拮抗作用抑制了 2 型细胞因子依赖性过程，例如黏膜 IgE 形成，以及将炎症细胞吸引到鼻黏膜的趋化因子的表达[6]（图 52.1）。

表 52.2 生物制剂治疗 CRSwNP 有何期望？

临床上	
降低内镜鼻息肉评分 Lund-Mackay CT 扫描评分	度匹鲁单抗、美泊利珠单抗、奥马珠单抗
减少相关鼻部症状	度匹鲁单抗、奥马珠单抗
气味增加（UPSIT 和 VAS）	度匹鲁单抗、美泊利珠单抗、奥马珠单抗
提高生活质量（SNOT-22 和 RSOM-31）	度匹鲁单抗、美泊利珠单抗、奥马珠单抗
降低内镜鼻息肉评分 Lund-Mackay CT 扫描评分	度匹鲁单抗、美泊利珠单抗、奥马珠单抗
在哮喘患者中	
肺功能增强（FEV1% 预测值）	度匹鲁单抗、奥马珠单抗
哮喘控制（ACQ 和 AQLQ）	度匹鲁单抗、奥马珠单抗
生物标志物	
血液嗜酸性粒细胞数量减少	美泊利珠单抗
血清 IgE 水平降低	度匹鲁单抗、奥马珠单抗
组织嗜酸性粒细胞数量减少	度匹鲁单抗、美泊利珠单抗

摘自 Bachert C et al, J Allergy Clin Immunol. 2018；141：1543-1551.

52.1 抗 IL-5 策略

上述生物制剂的作用方式不同；瑞利珠单抗和美泊利珠单抗是抗 IL-5 抗体，可捕获血清、骨髓和黏膜组织中的 IL-5。IL-5 对于嗜酸性粒细胞的迁移、趋化和募集、活化、增殖、成熟和存活都至关重要[7]。IL-5 由淋巴样细胞（特别是 Th2 细胞）产生，但也可由先天性淋巴样细胞（ILC2）、肥大细胞、γδ-T 细胞和嗜酸性粒细胞产生。IL-5 与 IL-5 受体的 α 亚基（IL-5Rα）结合，以跨膜形式在嗜酸性粒细胞上表达，并在嗜碱性粒细胞上少量表达；该受体也以可溶形式存在，可能干扰黏膜组织内的抗 IL-5 受体途径。受体复合物的刺激随后激活多个信号传导途径。贝那利珠单抗是一种人源化单克隆抗体，以高亲和力与人 IL-5R 的 α 链结合，阻断其激活和信号转导。贝那利珠单抗由于其无岩藻糖基化，还与 NK 细胞、巨噬细胞和中性粒细胞上表达的主要活化受体（FcgR）结合，从而增强抗体依赖性细胞介导的细胞毒性（ADCC）功能[8]。ADCC 的激活是贝那利珠单抗所独有的，使其能够快速减少循环和组织嗜酸性粒细胞的数量。血液中嗜酸性粒细胞和嗜碱性粒细胞及其前体细胞显著减少。针对 IL-5 或其受体的生物制剂可能会影响从骨髓到血液和气道黏膜组织的不同水平的嗜酸性粒细胞。

瑞利珠单抗的第一项研究即显示出疗效；然而，该抗体并未在该适应证中得到进一步开发。在一项针对严重鼻息肉（大多在手术后复发且对糖皮质激素无效）的概念验证性双盲随机研究中，20 名患者接受了 2 次单次静脉注射（间隔 28 天）、750mg 的美泊利珠单抗，10 名患者接受了安慰剂。8 周时，接受美泊利珠单抗治疗的 20 名患者中，有 12 名的鼻息肉评分和 CT 扫描评估有显著改善，而接受安慰剂的患者中只有十分之一有改善[9]。在后来

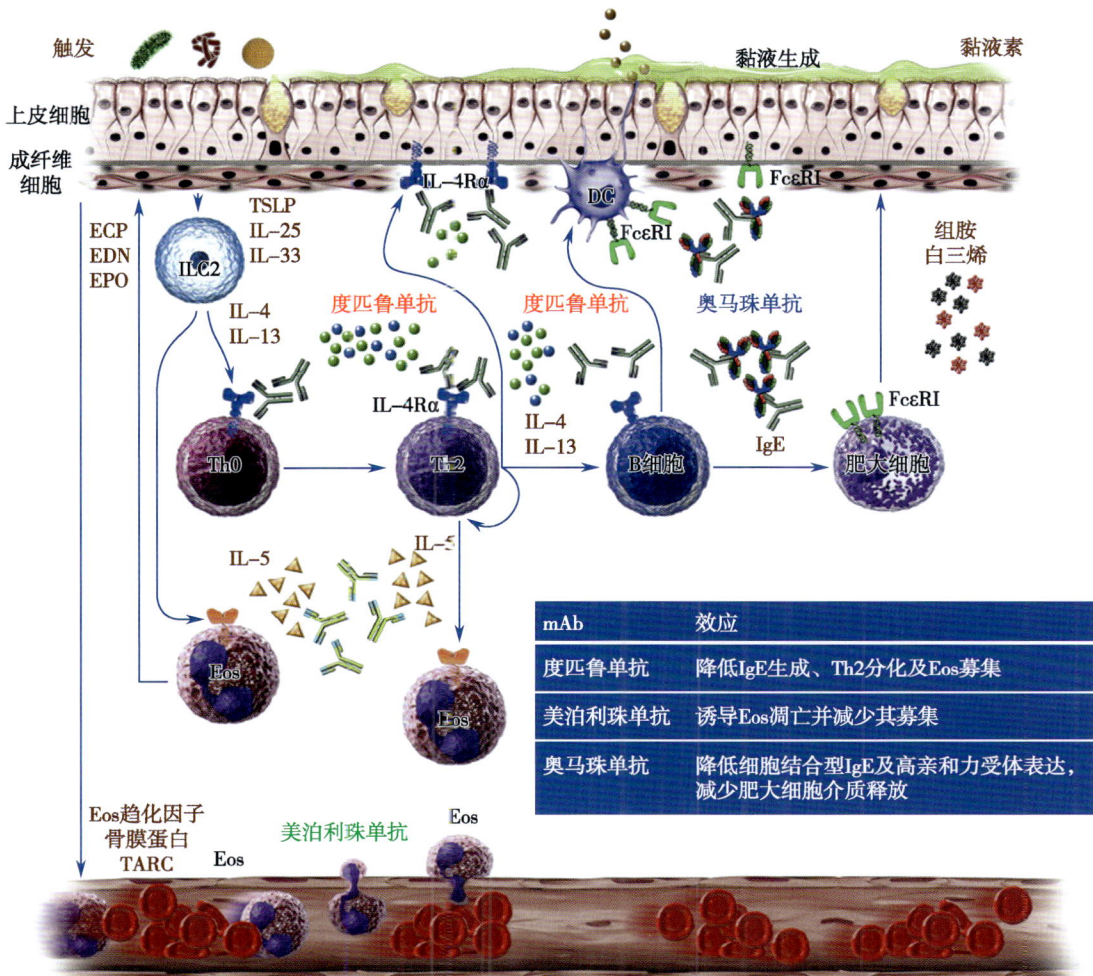

图 52.1 针对 2 型免疫反应的生物制剂。DC, 树突细胞; ECP, 嗜酸性粒细胞阳离子蛋白; EDN, 嗜酸性粒细胞源性神经毒素; Eos, 嗜酸性粒细胞; EPO, 嗜酸性粒细胞过氧化物酶; IL-4Rα, IL-4 受体 α; TSLP, 胸腺基质淋巴细胞生成素 (来源: Bachert 等, J Allergy Clin Immunol. 2018)

的一项随机、双盲、安慰剂对照试验中, 纳入了 105 名需要手术治疗的复发性鼻息肉患者, 除了每日局部糖皮质激素治疗外, 每 4 周静脉注射 750mg 美泊利珠单抗或安慰剂, 总共 6 剂。主要终点是基于内镜鼻息肉评分和鼻息肉严重程度视觉模拟量表 (VAS) 评分的复合终点, 治疗第 25 周时不再需要手术的患者人数。与安慰剂组相比, 美泊利珠单抗组中在第 25 周不再需要手术的患者比例明显更高 (30% vs 10%, $P < 0.006$)。与安慰剂组相比, 美泊利珠单抗组的鼻息肉严重程度 VAS 评分、内镜鼻息肉评分、所有单个症状 VAS 评分和 SNOT-22 评分均显著改善。美泊利珠单抗的安全性与安慰剂相当[10]。目前正在进行一项 3 期临床研究, 其结果将有助于进一步评估该药物的效果。要点是可能较低的反应率, 以及根据生物标志物预先选择患者的方法。

52.2   抗 IgE

免疫球蛋白 E（IgE）抗体因其在介导过敏反应中的作用而得到广泛认可，其强大的效应功能通过与肥大细胞、嗜碱性粒细胞和树突状细胞上的 Fc 受体 FcεRI 以及 B 细胞上的 FcεRⅡ/CD23 结合而激活细胞。通过 IgE 交联刺激受体后，肥大细胞和嗜碱性粒细胞释放大量介质，其中包括白三烯、前列腺素和细胞因子，例如 IL-4、IL-5 和 IL-13。这些细胞因子影响嗜酸性粒细胞、T 细胞和上皮细胞，并维持 2 型免疫反应。因此，奥马珠单抗很可能在多个水平上干扰 IgE，从树突细胞到肥大细胞和嗜碱性粒细胞，以及 B 细胞 [11]。如前所述，IgE 也在非过敏性疾病中发挥作用，例如鼻息肉病和非过敏性迟发性哮喘，这些疾病的特征是气道黏膜组织局部形成大量多克隆 IgE [12]。这种 IgE 具有功能并释放肥大细胞介质，进而进一步维持炎症反应 [13]。

作为一项概念验证性研究，一项随机、双盲、安慰剂对照试验纳入了患有鼻息肉和合并哮喘的过敏性和非过敏性患者进行研究。受试者接受 4～8 次皮下注射的奥马珠单抗（$n=16$）或安慰剂（$n=8$）。主要终点是第 16 周时鼻内镜息肉总评分的下降。次要终点包括鼻窦 CT 混浊度、鼻部和哮喘症状的变化、上呼吸道和下呼吸道生活质量问卷的结果以及血清 / 鼻分泌物生物标志物水平。16 周后，奥马珠单抗治疗组的鼻内镜息肉总评分显著下降，CT 的 Lund-Mackay 评分变化证实了这一点。奥马珠单抗对上呼吸道和下呼吸道症状（鼻塞、鼻涕、嗅觉丧失、喘息和呼吸困难）和生活质量评分均具有改善作用，与是否存在过敏无关 [2]。这项研究通过较少例数患者的研究证明了奥马珠单抗的反应具有临床意义，可降低 2.5 分的鼻息肉评分，以及和疾病相关的症状，并证实了局部产生的多克隆 IgE 的作用。

最近公布了两项 3 期临床研究的初步结果，表明对于鼻内糖皮质激素反应不足的患者，在鼻内莫米松疗法的基础上，奥马珠单抗比安慰剂更有效。与安慰剂相比，奥马珠单抗在第 24 周时显著降低了鼻息肉评分和平均每日鼻塞评分，并早在第 4 周就出现改善。此外，平均每日嗅觉评分、平均每日鼻后滴漏评分和鼻涕评分以及治疗后 SNOT-22 评分均明显改善。6 个月内全身糖皮质激素的减少或鼻部手术的减少以及 AQLQ 的改善并未达到显著效果，这可能是由于研究的持续时间和患者数量有限。此外，24 周后 UPSIT 显示出改善。尽管这些研究是在相对较小的人群中进行的，并且仅持续了 6 个月以上，但初步数据表明，在鼻用糖皮质激素治疗的基础上，奥马珠单抗对鼻息肉具有明显疗效。与概念验证性研究相比，鼻息肉评分的降低幅度较小，这可能提示这些研究中研究人群之间存在差异。

52.3   抗 IL-4 受体 α 拮抗作用

第一项度匹鲁单抗的随机 [3]、双盲、安慰剂平行对照研究于 2013—2014 年在美国和欧洲进行。60 名鼻用糖皮质激素难治性慢性鼻窦炎和鼻息肉的成人患者接受了皮下注射度匹鲁单抗（600mg 负荷剂量，随后每周 300mg；$n=30$）或安慰剂（$n=30$）；所有患者每天两次接受糠酸莫米松鼻喷雾剂治疗，持续 16 周。在所有患者中，有 35 名合并哮喘的患者，51 名完成了研究。主要终点是双侧鼻息肉评分，该评分显示接受治疗的患者与接受安慰剂治疗的患者之间存在显著差异，表明度匹鲁单抗具有临床相关疗效。安慰剂组鼻息肉评分的最小二乘（LS）平均变化为 −0.3（95%CI: −1.0～0.4），度匹鲁单抗组为 −1.9（95%CI: −2.5～−1.2），导致 LS 平均差异为 −1.6[95%CI: −2.4～−0.7]；$P < 0.001$）。此外，使用 CT 扫描评估的 Lund-Mackay CT 总分以及 UPSIT 评估的 SNOT-22 和嗅觉评估在组间具有高度显著性。最常见的不良事件是鼻咽炎（安慰剂组为 33%，度匹鲁单抗组为 47%）、注射部位反应（7% vs 40%）和头痛（17% vs 20%）。因此，除了局部糖皮质激素治疗外，拮抗 IL-4 和 IL-13 的策略被证明对治疗鼻息肉非常有效，并且有理由进行更长治疗时间的进一步研究。

度匹鲁单抗的 3 期临床研究结果最近已发表，涉及 700 多名患者的 2 项研究[4]。大约三分之二的患者在 2 年内曾接受过手术和 / 或口服糖皮质激素，大约 60% 的患者合并非严重哮喘。度匹鲁单抗的推荐剂量（每 2 周 300mg）显著改善了共同主要终点，包括鼻息肉评分（NPS）和鼻塞评分（NCS）。24 周时，两项研究中度匹鲁单抗治疗与安慰剂治疗的 NPS 平均差异分别为 −2.06（95%CI: −2.43～−1.69；$P < 0.0001$）和 −1.80（−2.10～−1.51；$P < 0.0001$）。NCS 的差异为 −0.89（−1.07～−0.71；$P < 0.0001$）和 −0.87（−1.03～−0.71；$P < 0.0001$）。此外，与安慰剂相比，所有监测的次要终点，包括总症状评分、每日嗅觉障碍、鼻窦混浊（CT）评分、嗅觉测试（UPSIT）和疾病特异性生活质量 SNOT-22 评分均显著降低。在 4 周内，使用度匹鲁单抗治疗后，有嗅觉障碍的受试者比例从 75% 降低至令人印象深刻的 30%，但安慰剂组没有出现相关变化；这种效果在研究期间持续有效，有趣的是，与气味相比，鼻息肉评分的变化速度较慢，表明药物的抗炎作用而不是抗阻塞作用与这种作用有关。哮喘患者的肺功能和哮喘控制程度也得到显著改善。血清（总 IgE、TARC、eotaxin-3 和骨膜素）和鼻分泌物（ECP、eotaxin-3 和总 IgE）中 2 型生物标志物的减少与之前描述的效果一致[6]。有趣的是，该药物的耐受性良好，安慰剂组比度匹鲁单抗组更容易观察到最常见的不良事件（鼻咽炎、鼻息肉和哮喘恶化、头痛、鼻出血）。病毒感染的数量也减少了，正如之前对城市区哮喘的研究所观察到的那样[14]。

24 周后终止治疗导致疾病部分复发，鼻息肉评分和症状增加，而继续治疗在接下来的 28 周内进一步缓解，鼻息肉评分比开始治疗时降低了近 2.5 分（图 52.2、图 52.3）。相比之下，尽管每天两次使用莫米松，但安慰剂组的 NPS 在治疗一年中略有增加。第二年的进一步治疗可能会带来进一步的好处，更多的患者会达到较低的息肉评分和临床负担。在患有或不患有哮喘或 AERD 的患者中也观察到了临床效果，并且与之前的手术无关。

首次监测生物制剂对口服糖皮质激素（OCS）使用和"实际 / 计划"手术的影响；与安慰剂组相比，度匹鲁单抗组接受全身 GCS 的患者数量减少了 70% 以上，接受手术的患者数量减少了 80% 以上。然而，并不是每个人都对治疗产生强烈反应。根据所监测的指标，在治疗第 24 周时，无反应者占治疗患者的 20%～35%。然而，度匹鲁单抗组中只有 12.5% 的受试者在 1 年的治疗过程中需要至少再接受一个疗程的口服糖皮质激素或手术，这表明度匹鲁单抗大大减少了对任何进一步额外治疗措施的需求。

52.4 临床实践中的生物制剂

尽管目前很少使用，但使用生物制剂治疗鼻息肉的研究清楚地表明，一旦这种药物获得批准并确定其使用条件，其功效可能有多大。当然，定价问题将发挥重要作用，但患者的选择、严重疾病的定义、对既往治疗的评估（包括手术技术和方法）、对每个患者存在 2 型免

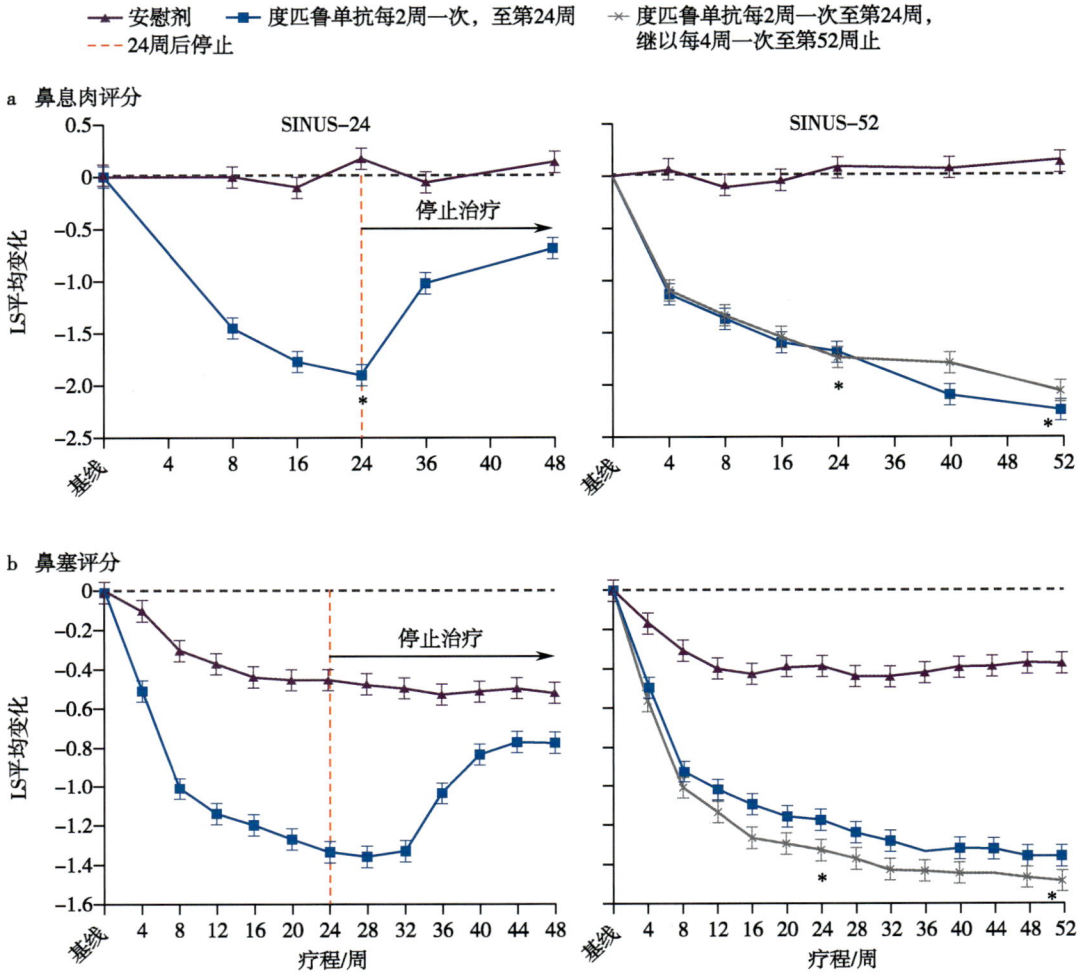

图 52.2 在 3 期临床试验中,使用度匹鲁单抗 24 周和 52 周对鼻息肉大小(a)和鼻塞评分(b)的影响。LS,最小二乘(来源:Bachert 等,《柳叶刀》2019)

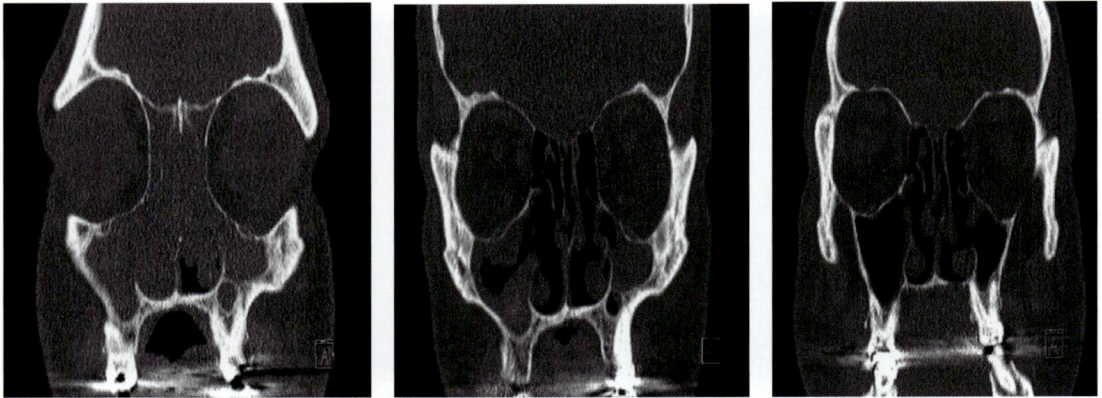

图 52.3 接受度匹鲁单抗治疗的 CRSwNP 受试者 1 年内的鼻窦 CT 扫描(从左到右)

疫疾病的识别以及最终的生物标志物也将发挥重要作用，以尽可能提高对治疗反应的预测效果。是否对治疗有反应在很大程度上取决于特定地区或陆洲的 2 型免疫反应百分比（见第 21 章），不同的陆洲，2 型免疫反应的比例可能在不到 40% 到超过 80% 的范围波动。因此，只要我们没有针对这种免疫反应的任何特定治疗方法，至少识别患有 2 型免疫反应的患者并排除患有非 2 型疾病的患者就至关重要[15]。

不幸的是，尚未发现能够预测个体对生物制剂治疗反应的标志物。具体而言，血嗜酸性粒细胞增加对于抗 IL-5 治疗没有预测价值，或者对于过敏或血清 IgE 浓度升高的患者对抗 IgE 治疗也没有预测价值。此外，这些指标均不能预测对度匹鲁单抗的治疗反应。进一步的研究有望在不久的将来鉴定出有用的血清或鼻分泌物标记物。

当前的给药方案、应用和不良事件见表 52.3、表 52.4。这些可能会影响医生和患者选择生物制剂的决定，以及反应率、作用速度和平均可达到的效应大小。随着这一创新治疗领域的发展，将会出现更多今天无法预测的可能性；因此，持续的学习将是临床免疫学转化为日常实践的特点。当前适用的护理途径将在下一章讨论。

表 52.3　用于 CRSwNP 的生物制剂

单抗类型	作用机制	成人 > 12 岁的剂量	使用方式
奥马珠单抗	结合游离 IgE	每 2 或 4 周 75～600mg（1～4 剂）根据开始治疗前测量的基础 IgE 水平（IU/ml）和体重（kg）确定	皮下：上臂、大腿或腹部 75mg 或 150mg 粉末和注射用溶液溶剂。配制好的溶液必须立即使用
美泊利珠单抗	抑制 IL-5	每 4 周 100mg	皮下：上臂、大腿或腹部 100mg 粉末用 1.2ml 注射用水重新配制。配制好的溶液必须立即使用
贝那利珠单抗	抑制 IL-5 与 IL-5Rα 受体的结合 直接嗜酸性粒细胞毒性作用	每 4 周 30mg，连续 3 次，然后每 8 周 30mg	皮下：上臂、大腿或腹部 30mg 预装注射器 储存在冰箱中（2～8℃）。不要冻结。请勿摇晃
度匹鲁单抗	阻断 IL-4Rα 受体	每 2 周 300mg	皮下：上臂、大腿或腹部 300mg 预装注射器 储存在冰箱中（2～8℃）。不要冻结。请勿摇晃
瑞利珠单抗	抑制 IL-5	每 4 周 3mg/kg	通过无菌、无热原、一次性、低蛋白结合输注过滤器（0.2μm）静脉输注 20～50min 2.5ml 或 10ml 小瓶 1ml 含有 10mg 瑞利珠单抗储存在冰箱中（2～8℃）。不要冻结

表 52.4　生物制剂的副作用

	很常见	常见	不常见	罕见	很罕见 / 未知
奥马珠单抗[a]	发热	头痛 * 注射部位反应 上腹部疼痛 **	过敏性支气管痉挛 咳嗽 头晕 腹泻 消化不良的体征和症状 疲劳 法拉盛 流感样疾病 恶心 感觉异常 咽炎 光敏性 体位性低血压 瘙痒症 皮疹 嗜睡 昏厥 手臂肿胀 荨麻疹 体重增加	过敏反应 血管性水肿 喉水肿 寄生虫感染 系统性红斑狼疮（SLE）	过敏性肉芽肿性血管炎（即 Churg-Strauss 综合征） 脱发 关节痛 特发性血小板减少症 关节肿胀 肌痛 血清病（发烧和淋巴结肿大）
美泊利珠单抗[b]	头痛	给药相关反应（全身非过敏）**** 背疼 湿疹 超敏反应（全身过敏）*** 注射部位反应 下呼吸道感染 鼻塞 咽炎 发热 上腹部疼痛 尿路感染		过敏反应	
贝那利珠单抗[c]		头痛 过敏反应 ***** 注射部位反应 咽炎 发热			过敏反应

续表

	很常见	常见	不常见	罕见	很罕见 / 未知
度匹鲁单抗[d]	注射部位反应	睑缘炎 结膜炎 嗜酸性粒细胞增多 眼睛瘙痒 头痛 口腔疱疹 血肌酸磷酸激酶升高			过敏反应[§] 血清病[§]
瑞利珠单抗[e]		血肌酸磷酸激酶升高	过敏反应 肌痛		

摘自 [a]https://www.ema.europa.eu/en/documents/product-information/xolair-epar-product-information_en.pdf，最后更新时间：2019 年 7 月 25 日；[b]https://www.ema.europa.eu/en/documents/product-information/nucala-epar-product-information_en.pdf，最后更新时间：2019 年 9 月 20 日；[c]https://www.ema.europa.eu/en/documents/product-information/fasenra-epar-product-information_en.pdf，最后更新时间：2019 年 8 月 27 日；[d]https://www.ema.europa.eu/en/documents/product-information/dupixent-epar-product-information_en.pdf，最后更新于 2019 年 6 月 28 日；[e]https://www.ema.europa.eu/en/documents/product-information/cinqaero-epar-product-information_en.pdf，最后更新时间：2019 年 3 月 21 日。

[*] 在 6 岁至 <12 岁的儿童中非常常见，[**] 在 6 岁至 <12 岁的儿童中，[***] 已报告全身反应，包括超敏反应（例如过敏反应、荨麻疹、血管性水肿、皮疹、支气管痉挛、低血压）总体发生率与安慰剂相当，[****] 与全身非过敏性给药相关反应报告相关的最常见表现是皮疹、潮红和肌痛；这些表现很少被报道，在皮下注射美泊利珠单抗 100mg 的受试者中，<1% 的过敏反应由以下分组的首选术语定义："荨麻疹""丘疹性荨麻疹"和"皮疹"。很常见（≥1/10）、常见（≥1/100 至 <1/10）、不常见（≥1/1 000 至 <1/100）、罕见（≥1/10 000 至 <1/1 000）、[§] 很罕见（<1/10 000），未知（无法根据现有数据估计）。

（王洁　孙悦奇　译）

参考文献

1. Bachert C, Zhang N, Cavaliere C, Weiping W, Gevaert E, Krysko O. Biologics for chronic rhinosinusitis with nasal polyps. J Allergy Clin Immunol. 2020;145(3):725–39. https://doi.org/10.1016/j.jaci.2020.01.020.

2. Gevaert P, Calus L, Van Zele T, Blomme K, De Ruyck N, Bauters W, et al. Omalizumab is effective in allergic and nonallergic patients with nasal polyps and asthma. J Allergy Clin Immunol. 2013;131(1):110–6.e1. https://doi.org/10.1016/j.jaci.2012.07.047.

3. Bachert C, Mannent L, Naclerio RM, Mullol J, Ferguson BJ, Gevaert P, et al. Effect of subcutaneous dupilumab on nasal polyp burden in patients with chronic sinusitis and nasal polyposis: a randomized clinical trial. JAMA. 2016;315(5):469–79. https://doi.org/10.1001/jama.2015.19330.

4. Bachert C, Han JK, Desrosiers M, Hellings PW, Amin N, Lee SE, et al. Efficacy and safety of dupilumab in patients with severe chronic rhinosinusitis with nasal polyps (LIBERTY NP SINUS-24 and LIBERTY NP SINUS-52): results from two multicentre, randomised, double-blind, placebo-controlled, parallel-group phase 3 trials. Lancet (London). 2019;394(10209):1638–50. https://doi.org/10.1016/s0140-6736(19)31881-1.

5. Ren L, Zhang N, Zhang L, Bachert C. Biologics for the treatment of chronic rhinosinusitis with nasal polyps – state of the art. World Allergy Org J. 2019;12(8):100050. https://doi.org/10.1016/j.waojou.2019.100050.

6. Jonstam K, Swanson BN, Mannent LP, Cardell LO, Tian N, Wang Y, et al. Dupilumab reduces local type 2 pro-inflammatory biomarkers in chronic rhinosinusitis with nasal polyposis. Allergy. 2019;74(4):743–52. https://doi.org/10.1111/all.13685.

7. Corren J. New targeted therapies for uncontrolled asthma. J Allergy Clin Immunol Pract. 2019;7(5):1394–403. https://doi.org/10.1016/j.jaip.2019.03.022.

8. Dávila González I, Moreno Benítez F, Quirce S. Benralizumab: a new approach for the treatment of severe eosinophilic asthma. J Investig Allergol Clin Immunol. 2019;29(2):84–93. https://doi.org/10.18176/jiaci.0385.

9. Gevaert P, Van Bruaene N, Cattaert T, Van Steen K, Van Zele T, Acke F, et al. Mepolizumab, a humanized anti-IL-5 mAb, as a treatment option for severe nasal polyposis. J Allergy Clin Immunol. 2011;128(5):989–95.e1–8. https://doi.org/10.1016/j.jaci.2011.07.056.

10. Bachert C, Sousa AR, Lund VJ, Scadding GK, Gevaert P, Nasser S, et al. Reduced need for surgery in severe nasal polyposis with mepolizumab: randomized trial. J Allergy Clin Immunol. 2017;140(4):1024–31.e14. https://doi.org/10.1016/j.jaci.2017.05.044.

11. Humbert M, Bousquet J, Bachert C, Palomares O, Pfister P, Kottakis I, et al. IgE-mediated multimorbidities in allergic asthma and the potential for omalizumab therapy. J Allergy Clin Immunol. 2019;7(5):1418–29. https://doi.org/10.1016/j.jaip.2019.02.030.

12. Bachert C, Humbert M, Hanania NA, Zhang N, Holgate S, Buhl R, et al. Staphylococcus aureus and its IgE-inducing enterotoxins in asthma: cur-
rent knowledge. Eur Respir J. 2020;55(4) https://doi.org/10.1183/13993003.01592-2019.

13. Zhang N, Holtappels G, Gevaert P, Patou J, Dhaliwal B, Gould H, et al. Mucosal tissue polyclonal IgE is functional in response to allergen and SEB. Allergy. 2011;66(1):141–8. https://doi.org/10.1111/j.1398-9995.2010.02448.x.

14. Busse WW, Maspero JF, Rabe KF, Papi A, Wenzel SE, Ford LB, et al. Liberty asthma QUEST: phase 3 randomized, double-blind, placebo-controlled, parallel-group study to evaluate dupilumab efficacy/safety in patients with uncontrolled, moderate-to-severe asthma. Adv Ther. 2018;35(5):737–48. https://doi.org/10.1007/s12325-018-0702-4.

15. Cardell LO, Stjärne P, Jonstam K, Bachert C. Endotypes of chronic rhinosinusitis: impact on management. J Allergy Clin Immunol. 2020;145(3):752–6. https://doi.org/10.1016/j.jaci.2020.01.019.

综合护理　第**53**章

Claus Bachert, Nan Zhang

要点

- 本章所提供的定义可以精确描述具体条件。
- 根据疗效数据和副作用或风险的分析来描述手术、生物制剂或两种方法组合的决策过程。
- 本章提供了患者选择和药物选择的标准。
- 患者的观点非常重要；知情的患者应该参与决策过程。
- 本章提供了治疗 6 个月和 12 个月后生物制剂评估的指导，以及未达到预期疗效的后果。

为了详细阐述综合护理的方法，我们首先需要准确定义各种概念表述的含义。这些定义和管理结果根据 EUFOREA 小组最近发表的共识文章进行了修改（Bachert 等，病情未控制的严重慢性鼻窦炎伴鼻息肉（CRSwNP）：EUFOREA 定义和管理）。

53.1　定义：如何定义有合并症的病情未控制的严重 2 型 CRSwNP？

53.1.1　EUFOREA 小组就以下定义达成一致

重度 CRSwNP 被定义为双侧 CRSwNP，鼻息肉评分（NPS）≥4（满分 8 分），症状持续，包括：嗅觉和 / 或味觉丧失、鼻塞、鼻涕和 / 或鼻后滴漏、面部疼痛或压迫感，需要鼻用糖皮质激素（INCS）的额外治疗。

评论：根据上述定义，CRSwNP 的诊断因而需要进行鼻内镜检查，且最好使用 0°或 30°的硬性鼻内镜进行。鼻息肉评分（NPS）先前已有定义[1]，并被用于生物制剂治疗 CRSwNP 的所有 3 期临床研究中[2-8]。双侧 NPS 最大评分为 8。如果两侧中鼻甲下缘下方（或者是当中鼻甲被部分或全部切除时，NP 达到下鼻甲背侧附着点的下方）可见 NP，则可以假定 NPS≥4。

仅有双侧鼻息肉不足以定义为严重的 CRSwNP；该疾病还需要有临床症状。以下 PRO 标准可用于定义严重 CRSwNP：鼻塞评分（NCS，0~3 分）≥2 分，SNOT-22＞35 或总视觉模拟量表（VAS）为 5cm（满分 10cm 或以上）。

几乎所有病例中，通过鼻内镜检查发现双侧都存在鼻息肉意味着鼻窦受累，至少是筛窦，这可以通过 CT 扫描来证实。鼻息肉是 CRSwNP 的一种表现，这些术语在临床使用中被认为可以互换。

病情未控制的 CRSwNP 被定义为"尽管长期 INCS 治疗，但症状仍持续或复发，并且在过去 2 年内接受过至少一个疗程的全身糖皮质激素治疗（或有医学禁忌证或对全身糖皮质激素不耐受）和 / 或以前接受过鼻窦手术"（除非有医学禁忌证或不愿意接受手术）。

评论：一个疗程的全身糖皮质激素是指至少 5 天的全身糖皮质激素，剂量为 0.5～1mg/（kg•d）或更多。不建议长期使用低剂量糖皮质激素，但符合标准的情况下可以接受。既往鼻窦手术是指从鼻腔和鼻窦息肉切除到传统鼻窦手术（内镜鼻窦手术，ESS）或其扩大方法 [通常被描述为"Draf Ⅲ 手术"，"鼻窦轮廓化手术"或完全去除鼻窦黏膜（"重启手术"）的任何手术方式] [9-13]。

伴有合并症的 CRSwNP 被定义为"鼻息肉疾病与其他共存的 2 型炎症性疾病，如哮喘、N-ERD、特应性皮炎 / 湿疹、变应性鼻炎、荨麻疹、食物过敏或嗜酸性粒细胞食管炎"。

点评：这里的哮喘是指任何严重程度的哮喘、早发性或成年发病的哮喘、过敏性或非过敏性哮喘。在病情未控制的严重 CRSwNP 患者中，>80% 的哮喘患者为成年发病的哮喘。其他 2 型疾病通常与 2 型气道疾病相关，并且会增加上呼吸道 / 鼻窦发生这种免疫反应的可能性。

53.1.2 基于临床体征和生物标志物对病情未控制的严重 CRSwNP 进行内分型

内型分类是指识别 2 型或非 2 型免疫反应，因为目前只有这种区分在临床上与确定是否生物制剂治疗有关。可以推测，在未来几年，进一步区分 1 型 /3 型免疫反应可能会变得和生物制剂治疗有关，并且可以使用更多针对其他细胞因子的生物制剂。

根据患者的地理区域和种族，CRSwNP 的特征是大约 15%～85% 的患者出现 2 型黏膜炎症 [14-19]。2 型炎症显然与更严重的鼻窦疾病和症状、哮喘合并症以及手术后疾病复发相关 [20,21]。因此，区分 2 型和非 2 型 CRSwNP 对于预测疾病的自然病程、对药物和手术干预的反应以及后续的长期管理和治疗措施的选择非常重要。对于最近可用的 2 型生物制剂（包括抗 IL-4 受体 α（度匹鲁单抗）、抗 IgE（奥马珠单抗）和抗 IL-5R（美泊利珠单抗、贝那利珠单抗））的适应证，应该是高度提示有潜在的 2 型炎症（>90%）。

点评：非 2 型 CRSwNP 和 CRSsNP 常见于囊性纤维化、原发性纤毛运动障碍、慢性阻塞性肺疾病，但也见于大量无基础疾病的患者，特别是在一些亚洲地区。然而，在亚洲，患有 2 型疾病的 CRSwNP 患者的比例正在增加 [14,22-24]。

血嗜酸性粒细胞数量 >300 个 /μl 和血清总 IgE>150kU/L 最有可能是代表 2 型 CRSwNP 的强有力标志，但目前缺乏数据来证明后者。血嗜酸性粒细胞 > 150 个 /μl 和血清总 IgE>100kU/L 可作为 2 型 CRSwNP 的中等强度标志。GINA 指南将过去 1 年中一次血嗜酸性粒细胞≥150 个 /μl 定义为严重哮喘中 2 型炎症的标志 [25]。由于大多数病情未控制的严重 CRSwNP 患者（> 70%）还合并了哮喘，因此血嗜酸性粒细胞的数量可能是由上呼吸道疾病和 / 或下呼吸道疾病引起的。SE-IgE（金黄色葡萄球菌肠毒素的 IgE）通常与 IgE 多克隆性相关（与各种过敏原的无特异性 IgE 或低特异性 IgE 相比，总 IgE 较高）。不建议通过皮肤点刺试验来检测 SE-IgE 或多克隆性。然而，一种或多种吸入性过敏原的皮肤点刺试验（SPT）阳性是 2 型炎症性 CRSwNP 的中等强度标志。

如果针对 CRSwNP 进行手术，并将息肉送去进行组织学评估以确定组织嗜酸性粒细胞数量，如果嗜酸性粒细胞增多，则表明存在 2 型炎症。如果以前没有进行过手术或活检，但认为有必要进行内型分类，则可以讨论在局麻下进行鼻息肉组织活检。然而，当患者合并

哮喘和 / 或血嗜酸性粒细胞水平 >300 个 /μl 时，活检就没必要（见下文）。此外，仅依靠对活检组织中的嗜酸性粒细胞进行染色可能无法确保或排除 2 型炎症[14,26]，因为组织内不同区域的嗜酸性粒细胞数量可能有所不同[27]。相比之下，IL-5、IgE 和 ECP 等介子的检测已经建立并成功用于区分 2 型和非 2 型 CRSwNP[15,28-30]（图 53.1）。

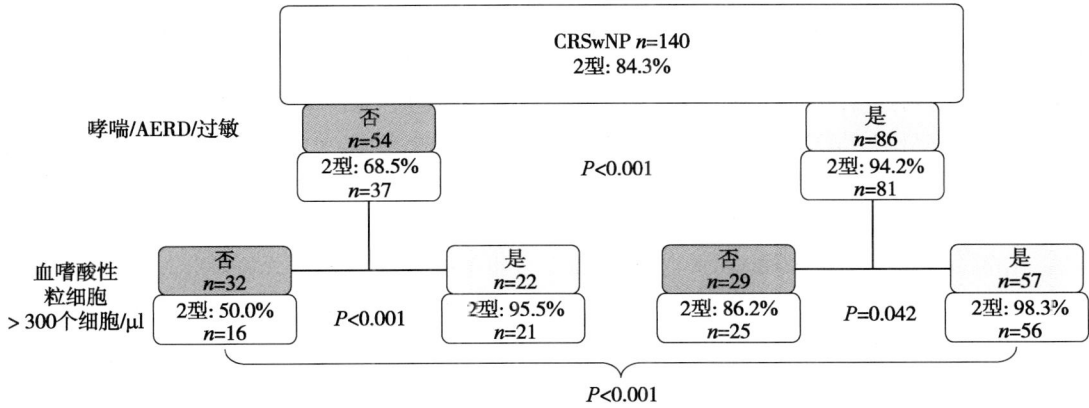

图 53.1 根据临床体征和血嗜酸性粒细胞（来自根特 323 名 CRSwNP 患者的原始材料）识别 CRSwNP 组织内的 2 型免疫反应（IL-5 阳性）。尽管 84% 的组织可被识别为 2 型（IL-5 阳性），但如果考虑患有哮喘和 / 或 AERD 和 / 或过敏的受试者，该百分比增加至 94%。在血嗜酸性粒细胞 >300 个 /μl 的哮喘 /AERD/ 过敏阳性受试者中，该百分比增加至 98%。对于没有任何这些 2 型疾病的受试者，应考虑血嗜酸性粒细胞计数；如果血嗜酸性粒细胞 >300 个细胞 /μl，则息肉组织内 2 型免疫反应的百分比增加至 95%，而嗜酸性粒细胞计数 <300 个 /μl 的患者仅 50% 为 2 型免疫反应阳性。使用该算法，我们无法识别大约 14% 的 2 型 CRSwNP 受试者，但维持了很高的特异性（97%）[20]

53.1.3 鼻窦手术或生物制剂治疗，或两者的结合？

对于病情未控制的严重 2 型 CRSwNP 患者，在患者患病期间的某个时间点经历了无效的全身 GCS 治疗或手术，应与知情理解的患者一起制定长期计划。该计划需要考虑 CRSwNP 内型、合并症和这些合并症的其他可能的治疗方法，以及既往治疗史（手术、全身 GCS 及其疗效、作用持续时间和不良事件）。

根据目前患者的权利，必须告知患者所有可用于治疗该疾病的目的、合理期望以及可能的副作用和并发症。此外，医生还有义务告知患者可用的替代方案——如果拟进行手术，这包括药物和生物制剂，具体取决于国家的供应情况。目的是让知情的患者在这种情况下分享决策；由于现有干预措施的复杂性和既往治疗史，这一点变得越来越重要。

美国鼻学会和美国过敏、哮喘和免疫学学会正在共同创建一种以患者为导向的工具（共享决策工具），医生可以使用该工具帮助知情的患者[31] 做出治疗 CRSwNP 的各种选择（个人沟通 JK Han）。

手术方法可以分为功能性内镜鼻窦手术（ESS）[32-34]，其目的是打开所有鼻窦（"全鼻窦开放"）并去除所有鼻和鼻窦息肉，但保留鼻窦黏膜，以及鼻窦轮廓化手术和重启手术[12,35,36]，其目的是从所有病变鼻窦中完全去除息肉和鼻窦黏膜。这些手术方式总是包括上颌窦和筛窦，但也可能包括额窦和蝶窦，包括创建宽敞的窦口（主要是 Draf Ⅲ 额窦手术和蝶窦开放术)[37,38] 以完全去除窦内黏膜。研究表明，与传统方法相比，这些治疗严重 CRSwNP 的复发率较低 [12,39,40]，并且术后可实现功能性黏膜的有效愈合过程 [12,41]。

如果患者和医生选择生物制剂治疗，医生应决定生物制剂中可能的选择，并与知情的患者一起做出选择，同时考虑药物的可获得性和患者相关的问题，例如药物应用的实际问题。在计划外科手术之前，应考虑 6 个月的时间（如果患者对治疗的反应符合预期或更好的话，最终为 12 个月），以使医生能够认识到个别患者对药物的适用性 / 反应。在接受生物治疗的患者中，多达三分之二的患者可能不再需要进行外科手术。

如果选择手术方法是为了长期控制疾病，则至少 6 个月内不应考虑使用生物制剂治疗，并且只有在复发时才需要使用生物药物。不建议同时或在短时间内开始手术和生物治疗的固定组合计划，因为无法评估个体患者对手术或生物制剂的反应。不推荐诸如有限手术结合应用生物制剂之类的方法，因为这种方法会导致所有患者产生最大的成本和不良事件 / 并发症的风险。然而，如果已进行手术且即使继续 INCS 也不足以长期抑制鼻息肉生长和症状，则 NPS 低于 4 分可能足以表明需要进行生物治疗。

53.2　手术和生物制剂的疗效与不良事件 / 并发症的评估

53.2.1　3 期临床试验中生物制剂的疗效

目前有三项生物制剂已完成 3 期试验（两项针对抗 IL-4 受体 α、度匹鲁单抗、NCT02912468 和 NCT02898454 的平行 DBPCR 研究；两项针对抗 IgE、奥马珠单抗、NCT03280550 和 NCT03280537 的平行 DBPCR 研究；一项针对抗 IL-5、美泊利珠单抗、NCT03085797 的 DBPCR 试验），有一种药物仍在研发中（贝那利珠单抗，NCT03401229）。这些研究均基于类似的研究设计，并包含大量参与者（n＝265～724）。在所有研究中，将生物制剂的疗效与在整个研究期间鼻用糖皮质激素连续治疗中添加的安慰剂进行比较。度匹鲁单抗是第一个在欧盟和美国注册的生物制剂，作为严重 CRSwNP 全身糖皮质激素和 / 或手术无法充分控制的额外治疗方法。最终研究中招募的患者患有 NPS（评分）≥5（满分 8 分）的双侧鼻息肉，48%～71% 的受试者合并哮喘，54%～100% 的受试者曾接受过手术，并且症状上以嗅觉障碍和鼻塞为主要表现。

在所有 3 期临床试验中，52 周治疗后，与安慰剂相比，主要终点（NPS 和鼻充血 / 阻塞评分降低）的 NPS 变化在 0.7（中位数，美泊利珠单抗）和 2.4（平均，度匹鲁单抗，Liberty 研究 52 周）之间。24 周时的 NPS 降低在 0.7（平均，奥马珠单抗，Polyp1 和 2 研究的平均）到 2.06（平均，度匹鲁单抗，Liberty 研究 24 周）。重要的是，所有药物都显著改善了嗅觉，但速度和程度不同。度匹鲁单抗对嗅觉具有强烈而快速的影响，治疗 24 周后，嗅觉丧失受试者的比例从基线时的 76% 降至 26%[2]。反映特定疾病生活质量的 SNOT-22 也显著提高了 14～21 分，明显超过了 >8.9 的 MCID。度匹鲁单抗还显示出 Lund-Mackay CT 评分显著降低 5～7.5 分。与安慰剂相比，度匹鲁单抗和美泊利珠单抗除了能减少 NPS 和症状以及生活质量外，在治疗 1 年期间还减少了全身糖皮质激素和手术的需求。在试验中，50%～65% 的生物制剂治疗受试者的 NPS 评分降低了至少 1 分或更多。

因此，这些生物制剂为许多鼻用糖皮质激素不足以控制的 2 型 CRSwNP 患者提供了一种新的治疗方法；同时也还需要考虑哮喘或 N-ERD 合并症。当考虑手术时，还应向患者提及生物制剂作为替代方案，或者必须讨论生物制剂和手术方法的组合。鉴于上述提及的原因，首先应考虑采用生物制剂治疗。由于目前这些生物制剂之间没有直接比较，因此药物的选择应基于可获得性、潜在的具体限制，例如嗜酸性粒细胞数量或 IgE 水平（美泊利珠单抗和奥马珠单抗）、应答率以及应答者的预期效果大小。

53.2.2 现有文献报道的手术疗效

鼻窦手术的效果很难评估，因为鼻窦手术的形式多种多样，而且对鼻窦手术的范围也有不同的看法。例如，术语"鼻窦手术"用于鼻窦口的球囊扩张、旨在打开鼻窦引流通道的微创鼻窦手术、用于去除鼻腔和鼻窦息肉的（功能性）内镜鼻窦手术，或遵循黏膜概念方法去除所有鼻窦黏膜组织。专家一致认为，对于 CRSwNP，至少应进行鼻内镜手术，打开窦口鼻道复合体、上颌窦和筛窦，切除鼻息肉和增厚的鼻窦黏膜。然而，一些人建议对包括额窦在内的所有鼻窦创建大的鼻窦开口，例如被描述为"改良 Lothrop"手术 [42]，以及被描述为"重启手术"[12] 的完全去除鼻窦黏膜的手术方式。最后，鼻窦手术的范围也存在差异，而且鼻窦手术的质量也可能有很大差异。

由于这些因素，内镜鼻窦手术疗效的证据现在和将来仍然很低。大多数证据都是回顾性的，只有少数前瞻性队列研究使用常见的标准化手术方法。大多数证据来自一个或几个中心，可能是一位著名的外科医生，因此结论不能推广到其他中心，更不用说"所有外科医生或手术"。英国国家审计单位统计了涉及鼻腔鼻窦的国家中心的数据，结果表明 5 年内修正手术率为 21%[43]。由于对鼻窦手术的疗效进行高质量的前瞻性多中心随机试验仍然很困难，国际注册可能有助于评估现实生活中手术疗效的证据。

CRSwNP 的鼻窦手术最主要是减少并切除鼻息肉，但手术后可能会复发（表 53.1）。因此，术后指导和维持术后药物治疗以防止息肉复发势在必行。即使术后局部糖皮质激素药物治疗，复发率也可能很高。在一项对 244 名接受内镜鼻窦手术的患者进行的前瞻性队列研究中，尽管进行了术后药物治疗，仍有 40% 的鼻息肉在 18 个月内复发 [51]。因此，对于采用其他方法来更好地治疗鼻息肉患者的需求显然尚未得到满足。

表 53.1 CRSwNP 患者 ESS 术后的息肉复发率

作者	年份	病人数量	研究设计	随访时间 / 月	平均复发时间 / 月	息肉复发比 /%
Nakayama[44]	2011	175	前瞻性	17.5	NA	22.9
Ikeda[45]	2013	130	前瞻性	48	28	36.2
Brescia[46]	2015	179	前瞻性	18～47	23	13.4
Grgic[47]	2015	30	预期	24	NA	36.7
Lou[48]	2015	387	回顾性	29～39	NA	55.3
Tokunaga[49]	2015	1716	回顾性	22.6	NA	23.1
Brescia[50]	2016	143	前瞻性	9～29	17	14.7
DeConde[51]	2017	129	前瞻性	18	NA	40
Calus[52]	2019	47	前瞻性	148	NA	78.9

53.2.3 生物制剂 3 期临床试验中的副作用

我们在这里讨论与最近的度匹鲁单抗 [2]、奥马珠单抗 [3-5] 和美泊利珠单抗 [6]3 期临床试验相关的不良事件，这些试验也体现了注册后相关的给药方案。与安慰剂治疗的患者相比，接受生物制剂治疗的患者中经历≥1 次治疗引起的副作用的患者比例较低。所有研究中的大多数事件都具有轻度至中度强度。≥3% 的患者发生的不良事件包括头痛、头晕、腹痛、鼻咽炎和注射部位反应，与安慰剂组相比，奥马珠单抗治疗组的不良事件发生率略高；另一方面，哮喘发作、鼻息肉和鼻腔充血的发生频率较低，组间没有显著差异。同样，安慰剂组中头痛、鼻咽炎、需要治疗的鼻息肉、上呼吸道感染和哮喘恶化的发生率比度匹鲁单抗组更常见，而咳嗽、支气管炎、关节痛和注射部位反应在两个度匹鲁单抗组中的发生率略高于安慰剂组。所有观察结果两组间均无显著差异。据报道，7 名接受度匹鲁单抗的患者和 1 名接受安慰剂的患者出现结膜炎；这些病例均不严重，并且可能是与中断治疗有关。总之，生物制剂表现出良好的耐受性，且无主要副作用。

53.2.4 鼻窦手术的并发症

尽管外科手术的长期有效性仍缺乏正式的和对比性的证据，但欧洲每年仍有约 50/100 000 人接受内镜鼻窦手术（ESS）。由于解剖空间狭窄、毗邻眼眶和大脑的精细和令人费解的显微解剖结构，用于 CRS 的 ESS 在技术上要求很高。进行 ESS 的手术医生面临着可以原谅的、有时也是可以避免的错误和并发症。除了有关一些荒谬的并发症的特殊报告之外，手术并发症可能被评为"轻微"或"严重并发症"（表 53.2）[57]。一些不太严重的不良事件可能会自行恢复（例如轻度眼眶瘀斑），另一些则可能导致生活质量持续下降（例如鼻干、结痂）。

表 53.2 ESS 的并发症 [53-56]

分级	定义	并发症类型
I	轻微并发症（解决 / 可控，低风险）	黏膜：粘连（无功能缺陷）、局部感染 小血管：出血（无须输血） 眼眶：纸质层的轻微病变（眶内气肿、瘀斑） 传入神经：撕裂（轻微面部感觉减退 / 牙齿麻木）
II	相关并发症（需要具体措施）	黏膜：粘连（需要手术修复）、萎缩性鼻炎、中毒性休克综合征 鼻旁血管：蝶腭 / 筛动脉损伤（大出血 ± 输血） 鼻泪管：损伤（撕裂） 传入神经：撕裂（严重感觉减退、感觉过敏 / 神经痛） 颅底：轻微脑脊液漏，颅内结构完整（脑膜炎）
III	严重并发症（严重持续性缺陷的风险）	眼眶：血肿（需要紧急干预）；肌肉损伤（复视）；体积变化（眼球内陷） 嗅黏膜：破坏（严重嗅觉减退 / 嗅觉丧失） 视神经：外伤（功能缺陷） 颅底：严重脑脊液漏（脑膜炎 / 脑脓肿；重脑积气 ± 颅内张力；继发性脑膨出） 颅内：脑 / 血管的直接创伤（颅内出血；神经功能缺损） 颈内动脉：撕裂（严重出血）
IV	致命的并发症	（死亡）

紧急修正手术也可能是必要的（例如，在硬脑膜缺损或严重眼眶血肿的情况下），并且在极少数情况下可能会发生不可逆的损失（例如失明、死亡）。参考文献中的数据显示，常规EES干预通常会导致约5%的轻微并发症和0.5%～1%的严重并发症[53]。近年来，ESS手术的数量不断增加，提示区域间存在显著差异以及个人的技术和理念偏好[58]。尽管在国际上采用现代微创技术后的几年里，ESS的并发症发生率普遍下降，但当今干预措施的数量和复杂性的增加仍然反映在患者受损伤的真实报道中[59,60]。

53.2.5　患者对生物制剂的看法

已经达到当前允许的治疗和技术（包括手术）所能提供的极限的患者常常感觉自己可能永远无法控制这种困难的病情。对于这些患者来说，生物制剂将是他们病情管理方式的一个重要新维度，并为实现一定程度的病情控制带来一些希望。

重要的是，要了解自我皮下注射对于患者来说可能是一个新的，但也令人畏惧的治疗方式；然而，大多数患者可能会接受家庭注射治疗。为了得到患者完全接受生物制剂的同意（这是医学伦理和国际人权法的重要组成部分），患者需要了解与这种治疗相关的许多因素并接受教育[31]。

患者期望并且医生必须以患者可以理解的语言提供有关风险、替代方案和成功率的信息，通常应包括以下内容：

对推荐治疗或治疗程序的描述；
- 任何已知的副作用/风险以及它们与其他治疗方案的比较；
- 与现有替代疗法（包括手术）相比的治疗效果；
- 如果不采取治疗可能出现的结果；
- 如何实际实施和管理治疗，例如自我注射、预期治疗持续时间、需要的任何生活方式改变；
- 对嗅觉/味觉的潜在影响——通常是CRSwNP患者最重要的症状。

一旦掌握了这些事实，患者就可以与医生进行深思熟虑的讨论——了解疾病的长期性——生物制剂是否是适合他们的正确治疗方案。

53.3　生物制剂治疗的具体考虑因素

选择患者并预测对特定生物制剂的反应。

目前没有指标可用于预测患者对任何生物制剂的个体反应，特别是在遵循本文定义的病情未控制的严重CRSwNP中。然而，药物特定的规则仍需得到遵循（见下文）（图53.2a、b）。

53.4　生物制剂选择的局限性

当提供个别生物制剂时，应遵守具体的适应证和限制。目前，哮喘适应证有以下限制：
- 年龄12岁及以上：与CRSwNP无关，因为很少会观察到12岁以下患有该疾病的患者。
- 嗜酸性粒细胞计数：对于美泊利珠单抗和贝那利珠单抗，过去12个月内血嗜酸性粒细胞计数≥300个/μl（≥0.3 × 10^9/L）与更好的哮喘疗效相关[61-65]。

　　然而，美泊利珠单抗的疗效也已在血嗜酸性粒细胞介于 150～300 个 /μl 之间的患者中得到证实[66]。没有关于 CRSwNP 的数据；然而，血嗜酸性粒细胞数量已被作为评估指标之一，以识别 CRSwNP 中的 2 型免疫反应（图 53.1）。

　　血清 IgE 水平：对于奥马珠单抗，欧洲建议体重在 20～150kg 之间的患者，且至少一种过敏原特异性 IgE 阳性，血清总 IgE 为 30IU/ml≤基础 IgE≤1 500IU/ml。在 CRSwNP 中，由于 IgE 的多克隆性，过敏原特异性 IgE 不可用；研究表明，过敏原特异性 IgE 在组织中经常有表达，但在患者血清中无法检测到。此外，奥马珠单抗对患有 CRSwNP 的过敏性和非过敏性患者均有效[4,21]。治疗期间，由于与药物形成复合物，血清 IgE 会升高，但应维持剂量。

　　对于度匹鲁单抗，血或血清指标没有已知的限制。

　　由于目前无法预测个体患者的治疗反应，因此可以采用其他标准来选择第一种药物。需要考虑的因素可能包括特定国家的药物可获得性和报销、主要指标的最大功效、起效时间、应答率和对下气道的疗效。如果第一种生物制剂治疗失败，则没有关于第二种生物制剂的最佳选择经验，也没有对生物制剂进行直接比较的研究。

53.5　治疗 6 个月内对生物制剂临床反应的评估："继续或停止治疗"的规则

　　EUFOREA 之前已定义了标准来支持患者选择生物制剂并监测治疗的临床反应[67]，但是，由于这个领域发展迅猛，这些标准现在可以被替换和更加细化。当选择生物制剂来治疗病情未控制的严重 CRSwNP 时，监测患者对药物的治疗反应非常重要；根据所使用的生物制剂和结果衡量标准，预计 25%～50% 的病例将出现无反应。为避免治疗不充分和相关

a

CRSwNP生物治疗的患者选择标准

病情未控制的严重CRSwNP的诊断

未控制的： 尽管长期接受INCS，但症状持续或CRSwNP复发，并且在过去2年内接受过至少一个疗程的全身性糖皮质激素*和/或之前接受过鼻窦手术*
- 不建议在CRSwNP中长期使用低剂量全身性糖皮质激素
- 一个疗程的全身性糖皮质激素是指至少5天的全身性糖皮质激素治疗，剂量为0.5~1mg/（kg·d）或更多
- 既往鼻窦手术是指从息肉切除术到传统ESS或扩展手术的任何外科手术

严重的： 双侧CRSwNP，NPS>4，并且症状持续存在，需要INCS的额外治疗
- 鼻内镜检查诊断
- 双侧鼻息肉形成
- NPS≥4分（总分8分）
- 通过以下方式评估是否存在持续症状：
  - NCS≥2分
  - SNOT-22≥35分
  - 总症状VAS≥5分（总分10分）

*除非有医疗禁忌/被患者拒绝

对于最近可用的2型生物制剂[包括抗 IL4 受体 α（度匹鲁单抗）、抗IgE（奥马珠单抗）和抗 IL-5/R（美泊利珠单抗、贝那利珠单抗）]的适应症，潜在的2型炎症的可能性很高（>90%）

b **生物药物的选择及其有效性监测**
目前无法预测个体患者的反应

CRSwNP和哮喘:
与呼吸科医生的合作对于生物制剂的适应症和选择至关重要

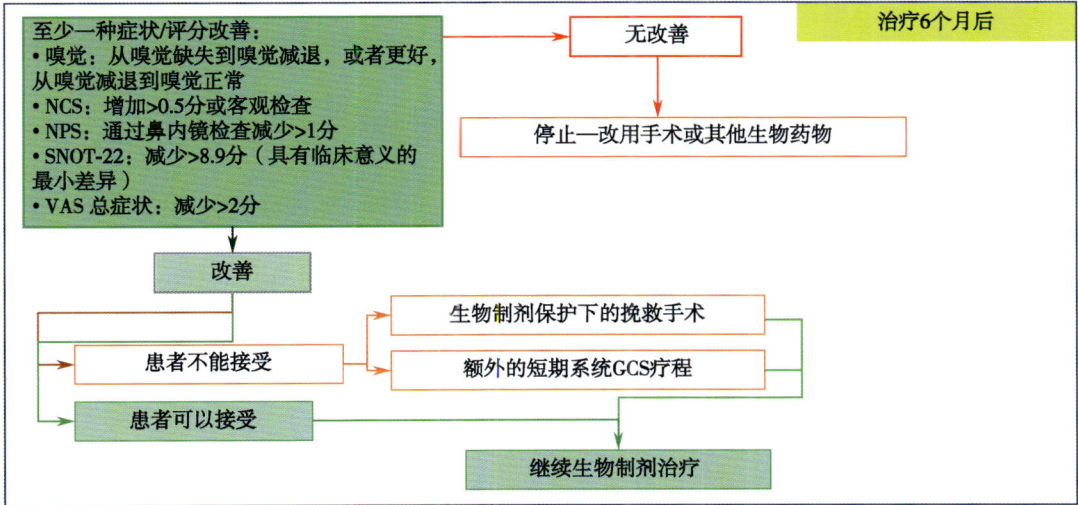

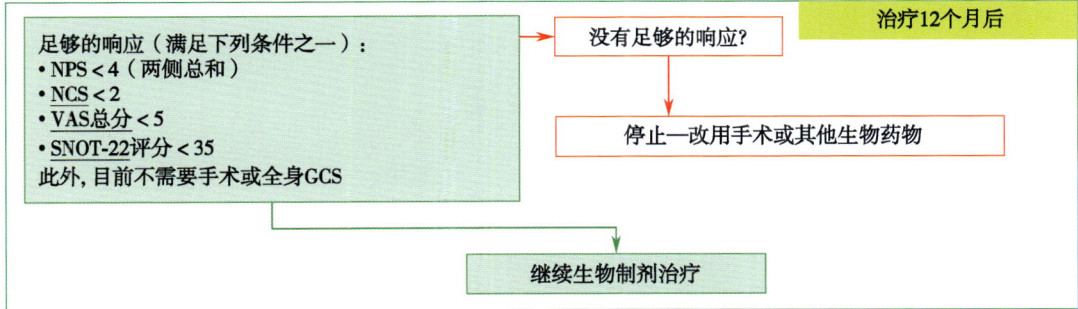

- ✓ 确诊病情未控制的严重CRSwNP
- ✓ 评估合并症(哮喘、N-ERD)和后果
- ✓ 评估2型炎症的可能性是否很大
- ✓ 告知患者治疗方案选择、观点和风险
- ✓ 和已知情患者一起做出手术和/或生物治疗的决定
- ✓ 选择生物制剂药物(注意适用于特定药物的限制)

治疗6个月后

至少一种症状/评分改善:
- 嗅觉:从嗅觉缺失到嗅觉减退,或者更好,从嗅觉减退到嗅觉正常
- NCS:增加>0.5分或客观检查
- NPS:通过鼻内镜检查减少>1分
- SNOT-22:减少>8.9分(具有临床意义的最小差异)
- VAS 总症状:减少>2分

无改善

停止—改用手术或其他生物药物

改善

患者不能接受 → 生物制剂保护下的挽救手术
患者不能接受 → 额外的短期系统GCS疗程

患者可以接受

继续生物制剂治疗

治疗12个月后

足够的响应(满足下列条件之一):
- NPS < 4(两侧总和)
- NCS < 2
- VAS总分 < 5
- SNOT-22评分 < 35
此外,目前不需要手术或全身GCS

没有足够的响应?

停止—改用手术或其他生物药物

继续生物制剂治疗

经过3至5年的随访

最终,如果内镜检查没有看到息肉并且症状轻微,您可以考虑停止生物治疗。继续进行鼻局部GCS并仔细随访患者(每3个月一次)。如果息肉再次出现(NPS>4)并引起症状,应重新应用之前成功使用的生物制剂

图 53.2 (a)患者选择标准。(b)生物制剂旳选择和监测

不必要的费用,预计治疗将在 6 个月内出现反应;在该时间点之后,药物才开始有意义地减轻疾病负担的可能性很小。

度匹鲁单抗和奥马珠单抗的 3 期临床研究[2-5]均表明,大多数患者(但不是全部)在前8~12周内 NPS 和症状(包括嗅觉)降低了 24 周数值的 75% 或更多。52 周度匹鲁单抗治疗的研究已表明,度匹鲁单抗治疗 24 周后,疾病的负担在已有改善的基础上仍进一步减轻。因此,该小组决定用 6 个月的时间来评估个体患者对生物制剂的反应,并制定了"继续或停止治疗"的规则。当至少一种症状出现明显变化时,可以继续生物制剂治疗。在另一种情

况下，当患者在 6 个月内没有对治疗表现出足够的反应，则以后出现反应的机会很小，因此应相应调整治疗策略（对知情理解的患者考虑改为手术或其他生物制剂治疗）。目前尚无关于生物制剂的给药顺序或使用第二种生物制剂时出现反应的可能性的建议，这也可能取决于所使用的主要生物制剂。

在治疗前 6 个月内，除了鼻用糖皮质激素外，不得与生物制剂一起服用任何药物，以便能够区分有反应和无反应。

53.6 "继续或停止治疗"规则

"继续或停止治疗"规则是基于多种基于症状和内镜检查的结果；与基线相比，必须至少满足一项才能继续生物治疗。

- 嗅觉改善：从嗅觉丧失到嗅觉减退或更好，从嗅觉减退到嗅觉正常（例如 UPSIT 测试 > 18，和 / 或 ≥4 分表示更好，和 / 或嗅觉丧失评分（0～3）≥0.5 分表示更好）；
- 鼻充血 / 鼻塞改善：NCS（0～3）降低 ≥0.5 或客观测试（例如鼻吸气峰值流量增加 ≥20L/min）；
- 与基线相比，鼻内镜检查 NPS 减少（0～8）≥1（或同等水平）；
- SNOT-22 评分（0～110）降低 ≥8.9（具有临床意义的最小差异）；
- VAS 总症状（0～9）减少 ≥2 分。

如果生物制剂治疗未达到至少一项结果标准，则应停止治疗，因为在 12 个月时出现具有临床意义缓解的机会相当小。如果可获得，并且有适应证，可以使用另一种生物药物或手术方法来代替。

53.7 治疗效果已在 6 个月内得到验证

在这种情况下，根据剩余的疾病负荷大小，有几种选择：

如果患者认为部分缓解的程度可以接受，建议再继续用药 6 个月，并计划进行 12 个月的随访。预计可以进一步减轻鼻息肉负荷并缓解患者症状。

如果患者不能接受疾病的控制程度，可以考虑额外的短期全身糖皮质激素治疗，患者在继续使用生物制剂的情况下疾病负荷得到立即减轻，则确定该生物制剂对该患者有效，有理由继续使用。

作为替代方案，可以考虑"生物制剂保护下的挽救手术"，以减少继续使用生物制剂时剩余的息肉和疾病负荷。同样的情况，如果该生物制剂对该患者的有效性已经得到证实，则有理由继续使用。然而，在这种情况下手术的长期益处仅得到了口头交流的证明。

53.8 12 个月后的治疗评估

经过 12 个月的治疗，无论有或没有额外的全身糖皮质激素治疗或通过手术切除息肉，都应该达到较轻的疾病负荷，并且可以在接下来的几年内维持这一水平。

使用生物制剂治疗 12 个月后疾病充分缓解的定义：

- 鼻息肉评分（NPS）等于或小于 4（两侧总和），或者将结果维持在 6 个月（如果更小）；

- 鼻塞评分（NCS）≤2（静息状态下鼻控允许近乎正常的呼吸）；
- 所有症状均为中度或轻微（嗅觉除外，嗅觉可能因之前的损伤而无法恢复）；
- VAS 总症状评分≤5 分；
- SNOT-22 分数＜30。

此外，目前不需要手术或全身糖皮质激素治疗。

当满足这些定义之一，并且当前不存在手术或全身糖皮质激素治疗的需要时，应继续使用生物制剂；目前尚不清楚在最佳条件下（内镜检查未见息肉且症状轻微或无症状）数年后（例如 3～5 年）是否可以停止使用生物制剂。在这种情况下，必须密切观察患者（每 3 个月），如果息肉（NPS≥5）再次出现并导致症状加重，则应重新开始之前成功使用的生物制剂。由于患者形成的中和抗体的风险很小，因此这种方法是合理的。

这些生物制剂的 3 期临床试验与持续性局部糖皮质激素治疗结合进行。然而，一旦症状减轻，患者对鼻腔用药的依从性往往较低。一旦有明确的指征，即使在停止鼻用糖皮质激素后也应继续使用生物制剂治疗。

真实世界研究和登记注册将有助于进一步完善这些建议。

53.9 CRSwNP 和哮喘/N-ERD 患者的治疗方法

对于患有严重 CRSwNP 和哮喘的患者来说，与呼吸科医生的合作至关重要，采用多学科方法做出治疗决策（包括生物制剂的选择）将有助于改善这些合并疾病的患者预后。此外，中度至重度哮喘患者在鼻窦手术后需要进行优化治疗和监测。在使用生物制剂治疗 CRSwNP 期间，应监测哮喘，反之亦然；患者也有望从其合并症的治疗中获益。这也包括 N-ERD，它被认为是生物制剂的适应证[54]。

（刘海燕　孙悦奇　译）

参考文献

1. Gevaert P, Lang-Loidolt D, Lackner A, Stammberger H, Staudinger H, Van Zele T, et al. Bachert***Nasal IL-5 levels determine the response to anti-IL-5 treatment in patients with nasal polyps. J Allergy Clin Immunol. 2006;118(5):1133–41. https://doi.org/10.1016/j.jaci.2006.05.031.
2. Bachert C, Han JK, Desrosiers M, Hellings PW, Amin N, Lee SE, et al. Efficacy and safety of dupilumab in patients with severe chronic rhinosinusitis with nasal polyps (LIBERTY NP SINUS-24 and LIBERTY NP SINUS-52): results from two multicentre, randomised, double-blind, placebo-controlled, parallel-group phase 3 trials. Lancet (London). 2019;394(10209):1638–50. https://doi.org/10.1016/s0140-6736(19)31881-1.
3. A clinical trial of omalizumab in participants with chronic rhinosinusitis with nasal polyps—Full text view—ClinicalTrials.gov. Retrieved April 19, 2020, from https://clinicaltrials.gov/ct2/show/NCT03280550.
4. Gevaert PO, Omachi TA, Corren J, Mullol J, Han J, Lee SE, Kaufman D, Ligueros-Saylan M, Howard M, Zhu R, Owen R, Wong K, Islam L, Bachert C. Efficacy and safety of omalizumab in patients with chronic rhinosinusitis with nasal polyposis: results from two, multicenter, randomized, double-blind, placebo-controlled phase III trials (POLYP 1 and POLYP 2). J Allergy Clin Immunol Pract. 2020;146(3):595–605.
5. An extension study of omalizumab in participants with chronic rhinosinusitis with nasal polyps—Full text view—ClinicalTrials.gov. Retrieved April 19, 2020, from https://clinicaltrials.gov/ct2/show/NCT03478930.
6. Effect of mepolizumab in severe bilateral nasal polyps—Full text view—ClinicalTrials.gov. Retrieved April 19, 2020, from https://clinicaltrials.gov/ct2/show/NCT03085797.
7. Efficacy and safety study of benralizumab for patients with severe nasal polyposis—Full text view—ClinicalTrials.gov. Retrieved April 19, 2020, from https://

clinicaltrials.gov/ct2/show/NCT03401229.

8. Efficacy and safety study of benralizumab in patient with eosinophilic chronic rhinosinusitis with nasal polyps (ORCHID)—Full text view—ClinicalTrials.gov. Retrieved April 19, 2020, from https://clinicaltrials.gov/ct2/show/NCT04157335.

9. Hox V, Lourijsen E, Jordens A, Aasbjerg K, Agache I, Alobid I, et al. Benefits and harm of systemic steroids for short- and long-term use in rhinitis and rhinosinusitis: an EAACI position paper. Clin Transl Allergy. 2020;10(1) https://doi.org/10.1186/s13601-019-0303-6.

10. Bassiouni A, Wormald PJ. Role of frontal sinus surgery in nasal polyp recurrence. Laryngoscope. 2013;123(1):36–41. https://doi.org/10.1002/lary.23610.

11. Sharma R, Lakhani R, Rimmer J, Hopkins C. Surgical interventions for chronic rhinosinusitis with nasal polyps. Cochrane Database Syst Rev. 2014;(11):Cd006990. https://doi.org/10.1002/14651858.CD006990.pub2.

12. Alsharif S, Jonstam K, van Zele T, Gevaert P, Holtappels G, Bachert C. Endoscopic sinus surgery for type-2 CRS wNP: an endotype-based retrospective study. Laryngoscope. 2019;129(6):1286–92. https://doi.org/10.1002/lary.27815.

13. Bachert C, Marple B, Hosemann W, Cavaliere C, Wen W, Zhang N. Endotypes of chronic rhinosinusitis with nasal polyps: pathology and possible therapeutic implications. J Allergy Clin Immunol Pract. 2020;8(5):1514–9. https://doi.org/10.1016/j.jaip.2020.03.007.

14. Wang X, Zhang N, Bo M, Holtappels G, Zheng M, Lou H, et al. Diversity of T(H) cytokine profiles in patients with chronic rhinosinusitis: a multicenter study in Europe, Asia, and Oceania. J Allergy Clin Immunol. 2016;138(5):1344–53. https://doi.org/10.1016/j.jaci.2016.05.041.

15. Tomassen P, Vandeplas G, Van Zele T, Cardell LO, Arebro J, Olze H, et al. Inflammatory endotypes of chronic rhinosinusitis based on cluster analysis of biomarkers. J Allergy Clin Immunol. 2016;137(5):1449–56.e4. https://doi.org/10.1016/j.jaci.2015.12.1324.

16. Zhang Y, Gevaert E, Lou H, Wang X, Zhang L, Bachert C, et al. Chronic rhinosinusitis in Asia. J Allergy Clin Immunol. 2017;140(5):1230–9. https://doi.org/10.1016/j.jaci.2017.09.009.

17. Wang ET, Zheng Y, Liu PF, Guo LJ. Eosinophilic chronic rhinosinusitis in East Asians. World J Clin Cases. 2014;2(12):873–82. https://doi.org/10.12998/wjcc.v2.i12.873.

18. Cao PP, Li HB, Wang BF, Wang SB, You XJ, Cui YH, et al. Distinct immunopathologic characteristics of various types of chronic rhinosinusitis in adult Chinese. J Allergy Clin Immunol. 2009;124(3):478–84, 84.e1–2. https://doi.org/10.1016/j.jaci.2009.05.017.

19. Zhang N, Van Zele T, Perez-Novo C, Van Bruaene N, Holtappels G, DeRuyck N, et al. Different types of T-effector cells orchestrate mucosal inflammation in chronic sinus disease. J Allergy Clin Immunol. 2008;122(5):961–8. https://doi.org/10.1016/j.jaci.2008.07.008.

20. Bachert C, Zhang N, Cavaliere C, Weiping W, Gevaert E, Krysko O. Biologics for chronic rhinosinusitis with nasal polyps. J Allergy Clin Immunol. 2020;145(3):725–39. https://doi.org/10.1016/j.jaci.2020.01.020.

21. Bachert C, Zhang L, Gevaert P. Current and future treatment options for adult chronic rhinosinusitis: focus on nasal polyposis. J Allergy Clin Immunol. 2015;136(6):1431–40. https://doi.org/10.1016/j.jaci.2015.10.010.

22. Kim SJ, Lee KH, Kim SW, Cho JS, Park YK, Shin SY. Changes in histological features of nasal polyps in a Korean population over a 17-year period. Otolaryngol Head Neck Surg. 2013;149(3):431–7. https://doi.org/10.1177/0194599813495363.

23. Katotomichelakis M, Tantilipikorn P, Holtappels G, De Ruyck N, Feng L, Van Zele T, et al. Inflammatory patterns in upper airway disease in the same geographical area may change over time. Am J Rhinol Allergy. 2013;27(5):354–60. https://doi.org/10.2500/ajra.2013.27.3922.

24. Wang W, Gao Y, Zhu Z, Zha Y, Wang X, Qi F, et al. Changes in the clinical and histological characteristics of Chinese chronic rhinosinusitis with nasal polyps over 11 years. Int Forum Allergy Rhinol. 2019;9(2):149–57. https://doi.org/10.1002/alr.22234.

25. Diagnosis and management of difficult-to-treat and severe asthma—Global initiative for asthma—GINA. Retrieved April 19, 2020, from https://ginasthma.org/severeasthma/.

26. Bachert C, Sousa AR, Lund VJ, Scadding GK, Gevaert P, Nasser S, et al. Reduced need for surgery in severe nasal polyposis with mepolizumab: randomized trial. J Allergy Clin Immunol. 2017;140(4):1024–31.e14. https://doi.org/10.1016/j.jaci.2017.05.044.

27. Weibman AR, Huang JH, Stevens WW, Suh LA, Price CPE, Lidder AK, et al. A prospective analysis evaluating tissue biopsy location and its clinical relevance in chronic rhinosinusitis with nasal polyps. Int Forum Allergy Rhinol. 2017;7(11):1058–64. https://doi.org/10.1002/alr.22005.

28. Bachert C, Zhang N, Holtappels G, De Lobel L, van Cauwenberge P, Liu S, et al. Presence of IL-5 protein and IgE antibodies to staphylococcal enterotoxins in nasal polyps is associated with comorbid asthma. J Allergy Clin Immunol. 2010;126(5):962–8, 8.e1–6. https://doi.org/10.1016/j.jaci.2010.07.007.

29. Mygind N, Dahl R, Bachert C. Nasal polyposis, eosinophil dominated inflammation, and allergy. Thorax. 2000;55(Suppl 2):S79–83. https://doi.org/10.1136/thorax.55.suppl_2.s79.

30. Van Zele T, Claeys S, Gevaert P, Van Maele G, Holtappels G, Van Cauwenberge P, et al. Differentiation of chronic sinus diseases by measurement of inflammatory mediators. Allergy. 2006;61(11):1280–9. https://doi.org/10.1111/j.1398-9995.2006.01225.x.

31. Satyanarayana Rao KH. Informed consent: an ethical obligation or legal compulsion? J Cutan Aesthet Surg. 2008;1(1):33–5. https://doi.org/10.4103/0974-2077.41159.

32. Orlandi RR, Kingdom TT, Hwang PH, Smith TL, Alt JA, Baroody FM, et al. International consensus

statement on allergy and rhinology: rhinosinusitis. Int Forum Allergy Rhinol. 2016;6(Suppl 1):S22–209. https://doi.org/10.1002/alr.21695.

33. Stammberger H, Posawetz W. Functional endoscopic sinus surgery. Concept, indications and results of the Messerklinger technique. Eur Arch Otorhinolaryngol. 1990;247(2):63–76. https://doi.org/10.1007/bf00183169.

34. Wigand ME. Transnasal, endoscopical sinus surgery for chronic sinusitis. I. A biomechanical concept of the endonasal mucosa surgery (author's transl). HNO. 1981;29(7):215–21.

35. Jankowski R, Rumeau C, Nguyen DT, Gallet P. Updating nasalisation: from concept to technique and results. Eur Ann Otorhinolaryngol Head Neck Dis. 2018;135(5):327–34. https://doi.org/10.1016/j.anorl.2018.05.006.

36. Jankowski R. Nasalisation: technique chirurgicale. J Fr d'OtoRhino-Laryngologie. 1995;44:221–6.

37. Van Zele T, Pauwels B, Dewaele F, Gevaert P, Bachert C. Prospective study on the outcome of the sphenoid drill out procedure. Rhinology. 2018;56(2):173–82. https://doi.org/10.4193/Rhin17.078.

38. Schick B, Draf W. The frontal sinus. In: Rhinology and facial plastic surgery. Berlin, Heidelberg: Springer; 2009. p. 567–73.

39. Shirazi MA, Silver AL, Stankiewicz JA. Surgical outcomes following the endoscopic modified Lothrop procedure. Laryngoscope. 2007;117(5):755–9. https://doi.org/10.1097/MLG.0b013e3180337d7b.

40. Anderson P, Sindwani R. Safety and efficacy of the endoscopic modified Lothrop procedure: a systematic review and meta-analysis. Laryngoscope. 2009;119(9):1828–33. https://doi.org/10.1002/lary.20565.

41. Georgalas C, Hansen F, Videler WJM, Fokkens WJ. Long terms results of Draf type III (modified endoscopic Lothrop) frontal sinus drainage procedure in 122 patients: a single centre experience. Rhinology. 2011;49(2):195–201. https://doi.org/10.4193/Rhin10.153.

42. Draf W. Endonasal micro-endoscopic frontal sinus surgery: the Fulda concept. Oper Tech Otolaryngol Head Neck Surg. 1991;2:234–40.

43. Hopkins C, Slack R, Lund V, Brown P, Copley L, Browne J. Long-term outcomes from the English national comparative audit of surgery for nasal polyposis and chronic rhinosinusitis. Laryngoscope. 2009;119(12):2459–65. https://doi.org/10.1002/lary.20653.

44. Nakayama T, Yoshikawa M, Asaka D, Okushi T, Matsuwaki Y, Otori N, et al. Mucosal eosinophilia and recurrence of nasal polyps – new classification of chronic rhinosinusitis. Rhinology. 2011;49(4):392–6. https://doi.org/10.4193/Rhino10.261.

45. Ikeda K, Shiozawa A, Ono N, Kusunoki T, Hirotsu M, Homma H, et al. Subclassification of chronic rhinosinusitis with nasal polyp based on eosinophil and neutrophil. Laryngoscope. 2013;123(11):E1–9. https://doi.org/10.1002/lary.24154.

46. Brescia G, Marioni G, Franchella S, Ramacciotti G, Velardita C, Giacomelli L, et al. Can a panel of

clinical, laboratory, and pathological variables pinpoint patients with sinonasal polyposis at higher risk of recurrence after surgery? Am J Otolaryngol. 2015;36(4):554–8. https://doi.org/10.1016/j.amjoto.2015.01.019.

47. Grgić MV, Ćupić H, Kalogjera L, Baudoin T. Surgical treatment for nasal polyposis: predictors of outcome. Eur Arch Otorhinolaryngol. 2015;272(12):3735–43. https://doi.org/10.1007/s00405-015-3519-7.

48. Lou H, Meng Y, Piao Y, Wang C, Zhang L, Bachert C. Predictive significance of tissue eosinophilia for nasal polyp recurrence in the Chinese population. Am J Rhinol Allergy. 2015;29(5):350–6. https://doi.org/10.2500/ajra.2015.29.4231.

49. Tokunaga T, Sakashita M, Haruna T, Asaka D, Takeno S, Ikeda H, et al. Novel scoring system and algorithm for classifying chronic rhinosinusitis: the JESREC study. Allergy. 2015;70(8):995–1003. https://doi.org/10.1111/all.12644.

50. Brescia G, Marioni G, Franchella S, Ramacciotti G, Giacomelli L, Marino F, et al. A prospective investigation of predictive parameters for post-surgical recurrences in sinonasal polyposis. Eur Arch Otorhinolaryngol. 2016;273(3):655–60. https://doi.org/10.1007/s00405-015-3598-5.

51. DeConde AS, Mace JC, Levy JM, Rudmik L, Alt JA, Smith TL. Prevalence of polyp recurrence after endoscopic sinus surgery for chronic rhinosinusitis with nasal polyposis. Laryngoscope. 2017;127(3):550–5. https://doi.org/10.1002/lary.26391.

52. Calus L, Van Bruaene N, Bosteels C, Dejonckheere S, Van Zele T, Holtappels G, et al. Twelve-year follow-up study after endoscopic sinus surgery in patients with chronic rhinosinusitis with nasal polyposis Clin Transl Allergy. 2019;9:30. https://doi.org/10.1186/s13601-019-0269-4.

53. Hosemann W, Draf C. Danger points, complications and medico-legal aspects in endoscopic sinus surgery. GMS Curr Top Otorhinolaryngol Head Neck Surg. 2013;12:Doc06. https://doi.org/10.3205/cto000098.

54. Kowalski ML, Agache I, Bavbek S, Bakirtas A, Blanca M, Bochenek G, et al. Diagnosis and management of NSAID-exacerbated respiratory disease (N-ERD)—a EAACI position paper. Allergy. 2019;74(1):28–39. https://doi.org/10.1111/all.13599.

55. Fokkens WJ, Lund VJ, Hopkins C, Hellings PW, Kern R, Reitsma S, et al. European position paper on rhinosinusitis and nasal polyps 2020. Rhinology. 2020;58(Suppl S29):1–464. https://doi.org/10.4193/Rhin20.600.

56. Siedek V, Pilzweger E, Betz C, Berghaus A, Leunig A. Complications in endonasal sinus surgery: a 5-year retrospective study of 2,596 patients. Eur Arch Otorhinolaryngol. 2013;270(1):141–8. https://doi.org/10.1007/s00405-012-1973-z.

57. Chang JR, Grant MP, Merbs SL. Enucleation as endoscopic sinus surgery complication. JAMA Ophthalmol. 2015;133(7):850–2. https://doi.org/10.1001/jamaophthalmol.2015.0706.

58. Toppila-Salmi S, Rihkanen H, Arffman M, Manderbacka K, Keskimaki I, Hytönen ML. Regional differences

in endoscopic sinus surgery in Finland: a nationwide register-based study. BMJ Open. 2018;8(10):e022173. https://doi.org/10.1136/bmjopen-2018-022173.

59. Blomgren K, Aaltonen LM, Lehtonen L, Helmiö P. Patient injuries in operative rhinology during a ten-year period: review of national patient insurance charts. Clin Otolaryngol. 2018;43(1):7–12. https://doi.org/10.1111/coa.12894.

60. Ramakrishnan VR, Kingdom TT, Nayak JV, Hwang PH, Orlandi RR. Nationwide incidence of major complications in endoscopic sinus surgery. Int Forum Allergy Rhinol. 2012;2(1):34–9. https://doi.org/10.1002/alr.20101.

61. Pavord ID, Korn S, Howarth P, Bleecker ER, Buhl R, Keene ON, et al. Mepolizumab for severe eosinophilic asthma (DREAM): a multicentre, double-blind, placebo-controlled trial. Lancet (London, England). 2012;380(9842):651–9. https://doi.org/10.1016/s0140-6736(12)60988-x.

62. Bel EH, Wenzel SE, Thompson PJ, Prazma CM, Keene ON, Yancey SW, et al. Oral glucocorticoid-sparing effect of mepolizumab in eosinophilic asthma. N Engl J Med. 2014;371(13):1189–97. https://doi.org/10.1056/NEJMoa1403291.

63. Ortega HG, Liu MC, Pavord ID, Brusselle GG, FitzGerald JM, Chetta A, et al. Mepolizumab treatment in patients with severe eosinophilic asthma. N Engl J Med. 2014;371(13):1198–207. https://doi.org/10.1056/NEJMoa1403290.

64. Farne HA, Wilson A, Powell C, Bax L, Milan SJ. Anti-IL5 therapies for asthma. Cochrane Database Syst Rev. 2017;9(9):Cd010834. https://doi.org/10.1002/14651858.CD010834.pub3.

65. Bleecker ER, Wechsler ME, JM FG, Menzies-Gow A, Wu Y, Hirsch I, et al. Baseline patient factors impact on the clinical efficacy of benralizumab for severe asthma. Eur Respir J. 2018;52(4) https://doi.org/10.1183/13993003.00936-2018.

66. Ortega HG, Yancey SW, Mayer B, Gunsoy NB, Keene ON, Bleecker ER, et al. Severe eosinophilic asthma treated with mepolizumab stratified by baseline eosinophil thresholds: a secondary analysis of the DREAM and MENSA studies. Lancet Respir Med. 2016;4(7):549–56. https://doi.org/10.1016/s2213-2600(16)30031-5.

67. Fokkens WJ, Lund V, Bachert C, Mullol J, Bjermer L, Bousquet J, et al. EUFOREA consensus on biologics for CRSwNP with or without asthma. Allergy. 2019;74(12):2312–9. https://doi.org/10.1111/all.13875.

有待解决的问题　第54章

张罗, Claus Bachert

作为一种异质性疾病，CRS 是一个全球性问题，在欧洲和美国影响了高达 12% 的人口，在中国则影响了 8% 的人口，带来了沉重的临床、社会和经济负担。不同地区 CRS 的临床和免疫特征存在差异，包括复发率、重塑、细胞和分子病理机制。传统上，该疾病根据临床表型 CRSwNP 和 CRSsNP 进行分类，无法更精细地区分亚组，需要在日常临床实践中进一步建立内型分类。临床上，尽管采取了充分的手术和药物治疗，但仍有 30%～50% 的 CRS 患者似乎病情未能得到控制，并持续出现严重症状，特别是对于 2 型、高嗜酸粒细胞性 CRSwNP 患者。因此，必须进一步了解内型的多样性，开发生物标志物和即时治疗，以便应用精准医学的原理。最终目的是揭示潜在机制，以提供不同治疗靶点以治疗看似临床表现相似的内型，从而在手术和药物治疗这两个方面提供个体化治疗。

局部和全身糖皮质激素对于治疗 CRS 至关重要。尽管如此，我们对糖皮质激素的反应性（包括糖皮质激素耐药性和长期副作用）的了解仍然不完整。传统治疗方法也是一个有待进一步研究的方向，传统治疗方法不仅有助于降低相关不良反应的风险，而且可能开发个体化治疗途径。

除了药物治疗之外，还应该针对特定的疾病内型，彻底研究从功能性手术到扩大手术的术式选择，而不仅仅是依据患者的临床情况，从而为手术医生提供更好的选择，为每个患者选择最佳式术。

经过世界各地科学家的努力，最近发现 CRS 可能存在内型的变异，这些变异不仅受地区、环境的影响，还受到遗传背景和细菌的影响。因此，未来需要大规模的多中心试验来制定针对性的诊断和治疗工具。针对显著 2 型炎症的内型及相关通路，抗 IgE、抗 IL-4Ra、抗 IL-5、抗 IL-5Ra 等生物制剂已通过大型试验应用到临床，并将进一步应用于临床实践。应进行头对头临床试验来比较不同生物制剂之间的功效，并且需要进行现实生活研究来建立将当今的护理标准与那些创新治疗相结合的护理途径。应对患者分层、识别有前景的生物制剂、经济成本的平衡和患者满意度等做进一步研究，以优化治疗策略并最大化治疗效果。

（刘海燕　孙悦奇　译）

52检